Volksgeneeskuns
IN SUID-AFRIKA

Volksgeneeskuns
IN SUID-AFRIKA

'n Kultuurhistoriese oorsig, benewens
'n uitgebreide versameling Boererate

Saamgestel deur die Suid-Afrikaanse
Akademie vir Wetenskap en Kuns

Protea Boekhuis
Pretoria
2010

Volksgeneeskuns in Suid-Afrika: 'n Kultuurhistoriese oorsig, benewens 'n uitgebreide versameling Boererate – Saamgestel deur die Suid-Afrikaanse Akademie vir Wetenskap en Kuns met die geldelike bystand van die Nasionale Raad vir Sosiale Navorsing, Departement van Onderwys, Kuns en Wetenskap.

Eerste uitgawe, eerste druk 1965 deur die Akademie vir Wetenskap en Kuns
Tweede uitgawe, eerste druk 2010 deur Protea Boekhuis

Posbus 35110, Menlopark, 0102
Burnettstraat 1067, Hatfield, Pretoria
Minnistraat 8, Clydesdale, Pretoria
protea@intekom.co.za
www.proteaboekhuis.com

Redakteur: Kristèl de Weerd
Proeflesers: Martjie Bosman, Shané Kleyn,
Annie Klopper, Carmen Hansen-Kruger
Voorplatfoto: Louis Smit
Bandontwerp: Hanli Deysel
Geset in ZapfCalligraphy en FuturaBook
Gedruk en gebind in China, deur Colorcraft Ltd, Hong Kong

ISBN 978-1-86919-356-0

REDIGEERNOTA

Volksgeneeskuns in Suid-Afrika het in 1965 as 'n verslag van die Akademie vir Wetenskap en Kuns verskyn. Dié verslag is nie meer vrylik beskikbaar nie. Die verslag bevat 'n versameling boererate wat onveranderd opgeteken is en wat nie wetenskaplik getoets is nie. Die rate word weer gepubliseer vir hul kultuurhistoriese waarde en dit word nie aanbeveel as inligting tot selfbehandeling nie. Protea Boekhuis kan dus nie verantwoordelik gehou word vir watter nadelige gevolge die gebruik van die rate as medisyne ook al veroorsaak nie.

Die 2010-uitgawe is geredigeer met inagneming van die volgende redigeerbeginsels:

* Die oorspronklike samestellers het die boererate gepubliseer in die vorm wat hul dit van insenders ontvang het. Nederlandse, Engelse en Afrikaanse boererate het dus naas mekaar verskyn. Die Nederlandse rate is in hierdie uitgawe na Afrikaans verander, maar die Engelse rate is so gelaat. Daar is gepoog om spelling te standaardiseer en die teks in die algemeen te omvorm na Standaardafrikaans. Hoof- en kleinlettergebruik is gestandaardiseer. Leestekens is waar nodig ingevul om die leesbaarheid van die teks te verbeter. Wisselvorme soos "haarlemensis" en "haarlemmeressens" is onveranderd behou.
* Handelsname is waar onvermydelik behou.
* Koppie, eetelepel en teelepel en ander inhouds- en gewigsmates is afgekort. ('n Lys van afkortings verskyn hieronder.) Sommige mate wat aangegee word is egter onduidelik (vergelyk raat 1160) en verwys moontlik na 'n prys wat op die botteltjie verskyn het. Die oorspronklike skryfwyse word in sulke gevalle so behou.
* Protea Boekhuis bedank prof. Braam van Wyk, Departement

Plantkunde, Universiteit van Pretoria, en Marie Jordaan, Suid-Afrikaanse Nasionale Biodiversiteits Instituut, Pretoria, wat die spelling van wetenskaplike plantname gekontroleer het, vir hierdie groot taak. Waar die botaniese name verander het, word die nuwe naam in 'n voetnoot of in blokhakies aangedui.

* Pejoratiewe woorde in die inleiding is onveranderd behou. Plantname wat pejoratiewe mag bevat is onveranderd behou, maar die nuwe naam vir die plant word in sommige gevalle in 'n voetnoot of blokhakies gegee.
* Wanneer 'n bepaalde woord of die raat se betekenis onduidelik is, word dit aangedui met [*sic*].
* Vir die gerief van toekomstige navorsers is die rate se nommers onveranderd gelaat en dus word die rate wat herhaal word so behou.

Lys van afkortings

MATE

e – eetlepel
gell. – gelling
g – gram
k – koppie
lb – pond
t – teelepel
pt – pint
dm (″) – duim
vt (′) – voet
oz – ons

GELD

d. – pennie
s. of 1/- – sjieling
2/6 – halfkroon

ANDER

t.d.s. – drie maal per dag
p.c. – na ete

INHOUD

INLEIDEND

VOORAF

Op die vergadering van die Fakulteitsraad vir Natuurwetenskap en Tegniek wat op 28 Junie 1951 in Engelenburghuis gehou is, deel die sekretaris mee dat die bestuur van die Afdeling Skeikunde versoek het "dat die Akademie hom moet beywer om 'n opname te maak van boererate, vir bewaring by die Akademie vir die nageslag, vir eventuele wetenskaplike navorsing en met uitsluiting van moontlike misbruik deur die handel as patente vir persoonlike gewin."

Die Fakulteitsraad het dus besluit om 'n ad hoc-kommissie te benoem om die saak te ondersoek en konkrete voorstelle aan die Raad voor te lê, waarna die samewerking van die pers en al die belanghebbende liggame gesoek sal word.

Die ad hoc-kommissie het bestaan uit die volgende lede: prof. dr. D.G. Steyn (sameroeper), dr. H. Graf en prof. H.L. de Waal. Mnr. F. de M. Cilliers is gekoöpteer en mnr. C.J. de Coning het as sekretaris opgetree.

Op sy vergadering van 30 Augustus 1951 beveel die kommissie aan "dat uitdruklik vermeld word dat die voorgestelde ondersoek hoofsaaklik ingestel word met die oog op 'n kultuurhistoriese agtergrond," en dat inligting wat aan die kommissie verstrek sal word, nie vir handelsdoeleindes beskikbaar sal wees nie.

Op 22 September 1951 aanvaar die Fakulteitsraad die aanbevelings, skep die ad hoc-kommissie om tot 'n Staande Komitee vir die bestudering van Boererate, en deel mee dat prof. dr. Abel Coetzee deur die Akademieraad benoem is tot lid van die Komitee. Op 22 Maart 1952 word prof. dr. F.J. Labuschagne en dr. H.H. Schulz ook lede daarvan.

Om sake te bespoedig word mnr. F. de M. Cilliers vanaf Oktober 1953 sekretaris van die Komitee. Die werksaamhede van hierdie Komitee loop daarop uit dat 'n omvattende Gesamentlike Memorandum oor Boererate soos volg opgestel word:

GESAMENTLIKE MEMORANDUM OOR BOERERATE

1. *Inleiding*

Wanneer 'n mens 'n versameling boererate in die hand neem en net maar aanhou lees om 'n algemene indruk te verkry uit die massa wat voor jou lê, dan is een van die sterkste indrukke wat jou bybly lank nadat jy klaar gelees het, dat boererate oor die algemeen sonderlinge en fantastiese middels is wat soms skynbaar alle redelike samehang mis en bloot op toevalligheid berus. Baie van die rate wek ons laglus of ons afsku.

Benader ons die versameling egter met die doel om die grondslag van hulle ontstaan te begryp, om te probeer verklaar waarom sommige van die rate honderde jare lank in die gebruik kon bly, om te ontdek of hulle werklik waarde besit by die behandeling van siektes in vergelyking met ons moderne metodes en middels, en veral as ons wil weet of daar enige samehang waar te neem val tussen boererate as 'n kultuurverskynsel en ander kultuurverskynsels, dan ontdek 'n mens baie gou dat jy as eenling staan voor 'n taak wat jy nie by magte is om alleen op te los nie, omdat jou lewensduur as mens te kortstondig is en omdat jy, mens alleen, meestal nie oor voldoende veelsoortige besondere kennis beskik om sonder die hulp van ander deur te dring tot die aard, wese en nut van boererate nie. 'n Bestudering van boererate is by uitstek iets wat onderneem moet word deur 'n groep wetenskaplikes en waarby veral 'n kennis van die medisyne, skeikunde, farmakologie, toksikologie, sielkunde en die kultuurwetenskappe (sosiologie, volks- en volkekunde) van belang is.

2. *Bestudering*

Die bestudering van volksgeneeskunde (d.w.s. boererate) kan uit verskillende hoeke aangepak word:

a) Die blote inhoud van volksgeneeskunde kan bestudeer word.
Van al die moontlike uitgangspunte is dit sekere die minste prikkelend, en dit gee die minste insig in die wese van die volksgeneeskuns. Maar: Dit is

onvermydelik om hiermee te begin. Daar is maar een manier om te wete te kom wat die inhoud van die volksgeneeskunde is, en dit is deur boererate in te samel. Sonder hierdie onontbeerlike insamelarbeid mis die navorsing in verband met volksgeneeskunde sy hele grondslag. Die wetenskaplike kan dit dus nie vermy om te begin met so 'n volledig moontlike insameling van die boererate van 'n bepaalde kultuurgroep nie. Die inhoud van boererate is die grondslag van alle navorsing oor volksgeneeskuns. Verder moet daarop gelet word dat die insameling deur een persoon alleen 'n uiters langdurige en duur proses is waardeur die eenlopende wetenskaplike se pogings noodwendig gekortwiek moet word. As die versameling gemaak is, is die volgende stap om die massa stof vir die navorser beskikbaar te stel en toeganklik te maak deur 'n voorlopige indeling waarby die siekte, die middel en ander beginsels van indeling aangewend word. Dit sal geen insig gee in die aard of wese van volksgeneeskunde nie, maar dit maak slegs die massa stof hanteerbaar en oorsigtelik. Insameling, voorlopige indeling en publikasie: Dit is die minimale begin waarop alle verdere navorsing in verband met die volksgeneeskuns gegrond moet wees. Hiersonder is geen aanvang en geen voortgang moontlik nie.

Daarna begin die eintlike deurvorsing van die stof, en dan kry ons twee hoofstrome: (a) een stroom min of meer medies-wetenskaplik georiënteer, en (b) een wat meer humanisties-kultureel van aard is.

b) Mediese rigtings

(i) Volksgeneeskunde kan betrag word as die moeder van die akademiese of skoolgeneeskunde. In die oerbegin was daar geen skoolgeneeskunde nie; die geneeskunde wat bestaan het, was egte volksgeneeskunde. Tot ongeveer in die sestiende eeu is die volksgeneeskunde met al sy middels en handelinge die belangrikste bron waaruit die akademiese of skoolgeneeskunde geput het. Alhoewel hierdie benaderingsmetode nog onvolledig is, het dit heelwat voordele bo ander metodes.

(ii) Die historiese ontwikkeling van die volksgeneeskunde as volksgeneeskunde kan aangepak word. Dit sal heelwat waardevolle bevindinge oplewer. In hierdie geval word slegs die geskiedkundige verloop van die verwikkeling bestudeer en die terapeutiese waarde van middels word heeltemal buite rekening en beskouing gelaat. Aan mediese kant staan ons hier baie naby aan die kultuurhistoriese benadering (vgl. c).

(iii) Volksgeneeskundige middels en behandeling kan bestudeer word met as uítgangspunt die vraag: Het hulle, streng wetenskaplike beskou, werklik geneeskundige waarde? In hierdie geval word bepaalde middels aan 'n streng analitiese ondersoek onderwerp, en sonder om te speur na hulle moontlike oorsprong in die oertyd, word gepoog om hulle waarde of nut te bepaal in die lig van ons moderne kennis en middels.

Hier staan ons natuurlik voor 'n uiters belangrike uitgangspunt. Inrigtings wat hulle voortdurend besig hou met die produksie van nuwe (natuurlike en sintetiese) geneesmiddels, is onophoudend besig om alle moontlike bronne te tap en te benut (of uit te buit!). Die natuurlike bronne (soos dikwels blootgelê deur boererate) in Europa is min of meer uitgeput, en vooraanstaande wetenskaplikes op hierdie gebied in Europa sê prontuit dat nog net Suid-Amerika en Afrika nuwe moontlikhede bied. Juis hierdie aspek kan medies-wetenskaplik vir ons van die grootste betekenis wees. In dié verband moet ons verwys na die ervaring en pleidooie van professor Douw G. Steyn, wat hom al jare lank beywer vir die saak, waar hy meedeel:

> Ek het die groot voorreg gehad om, terwyl ek vir twintig jaar te Onderstepoort werksaam was, ons hele land en Suidwes-Afrika herhaaldelik te deurreis in die loop van al my ondersoeke. Ek het baie plase sowel as naturellereservate, besoek en kennis gemaak met baie duisende mense. Dit was baie interessant, want ek kon intiem kennis maak met alle seksies van ons bevolking, en veral met my eie volk. Ek het baie van ons boere geleer, veral in verband met geneeskruie (boererate) en gifplante. Ek het ook baie waardevolle kennis by die naturelle opgedoen in verband met hul geneeskruie. Sowel die boere as die naturelle besit baie waardevolle geneesmiddels, sommige waarvan net so, of nog beter, genesend is as sommige van die geneesmiddels wat deur medici voorgeskrywe word en in apteke verkrygbaar is.
>
> Die feit dat so baie van ons wetenskaplikes, en veral baie veeartse en mediese dokters, so skepties staan teenoor boererate en geneeskruie kan ek alleen aan gebrek aan persoonlike ervaring toeskrywe. Ek het etlike van die boererate, byvoorbeeld maagbossie (*Vernonia kraussii**), vir verskillende spysverteringsteurnisse, elandswortel of elandsboontjie ('n Plantagosoort) vir etterige sere, ensovoorts getoets en hulle van baie groot waarde gevind. Alleen die nuwe preparaat "Varidase" maak 'n vuil etterige wond so mooi skoon soos weeblare.

* *Hilliardiella oligocephala*

Verder kan ek meld dat die gifappeltjies (*Solanum incanum** en *S. panduriforme*) die beste geneesmiddel is vir omlope. Ek het dit in 'n groot aantal gevalle by kinders en volwassenes bewys. Hierdie geneesmiddel vir omlope het ek in Februarie 1927, terwyl ek met 'n ondersoek in Zoeloeland besig was, van die Zoeloes geleer. Ek het opgemerk dat hulle hulle kalwers daarmee behandel. Van daardie tyd af het ek baie honderde gevalle van omlope met hierdie 'gifappeltjies' met die grootste sukses behandel.

Diegene wat dit so moeilik vind om aan te neem dat daar enige waarheid in boererate steek, wil ek net daaraan herinner dat (1) *Digitalis*, die koningin van alle hartmiddels, deur 'n ou dame in Shropshire, Engeland, aan die mediese professie geopenbaar is. Sy het aan watersug gely en is daarvoor deur 'n dokter behandel – nie met veel sukses nie. Toe hy haar op 'n dag weer besoek het, het sy heeltemal herstel. Toe hy navraag gedoen het in verband met watter behandeling sy toegepas het, het sy hom 'n blomplant in haar tuin gewys en gesê dat sy elke dag 'n tee berei van die blare en dit gebruik. Hierdie plant was *Digitalis purpurea*.

(2) Kinien wat so baie duisende malarialyers se lewens gered het, is aan die wetenskap deur 'n Suid-Amerikaanse inboorling gegee. Die geskiedenis lui as volg: Eeue gelede het 'n Suid-Amerikaanse prinses aan 'n ernstige siekte gely. Een van haar onderdane het dit te hore gekom en hom met die bas van 'n sekere boom na die paleis gehaas. 'n Tee, berei van die bas, het die prinses genees. Die siekte was malaria en die naam van die prinses was Cinchona, vandaar die naam *Cortex cinchonae* (die bas van die kinienboom).

(3) Reeds meer as 'n eeu gelede het blankes die kim op appelkooskonfyt gebruik om besmette wonde en sere mee te genees. Vandag weet ons dat die aktiewe bestanddeel daarin *penisilien* is.

Ek kan nog meer voorbeelde noem, maar bogenoemde drie voorbeelde is genoegsame bewys vir my bewering dat onder die duisende geneeskruie wat in ons land deur blankes en nieblankes gebruik word, nog baie moet wees wat van groot waarde in die geneeskunde kan wees. Al wat ons nodig het

* *Solanum lichtensteinii*

om dit te bewys, is personeel (skeikundiges, farmakoloë, toksikoloë en medici) en geskikte fasiliteite om die nodige navorsing te doen.

Ek moet hier ook melding maak van sommige interessante 'draaitjies' waarmee sommige boererate, en kruiedokters se rate, gepaard gaan.

Ek het jare gelede 'n siekte onder skape in Griekwaland-Wes ondersoek. Toe ek vir die betrokke boer sê dat sy skape aan knoppieswurmbesmetting ly en dat hy die Onderstepoort-knoppieswurmmiddel moet gebruik, het hy geantwoord dat hy self 'n goeie raat het. Dit was om een van die skape wat aan die siekte dood is, in die hek van die kraal te begrawe en die skape elke dag daaroor te laat loop. Verder is daar die bekende voorbeelde van vyemelk vir vratjies. Die blaar of groen vy se melk moet op die vratjies gesmeer word en dan moet die blaar of vy oor die linkerskouer gegooi word of onder 'n perske- of appelboom begrawe word. As dit nie gedoen word nie, sal die vratjies nie verdwyn nie. Graag meld ek ook 'n voorbeeld van 'n boereraat waaroor so baie van ons, selfs veeartse en dokters, lekker lag en gebruik as 'n voorbeeld van die belaglikheid van boererate. Dit is die raat vir asmalyers dat 'n kat se penshare, veral geneem tussen die agterbene, moet verbrand en die rook ingeasem word. As ons hare verbrand, bevat die rook stikstofoksiedgas wat verwyding van die vernoude longpypies veroorsaak. In die mediese wetenskap ken ons nitriete as van ons beste verwyders van gladdespierpypies (bloedvate, ensovoorts). Dit is interessant dat hierdie raat spesifiseer dat die hare veral tussen die agterbene moet geneem word. Die verklaring is dat dit moontlik, en waarskynlik, is dat hierdie hare met urine besmet is. Urine bevat ureum wat baie stikstof bevat en gevolglik bevat die rook van sulke hare 'n hoë hoeveelheid stikstofoksiedbevattende gas as dit verbrand word, met die gevolg dat dit die vernoude longpypies (in asma) meer sal verwyd as wanneer hare alleen sonder urine verbrand word. Geen wonder nie dan dat sommige asmalyers wel verligting deur middel van hierdie boereraat vind.

Aanbeveling

Dit is reeds dertig jaar gelede dat wyle prof. Rindi (destyds professor in organiese chemie aan die Bloemfonteinse Universiteitskollege) en prof.

Steyn 'n memo voorgedra het voor 'n kongres van die Suid-Afrikaanse Genootskap vir die Bevordering van die Wetenskap waarin gepleit is vir die oprigting en inrigting van 'n instituut waarin al die honderde veelbelowende geneeskruie ondersoek kan word deur chemici, farmakoloë, toksikoloë en medici. Daarna het profs. Steyn, H.L. de Waal, Warren en ander herhaaldelik maar vergeefs vir die oprigting van so 'n instituut gepleit. Hierdie toestand is voorwaar 'n ernstige aanklag teen ons universiteite en die Staat omdat deur hulle so weinig, so uiters weinig, gedoen word om aan belangstellende navorsers, nie net op hierdie gebied nie maar ook op ander gebiede van die wetenskap, die nodige ondersteuning en aanmoediging vir gevorderde navorsing te gee.

Dit is uiters noodsaaklik dat ernstige pogings aangewend word om wetenskaplike navorsing te doen in verband met die talle boererate en geneeskunde wat volgens ervaring baie belowend is, dit wil sê hoogs waarskynlik van groot geneeskundige waarde is. In hierdie opsig moet besondere aandag gewy word aan (a) die metode van voorbereiding van die geneeskruie, en (b) die metode van toepassing. Die eerste groep plante wat aandag moet geniet, is sekerlike dié wat vir suikersiekte gebruik word, nl. *Vinca rosea,** *Vinca major*, *Lippia zeyheri*,† *Artemisia afra*, 'n tweede *Artemisia*-soort, *Sutherlandia frutescens* (gansies), en lukwartblare. Daar is gevalle bekend, in een geval selfs 'n geneesheer, van suikersiektelyers wat baie baat gevind het, en nog vind by behandeling met 'tee' wat van bogenoemde plante berei word. Daar is twee nadele aan die gebruik van insuline by diabetes verbonde: Die groot tekort daaraan (daar is genoeg vir net 5 persent van die suikersiektelyers), en dit moet ingespuit word. Dit sal oneindig veel beteken as 'n geneesmiddel gevind kan word wat deur die mond toegedien kan word, veral noudat nieblankes al meer en meer aan die siekte ly.

Om bogenoemde navorsing te kan onderneem, is personeel, fasiliteite en finansiële ondersteuning nodig. Die taak wat aangepak moet word deur die voorgestelde instituut is tweeledig van aard:

> (A) die rangskikking en ordening van die stof wat reeds byeengesamel is, waarby ingesluit is die vasstelling van die wetenskaplike naam van bepaalde geneeskruie, hulle volksname, en die siektes waarvoor hulle aangewend word. Hiervoor is nodig dat 'n kundige persoon afgesonder word om te werk onder toesig van 'n komitee van die betrokke wetenskaplikes;

* *Catharanthus roseus*

† Identiteit onbekend.

(B) die werklike ontleding van bepaalde geneeskruie, die bepaling van hulle bestanddele, en die waarde van daardie bestanddele vir die gesondheid van die mens – wat die eintlike rede is vir die stigting van so 'n instituut.

(c) Humanisties, kultuurhistoriese rigtings

Volksgeneeskuns kan beskou word as 'n belangrike kultuurverskynsel en die bestudering daarvan uit hierdie benaderingshoek kan belangrike vondse oplewer in verband met die kulturele en geestelike ontwikkeling van die mens. Twee uitgangspunte is moontlik:

(i) Volksgeneeskuns as kultuurverskynsel

Die meeste egte volksgeneeskundige middels van ons tyd kan wel beskryf word as oorleefsels of *survivals* uit die voortyd. Om daardie rede is 'n vergelykende studie nodig waarby die volksgeneeskuns van ander (primitiewe) volke daarnaas betrag word. Maar dit is ook nodig om die ontwikkeling en inhoud van die primitiewe geneeskunde self te bestudeer, en veral om te let op die grondliggende lewensbeskouings waarop dit stoel. Daarby moet die volksgeneeskuns in sy verband met ander lewensverskynsels ondersoek word. So 'n studie sal 'n helder lig laat val op die kulturele en maatskaplike lewe, die volksgeloof en die godsdiens van die volk deur die eeue heen.

(ii) Volksgeneeskuns kan bestudeer word met die sielkundige agtergrond as uitgangspunt

Hier val die nadruk op die sielkundige ontwikkeling en die uitwerking van gemeenskaplike lewensbeskouings wat aanleiding gegee het tot die ontstaan van bepaalde volksgeneesmiddels, en 'n sielkundige studie van die sieke wat self die middels gebruik. Slegs die humanistiese of kultuurhistoriese benadering sal die wetenskap ooit in staat stel om die werklike grondslae van die volksgeneeskuns in die gees van die mens bloot te lê, en eers as dít geskied het sal 'n insigryke indeling van die volksgeneesmiddels onderneem kan word. Alle ander indelings is voorlopige geleentheidsindelings met die doel om die stof hanteerbaar te maak en oorsigtelik te hou. Uit die aard van die saak kan hierdie gedeelte van die deurvorsing van die volksgeneeskunde voordelig verrig word aan bestaande universiteite waar onderlegde wetenskaplikes beweeg moet word om in medewerking met mekaar bepaalde aspekte van die ondersoek te onderneem.

3. *Samevatting*

Die betoog in hierdie memorandum kan só saamgevat word:

(a) In die volksgeneeskunde lê 'n ontsaglike hoeveelheid gegewens van wetenskaplik-kulturele aard opgesluit.

(b) Die gegewens lê wyd versprei in partikuliere en amptelike en half-amptelike versamelings; dit moet byeengebring, georden en deur publikasie beskikbaar gestel word vir doelgerigte en stelselmatige navorsing.

(c) Die aard van die taak bring mee dat hierdie ordenende voorwerksaamheid verrig moet word deur één persoon, bygestaan deur 'n bevoegde komitee.

(d) Sowel die koste verbonde aan ordening en publikasie moet gedek word uit openbare gelde.

(e) Ordening en publikasie is die allerminste waarmee ons kan begin.

(f) Wanneer die versameling volledig en gepubliseer is, moet die bestudering van die nutsaspek ondergebring word in 'n openbare stigting waar die volksgeneeskruie uitgeken en ontleed word, en die mediese waarde daarvan bepaal en getoets word.

(g) Die skepping van 'n stigting soos in (f) voorgestel is, is onontbeerlik as ons nie wil toesien dat belangrike middels uit ons hande raak en geëksploiteer word deur vreemdes nie.

(h) Die humanisties-kulturele aspek verg eweneens die samesnoering van die kragte, kennis en ervaring van 'n uiteenlopende groep onderlegde wetenskaplikes, maar hier is die skepping van 'n besonderse stigting nie so dringend nie, en die beste optrede skyn voorlopig te wees om aan bevoegde vorsers aan ons universiteite die nodige (geldelike) steun te verleen om bepaalde aspekte deur te vors.

Die Memorandum, met al sy aanbevelings, word aanvaar deur die Akademieraad, en op grond daarvan word 'n versoek gerig aan die Minister van Onderwys, Kuns en Wetenskap om die nodige geldmiddele beskikbaar te stel om die taak uit te voer soos voorgestel, beginnende met insameling en ordening.

STAATSHULP EN UITVOERING VAN TAAK

Op 3 Augustus 1960 word die Akademie ingelig dat Sy Edele, die Minister van Onderwys, Kuns en Wetenskap, Senator Jan de Klerk, toegestem het om van staatsweë R6000 per jaar vir drie jaar te bewillig vir die onderneming. Hierdie vergunning is later verleng vir 'n vierde jaar.

Volgende hierop het die Akademieraad 'n Komitee van Toesig en 'n navorser of projekleier benoem om die taak uit te voer. Die Komitee van Toesig is soos volg saamgestel: prof. D.G. Steyn (voorsitter), dr. J.H. Rauch (projekleier), en die lede: mnr. F. de M. Cilliers, profs. Abel Coetzee, H.L. de Waal, F.J. Labuschagne, C.F.B. Hofmeyr, mnr. G.H. van Rooyen (S.A. Noodhulpliga), dr. P.M. Robbertse (Nasionale Raad vir Sosiale Navorsing), dr. M.S. du Buisson (Sekretaris). Op later datums is die volgende lede bygevoeg: prof. K.W. Gerritsma, dr. H.P. Botha.

By die afsterwe van mnr. G.H. van Rooyen word dr. E.L. Möller verteenwoordiger van die S.A. Noodhulpliga, en wyle dr. M.S. du Buisson word opgevolg deur mnr. D.P. Goosen as Direkteur, bygestaan deur mnr. V.P.B. Horne, Assistent-Sekretaris.

Die Komitee van Toesig het op die volgende datums in Engelenburghuis vergader om vorderingsverslae van die navorser te oorweeg: 18/8/1960, 28/10/1960, 26/4/1961, 19/10/1961, 2/5/1962, 26/9/1962, 6/2/1963, 16/10/1964, 16/8/1965, 20/9/1965. Daarbenewens het verskillende lede van tyd tot tyd op versoek samesprekings met die navorser oor aspekte van die taak gevoer, en by die finale afronding vanaf November 1964 het die medewerkers herhaaldelik apart vergader.

AFRONDING VAN DIE TAAK

Na die bedanking van dr. J.H. Rauch, en op versoek van die Akademieraad, neem prof. Abel Coetzee die leiding om die taak enduit te voltooi, bygestaan deur medewerkers wat hulle elkeen verantwoordelik stel vir die behartiging van 'n bepaalde aspek, te wete prof. D.G. Steyn, dr. H.P. Botha, prof. K.W. Gerritsma en prof. C.F.B. Hofmeyr. Dit het betrekking op die beskouende uiteensettings wat hierna volg en wat bedoel is om die versameling rate vooraf te gaan as 'n inleiding. Daarin word die stof volkskundig, artsenykundig, farmakologies en toksologies beskou op kultuurhistoriese grondslag sodat die leser – sonder om die stof uit te put – in breë trekke 'n begrip kan vorm van die aard en wese van die magtige stuk Afrikaanse volkskultuur wat opgesluit lê in ons boererate.

Hoofdoel bly om 'n geordende versameling Afrikaanse boererate bymekaar te bring in een publikasie sodat dit nie net bewaar word as eenheid nie, maar ook kan dien as navorsingsbron. Die inleidende beskouings moet slegs dien om bekend te stel, rigtings aan te dui, en begrip en belangstelling te prikkel. Hoofdoel bly steeds die publikasie van so 'n volledig moontlike versameling boererate.

Op aandrang van die Komitee van Toesig wil die Akademieraad nadruklik verklaar dat hierdie publikasie volstrek nie bedoel word as handleiding vir die behandeling van siekes nie. Heelwat van die rate is ongetwyfeld waardevol, maar die onoordeelkundige aanwending van sommige middels kan lewensgevaarlik wees. Lesers word derhalwe op hulle hoede gestel, en veral teen die diagnose en behandeling.

BRONNE

Die 8350 rate in die versameling is byeengebring uit die groter en kleiner versamelings van dr. H.H. Schulz (beskikbaar gestel deur prof. Abel Coetzee), prof. F.J. Labuschagne, prof. Douw G. Steyn, die Suid-Afrikaanse Uitsaaikorporasie, die Suid-Afrikaanse Noodhulpliga, prof. Abel Coetzee, mev. E.J. Dijkman, mev. Olwagen, mnr. L.J. te Groen, mnr. Sarleh Dollie, die Raadversameling (deur mev. Kriek van Louwsburg), en ander kleiner versamelings.

Ook die volgende persone, verenigings en tydskrifte en koerante het bygedra om rate beskikbaar te stel: drr. I.D. du Plessis, Zuidmeer, W.H. Biccard, P.W. Laidler, P.C. Schoonees, Richter, G.D. English, M. Krause, J.V. Pietersen, Dyer; profs. S.P.E. Boshoff, S.P. Engelbrecht, A.N. Pelzer, J.P. van der Merwe, C.G.S. de Villiers, Hanekom, G.S. Nienaber, C.H. Price; eerw. G. van Rensburg en Schmidt (Greyton); mevv. Kruger (Potgietersrus), Kloppers (Robertson), S. Koch (Robertson), W. Schumann (V.L.U., Stellenbosch), A.S. Malan; mej. Killie Campbell; mnre. L.C. van Oordt, Gordon Tomlinson, Gunter (apteker, Robertson), K. Matthews, P.J. Malan (Gobabis); die Staatsbibliotekaris (Pretoria) en die Staatsargivaris (Kaapstad); *Die Huisgenoot* en *Die Nataller*.*

INDEKSERING

Die indeksering van die groot aantal rate is behartig deur mev. H. Weiss en mej. Liebenberg. Allerlei moeilikheid het hier opgeduik, waarvan die

* Besondere melding moet gemaak word van dr. L.E. Codd, hoof van die Navorsingsinstituut vir Plantkunde en sy personeel wat behulpsaam was om plante volgens volksname uit te ken, en wat daarby die drukproewe van die werk van C.A. Smith tot ons beskikking gestel het.

belangrikste seker is dat dit nie altyd moontlik is om vas te stel wat die aktiewe bestanddeel is van 'n bepaalde plant of middel nie. Hierdie inligting kan trouens eers volledig beskikbaar wees wanneer elke aparte raat ondersoek en ontleed is. Pas dan sou 'n sluitende indeksering en groepering van rate moontlik wees.

Maar met die oog daarop dat met hierdie publikasie eintlik 'n navorsingsbron beoog word, is besluit om uit te gaan van die Afrikaanse volksname van siektes, alfabeties gerangskik. Die rate word dan gegroepeer om die siektes heen waarvoor hulle bedoel is. En elke groep word dan onderverdeel in eenhede volgens oorsprong: dierlik, plantaardig, delfstowwe, fabrieks-/handelsprodukte. Nadat die rangskikking só voltooi is, is die rate deurlopend genumereer.

Om die versameling verder toeganklik en hanteerbaar te maak, word 'n lys van medies-wetenskaplike benaminge van die volksname verstrek, asook die wetenskaplike benaminge van plante en middels. Orals is ruimskoots gebruik gemaak van kruisverwysings.

Die samestellers is daar bewus van dat dié indeling nie ideaal is nie en dat daar oorvleuelings en herhalings is. Op hierdie tydstip is dit onvermybaar. Dit kan ook geen skade doen nie, want die bedoeling is om toe te sien dat elke vorser deur middel van die indeksering telkens alle rate wat in die versameling van sy gading is, aangedui sal vind.

En ten slotte: By tekortkominge van die beskikbare gegewens self kon rate nie altyd gelokaliseer word nie; wanneer inligting toereikend was, is dit wel gedoen. Meesal is die rate ook opgeneem in die tale waarin dit verstrek is. Voordat taalvorsers egter van hierdie stof gebruik om geldige gevolgtrekkings te maak, is dit gerade om die gepubliseerde teks te vergelyk met die oorspronklike stukke in die Akademie-argief.

DANKBETUIGINGS

By die voorlegging van hierdie finale verslag kan die Akademieraad dit nie nalaat om sy dank te betuig aan almal wat meegedoen het aan die volvoering van die omvangryke taak nie, insonderheid aan:

Sy Edele, die Minister van Onderwys, Kuns en Wetenskap, senator Jan de Klerk, vir die beskikbaarstelling van staatsmiddele; dr. P.M. Robbertse (NRSN) wat met belangstelling deur die jare die ontwikkelinge gevolg en gelei het met goeie "raat"; almal wat rate beskikbaar gestel en self rate help insamel het; alle lede van: die oorspronklike ad hoc-kommissie, die Komitee vir die Bestudering van Boererate, die Komitee van Toesig, die taakleiers, medewerkers, indekseerders. Met waardering word ook kennis geneem van die ywer waarmee lede van die Akademiepersoneel in alle stadiums hulp verleen het, soms in moeilike omstandighede en met persoonlike opofferings, om die onderneming te laat slaag.

1 November 1965

I — BETEKENIS EN INHOUD

Volksgeneeskuns is een van die belangrikste onderafdelings van 'n volk se kulturele erfenis. Ten einde deur te dring tot die aard van volksgeneeskuns en sodoende 'n betekenisvolle teenstelling met sy tweelingwetenskap – skoolgeneeskuns – daar te stel, is dit gerade om vooraf 'n beskouing te gee oor die wese van kultuur, tesame met 'n aanduiding van hoe volksgeneeskuns met kultuur saamhang.

In hierdie verband kan dit geensins die doel wees om tallose definisies aan te haal en te ontleed nie, omdat haas elke definisie opgestel word met inagneming van 'n bepaalde uitgangspunt of na aanleiding van gegewens wat uit 'n bepaalde gesigspunt benader is.*

Uit die aard van die saak kan verskillende benaderingswyses en die daaruit spruitende indelingstelsels ewe geldig wees. Dit gaan egter daarom dat ons in ons geval die massa Afrikaanse boererate sinryk wil indeel, dit wil sê só rangskik en groepeer dat hulle die grond waaruit hulle gebore is, vir ons openbaar. Om so gou as doenlik ter sake te kom, stel ons dus slegs twee benaderingswyse teenoor mekaar.

Die insig van die sogenaamde sosiale wetenskappe: etnologie, antropologie, sosiologie in die wese van kultuur kan ons miskien die gevoeglikste stel deur middel van die beskouings van die Amerikaanse sosioloog Melville J. Herskovits.† Hy onderskei drie verwante bestanddele of aspekte.

Eerstens: Kultuur is die totale moontlikhede wat die mens verwerf het as lid van 'n groep of gemeenskap. Die verworwenhede sluit in: kennis,

* Breedvoeriger bespreking by Abel Coetzee: *Die Afrikaanse Volkskultuur*, Kaapstad 1960(2), waar verskillende aspekte bespreek word, met opgawe van lektuur.

† *Cultural Anthropology*, Payot 1952.

kuns, wet, godsdiens, sedes, tegniek. Dis verwerf deur en het gegroei tot tradisie van die groep, en daarom word dit gestel teenoor individuele skeppinge en eienaardighede. Dis 'n versameling handelingsmoontlikhede wat staan teenoor saak en omgewing.

Tweedens: Kultuur is ook alles wat in die natuur ingevoer is deur die mens se optrede en werksaamhede. As water dus, teen sy aard in, bultop vloei, is dit die gevolg van die optrede van die mens – kultuur. Hier is dus nie so seer sprake van handelingsmoontlikhede nie as van 'n versameling dinge en gebeurtenisse (waar gebeurtenisse eerder te sien is as "uitwendige" handelinge – wat ons nie hier verder hoef besig te hou nie).

Derdens: Kultuur moet ons ook sien as die vorm of struktuur van al die gedragswyses van die lede van 'n groep. Dus: nie die versameling of massa handelinge, sake of gebeurtenisse nie, maar 'n versameling van die strukture of gedragspatrone wat aan die grondslag daarvan lê.

Uit die gesigspunt van die kultuurwetenskappe, dit is kulturologies, kan ons dus sê: Kultuur sluit alles in wat die mens aan geestesgoedere en stoflike besit verwerf het; dit is die gemeenskaplike besit van al die lede van die groep; dit word van geslag op geslag oorgelewer as tradisie.

Of nog beknopter: Kultuur kan omskryf word as die gemeenskaplike tradisionele verworwenhede van 'n volk op geestelike en stoflike gebied.

Die tweede benaderingswyse is dié van Helmuth Heinrich Eduard Schulz (1896–1955) 'n Afrikaanse arts wat seders 1920 sy lewe gewy het aan 'n bestudering van die Afrikaanse volksgeneeskuns en wat 'n betekenisvolle indeling van die Afrikaanse boererate wou maak. Om tot 'n sinryke indeling te geraak moes hy hom besig hou met die begrip kultuur, en so het dit gekom dat hy hom skerp verset het teen die sosiale wetenskaplikes, by name Herskovits.* Kortom kom sy beswaar daarop neer dat genoemde wetenskaplikes hulle besig hou met uiterlike, waarneembare dinge, dat hulle die kultuurvorm betrag, maar die onderliggende kultuurgestalte gans en al veronagsaam. Anders gesê: Die gangbare sosiale definisies neem slegs die sigbare kultuurverskynsels in oënskou, maar dring nie deur tot die geestelike oorsprong of ontstaansgrond daarvan nie. Dit beteken dus dat die definisies 'n beskrywing gee van die waarneembare verskynsels, van die verdingliking of veruiterliking en nie 'n verklaring of verduideliking daarvan wat afgelei word uit die gees van die kultuurdraer nie. Ons bly dus sit soos in 'n skouburg waarin die verhooggordyn nooit opgetrek word

* Ten tye van sy dood was Schulz besig met 'n akademiese proefskrif oor die saak. Hy het egter slegs die teoretiese beskouings afgehandel. Die onvoltooide hoofstukke word deur die S.A. Akademie bewaar, tesame met sy versameling rate. Twee betekenisvolle hoofstukke het verskyn in *Tydskrif vir Volkekunde en Volkstaal* XIII (2), 1950, bl. 9–27, 28–56.

nie. Die opvatting word dus verwerp as oppervlakkig – eintlik moet 'n mens sê: superfisieel.

Om die besware te kan deurgrond moet 'n mens genoemde hoofstukke in hulle geheel noukeurig bestudeer ten einde sy terminologie te begryp. Daarin verwys Schulz na die geskrifte van Jeans, Eddington, Gebser, Schubert, Planck en andere wetenskaplikes omstreeks die twintigerjare van ons eeu, en uit hierdie werke en eie oortuiging verwerp hy die neëntiende-eeuse materialisme (waarvolgens materie 'n primêre realiteit is, of selfs beskou word as die enigste primêre Bestaansoorsaak). Saam met genoemde geleerdes meen hy dat dit begin deurskemer dat die waarneembare wêreld slegs 'n bestaansvorm van die primêre onwaarneembare Bestaansoorsaak is. Wat ons dus sintuiglik om ons kan waarneem of waarneembaar kan maak, berus op iets wat 'n realiteit is, maar wat sintuiglik onwaarneembaar bly.

Dit is die skrywer se oortuiging dat die mens van die vroegste tye af so 'n primêre Bestaansoorsaak vermoed of vaag aangevoel het, en hy het vir hom 'n beeld of begrip daarvan probeer vorm. Omdat mense altyd in groepe of gemeenskappe saamgewoon het, was sulke begrippe nog altyd gemeengoed – ook in ons eie tyd. Daarby is dit klaarblyklik 'n grondliggende wesensbehoefte van die mens om geborge te voel in die Bestaansoorsaak. Daarom dat ons dwarsdeur die geskiedenis van die mens spore vind van sy strewe en pogings om deel te hê aan of een te word met die Bestaansoorsaak.

Nou: Die opvattings oor die aard of wese van die Bestaansoorsaak is wat Schulz aandui met die naam kultuurgestalte. Die handelinge wat die mens uitvoer om deel te word van of deel te hê aan die Bestaansoorsaak, word genoem kultuurverskynsels of kultuurvorm. So beskou, beteken dit dat die waarneembare verskynsels of kultuurvorm oorsaaklike uitvloeisels is van die kultuurgestalte. Die kultuurgestalte bepaal vooruit die aard van die kultuurvorm. Wesenlik is hier dat daar volgens hierdie beskouing 'n oorsaaklike verband is tussen kultuurgestalte en kultuurvorm.

Die kern van die beswaar teen die gangbare sosiale definisies is dat die omskrywing van kultuur bly steek by die kultuurvorm – die sigbare deel, en nie deurdring tot die essensie, die kultuurgestalte, die onsigbare bron nie. Dit is dus slegs 'n bemoeienis met die uitwendige helfte van die saak – die uitwendige helfte van die waarheid. Die gewraakte betragtingswyse is dus nie soseer verkeerd nie as ontoereikend; die betekenisvolste deel van die saak bly lê buitekant die grense van die definisie.

Vir Schulz kan daar geen kultuurvorm bestaan nie tensy dan as waarneembaarmaking van die kultuurgestalte. Geen kultuurgestalte, geen kultuurvorm. En 'n beskrywing van die kultuurvorm anders as in terme van die kultuurgestaltes moet noodsaaklik te kort skiet.

Die bestaande sosiaalwetenskaplike definisies is dus veelal staties, terwyl die beskouing kultuurgestalte/kultuurvorm dinamies is. Die bestaande definisies beskryf wat sigbaar bestaan/is. Die dinamiese beskouing dring deur tot die wordende, en na my eie oortuiging is dit 'n vrugbaarder benaderingswyse van kultuur. Dis in elk geval veel insiggewender en vrugbaarder vir die kultuurvorser as die etnologies tegniese omskrywing van Robert Lourie: "Culture is the whole of social tradition" – wat, behalwe dat dit vaskyk teen die verskynsels en nie daardeur nie, ook nog kultuur en beskawing met mekaar verwar (*An introduction to Cultural Anthropology*, New York 1943, bl. 3).

Aanvaar ons dit nou volgens bestaande uiteensetting, ontstaan al dadelik 'n vraagstuk: Wat word nou van gebruiklike onderskeidings van jagterskulture, herderskulture, ensovoorts? Die antwoord hierop is geredelik eenvoudig. Dit is so dat elke gemeenskap van mense in 'n bepaalde natuuromgewing woon. In 'n herdersvolk neem die kultuurgestalte vorm aan deur middel van skape, bokke, beeste, perde, kamele. By 'n jagtersvolk kry ons die vorm in terme van wild en wat daarmee saamhang. Met ander woorde, hier het ons te doen met sekondêre onderskeidings. Op sekondêre vlak kan hulle van mekaar (oënskynlik) verskil en tog stoel op dieselfde primêre kultuurgestalte.

Betrag ons verder die aard van die kultuurgestalte, dan stel ons vas dat dit sal afhang van die bepaalde gemeenskap se "wete" of "kennis" van die Bestaansoorsaak. Hier moet daar duidelik onderskei word tussen die Bestaansoorsaak soos dit is, en die begrip wat die mens self vir hom daarvan ontwerp. Die Bestaansoorsaak in sigself lê buitekant die grense van die menslike vermoëns, en die mens wat so 'n beskrywing aandurf, begaan 'n dwaling, want die Bestaansoorsaak, wat ons in ons eie kultuur God noem, moet in sy wese onwaarneembaar en onkenbaar bly vir die mens.

Maar die mens se sintuiglike waarneming, sy toenemende kennis van die omwêreld, sy groeiende vermoë tot begripvorming en woordskepping, loop daarop uit dat die mens vir hom 'n bevatlike beeld probeer skep van die Bestaansoorsaak. En dis hierdie aspek van die saak wat binne die aanskouingswêreld van die mens val en wat wysiging ondergaan onder invloed van toenemende kennis.

Die mens se begripsvorming kan ook ontspoor, soos by die ou Grieke wat die Bestaansoorsaak vervang het met estetiese sake – en daarom as kultuurvorm ondergegaan het; of soos by die neëntien- en twintigste-eeuse mens met sy verklaring dat materie die Bestaansoorsaak is – met die gevolg dat die moderne mens voor kulturele ondergang te staan gekom het.

'n Volk se kultuurgestalte kan lank staties bly as gevolg van afsondering, trae vooruitgang in die kennis, ensovoorts. Waar 'n volk se kennis van die omwêreld skielik, omvangryk en omvattend toeneem, moet 'n gewysigde kultuurgestalte ontstaan; vind hierdie aanpassing nie plaas nie, ontstaan 'n kloof tussen kennis en godsdiens wat op verlamming van die kultuurvorm uitloop.

Die mens se kultuurgestalte, dit is sy opvatting oor die aard of wese van die Bestaansoorsaak, toon 'n stygende graad van verheldering. Dit beteken dat die opvatting feitlik gelykgeaard bly, maar dat besonderhede betreffende die Bestaansoorsaak helderder omlyn of gewysig word onder invloed van gevorderder kennis. Volgens Schulz se beskouings is daar drie hoogtepunte in die opvatting oor die Bestaansoorsaak te onderskei: emanisme/kragsgeloof, animisme/lewensgees, monoteïsme/spiritus.

Vir die Christen-gelowige mens verteenwoordig monoteïsme die hoogste ontwikkelingstrap waartoe die mens gelei kan word, en hy sien die toenemende klaarheid as 'n herstelproses wat nodig geword het ná die sondeval – vóór die val was die mens ten nouste in voeling met die Bestaansoorsaak. Toenemende klaarheid is dus te beskou as "weer opstaan". Die belangrikste is om daarop te let dat ons hoofsaaklik te doen het met verskillende grade van helderheid oor dieselfde saak. Wesenlik is hulle dus nie teenstrydig nie, en hulle sluit mekaar ook nie wederkerig uit nie.

Enigsins verwante opvattings duik reeds vroeër op, al is dit dan dat besonderhede kan verskil, byvoorbeeld René Fülöp-Miller se *Kampf gegen Schmerz und Tod: Kulturgeschichte der Heilkunde* (Berlyn 1938, hoofstuk 1).

Die gevolg daarvan is dat emanistiese (die oudste) kultuurvorms bewus of onbewus kan voortbestaan naas monoteïstiese (die jongste) vorms. Meesal is dit dan so dat die emanistiese kultuurgestalte die onbewuste of onderbewuste ondergrond vorm van die later helderder vorm(s). Wetenskaplikes wat hulle besig hou met hierdie soort stof ken die verskynsel goed en het dit dusver met die naam *survival*/oorleefsel aangedui. Die naam dui goed aan wat bedoel word: kultuurvorms uit 'n ouer tydperk wat nog voortleef in 'n nuwe tydperk, alhoewel dit eintlik teenstrydig is daarmee. Veelal is die bygedagte dat dit vroeër of later moet uitsterf – juis omdat dit teenstrydig is. As mens egter lank met dié soort stof omgaan, kom jy gou agter dat baie van die oorleefsels honderde jaar bly voortbestaan en tans nog lewenskragtig is (bv. die beswering van tandpyn).

Die wetenskaplike word dus getref deur die taaie standhoudendheid van primitiewe kultuurvorms. Volgens voorgaande beskouings moet ons so iets verwag, maar nou sal ons verplig wees om ons houding teenoor oorleefsels te hersien. Wat voorheen beskou is as lastige rommel wat opgeruim behoort te word, kry nou meteens nuwe betekenis as aanduidende mylpale langs die pad. Dit beteken ook dat ons moontlik tevergeefs sal moet wag op hulle uiteindelike verdwyning!

As benaderingsmetode om orde te bring in 'n massa kultuurvorms wat in hulle veelheid en in hulle skynbare afwykings heel dikwels slegs 'n warbeeld in ons gees laat, het ons hier te doen met 'n waardevolle poging – afgesien daarvan dat daar ander wetenskaplikes is wat waarskynlik met ewe veel goeie reg 'n ander rigtingsgewende metode aan die hand sal wil doen. Besonderlik is hierdie beskouingsmetode waardevol vir die stof wat ons hier in behandeling het – die Afrikaanse boererate. Ons tree later in besonderhede. Hier is dit slegs nodig om daarop te let dat 'n bepaalde kultuurgestalte bepaalde soorte geneesmetodes (d.i. kultuurvorm) laat ontstaan, wat óf so voortbestaan ook nadat die kultuurgestalte verheldering ondergaan het, óf geringe wysigings ondergaan om by die verheldering aan te pas.

Voordat ons oorgaan tot 'n omskrywing van wat volksgeneeskuns is, moet ons effens grondiger stilstaan by bogenoemde drie kultuurgestaltelike tydperke en meegaande begrippe.

Wanneer die mens se eerste kultuurgestalte vir ons waarneembaar word, vind ons dat hy alle stoflike dinge beskou as die tydelike, sigbare uitvloeisel of emanasie van 'n ewigdurende onsigbare krag. Elke ding het voortgevloei uit so 'n krag. Aanvanklik is elke ding uitvloeisel van sy eie kragrealiteit, maar later kom die opvatting dat daar slegs 'n enkele kragrealiteit is wat as Bestaansoorsaak aanvaar moet word. Die krag word in die wetenskap ook aangedui deur middel van twee polinesiese woorde: *mana* en *orenda* waarmee 'n krag bedoel word wat passief, onbewus, willoos, allesdeurdringend en ewig is. Die krag en sy sigbare vergestalting is so eng met mekaar verknoop dat die een sonder die ander nie kan wees nie.

Met groter kennis kom meer helderheid oor die "natuur" (aard/wese/ding-as-ding) van die Bestaansoorsaak, word die mens gedwing om te aanvaar dat elke individuele kragvorm 'n selfstandige individualiteit en sy eie wil moet hê. In hierdie tydperk kon die krag wat in elke sigbare vorm aanwesig is, nou na willekeur sy stoflike liggaam verlaat en daarheen terugkeer wanneer hy wou. Keer dit nie terug nie, "sterf" die stoflike liggaam en die krag bestaan daarsonder voort totdat dit 'n nuwe liggaam vind om in te huisves. Op hierdie stadium word krag (willoos, onbewus) nou animus (gees met 'n wil), en die kultuurgestalte gaan oor van emanisme na animisme. Kragsgeloof word gewysig tot die nuwe opvatting van lewensgees na lewensbeginsel of Bestaansoorsaak.

Die hoogste helderheid kom wanneer die mens sy weg vind na die begrip van 'n "enige, alomteenwoordige, alwetende, almagtige Bestaansoorsaak wat ons God noem, en wat die mens, die wêreld en die heelal deur 'n aktiewe skeppingsdaad bewus geskep het". Hierdie hoogste kultuurgestalte ken ons as monoteïsme. Dis egter 'n begrip, 'n godsbegrip wat ons nooit volledig kan formuleer nie, omdat die skepsel nooit sy skepper objektief en intellektueel kan ken nie.

Insiggewend is dit om te sien hoe die verskillende stadiums van bogenoemde kultuurgestalte uitloop op kultuurvorms, dit wil sê in hierdie verband: geneesmetodes. Ons gebruik 'n enkele voorbeeld van Schulz. Ons sê dan elke kultuurgestalte roep sy eie kultuurvorms te voorskyn.

Vooraf moet onthou word dat, volgens hierdie uitgangspunt – trouens ook volgens die uitgangspunt van die moderne skoolgeneeskuns – die behandeling van 'n siekte twee aspekte het. Eerstens moet ons rekening hou met die algemeen gangbare (d.i. tradisionele) opvatting in die gemeenskap oor die aard van die siekte, en tweedens, met die gemeenskaplike tradisionele opvatting oor die aard en werking van die middel.

Met dié uitgangspunt betrag ons die behandeling van beenbreuk. Die gebruik van houtspalke in so 'n geval is oeroud. Die emanistiese mens "diagnoseer" die saak soos volg. Eerstens: Dis die aard of eienskap van die been "om styf te wees". Hier het hy nou 'n been wat die kragsrealiteit van "styf wees" verloor het. Die behandeling moet dus daarop gerig wees om die ontbrekende eienskap te herstel. Hoe sal hy dit doen? Die been moet blywend of by herhaling in aanraking gebring word met iets wat die gewenste eienskappe vertoon, en deur daardie aanraking word die eienskappe oorgeplaas op die been. 'n Stuk hout het die eienskap. Dit word teen die been vasgemaak totdat die been weer waarneembaar die eienskap van "styf wees" herwin het.

Die animistiese mens weer moes nie net maar die been styf kry nie, maar hy moes ook rekening hou met die animistiese geeste wat kwaadwillig genesing kon verhinder. Die geeste moet hy óf paai en goedgesind maak deur middel van offerandes en lofsange, óf hy moes hulle afweer deur middel van towerspreuke en magiese formules, óf hy moes afweertekens maak op die houtspalk. Die feit dat nou gebruik gemaak word van spesiale soorte hout (aromaties, ensovoorts), sterk kruie en spesiale verbande is slegs 'n bevestiging van ons standpunt. Die emanistiese beenspalk bly dus behou, maar dis nie meer van primêre belang nie. Van besondere betekenis is verder dat die offerande en die afweer nie sommer deur enigeen uit die volk waargeneem kon word nie; dit moet juis 'n kundige persoon wees wat dit waag, byvoorbeeld die priester. Vir die eerste keer steek die medisyneman nou sy kop uit. Wanneer die animisme vorder tot die begrip dat die geeste (ook halfgode en gode) self die geneeskrag bevat, is hulle beelde op die houtspalk nie meer afweermiddels nie, maar pogings tot oordrag.

Wanneer die kultuurgestalte in Europa uiteindelik tydens die Middeleeue Christelik-monoteïsties word, word die beenspalk nie opsy gestoot nie, maar dis ook weer van ondergeskikte belang. Wesenlik van betekenis is dat die priester in elke afsonderlike geval deur middel van die gebed die hulp van God inroep of Sy seën op die stoflike middels afsmeek. Dit gebeur egter ook dat veral sektes, alle "middels" versaak en die gebed alleen aangryp, net asof die mens se verstand en al die "middels" nie ook godgegewe is nie.

Daarmee sou ons kon volstaan, maar dan is die prentjie nie voltooi nie. Die stofkennis van die moderne mens het onder invloed van die natuurwetenskappe so vinnig gevorder dat daar 'n noukeurige kennis bestaan van siekte-oorsaak en die uitwerking van bepaalde stowwe. Hierdie verdiepte kennis het uitgeloop op die moderne materialisme as kultuurgestalte, met die oordrewe agting vir die stoflike, wat lei tot kultuurvorms "sonder God". Materialistiese kultuurvorms, sonder God, is egter 'n agteruitgang ná die voorafgaande, hoogste monoteïsme. Dit merk ons juis in die wydverspreide moderne kulturele verval onder invloed van die materialisme, soseer dat allerweë gepraat word van kulturele ondergang wat dreig. In elk geval, die moderne mens se verfynde stofkennis laat hom ook die beenspalk gebruik. Volgens sy insig word die spalk slegs aangewend om die dele van die been stewig en lank genoeg in die verlangde posisie te hou totdat die natuurlike groeiproses weer genesing gebring het. Die moderne materialis het dus alle vertroue in die stof en hy plaas alles in die hande van die mens.

Ons neem dus waar dat die middel deurgaans dieselfde bly, maar dat die kultuurgestalte wat aan die grondslag van die aanwending daarvan lê, telkens verander sodat die spalk telkens 'n "ander betekenis" kry. So 'n beskrywing waarsku die volksgeneeskundige vorser om deurgaans daarop bedag te bly dat dieselfde raat, middel of behandelingsmetode herlei kan word na verskillende oorspronge, met die gevolg dat dit gewoonlik op verskillende maniere waardeer en gedui kan word.

In die lig van bostaande uiteensetting is dit dan ook enigsins moontlik om die ontstaansvolgorde van bepaalde middels te agterhaal. Die oudste middels sal dié wees wat op emanisme of die kragsgeloof berus, waar ons te doen het met 'n onbewuste, willose, krag wat vorm aanneem in sigbare voorwerpe. Om hierdie krag te benut, ook in gevalle van siekte, moet 'n mens voortdurend of by herhaling in aanraking kom met die een of ander emanasievorm daarvan. As 'n lewensgevaarlike vorm daarvan reeds aanwesig is by die sieke en byvoorbeeld maagpyn veroorsaak, dan moet die lewensgevaarlike uitgedryf word deur aanraking met lewensonderhoudende kragte wat sterker is. In sulke omstandighede ontstaan middels of behandelingsmetodes soos purgasie en dermspoeling (klistering), die leer van die signature, die gebruik van metaaltraktore, meganiese oordrag van siektes, magiese handelings, kortom: alle middels waarvan die werking toegeskryf word aan *mana* en *orenda*.

In die volgende groep middels het ons te doen met animisme of lewensgees – 'n bewuste krag met eie wil, wat nie meganies optree soos die *orenda* nie en ook nie so benut of verdryf kan word nie. Hier kry ons dus individuele goeie of bose geeste wat nader getrek of afgeweer moet word. Die mens word genoodsaak om die geeste bewus te paai en goedgesind te maak (offerandes, kultusbehandelinge), of hulle te dwing om saam te werk of om hulle af te weer. Die hulp van die medisyneman is nodig en ons kry veral te doen met magiese figure en tekens, towerspreuke en formules.

By die derde groep, Christelik-monoteïstiese siektebehandeling, kry ons die opvatting dat siekte die gevolg is van sonde – dit is die gevolg van die verbreking van die verband met die Bestaansoorsaak. Genesing word bewerk deur middel van berou en bekering, die gebed en die aanwending van stoflike middels waarop die seën van God afgebid is. Met die krag van die gebed en die seën van die Here daarby, kom alle denkbare middels dus binne bereik van die Christelik-monoteïstiese mens.

Die jongste groep middels berus op die materialisme van die neëntiende en twintigste eeu, hou nie verband met God as Bestaansoorsaak nie, en is gegrond op die nuwerwetse natuurkundig-wetenskaplike kennis betreffende die aard van siektes en middele.

Maar geeneen van hierdie groepe sluit volledig die gelyktydige voortbestaan van middels uit voorafgaande groep uit nie.

Daar is nie vorsers op hierdie gebied aan my bekend wat nie saamstem met die opvatting dat geneeskunde in sy oorsprong magies-godsdienstig is nie, en dat daar aanvanklik nie 'n onderskeiding volksgeneeskuns-skoolgeneeskuns bestaan het nie. Ons aanvaar dus dat daar aanvanklik geen geleding was in die volksgeneeskuns nie. Die toestand van geslote eenheid duur voort tot in die Middeleeue, dan merk ons dat skeiding geleidelik begin intree, veral as gevolg van 'n toenemende kennis van kruiemiddels. Uiteindelik sien ons twee strome ontstaan wat gewoonlik vyandig teenoor mekaar staan, maar wat mekaar tog wedersyds durend bly voed in 'n nimmereindigende vrugbaarmakende wisselwerking.

Omdat dit in die onderhawige werk veral om die een stroom – volksgeneeskuns – gaan, is dit op hierdie tydstip in ons beskouing ter sake om aan te dui wat hierdie stroom is en wat daarby tuishoort. Daarna laat ons die lig val op die geleidelike proses van skeiding, en op die voortdurende wisselwerking.

Wanneer Charlotte Sophie Burne sê: "Folk medicine is simply applied magic," (*Handbook of Folklore*, London, 1914, bl. 153) gee sy 'n omskrywing wat slegs op 'n geringe onderdeel van die stof gegrond is en waardeur haar begrip van die saak staties word. As dit so moet wees – en dit word nie toegegee nie – dat volksgeneeskunde hom slegs besig hou met magie, beteken dit dat hierdie soort vorsing eintlik tydvermorsing is, 'n onvrugbare studierigting. Vrugbaar word hierdie soort vorsing slegs wanneer ons aanvaar dat volksgeneeskuns nie 'n verstarde groep middels is nie, maar dat dit nog steeds aangroei onafhanklik van enige teorie of dogma – met ander woorde 'n dinamiese benadering.

Laat ons nie 'n strak bewoorde definisie as uitgangspunt kies nie. Ons benader ons volksgeneesmiddels soos dit in feite bestaan en eerstens stel ons die histories-folkloristiese op die voorgrond, dit wil sê ons laat ons lei deur die herkoms van middels in sover as wat ons dit kan vasstel of na die oorsprong daarvan verstandig kan gis. Dan stel ons vas dat ons volksgeneeskunde 'n aantal primitiewe middels ken wat berus op die oorspronklike kultuurgestalte van die mens, dit wil sê emanistiese en animistiese middels: braakmiddels, purgasie, verdowingsmiddels. Die middels berus op die sogenaamde "ou geloof", is magies- religieus van aard, en ons kan dit geriefshalwe kultuurgestaltelike middels noem. In die tyd ontstaan hulle voor die skeiding tussen volks- en skoolgeneeskunde.

Dan is daar middels by wat tans beskou word as irrasioneel, dit wil sê hulle berus op beginsels wat tans deur die wetenskap verwerp word as pseudowetenskap of vals "wetenskap", maar wat tydens hulle ontstaan gegeld het as die hoogste kennis van die geneeskundiges. Die tweestroomgeleiding was toe nog nie so skerp nie, en gaandeweg is sulke middels deur die groeiende skoolgeneeskuns verwerp terwyl dit behoue gebly het in die volksgeneeskuns. Ons benadruk: Tans word sulke middels beskryf as irrasioneel, maar volgens die kennis van hulle ontstaanstyd was hulle wel logies en rasioneel. Sulke middels is byvoorbeeld diegene was berus op die simpatieleer soos georden deur Paracelsus, en die leer van die signatuur, ensovoorts.

En ten slotte is daar 'n groep middels wat nie "inheems" is soos die eerste twee groepe nie, maar wat aangedui moet word as leengoed. Langs verskillende weë: reisigers, matrose en soldate, handelaars, leesstof, volksverhuising kom 'n volk in besit van nuwe volksgeneesmiddels wat hulle óf net so kan oorneem óf wat gewysig word om aan te pas by eie insigte, lewenswyse en lewenshouding. So byvoorbeeld is die aanwesigheid van bepaalde geneesmiddels in die Afrikaanse boererate en huismiddels regstreeks te herlei tot verskillende inboorlingstamme. Ons oudste volksgeneeskundige leengoed is ongetwyfeld die gebruik van boegoe, dagga en hotnotsvy – wat ons by die Hottentotte geleer het. Suid-Afrikaans van oorsprong is verder: koekmakranka, oumansbos, maagpynbos, aalwyn en talle meer.

Maar so 'n min of meer chronologiese indeling stel ons nog nie in staat om in ons eie tyd te onderskei tussen 'n volksgeneesmiddel en 'n skoolgeneesmiddel nie. Om dit te kan doen is 'n ander benadering nodig. Dan neem ons die persoon wat die middels toepas as uitgangspunt. Waar kry hy sy middels en sy kennis daaroor vandaan? Die skoolarts ontvang natuurlik 'n voorgeskrewe onderrig aan 'n amptelike inrigting. Die "volksarts" – om nou maar 'n nuwe naam te maak – se middels en betreffende kennis is uitsluitend tradisioneel. Hy beskik oor bepaalde rate en middels bloot omdat dit (mondeling) aan hom oorgelewer is; sy ouers en voorouers het 'n bepaalde middel op 'n bepaalde wyse vir 'n bepaalde siekte aangewend. Net op grond daarvan wend hy dit ook so aan. Die opgeleide skoolarts het hopelik 'n grondige opleiding ontvang oor die aard van siektes en die aard van middels en hulle uitwerking. So 'n kennis het die volksarts nie. Oor die algemeen het hy baie min kennis van siektes, hy kan geen bevredigende wetenskaplike diagnose van 'n siekte maak nie, en gewoonlik verstaan hy nie die werking van sy middels nie.

Middels wat hý aanwend, behoort tot die volksgeneeskuns. Nogtans handel hy te goeder trou, dit wil sê hy het 'n onwrikbare vertroue in die deugsaamheid van sy middel, gegrond op die feit dat dit oorgelewerde kennis is, en hy pas dit toe sonder om vergoeding te vra of te verwag. Met hierdie uitgangspunt kan ons byvoorbeeld vasstel dat alle magiese middels, boererate en huismiddels, Lennon se botteltjies en amara, Hoffmansdruppels en talle meer volksgeneesmiddels is, terwyl die egte homeopatiese middels dit nie is nie, want dit berus op 'n uitgewerkte stelsel. Die sleutel is dus nie die middel self nie, maar die vraag of die middel tradisioneel aangewend word of nie, en die rede waarom die aanwender dit toepas. Dit beteken dus ook dat dieselfde middel bestanddeel kan wees van die volksgeneeskuns en van die skoolgeneeskuns.

Pas wanneer ons die saak só betrag, word Schulz se omskrywing vir ons in al sy geledinge duidelik en aanvaarbaar, te wete: "Volksgeneeskunde (sluit in) enige middels, behandeling of rituele handeling wat toegepas of uitgevoer word om siekte te genees of te verhoed, en wat alleenlik toegepas word as gevolg van volksoorlewering of volkstradisie. Dit word deur leke te goeder trou met die bewuste doelstelling om siektes te verhoed en te genees toegepas" (t.a.p. bl. 26). Schulz besluit dan ook tereg dat "die volksgeneeskuns van die Afrikaner, op die huidige tydstip, insluit die gebruik van gelukbringers, talismanne, towerspreuke, bewerings en besprekings, goëlery, toordery, huis- en boererate, kruierate, Lennon se botteltjies, en ander tradisionele behandelingwyses wat nie onder een van hierdie groepe gerangskik kan word nie. Die treffendste kenmerk van volksgeneeskunde is dat die spesifieke middel of handelswyse nie die volksgeneeskuns kenmerk nie, maar dat volksgeneeskundige middels volksgeneeskundig is net omdat en alleen wanneer die middel as gevolg van oorlewering toegepas word; veral as dit deur onopgeleide mense uit die volk, sonder tydgenootlike kennis van die geneeskuns, toegepas word" (t.a.p. bl. 15).

Uit die omskrywing spruit dus ook die feit dat die Afrikaanse volksgeneeskuns nie bestaan uit 'n verstarde, afgeslote groep middels en handelwyses nie, met ander woorde steeds nuwe rate en middels (en handelswyses) kan by ons volksgeneeskuns aansluit – streng op voorwaarde dat dit tradisie geword het. Langs dié weg word ons beskouing dinamies, en ons bestudering van volksgeneeskuns bevrugtend vir ons kultuurlewe, en dit word 'n belangwekkende onderdeel van volkskunde as kultuurwetenskap.

Plaas ons nou teenoor hierdie standpunt dié van M.A. van Andel: "... naast de officieele therapie (bestaat) een andere, welke met totaal verschillende geneesmiddelen werkt, die minstens evenveel blijvende of tijdelijke aanhangers telt als de schoolgeneeskunde, en die meestal zonder bevredigende diagnose en zonder eenig duidelijke voorstelling te bezitten omtrent aard of werking der toegepaste middele alleen op die ruwe empirie steunende, vol vertrouwen haar zonderlinge middelen toepast – dit is de eigenlijke volksgeneeskunde" (*Volksgeneeskunst in Nederland*, Utrecht 1909, bl. 5); of dié van Alfred Martin: "Die Volksmedizin ist die von Volke, heute besonders in bauerlichen Kreisen gebrauchte Krankenbehandlung und Krankheitsverbeugung, die im Gegensatz zur sogenannten. Schulmedizin steht, die von Aerzten nach einer staatlich vorgeschriebenen Ausbildung ausgeübt wird" (in W. Pessler: *Handbuch der Deutschen Volkskunde I*, Potsdam s.j., bl. 271) – dan besef ons hoe ingrypend die vordering is wat gemaak is ten opsigte van die begrip en waardering van volksgeneeskuns as onderdeel van 'n volk se kultuur. Deur dit só te benader word dit 'n lewende middel om deur te dring tot die wesenlike grondslae van volkskultuur en volksaard.

Nou is ons gereed om aandag te bestee aan die geleidelike afskeidingsproses waardeur die skoolgeneeskunde teenoor volksgeneeskunde te staan gekom het, nie net as afsonderlike, maar veelal ook as teenoorgestelde niegoedgesinde stroom.

2 November 1965

II — "SIAMESE TWEELING"

Tot dusver het ons betoog dat die mens se soektog na die bestaansoorsaak (– waarna soms verwys word as die Oervraag –) van die skepping en van sy persoon hom ontvanklik gemaak het vir kultuur. Deurgaans gaan die oervraag gepaard met 'n newevraag: Waarom siekte, lyding en dood? Die antwoorde wat die mens vind op die oervraag het altyd ook erg betrekking op die newevraag. Daarom is die eerste antwoorde op die newevraag ook kultuurgestaltelik – derhalwe is volksgeneeskuns nog altyd een van die belangrikste aspekte van die mens se kultuurvorm.

Aanvanklik is die geneeskunde 'n enkele geslote geheel. Geleidelik sien ons egter hoe twee strome hulle van mekaar afskei, hoe die een stroom min of meer behoudend van aard is, terwyl in die ander stroom spore is van toenemende kennis as gevolg van toevallige ontdekkings en ander verwikkelinge, waardeur die een siekte na die ander onder beheer kom. Gewoonlik word hier gepraat van "ontwikkeling" – wat dit seker ook is – en dié ontwikkeling word beskryf as nie kultuurgestaltelik nie, maar redelik. Eintlik beteken dit dat ons siektebehandeling ná die herbegin, aanvanklik emanisties is, dan animisties, dan Christelik – tot sover kultuurgestaltelik. Daarna word dit "natuurwetenskaplik", met ander woorde van dan af redelik.

Miskien is daar rede genoeg om dié ontwikkelingproses dusdanig te beskryf. 'n Mens kan egter net so goed die ontwikkeling vanaf die Renaissance, maar veral tydens die neëntiende en twintigste eeu, sien as uitvloeisel van die nuwe stofbeheer wat uitloop op ons moderne materialisme – as kultuurgestalte! Met ander woorde al sien ons die toenemende rol van die rede, is die hele proses, enduit, tog nog kultuurgestaltelik, want redelik begryp ons die stof beter, en juis deur dié beter begrip kom die materialisme op die troon – met alles wat dit impliseer aan kulturele neweprodukte.

Die skeiding van die strome is nie orals en altyd ewe intens nie, en in bepaalde gevalle staan hulle op gelyke grondslag soos in die openbarende geval van skedelboring.*

Dis een van die veeleisendste operasies in die moderne Westerse chirurgie, wat moeisaam met besondere instrumente uitgevoer word. Tog is dit een van die oudste operasies wat bekend is en dis ook beoefen deur die Inkas van Peru – met welslae! Baie geboorde skedels uit Peru toon duidelike tekens van nuwe beengroei aan die rante van die boorplek, wat daarop dui dat die sieke dit oorleef het, lank genoeg om nuwe been te laat vorm. Tans nog word dit deur min-ontwikkelde Arabiese stamme volksgeneeskundig aangepak met primitiewe gereedskap. Guthrie, wat dit aanskou het, het die medisyneman 'n stel moderne instrumente vir die operasie aangebied, maar dis beslis van die hand gewys. Hier is die een nog gelyk aan die ander, slegs die instrumente is gemoderniseer in ons skoolgeneeskuns.

Oor die algemeen word die skeiding egter gaandeweg duideliker en groter. Een van die vernaamste oorsake hiervoor is ongetwyfeld die instelling van universiteite met geneeskundige fakulteite. Dit het in 1096 begin in Salerno, Suid-Italië, spoedig gevolg deur Montpellier in die 12de eeu, dan Bologna, Padua, Parys, Leiden en andere, en dit neem teen groeiende snelheid toe tot in ons eie tyd. Die rol van hoogleraars aan universiteite merk ons telkens by die bevordering van kennis betreffende die liggaam self, betreffende die aard van siekte, en betreffende die behandeling van siektes en die middels wat aangewend word, soos verder sal blyk.

Dit kan hier geensins die doel wees om in den brede en pynlik volledig te beeld hoe die skoolgeneeskuns ontwikkel het nie. Ons doel is slegs om enkele groeipunte aan te toon om die skeidingsproses te belig.

Kennis van die menslike liggaam neem stadig toe. Leonardo da Vinci (1442–1519) gee die eerste demonstrasie van die breinholtes, en tewens 'n korrekte beeld van die fetus met sy omhulsels in die baarmoeder. Andreas Vesalius (1514–1564) van Padua is die eerste om te beskryf hoe die menslike liggaam funksioneer, en word sodoende die grondlegger van die moderne wetenskaplike anatomie. William Harvey (1578–1657) ontdek die bloedsomloop in die menslike liggaam. C. Bell (1774–1842) ontdek die gevoels- en motoriese senuwees, en Jacob Henlé (1809–1885), agtereenvolgens van

* Feitelikhede in hierdie afdeling is met dank aangetref by René Fülöp-Miller: *Kampf gegen Schmerz und Tod: Kulturgeschichte der Heilkunde*, 1938, en D. Guthrie: *A History of Medicine*, 1960, al is dit so dat nêrens verwys word na spesifieke bladsye nie – hoofsaaklik om die teks vlot leesbaar te hou.

Zürich, Heidelberg en Göttingen, ontdek die buisies van die nier. Paul Broca (1823–1830) stel vas waar die spraaksentrum in die brein lê, en hy lokaliseer ook die ander funksies van die liggaam in die brein. Reeds voor 1854 lê Claude Bernard aan die Sorbonne die proses van die spysvertering in die maag bloot en hy bepaal die betekenis van pankreasafskeiding by die spysvertering. In ons eie tyd gaan ontdekkings voort in die samestelling van die sel, te veel om te noem. Belangrik is egter dat die suiwer wetenskaplike insig traagsaam begin en dan al vinniger toeneem – weg van emanisme af in die rigting van stofkennis.

Dieselfde beeld tref ons aan by kennis aangaande die aard van siektes. Aan die begin van hierdie verwikkeling staan die reusefiguur Theophrastus Bombastus Paracelsus wat in 1527 hoogleraar in Basel word en wat met groot welsprekendheid sy studente maan om by siektes en middels terug te gaan na natuurlike waarneming en om skolastiese woordrykheid en skerpsinnigheid af te lê. Omstreeks 1714 reeds gee Percivall Pott 'n klassieke beskrywing van tuberkulose van die rugwerwels. Rudolph Virchow (1821–1902) van Berlyn ontdek leukemie. Louis Pasteur (1822–1995), skeikundige van Straatsburg, Lille en Parys lê die grondslae van die bakteriologie en is die voorloper van sir Joseph Lister. Alphonse Laveran, Franse militêre arts in Algerië, ontdek die malariaparasiet in die bloedselle (1880), en sir Ronald Ross ontdek die malariaparasiet in die maag van anofeles – die enigste draer (1897). Die oorsaak van nagana by diere en slaapsiekte by mense word vasgestel en die tsetsevlieg aangewys as die draer; David Bruce by ons ontdek tripanosoma in die bloed van alle diere wat met nagana besmet is.

Fritz Schaudinn ontdek die ware aard van sifilis pas in 1905 – waarna dit met welslae bestry kon word.

Meer nog. Die insig dat baie siektes deur parasiete veroorsaak word wat gedra word deur vlieë en muskiete en versprei word as gevolg van onhigiëniese voedselhantering lei tot ons moderne stedelike en staatsgesondheidsdienste, stadsriolering en suiwering van drinkwater.

Gaandeweg leer die arts ook om van die oudste siektes van die mens te beheer. Schaudinn se behandeling van sifilis in 1905 is reeds vermeld. Edward Jenner (1749–1823) ontdek inenting teen pokke. Louis Pasteur leer hoe om hondsdolheid te bedwing. Almroth Wright (1861–1947) ontwikkel 'n vaksine teen maagkoors, en so gaan die een ontdekking na die ander voort tot in ons eie tyd.

Ook wat die middels betref sien ons 'n geleidelike groei. So sien ons byvoorbeeld hoedat Arnold de Villanova, 'n vroeë hoogleraar aan Montpellier, ontdek dat die geneeskragtige bestanddele van kruie uitgetrek kan word deur middel van alkohol – die ontdekking dus van tinkture, terwyl Bernard de Gordon, eweneens van Montpellier, 'n vroeë beskrywing gee van die breukband. Theodoric van Bologna (1223–1303) gebruik reeds by operasies die verdowingspons met mandragora (alruin/mandragerskruid/towerkruid) met opium op warm water, wat die voorloper is van narkose en antisepse. Antonie van Leeuwenhoek, Delft (1632–1723) ontdek die mikroskoop. Samuel Hahnemann (1755–1843) stel reeds die beginsels van die homeopatie vas – genesing deur klein hoeveelhede van die middel aan te wend.

Dan die opspraakwekkende ontdekking deur Wilhelm Röntgen (1895) van die sogenaamde röntgenstrale, wat lei tot radiologie. Tot in ons eie tyd: sulfunomides, penisillien, kortisone en die ganse groep antibiotika waarvan die getalle nog byna daagliks aangroei.

Hoewel ons om begryplike redes hier slegs grepe gedoen het uit 'n uiters boeiende relaas, is dit tog voldoende om te laat blyk hoedat die skoolgeneeskunde uiteindelik heeltemal iets anders geword het as volksgeneeskunde.

As 'n mens dié groeipunte vinnig, so een na die ander meedeel, lyk dit of alles altyd voor die wind gegaan het. Dis nie die geval nie. Dikwels was daar mistastings, ontsporings, en altyd was vordering maar pynlik stadig; soms het stilstand en teruggang gedreig. So byvoorbeeld het dieselfde Hahnemann (1755–1843) wat die homeopatiese stelsel ontwikkel het (d.i. toediening van klein hoeveelhede van geneesmiddels), nog die beginsel *similia similibus curantur* (gelyke genees die gelyke) aangewend. Daarvolgens word 'n middel aan die gesonde mens toegedien om uit sy reaksie vas te stel wat hy moet inkry as hy siek is. So veroorsaak belladonna by die gesonde mens simptome wat gelyk is aan dié van skarlakenkoors. Daarom: 'n Skarlakenkoorslyer kry belladonna. Om dieselfde rede word ipekakuanha (braakwortel) aangewend teen asma.

Hier kry ons te doen met een van die "mediese" stelsels wat later as dwaling erken en verlaat word, maar die hele geskiedenis daarvan werp 'n helder lig op verwikkelinge waarop ons juis die aandag hier wil vestig. Daarom is dit lonend om in besonderhede te tree. Uit animisme ontwikkel die wêreldbeeld van die astrologie in die Babilonies-Assiriese kultuur. Oor die Grieke en Arabiere heen word dit gevoer na die Middeleeuse Europa. Hierdie lewensbeeld kan beknop só weergegee word: Alles is in alles en hulle staan in wisselwerking met mekaar; niks kan derhalwe "in die groot" gebeur wat nie sy teenbeeld vind "in die klein" nie. Dit is die magiese (animistiese) wet van die ooreenkomste en die voorloper van die latere wet van kousaliteit wat die grondslag vorm van alle wetenskaplike denke.

Ook Paracelsus baseer sy stelsel hierop.

Hiervolgens dan is die makrokosmos soos die mikrokosmos. En die mens staan dan klaarblyklik onder die invloed van die sterre. Dit is dan, volgens hierdie dinkrigting, nodig om vas te stel watter liggaamsdele beïnvloed word deur bepaalde hemelliggame: Die son en die hart hang saam, die maan en die voorkop, of ook die maan en die ruggraat, Mercurius en die onderlyf, die glansende Jupiter die kop. Dit word dan gesê dat daar in al hierdie gevalle blywende simpatie bestaan. By siekte moet die arts dan eerstens die oord of plek van die aandoening vasstel, en sodoende opklim tot dié hemelliggaam wat simpaties daarmee verband hou. Dan kies die arts dié kruieplant wat simpaties met die betrokke hemelliggaam verbonde is, en dit wend hy aan as geneesmiddel.

Dis 'n stelsel wat reeds beskryf is deur Ptolemeus, en die Middeleeuse herlewing daarvan besorg aan ons die besondere siekteterm influenza.

Hieruit volg dat uitwendige ooreenkoms gepaard gaan met inwendige wisselwerking en dat gelykes en soortgelykes as geneesmiddels aangewend kan word, byvoorbeeld beet teen bloedarmoede, paddas (koud) teen kouekoors, die hare van die hond wat jou gebyt het om die wond te genees.

Die astrologiese stelsel het egter slegs betrekking op plante en diere. In die Middeleeue word dit nou uitgebrei om die aanwending van organiese stowwe vir genesing in te sluit. Dit loop uit op die bedrywighede van die alchemiste en die stelsel wat bekend staan as alchemie. Daardeur word die aanvaarde verband tussen die sterre en die mens deurgevoer om metale in te sluit. En so kom ons uit by Paracelsus, wat die stelsel gesistematiseer het, en waarvan *similia similibus curantur* een van die belangrikste beginsels is.

Die alchemiste het nie eintlik gesoek na die geheim om ander metale te omskep in goud nie. Wesenlik was dit hulle bedoeling om die anima/gees wat in 'n metaal "woon" uit te trek in 'n elikser en dit in dié vorm beskikbaar te stel by die bestryding van siektes. Hulle beroemde lewenselikser was die essensie van goud en is aangewend teen aandoenings van die lewer, milt, maag (ook disenterie), niere, blaas (urine), vrouesiektes, jig, alle soorte koors (d.i. die hittekleur van goud!) en sifilis.

As uitgewerkte mediese stelsel het die astrologie en wat daaruit spruit afgedaan, en die stelsel as sodanig is vergeet. Tog het die skoolgeneeskuns blywend gebaat by die alchemiste se bedrewenheid om bestanddele van stowwe af te trek en beskikbaar te stel as geneesmiddels. En in die volksmond het bepaalde geneeskundige spreuke en middels tradisioneel geword en gebly en vorm tans nog 'n bestanddeel van ons eie volksgeneeskuns: simpatietowery (behandeling van vratte en etterende sere en swere); goud, silwer en koper teen bepaalde siektes (goudvylsels by hondesiekte; koper teen rumatiek – koperringe hiervoor kan by enige apteek gekoop word!). Opvallend praat ons ook nog van maansiekte, dit wil sê iemand is met die maan gepla by bepaalde geestesversteurings. En tans nog word 'n mens dringend gemaan om nie so te slaap dat die maan op jou gesig skyn nie; dit kan veroorsaak dat die beligte deel "doodgaan".

Dus het sowel die skoolgeneeskuns as die volksgeneeskuns erfgename geword van bepaalde bestanddele van die astrologiese stelsel.

Wanneer mens jou met hierdie verwikkelinge besig hou, word jy soms deur vorsers onwillekeurig onder die indruk gelaat dat die oorgang van magie na godsdiens na wetenskap ordelik, georden en reëlmatig plaasgevind het. Moontlik is dit maar 'n benaderingswyse om die uiteindelike totaalbeeld te verhelder, want in werklikheid is die verloop van sake selde enkelvoudig of eenvoudig, dikwels is daar spronge vorentoe en agtertoe, en net so dikwels vind oënskynlik teenstrydige strominge gelyktydig en verstrengel met mekaar plaas. Die taak van die vorser is om 'n aaneenlopende deursigtige relaas te skep uit die chaos waarmee hy werk, mits dit duidelik verstaan word dat die geordende relaas van gebeurtenisse voortvloei uit 'n poging om te begryp en meesal meer betrekking het op die einduitslag as op die groeiproses.

So praat ons dan van die oorgang towenaar – priester – arts as 'n verloop waar die een ná die ander kom. So eenvoudig deursigtig is dit egter nie, soos ons kan toon aan die hand van 'n enkele voorbeeld: aanraking of handoplegging om bepaalde siektes te genees. Aanvanklik is dit 'n emanisties-animistieste handeling – kragsgeloof, beoefen deur die towenaar en medisyneman. Maar meer nog: Van oudsher is dit één van die kragte of vermoëns van konings wat ons aantref by die Farao's, die priesters van die Jode, dwarsdeur die Middeleeuse Europa tot in die 18de eeu. Die konings van Engeland en Frankryk het tot in die 18de eeu (in Frankryk tot 1775) bepaalde dae in die jaar gehad waarop lyers aan chirurgiese tuberkulose en ander aandoenings op vasgestelde plekke byeengekom het vir aanraking deur die koning. Selfs Wiseman, groot chirurg van die 17de eeu, glo hieraan – maar waar die koning nie kon bykom nie, het hy persoonlik solank chirurgies ingegryp!

Intussen het dit ook die voorreg van die priester geword om deur handoplegging, gebede en die aanwending van formules siekte te bestry en bose geeste uit te werp.

Die begin van ordelikheid en die oorgang van die een na die ander sien ons reeds taamlik vroeg. Reeds in die 12de eeu onderskei Frederik II van Duitsland tussen aptekers en artse en stel 'n artsbelasting in. In die 13de eeu belet pous Honorius III die beoefening van die geneeskuns deur priesters, en toe dit nie wou help nie, is alle mediese hoogleraars wat priesters in hulle klasse toelaat, kerklik bedreig met ekskommunikasie. Dus: oorgang van geestelike na wetenskaplike geneeskuns.

En tog, tot in ons eie tyd word ons wêreld telkens in beroering gebring deur "geloofsgenesers" – ook in ons eie land! – wat met groot opspraak die "menigtes verlos" van hulle kwale.

En dan is dit so dat die oorgang geestelik-wetenskaplike geneeskuns reeds vantevore plaasgevind het, met die koms van die redelike wysbegeerte. Die Griekse arts, siener en wysgeer (let op die verbinding van vermoëns!) Empedokles (± 500 v.C.) het alreeds die leer van die vier elemente opgestel, waarop sy beroemde leerling, Hippokrates van Kos (± 45 v.C.) sy humorale teorie of vogteleer gegrond het. Hiervolgens is sieklike afwykings in die liggaam van die mens die gevolg van 'n versteuring van die samestelling of ewewig van die humores of liggaamsvogte. Siekte is dus nie die gevolg van kragte, geeste, gode of sonde nie!

Dit sou 1500 jaar duur voordat op hierdie insig voortgebou word. Toe Salerno in 1096 'n universiteit kry, gestig deur 'n Jood, 'n Moor en 'n Italianer, is nuwe Arabiese kennis oor die medisyne in die mediese fakulteit gedoseer – en dié nuwe kennis was hoofsaaklik 'n vertaling van Hippokrates! Oor Bologna, Padua, Parys en andere fakulteite word dit algemeen versprei in Europa. Uit hierdie voorval groei die onderskeid wat toe gemaak is tussen lyfarts, dit is aanvanklik 'n akademies geskoolde arts, teenoor sielversorger. Hier is dus 'n mediese stelsel wat gegrond is op 'n wysgerige stelsel.

Die Hippokratiese leer kom kortom hierop neer: Daar is vier kardinale liggaamsappe – bloed, geel gal, swart gal en slym. Om gesond te wees, beteken dat dié vier sappe in ewewig is. Siekte verskyn by onewewigtigheid van die sappe. Genesing word derhalwe bewerk deur die ewewig te herstel. Hieruit volg Hippokrates se leerstelling van die allopatie: 'n Herstel van die ewewig word die maklikste bewerk deur 'n middel uit die teenoorgestelde liggaamsap. Dit word deur Galenos, leerling van Hippokrates, vasgelê in 'n reël: *contraria contrariis curantur* – wat tot in ons tyd bly voortwerk.

Die Hippokratiese stelsel van geneeskunde bly in swang tot in die 19de eeu toe dit verwerp word as "Irrglaube". Uit hierdie tydperk stam die temperamente – flegmaties, melankolies en choleries, wat tot in ons tyd deel uitmaak van die volkstaal, en dit bring sulke medisynemanne soos piskykers en andere te voorskyn.

Maar ook weer hier: Nie alles is dwaling nie, ook nie alles dooie verlies nie. René Fülöp-Miller (1938) merk op dat die allopatiese leerstellings van Hippokrates weer ondersoek word, en dat vasgestel is dat alles nie vals was nie. "Auf langen Umwegen beginnt man wieder zu den Erkenntnis zu gelangen, dass viele Organleiden und System Erkränkungen, wie Z.B. chronische Gicht, Nervenleiden, Augenkrankheiten u.s.w. sich nur auf dem indirekten Weg über die Beeinflussung der Säfte bzw. Stoffwechsels bessern oder heilen lassen" (t.a.p.). En voorts: Die moderne leer van inwendige afskeidings is wesenlik weer die leer van die humorale sappe, maar nou gegrond op 'n ingewikkelde stelsel van hormone en klierafskeiding in plaas van die vier kardinale sappe van Hippokrates!

Behalwe die groot Wiseman het ook ander artse die oue en die nuwe gelyktydig gedien. Guthrie beskryf die staf met die goue knop wat artse in die Middeleeue gedra het: Dit was hol, gevul met aromatiese middels en die arts het dit by hom gedra om infeksie af te weer – geloof dus. Dit staan op dieselfde vlak as knoffel- en kruiesakkies wat met dieselfde doel nog in ons eie tyd om die hals gedra word.

En dan, teenstand van manne van die "Ou Geloof" het nooit verdwyn nie. So byvoorbeeld het Gandhi verkondig dat die mens wat in die regte gees leef, nooit siek word nie. Die gees word deur die moderne mediese wetenskap heeltemal misken en is daarom so ingeperk in sy bedrywighede dat geen ware en blywende resultate bereik kan word nie. Vir hom is die moderne mediese wetenskap na sy wese swart kuns.

So staan ons dan in terugblik en uiteindelik wesenlik voor 'n Siamese tweeling wat soms met welslae van mekaar los te maak is en soms nie!

Ten slotte is dit nodig om ons perspektief te herstel. In voorgaande het ons hier die nadruk laat val op die manier waarop die "skoolgeneeskuns" weggegroei het van die moederstam, om eers 'n loot en later 'n stewige hoofstam te vorm naas die ou stam. Dit laat 'n mens enigsins met die indruk dat die ou stam, die "moederstam", net bly sit het met waardelose ou goed, en dat dit steeds net uitgediende stelsels geërf en tradisioneel oorgelewer het. Inderdaad is dit 'n deel van die waarheid, maar daaroorheen koepel 'n groter waarheid: Dikwels het dinge tradisioneel in die moederstroom of in die volksgeneeskuns bewaar gebly wat net op die oog af maar waardeloos en uitgedien is. By nadere ondersoek het dit egter van tyd tot tyd geblyk dat tradisionele of oorgelewerde middels dikwels groot waarde het by die bekamping van siekte. By die behandeling van kruie sal nouer hierop gelet word, maar op hierdie tydstip in ons betoog kan ons nie nalaat om korrektief in te gryp deur enkele ander gevalle te bespreek nie. Die proses wat daarin weerspieël word, staan wetenskaplik bekend as wisselwerking. Ná Hans Naumann word ook gebruik gemaak van die terme styging en daling, maar omdat dié woorde lig waardebepalende betekenis ontwikkel, vermy ons dit liewer.

In ons verband hier is dit gevoeglik om te volstaan met twee paragrawe van H. Schulz (t.a.p.): "Die volksgeneeskunde en die akademiese skoolgeneeskunde het dieselfde stamwortel, naamlik die primitiewe geneeskunde. Hoewel die twee mekaar vyandig gesind is, vul die een die ander gedurig aan. Withering, die Engelse arts, het die gebruik van die vingerhoedkruid (*Digitalis* sp.) van 'n ou vrou geleer. Die gebruik van looisuur en looistof vir brandwonde was al in die gryse verlede, en is vandag nog, 'n alombekende primitiewe middel van die volksgeneeskunde; in die vorm van eikeboombaswater en sterk tee word dit gebruik om kompresse te maak om op brandwonde te sit. Oor Penisillium (appelkooskim) is al soveel geskryf dat dit byna onnodig is om dit hier weer te noem. So weet skrywer van suikersiektelyers wat dertig jaar gelede (d.i. ± 1925 – Red.) rou pankreasklier baie fyn gemaak het en dit so, of die uitgedrukte sap daarvan, gebruik het. Rou lewer en bloed was en is 'n algemeen gebruikte middel by bloedarmoede. Vandag word preparate van daardie ou volksgeneeskundige middels in die akademiese geneeskunde gebruik!

"Aan die ander kant is die teenoorgestelde ook waar. Die volksgeneeskunde leen gedurig by skoolgeneeskunde. Die grootste gros van die outydse Europese kruie en uittreksels wat in die hedendaagse volksgeneeskunde gebruik word, was in vroeër eeue, veral die sestiende en sewentiende eeu, die glansryke hoogtepunte van "akademiese" geneeskunde. Soos later sal blyk, was toormiddels soos byvoorbeeld simpatiese middels, oordrag van siektes en talle meer, in nog vroeër eeue die toppunt van die menslike kennis van hulle tyd. Die gebruiklike middels van die volksgeneeskunde kan volgens die "tyd" van hulle oorsprong ingedeel word. Volksgeneeskunde word van bo af deur die akademiese geneeskunde gedurig aangevul en gee soms weer iets terug aan die akademiese geneeskunde."

Dus, twee duidelike strominge, maar 'n nimmereindigende wedersydse bevrugtende wisselwerking, waarby dit nie nodig is om te probeer bepaal watter een die meeste gee en watter een die meeste ontvang nie, of ook: of dit saliger is om te gee as om te ontvang nie.

3 November 1965

III — ASPEKTE

Hoe gewens dit ook allesins mag wees om orde te probeer skep in die chaos wat ons tegemoet tree uit die massa boererate waarmee die vorser toegegooi word, kan juis die poging tot ordening op 'n oorvereenvoudigde beeld uitloop, wat net so skadelik kan werk as die beeld van chaos. Om enigsins te toon hoe verwikkeld die verloop van sake werklik kan wees, haal ons vervolgens enkele opvallende aspekte na vore, aspekte wat ons uitkies nie om die stof uit te put nie – net asof so iets moontlik is! – maar om tegelykertyd meer lig te laat val op die wêreld van die volkgeneeskuns. Ook hier is die uitgangspunt veelal kultuurgestaltelik, alhoewel ons nie opnuut verduidelikings gaan gee van begrippe wat hoër op reeds vermeld is en wat op hierdie tydstip in die betoog as voldoende bekend veronderstel kan word nie.

1. EMANISME

Die aanwending van die wesenlike krag wat dan in elke ding sou woon, in die opvatting dat die krag en sy draer onafskeibaar aan mekaar verbonde is en willoos werk, het ons reeds kon aantoon in verband met die aanwending van purgasie, braak- en verdowingsmiddels. Volgens Schulz se betragtingswyse is dit die oudste laag middels in die volksgeneeskuns, en voorbeelde daarvan is besonder skaars.

Besonder prikkelend is die aanwending van vryfhitte by die behandeling van koorsblare en karkatjies. Dis wyd bekend dat 'n mens 'n koorsblaar kan genees deur jou vinger of 'n goue ring in jou handpalm warm te vryf en dit teen die koorsblaar te hou. Dit herhaal 'n mens drie of vyf keer, of soveel keer as wat nodig mag wees.

Vryfhitte word in die Nederlande noodvuur genoem, en dit word herlei tot 'n Germaanse woord, *nuan* = stukkend vryf (Oudhoogduits). So staan ons meteens voor 'n belangrike gebruik in ons stamverlede: die aanwending van maagdelike vuur* as voorbehoedmiddel. In die rooknagte word in ons Europese stamlande nog van sulke vure gebruik gemaak om onvrugbaarheid by dier en mens te voorkom, en moontlik hang daarmee saam ons eie beroking van onvrugbare boordbome.

Dis ook bekend dat die sogenaamde stamvure wat nog by bepaalde volke aangetref word, jaarliks vernuwe word deur dié vuur telkens weer opnuut te verwek deur middel van die vryfhoutjie. In die lig hiervan besef ons dat die Olimpiese vlam en ander "ewigdurende" herinneringsvure by soldategedenktekens nuwerwetse simboliek is en nie verband hou met die emanistiese krag van maagdelike vuur nie.

Hoe dit alles verknoop lê met die geesteslewe van die volksgebonde mens, leer ons begryp as ons verder nog let op die begrip maagdelikheid: veral "nugter" spoeg, die gebruik van bepaalde middels op die "nugter" maag, en die aanduiding dat sommige geneeskundige handelings juis uitgevoer moet word deur die "jongste" kind. Dit dui alles op 'n poging om die inwonende emanistiese krag in sy sterkste of suiwerste vorm aan te wend en sodoende sy genesende werking te versterk.

Só gesien, begryp ons beter wat bedoel word met die stelling dat die geesteslewe van 'n volk 'n eenheid is. 'n Beginsel deursuur die hele volkslewe en gebruik nie net enkele gevalletjies nie.

2. ANIMISTIESE SPORE

Die inwonende krag kan later aangevoel word as skeibaar van sy draer; dan het dit 'n eie wil en persoonlikheid, is goed of boosaardig, is vatbaar vir bevele en ander magiese rituele en handelingswyses, wat ons in die bestryding van siektes te staan bring voor banning, towery (ook met getalle en kleure), simpatie, omhulling, besoarstene, onder andere F52, 814, 849, ensovoorts (vgl. Alfabetiese lys van middels onder poeier – besoar), horing en melk.†

* Oor vuur in die volksgeloof is inligting te vind by J. Schrÿnen: *Nederlandse Volkskunde I2*, bl. 129; Abel Coetzee: *Die Afrikaanse Volksgeloof*, bl. 148, 172; H. Freudenthal: *Das Feuer im Deutschen Glauben und Brauch*, 1931.

† In 'n ander verband word baie van hierdie middels reeds bespreek in Abel Coetzee: *Ons Volkslewe* 1949, bl. 94 e.v., waar dikwels vollediger inligting aan te tref is.

Waar die oorsaak van die siekte dan as wese gedink word, word genesing gebring deur verdrywing of banning van die wese. Dit tref ons aan by die behandeling van tandpyn, soos volg:

Bitterappels/dortelappels word aan die brand gesteek en die lyer hou sy oop mond oor die opwalmende rook – dan val die tandpynwurmpie bedwelm uit. Of: Die volle naam, geboortedag en woonplek van die lyer word op 'n strokie papier geskryf, met 'n warm naald word deur elke letter gebrand, en sodoende word die wurmpie in elke tand doodgebrand.

Die banning kan ook geskied deur die oorsaak van die siekte te gebied om die liggaam te verlaat. Daarvoor word vaste formules of towerspreuke aangewend. By ons is nog enkeles bekend, byvoorbeeld die hik word behandel deur te sê:

Die hik en ik gaan oor die see;
die hik bly daar en ik kom weer.

Dié spreuk is by ons erfgoed, en dit word haas sonder afwyking nog so aangetref in ons stamlande.

Tandpyn verdryf 'n mens deur die spreuk:

Tandpyn, T., T., Gij my vriend en ik u vyand,
Gaan heen in die Naam van die V., S., en H.G.

Hierin is duidelik deureen gemeng animistiese en Christelike bestanddele. Let op die poging om die siekteoorsaak gunstig te stem deur dit te vlei met die voorwendsel – jý is die vriend, ék die vyand.

Dieselfde animistiese trekke tref ons aan waar die kind se tand reeds getrek moes word; die kind gooi dan die tand oor sy skouer weg, of plaas dit in 'n skoen, en sê:

Muis, Muis, ek gee jou 'n steentand,
gee my 'n beentand.

Die tandpynformule word, met die nodige wysiging, ook aangewend by ander pyne. Volgens oorlewering is dit ook tydens die Groot Trek in 1838 by Van Rensburgkoppie aangewend om die wonde van die slagoffers in die geveg teen die Zoeloes te "bespreek". Daar sou gevalle bekend wees waar die spreuk aangewend is teen bloeding by mangeloperasies, en één bespreker het selfs daardeur alle bloeding by geslagte skape onmiddellik laat stol! Gaan ons verder in hierdie rigting op met ons beskouing, raak ons diep verseil in die volksgeloof by die bedrywighede van wit en swart towenaars, ons eie Hendrik Skoorbek en andere verwante figure – almal hoogs prikkelende gestaltes, maar almal napaadjies wat ons op hierdie tydstip – ondanks die versoeking – nie mag bewandel nie. Solank ons maar besef dat 'n betragting van die volksgeneeskuns ons onvermydelik daarheen kan voer.

'n Prikkelende sydelingse blik op die bevrugting wat uit die volkskuns inwerk op ander terreine van die volkslewe, by name die rympie (d.i. volkskuns), kry ons by 'n rympie soos volg, wat onvolledig opgeteken is:

Koekmakranka,
goed vir kranke [krampe?];
Vleibrand, Voëlfisant,
Uitskop van Antjie de Waal, Papneus …

Waar ons orals plantname het, en waar sulke rympies moontlik terug te voer is tot besweringsformules, versterk deur dryflied en daggapryslied.

Ander vorms van banning is: inenting, oordrag, wegblaas, weggooi.

Inenting word aangewend teen vratte, karkatjies, kanker, rumatiek, jig, tandpyn, bloedvinte, nege-oge – gewoonlik etterende, draende sere en swere met 'n "pit". Draagsel van die sweer word geplaas onder die bas van 'n amandel-, vye-, wilker-, peper- of ander, veral melkdraende boom. Die baswond word verbind, en na mate dit genees, verdwyn die sweer. Die siektes kan ook oorgedra word op 'n aartappel; die moertjie word dan geplant; as die aartappelstoel 'n bepaalde stand bereik het, ontwikkel wit kolle op die blare en dan verdwyn die vratte of aandoening wat oorgeënt is.

Oordrag vind gewoonlik plaas by vratte. Tel jou vratte, bind soveel knope in 'n toutjie en laat dit iewers lê waar iemand anders dit kan optel; die opteller kry die vratte. Verbleekte vorms van oordrag kry ons waar ingerygde aartappelskille of 'n swaelsakkie om jou nek gedra word totdat dit self afval (en dan deur iemand opgetel word). Of 'n mens vryf jou vratte teen 'n stuk lewer en gee dit aan 'n hond. Erg verbleek is die middel waar 'n lyer aan bloedvinte aangeraai word om te gaan lê op 'n plek waar 'n hond gelê het. Onbegryplik lyk die raat aan 'n lyer aan benoude bors om 'n bossie hare op sy kroontjie uit te trek – onbegryplik, totdat ons lees dat dit ook in Wallis gedoen word, maar dáár word die bossie hare aan 'n hond gegee (*Sunday Times*, 27/11/1938)! Dus: oordrag.

Vratte kan 'n mens wegblaas na die maan toe. Met volmaan blaas 'n mens drie keer oor jou vratte in die rigting van die maan, en sê: Gaat na die maan! 'n Poging tot maagdelike versterking van die spreuk word berig deur C.G.S. de Villiers: So was daar (in die Overberg, Wes-Kaap) 'n vaste ritueel in die beswering van huidvratte. Al wat ek moes doen, was om my oë dig te sluit en plegtig te mompel:

Vratte, vratte, vratte gaan weg:
Ek is my ma se jongste kind!
(*Medereisigers* 1964, bl. 131).

Om 'n vratjie weg te gooi, maak 'n mens só: Vat met jou hand daaraan en maak dan 'n beweging asof jy dit weggooi; soms is dit nodig om die bewegings tot drie keer toe te herhaal.

Weer eens kan dit alles bevrugtend inwerk op die letterkunde van die opperkultuur, soos te sien is in die satiriese toneelstuk *Kom-help-my-druppels* (I.J.H. Coetzee, 1938).

Hier is die plek om te wys op die aanwending van getalle by siektebehandeling. Bepaalde getalle, naamlik 3, 5, 7, 9 en 11 het van oudsher 'n mistieke, soms heilige betekenis, en die aanwysing dat 'n bepaalde behandeling soveel keer herhaal moet word, of dat 'n bepaalde middel (veral kruie) 'n bepaalde aantal bestanddele moet bevat, kan 'n poging wees om die krag van getalle by sulke towerspreuke en andere middels aan te wend (versterkend). Dit hoef egter nie altyd getalletowery te wees nie, maar bloot 'n aanduiding van die toereikende hoeveelheid: 3 luise saam met moedersmelk teen geelsug; 3 druppels hondebloed teen stuipe; 3 ingerygde knoffelhuisies om die hals as afweer teen aansteeklike siektes; gooi karkatjies 3 keer weg; 5 luise teen geelsug; lyers aan jig en rumatiek dra 5 jong, vars aartappels op sak; 7 of 9 luise teen geelsug; 7 gemaalde luise teen stuipe; 7 garskorrels in die doeke van 'n geelsugtige baba; tee gemaak van 6/7 geskroeide kruidnaels by longontsteking; dink aan 7 verskillende wit perde teen hik, of drink 7 monde vol water agtereenvolgens sonder om asem te skep, of sluk 7 keer aan een mond vol water; eet 7 toppies wildeals teen bloedvinte.

Soveel angs het sommige mense vir die ongeluksgetal dat baie weinig siekehuise by ons 'n siekesaal of kamer het met die nommer 13!

Vroeër is reeds verwys na die groot beginsel van ooreenkoms of ooreenstemming, die gevoel dat daar 'n innerlike verband bestaan tussen dinge wat uiterlik ooreenkoms vertoon, wat ook bekend staan as simpatie. Simpatiese verskynsels is volop in die volkslewe, en in die volksgeneeskuns tref ons dit veral aan by middels wat verband hou met verrotting en verganklikheid. Siektes, veral draende siektes, word in die volksgeneeskuns by voorkeur behandel deurdat 'n sweer, of etter daarvan, in aanraking gebring word met iets wat onderhewig is aan verrotting. Namate die verrotting vorder, genees die sieke (siekte). Byvoorbeeld: Vryf jou vratte teen 'n lyk; smeer 'n vrat se bloed aan 'n mieliepit en gee dit aan 'n hoender, namate die mieliepit verteer, verdwyn die vrat; vryf 'n lewendige slak teen jou vratte, hang dit op en jou vratte verdwyn namate die slak verdroog; sinkings word genees deur naelknipsels en hare van die lyer te begrawe.

In ander gevalle van simpatie word ooreenkoms gesoek tussen die kwaal en middel: Teen 'n swak maag gebruik 'n mens gepoeierde korhaanmaag, ook by slegte spysvertering; om kinders maklik te laat tande kry, ryg 'n mens tande van 'n jong skaap aan 'n draadjie en hang dit om die kind se nek (amulet); 'n nawelbreuk word behandel met eierolie (verkry van eierdooier – ooreenkoms in vorm, signatuur); rooibeet teen bloedarmoede; eselmelk teen sproete; waar verbranding waterblase veroorsaak, hou 'n mens die blase naby die vuur om uit te droog (*similia similibus curantur* – gelyke genees die gelyke), of: as 'n hond jou byt, plaas van sy hare op die bytwonde.

'n Merkwaardige geskiedenis is dié wat in die vakliteratuur aangedui staan as *balneum animale*,* dit wil sê die geneeskundige aanwending van die krag wat in die dierlike liggaam huisves, oorspronklik deur omhulling van die sieke. Aanvanklik sal die behandeling wel daarin bestaan het dat 'n groot dier ontlewe en oopgesny is. Die sieke klim dan in die liggaamsholte, en dit word om hom toegemaak. Gaandeweg word dit egter onekonomies om telkemale 'n groot dier te slag, veral waar die siekte byvoorbeeld in 'n hand of voet sit. Dan word 'n kleiner dier gebruik: 'n bok, skaap, hond. As byvoorbeeld net 'n vinger aangetas is, kan van 'n hoender, padda of platanna gebruik gemaak word. So hou die proses van verkleining aan totdat daar naderhand geen sweem meer is van omhulling nie, en dan gaan die betekenis van die behandeling verlore – dit heet dan: Die middel het verbleek, en die proses staan in die volkskunde bekend as verblekingsproses en dit word waargeneem op alle gebiede van die volkskultuur.

Die hele verblekingsproses kan waargeneem word in die Afrikaans volksgeneeskuns. Een van die bekendste voorvalle wat hiermee verband hou, hang saam met die lotgevalle van president Kruger. Op 'n jagtog is sy duim so erg vermink dat hy dit self met sy sakmes moes verwyder; toe die wond daarna tekens van koue vuur begin toon, is 'n bok geslag, die pens oopgesny en die hand daarin gedruk; 'n tweede bok was nodig om die gevaar af te wend. In gevalle van longontsteking word 'n swart hoender of kat geslag, oopgesny en op die siek plek gelê. As 'n slang in jou oog spoeg, slag 'n swart hoender, sny 'n stuk af solank dit nog warm is, en plaas op die oog, en herhaal totdat die gif "uitgetrek" is. By fyt in die vinger word die pens van 'n pasgeslagte bok oopgesny en die hele arm tot by die

* By Guthrie: *A History of Medicine*; M.A. van Andel: *Klassieke Wondermiddelen*, 1928, e.a.

elmboog ingesteek, of slegs die betrokke vinger word gedruk in die fondament van 'n swart hoender – die eerste paar hoenders sal doodgaan, maar namate die fyt uitgetrek word, sal die hoenders dit oorleef. In hierdie geval kan ook 'n klein gaatjie gesny word in die maag van 'n platanna; steek die seer vinger daar in. Ook hier sterf die eerste platanna dadelik, en daar is 'n geval bekend van 132 platannas wat nodig was om die siekte te genees. Skerpioensteke word ook so behandel. By stuipe word die hoender oopgesny en die lyer se voete binne-in geplaas.

Omhulling met die dierehuid kry ons by die behandeling van longontsteking. Hiervoor word aangewend die vel van 'n bok, kat, of rooikat. Rooikatvel word ook om die lende gedra by nierkwaal, slangvervelsel teen liddorings, likkewaan- en palingvelbande teen rumatiek – terwyl likkewaanvet in sulke gevalle 'n goeie smeermiddel is. Dieselfde Antonie van Leeuwenhoek wat die mikroskoop ontdek het, laat op sy laaste siekbed in 1723 nog sy baker haal om hom met katvel te behandel teen longontsteking. Dié raat is dus in die Afrikaanse volksgeneeskuns nie so bevreemdend as wat Burrows te kenne wil gee nie waar hy van die Voortrekkers sê: "... but some of the Voortrekkers' more common 'treatments' were surely unique. Pneumonia, for example, was 'broken' by wrapping the warm skin of a recently slaughtered animal (usually a goat), around the patient's chest ..." (alw. 192).

Van die groterige diere af kom ons dan by kleiner diertjies, voëls en insekte: 'n Pluisie slangvel is goed teen oorpyn; varkspek (ongesout en goor – dus "sterk"!) trek dorings uit, genees swere, en is 'n probate middel teen benoude bors. Teen stuipe kry die lyer hondemelk in. Die water van mens en dier is goed vir allerlei siektes: om in te baai by verstuiting van enkel of handgewrig, by longontsteking as lawement, teen wintersvoete as badmiddel, en by hoë koors is dit goed om dassiewater te drink.

Die middel wat egter die algemeenste aangewend word tot in ons tyd, is die verskillende soorte mis. 'n Warm perdemisbad word aanbeveel teen stuipe en kinderverlamming; perdemistee teen stuipe en buikwurms. 'n Beesmisbad is ook goed teen stuipe, en beesmis word opgelê by bloedvergiftiging en brandwonde. Bokmistee dryf masels uit. Hondemis word om die kindermondjie gesmeer by sproei. Wit hoendermis word gepoeier en saam met kos ingegee by bloedvinte; dieselfde poeier is ook goed by asma, tering en slegte bors. Gansmistee is ook goed teen stuipe, en haasmis by brandwonde.

Dan kom luise aan die beurt, teen geelsug: drie, vyf, sewe of nege van die besies ingeneem met melk, water, op brood en botter, lewend, of onwetend – dan "vreet hulle die siekte op". 'n Weeluis word op die tandvleis stukkend gedruk teen tandpyn. So sien 'n mens 'n groot animistiese beginsel verbleek totdat net nog die narigheid daarvan oorbly.

Nog steeds 'n aanwending van die dierlike liggaam of dele daarvan vind ons in die oplegging van die sogenaamde besoar, *calculus* of steen (slangsteen, varksteen, ens.), in aansluiting by die beginsel: *similia similibus curantur* – dit word naamlik hoofsaaklik aangewend teen slangbyt, waar die steen op die pikplek gelê word om die gif "uit te suig". Die steen herstel as dit in vars melk geweek word.

Die aanwending van die besoar kom vanaf die eerste stigtingsjare van die volksplanting aan die Kaap voor tot in ons eie tyd. Reeds op 30 Julie 1656 vermeld Van Riebeeck dat die beeswagters 'n ystervark tuis gebring het en dat hulle stelselmatig soek na die kosbare *petraporco* (d.i. varksteen); dit word 'n paar dae later herhaal, sonder welslae. Teen 1705 maak Peter Kolbe melding van die slangsteen, 'n halfeeu later berig Charles Thunberg daaromtrent, en in 1806 maak John Barrow ook mededelings daaroor, alhoewel hy skepties staan teenoor die egtheid van die berigte en die waarde van die behandeling. So, dwarsdeur ons geskiedenis heen tot in ons eie tyd nog kan tallose families aangetoon word wat oor so 'n steen beskik.

Nog steeds in verband met die dierlike liggaam kry ons 'n insiggewende geskiedkundige verloop rakende die horing van die eenhoring. Ons tree effens meer in besonderhede. Die horing van die legendariese eenhoring was 'n wydvermaarde middel teen alle soorte vergiftiging, en het hom dusdanig in Europa gehandhaaf tot in die agtiende eeu. In 1773 maak Thunberg melding van die eenhoring wat verwar is met die renoster aan die Kaap:

> The horns of the rhinoceros were kept by some people both in town and country, not only as rarities, but also as useful in diseases, and for the purpose of detecting poison. As to the former of those intentions, the fine shavings of the horn taken internally, were supposed to cure convulsions and spasms in children. With respect to the latter, it was generally believed, that goblets made of these horns in the turner's lathe, would discover a poisonous draught that was put into them, by making the liquid ferment till it ran quite out of the goblet. Such horns as were taken from a young rhinoceros calf that had not yet copulated, were said to be the best, and the most to be depended upon. Of these goblets were made, which are set in gold and silver, and made presents of to kings, people of distinction, and particular friends, or else sold at a high price, sometimes at the rate of 50 rixdollars a goblet. The horn is of

> conical form, thick at the bottom, and truncated at the top, a foot long frequently in old rhinoceroses, and is placed forward on their snout ... When I tried these horns, both wrought into goblets, and unwrought, both old and young horns, with several sorts of poison ... I observed not the least motion or effervescence. (*Travels I*, bl. 246–7.)

Belangrik is: Die aanwending van skaafsels van die horing teen stuipe, en die gebruik as gifaanduidende drinkbeker.

Lichtenstein (*Reizen in het Zuidelijk gedeelte van Afrika* – 1803–6, I, bl. 169) vermeld dat dié drinkbeker nog op prys gestel word in die Roggeveld, waar hy dié gelofie uit die kop van veldkornet Louw probeer praat het.

Daarna word die geloof vermeld deur Carl Behrens by die Voortrekkers in Natal (G.S. Preller: *Voortekkermense V*) (1841). En in 1898 berig "Een Hollander" (*Toen en Thans*, bl. 33) dat daar teen 1860 in Natal 'n verhaal in omloop was dat die Engelse kroon R80 000 uitgeloof het vir 'n lewende eenhoring. Die Unicorn Company (Ltd.) is toe gestig om die dier te laat opspoor in die Drakensberg – wat ewenwel verhinder is deur die Zoeloeoorloë. Al wat tans daarvan oorbly, is die raat om skraapsels te maak van bokhoring, dit bruin te braai en tee daarvan te maak en te gebruik waar vetterige kos 'n mens se maag beswaar.

'n Animistiese grondslag vind ons ook in die raat teen seeroë by babas: Melk van die sogende moeder moet in die kind se oë gespuit word. Die afweerkrag van melk kry ons elders in die volksgeloof: Waar 'n brand gestig word deur blitsweer (dink aan die weerlig- of dondersteen), moet dit geblus word deur middel van afgeroomde melk. Die huisgees, wat in die gedaante van 'n slang onder die huisvloer woon, volgens ons volksverhaal, word met melk gevoed. Dit wil dus voorkom of ons hier te doen het met 'n soort soenoffer, en nie eintlik met afweer nie.

'n Laaste animistiese spoor wat besonders aandag verdien: bedel en steel.* Die volgende is bekend in Suid-Afrika: Vir neusbloeding, bedel 'n stuk liggeel kant en dra dit om die nek; vir tandpyn, deurboor 'n gebedelde wyfieneut (muskaat) en dra dit aan 'n draad garing om jou nek tot die garing self breek; vir hik, bedel 'n stukkie brood, week dit in asyn, en eet; vir bloedvinte, bedel by 'n winkelier twee mannetjiesneute, boor 'n gat deur een en hang dit om die nek, maak die ander een fyn en een op brood; vir tandekry, deurboor 'n gebedelde sespenniestuk en hang dit om die kind se nek.

* Besonderhede en lektuur by Bächtold-Stäubli: *Handwörterbuch des deutschen Aberglaubens* I, 1188; II, 1364; V, 1167. (1927–1942, Berlin: De Gruyter)

Bedel (en leen) word aangewend om die krag van die bepaalde saak as geneesmiddel te versterk, moontlik omdat dit gepaard gaan met die meegevoel van die skenker. Om die wrewel van die besitter en die boosaardige nawerking daarvan af te weer, word die teenoorgestelde optrede gevolg: Neem dit sonder dat hy daarvan weet (d.i. steel). Dis alombekend dat gesteelde plantjies en steggies goed groei.

3. DIE HUISAPTEEK

Die veelvuldige gebruik van die sogenaamde Hollandse medisyne in Suid-Afrika maak dit nodig om effens meer aandag aan die huisapteek te bestee. Reeds vroeg al word vermeld dat chirurgyns op die Kompanjieskepe 'n "lapkist", 'n "zalfkist" en 'n kis met instrumente tot hulle beskikking gehad het. Hulle is egter baie goed bewaak, en geen aanduiding is beskikbaar dat sulke kiste in besit van die burgery aan die Kaap was nie (Burrows, t.a.p. 21, 25), en ons weet nie of húlle die voorlopers kon gewees het van wat teen die begin van die 19de eeu "huisapteek" genoem word nie.

C.G. Botha (*Ons Suid-Afrika* 80–1) beweer dat "iedere gesin (in die 18de en 19de eeu) het 'n huisapteek of 'n kis Halle-medisyne wat dikwels gebruik is, ... en slegs in ernstige gevalle is 'n dokter ingeroep". Daarteenoor verklaar die Voortrekker L.C. de Klerk van die trek Natal in: "Huis-apteke, soos die vandag bestaan, was onbekend; die medisyne was opgemaak in flessies, wat 'n mens afsonderlik koop, of in blikkies, soos kamfer, haarlemmerolie, seneblare, boecho en meer dergelyke" (Preller: *Voortrekkermense I,* 240). Moontlik is Botha se bewering rakende die agtiende eeu te vroeg, maar De Klerk het hom misgis, dis duidelik.

Merkwaardig is die feit dat Louis Trigardt se Dagboek teen ongeveer 1834 begin met wat Preller beskou het as 'n soort skoonskrifoefening (Dagboek, bl. 1, voetnoot). In Trigardt se Dagboek lui dit: "Korte onderregting van de uitwerking en gebruik der medicijnen, dewelke in het Weeshuis tot Halle in het Maagdeburgsche te bekomen zijn."

Wat dan verder volg, klop woordeliks met wat staan in "Kort bericht van de nuttigheid en 't gebruik van eenige beproefde geneesmiddelen; dewelke te Halle in 't Maagdeburgsche in het Weeshuys worden uitgegeeven en waarmeede door langdurige ondervindinge niet alleen geringe, maar ook zwaare ziektens onder den goddelyken zeegen gelukkig kunnen geneezen worden. Opgesteld en uitgegeeven door Dr. David Samuel von Madai, Hooch-Vorstelyke Anhalt-Cötensche Hoff-raad en Lyf-Medicus, ook practizeerend Doctor van het Weeshuys te Halle" (43 dr. 1836 – deur skrywer geskenk aan die S.A. Akademie. Vgl. T.H. le Roux: *Die dagboek van Louis Trigardt*, 1964, bl. 271–2).

Dis duidelik wat gebeur het: Trigardt wil gaan trek en rig hom in deur die nodige medisyne te koop, moontlik los flessies. Een van sy kennisse het die Kort Berig van Von Madai besit oor die gebruik van die middels, en vir sy eie inligting en voorligting op die trekpad wou hy dit oorskryf, maar het nie ver daarmee gevorder nie.

Ewenwel, voor in die eksemplaar tot ons beskikking staan 'n kennisgewing afgedruk waarvolgens die apteker Carl Friedrich Juritz van Loopstraat 87, Kaapstad, aangestel word as "alleenigen en eenigen Commissinair voor de Kaap de Goede Hoop", aan wie "onze Hallesche Medicamenten, direct van ons weeshuis zullen worden verzonden", gedagteken 20 Juni 1834.

In die Kort Berig word die volgende medikamente beskryf: essentia dulcis, essentia amara, essentia anti hypochondriaca, pillulae plychrestae, pillulae purgantes, pillulae contra obstructiones, pulvis bezoardicus, pulvis contra acredinem, pulvis antispasmodicus, pulvis vitalis, Balsamus Cephalico-Stomachico-Nervimus, pulvis niger, pulvis laxans, electuarium antiphtissicum, pulvis solaris, tinctura salis, tinctura corallina, maagpoeier voor de koorts, pulvis polychrestae, balsamus mineralis.

Merkwaardig vir ons in hierdie verband is nog 'n mededeling op bl. 63: "Byvoegzel van eenige andere dienstige geneesmiddeelen, waar van reets in 't Voorberight is melding gedaan. Deze medicijnen worde gemeenlyk niet met huys-, reize-, en veld-apotheekjes verzonden, gelyk de andere artzenyen ... daar by te weten, dat dezelve niet in de gewoone medicynkisten worden gedaan ..."

Hieruit lei ek af dat daar verskillende groottes medisynekissies was, dat hulle aan die begin van die 19de eeu aan die Kaap bekend geraak het, en dat hulle van Duitse oorsprong was.

Dan ontstaan die vraag: Waarom praat ons tans van Hollandse middels? Die verklaring lê in die volgende oorweging. Die Engelse intrekkers (na 1806) leer hierdie middels die eerste keer by die "Dutch colonists", en heel begryplik beskryf húlle dit as "Dutch medicines" (soos tans nog). Is hierdie benaming deur die "Dutch colonists" toe terugvertaal in hulle eie taal as Hollandse medisyne? Bes moontlik, want Lichtenstein verwys nog in 1806 na Halle, en S. Barry in 1816 na Halische medicines (Burrows, t.a.p. 68, 18–2 resp.).

Kennis van die inhoud van die huisapteek het aanleiding gegee tot 'n eienaardige aanwending van die verstrekte middels. Die Boere het twee soorte deurmekaargoed gemaak, wat 'n mens kan beskryf as 'n geneesal of panasee. Vir inwendige gebruik word 'n flessie van alle vloeistowwe in die huisapteek gemeng, en 'n lepel vol is enige kwaal se moses. Vir uitwendige gebruik word al wat olie is (kasterolie, lynolie, terpentyn, ens.) deurmekaar gemeng en aangewend as smeergoed; dit kan ook gebruik word as pleister deur bywerk (was) by te meng. Dit word bevestig deur professor Jan Lion Cachet (1886):

> ... dacht ik aan mijn vrouw haar ou Tante. Die out Tante was een dokters vrouw en kon al te goeie middels geven. Als een mens ziek was, dokter ze fluks; maar als niets wilde helpen, dan maakt zij, een 'extra drankje! Zij nam uit al die botteltjes in die huis-apotheek vijf druppels, en van ider poeiertje twee korreltjes, dit gooide zij door mekaar, en gaf de zieke in. Als dit niet helpt, dan werd ze kwaad en zei: 'Hy kan maar dood gaan.' (P.J. Nienaber: *Jan Lion Cachet en sy Sewe Duiwels*, bl. 25.)

Hier moet opgemerk word dat die kissies egte homeopatiese middels met voorskrifte betreffende gebruik en aanwending wat in omloop is, nie deel uitmaak van ons volksgeneeskuns nie. Wat wel deel is daarvan is dié flessies "Hollandse middels" wat te koop is sonder enige voorskrifte of gebruiksaanwysings, en waarvan die aanwending bloot berus op oorlewering, byvoorbeeld "Wonderliksens is goed vir 'n meisiemens" (só lui die oorlewering in verband met Wonderessens).

4. KRUIE EN BOSSIES

In 'n later afdeling word besonder aandag bestee aan kruiemiddels, juis omdat wisselwerking met en bevrugting van die skoolgeneeskuns grotendeels op die gebied van die kruiemiddels plaasvind.

Hier moet die aandag slegs daarop gevestig word dat die aanwending van mis (tee, lawement) hoërop deur ons uitgelê word as verbleekte gevalle van *balneum animale*. Een uitsondering moet ons maak, veral om die oortuiging van die volksmens self, naamlik die gebruik van bokmis. Dis 'n bekende eienskap van die bok dat hy voorliefde het vir "gekruide" weiding: aromatiese struike en gewasse, en sulkes met 'n skerp smaak. So is die bok ongeveer die enigste plaasdier wat seringbessies vreet, en daarna is haar melk só aangetas deur die smaak dat g'n mens dit kan gebruik nie.

Dus – so redeneer die volksmens – is die bok se mis vol allerhande veldkruie, en dis eintlik doodnatuurlik om bokmis op enige moontlike manier by siektes aan te wend. Dié verklaring is natuurlik etiologies, of soos ons wetenskaplikes sê: 'n rasionalisasie. Wesenlik is dit ook 'n geval van *balneum animale*. Verder: Dis opvallend dat bokvet ook 'n rol in ons volksgeneeskuns speel as smeermiddel. En dis een van die weinige soorte dierlike vet wat geredelik by 'n apteek te koop is.

5. VERBLEKING

By *balneum animale* het ons alreeds die aandag gevestig op die verskynsel dat 'n middel sy oorspronklike grondslag verloor deurdat sy kultuurgestaltelike ontstaan vergeet raak. Dan "verbleek" so 'n middel, dit word maklik vervorm, en word uiteindelik betekenisloos, om ten slotte te verdwyn.

'n Bekende geval kom voor in ons dieregeneeskunde waar dit miltsiekte geld. Ons nuwer mediese wetenskap maak gebruik van die verskynsel dat die menslike en dierlike liggaam sy eie middels opwek om bepaalde siektes te bestry of af te weer, die sogenaamde teenliggaampies. By sekere soorte siektes word die liggaam opsetlik met 'n ligte vorm daarvan besmet sodat die liggaam die teenliggame in voldoende hoeveelhede kan produseer om die betrokke mens of dier te "immuniseer" – "sout teen 'n siekte", sê die volksgeneeskuns.

By miltsiekte word 'n strokie vel van 'n besmette dier geneem en oorgebring in die liggaam van 'n gesonde dier, by voorkeur op 'n plek waar die bloedsomloop swak is en die besmetting dus langsaam en geleidelik plaasvind, naamlik die keelvel. Daar word eenvoudig 'n gaatjie onder in die keelvel gesteek en die besmette stukkie vel word deurgetrek en vasgeknoop.

Die skoolgeneeskundige grondslag van dié behandeling was óf nie bekend aan die boeregemeenskap nie, óf dit het verlore geraak. Gevolglik sien ons tans op baie plase beeste rondloop met 'n stuk bloudraad of doringdraad in die keelvel vasgedraai – teen miltsiekte, sê die boere!

Nog so 'n treffende geval word beskryf deur Schulz (t.a.p. bl. 23); ons haal hom aan:

> Daar kom gevalle voor waar daar skynbaar en oppervlakkig gesien, geen tradisie is nie. Laat ons een voorbeeld noem. Blousel word in baie dele van ons land gebruik vir bedkoors of 'inflammasie' van die buikorgane. Linnelappe word in 'n sterk oplossing van blousel gedoop, om die groot tone gewikkel of op die buik gelê. In my jong dae moes dit juis 'Reckit's Blue' wees, nou kan dit enige blousel wees. Oppervlakkig beskou is

daar geen tradisie nie. Tog is die gebruik tradisioneel miskien duisende jare oud. Die tradisie is nie die gebruik van blousel self nie, maar die gebruik van 'n blou poeier, pap of vloeistof om inflammasie uit te trek of uit te dryf. Blousel pas hom sonder moeite aan as plaasvervanger van die blou middels, wat vandag moeilik verkry kan word.

Paragraaf 107 van Boek V van Dioscorides (1655) handel oor Indikon (Indigo). "Dit breek inflammasies, maar moet van 'n goeie kleur wees." Paragraaf 105, Armenion (koperkarbonaat) "is goed om ou sere met 'wilde vleis' te genees, maar dit moet mooi blou van kleur wees". Paragraaf 106 meld 'n blou poeier waarvan die samestelling vandag nie meer met sekerheid bekend is nie: "Goed om verswerings te laat genees." Blou gesteentes soos saffier en Lapis lazuli is fyngemaak en op skerpioenbyte gesit (paragraaf 157). Vir al hierdie dinge word vandag blousel gebruik.

Die blou kleurstof van die wedeplant is baie deur ons voorouers gebruik. Die gebruik van blou gekleurde poeiers en vloeistowwe, byvoorbeeld blou ink, het ononderbroke voortgeduur tot in ons tyd.

Die mens maak gebruik van enige nuwe stof wat die nodige tradisionele eienskappe van die oorspronklike middel besit. Ons moet dan nog daarop wys dat die blousellappe om die tone gedraai word om die "kwaad uit te trek" – die voete is van oudsher een van die plekke waar skadelike kragte of siektegeeste uitgetrek of uitgedryf kan word. Die nawel is ook so 'n plek. Dus word blousellappe ook op die maag gesit.

Hiedie "nuwe" middel, blousel, word dus gebruik as gevolg van 'n tradisie wat ouer as ons beskawing is. Die volksgeneeskundiges wat heel eerste blousel gebruik het, het dit gedoen as gevolg van tradisie, met ander woorde hulle het dit gebruik omdat dit aangepas kon word by die gemeenskaplike beskouing van die volk dat blou kleur die krag besit om "kwaad" uit te trek of uit te dryf.

6. "STYGING"

As 'n mens te doen kry met geskrifte uit verskillende tydperke, dan wil dit soms voorkom asof daar 'n "styging", 'n bepaalde soort vooruitgang waar te neem val in die gehalte van volksgeneeskundige behandeling – as 'n mens hier van so iets as gehalte kan praat.

Ek glo tog dat hierdie "styging" meer skynbaar is as eg. Wat wel gebeur is dat nuwe, "moderne" middels uit die skoolgeneeskuns oorloop na die volksgeneeskuns, daar tradisioneel word en aanpas by die tradisionele beginsels. En dan verder, die gewone mens se "wetenskaplike" kennis van siektes en middels is grondiger en word gedurig aangevul. Dis naamlik opvallend dat van ons verligste artse voortdurend besig is om aan hulle pasiënte die aard en oorsaak van hulle kwale te verduidelik en om die werking van die voorgeskrewe middel of behandeling uit te lê. Sodoende word die skoolgeneeskundige kennis van die gewone mens gedurig aangevul. Dikwels tree die artse só op met die doel om onkunde te verdryf of om aanstootlike middels uit die volksgeneeskuns te bekamp, maar net so dikwels doen hulle dit om die vertroue en medewerking van die pasiënte te verkry. Wat ook al die dryfveer, dit dra by tot bevordering van die algemene volksgesondheid, en ek glo dat dit deur ons hele geskiedenis plaasgevind het.

So byvoorbeeld het F.L.C. Biccard, chirurg, arts en ginekoloog, in 1866 in die voorwoord van *Volksgeneeskunde voor Zuid-Afrika* geskryf:

> De groote moeijelijkheid in het spoedig gekomen van geneeskundige hulp in het binnenland, veroorzaakt door den verren afstand waarop de meeste menschen van een geneesheer verwijderd zijn, word algemeen erkend en maakt het noodzakelijk dat eenigermate in die bestaande behoefte worde voorzien.

Dan is dit ook bekend dat daar talle "doktersboeke" onder die boeremense in omloop was, net soos tans nog. Daar is altyd iemand wat die geleentheid te baat neem om 'n nood uit te buit. Baie rate uit dié boeke word uitgelig en word tradisioneel – dus volksgeneeskundig. Om maar een voorbeeld te neem: In ons land is 'n hele aantal "familie"-pleisters bekend, dit wil sê pleisters waarvan die resep van geslag tot geslag van moeder op dogter vererf, wat hulle oorsprong in sulke doktersboeke het.

Nou het ons gesê dit lyk of daar 'n styging waar te neem is. Bogenoemde Biccard (t.a.p. bl. 19) wil die landelike mens bystaan in sy nood teen siekte, byvoorbeeld maagpyn. Dan gee hy eers die oorsake aan van maagpyn: oormatig eet, warm dranke, onryp vrugte en 'n sittende lewe. Dan tree hy onderrigtend en opvoedend op en raai aan: meer oefening, die vermyding van prikkelende spyssoorte, en hy eindig met die voorskryf van 'n doeltreffende dieet. Uitstekend.

Maar regstreeks daarna haal hy 'n aantal voorskrifte uit die volksgeneeskuns aan: kamilletee, tee van renostertoppe, oë van 'n kreef, pleister van bokvet, of 'n pleister van spaansvlieg – dit is middels wat hy as arts ken en wat verligting kan bring. Dit was in 1866.

Plaas nou daarnaas mej. E.J. Dijkman se voorskrifte vir maagpyn. Die eerste druk van haar *Kook-, Koek-, en Resepteboek* verskyn in 1890 en dit word tot aan die einde van die eerste kwart van ons eeu verkoop. Sy sê onder andere in die elfde druk (bl. 162):

> Gaan lê op jou rug, steek 'n kort entjie kers aan brand en plaas dit op die nawel, druk 'n gladde bierglas oor die kers op die maag vas, die glas sal vassuig en die kers sal doodgaan, sodra die pyn weg is sal die glas self loslaat!

Dit is die suiwerste animisme – die siekte (gees) word deur die nawel uitgetrek; al wat hier "modern" is, is die nuwe aanwending van natuurwetenskaplike kennis waar hitte 'n lugledige ruimte veroorsaak in die glas en die glas laat vassuig; die suiging moet dan die siekte uittrek. En dit was in 1908!

Tog kan ons die verligtende inwerking van besielde artse nie onderskat nie. Hulle werk in stilte voort en dra baie by tot 'n gesonde gemeenskap. So 'n arts was ons meergenoemde H.H. Schulz, wat vanaf omstreeks 1920 telkemale rusteloos van die een plattelandse praktyk af na 'n ander een verskuif het. Orals waar hy gekom het, het hy die "ou vrouens", die besprekers, die goëlaars, towenaars en dolosgooiers – almal wat besig was met die bekamping van siekte – opgesoek, hulle rate en middels met hulle bespreek, aangewys wat nadelig was en in die plek daarvan deugsame bestanddele aan die hand gedoen. Menige so een, wit, gekleur of bruin, het hy voor die gereg gaan bystaan, omdat hy in elkeen van hulle 'n medestryer in 'n goeie saak herken het. Wat René Fülöp-Miller van Paracelsus sê, is net so van toepassing op H.H. Schulz en menige ander tyd- en landgenoot:

> Als fahrende Arzt war er in unstetem Wanderleben durch die Länder gezogen, und dabei hatte er nach seiner eigenen Aussage 'in allen Enden und Orten fleissig und emsig nachgefragt und Erforschungen angestellt', und nicht allein bei den Doctores, sondern auch bei Scherern und Badern, bei klugen Weibern und Schwarzkünstler, bei Alchimisten und in Klöstern, bei Edlen und Unedlen, bei Geschikten und Einfältigen sein Wissen erwoben (t.a.p., 96).

7. NEERSLAG IN DIE TAAL

Waar ons te doen kry met name van geneeskruie, middels en siektes, het ons meesal te doen met erfgoed uit ons stamlande: rooihond, masels, roosmaryn, kamille, seneblare, wee/wedeblare en talle ander. Met die oordrag van name beteken dit nie altyd dat die bedoelde plant dieselfde is as die vaarlandse plant of middel nie.

By 'n beskouing van die naamgewing van geneeskruie word 'n mens dikwels getref deur die nugterheid van die volksmens: Die naam van die siekte word 'n aanduiding van die plant – agdaegeneesbos, asmabossie, jagsiektebos, vuilsiektebos, geneesblaar, kankerbos, maagwortel, teringbos, ensovoorts, of die uitwerking of toedieningsmetode dien as naamgewing: skitterybos, droog-my-keel (teen keelswellings), kougoed, siektetroos (verdowingsmiddel), skraapop (vlier); of die een of ander eienskap kry benoemingswaarde: hondepisbossie, perdepis, jakkalsbossie, renostertoppe, om maar enkeles te noem.

Die saak is egter ook nie sonder 'n (bewus/onbewuste) komiese kant nie, veral in die sogenaamde volksetimologiese verdraaiings van name, plante, middels: bromkatjies/bronchitis, pens-en-katjies/appendicitis, setlaarspoeiers/Seidlitz, godliwerolie/cod liver oil, oliekolonie/eau de Cologne, duisendtree/disenterie, porselein/beslein, senuweeblare/seneblare, salarispoeier/solarispoeier, kêrel/kerwel, polgraspille/pil.polychrestae.

By ander name het die benoemde voorwerp en die taalstof te doen met leengoed: boegoe, dagga, koekmakranka (Hottentots); maakgou uit majao (Sotho); moetie (Sotho muthi).

Dan beweeg ons egter weg van die volksgeneeskuns, al is dit ook 'n duidelike bewys dat 'n volk se kultuur 'n verweefde eenheid is wat allesomvattend is.

8. "DIE STRYD DUUR VOORT"

Kyk 'n mens nou sonder vooroordeel na die ganse stof wat die volksgeneeskuns bied, dan klink daaruit op die noodkreet van die mens wat deur alle eeue heen gepla word deur siekte en dood. Verbete, taai en sonder verposing het die mens hom in dié stryd verset en sodoende een van die magtigste bestanddele van sy kultuur opgebou. In die onverpoosde stryd het die mens sy hand op alles binne sy bereik gelê ten einde staande te kan bly. En juis deur daardie onwrikbare wil tot verset, sy onverwoesbare wil tot lewe, word sy handelinge en siektebestryding uiteindelik geadel – hoe onedel die middels ons soms ook mag aandoen.

10 November 1965

IV — MAATSKAPLIKE AGTERGROND IN SUID-AFRIKA

Uit dit alles kom doodnatuurlik 'n vraag op wat ons, as afsluiting van hierdie hoofstuk, onder die oë moet sien: Hoe is die klaarblyklike intensiewe opbloei van die volksgeneeskuns in die Afrikaanse gemeenskap te verklaar? Die antwoord moet ons in twee rigtings soek: kultuurgestaltelik en gemeenskaplik.

Kultuurgestaltelik is die stigtingsjaar van die volksplanting aan die Kaap van die grootste betekenis: net na die middel van die sewentiende eeu. Prakties kom dit daarop neer dat die Kaapse kultuurgemeenskap en die Kaapse kultuurgestalte 'n verlengstuk is van dié wat ons indertyd in die Laaglande "bi der see" tot in Noord-Duitsland aangetref het. Nie net ons taal wys in daardie rigting nie, maar ook belangrike bestanddele van ons tradisionele kultuurvorms: die volksverhaal in al sy vertakkings (rympie, raaisel, sprokie, swaap- en Uilspieël-verhale, dierestories, spook en goëlstories, lewensgeskiedenisse), die lied, maatskaplike vorms met inbegrip van kinderspel en feestelikhede.

Dat daar mettertyd opvallende afwykings ontstaan as gevolg van spontane groei, prikkels uit die veranderde lands- en klimaatsomstandighede, aanraking met nuwe volke met 'n eie kultuur en nuutskepping is in ooreenstemming met wat ons kan verwag, maar dis nie hier ter sprake nie. Ter sake is dat daar wel wysiging was, maar wysiging van 'n meegebragte erfskat wat in sy oorsprong Noord-Europees Middeleeus was.

Veel het bygedra dat die ou stamlandse kultuurgestalte behoue kon bly en selfs versterk kon word. So kon niemand byvoorbeeld tydens die wiegjare van die Afrikaanse volk, 1652–1806, vryburger aan die Kaap word tensy hy/sy Protestantse Christen en lid van die kerk was nie. Onder die heersende voorposomstandighede en die vereensaamde ligging van die

Kaap ten opsigte van sy kulturele bakermat meer as 6000 myl daarvandaan, het dit gebeur dat die Bybel – die hele Bybel, maar met voorliefde die Ou Testament – 'n buitengewoon vormende uitwerking gehad het wat bly nawerk het tot in ons eie tyd. Die eindresultaat was die verskyning van 'n Ou Testamenties Christelik-Protestantse patriargale kultuurgestalte, wat eers in ons eie tyd sterk in beroering gebring word deur die ysige winde van die neëntiende/twintigste eeuse oorwegend stoflike of materialistiese kultuurgestalte. Die beroering neem veelal die vorm aan van 'n trompop botsing, wat tans elke deelgebied van die Afrikaanse kultuur met chaos bedreig. Vir die Afrikaanse volksgeneeskuns, dit wil sê ons tradisionele siekte-opvatting en behandeling, het dit egter nog weinig tasbaars opgelewer.

Kultuurgestaltelik was die geestelike klimaat besonder gunstig vir die oorplanting, behoud en uitbreiding van geërfde kultuurvorms.

Maatskaplike toestande (waarby die mediese aspekte inbegrepe is) aan die Kaap kon net versterkend inwerk op die kultuurgestalte, soos sal blyk uit die navolgende beskouings.

'n Ragfyn ontleding van mediese toestande aan die Kaap is nie hier nodig nie,* maar dis tog nodig om daarop te let rondom die ontstaanstydperk van die Kaapse volksplanting, veral dan ook met 'n beknopte verwysing na stamlandse toestande in dieselfde tydperk.

In breë trekke kom dit daarop neer dat daar toentertyd die volgende soorte praktiserende geneeskundiges was in Nederland: doctoren – wat tans gewoonweg by ons dokter genoem word – met drie jaar teoretiese onderrig in die medisyne aan 'n universiteit, maar met geen praktiese ervaring of opleiding nie; chirurgyns wat drie of vier jaar lank leerling was by 'n praktiserende chirurgyn om bloot langs die weg van praktiese ervaring vaardig te word in die chirurgie – hulle was lede van dieselfde gilde waaraan die barbiers behoort; verder was daar operateurs en reisende meesters wat die kleiner dienste van tandetrek en bloedlating gelewer het; en dan wonderdoeners, wat eintlik te bestempel is as kwakke. Dit was min of meer die toestand in die hele Europa destyds.

Die Here Sewentien, bewindhebbers aan die Kaap, het vir hulle skepe en oorsese poste hoofsaaklik chirurgyns in diens geneem. Die geringste van hulle, agtienjarige jongelinge, het saam met hulle leerjare slegs vyf jaar ervaring gehad en is genoem onderchirurgyn; na twee reise na die Ooste kon hulle tweede chirurgyn word, en na nog twee opperchirurgyn.

* 'n Gedetailleerde historiese studie oor die tydperk 1652–1658 is gemaak deur Edmund H. Burrows: *A History of medicine in South Africa, 1658*; sy gegewens word ook dankbaar by ons beskouing betrek.

Nou moet ons bedink dat die beste van hierdie skamel toegerustes nie na die Kaap toe gekom het nie, veral omdat die Kaapse gemeenskap te gering in omvang was om 'n heenkome te bied. Trouens, dwarsdeur die ganse Kompanjiestyd kon geen burgerchirurgyn uit sy praktyk alleen bestaan nie – dikwels was hulle handelsbelange die eerste oorweging. Die indruk wat ons hieruit oorhou is dat die "amptelike mediese kennis" wat aan die Kaap beskikbaar was, nie altyd veel hoër gestaan het as die tradisionele volksgeneeskuns nie. Hierdie aspekte word later besonders belig deur 'n moderne arts en 'n farmakoloog(-loë) wat die siektebehandeling en medikamente vergelykend beskou. Vir ons doel hier lê die waarde van bostaande opmerkings daarin dat, soos reeds betoog is, daar 'n voortdurende wisselwerking bestaan tussen die skoolgeneeskundige en die samelewing, waardeur daar in die volksgeneeskuns nuwe stof oorgedra word. As die gehalte van die amptelike geneeskundiges was soos aangedui is, was hulle invloed hoogs waarskynlik eerder 'n versterking van die volksgeneeskuns as iets anders.

Wat die werklike gehalte van die manne aan die Kaap – stad en binneland – was, kan ons aflei uit 'n verslag wat toevallig in 1807, met bewindsverandering aan die Kaap, saamgestel is vir Luit.-Goew. Grey wat ingelig wou wees oor die Kaapse mediese dienste. Na aanleiding daarvan vaardig hy 'n proklamasie uit, met die volgende aanloop:

> Whereas representations have been made to me that bad drugs and medicines are not only frequently sold to the inhabitants of this settlement … by persons who are not sufficiently instructed in medicine to be able to judge of the nature of the articles they retail; but also that a considerable number of persons officiate as physicians and surgeons, who have never been properly educated, and are not by any means sufficiently qualified …*

As gevolg van hierdie proklamasie word 'n kommissie van ondersoek ingestel om die kwalifikasies van alle "praktisyns" aan die Kaap na te gaan, sodat slegs die bevoegdes gelisensieer kon word. In Kaapstad self is toe 'n groot aantal kwakke uitgeskakel. Van die landelike praktisyne, wat vir ons doeleinde die belangrikste is, sê die kommissie: "It was painful to the committee to observe the shameful ignorance of these persons". Maar: Omdat hulle dienste onmisbaar was op die platteland is tydelike lisensies aan hulle uitgereik onderhewig aan herondersoek na ses maande!†

* Burrows, a.w., bl. 72.

† dies. 74.

Die proklamasie van 1807 word in 1823 gewysig met die doel om groothandelaars uit te skakel as kleinhandelverkopers van medikamente. Hulle teken protes aan en verweer hulle deur die volgende aantygings te maak:

> … pedlars and hawkers of drugs in the interior and in Cape Town, do more real injury to inhabitants, than the most virulent diseases themselves. Moreover a regularly educated man cannot with justice to himself or the community settle in the interior, where quacks and quack medicine are first resorted to.*

By die waardering van al hierdie opmerkings moet 'n mens ewewigtig bly en dan bedink dat daar moontlik politieke vooroordeel en handelsjaloesie by betrokke was – dus 'n mate van oordrywing. Selfs dan nog spreek die uitlatings 'n duidelike taal. Opvallend is ook dat daar nêrens vergelykings getref word tussen Kaapse en Europese (Engelse!) toestande nie – moontlik omdat albei ewe swak was!

Al was dit dan so dat die aanwesige praktisyns swak van gehalte was, was dit ook so dat hulle uiters skaars was op die voorposte. Oor voorpostoestande tydens die Groot Trek laat Burrows hom só uit:

> The role of medicine in this vast human migration which marked out South African was a relatively minor one, for as a group the Voortrekkers appear to have been a remarkably healthy people. There is very little record of serious illness on the highveld, and deaths when they did occur, were from old age or battle wounds. There were, of course, no medical men with the parties; probably the last regularly qualified practitioners they encountered on their journey were William Gill at Somerset East or Patrick MacCabe at Graaff-Reinet. Thereafter they were at the mercy of the itinerant wonderdoenders of the boundary and once over the Orange they had to rely completely on their own resources.
>
> Since the vast majority had lived all their lives beyond the reach of medical aid, this was no great hardship; they were self-sufficient medically as they were in other respects. This was yet another facet of the trekker-character moulded by the isolation of the old Kolonie: the interesting blend of empiricism, rational thoughts and rank superstition that characterized their 'doctoring'†.

* dies. 82.
† a.w., 190.

Ook ander getuienis bevestig dit. "Een Hollander" stel teen 1898 vas:

> Die professie was vroeger maar schraal vertegenwoordigd, omdat er geen aanmoediging bestond om zich als zoodanig te vestigen onder een bevolking, klein in getal, arm aan geld en een gezond leeven leidende.*

Vir toestande omstreeks 1875 verklaar B. Spoelstra:

> Die mense het geen vooruitsig om in jare soveel geld te maak, dat hulle die dokter vir een keer se kom kan betaal nie ... Vyftig jaar terug was vir die hele Weste en Transvaal die enig geleerde dokter gevestig te Potchefstroom. Vir Lichtenburg, Bloemhof, Wolmaransstad en Potchefstroom self was nêrens die hulp van 'n gestudeerde dokter te kry nie, of 'n mens moes in die dorp Potchefstroom kom.†

Beknop kom dit dus daarop neer dat die hele land tot onlangs te beskou was as voorposgebied – voorpos ten opsigte van Nederland en ten opsigte van Engeland, met die gevolg dat die beste kragte nooit hier te lande beskikbaar was nie, dat mediese kennis in sy geskoolde vorm nie net swak van gehalte was nie, maar ook slegs in enkele groot bevolkingspunte aanwesig was, en dat groot gebiede van die land baie lank moes klaarkom sonder die dienste van so 'n praktisyn.

Hier het ons dus die "ideale" medies-maatskaplike toestande aanwesig vir die besondere opbloei en uitbreiding van die volksgeneeskundige erfskat wat die koloniste met hulle meegebring het. Want, laat die bevolking nog so gesond gewees het as wat dit kon, laat die voorposlewe die mens nog so bestand gemaak het teen siektes, vir elkeen kom die tyd aan van geboorte en sterfte. En wanneer die nood daar was, moes die mens gereed wees, of gewillig om die stryd aan te knoop.

Wat seker male sonder tal moes gebeur het, en tans nog kan gebeur, lees ons in Louis Trigardt se Dagboek, Woensdag 15 Maart 1837:

> Die nagt was Pieta (Trigardt) zodanig aan de koors als ek nog niet beleeft had; riep hy na zijn moeder, hoorde ik het. Heb wij hem kruijd (d.i. buskruit) en vlouwe asijn ingegeven, en daarna een doos (dosis) alewee en toegedekt, is hy aan 't sweeten geraakt, is die koorts gebroken.

* *Toen en Thans*, 142.

† *Ons Volkslewe*, 1992, 123–4.

Dinsdag 9 Mei 1837:

> Had Carolus (T.) hem in zijn been gekapt en die bloed wou niet ophouden als de avond omtrind 10 uur, heb wij daar uitgebrande alwijn gestouijd, en een gienie op gelegt. De pijn ruk onder zijn bors op tot bij na in zijn keel, dat hij geen adem halen kon, en had een brand van binnen. Heb wij een bok de keel afgesnede, en de pens mis de water of sop daarvan uitgedrukt en hem (een) kommetjie ingegeven; sak de pijn af en de brand was geblust.

Op Donderdag 17 Augustus 1837 staan aangeteken:

> De nagt was mijn vrouw haar klijne kind bijna de geheele nagt door aan een soort van vloute; de morgen zei mijn vrouw dat ik Goestaf steuren moed om een wijnig oude Kolonie, en Glouversouijt bij juf. Schepers ... te laate vragen.

Op Vrydag 25 Augustus 1837 val een van die geselskap, "Lourins", voor die wiel en die wa loop bo-oor hom:

> op de uitspanplek gekomen zijnde, klaag hij dat hij niet wateren kan. Wij had hem tarmentyn (d.i. terpentyn) en (in) gegeven. Zei mijn vrouw, dat zij een wijnig wachten moed, zal wij hem Haarlimmerolie ingegeven voor de water. Toen hy dat in had heb wij hem met tarmentyn en vet laate smeere.

Onder dusdanige omstandighede, en waar die huisapteek uitgeput was, het die mense allig hulle toevlug geneem tot lampolie teen slangbyt, die verbranding van teerlappe teen benoude bors, die aanwending van pypolie teen die byt van insekte, die gebruik van vrot hout, molmhout of duiwelskos (droë veldswamme) as poeier by doeksmert. Meer nog: In jou nood kan jy hulp gaan soek by 'n toordokter of by 'n Slams, en met nog vreemder rate tuiskom om die stryd teen die dood aan te bind – moedig, verbete, tot by genesing of die dood.

So het dit dan gekom dat die geërfde volksgeneeskundige voorraad uit Europa hier in Suid-Afrika onder die Afrikaners drie eeue lank welig kon groei en uiteindelik 'n gedugte bestanddeel van die Afrikaanse volkskultuur kon word.

10 November 1965

V — ENKELE FARMAKOLOGIESE BESKOUINGE OOR BOERERATE

ALGEMEEN

Die farmakologie as jongste van die basiese mediese wetenskappe het eers in die 19de eeu sy verskyning gemaak. As grondlêer vir hierdie tak van wetenskap, waardeur die werking van toegevoegde chemiese stowwe aan die lewende organismes voortdurend beter bekend geword het, kan Francois Magendie (1783–185) beskou word. Veral in die 20ste eeu het die farmakologie vinnig ontwikkel, sodat 'n geneesmiddel vandag nie meer op die mark gebring word alvorens dit eers farmakologies ondersoek is nie.

Hierdie ondersoek is, altans by die groot vervaardigers van geneesmiddels, baie uitgebreid. Aanvanklik word die akute toksisiteit van die uit biologiese materiaal geïsoleerde of chemies gesintetiseerde verbinding deurgaans op meer as een diersoort bepaal, asook die aktiwiteite op 'n groot aantal verskillende geïsoleerde organe vasgestel. By die ondersoek is vandag ook die vrugbeskadigende werking ingesluit, nadat met talidomied sulke nare ervarings opgedoen is. Daarna volg die bepaling van die kroniese toksisiteit, waarby die verbinding oor 'n lang tyd aan weereens verskillende proefdiere toegedien word.

Daarby word ook nagegaan hoe die verbinding oor die organe verdeel word en hoe die absorpsie en uitskeiding verloop. Hierdie ondersoek word vandag dikwels uitgevoer met die verbinding waarin een of meer atome vervang is met radioaktiewe atome. Sodoende word in 'n baie kort tyd noukeurige gegewens aangaande die verdeling van die verbinding oor die liggaam verkry. Wanneer die resultate van hierdie ondersoeke gunstig is, volg as reël eers nog 'n beperkte ondersoek na toediening van die verbinding aan 'n aantal gesonde proefpersone alvorens die kliniese ondersoek begin. Eers deur 'n langdurige toetsing in 'n hospitaal word bepaal of 'n bepaalde verbinding as geneesmiddel van waarde is of nie.

Wanneer die ondersoek gunstig verloop het en die toedieningsvorm bowendien tegnologies ondersoek is, asook die suiwerheid en houdbaarheid van die preparaat voldoende vasstaan, kan die produk as geneesmiddel aan die mark gebring word.

Op hierdie wyse word 'n hoë mate van sekerheid verkry dat geneesmiddels by toediening aan die mens die gewenste uitwerking sal hê. Maar selfs na sorgvuldige toetsing gebeur dit nog dat ongewenste newe-effekte eers na jare van gebruik ontdek word, soos in die geval van die antibiotikum chloramfenikol, waarvan die skadelike bywerking eers op 'n laat stadium ontdek is.

Ongeveer gelyktydig met die ontwikkeling van die farmakologie het ook die ontwikkeling van die sintetiese geneesmiddel plaasgevind. Die basis van die sintese van organiese verbindings, waartoe vandag die grootste gedeelte van ons geneesmiddelskat behoort, was die bereiding van ureum deur Wöhler in 1828. Geleidelik het die organiese sintetiese produk die plantaardige, dierlike en ook gedeeltelik die minerale geneesmiddels verdring. Die aktiewe bestanddeel wat in plantaardige en dierlike geneesmiddels voorkom, is as gevolg van biologiese variasie nie konstant nie, terwyl bowendien dikwels beter geneesmiddels gesintetiseer is. Dit is dan ook begryplik dat vandag nog maar enkele plantaardige geneesmiddels gereeld gebruik word, terwyl die dierlike geneesmiddels totaal van die toneel verdwyn het. Van die minerale geneesmiddels is eweneens verskeie van die lys geskrap, soos metalliese kwik wat teen sifilis gebruik is, asook die veelvuldig gebruikte kalomel of geel fosfor, waarmee ook dikwels vergiftigings veroorsaak is.

MIDDELS UIT DIE VOLKSGENEESKUNS

Wanneer die bostaande uiteensetting voor oë gehou word, is weinig aan te voer ter verdediging van die gebruik van middels uit die enorme versameling volksgeneesmiddels.

Nie alleen omdat dit baie ongewens geag moet word as ondeskundiges die diagnose van die siekte gaan vasstel nie, maar veral vanuit farmakologiese oogpunt moet 'n ernstige waarskuwing gerig word teen die ongekontroleerde gebruik van 'n belangrike aantal van die boererate.

Selfs in die geval van kanker is mense geneig om self maar te dokter.

Hoewel al baie male teen die onverantwoorde handelinge gewaarsku is, is kwaksalwery op die gebied van kanker nog altyd aan die gang. Dit lyk asof die mens eers moet sien voor hy glo. By die boererate is die dosering van die verskillende middels in die eerste plek dikwels totaal onvoldoende beskryf, terwyl die bereiding van mengsels eweneens sonder voldoende noukeurigheid geskied. Hoeveelhede wat aangedui word met koppie, teelepel, mespunt en derglike kan grootliks verskil, afhangende van die gebruikte maat, asook van die oordeel van die bereider van die medisyne. 'n Aanwysing soos "goed deurmekaar geklits" sal allermins 'n homogene preparaat oplewer as die bestanddele van die mengsel ten ene male nie mengbaar is nie. Dat hierdie tekortkomings veral by sterk werkende geneesmiddels 'n groot gevaar inhou vir die pasiënt behoef nie verdere verduideliking nie.

Verder word boererate vir kwale aanbeveel wat as 'n uiters gevaarlike behandeling aangemerk moet word. Die behandeling byvoorbeeld met lakseermiddels en veral olies by appendisitis kan om dié rede alleen maar ten strengste afgekeur word.

Ook moet 'n belangrike aantal boererate vanuit higiëniese oogpunt verwerp word. Vir behandeling met menslike of dierlike ekskreta bestaan nie 'n enkele verdediging nie. Die drink van menslike urine by slangbyt byvoorbeeld, sal niemand enige hulp kan bied nie en alleen 'n moontlike lyding nog swaarder maak. Die aanwending van vars beesmis op oop wonde is eweneens besonder gevaarlik en die kans om klem in die kaak daardeur op te doen, is nie gering nie.

Natuurlik is daar ook boererate wat iedereen as huismiddeltjies sal gebruik, soos koeksoda vir 'n muskietbyt, maar in die meeste gevalle is die kwale van baie ernstiger aard en gedoog nie behandeling buite toesig van die deskundige dokter nie.

HET BOERERATE ENIGE FARMAKOLOGIESE WAARDE?

Wanneer ons die boererate analiseer op hulle farmakologiese werking, dan is daar inderdaad 'n aantal waarvan ons kan sê dat hulle vir die tyd waarin geen of onvoldoende mediese hulp bekombaar was, farmakologies wel verantwoord was. Die gebruik van rou lewer vir bloedarmoede sal in die gevalle van pernisieuse anemie sekerlik tot 'n mate gehelp het, so ook sal stoom met bloekomolie by bronchitis verligting gegee het. Selfs die gebruik van warm aswater vir beenswere het farmakologies sekerlik wel grond deur die aanwesigheid van kaliumkarbonaat wat in as voorkom.

Vandag sal ons egter meer noukeurig wil weet watter tipe bloedarmoede by die pasiënt aanwesig is, alvorens ons die terapie met vitamien B_{12}, ysterpreparate of derglike gaan instel. Net so min sal ons 'n bronchitis self gaan dokter, wetende dat 'n verwaarloosde, en daaronder behoort ook 'n verkeerd behandelde bronchitis, kan oorgaan na emfiseem, waarmee 'n lewensgevaarlike afwyking ontstaan het. Net so kan beenswere van baie verskillende oorsprong wees wat elk sy eie besondere behandelwyse moet kry en nie 'n kuratiewe ingreep met warm aswater gedoog nie.

Daar is verder ook baie rate wat vanuit farmakologiese oogpunt beskou, onverklaarbaar is en in 'n hoë mate op bygeloof berus. Wanneer dan al met hierdie middels tog genesing bewerk is, moet ons wel bedink dat deur suggestie, ook vandag nog, baie siekes genees kan word. Bekend is die behandeling van pasiënte met sogenaamde plasebo's, waardeur genesing verkry word byvoorbeeld met laktosetablette in pleks van met een of ander sterk werkende geneesmiddel. Dit het geen of min betekenis om derglike boererate wetenskaplik te ondersoek nie. Alleen moontlik die plantaardige rate, vir sover die bestanddele van die gebruikte plante nog nie of onvoldoende bekend is, kom vir ondersoek in aanmerking, maar selfs dan moet rekening daarmee gehou word dat die resultate van 'n derglike ondersoek wat baie tydrowend en kosbaar is, in 'n groot aantal gevalle teleurstellend sal wees.

Hoewel die laaste desennia 'n intensiewe ondersoek van plante, waaronder ook baie geneeskragtige plante, plaasgevind het, is daar maar 'n paar gevind soos *Rauvolfia*- en *Vinca*-soorte* wat aktiewe stowwe bevat wat as aanwins vir die terapie aangemerk kan word.

SAAMVATTING

Die konklusie is seker geregverdig dat boererate wat in baie hoë mate interessant is vanuit kultuurhistoriese oogpunt, farmakologies gesien vandag weinig belangrik geag moet word vir die verantwoorde behandeling van siektes. Ook vir verdere natuurwetenskaplike ondersoek kom die meeste preparate nie in aanmerking nie, met uitsondering van 'n aantal plantaardige middels, waarin moontlik nog vir die terapie bruikbare komponente verskuil lê.

* *Catharanthus*- en *Vinca*-soorte

VI — MIDDELS VAN DIE VOLKSGENEESKUNS BETRAG UIT DIE GESIGSPUNT VAN DIE SKOOLGENEESKUNDE

1. NOMENKLATUUR EN INLEIDING

Die alfabetiese lys van siektes

Aanhangsel A bestaan uit die boername vir siektes asook alleenstaande simptome en tekens. Die name van die meeste siektes stem ooreen met die Afrikaanse nomenklatuur van die Internasionale Statistiese Indeling van Siektes, Beserings en Doodsoorsake.*

Hierdie indeling is reeds in gebruik vir die Republiek van Suid-Afrika se gesondheidstatistiek en gevolglik is dit as basis vir die indeling van die boername vir siektes geneem. Ongelukkig het die internasionale siektelys eintlik geen voorsiening vir simptome en tekens gemaak nie en daarom is die patroon van die Statistiekeenheid van die Kollege vir Algemene Praktisyns van Groot-Brittanje gedeeltelik gevolg.† Hiervolgens is daar ruimte vir toepaslike simptome en tekens aan die einde van elke afdeling (Tabel 1).

Daar is gepoog om die boername in hierdie tabel te kodifiseer. Die boername van die simptome en tekens word van Afrikaanse nomenklatuur voorsien indien dit 'n aanvaarde term is. Waar nodig, word ook sinonieme terme in hakies aangedui.

* Verslag oor Sterfgevalle. Suid-Afrika en Suidwes-Afrika, 1959–1962. *Boekdeel 1 – Oorsake*. Uitgegee op Gesag. Republiek van Suid-Afrika. Buro vir Statistiek, 231–246, R.P. 45/1965.

† J. Coll. gen. Practit. 6, 207– 216 (1963).

TABEL 1

Indeling volgens die gedetailleerde lys van die Internasionale Statistiese indeling van Siektes, Beserings en Doodsoorsake

AANSTEEKLIKE EN PARASITÊRE SIEKTES

BOERENAAM(E)	AFRIKAANS NOMENKLATUUR	KODE NO.
Myntering	Tuberkulose van die asemhalingstelsel met vermelding van bedryfsiekte van die long	001
Longtering	Tuberkulose van die long	002
Maagtering	Tuberkulose van die derms, peritoneum en dermvlieskliere	011
Vuilsiekte	Lues (Sifilis)	020–029
Maagkoors	Buiktifus	040
Kolera	Cholera	043
Skarlakenkoors	Skarlakenkoors	050
Belroos (Wondroos)	Erisipelas	052
Bloedvergifting	Sepsis en piëmie	053
Bloedvergifting	Bakteriële toksemie	054
Witseerkeel	Witseerkeel	055
Kinkhoes	Kinkhoes	056
Meningitis	Meningokokbesmettings	057
Ruggraatkoors	Meninokokbesmettings	057
Melaatsheid	Lepra	060
Klem-in-die-kaak	Tetanus	061
Bosluiskoors	Spirochetekoors	071
Kinderverlamming	Akute poliomiëlitis	080
Harsingvliesontsteking	Akute besmetlike enkefalitis	082
Pokkies	Pokkies	084
Masels	Masels	085
Rooihond	Duitse masels	086
Waterpokkies	Waterpokkies	087
Pampoentjies	Pampoentjies	089
Rottekoors	Endemiese vlooitifus	101
Malaria	Malaria	110–117
Buikwurms (ingewandswurms)	Ander besmetlike en parasitêre siektes	120–138
Draadwurm	Besmetting met wurms van ander, gemengde en niegespesifiseerde tipes	130
Huidwurm (Sandwurm)	Besmetting met wurms van ander, gemengde en niegespesifiseerde tipes	130
Rondewurm	Besmetting met wurms van ander, gemengde en niegespesifiseerde tipes	130
Lintwurm	Ander lintwurmbesmetting	126
Atletiese voet (Voetskimmel)	Dermatofitose	131
Omloop (Ringwurm)	Dermatofitose	131

Scabies (skurfte)	Scabies	135
Luisigheid	Pedikulose	136
Vlooie	Ander artropodebesmetting	137
	SIMPTOME EN TEKENS	
Inwendige vuur	Bloedvergiftiging (sepsis)	
Uitwendige vuur	Bloedvergiftiging (sepsis)	
Vurigheid in enige deel van die liggaam	Bloedvergiftiging (sepsis)	
Wilde vuur	Bloedvergiftiging (sepsis)	

GEWASSE

BOERENAAM(E)	AFRIKAANS NOMENKLATUUR	KODE NO.
Kanker	Kwaadaardige gewasse	140–205
Maagkanker	Kwaadaardige gewas van die maag	151
Borskanker	Kwaadaardige gewas van die bors	170
Velkanker	Kwaadaardige melanoom van die vel	190
Velkanker	Ander kwaadaardige gewasse van die vel	191

ALLERGIESE, BUISLOSE KLIERSTELSEL-METABOLIESE EN VOEDINGSIEKTES

BOERENAAM(E)	AFRIKAANS NOMENKLATUUR	KODE NO.
Hooikoors	Hooikoors	240
Asma	Asma	241
Galbuite (Bort of Neteluitslag)	Urtikaria	243
Uitslag (Brandnetel) (Neteluitslag)	Allergiese ekseem of (eriteem)	244
Suikersiekte	Diabetes mellitus	260
Skeurbuik	Skeurbuik	282
Engelse siekte	Aktiewe ragitis	283
Engelse siekte	Nasleep van ragitis	284
Jig	Jig	288
	SIMPTOME EN TEKENS	
Nies	Nies	
Goitre	Kropgeswel (Struma)	
Oorgewig	Vetsug	

SIEKTES VAN DIE BLOED EN BLOEDVORMENDE ORGANE

	SIMPTOME EN TEKENS	
Bloedarmoede	Anemie	
Bloeding	Bloeding	

GEESTES-, PSIGONEUROTIESE EN PERSOONLIKHEID-STEURINGS

BOERENAAM(E)	AFRIKAANS NOMENKLATUUR	KODE NO.
Dranksug	Dranksug (Alkoholisme)	322
	SIMPTOME EN TEKENS	
Hakkel	Hakkel (Stotter)	

Horries	Dronkskapsdelirium (Delirium tremens of Dronkskapdelier)
Histerie	Histerie
Naglopery	Slaapwandeling
Nagmerries	Nagmerries (Nagvrees-episodes)
Rook (gewoonte)	Rook (gewoonte)
Senuweehoofpyn	Senuweehoofpyn (Spanningshoofpyn)
Senu-maagpyn	–
Senuweepyn	Neuralgie
Senuweetrekkings	Histerie
Slaaploosheid	Slaaploosheid (insomnie)
Sug	Sug
Weemoedigheid en opwerkinge	Bedruktheid en opgewondenheid (Emosionele steurings)

SIEKTES VAN DIE SENUWEESTELSEL EN SINTUIGORGANE

BOERENAAM(E)	AFRIKAANS NOMENKLATUUR	KODE NO.
Epilepsie	Epilepsie	353
Karkatjie	Hordeolum (Karkatjie)	372
Vlies op oë	Pterygium	383
Pêrel	Katarak	385
Sinkings in die oog	Gloukoom	387
Doofheid	Doofstomheid	397
Doofheid	Ander Doofheid	398
	SIMPTOME EN TEKENS	
Beroerte	Beroerte (Apopleksie)	
Duiseligheid	Duiseligheid	
Gesuis in die oor	Tinnitus	
Geswelde oë	Geswelde of pofferige oë	
Iets in die oor	Vreemde voorwerp in oor	
Inflammasie in oë	Infeksie van oë	
Jeuk oë	Jeukende oë	
Neuritis	Neuritis	
Pyn in die ore	Pyn in die ore	
Seer oë	Konjunktivitis	
Seesiekte	Seesiekte (Bewegingsiekte)	
Sonstraal	Hittesteek (Hipertermie)	
Steek in die oog	–	
Stuipe	Stuipe (Konvulsies)	
St. Vitusdans	St. Vitusdans (Rumatiekkoors) (Chorea)	
Swak oë	Verminderde visie	
Tranerige oë	Epiforie	
Trekkings	Konvulsies	
Verlamde bene	Verlamming van onderste ledemate (Paraplegie)	
Vratte op oë	Granuloompies (Papilloompies)	

SIEKTES VAN DIE BLOEDSOMLOOPSTELSEL

BOERENAAM(E)	AFRIKAANS NOMENKLATUUR	KODE NO.
Sinkkoors	Rumatiekkoors sonder vermelding van aantasting van die hart	400
Rumatiekkoors	Rumatiekkoors sonder vermelding van aantasting van die hart	400
Verkalking van are	Algemene arteriosklerose	450
Wintershande	Perifere vatsiekte	453
Wintersvoete	Perifere vatsiekte	453
Koue vuur	Gangreen, oorsaak nie gespesifiseer nie	455
Spatare	Spatare van die onderste ledemate	460
Spatare	Spatare op ander gespesifiseerde plekke	462
Aambeie	Aambeie	461
	SIMPTOME EN TEKENS	
Bloeddruk	Bloeddruk	
Bloedklont	Trombose (Bloedstelsel)	
Bloedlating	Veneseksie (Aarlating)	
Buikwater	Askites (Buikvog)	
Floutes	Sinkopee	
Geswelde, groot are	Spatare	
Hartkloppings	Palpitasies	
Hartwater	Perikardeffusie	
Hartwinde	–	
Hoë bloeddruk	Hipertensie of Verhoogde bloeddruk	
Koue voete	Koue voete	
Lae bloeddruk	Lae bloeddruk (Hipotensie)	
Lekhart	Klepletsel	
Pyn op hart	Angina pectoris	
Skok	Skok	
Swak hart	Hartversaking	
Vet hart	Vervetting van hart	
Water en Watersug	Edeem	
Water, swelling van bene	Edeem, swelling van bene	

SIEKTES VAN DIE ASEMHALINGSTELSEL

BOERENAAM(E)	AFRIKAANS NOMENKLATUUR	KODE NO.
Katar	Akute nasofaringitis (gewone verkoue)	470
Verkoudheid in hoof	Akute sinusontsteking	471
Keelseer	Akute keelholteontsteking	473
Seer mangels	Akute mangelontsteking	473
Slegte mangels	Akute mangelontsteking	473
Stem verloor	Akute ontsteking van die strottehoof en tragea	474
Kroep	Akute ontsteking van die strottehoof en tragea	474
Heesbors	Akute ontsteking van die strottehoot en tragea	474
Verkoudheid in bors, hoof en keel	Akute besmetting van die bo-asemhalingstelsel op verspreide en ongespesifiseerde plekke	475

Longontsteking	Pneumonie	490–493
Dubbele longontsteking	Pneumonie	490–493
Inflammasie in longe	Pneumonie	490–493
Brongitis	Brongitis	501
Vergrote mangels	Hipertrofie van die mangels en adenoïde	510
Plurisy	Pleuritis	519
(Mantel- of borskasvliesontsteking)		
SIMPTOME EN TEKENS		
Aamborstigheid	Aamborstigheid	
Benoude bors (by kinders)	Kroep (Asma) (Trageolaringitis)	
Bloedspoeg	Hemoptise	
Bors wat toetrek	Kroep (Asma) (Trageolaringitis)	
Brand in bors	Brand in bors	
Griep	Influensa	
Heesheid	Heesheid	
Hoes	Hoes	
Inflammasie in bobors	Trageïtis	
Kraak in bors	Trageobrongitis	
Keelkriewel	Keelkriewel	
Keelverbrand	–	
Neusbloeding	Neusbloeding (Epistakse)	
Pyn op bors	Pyn op bors (Angina pectoris)	
Roggel	Roggel	
Seerbors	–	
Sinus	Sinusitis	
Slegte bors	–	
Slym op bors	Slym op bors	
Slym op bors (kinders)	Slym op bors (kinders)	
Snork	Snork	
Steek in bors	Steek in bors	
Stinkneus	Osona	
Swak bors	–	
Swak longe	–	
Teringhoes	–	
Toe bors	Kroep (Asma)	
Toe bors by kinders	Kroep (Asma)	
Toe neus	Toe of verstopte neus	
Verwurging	Larinksspasme	
Wurgsiekte	Kroep (Larinkspasme)	

SIEKTES VAN DIE SPYSVERTERINGSTELSEL

BOERENAAM(E)	AFRIKAANS NOMENKLATUUR	KODE NO.
Tande kry	Steurings aan okklusie, deurbraak en tandontwikkeling	533
Tandpyn	Tandpyn, oorsaak ongespesifiseer	534
Tandpyn deur sinkings	Tandpyn, oorsaak ongespesifiseer	534

Mondseer (mondvlies) ontsteking	Stomatitis	536
Sproei	Stomatitis	536
Tandesproei	Stomatitis	536
Gastritis	Gastritis en duodenitis	543
Appendisitis	Appendisitis	550–553
Naelbreuk	Breuk van die buikholte sonder vermelding van obstruksie	560
Galstene	Galstene (Cholelitiase)	584
SIMPTOME EN TEKENS		
Appelkoossiekte	Gastroënteritis	
Bloedparsie	Bloeddiarree (Disenterie)	
Breuk	Breuk	
Buikloop (Diarree)	Gastroënteritis	
Dikdermontsteking	Kolitis of ulserende kolitis	
Disenterie	Disenterie	
Gal	–	
Galblaas	Galblaas	
Gebarste lippe	Gebarste lippe	
Geelsug	Geelsug (Ikterus)	
Goormaag	Gastroënteritis	
Hardlywigheid	Hardlywigheid	
Heuningsiek (Te veel geëet)	–	
Hik	Hik	
Kleintongetjie hang	Kleintongetjie hang	
Koliek	Koliek	
Krampe	Krampe	
Lewerkwale	Leweraandoeninge	
Lipseer	Cheilose	
Maagkwale	Maagaandoeninge	
Maagpyn	Maagpyn	
Maagsere	Maagsere	
Maagsiekte	Maagaandoening	
Maagwerk	Diarree	
Naarheid	Naarheid (Nausea)	
Nawel	Umbilikus	
Opbring	Vomeer (braak)	
Persie	Tenesmus	
Piorree	Piorree (Tandvleisontsteking)	
Slegte maag	–	
Sooibrand	Sooibrand	
Sooibrand by vroue	Sooibrand tydens swangerskap	
Spysvertering; slegte	Spysvertering; slegte	
Spysvertering en koliek	Spysvertering en koliek	
Suur	Suur	
Swak maag	–	
Verstopping	Obstruksie (Afsluiting)	

Winde	Winde (Metereorisme)	
Winde in maag	Winde in maag	

SIEKTES VAN DIE GESLAGS-URINÊRE STELSEL

BOERENAAM(E)	AFRIKAANS NOMENKLATUUR	KODE NO.
Stene in niere	Stene van die nier en ureter	602
Steen in blaas	Stene van ander dele van die urinêre stelsel	604
Graweel	Stene van andere dele van die urinêre stelsel	604
Onaangename reuk	Menstruasiesteurings	634
Ongereeld	Menstruasiesteurings	634
Pynlik	Menstruasiesteurings (Dismenoree)	634
Te sterk	Menstruasiesteurings (Hipermenoree)	634
Vertraag	Menstruasiesteurings (Amenoree)	634
Kinderarm	Onvrugbaarheid, manlik (steriliteit)	636
Kinderarm	Onvrugbaarheid, vroulik (steriliteit)	636
	SIMPTOME EN TEKENS	
Blaas en niere	–	
Bloedwater	Hematurie	
Klont in die bors	Klont in die bors	
Om te water	Urinering	
Pynlike borste	Pynlike borste (Mastitis)	
Rooiwater	Hematurie	
Tepels; seer	Tepels; seer	
Versweerde bors	Borsabses	
Watermoeilikheid	Urinêre klagtes	
Water, sug en moeite om te water	Water, sug en moeite om te urineer	
Witvloed	Vaginale afskeiding (Leukoree)	
Koue op niere	Aandoening van die niere of infeksie van urineweë	
Moer	Uterus	
Nierkwaal	Niersiekte	

VERLOSSINGS EN KOMPLIKASIES VAN SWANGERSKAP, BEVALLING EN DIE PUERPERIUM

BOERENAAM(E)	AFRIKAANS NOMENKLATUUR	KODE NO.
Nageboorte	Verlossing gekompliseer as gevolg van agtergeblewe nageboorte	671
Kraamkoors	Komplikasies van die puerperium	680–689
	SIMPTOME EN TEKENS	
Bloedstorting	Erge vaginale bloeding (Menorragie)	
Koue na geboorte	Kraamkoors	
Miskraam	Miskraam (Abortus)	
Moeilike geboorte	Moeilike bevalling of kraam	
Na-pyne	Na-pyne	
Pyne voor geboorte	Kraampyne of vroeë kraampyne	
Swangerskapverhoeding	Swangerskapverhoeding (Kontrasepsie)	
Vertraagde geboorte	Vertraagde geboorte	

SIEKTES VAN DIE HUID EN SELWEEFSEL

BOERENAAM(E)	AFRIKAANS NOMENKLATUUR	KODE NO.
Pitseer	Bloedvint, Karbonkel en Farunkel	
Ekseem	Ekseem	701
Liddorings en eelte	Liddorings en eelte	709
Naels	Siektes van die nael	712
Swere om vingernael	Siektes van die nael	712
Kaalhoof	Alopesie (Siektes van die hare, haarsakkies)	713
Uitvallende hare	Siektes van die hare en die haarsakkies	713
Bedsere	Chroniese ulsera van die huid	715
	SIMPTOME EN TEKENS	
Afskawing van die vel	Deurskaaf	
Beenswere	Absesse of ulsera van die been	
Brandsere	Brandsere (Impetigo) (Ecthyma)	
Bloedvlekke	Bloedvlekke (Purpura, veral by bejaardes)	
Deurlê	Deurlê (Druksere)	
Diverse swere	–	
Fyt	Fyt (Septiese vinger)	
Gesigsvlekke	–	
Gebarste hande	Gebarste hande	
Gekneusde sere	–	
Jeuk	Jeuk (Pruritus)	
Inkvlekke	–	
Klierswelling	Vergrote kliere (Limfadenopatie)	
Klierverswering	Adenitis	
Koorsblare	Herpes simplex (Herpes febrilis)	
Kruipseer of -sweer	Kruipseer of -sweer (Pocronyichia)	
Kwaad in word	Wondinfeksie	
Moesies	Moesies	
Marmervlekke	Cutis marmaratis	
Puisies	Aknee	
Roos	Ekseem	
Rou sere	Erosies	
Sere, snye en swere	–	
Skaafplekke	Skaafplekke	
Skilfers	Skilfers	
Skurfte	Skurfte (Skabies)	
Snye	Snye	
Sonbrand	Sonbrand	
Sproete	Sproete	
Steenpuisies	Steenpuisies (Pitsere)	
Suikersiekte sere	–	
Sweetvoete of stinkvoete	Sweetvoete of stinkvoete	
Swelsels	Absesse (Ulsera)	
Teervlekke	–	
Toe wonde	Kneusing	
Uitslag	Uitslag (Eksanteem)	

Vel, diverse	–	
Veldsere	Veldsere (Ecthyma)	
Vet- of olievlekke	Xantelasma	
Vratjies	Vratjies	
Verswerende wonde	Septiese wonde	
Wonde: Bloeiende	Bloeiende wonde	
Oop	Oop wonde	
Wonde en sere	–	

SIEKTES VAN DIE BENE EN BEWEGINGSORGANE

BOERENAAM(E)	AFRIKAANS NOMENKLATUUR	KODE NO.
Artritis	Artritis, nie gespesifiseer nie	725
Rumatiek	Rumatiek, nie gespesifiseer nie	727
	SIMPTOME EN TEKENS	
Beenpyn	Ostealgie	
Fibrositis	Fibrositis (Spierrumatiek)	
Geswelde voete	Edeem van voete	
Heupjig	Osteoartrose	
Knieë wat swel	–	
Lendepyn	Lendepyn	
Lumbago (Spit in rug)	Lumbago	
Moeë voete	–	
Pyn in gewrigte	Pynlike gewrigte (Artralgie)	
Pynlike ledemate	Pynlike ledemate	
Pynlike, seer voete	Pynlike, seer voete	
Rugpyn	Rugpyn	
Skouerpyn	Skouerpyn	
Spierpyn	Spierpyn	
Stywe nek	Stywe nek	
Steek in die voete	–	
Water op knie	Vog in kniegewrig (Hidroacrtrose van kniegewrig)	

AANGEBORE MISVORMINGS

	SIMPTOME EN TEKENS
Geboortevlekke	Geboortevlekke

SEKERE SIEKTES VAN DIE VROEGSTE KINDERJARE

	SIMPTOME EN TEKENS
Kinders wat swak is	–
Chroniese kindersiekte	Chroniese kindersiektes
Groeikrag (gebrek aan)	Groeikrag (gebrek aan)
Kwynende kinders	Kwynende kinders
Murg: baba arm aan	Aplastiese anemie
Speen van kinders	Speen van kinders
Suur by kinders	Suur by kinders
Winde by babas	Winde by babas

SIMPTOME, SENILITEIT EN SLEGOMSKREWE TOESTANDE

BOERENAAM(E)	AFRIKAANS NOMENKLATUUR	KODE NO.
Swakheid	Senuweeagtigheid en swakheid	790
Hoofpyn	Hoofpyn	791
Harsingsteek	Hoofpyn	791
	SIMPTOME EN TEKENS	
Bloeiende koors	Hoë koors	
Hittekoors	Verhoogde temperatuur	
Inflammasie	Infeksie (Ontsteking)	
Kakebeen wat lam is	–	
Koors	Koors	
Kouekoors	Rigor (Kouekoors)	
Koue vat	Opdoen van 'n infeksie	
Lyfpyne (Pynlike lyf)	–	
Pyn in gesig	Gesigspyn	
Pyn, inwendig	–	
Pyn in sy	–	
Seerplekke	Seerplekke	
Sinkings	Rumatiek (Jig)	
Sout, te veel	–	
Toonseer	Toonseer	
Uitterende siekte	Kageksie	
Verswering	Septiese proses	
Windsluk	Windsluk (Aërofagie)	
Ylende koors	Delier	
Ylhoofdigheid	Ylhoofdigheid	

ALTERNATIEWE KLASSIFIKASIE VAN ONGELUKKE, VERGIFTIGINGS EN GEWELD (UITWENDIGE OORSAAK)

BOERENAAM(E)	AFRIKAANS NOMENKLATUUR	KODE NO.
Vergif	Vergiftiging per ongeluk deur soliede en vloeibare stowwe	E870–E888
Voedselvergiftiging	Vergiftiging per ongeluk deur skadelike voedselsoorte	E879
Naald in hand	Ongeluk deur sny- en steekinstrumente veroorsaak	E913
Verbrand	Ongeluk deur brand en die ontploffing van ontvlambare materiaal veroorsaak	E916
Verbrand	Ongeluk veroorsaak deur 'n warm stoof, wegvretende vloeistof en stoom	E917
Speld (insluk)	Vreemde voorwerp wat in ander opening kom	E923
Muntstuk (insluk)	Ditto	E923
Iets in oog	Vreemde voorwerp wat in die oog en omliggende dele kom	E920
Graat in keel	Vreemde voorwerp wat in ander opening kom	E923
Bysteek	Ongelukke deur byte en steke van giftige diere en insekte veroorsaak	E927

Perdebysteek	Ongelukke deur byte en steke van giftige diere en insekte veroorsaak	E927
Hondebyt	Ander ongelukke deur diere veroorsaak	E928
Verkluim	Bomatige koue	E932
	SIMPTOME EN TEKENS	
Beseerde oë	Beseerde oë	
Blou oog	Blou oog (Kneusing van ooglid)	
Brandwonde	Brandwonde	
Doringsteek	Doringsteek	
Gebreekte arms, bene	Frakture van arms en bene	
Ingewandsvergiftiging	Ingewandsvergiftiging	
Kneusing	Kneusing	
Splinters	Splinters	
Verrekking	Verrekking	
Verstuiting	Verstuiting	
Verwurging	Verwurging	

Die boerename vir siektes is oor geslagte heen oorgedra. Vandag is hierdie terminologie nog deurgaans in gebruik in die volksmond, selfs by die verstedelike Afrikaner. Die "ou maag wat nie lekker voel" en "bors wat lastig is" bly van die min kultuurgoedere wat die trek na die stad oorleef het. Ons mense het nog steeds die gewoonte om na 'n orgaan of liggaamsdeel in 'n siektegeskiedenis te verwys.

Dis egter gerade om bepaalde diagnosename versigtig te bejeën. Die pasiënt se eie diagnose van nierkwaal (dikwels net "Niere" genoem) dek 'n wye veld van moontlike dinge, waarvan gewone rugspieraandoeninge baie prominent voorkom. Die term "gal" het ook die skuld van baie dinge en daarmee kan 'n hele aantal toestande bedoel word. Enige bobuikklagte sal maklik as "Lewerkwaal" bestempel word.

Die diagnostiek van die volksgeneeskuns was egter afhanklik van die vordering wat daar op dié gebied in die skoolgeneeskuns gemaak is. So moes laasgenoemde wag op die bydrae van die mikrobiologie om die eertyds oorheersende siektekleed van koors sistematies volgens die oorsaaklike organismes in te deel.

Die volksgeneeskuns het egter 'n bydrae tot ons kennis van morbiditeit in die gemeenskap gelewer. Die name van siektes waarvoor daar rate bestaan en ook die aantal rate vir bepaalde siektes weerspieël tot 'n mate die voorkomssyfer van siektetoestande, en dui aan hoe betreklik omvangryk die volksgeneeskuns die mens in sy nood probeer bystaan het.

Maar dan moet gewys word op die verskuiwing in klem wat siekte in die algemeen betref. Die volksgeneeskuns het waarskynlik die grootste opbloei beleef in die tyd toe die oordraagbare siektes die toneel oorheers het. Nou is ons in 'n fase waar die klem op die metaboliese siektes, siektes van die bloedsomloopstelsel en kanker val. Ook het baie siektes ten opsigte van algemene voorkoms, geografiese verspreiding en ouderdomsinsidensie verander. Die volksgeneeskuns was steeds deel van hierdie dinamiese veranderings.

2. VERGELYKENDE OORSIG VAN DIE BEHANDELING VAN SIEKTETOESTANDE IN DIE VOLKS- EN SKOOLGENEESKUNS

Die verligting van 'n simptoom is steeds die hoofrede waarom geneeskundige advies ingewin of 'n raat beproef word.

Dit vorm die basis van die volksgeneeskuns en ook in die skoolgeneeskuns het die behandeling van siektetoestande voorheen die stempel van hierdie simptomatiese benadering gedra.

Toe het 'n kentering plaasgevind. Siektestudies het getoon dat die ontstaansproses van siektes 'n enerse patroon het. Daar is naamlik in die ontstaansproses of die natuurlike geskiedenis van enige siekte, tussenwerkinge tussen 'n siekteveroorsakende agens, die gasheer (die mens) en omgewingsfaktore aan die gang.

Hierdie kennis het dadelik daartoe gelei dat 'n ander terapeutiese benadering in die skoolgeneeskuns ontwikkel het. Alleenstaande simptome soos hoofpyn of moegheid kan nie langer afsonderlik benader word nie. Daar moes nou rekening gehou word met die individu se totale omgewing: fisies, sielkundig, biologies en maatskaplik. Die hantering van siekteprosesse vereis dat die totale individu teen die agtergrond van sy gesinsomgewing en werksomstandighede gesien word.

Hierdie begrip het in die moderne volksgesondheid 'n pragtige werklikheid geword. Gesondheidsorg se trefwydte is sodanig dat die behandeling van siektes slegs maar een is van hierdie denkrigting se belangrike komponente: Gesondheidsbevordering; spesifieke beskerming; vroeë diagnostiek; aktiewe behandeling; voorkoming van gestremdhede; rehabilitering.*

By gesondheidsorg lê die klem veral op die voorkoming van siekte. Dit is die vrug van ontdekkings en uitvindings in die skoolgeneeskuns en wel in die laboratorium en die terrein van die kliniese geneeskunde. Die volksgeneeskuns het aanvanklik nie oor hierdie kennis beskik nie en daarom

* Leavell, H.R. & Clark, E.G. (1958). *Preventive medicine for the doctor in his community*, 22, 2de uitgawe, New York: McGraw-Hill Book Company Inc.

dat baie van die toestande waarvoor daar rate opgeteken is, deur doeltreffende gesondheidsorg byna heeltemal uitgeskakel of onder beheer gebring is. Kortliks dan die volgende met verwysing na die lys van opgetekende siektes as voorbelde van hierdie stelling.

Die skoolgeneeskuns het die skitterende prestasie behaal om bepaalde siektes, almal voorheen ernstige volksgesondheidsvraagstukke, se voorkoms tot byna by nulpunt te laat krimp. Deur spesifieke beskerming en wel deur immunisering is die angel geneem uit witseerkeel, tetanus, kinkhoes, pokkies, poliomiëlitis en binnekort waarskynlik ook masels. Hierdie prestasie was en bly afhanklik van veral die trefkrag van gesondheidsvoorligting as een van die werkwyses van gesondheidsbevordering.

Voorligting en stappe ter beskerming het ook op ander siekteterreine resultate gelewer. Slegs treffende voorbeelde kan hier vermeld word en wel die heilsame invloed van georganiseerde kraamsorg en nywerheidsgeneeskunde. Die toesig oor kwesbare groepe is eintlik onlosmaaklik verbind aan die terapie van siekte in die wyer sin. Daar is die psigo-sosiogroepe in die samelewing soos bejaardes wat alleen woon, kinders met net een ouer, gesinne waarvan die hoof 'n alkoholis is. Die voorskryf van 'n dieet of die advies om rook te laat vaar, val in hierdie groep en is voorbeelde van toestande waar behandeling op etiologiese faktore toespits.

Die vroeë diagnostiek van siekte is die een komponent van gesondheidsorg wat maar eers nou tot volle bloei kom. Siftingsondersoeke en massa-opnames vir die vroegtydige herkenning van tuberkulose, kanker, voedingstoornisse en oogsiektes word reeds geruime tyd onderneem. Weliswaar speel vroeë herkenning ook 'n groter rol in die rigting van presimptomatiese diagnostiek van toestande soos hipertensie, diabetes mellitus, piëlonefritis, anemie, gloukoom, katarak en die sfeer van die geestes-, psigoneurotiese en persoonlikheidsteurings.

Dit is interessant dat die aktiewe behandeling van een siektetoestand kan help om 'n meer ernstige af te weer. So is die voorkoming van rumatiekkoors en veral sy verminkende heraanvalle afhanklik van 'n daadwerklike optrede teen 'n streptokokseerkeel. Dit is hier en by ander toestande waar behandeling spesifiek van aard is, dat kosbare tyd deur onsinnige rate verlore kan raak.

Chirurgie is 'n belangrike vorm van aktiewe behandeling. Chirurgie se vakgebied strek wyer as net blote snykundige ingrepe; al die kennis op die gebied van fisiologie en patologie word bygebring en aspekte soos elektroliete en vogbalans het besondere betekenis in die chirurgiese teater. Ook betree die chirurgie nou die uitdagende terrein van weefseloorplanting – die oorplanting van gesonde organe in siek persone.

Die toepassing van die kennis van die skoolgeneeskuns faal egter nog dikwels en dan word die komponente van voorkoming van gestremdhede en rehabilitering bygehaal. Dit gee veral aandag aan chroniese siektetoestande soos rumatiese aandoeninge, geriatriese vraagstukke en die nagevolge van nywerheidsongelukke. Eintlik is rehabilitering 'n aktiewe onderdeel van elke herstelproses.

Die voorafgaande oorsig probeer 'n aanduiding gee van die wye benadering van 'n snelvorderende geneeskuns. Die klem val lank nie meer op siekte nie.

Die oorbewustheid van siekte lei maklik tot 'n oorbelangstelling in rate en omgekeerd en dit strook nie met die moderne siening van gesondheid as 'n ewewigtige staat van volkome liggaamlike, geestelike en maatskaplike welsyn nie; die begrip gesondheid strek veel wyer as net die afwesigheid van siekte of gebrek.

Geneeskundig is dit eintlik 'n wanpraktyk om 'n simptoom of teken alleen te behandel, veral as geen poging aangewend word om die onderliggende oorsaak te bepaal nie. Dit lei meermale daartoe dat 'n siektebeeld moeiliker herkenbaar word en 'n vals gerustheid die vroeë herkenning daarvan ook verder strem.

By siekte is die toedien van 'n simptomatiese middel ook nie alles nie. Baie belangrike faktore in die herstelproses is die warmte wat uitstraal van arts en verpleegster, die belangstelling van familie en vriende, 'n siekekamer wat netjies gehou en geventileer is en bowenal: die wil om te herstel.

Ter opsomming kan dus die volgende kategorieë boererate summier vir verdere oorweging verwerp word:

1. Rate vir siektes wat deur immunisering of ander komponente van gesondheidsorg voorkombaar is, of siektes waar behandeling spesifiek van aard is en die vrug van volgehoue navorsing in die etiologie is.
2. Rate wat oor lang tydperke volgehou moet word vir afsonderlike simptome of tekens, is gevaarlik en behoort vermy te word.
3. Boererate wat bots met die basiese begrippe van higiëne of wat skade kan berokken.
4. Daardie groep rate wat geen wetenskaplike regverdiging het nie en as gevolg van onakkurate oordra van geslag tot geslag nou meer na eksotiese vastelandse geregte lyk.

En tog moet die aanwending van boererate ook positief gesien word sodat die waardevolle daarvan in die middelpunt kom, anders gooi ons naderhand die baba saam met die badwater uit. Dit is eenvoudig so dat die mense van ons dag en ook in die toekoms vir baie mindere klagtes en kwellinge sommer self iets sal neem. Die persentasie van die publiek wat self-medikasie toepas is verbasend hoog, selfs in westerse lande waar mediese dienste gratis of baie maklik bekombaar is.*

Daar is ook etlike toestande waar baie van die boererate eintlik doeltreffende noodbehandeling is. In die geval van stuipe kom die geneesheer dikwels eers op die toneel as die ergste aanval verby is. 'n Hoë temperatuur is dikwels deel van die veroorsaking en die omdraai van lappe wat natgemaak is of 'n mosterdbad is aan te beveel. Wurgsiekte of kroep kan ook noodbehandeling verg en die stoom van die pasiëntjie is dikwels waardevol. Selfs in toestande waar 'n bepaalde middel van die skoolgeneeskuns beskikbaar is, kan 'n geskikte boereraat baie handig en selfs lewensreddend wees totdat mediese hulp opdaag.

'n Lastige hoes kan selfs die meeste moderne middel se moed breek en wie sou nie dan maar een of ander ouma se borsdruppels bydam nie!

Baie rate moet egter nog verder ontleed word en indien resultate gunstig is, aan betroubare gekontroleerde toetsing onderwerp word. Rubenstein en sy medewerkers het reeds die pad in hierdie rigting oopgekap met hulle goed gekontroleerde studie oor die behandeling van 'n jong diabeet met infusies van lusernblare (*Medicago sativa*).† Van die plantaardige boererate vir diabetes mellitus verdien gesamentlike farmakologiese en kliniese navorsing.‡ By metaboliese en ander siektes van die nie-oordraagbare spektrum waar behandeling en voorkoming nog nie die gebaande weë ingeslaan het nie, is boererate waarskynlik nie genoegsaam aan eksperimentele proefneming onderwerp nie, sodat hierdie aspek beslis nog aandag verg.

Baie van die boererate vir huidsiektes het 'n besliste plek vanweë die antiseptiese of strelende uitwerking op die vel.§

Dit is interessant dat 'n pleidooi om 'n herevaluasie van boererate moet plaasvind juis op 'n tydstip wanneer die skoolgeneeskuns voor 'n krisis te staan kom. Die gebruik en misbruik van die moderne geneesmiddels is

* Kessel, N. & Shephard, M. (1965). The health and attitudes of people who seldom consult a doctor. *Medical Care*, 3, 8.

† Rubenstein, A.H., Levin, N.W. & Elliot, G.A. (1962). Manganese-induced hupoglycaemia. *Lancet*, 2, 1348–1351.

‡ Steyn, D.G. (1965). Persoonlike mededeling.

§ Findlay, G.H. (1963). Oor boererate. 'n Huidarts se opmerkings. *Geneeskunde*, 5, 153.

een van die grootste dilemmas van die skoolgeneeskuns. Teen 'n geweldige tempo verskyn die nuwe middels en verdwyn dikwels weer voordat die indikasie en kontra-indikasie mooi begryp is. Die geneeskundige literatuur staan baie plek af aan bydraes met opskrifte wat dui op misbruik, gevare, ongewone en rampspoedige reaksies, weerstandigheid van siekte-organismes, die hospitaalverworwe infeksie en selfs wat genoem kan word die siektes van geneeskundige vooruitgang. Die iatrogene (mens-veroorsaakte) siektes het reeds 'n plek in die breë moderne siektespektrum ingeneem.

Om saam te vat: Die simptomatiese heil van boererate was van groot belang in die era voordat chemoterapie en antibiotikaterapie so revolusionêr verander het. Maar hierdie heilsame invloed van die boereraat kan selfs vandag nog nie heeltemal uitgeskakel word nie. Dan is daar ook nog 'n aantal van die opgetekende en kodifiseerbare siektetoestande, waar die terapeutiese effek van die boereraat verder ondersoek moet word. Hier word veral gedink aan metaboliese siektes soos suikersiekte en jig, allergie, huidaandoeninge, artritis, rumatiek en selfs aandoeninge van die spysverteringstelsel, asemhalingstelsel en andere, nadat ernstige onderliggende patalogie uitgeskakel is. Daar is nog baie toestande waarvoor ook die skoolgeneeskunde nie 'n antwoord het nie of waar daar 'n moeilike keuse is tussen blote simptomatiese verligting en 'n behandeling waaraan 'n aansienlike risiko gekoppel is.

VII — DIE UITKENNING VAN KRUIEPLANTE VOLGENS VOLKSNAME

Wanneer ons met kruie in die volkgeneeskuns te doen kry, veral met die oog op wetenskaplike uitkenning en mediese waardebepaling, kom ons meteens te staan voor twee grondliggende vraagstukke: hoe om die volksnaam van die kruiebos te koppel aan sy botaniese naam, en: die bepaling van die medies aktiewe bestanddeel (-dele) van elke kruiesoort. Dis albei sake waarvan die beoefenaar van die volksgeneeskuns geen kennis dra of hoef te dra nie, omdat sy aanwending van kruiemiddels berus op oorlewering, maar waarvan die wetenskaplike vorser ten volle bewus moet wees.

Benader 'n mens die plantewêreld langs die weg van plante se volksname, moet daar in 'n eertyds koloniale gebied soos Suid-Afrika al dadelik onderskei word tussen geërfde name, eie naamgewing, en ontlenings uit allerlei plaaslike tale en dialekte. Elkeen van die drie groepe het sy eie taalkundige en andere probleme, wat maklik daarop uitloop dat die vorsersweg na 'n doolgang lyk.

'n Treffende voorbeeld: Skrywer het grootgeword in 'n streek waar fynbeslein soms gebruik is as groentebestanddeel van 'n brediegereg. Op enkele uitsonderings na soek die vorser tevergeefs na inligting in ons bekendste woordeboeke, al is dit dan ook so dat J. du P. Scholtz reeds in 1941 vermeld: "... postelein het in Afrikaans bly leef omdat die Nederlandse plant van die naam (*Portulaca oleracea*) aan die Kaap ingevoer is en nou hier wild groei" (t.a.p. bl. 40; sy verwysingsbron is. C.P. Thunberg: *Flora Capensis* 1823 (1772–1775).

Die vreemde is dat ons tweetalige woordeboeke almal die Engelse *purslane* aandui as porselein, maar by porselein geen verklaring bied nie. Die gunstige uitsonderings is die *Woordeboek van die Afrikaanse Taal* (WAT) en

Coetzee: *Engels-Afrikaans Woordeboek* (Collins).* Pas dan word dit duidelik dat ons te doen het met 'n plant waarvan die volksname verskillende vorms aangeneem het: beslein/beslyn, fynbeslein/-beslyn, porselein, postelein, pastelein. Nog so 'n sprekende voorbeeld het ons in die geval van valeriaan (*Valeriana capensis*) – 'n senuweemiddel geërf uit ons Nederlandse stamland, wat in die Afrikaanse volksmond slegs 'n aanvangs-b (eweneens geërf uit die stamland) ken, met 'n hele rits verhaspelde name: balderjan, ballerga, ballerja, ballenja, ballinja, balterja, baterja, bellarja, bollerja. En om dit nog ingewikkelder te maak, dui Watt & Breyer-Brandwijk dit aan as *Valeriana capensis*, en C.A. Smith as *Mentha longifolia*. WAT verstrek net die vorms balderja(ar), balderjan en verwys na valeriaan.

Kom ons by eienaamgewing, word die beeld nie eenvoudiger en deursigtiger nie. Inteendeel. Eintlik moet 'n mens so iets vooraf te wagte wees, want die volksmens let by sy naamgewing op ander eienskappe as die botanikus, byvoorbeeld op eienskappe soos kleur, reuk (al die -pisbossies), smaak (bitter-), algemene voorkoms (vaalbos); op uitwerking by die mens (skitterybos); op sy werking (kragman, agdaegeneesbos); op die bereidingsmetode (skraapop); op die siekte waarvoor dit aangewend word (aambeiebos, maagbossie). Hierby kom dan nog dat 'n hierlandse naam dikwels plaaslike leengoed is (boegoe, dagga, ganna uit Hottentots – drie van die oudste leenwoorde in Afrikaans).

Al hierdie kruisende lyne loop daarop uit dat plantname wat byna dieselfde klink in die volksmond, verskillende plante kan aandui: naaldebos = *Azima tetracantha*; naaldebossie = *Monsonia biflora*.† Andersyds dui totaal verskillende name op dieselfde bossie, byvoorbeeld koorsbossie en bietou is albei volksname vir *Dicoma capensis*. Om alles te kroon, gebeur dit nog dat bepaalde kruiebossies heringedeel word en nuwe botaniese name kry, en dan verwys verskillende wetenskaplike name na dieselfde bossie!

Hoe moeilik vraagstukke soms kan word, blyk wanneer ons aambeiebos en bitterbos nader beskou. Wat in die volksgeneeskuns aangedui staan as aambeiebossie, kan enigeen van die volgende plante wees: *Chironia baccifera, Dicoma anomala, Lasiocorys capensis,*‡ *Pulicaria scabra, Vernonia natalensis,*§ *Teucrium capense*** (Watt & Breyer-Brandwijk., t.a.p.); *Aerva leucura, Indigofera hedyantha, Teucrium africanum* (C.A. Smith., t.a.p.).

* *Woordeboek: Afrikaans-Engels, Engels-Afrikaans* (Johannesburg: Collins, 1969) deur Abel Coetzee.

† *Monsonia burkeana*

† *Leucas capensis*

§ *Hilliardiella aristata*

** *Teucrium trifidum*

Dieselfde beeld word herhaal by bitterbos, waar dieselfde volksnaam dertien verskillende kruieplante aandui: *Hermannia* sp., *Chrysocoma tenuifolia,** *Arctotis stoechadifolia, Arctotis grandis,*† *Centaurea picris,*‡ *Chironia baccifera* (vgl. aambeiebossie). *Conyza ivifolia,*§ *Pluchea leubnitziae,*** *Scabiosa columbaria, Schkuhria pinnata, Teucrium africanum* (vgl. aambeiebossie) *Vernonia oligocephala,*†† *Sutherlandia microphylla* (Watt & Breyer-Brandwijk, t.a.p.).

Sulke gevalle kan 'n mens eintlik na willekeur uitbrei, wat nie nodig is vir ons doel nie. Ons wil hier slegs die aandag daarop vestig dat die gesinjaleerde verskynsel eintlik daartoe bydra om ons soort navorsing, wanneer dit verder as die huidige stadium voortgesit word, uit te rek, want in pleks dat een struik onder 'n bepaalde volksnaam vir 'n bepaalde siekte getoets word, moet jy dikwels letterlik tientalle struike ondersoek. Van medies-wetenskaplike standpunt af is dit natuurlik nodig om alle struike te ondersoek – met of sonder naam. Die nadeel lê daar wanneer 'n mens die volksgeneeskundige waarde moet vasstel, want om te weet of 'n oorgelewerde raat deug, moet 'n mens weet dat jy die juiste struik vir 'n bepaalde aandoening toets.

Waar ons hoër op daarop gewys het dat die benaming Hollandse medisyne 'n verkeerde beeld skep, want eintlik en oorspronklik is dit Halle-se Middels (d.w.s. Duits), en dat die verkeerde wending waarskynlik die gevolg is daarvan dat die Engelssprekendes dit aan die Kaap by die *Dutch colonists* leer ken het, dit toe *Dutch medicines* gaan noem het, en dat die Kapenaars dit toe "terugvertaal" het in Hollands — "Hollandse" middels. Dit is en bly egter 'n verkeerde naam.

By plantname het ons 'n soortgelyke verskynsel. Baie van ons bronne hier is Engels, en die volksname in sulke bronne is dikwels Afrikaanse name volgens uitspraak op sy Engels gespel. So was daar byvoorbeeld jare lank 'n spoorweghalte in die Vrystaat wat só betitel is: Karndruif. Toevallig is dit in verband gebring met die naam van die plaas waarop dit geleë is: Korhaandrif! As 'n mens egter nou by Watt & Breyer-Brandwijk lees van 'n struik in Oos-Kaapland: parapis – moet dit nou, by terugvertaling in Afrikaans uitgespreek word as paddapis- of perdepisbossie? So kom daar pêre in 'n land!

H.H. Schulz het reeds by geleentheid gewys op die verwarring wat op

* *Chrysocoma ciliata*
† Word tans beskou as sinoniem van *Arctotis stoechadifolia.*
‡ *Centaurea repens*
§ *Conyza scabrida*
** *Pechue-Loeschea leubnitziae*
†† *Hilliardiella oligocephala*

hierdie gebied gestig is deur vertaling in Engels van ons Afrikaanse volksname (*Tydskrif vir Volkskunde en Volkstaal*, VII/ 3–4, bl. 67–101). Belanghebbendes moet die artikel in sy geheel lees. Een voorbeeld daaruit moet ons egter hier aanhaal. Schulz wys daarop dat ons in Afrikaans van oudsher drie soorte waterplante onderskei het, elkeen met 'n eie naam: palmiet, papkuil en matjiesgoed. In Engels word so 'n onderskeid gewoonlik nie gemaak nie, want wat nie *reeds* (riete) is nie, word gewoonweg saamgegroepeer as (bul)rushes. Gevolglik het palmiet, soos bulrush, ontaard in 'n vae soortnaam, met ander woorde palmiet = papkuil.

> So het dit vanselfsprekend gekom dat die Afrikaner wat deur medium Engels opgevoed was, ook soos hulle, al die gewone plante langs die riviere, wat nie riete, bosse of bome was nie, as *rushes* of palmiete beskryf het. As hy nog Afrikaans gepraat het, het hy al hierdie plante net soos die Engelssprekendes, eenvoudig ook almal palmiet genoem … Papkuil het op hierdie wyse as benaming tot 'n groot mate uit die algemene gebruik van die meeste opgevoede mense verdwyn.

Schulz spreek dan sy oortuiging só uit:

> Myns insiens lê ons in die tydelike, byna totale, oorheersing van Engels oor ons Afrikaanse taal – veral in die ou Kaapkolonie – een van die belangrikste oorsake van die harwar op die gebied van veral die plantebenamings. As ons in al sulke gevalle terug kan gaan na die name wat by die Hollands-Afrikaanse gemeenskap voor die Britse bewind in swang was, sou baie van hierdie vaagheid in ons plantebenamings verdwyn … die ondersoek moet deur Afrikaanssprekendes met 'n Afrikaanse volks-agtergrond onderneem word.

Daardeur word die verdienstelike werk van baie Engelssprekende vorsers nie misken nie; al wat vasgestel word is dat hulle kennis van Afrikaans nie sodanig van aard was dat hulle die stig van verwarring in ons naamgewing kon vermy nie. As gevolg daarvan kan 'n vorser dikwels nie die suksesvolle aanwending van 'n bepaalde geneeskruid beaam of betwis deur bloot die Afrikaanse volksnaam as uitgangspunt te kies nie.

Al hierdie oorwegings het daarop uitgeloop dat ons lys van plantname, uitgaande van die volkswoord, meer te beskou is as nog 'n instrument vir die toekomstige vorser om wegwys te word, dit wil sê deur middel van kruisverwysings en herhaling word die weg aangewys wat hy moet volg by sy toekomstige ontledings.

Wanneer ons kom by die tweede vraagstuk wat in die inleidende paragraaf hierbo genoem word: bepaling van die medies aktiewe bestanddele van geneeskruie, kan ons eintlik volstaan deur te sê dat dit nie 'n deel vorm van ons ondersoek in hierdie eerste stadium nie, wel in die voortgesette vorsing wat nou moet volg.

Tog kan ons nie nalaat om daarop te wys dat ons hier nie heeltemal op *terra incognita* beweeg nie. Verskillende farmakoloë en toksikoloë het al heelwat ontledings gemaak, byvoorbeeld van die verskillende aambeiebossies is vasgestel dat hulle vlugtige olies, 'n glukosied, 'n alkaloïed en fitosterol bevat. By als (*Artemisia afra*) is vasgestel vlugtige olie, kanfer, triakontaan, skopoletin, quebrachitol, sineol. By die bitterappel (*Cituallus vulgaris*) is uitgeken: solaniet, solatunien, solanidien, solan karpien, purapurien, solaneïn, solanokaprien, tomatien, solaurikidien, solasodien, solasodamien, tannien, kalsium, fosfor, yster, trigonellien, cholien, blousuur, pigment nasonien, skopoletin, B-amino-4-etilglioksalien, chlorogeensuur, sapotokien, kinhidroon, hiossiamien.

Hierdie inligting lê egter versprei in die hele vakliteratuur, waarmee die belangstellende vorser vooraf kennis moet maak alvorens 'n navorsingsprogram vasgestel word. Die enkele voorbeelde wat tog hier genoem is, is bedoel om die algemene leser te laat besef hoe ingewikkeld die vraagstukke en resultate werklik kan wees, en dat kruiemiddels (dit wil sê oorgelewerde kruierate) nie sommer vooraf bestempel kan of moet word as waardeloos nie; daarby was die inligting ook nodig om te laat besef hoe volstrek onmisbaar voortgesette vorsing op hierdie gebied is – moontlik deur die skepping van 'n kruienavorsingstigting.

Dis geensins die bedoeling om 'n volledige of selfs omvangryke bronnelys aan te bied nie. Die enkele werke wat hier onder genoem word, kan dien om die belangstellende wegwys te maak, en die bronne wat daar genoem word kan dan nader gehaal word:

Bibliografie

Scholz, J. du P.: *Uit die geskiedenis van die naamgewing aan plante en diere in Afrikaans*. 1941.

Smith, C.A.: *Common names of South African plants*. (Word uitgegee deur die Staatsdrukker).

Steyn, D.G.: *Toxicology of plants in South Africa*. 1934.

Steyn, D.G.: *Vergiftiging van mens en dier met gifplante, voedsel en drinkwater*. 1949.

Watt, J.M. & Breyer-Brandwijk, M.G.: *The medicinal and poisonous plants of Southern and Eastern Africa*. 1962

VIII — NABETRAGTING

VOLKSGENEESKUNS

Waar 'n mens nou meer as 'n dekade lank intiem met die stof saamgeleef het en dit van verskillende hoeke af betrag het totdat dit sy geheime aan die vorsers prysgegee en hulle in staat gestel is om die gestelde taak te volbring, sien 'n mens by 'n terugblik hoe elke onderafdeling sy eie vraagstukke opgewerp het: Heel aan die begin die behoefte aan 'n bevredigende omskrywing van volksgeneeskuns teenoor skoolgeneeskunde; dan die beeld van die geleidelike skeiding tussen die twee lote wat stoel op dieselfde wortelstok; dan die soek na 'n bevredigende ordening van die rate self sodat die massa toeganklik en hanteerbaar word vir verdere vorsing; daarna die uitkenning van middels en plante aan die hand van hulle volksname, wat lei tot die besef dat op hierdie terrein heelwat dinge skeef gegroei, verwar en moontlik verlore geraak het as gevolg van vertaling in die ander landstaal by opperwigtigheid en daarna terugvertaling; en uiteindelik die erkenning dat dié groot stuk volkskultuur nie altyd waardeloos was nie – nie in die tyd van sy ontstaan uit nood nie en nie in ons eie tyd ná die skitterende opbloei van die skoolgeneeskunde onder invloed van die natuurwetenskappe nie. En juis hier, so ontdek 'n mens dan, lê die taak van verdere vorsing: die stelselmatige vasstelling van die aktiewe bestanddele van elke aparte geneeskruid wat aangemeld is. Mens besef agterna dat al die middels van dierlike oorsprong en 'n groot gedeelte van die ander middels reeds agterhaal is deur die vordering van die natuurwetenskappe, en dat juis die doeltreffende chemiese bereiding selfs bruikbare rate skynbaar oorbodig gemaak het, en 'n mens wil byna weemoedig word deur wat uitgeskakel word as gevolg van vooruitgang. Maar dan herstel jou gees sy ewewig in die besef dat dit nog altyd gegaan het om die doeltreffende bestryding van siekte en dood. Dáárin lê die wins vir ons volk en vir die ganse mensdom, al is dit dan ook so dat die ou spore van die stryd grotendeels nou nog net voortleef in die blaaie van vergeelde boeke.

Wanneer 'n mens aandagtig die een beskouing oor die stof na die ander lees, kom jy onder die indruk dat ons hier besig is met 'n stuk kultuurlewe wat afgedaan is, onherroeplik iets van die verlede. Aan die einde van ons taak hier is dit noodsaaklik om dié indruk in perspektief te bring en om as korrektief 'n teenbeeld te stel. Dit is onteenseglik so dat 'n tydperk in die geskiedenis van die volksgeneeskuns nou aan die verby gaan is of reeds verby gegaan het, hoofsaaklik omdat die "ou siektes" nie meer verskrikking inhou nie as gevolg van glansende nuwe middels. Maar dit is ook so dat bepaalde "ou siektes" (kanker, ontsteking in die been), en bepaalde "nuwe siektes" (kroonaartrombose, die allergieë) nog altyd angs om die mens se hart laat slaan. En dit is ook so dat siekte as verskynsel in die lewe van die mens skynbaar altyd onoorwinlik sal bly. Dan word dit vir ons duidelik dat sowel die volksgeneeskuns as sy glansende wapenbroeder, die skoolgeneeskuns, spruit uit die diepste blywende nood van die mens – sy behoefte aan beskerming teen ongesteldheid en dood. Dan verstaan ons pas dat volksgeneeskuns 'n onverwoesbare gedeelte bly van enige volk se kultuur.

Aan die begin het ons tot die gevolgtrekking gekom dat die begrip volksgeneeskuns geen statiese begrip is nie, met ander woorde dat die inhoud van volksgeneeskuns nie deur alle tydperke heen dieselfde is nie. Volksgeneeskuns is lewend, dinamies: Dit werp af wat uitgedien is, vorm bestaande middels om, of nuwe rate kom by. Dit kan nie anders nie, want die lot van die mens op aarde is gebonde aan siekte en dood.

Die nuwe in die volksgeneeskuns sien ons reeds opdaag. Ons begin met 'n voorbeeld wat reeds "tradisie" geword het – eers as dit oorgelewer word kan dit volksgeneeskuns wees: Bloedvinte word "ryp gemaak" deur 'n Sunlight-seeppleister en suiker: die mengsel kry die nodige tekstuur deur dit met spoeg te meng. Ook reeds oorgelewerde rate is die volgende: fietsrubberlym op 'n pluisie watte word gedra in 'n hol tand teen pyn; bruin of swart skoenpolitoer (dit moet glo Nugget wees!) word op die slape gedra teen hoofpyn. Nog nie tradisie nie, is die volgende: Brasso, 'n geregistreerde poetsmiddel vir koperware, word herhaaldelik gesmeer aan rumatiekpynplekke; Bob Martins, 'n geregistreerde kondisiepil vir honde, word aanbeveel teen jig – by mense! Naelpolitoer (naellak) word herhaaldelik geverf aan vratjies om hulle te laat verdwyn, en Mum – 'n ontgeurder vir dames – word aan koorsblare gesmeer. En hier volg 'n resep, op outydse model, teen slangbyt, waar ons die nuwe en die oue langs mekaar aantref:

> 'n Ou Hottentot in die distrik Brandvlei is gepik deur 'n slang, en sy nooi het hom die volgende ingegee 'n ½ koppie petrol, daarna sy ou pyp se olie, en 'n kwartier later 'n teelepel Little's Dip. Die uitslag? "Hy kon dae lank nie loop nie, maar is nou weer perdfris."

Ook op ander terreine sien ons nuwe stowwe aangewend, nou nie juis as rate teen siektes nie, maar op aanverwante gebied: Ons afwykende jong mense ruik petroldampe om dronk te word, of – onskuldiger – hulle drink Coca Cola en aspirienpille, met dieselfde doel.

Om te bewys dat ons volksgeneeskuns nog steeds leef en beoefen word, dink maar aan die geval in 1964 toe die hele wêreld van die Kaap af tot aan die Zambesi skielik koejawelblaartee begin drink het teen rumatiese aandoenings. 'n Mens kan tans in die apteek koejawelblare in pakkies koop, nes boegoeblare, asook bokvet en "Hollandse" middels.

Ons stel dan vas: Die Afrikaanse volksgeneeskuns werp tans veel af wat oënskynlik uitgedien is, terwyl ander rate omgevorm word – alles as bewys van lewe en verjonging. Of dit weer so welig sal groei as bestanddeel van ons volkskultuur soos in die verlede? Dié vraag kan ons met 'n geruste gemoed laat aan die toekoms.

AANHANGSEL A

Alfabetiese lys van siektes en indeling van rate

Huidsiektes, 2681–2684
Inenting, 2685
Inflammasie, 2686–2897; Inflammasie in longe, 2898–2906; Inflammasie, diverse, 2907–2914
Influensa, 2915–2933
Ingewandsvergiftiging, 2934
Jeuk, 2935–2942
Jig, 2943–3013
Kaalhoof, 3014–3015
Kakebeen wat lam is, 3016–3018
Kanker, 3019–3082; Borskanker, 3083–3084; Maagkanker, 3085–3096; Velkanker, 3097–3102
Karbonkel, 3103–3111
Karkatjies, 3112–3143
Katar, 3144–3146
Keel: Graat in, 3147–3149; Keelkriewel, 3150; Keelseer, 3151–3286; Keel swak, 3287–3288; Keelsweer, 3289–3298; Keelverband, 3299
Kinderarm, 3300–3301
Kinders wat swak is, 3302–3303
Kinderverlamming, 3304–3316
Kinkhoes, 3317–3416
Klem-in-die-kaak, 3417–3434
Klierswelling, 3435–3440
Klierverswering, 3441–3442
Kneusing, 3443–3465
Knieë wat swel, 3466
Knoop in die derm, 3467–3470
Kolera, 3471
Koliek, 3472–3560
Koors, 3561–3666
Koorsblare, 3667–3691
Hittekoors, 3692–3696
Kouekoors, 3697–3703
Kraamkoors, 3704–3711
Ylende koors, 3712–3714
Kouevat, 3715–3725
Krampe, 3726–3753
Kroep, 3754–3857
Kroniese kindersiekte, 3858
Kruipsweer of -seer, 3859–3864
Kwaad in wond, 3865
Kwaad uittrek, 3866
Kwynende kindertjies, 3867
Ledemate, stywe, 3868–3870
Lendepyn, 3871–3873
Lewerkwale, 3874–3912
Liddorings, 3913–3995
Lippe: Gebarste lippe, 3996–4000; Seer lippe, 4001–4007; Lipseer, 4008–4009
Longontsteking, 4010–4051
Longe en bors, 4052–4053
Dubbele longontsteking, 4054–4057
Swak longe, 4058–4062
Luisigheid, 4063–4068
Lumbago, 4069–4071
Lyfpyne, 4072–4078
Maagkoors, 4079–4109
Maagkramp, 4110–4117
Maagkwale, 4118–4179; Maagpyn, 4180–4244; Maagsere, 4245–4271; Maagsiekte, 4272–4279; Maag sleg, 4280–4298; Maag swak, 4299–4353; Maagwerk, 4354–4462
Maandstonde: Onaangename reuk, 4463; Ongereeld, 4464–4475; Oorgang, 4476–4477; Pynlik, 4478–4491; Te sterk, 4492–4515; Vertraag, 4516–4542
Malaria, 4543–4571
Mangels, 4572–4597; Seer mangels, 4598–4606; Slegte mangels, 4607–4608; Vergrote mangels, 4609–4612
Masels, 4613–4683
Melaatsheid, 4684–4685
Meningitis (Harsingsvliesontsteking), 4686–4688
Miskraam: Dreigende miskraam te voorkom, 4689–4714; Miskraam te bewerkstellig, 4715–4722

AANHANGSEL B

Rate, numeries gerangskik volgens die alfabetiese lys van siektes

AAMBEIE

1. Braamwortels (*Rubus fruticosus*): die grond afgeslaan en gestamp, op 2 bekers water gekook tot 1 beker, drink 2–3 kelkies vol op 'n dag. As dit te gou stop, gebruik dan 'n bietjie kasterolie of pille. Dis ook ekstra goed vir persie.
SCHULZ
SANL. *Die Afrikaanse Almanak*
Watt & Breyer-Brandwijk
Braam: *Rubus ludwigii* en *Rubus pinnatus* Gebruik in gevalle van diarree; bevat looisuur.
Kasterolie (*Ricinus communis*) bevat risinoleïnesuur en die eiwitagtige gifstof risine (baie prikkelend).
2. Neem bietjie boegoe en als, laat trek tesame op kookwater en drink drie maal per dag, nie te sterk nie.
SCHULZ: Mev. de Vos
Aftreksel van albei word gesamentlik met wyn berei.
Als of wildeals: *Artemisia afra* vir hoes, verkoues, slegte spysvertering, gebrek aan eetlus, maagpyn, koliek, kroep, kinkhoes, jig en as lakseermiddel, oorpyn (in die oor toegedien), om aambeie mee te baai, nier- en blaasaandoeninge.
Boegoe (Suidweskaapstreek): *Barosma betulina** bevat boegoe-olie wat 'n pepermentagtige reuk het en 'n ligte ontsmettende sowel as 'n ligte urinedrywende werking het. Boegoe is die naam wat die Hottentotte aan enige aromatiese kruie of struike gegee het wat as bestuiwingspoeier gebruik kon word, dus is daar etlike plante wat boegoe genoem word (sien Watt & Breyer-Brandwijk bl. 909–911).
3. Neem wildeboegoeblare, steek in 'n bottel Franse brandewyn en laat dit goed trek. Drink kort-kort 'n mond vol daarvan.
(Sien no. 2)
4. Neem 2 t daggablare op ½ pt water, kook vir 5 min., drink warm of koud ½ glas twee maal per dag. 'n Week se behandeling sal die ergste graad van aambeie genees. Hierdie daggawater het geen nadelige gevolge, is ook geen verdowingsmiddel nie en kan selfs aan klein kinders voorgeskryf word. 'n Voorraad van hierdie mengsel kan voorberei en gebêre word. Indien verlang word, kan getuigskrifte verstrek word van die doeltreffendheid van

* *Agathosma betulina*

hierdie mengsel.
SANL.: Veldkornet D.A. Boshoff
Cannabis sativa (*C. americana, C. indica*) bekend as dagga, "hashish", "marijuana" Dit het 'n bedwelmende werking wat toe te skryf is aan die aktiewe bestanddeel tetrahidrokannabinol. Dit is 'n taamlike algemene gebruik om daggablaartee vir hoë bloeddruk te drink. Die "tee" behoort ten minste in sommige gevalle van hoë bloeddruk verligting te gee, want daggablare het 'n kalmerende werking in klein hoeveelhede en ook 'n ligte bloedvaatverwydende werking. Daar is egter beter middels vir hoë bloeddruk en wat nie verslawend is nie. Dit is hoogs onwenslik om dagga vir enige siekte te gebruik weens die gevaar van verslawing.

5. Laat trek voëlent soos tee en drink vir aambeie.
V.L.V. Stellenbosch: Anna Eksteen, Ria Duckitt, Rene Deetlefs
Voëlent: *Viscum capense*
Viscum paudiflorum
Viscum totundifolium
Het 'n sametrekkende werking en sal dus aambeie verlig as dit plaaslik aangewend word.
6. Neem 2 e van ieder soort, kruisement, pimpernel, karmedik, boegoe, bels en 6 renostertoppe, laat dit trek op 1½ bottel goeie brandewyn, drink 1 e drie keer per dag een uur voor die ete.
Kruisement: *Mentha aquatica*
Mentha longifolia
Leucas martinicensis
Die vlugtige olie wat dit bevat het waarskynlik 'n plaaslike verdowende werking en verlig pyn in die aambeie.
Pimpernel: *Anagallis arvensis*. Dit bevat ook 'n vlugtige olie wat plaaslik verdowend werk.
Karmedik: *Cnicus benedictus* en *Cirsium vulgare*. Dit bevat looisuur en het 'n sametrekkende werking; die vlugtige olie daarin het 'n plaaslik verdowende werking.
Renostertoppe: *Elytropappus rhinocerotis*.* Die blare het 'n kragtige sametrekkende werking.
7. Kruisement: Stamp dit fyn en sit dit op.
F.J.L.: G. van Niekerk
8. Vee aambeie af met harige hout van populierblare.
SCHULZ: Erasmus, Heilbron
9. Pluk kalbastoppe, droog dit in die koelte, trek soos tee en drink.
SCHULZ: Mev. Aletta van den Berg
10. Laat 1 k tiemie op 'n bottel jenewer vir 2 dae in die son trek. Neem ½ kelkie drie keer per dag.
Mev. Eddie Joubert
11. Laat kiesieblare soos tee trek en drink.
A.S. Malan
12. Wildewingerd: Koue en rugpyn – laat trek en drink.
Mev. S. Kok
13. Klaaslouwbos.
Mev. S. Kok
14. Eet radyse.
SCHULZ: Mev. Robertson
15. Karmedikbossie trek en drink.
F.J.L.
16. Kanniedood (*Aloe variegata*) in brandewyn vir verligting van aambeie.
Watt & Breyer-Brandwijk
17. Kersbossie (klein kersbos) fynstamp, kook met 2 bottels water tot 1 en drink.
SCHULZ: Mev. Aletta van den Berg; Mej. Greeff
18. Kalkoenbelle stukkend gemaak op 2 bottels water gekook tot alles net 1 bottel is. Drink soggens en saans 1 kelkie vol.
SCHULZ: Mej. Greeff

* *Dicerothamnus rhinocerotis*

19. Wildekeur (kankerbos) met karoobossies laat trek en drink.
SANL.: Mev. J.P.J. Hugo
20. Neem 'n kamerpot. Kry goeie roltabak. Sny sowat 6 dm van die roltabak af. Maak dit stukkend in die pot. Gooi 'n groot hand goeie growwe sout ook in die pot. Gooi dan kookwater op die tabak en sout en laat die persoon hom stoom. Dit is nie 'n maklike proses nie, die kookwater, sout en tabak brand baie in die begin, maar dit is 'n uitstekende raat en 'n beproefde raat wat al baie lyers gehelp het.
SANL.: Mnr. C.J. Breytenbach
21. Laat die blare van renosterbos trek en drink soos swart tee.
F.J.L.
22. Neem 'n rou beet met skil en al. Rasper en eet op die nugter maag.
SANL.: Mev. M.J. Venter
23. Was die aambeie met sterk koue tee, vir inwendig moet dit ingespuit word, drie tot vier keer daagliks.
Helena le Clercque
24. Neem boegoe, bels, als, renostertoppe, kruisement, karmedik, pimpernel, getrek op 'n bottel brandewyn en drink saans en soggens 'n bietjie.
SCHULZ
SANL.
25. Kiesieblare, 1 k getrek op 'n bottel kokende water, drie maal per dag 1 k koud gedrink. Neem bad in kiesieblare getrek. Sit daarin.
SCHULZ: Mev. Griesel, Reitzburg
SANL.
F.J.L.
26. Slangbossies kook soos tee en drie maal op 'n dag 'n kelke vol drink.
F.J.L.
27. Gebrande perskes eet.
F.J.L.: H. Vermaas
28. Eet die binneste van pampoenpitte.
F.J.L.: D.J. Coetzee
29. Maak 'n pap van kiesieblare, brood, Engelse sout en melk en sit op sweer, die sweer het egter te "vuriglik" geword, toe sit mev. Orton kalklappe op en smeer die plek met lynolie. Toe het die sweer oopgegaan. Baie bloed en vuilgoed het uitgekom en toe is stinkolie opgesit om die onsuiwer uit te trek.
SCHULZ: Mev. S. Orton
30. Drink beukesbossietee.
F.J.L.
31. Bitterbos (*Hermannia* sp.): pappe vir aambeie.
Watt & Breyer-Brandwijk
32. Akkedispoot (*Teucrium africanum*): aftreksel gedrink vir aambeie.
Watt & Breyer-Brandwijk
33. Kook akkerboombas goed, laat koud word, spuit in en was die aambeie daarmee.
SCHULZ: Nel
34. Getrekte bels drink. (*Osmitopsis asteriscoides*)
SCHULZ: Mev. J. le Roux
35. Aambeibossie kook en die water drink nadat dit afgekoel is. (*Chironia baccifera*)
F.J.L.: F. Potgieter
A.M.G. Coetzee; J.C. Pieterse; A.S. de Beer
36. 1 k bitterblaar, 6 k kookwater, neem 'n kelkie vol na elke maaltyd.
A.S. Malan
37. Vir inwendige aambeie is kruie uitstekend goed. Soos tiemie, wildeals en wildewingerd. Laat trek soos tee en drink soggens en saans. Maak vars kruie elke dag, genoeg vir die dag se gebruik.
SCHULZ: Conradie
38. Daar is niks so goed vir aambeie as koejawelblare getrek in warm water en drink dit dan net so dikwels as jy maar kan. Jy kan net soveel blare vat as jy wil.
SAUK: A. van Rensburg

39. Wildeknopdagga moet in 2 bottels water gekook word tot 1 bottel oorbly. Drink 1 kelkie vol twee maal per dag.
F.J.L.
40. Klipdagga droog, 'n hand vol op 'n beker water laat kook en oornag staan. Drink ½ bottel of meer op nugter maag.
SCHULZ
41. Klipsweet so groot soos 'n duiwe-eier op 1 bottel brandewyn. Laat oplos. Giet deur en gebruik 'n mond vol elke oggend en aand.
SCHULZ: S.J. Marais
SANL.
F.J.L.
42. Swartstorm laat trek in water en drink.
SCHULZ: Mev. S. Orton
SANL.: Mev. J.P.J. Hugo
43. Stinkkruid laat trek in water en drink.
SANL.: Mev. J.P.J. Hugo
44. Was die aambeie met sterk koue tee.
SCHULZ: Nel
45. Trek tiemie, boegoe en ook swartolienhout met braamwortels en drink.
F.J.L.: A. Heystek
46. Trek viooltjieblare soos tee en drink dit.
SANL.: P.A. Marais
F.J.L.
47. As dit uitwendig is, maak 'n salf van was, soetolie, harpuis, 4–5 druppels haarlemmerolie en smeer aan. Daarna doeke van semelwater teen die knoppe hou.
Mev. Aletta van den Berg
48. Soetolie en moskonfyt meng en 1 e drink.
Mev. Aletta van den Berg
49. Vir bloeiende aambeie drink twee keer per dag 1 t klapperolie en smeer aan die aambeie ook.
F.J.L.: Van Rooyen, Alexandria
SANL.
50. Hondebossie in jenewer sit en 24 uur in die son laat staan. Drink ½ wynglas elke môre en aand.
SANL.: Mev. J.P.J. Hugo
51. Gifappel (*Solanum panduriforme*): aftreksel van die wortels vir aambeie.
Watt & Breyer-Brandwijk
52. Trek granaatwortels sterk en gee dit saans warm in, die aambeie sal verdwyn.
SCHULZ: Mev. S. Orton
53. Elandsboontjie getrek en drink.
SCHULZ: F.N. Viljoen
F.J.L.: W.G. van der Schyff
54. 2 dessertlepels treurwilkeblare, 1 dessertlepel tiemie, bottel water kook, 1 teekoppie vol drink.
Mev. Aletta van den Berg
55. Kook naaldebos sterk met water in erdepot t.d.s. p.c. kelkie vol.
SCHULZ: Oliver, Bloemfontein
56. Drink moederhaarslag soos tee.
SCHULZ: Mev. J.J. Kotze
57. Maraiskruie trek en drink.
SCHULZ: Mev. Joubert, Ladybrand
58. Maroelaboombas: Kook sterk en drink 'n wynkelkie vol drie maal per dag.
SANL.: Mnr. F.E. Mynhardt
59. 2 e fyn aalwyn op 'n bottel Hollandse jenewer. Drink 1 e in die môre en in die aand.
SANL.: Mev. J.P.J. Hugo
60. Kou bitteraalwynblare en sluk die sap in. *Aloe marlothii* genoem.
SCHULZ: W. de Waal
61. Vir inwendige aambeie trek kattekruie op brandewyn en drink saans 'n kelkie vol.
A.S. Malan
62. Nastergal met wortel en tak kook. Drink 'n glas vol drie keer per dag.
SANL.: Mev. J.P.J. Hugo
63. Bergvaring getrek soos tee. Drink.
SCHULZ: Mev. G.L. Pienaar
64. Bitterbos, hondepisbos en hottentotskooigoed saam trek en drink.
SCHULZ

65. Wildedagga getrek op brandewyn is goed vir aambeie.
F.J.L.
66. Nugter spoeg en menswater aansmeer.
Mev. Aletta van den Berg
67. Nugter spoeg en menswater word aanbeveel. Dan ook veral tot meer bedagsaam wees watter papier ens. 'n mens gebruik as hy aan sy natuurlike behoefte voldoen. Die beste is skoon ou linne, natgemaak met nugter spoeg en sy eie water. Harde, stywe of gedrukte papier of so iets is nadelig.
SANL.: *Die Afrikaanse Almanak*
68. Braai vars botter en die geel van 'n eier in 'n pan en gebruik om aan te smeer.
A.S. Malan
69. Neem 'n stuk van die netvet wat oor 'n bok of skaap se pens is en laat dit op 'n koel plek hang totdat dit galsterig is, as dit op 'n koel plek gehou word, word dit net galsterig en nie sleg nie. Rol dan hiervan klein pilletjies en gebruik dit.
SANL.: Mev. A. van der Berg
70. Vars botter en die geel van 'n eier deurmekaar gebraai in 'n pan en deur 'n doek gedruk, om mee te smeer.
SCHULZ
SANL.: *Die Afrikaanse Almanak*
71. Erdvarkmis en wipgatmiernes saam met warm water trek en drink.
SCHULZ: Mev. J. le Roux
72. Drink in die môre en aand 1 dessertlepel visolie met yster (as die spysvertering goed is).
Helene le Clercque
73. Elke aand 'n pil van harpuis en belghries.
F.J.L.
74. Drink 3 glase lou, sterk blouselwater per dag, so sterk dat jy nie die boom van die glas kan sien nie. Dit word beweer dat dit ook help vir seer op maag. Ek het dit self gedrink vir neusbloei.
Mev. A.J. Bekker
75. 15 druppels balsemswael op melk. Drink drie maal per dag.
Mev. Aletta van den Berg
76. 1 bottel ou dopwyn, 6 jalappoeiers, 6 rabarberpoeiers; 3 lepels epsomsout. Sit in 'n louoond om te trek, neem dan drie maal per dag 1 lepel vol voor ete.
Mev. Aletta van den Berg
77. 1 flessie groenamara, op 1 bottel Kaapse brandewyn, 2 e rabarber, 2 e suiker, 1 e Engelse sout. Gebruik drie maal per dag 1 e.
78. 1 e Engelse sout; 1 e rabarber; 1 t salpeter; 3 bottels water. Kook alles goed saam totdat dit 1 bottel is. Neem drie maal per dag 1 e.
SAUK: Mev. E.H. van der Merwe
79. Drink ½ glas kalkwater elke 4 ure.
SANL.: Mev. J.P.J. Hugo
80. 10 druppels balsemsulfuris elke aand met bietjie suiker of melk.
SCHULZ: P.H. Pelser
81. Lewensessens: Neem 1 t op 'n kelkie water.
F.J.L.
82. Neem ½ koekie blousel, 1 e aluin en 'n pinkje [*sic*] beker warm water, bad daarmee mee so warm as u dit kan verdra. As dit klaar is, smeer dan goed met Vaseline. Baie goed.
Mev. Aletta van den Berg
83. Gebruik ystersitraat en ammoniak, 2 dragmes, water 8 oz. Skud goed deurmekaar en kurk dig toe. Drink 1 e drie keer per dag.
Helena le Clercque
84. 2 flessies koraaltinktuur, 1 bottel witdulsies, 1 botter versterkdruppels deurmekaar. 1 t vol.
SCHULZ: Mev. Maré
85. 1/- se waarde van kaliumbromied op 1 bottel kookwater. 1 kelkie drie maal per dag.

SANL.: J.P. du Plessis

86. Rabarberpoeier laat trek in water en drink.
SANL.: Mev. J.P.J. Hugo

87. 2 rabarberpoeiers, 1 pakkie kremetart. Meng goed en verdeel in poeiers, so veel soos hoofpynpoeiers. Neem twee per dag.
SANL.: Mev. M.E. Turnbull

88. Smeer Zambuk op ná warm heupbad.
F.J.L.

89. 7 druppels vloeistof op 'n lepel melk drie keer per dag. Ook vir bloeiende aambeie. Vir was: Sit op 'n warm pot van 1 k asyn en water. Was as dit lou is. Droog af en smeer die volgende mengsel aan: ½ botteltjie balsemsulfuris, 1 koekie kamfer en 1 botteltjie Vaseline.
SANL.: J.H. van Heerden

90. Vir bloeiende aambeie. Neem 'n klein blikkie Zambuk-salf en een gelyk teelepel fyn blousel. Meng goed en smeer gereeld elke aand aan die fondament so diep as kan. Drink gereeld op nugter maag een mespunt Engelse sout droog op die tong met 'n slukkie water agterna.
SANL.: Mev. E.L. Van der Ryst

91. Smeer gewone kamferolie aan die aambeie. Al die brand en gejeuk sal verdwyn.
SANL.: Mev. E.C. Lottering

92. Meng 3 t kremetart, 6 t swael, 3 t Engelse sout, 12 t heuning. Meng alles goed deurmekaar en eet 1 t eerste ding in die môre.
SANL.: Mev. G. van der Merwe

93. 1 bottel brandewyn of wyn, 25 polgraspille, 30 obstruksiepille, 'n stukkie klipsweet, ½ tafellepel salpeter; drink drie maal per dag 'n kelkie vol.
SCHULZ: Mev. H. Olwagen

94. 1 bottel brandewyn of sjerrie, 100 kermonkpitte, 1 lepel seneblare, 1 lepel Engelse sout, 1 lepel suiker, ½ lepel salpeter, 1 lepel barbra.
SANL.: Mev. J.P.J. Hugo

95. 2 lepels heuning, ½ lepel terpentyn, 1 lepel lynolie, 2 lepels rapuis, 1 lepel teer; braai deurmekaar, sit af, en voeg daarby 2 lepels fyngemaakte aalwyntoppe.
SCHULZ: Mev. H. Olwagen

96. 2 k druiweasyn (moet plaasgemaak wees), 4 k kokende water in pot. Sit daarop tot koud is. Druk die uithangende aambeie terug met 'n prop wat in balsemkopiva natgemaak is.
SCHULZ

97. Maak pille van aalwyn, jalap en heuning en drink elke aand.
F.J.L.: A.M.G. Coetzee

98. 1 k poeiersuiker, 1 k Engelse sout, 1 pakkie seneblare, 2 bottels water. Kook dit tot op een, elke oggend een mond vol te neem.
Mev. Aletta van den Berg

99. 1 bottel jenewer, 1 bossie pimpernel, 1 t rabarber, 1 t salpeter, een groot stuk peperwortel.
Gooi bymekaar en drink.
F.J.L.

100. 12 ekstra sterk pepermente goed fynmaak, 1 e swael, pakkie kremetart, pakkie epsomsout goed deurmekaargemaak. Drink drie maal per dag soos ete.
Mev. Aletta van den Berg

101. 2 lepels epsomsout; weinig seneweblare, 2/6 waarde karmonkpitte; 6d. wit peperment; 1½ bottel brandewyn; 12 rabarberpoeier, laat 2 dae goed trek in die son, giet deur, laat weer ½ bottel brandewyn op die moer kom, 1 e elke oggend.
Mev. Aletta van den Berg

102. 1 lepel fyn aluin, 1 jalappoeier, 1 rabarberpoeier, ¼ grouvomitief, 2 lepels geskraapte boerseep (moet van loog

gekook wees en nie van soda nie), 1 geel van eier. Maak goed deurmekaar, maak pille so groot as ertjies. Rol hulle in magnesia om hul droog te kry en gebruik soos nodig.
SCHULZ: De Jager

103. 1 botteltjie balsemsulfuris, 1 botteltjie haarlemensis, 1 botteltjie kopiva: Meng alles saam op 1 blikkie soet kondensmelk. Neem twee tot drie keer per dag 1 t vol. Drink 1 watersugpil elke aand.
SANL.

104. Was en soetolie met 1 stukkie harpuis en 6 druppels harmansdrup daarin, maak goeie en sagte salf.
Helena le Clercque

105. 'n Poeier jalap, ½ poeier rabarber, 'n lepel kasterolie saamgekook en deur 'n doek gedruk in 'n bottel. Daarvan gebruik om die 4 uur 1 e, dan 'n dag laat verbygaan en dan weer gebruik 'n poeier rabarber, 2 lepels kasterolie en 1 lepel heuning.
SANL.: *Die Afrikaanse Almanak*

106. Vir bloeiende aambeie – kamferbrandewyn met soetolie 10 of 15 druppels, in 1 t soetolie. Vir droë aambeie wat knoppe maak – miltessens.
F.J.L.: Mev. A. Hermann; J.A. Page

107. Neut en harmansdrup.
F.J.L.: Mev. A. Hermann; J.A. Page

108. 1 koekie kamfer, ½ k uitgebraaide varkreusel. Smelt saam. Maak pilletjies en gebruik as steekpille of spuit in.
SANL.: Mev. Willemse

109. Sagte laksetief en dan souttinktuur gebruik, as dit veral uitwending is, dan 'n pap van soetmelk opsit.
SANL.: *Die Afrikaanse Almanak*

110. Harmansdrup: 7 druppels op bietjie suiker.
SCHULZ: Mev. P. de Bruyn
F.J.L.

111. Vee anus met ou been af, gooi weg sonder daarna te kyk, net soos die been vergaan sal die aambeie verdwyn.
F.J.L.

112. Doringhoutbas sterk gekook, 7 naeltjies, ½ neut op 'n bottel water. 'n Lepel drie maal per dag.
SANL.: Mev. J.P.J. Hugo

113. Kook droë aalwyn in 3 bottels water tot dit net 1 bottel is, of smeer die afloopghries van die wa aan die aambeie.
SCHULZ: Mev. S. Orton

114. Stoot 'n ysblokkie voor bedtyd in rektum op. Herhaal dit totdat gesond.
SCHULZ: J.A. Kellerman

115. Boetebossie: 7 toppe op water – drink.
F.J.L.

116. 'n Eenvoudige, dog baie goeie raad: Sny 'n aartappel deur en smeer die aambeislym aan die een stuk. Druk die ander helfte daarop vas en plant dit.
Mev. Eddie Joubert

AFSKAWING VAN DIE VEL

117. Raat vir vrouens wat hulle deurloop. Bokvet is goed vir vrouens wat hulle deurloop of babas wie se velletjie teer word van nat luiers.
SCHULZ: Van der Westhuizen
F.J.L.

118. Afskawing van vel by babas (tussen die bene). Was met garswater. Droog dan saggies af met een sagte doekie, smeer Vaseline aan of nog beter boorsalf, of sinksalf; poeier met boorsuurpoeier.
Helena le Clercque

119. Afskawing van vel: Maak die plek skoon, was dit met lou water, smeer salf aan; Vaseline, boorsalf of enige ander soort.
Helena le Clercque

120. Branderigheid aan kinders: Meng

sinkpoeier met kasterolie en smeer aan boudjies.
V.L.V.: Mev. W. Brynard

AAMBORSTIGHEID

121. Maak 'n stropie van wildeals in suiker en drink.
V.L.V. Stellenbosch: Anna Eksteen, Ria Duckitt, Rene Deetlefs

APPELKOOSMAAG
(APPELKOOSSIEKTE)

122. Trek galbossie soos tee, drink 1 k, en ek glo nie die tweede sal nodig wees nie.
J. van der Vyver
123. Geelbossie, (soort suikerbos).
Frank Marx
124. Eet die lootjies van die regte kortbeenkaroobossie (skaapbossie).
SANL.: M.G.H., Carnavon
125. Neem 'n bietjie brandewyn en gooi dit in 'n piering. Steek dit aan die brand en laat 'n rukkie brand. Blaas dood en gooi 1 t groenamara by. Drink dit tot die maag gesond is. As dit vir kinders gegee word, kan 'n bietjie water bygevoeg word asook 'n bietjie suiker.
SANL.
126. 1 e kasterolie, 15 druppels balsem, swaelbalsem, 10 druppels lewensessens.
Mev. Aletta van den Berg

APPENDISITIS

127. Drink gereeld kasterolie
F.J.L.: J. Grobler
128. Moet warm gevryf word met soetolie.
F.J.L.: J. Grobler
129. Drink lynolie.
F.J.L.
130. Maak teesuiker deurmekaar met Engelse sout en drink dit saam met aptekersparaffien.
F.J.L.
131. 1 t Little's in 1 glas water. Drink ½ glas elke halfuur.
F.J.L.
132. Glaubersout drink.
F.J.L.
133. 1 t Engelse sout op jou nugter maag te neem.
F.J.L.
134. Vernis op olietafelkleedjie en daar kanfer oor strooi.
F.J.L.: H. Scholtemeyer
135. Neem elke 3 ure 'n mespunt vol koeksoda.
F.J.L.
136. Laat 'n bottel kookwater afkoel en voeg dan daarby 2 pakkies Engelse sout, 1 pakkie kremetart en ½ bottel pepermentessens. Neem 2 e lou water en een van die mengsel elke môre op nugter maag.
F.J.L.: L.J. Naudé
137. 5 druppels balsemsulfuris op 1 lepel melk, drie maal per dag.
F.J.L.: Mev. M. Leonard

ARE: GESWELDE, GROOT ARE
(VARICOSE)

138. As dit oopgaan en seer word is daar nie iets wat gouer genees as wit Vaseline aansmeer. Hou aan daarmee totdat dit volkome genees is.
SCHULZ: Conradie

ARE: VERKALKING VAN DIE ARE

139. Trek kankerbos soos tee en drink ½ k drie maal per dag.
SCHULZ: Arnolde
140. Maak pille van knoffel en eet.
V.L.V.: Stellenbosch

141. Drink baie suurmelk; afgeroomde melk.
Mev. A.J. Bekker

142. Gebruik peritraatpille. Een in die oggend en een in die aand.
SANL.: J.A. Kellerman

143. Gebruik peritraatpille. Een in die oggend en een in die aand.
J.A. Kellerman

144. 1 klein t vol witdulsies en Engelse sout soveel as op 3d. kan gaan. Gooi 1 e warm water by. Drink 20 min. voor oggendkoffie.
J.A. Kellerman

145. 1 t teesuiker, 1 t lewensessens, 2 dessertlepels aptekersparaffien. Meng en drink soggens en saans met 3 Aspro's.
Mev. G.S. Bredenkamp

146. Sangene is baie goed vir verkalkte are.
Mev. M.A. Read

147. Gebruik Elasto-pille vir verstopte are, al is dit 6 bottels.
Mev. M.A. Read

ARTRITIS

148. Kook 1 bol knoffel totdat dit dik is en sit dit op 'n flennielap. Sit dit so warm as moontlik op en so dikwels as wat dit nodig voel.
SANL: Mev. G. van der Merwe

149. Maak 'n warm bad van jong bloekomblare en drink al om die andardagoggend 1 t silwerbronsout op nugter maag.
F.J.L.

150. 3 grapefruit, 3 oranges (or 6 oranges), 3 lemons, 2 oz. epsom salts and 2 oz cream of tartar. Squeeze the juice from all the fruit. Cut the peel into pieces, put through mincer and add to juice. Put in fridge overnight. Boil with 2 pt water and leave overnight in fridge. Put through strainer.
Pour 1 pt boiling water over epsom salts and cream of tartar until dissolved. Add juice. Put into bottle and leave in fridge. Dose: 1 wineglassful every morning before breakfast. Must be kept up for 6 months.
Mev. M.A. Read

151. Die sap van 1 vars suurlemoen in 'n glas met potasbikarbonaat. Roer goed en drink op nugter maag. Dit is raadsaam om nie die oggendkoffie gou daarna te drink nie.
Mev. M.A. Read

ASMA

152. Neem die blare van die pietjielaporte (stinkblaar), maak droog en rol in sigaret en rook vir asma.
V.L.V.: Mev. L. Nieuwoudt

153. Neem papajapitte, maak droog en rol fyn. Rook vir asma.
V.L.V.: Mev. L. Nieuwoudt

154. Koljander op kookwater getrek en gedrink.
SCHULZ

155. Laat trek Duitse koringwortels en pype en drink.
SANL.: Mev. D.M. Taljaard

156. Maak die blom van koningskelk droog en rook dit.
F.J.L.: A.S. van Wyk

157. Mix 20 drops of Jeyes Fluid in 1 pt bottle of water. Take 1 wineglassful every morning. Also take a dose of epsom salts twice a week. This recipe has proved a cure in one very bad case.
Mev. M.A. Read

158. A remedy which often gives great relief in asthma is equal quantities paregoric and Hoffmansdruppels. It is a tried remedy – dose ½ to 1 teaspoonful in a little water.
Mev. M.A. Read

159. Rook *stramonium* en *Datura tatula* deur 'n nuwe pyp; sprinkel 'n paar drup-

pels chloroform op die sakdoek, dit laat die hoes oorgaan.
Helena le Clercque

160. Asma ontstaan as die senuweestelsel aangetas is, die pasiënt vind dit moeilik om asem te haal en voel asof hy wil versmoor. Aanvalle kom skielik en duur vir 2 uur of wat. Sit 'n flenniekompres op die bors. Sprinkel op die kompres 2 t terpentyn.
Helena le Clercque

161. 1 t peper, ditto mosterd, 1 e brandewyn, 1 e heunig, die geel van een hoendereier, goed geklits en daarvan 1 e in te neem drie maal daags.
Mev. Aletta van den Berg

162. Take one bottle water. Boil until ¾, then add a comb of honey as large as a man's hand. Now continue boiling until wax has melted. Then add one bottle borsdruppels. Use one cup full of this mixture after heating well morning and night. Take as hot as possible.
Mev. M.A. Read

163. Maak die volgende resep aan en neem 2 e drie keer per dag tussen maaltye: 2 e heuning, 1 t blom van swael, 2 t balsemkopiva, 2 t balsemsulfuris, 2 t fyn aluin.
V.L.V. Stellenbosch: Anna Eksteen, Ria Duckitt, Rene Deetlefs

164. 4 flesse water, 1 lb rosyne, ditto droë vye, 9 wildealstoppe, ditto weeblaar, kook dit goed en druk dit deur 'n nuwe flennielap, dan ½ lb teesuiker, 2 t heuning, elke oggend 1 e vol in 'n koppie warm tee.
Mev. Aletta van den Berg

165. 1 lb black sugar, 1 lb dates, 1 lb raisins, 1 bottle vinegar, 1 piece 4 inch long black liquorice, 4 bottles water, ½ bottle wormwood leaves. Put all ingredients in a saucepan. Boil down to 2 bottles. Strain and boil liquid for 5 min. Let cool and bottle. Dose: a wineglassful after each meal.
Mev. M.A. Read

166. 'n Grypie maslyne, grypie tiemie, 1 lb droë vye, lb swartteesuiker, grypie wildeals, 2 bottels brandewyn, gooi in 'n erdekastrol, laat dit net trek, nie kook, neem ½ kelkie drie maal daags.
Mev. H. Olwagen

167. 'n Grypie warslyn, grypie tiemie, 1 lb droë vye, 1 lb swartsuiker grypie wildeals, 2 bottels brandewyn. Gooi in kastrol, laat net trek, nie kook, neem ½ kelkie vol drie maal per dag.
SCHULZ

ATLEETVOET

168. Gebruik Purnatol. Gebruik aanwysing op buisie. Was voete in warm water en smeer aan saans en soggens. Dit is wenslik om dit daarna met Purnatolpoeier te poeier. Dit genees binne 3 dae.
SANL.

169. Gebruik Purnatol. Gebruik aanwysing op buisie. Was voete in warm water en smeer aan saans en soggens. Dit is wenslik om dit daarna met Purnatolpoeier te poeier. Dit genees binne 3 dae.
J.A. Kellerman

BEENPYN

170. Neem 'n warm mosterdbad.
F.J.L.

171. Vryf droë mosterd (sout mag bygevoeg word) elke aand in seerplek.
SCHULZ

172. Kattekruie: Maak blare baie warm en sit op bene wat pyn en draai toe.
V.L.V.: Mev. J. Fourie

173. Vir pyn in die bene sit koue asynlappe op.
F.J.L.

174. Neem lekbrandewyn en smeer die been of voet daarmee. Altyd afsmeer, of hou die voet in die brandewyn vir 'n kwartier lank.
SANL.
175. Sout en paraffien opsit.
F.J.L.: C. du Preez
176. Dra in elke sokkie 'n koperpennie onder die voetsool.
SAUK: Mnr. J.H. Potgieter
177. Meng 2 lepels kamferbrandewyn, 2 lepels asyn, 2 lepels terpentyn, 2 lepels soetolie, 2 lepels sout. Skud goed en smeer aan die pynlike plekke.
J.A. Kellerman
178. Vir pyn in die bene is die geel van 'n eier, asyn en terpentyn goed.
F.J.L.
179. As iemand pyn in die bene het sodat hy nie kan slaap nie, hou die been vas net onderkant die enkel. Die pyn sal bedaar. Vir pyn in die arms en bene gebruik gewone sout en lampolie as smeermiddel.
A.S. Malan
180. Neem egte rooipotklei en maak 'n kleipap aan, slaan dan die been toe met die klei. Sit so vir 'n uur, die been sal sweet en die pyn oor wees.
SCHULZ: Rossouw
181. Net soos u voel die kramp kom – hy kom mos altyd as u in die bed is – klim net so gou as u kan van die bed en staan regop en dadelik is die kramp weg.
SAUK: Mnr. F.J. Botha

BEENSWERE

182. Been moet gehou word in warm aswater.
F.J.L.: J. Viljoen
183. Lê met die been omhoog, moet nie loop nie, dit maak die verswering altyd erger. Maak 'n sagte lap nat in die mengsel: sinksulfaat 40 grein, laventeltinktuur ½ oz, water 16 oz. Sit op die plek, gebruik altyd 'n ander lappie.
Helena le Clercque
184. Een deel belghries, geel van 1 eier, boermeel, lepel van elk op die seer.
Mev. Aletta van den Berg
185. Hou skoon en was gedurig met lou water.
F.J.L.: J.C. Pieterse
186. Kweper (*Cydonia vulgaris**) se saad fyngemaak en gekook vir bedsere.
Watt & Breyer-Brandwijk

BEDSERE

187. Neem 'n eier se wit in 'n piering. Plaas nou jou hand daarop en plaas dan op geaffekteerde deel of seer en laat droog word. Dit vorm 'n laag bo-op seer en verhinder dat die seer nie verder sprei nie.
SAUK: Ouma A. Snyman
188. Meng 4/- grootte prop (skeerroom) en 2 t Friar's Balsam. Doop gaas in mengsel en sit watte bo-op. Plak met kleeflint vas.
J.A. Kellerman
189. Sny Sunlight-seep fyn, smeer op 'n lappie en sit dit op die sere. Dit moet in die vorm van 'n salf wees.
Mev. M.A. Read

BENE: GEBREEKTE ARMS EN BENE

190. Neem boegoeblare. Sit dit in asyn en sit die boegoeasyn op die gebreekte plekke. Verbind dan met lappe wat altyd nat gehou moet word met die koue boegoeasyn.
F.J.L.: Mev. A. Hermann; J.A. Page

* *Cydonia oblonga*

BELROOS: SIEN ROOS

BEROERTE

191. Laat 'n pluisie maak of wildedagga op ½ k water trek soos tee en drink. Die lyer moet nie opgelig word nie. Hou die kop koel met kompresse, mosterdpleister op die kuite en terpentyn onder die voete te smeer. Neem 'n mespunt Engelse sout drie maal per dag met water.
J.A. Kellerman
192. Kop koel gehou met kompresse.
F.J.L.

BLAAS EN NIERE

193. Gebruik Cystex-pille soos aangewys op die bottel.
J.A. Kellerman

BLOEDARMOEDE

194. Trek dawetjiewortel en drink.
SCHULZ: Mev. S. Orton
195. Beetroot and parsnips are splendid blood feeders.
Mev. M.A. Read
196. Oats and barley: Thorough boiling serves to extract the inward essence of oats and barley. This beverage is nourishing and cooling for convalescents who are much weakened by fevers and such like illnesses. Preparation: One quart of oats are washed 3 to 4 times in fresh cold water. Then boil in 2 quarts of water until the liquid is reduced to one half; into the strained liquid mix 2 tablespoonful honey and let the mixture boil up again for a few minutes.
Mev. M.A. Read
197. Eet baie moerbei saam met gekookte melk.
F.J.L.
198. Rasper rooibeet, gooi op bottel rooiwyn en drink.
SCHULZ
SANL.: Prof. Abel Coetzee
199. Knikkertjie (*Caesalphinia crista**) se saad gebruik vir bloedarmoede.
Watt & Breyer-Brandwijk
200. Laat trek wildeals en water in die son en drink dit.
F.J.L.: A.M.G. Coetzee
201. Geelwortelsap drink.
F.J.L.: Mev. M. Leonard
202. Kook beet en eet hom uit die pot.
F.J.L.: J.C. Pieterse; J. Viljoen
203. Eet baie aarbeie.
F.J.L.
204. Kook gars en drink dikwels baie van die water. Dit is ook goed vir sere.
Mev. M.A. Read
205. Gebruik geel vrugte en groente – dit bevat baie yster.
Mev. M.A. Read
206. Bak 'n eierdop, maak dit fyn en drink 1 t soggens en saans met melk of water.
SCHULZ: Mev. Taute
207. Kerf 'n halwe skaaplewer fyn, laat dit 3 dae op 'n bottel ouwyn trek. Giet deur en drink elke oggend 1 e.
SCHULZ: Malan; Mev. Robertson
F.J.L.: Mev. Swarts
208. Rou lewer word vir gebrek aan bloed geëet.
F.J.L.: D.J. Coetzee
209. Die warm bloed van 'n geslagte dier te klits met sout en asyn en drink koud.
SCHULZ
F.J.L.
210. Eet baie rou lewer. Sluk klein stukkies heel in.
Mev. M.A. Read
211. A pinch of powdered alum applied to

* *Guilandina bonduc*

a bleeding cut or wound will help to stop bleeding – turpentine and paraffin good also.
Mev. M.A. Read

212. 'n Bottel invalideportwyn, skil van 'n groot lemoen daarin laat trek vir 3 dae. Tap dit dan oor in 'n skoon bottel waarin daar eers 1 bottel elk witdulsies, bruindulsies, groenamara, versterkdruppels, rooilaventel, Hofmannsdruppels ingegooi is. Skud goed en gooi dan die wyn daarin. Kry nog 'n bottel wyn. Dosis: ½ wynglas met wyn en 1 t van die mengsel.
F.J.L.: L.J. Naudé
SANL.: Mev. J.P.J. Hugo
213. Gebruik Moeder Siegel-stroop.
F.J.L.
214. Drink vomitief met koue melk.
F.J.L.: A.S. de Beer
215. Om bloed te stop: Druk 'n silwer muntstuk teen die wond, of gooi bietjie witsuiker op die wond.
Mev. M.A. Read
216. Dr. Williams' Pink Pills. Baie vrugte en groente moet geëet word.
F.J.L.: J. Grobler; J.C. Pieterse
217. 1 bottel goeie wyn, 7 ysterskroewe. Laat staan vir 'n paar dae en drink dan elke aand 'n kelkie vol. Hierdie raat is afkomstig nog van die ou Duitse sendelinge van die Kaap.
SCHULZ: B.L. Prinsloo
SANL.: Mev. P.W. Maree

BLOEDDRUK

218. Rooibeet rasper op nugter maag – eet.
SCHULZ: Roux, Christiana
219. Rou koffie (1 k) fyngemaal, laat sterk trek met kookwater. Gebruik twee maal per dag 1 k. Kan herhaalde male gebruik word.
SCHULZ: Balfour-Noord
220. Eet pomelo op nugter maag.
SCHULZ: Roux, Christiana
221. Tiemie getrek.
SCHULZ: Sam Rautenbach
222. Drink die sap van 'n suurlemoen en 1 t heuning in 'n glas warm water voor slapenstyd.
V.L.V. Stellenbosch: Anna Eksteen, Ria Duckitt, Rene Deetlefs
223. Waterskilpadbloed.
SCHULZ: Alberts
224. Bind bande om die arms en bene van die sieke en vryf die holtes van die voete met asyn, sout, en gaan met raat no. 2.
SCHULZ: N. du Plessis
225. Gee 'n bietjie stroopwater en bind bande om die arms en bene. Vryf holtes van voet met sout en asyn. Klesteres [*sic*] om die hals en skouers sit.
SCHULZ: Mej. Benade
226. 1 bottel witbalsemvita, 1 bottel witdulsies, 1 bottel versterkdruppels, 1 bottel rooilaventel, sap van 8 suurlemoene. Vul bottel verder op met kookwater. Gebruik elke oggend en aand 1 e.
SCHULZ: Mev. J.J. de Vos

BLOEDDRUK: HOË BLOEDDRUK

227. Neem vroeg in die oggend op die nugter maag 1 groot lepel heuning en 1 e suurlemoensap in 1 k kookwater.
Mev. M.A. Read
228. Steenkool kookwater op gooi en drink.
Mev. Aletta van den Berg
229. Meng 1 t rooilaventel goed in 1 lb vars heuning. Neem 1 t vol drie keer per dag na ete.
Mev. Paula Groeneveld
230. Een hele huisie knoffel gekneus op 'n bottel jenewer, drink 3 kelkies per dag.
Mev. A.J. Bekker

231. Daar is niks beter as dagga vir hoë bloeddruk nie.
SCHULZ: Mej. K. Albertyn; Mej. Greeff
SANL.: Mev. M.J. van Ons; Mev. A.M. Labuschagne; Veldkornet D.A. Boshoff; Mev. G. Hattingh

232. Neem ½ k tiemie. Gooi daarop 2½ k kookwater. Laat trek en drink soggens en saans ½ k vol gemeng met heuning.
SANL.: Mev. A.M. Ferreira

233. Laat tiemie trek soos tee en drink 'n groot kelkie vol drie keer per dag.
Mev. M.A. Read

234. Laat perskeblare soos tee trek. Neem ½ wynglas daarvan drie keer per dag.
Mev. M.A. Read

235. Laat dagga trek soos tee. Neem 'n kelkie vol drie keer per dag.
Mev. M.A. Read

236. Trek wildedaggablaartjies soos tee en drink vir hoë bloeddruk.
V.L.V. Stellenbosch: Anna Eksteen, Ria Duckitt, Rene Deetlefs

237. Laat kruisement trek soos tee en drink.
V.L.V. Stellenbosch: Anna Eksteen, Ria Duckitt, Rene Deetlefs

238. Lusern: Kook die toppe in water en drink vir hoë bloeddruk.
V.L.V. Stellenbosch: Anna Eksteen, Ria Duckitt, Rene Deetlefs

239. Kneus 'n hand vol groen perskeboomblare en laat trek op 1 k water vir ongeveer 'n halfuur. Syg deur en voeg ½ k heuning daarby. Drink drie maal per dag 'n wynkelkie vol na ete.
Mev. Paula Groeneveld

240. Neem renostertoppe op brandewyn en klipsweet ook op brandewyn, neem dan 1 e van die twee saam, ook baie goed vir pyn in die rug.
Mev. Aletta van den Berg

241. Kook perskeblare en drink kort-kort bietjie, dit help vir hoë bloeddruk.
SCHULZ:
SAUK: Mev. E.M. Gouws

242. Polgraspille: Drink eerste dag 1, tweede dag 2, ensovoorts, tot 10 en verminder weer tot 1.
SCHULZ: Prof. Abel Coetzee

243. Neem ½ bottel mediese brandewyn (medical reserve brandy), voeg daarby 10 huisies knoffel waarvan die nerfies afgetrek is en effens gekneus deur dit met die vinger te druk. Sit die brandewyn nou in die son vir 24 uur. Gebruik as volg: Neem 1 t vol elke môre op die nugter maag in 'n wynkelkie water.
SAUK: Ouma Van Coller

244. Trek gerasperde peperwortels op brandewyn. Drink 1 e drie maal per dag.
SCHULZ: Mev. Maré

245. Neem 'n huisie knoffel. Kerf dit en sit in 'n glas. Maak 'n hoeveelheid melk vir die glas baie warm (dit mag nie kook nie) en gooi dit op die knoffel. Laat dit effens afkoel en drink dan gedurende die dag af en toe 'n slukkie van die melk tot die aand. Die knoffel word weggegooi. Herhaal dit een keer per week en na 'n tydjie is die bloeddruk weer normaal.
SANL.: Mev. A.M. Steinmeyer

246. Eet rooi gerasperde beet of pomelo op nugter maag.
SCHULZ: Roux, Christiana

247. Neem 15 blare wildedagga, gooi kookwater op, en drink in plaas van tee drie maal per dag.
A.S. Malan

248. Neem 2 aartappels so groot soos 'n hoendereier. Skil af. Rasper fyn. Eet op u nugter maag.
SCHULZ: Prof. Abel Coetzee
SANL.: Mev. J. Voster
SAUK: Ouma Nortje; Jan Hofmeyr; Mev. B. van Rensburg

249. Laat lukwartblare trek soos tee, en drink drie keer per dag 'n kelkie vol.

Mev. M.A. Read

250. Drink Humburg-tee vir hoë bloeddruk.
Mev. M.A. Read

251. 1 pakkie kremetart, 1 pakkie koeksoda, 1 pakkie Engelse sout, 1 pakkie wynsteensuur, 1 k versiersuiker. Meng droog deurmekaar in bottel en drink 1 t in 'n glas water twee of drie maal per dag.
SANL.: Mev. D.M. Taljaard

252. Neem 2 pakkies Mag-aspirienpoeiers en een botteltjie rooipoeier. Meng dit goed deurmekaar. Neem elke môre op nugter maag 'n mespunt vol met 'n glas lou water of eerste koppie tee.
SANL.
SAUK: Mev. L. Pelser

253. 'n Gelykgeskraapte teelepel glaubersout met 5 druppels *iodine robin* en 'n glas water elke môre vir een week. Dan slaan een week oor en hou so aan. Maal die sout en gooi dit in die water in die aand, gooi druppels by in die môre en drink. Maak seker dat dit bloeddrukte is.
A.S. Malan

254. 1 pakkie Engelse sout, 1 e salpeter, 1 botteltjie rooipoeier, 1 pakkie kremetart. Meng alles deurmekaar en neem 'n mespunt alle 2 uur.
SCHULZ: Honiball
SANL.: J.H. van Heerden

255. 1 t lewensessens drie maal per dag met koue water. Vernaamlik by vrouens met oorgangsjare.
SCHULZ

256. Mespunt salpeter op 'n glas water, drink op die nugter maag.
Mev. Aletta van den Berg

257. Versiersuiker, Engelse sout en kremetart: Meng ½ lb versiersuiker, 1 e Engelse sout, 1 pakkie kremetart. Neem 1 t elke oggend by koffie.
V.L.V.: J.A. Engelbrecht

258. Neem vroeg in die oggend op die nugter maag 1 e moutasyn vir 3 dae lank.
Mev. M.A. Read

259. 1 bottel wonderkroonessens op 'n bottel kookwater. Neem 1 groot lepel vol drie keer per dag.
Mev. M.A. Read

260. 2 pakkies Engelse sout, 2 rabarberpoeiers, 1 pakkie kremetart. Los dit op in 'n bottel kookwater, en neem 'n kelkie vol op die nugter maag.
Mev. M.A. Read

261. Los 1 pakkie Engelse sout op in 'n bottel kookwater en voeg 'n goeie mespunt fyngemaakte kamfer by. Laat koud word en kurk die bottel toe. Neem 1 wynkelkie vol op die nugter maag.
Mev. M.A. Read

262. 1 e witdulsies op 'n glas water. Neem in klein dosisse alles in 'n dag se tyd, een keer per week.
Mev. M.A. Read

263. Neem 3 of 4 keer per dag Kruschensout, soveel as wat op 'n sikspens kan gaan, en 1 of 2 keer per dag koue stortbaddens. Vermy styselkos.
Mev. M.A. Read

264. Op 'n bottel kookwater voeg die volgende by: 2 rabarberpoeiers, 1 pakkie kremetart, ½ pakkie rooipoeier. Drie maal per dag op nugter maag 'n klein kelkie vol.
SANL.: Mev. G. Hattingh

265. 1 botteltjie rooipoeier, 2 pakkies Engelse sout – goed gemeng en neem 'n mespunt elke môre vir 2 weke. Hou dan 'n tydjie op en gebruik weer.
SCHULZ: Mev. T. Jordaan
SANL.: Mev. J.P.J. Hugo; Mev. A.C. Pienaar

266. Vermy enige drank of iets wat die bloed verhit. Neem eerste ding in die môre 'n breë mespunt glaubersout. Hou so aan, net in die môre. Eet 'n rou

ui elke dag met u maaltyd. (Raat van 'n dokter.)
SANL.: Grobbelaar

267. Maak 'n mosterdpleister van mosterd, bietjie meelblom en wit van eier. Smeer tussen dun lappies en sit in holte van voete – smeer egter eers Vaseline aan.
Mev. M.A. Read

268. 4 e heuning, 2 pakkies Engelse sout, 1 bottel kookwater, 2 suurlemoene se sap en 1 pakkie salpeter. Neem 1 e van mengsel op 'n glas water op die nugter maag.
J.A. Kellerman

269. Laat 1 bottel kookwater afkoel, gooi daarin 2 e heuning, sap van drie suurlemoene, 2 dessertlepels Engelse sout, 1 t salpeter, skud goed. Gebruik 'n wynkelkie vol op nugter maag, 1 na elke ete. As bottel leeg is wag dan twee weke en maak dan weer 'n bottel aan.
Mev. J.P. Meyer

270. 2 lepels heuning, 1 pakkie Engelse sout, 1 t salpeter, sap van 3 suurlemoene. Voeg alles op 'n bottel kookwater. Drink 1 kelkie vol op die nugter maag, en ook na middag- en aandete.
Mev. M.A. Read

271. 1 bottel gekookte water (afgekoel); 2 e heuning; die sap van 3 suurlemoene; 1 dessertlepel Engelse sout; 1 t salpeter. Meng alles goed en drink 'n kelkie vol op die nugter maag, en 'n kelkie vol na elke maaltyd. Gebruik die hoeveelheid en wag 14 dae en maak weer 'n vars resep.
SCHULZ: Meiring; Mev. A.J. Klopper; Beukes
SANL.: Mev. A.C. van der Merwe; Mev. A.C. Pienaar
Mev. A.M. Labuschagne; Mev. H. Badonhorst; J.A. Kellerman
SAUK: Mev. F. Smit; Mev. M.L. de Beer

272. Gooi in die aand 2 t Engelse sout op 'n kelkie water. Laat oop staan, druk die sap van 'n suurlemoen in die volgende môre en drink. Hou aan vir 10 dae.
C.J. Matthews

273. 1 bottel kommandobrandewyn en 1 e gerasperde peperwortels, laat trek; drie maal per dag 1 e.
SCHULZ

BLOEDDRUK: LAE BLOEDDRUK

274. Eet vars pietersielie vir lae bloeddruk.
V.L.V. Stellenbosch: Anna Eksteen, Ria Duckitt, Rene Deetlefs

275. Neem 1 groot beet, sny in skywe. Sit in 'n vrugtefles, gooi 1 bottel muskaatwyn daaroor. Laat staan vir 24 uur. Haal die beet uit en drink van die wyn drie maal per dag 'n kelkie vol daarvan.
Mev. A.S.J. Pretorius

276. Hierdie siekte ontstaan deur uitgeputte senuwees. Hier is baie rus en versterkende voedsel nodig.

Neem vroeg in die môre 1 t koeksoda in 'n glas baie warm water. Elke keer soos u skielik snaaks voel en wurg, neem weer die koeksodawater. Hou so aan totdat dit verdwyn. Kamferbrandewyn met water help ook. Neem dit saam as u iewers heen gaan. Dit is altyd gereed.
SANL.: Mev. C.E. Grobbelaar

277. Eet pietersielie. Vaaljapie: Drink ½ k soggens en saans.
V.L.V.: Mev. K.W.H. Voight

BLOEDING

RAAT OM BLOED TE STOP

278. Vars perdemis is goed.
F.J.L.

279. Kook brandnetels met water, giet af en gee 1 e alle 2 ure in.
SCHULZ: Jacobsz

280. Laat trek pypkaneel en drink.
C.J. Matthews
281. Taaibos se blare kneus en op wond sit. Baie doeltreffend.
Frank Marx
282. Droë, gemaalde wildekalbaswortels stop bloed.
F.J.L.: K. van Deventer
283. Wormkruie (*Matricaria multiflora**) vir bloeding.
Watt & Breyer-Brandwijk
284. Om bloed te stop, neem 'n pruimtabakblaar en sit dit op.
SANL.: Mev. J. Potgieter
F.J.L.: A.M. Otto
285. Kalmoes (*Alepidea amatymbica*): gekneusde plant vir wonde wat baie bloei.
Watt & Breyer-Brandwijk
286. Trek kraalbos soos tee en drink dit.
SCHULZ: M. Conradie
287. Stamp groen kweek en sit dit op.
F.J.L.: A.M.G. Coetzee
288. Kraalbos: Maak blare fyn en sit op sny wat baie bloei.
Mev. S. Kok
289. Boetebossie (*Xanthium spinosum*) om bloeding te stop.
Watt & Breyer-Brandwijk
290. Assegaaibos (*Monsonia biflora*†) vir inwendige bloeding.
Watt & Breyer-Brandwijk
291. Maak droë akkedismis fyn en strooi op die wond.
SCHULZ: Mev. Vogel
292. Sit spinnerakke op 'n oop wond wat baie bloei.
F.J.L.: C. du Preez, J. Viljoen, K. van Deventer
293. Sit skraapsel van gelooide vel op.
F.J.L.: A.M.G. Coetzee; A.S. de Beer; Mej. J. Wolhuter

* *Oncosiphon suffruticosum*
† *Monsonia burkeana*

294. 'n Pak fyn donsvere in wonde stop stil die bloeding.
SCHULZ
295. Gooi blouswael op.
F.J.L.
296. Vat twee lappe en maak dit nat in 'n sterk mengsel blouselwater, sit dit styf om die twee groottone en dit sal die bloed stop.
SCHULZ: Beyers (Boek II)
297. Aluin: 'n stukkie onder die tong sit op die groot aar wat deurloop.
SCHULZ: Van Niekerk
298. Drink flou asynwater.
SCHULZ: M. Conradie
F.J.L.
299. Gooi terpentyn op.
Helena le Clercque
300. Neem fyn vitrioel (blou steen), druk die aar toe en gooi dit op.
Helena le Clercque
301. Hou die plek in lampolie.
F.J.L.: Fanie Venter
302. As jy bloed wil laat stop moet jy paraffien op gooi.
F.J.L.
303. Windsels te maak van arnika-essens met water om te sit gedurig aan te klam. Nie af te haal nie.
SANL.
304. Drink 'n glas lou water met 1 t kremetart.
Mev. A.J. Bekker
305. As jou been se aar bars moet jy 'n halfkroon daarop sit, dan stop die bloed.
F.J.L.
306. Bloed te stop van 'n gewonde aar. Druk toe met duim. Neem dan 'n pennie, sit op aar, en bind baie goed toe. Hou die arm dan omhoog. Sodra dit beter voel, gee so nou en dan die doek bietjie skiet, totdat dit helemaal los is.
Helena le Clercque
307. Gooi as in 'n groterige wond en sand in 'n kleinerige.

F.J.L.: J. Grobler

308. Gooi koue water daarop (moet dit nie met die vingers was) as dit groot gaap. Sit pleister op en trek wond na mekaar, gooi dan terpentyn op wond.
Helena le Clercque

309. 'n Muntstuk of spinnekoprak, gebruik eersgenoemde as dit daarop vasgebind kan word, lg. as dit op 'n plek waar dit ongemaklik was vir vasbind.
Mev. M. Kloppers

310. Rooipoeier natgemaak met oliekolonie word gebruik. Gooi suiker of peper op die sny. Brand enige horing of bokkloutjies en strooi as op.
F.J.L.: A. Heystek
SANL.

311. Om bloed te stop van 'n sny of wond: Neem aluin en die wit van 'n eier, geklits tot dit geheel dik word en met 'n vierdubbel doek op die bloedwond gelê.
SANL.: *Die Afrikaanse Almanak*
F.J.L.

312. Neem aluin en die wit van 'n eier. Klits totdat dit heel dik is en sit dit op die wond met 'n vierdubbele doek bo-op.
J.A. Kellerman

313. Sit suiker op of spinnerak of sit die vleiskant van gelooide velleer op.
SANL.: Mev. M.M. van Wyk
SAUK: Mev. M. Knoetze
F.J.L.: A.S. van Wyk; J.C. Pieterse

314. Vars perdemis opsit of terpentyn of spinnerakke of gemaalde aluin of suiker of steek watte in kookwater en dit dan op wond.
SCHULZ
F.J.L.: L.J. Naudé

315. Gooi koue water op die wond, dit laat die bloed stop, sorg dat al die sand, glas of splinters uit is. Neem aluin en die wit van 'n eier en klits dit totdat dit dik is, sit dan in 'n doek op die wond.
Helena le Clercque

316. Sit suiker en spinnerak op wond.
V.L.V.: Mev. K.W.H. Voight

317. Wyn en neutmuskaat, fyngestamp en opgesit.
SANL.: *Die Afrikaanse Almanak*

318. Wyn en neut fyngestamp en opgesit.
F.J.L.

319. Stamp neutmuskaat fyn, meng met wyn en sit op.
A.S. Malan

320. Vars perdemis opsit, (wyn en neut fynstamp en opsit) (aluin, wit van 'n eier klits en opsit, dubbele doek op die wond sit).
Mev. Aletta van den Berg

321. Brandewyn en hottentotsvye vir bloei.
V.L.V.: Mev. J. Fourie

322. 24 naeltjies, bak dit uit en maal fyn. Neem ¼ lb teesuiker, maak dit goed fyn. Maak deurmekaar en gebruik soveel as op 'n sikspens gaan. Droog kort-kort tot bloeding ophou.
SCHULZ: Geyer

323. Sand stop bloed.
F.J.L.

BLOEDKLONT

324. Drink drie keer per dag 'n lepel vol sonneblomolie.
Mev. A.J. Bekker

BLOEDLATING

325. Bloedlating waar die are baie dik is. Laat die pasiënt dagga rook. As hy nie kan nie, moet iemand anders rook en die rook in sy mond blaas, totdat sy tong losgaan en hy self kan rook.
Helena le Clercque

326. Bind plek met sydraadjie toe.
F.J.L.: L.J. Naudé

327. Bind die aar bokant die wond baie styf toe.
F.J.L.: J. Viljoen

BLOEDLATING TE STOP

328. Plaas daggablare op die plek en verbind. Indien moontlik baie styf.
F.J.L.
329. Bind toe met perdesterthare.
F.J.L.

BLOEDPARSIE

330. 'n Lepel boegoe en 'n lepel anys, fyngemaak en met 'n lepel heuning gemeng en ingeneem.
SANL.: *Die Afrikaanse Almanak*
331. Styselwater drink.
F.J.L.: J.C. Pieterse
332. Soetolie moet met foelie en naeltjies gebraai word.
F.J.L.: J. Grobler
333. Naeltjiesbrandewyn drink.
F.J.L.
334. Laat aambeibossie trek soos tee en drink die water.
F.J.L.: A.S. van Wyk
335. Vat akkerboombas, sny dit in stukkies, laat trek soos tee en drink.
F.J.L.: H. Vermaas
336. Dawetjiewortels op brandewyn getrek.
SANL.: *Die Afrikaanse Almanak*
337. Granaatskille droog en dan fyngemaak, droë rys fyngemaak. Alles saam laat trek en as koffie op die nugter maag gedrink.
SANL.: *Die Afrikaanse Almanak*
F.J.L.: D. de Bruin
338. Renostertoppe op brandewyn getrek.
F.J.L.
339. Kruienaeltjies laat trek op kookwater.
SCHULZ: Mev. du Plessis
F.J.L.: J. Viljoen
340. 'n Drank van meelblom of gesifte boermeel om kort-kort te drink.
SCHULZ: Mev. du Plessis
341. Renosterbos, voëlent en wildewingerd opkook en drink.
SCHULZ
342. Krap die boonste dop van soetdoringbas af, neem die rooi bas en kook dit, drink die water lou.
F.J.L.: A.S. de Beer
343. Tongblaarsaad sterk getrek om te drink.
SCHULZ: M. Conradie
SANL.: *Die Afrikaanse Almanak*
344. 'n ¼ gerasperde neut op 'n glas gekookte melk en 1 lepel bokvet.
Mev. G.S. Bredenkamp
345. Gerasperde ¼ neut in 'n glas gekookte melk en 'n lepel bokvet.
SCHULZ: *Die Afrikaanse Almanak*
SANL.: J.A. Kellerman
F.J.L.: Mev. M. Leonard
346. Gerasperde ¼ neut in 'n glas gekookte melk en 'n lepel bokvet.
J.A. Kellerman
347. 'n Stukkie sout biltong drooggebraai, tot 'n poeier gestamp en ingegee.
SANL.: *Die Afrikaanse Almanak*
348. Trek gebrande beeshoring soos koffie en drink.
SCHULZ: Mej. van der Leeuw
349. Sprinkaanmeel en bokmelk vir bloedpersie wat lank aanhou.
SCHULZ: Labuschagne
350. Beeshoring gebrand soos koffie en goed getrek op water.
SCHULZ: Mej. van der Leeuw
351. Wit van 'n eier geklits of met koue water. Drink baie daarvan.
SCHULZ: Mev. du Plessis
352. Neem 'n paar versterkdruppels met water in.
F.J.L.: L.J. Naudé
353. Neem 'n mespunt rabarber, 'n halwe salarispoeier en die 20ste deel van 'n

grouvomitief. Dit in 20 dele gemaak en elke dag een of twee poeiers vir 'n kind.
SANL.: *Die Afrikaanse Almanak*

354. 10 druppels harmusdrup drie keer per dag.
F.J.L.: Fanie Venter

355. Gee blousel in om te drink.
F.J.L.: J.C. Pieterse

356. 1 k sterk koffie met 'n kelkie pontak daarin.
SANL.: *Die Afrikaanse Almanak*

357. Braai 'n lepel kasterolie, skroei neut, maal dit bietjie en gee pasiënt in tot maag weer normaal is. Gee pasiënt nou geklopte wit van eier om die maag sterk te hou. Gebruik alles koud en niks warm nie.
F.J.L.

358. Neem rogmeel of rys. Maak daarvan 'n pap en smeer daar twee dore van eiers op. Sit dan op die buik.
SANL.: *Die Afrikaanse Almanak*

359. 6 lepels terpentyn, 6 lepels asyn, die geel van 'n eier. Goed gemeng en op 'n flennielap gesmeer en op die buik gesit.
SANL.: *Die Afrikaanse Almanak*

360. 1 lepel soetolie met 'n paar druppels haarlemmerolie twee maal per dag.
SCHULZ: M. Conradie
SANL.

361. ½ t Pain Killer in 1 e soetolie opgelos. Die pasiënt moenie kos kry nie tot na die tweede dosis. Gee hom dan 'n bietjie slymerige sop totdat hy sterk genoeg is om vaste kos te eet.
SANL.: Mev. J.P.J. Hugo

362. Vir 'n kind van 4–5 jaar, 5 druppels haarlemmerolie en 1 t soetolie. Vir volwassenes meer.
SANL.: *Die Afrikaanse Almanak*

363. Drink elke môre Engelse sout en kremetart. Eet 8 dae "flour"-pap met baie vet in.
SANL.: Mev. M.C. Naudé

364. Neem ½ kelkie Franse brandewyn, 1 dessertlepel soetolie, 'n weinig neut gerasper, drie maal per dag ½ kelkie te neem. Sit warm kamferlappe op die buik.
SANL.: *Die Afrikaanse Almanak*

365. Maak ikesaad skoon en sny dit fyn en gooi 1 k melk op en kook dit en gee 1 e elke halfuur.
F.J.L.
SANL.

366. Stamp die bas fyn van passiebos en kook dit met ½ bottel water tot op 1 bottel, gooi dit in 'n bottel en gooi daar dan aluin in soveel as wat op 'n sjieling kan lê. Neem eers 'n lepel vol stysel en maak dit met ½ k water aan en drink drie maal die dag daarvan en begin dan die volgende dag met die bottel se goed. Neem drie maal per dag 'n groot lepel vol.
F.J.L.

367. Gaan bly by die see.
F.J.L.

368. Gooi water op gebrande grond, en drink die water daarna.
F.J.L.: A.S. van Wyk; J. Viljoen

BLOED SPOEG

369. 1 fles goeie brandewyn, 1 k fyngesnyde rosyne, 1 gedroogde vy, fyngesny, 1 k peperwortels, 1 t anyssaad, 1 lepel boegoe, 1 lepel wildeals, ½ lb swartteesuiker. Trek alles saam en neem drie maal per dag 'n kelkie vol.
SCHULZ: Ludick; Froneman
SANL.

370. 'n Bietjie gemmer, 'n bietjie naeltjies, heuning en brandewyn. Kook dit goed en gee 1 e om te drink.
Mev. Aletta van den Berg

371. Pypsteelbossiewortel trek en drink.
SCHULZ: De Kock, Botrivier

372. Semels goed lymerig gekook en drink

deurgegooide water. Wissel af met gortwater.
SCHULZ: Froneman

373. Kwarieson soos tee laat trek. Drink twee maal daags ½ kelkie.
Mev. Aletta van den Berg
374. Vir bloed spoeg is rosyntjies goed.
F.J.L.
375. Gee haasmaag in rooiwyn in. As maag pyn en krampe het, moet wyn warm wees.
SCHULZ
376. ½ bottel asyn, ½ bottel heuning, 1 lepel borrie, 1 jalappoeier, 3 grouvomitiewe, as gemeng is, neem drie maal per dag 1 lepel vol.
SCHULZ
377. ½ bottel asyn, ½ bottel heuning, 1 lepel borrie, 1 jalappoeier, 3 grouvomitiewe, as dit gemeng is neem dan drie maal daagliks 1 lepel vol.
Mev. H. Olwagen
378. 1 eier, 1 lepel borrie, 1 lepel heuning, 1 lepel lynolie, 1 lepel kamferbrandewyn, 1 lepel melk, 1 lepel haarlemmerolie, 1 t kopiva.
Mev. H. Olwagen
379. Mespunt salpeter met suurlemoensap drink.
Mev. Aletta van den Berg

BLOEDSTORTING

380. Anyswater drink.
SCHULZ: Beyers
381. Swart kalmoes getrek.
SCHULZ: M.M. Swart
382. Pampoen, waterlemoen, spanspek, en komkommerpitte, amandelpitte deurmekaar, met 'n beitjie salpeter, op kokende water getrek en drink.
Mev. Aletta van den Berg
383. Hottentotsvyesap in rooswater is ook goed.
Mev. Aletta van den Berg
384. Sterk tee as tee-ekstrak gedrink.
F.J.L.
385. Neem 'n lepel rys en 'n lepel koljander en brand dit. Gebruik dan gemaalde mengsel en laat trek dit soos koffie.
F.J.L.: L.J. Naudé
386. Neem pampoen, waterlemoen, spanspek en komkommerpitte en bitter amandels deurmekaar gestamp en op kokende water getrek. Dit dan met 'n bietjie salpeter by deur die dag gebruik.
SCHULZ: *Die Afrikaanse Almanak*
SCHULZ: Mev. J.J. Kotze
F.J.L.: L.J. Naudé; J. Viljoen
387. Trek enige pit soos perske of lemoenpitte soos tee en drink dit.
SCHULZ: Mej. van der Leeuw
F.J.L.: J.C. Pieterse
388. Hottentotsvyesap met rooswater.
F.J.L.: J. Viljoen
SANL.
SCHULZ: Mev. J.J. Kotze
389. Hottentotsvyesap en heuning drie maal per dag
SCHULZ: Mev. J.J. Kotze
390. Droë kanniedoodblare fyngestamp en met water laat trek. Drink.
SANL.: Mev. G.L. Pienaar
391. Gewone wit boontjies, 1 e op 3 bottels water, verkook tot 1 bottel. Elke twee uur 1 k.
SCHULZ: Mev. M.C. Steyn
392. Neem omtrent 20 pitte van ieder soort, komkommer, pampoen, spanspek, waterlemoen, 10 perskepitte, en 8 bitter amandels, stamp dit alles saam fyn en gooi 1 bottel kokende water daarop. Laat goed trek op kole. As dit koud is, gooi 1 t salpeter en 1 t rooipoeier daarby. Drink 1 lepel vol elke 3 ure.
Helena le Clercque
393. Hottentotsvye en heuning, met 3 of 4 druppels wonderliksens. Gebruik 3 keer daagliks voor die ete.

Helena le Clercque

394. Een mespunt mosterd, weinig water.
Mev. Aletta van den Berg

395. Mespunt neut, ditto borrie, 1 e soetolie.
Mev. Aletta van den Berg

396. Neem pampoen, waterlemoen, spanspek, komkommerpitte en bitteramandels, deurmekaar gestamp en op kokende water getrek. Bietjie salpeter by. Drink deur die dag.
SCHULZ

397. 3 of 5 rissiepitte elke twee uur.
SANL.: Mev. J.P.J. Hugo

398. 3 wituie, 2 bekers water, drink daarvan, en stoof daarop.
Mev. Aletta van den Berg

399. Neem die eierdoppe waarvan die kuikentjies uitgekom het, skroei dit bruin, maak 'n poeier en laat dit drink.
F.J.L.: A.M.G. Coetzee

400. Bruinsuiker, swael, kremetart, salpeter, drie maal per dag 'n mespunt vol.
Mev. Aletta van den Berg

401. Spuit in die fondament soutwater as die pasiënt swak is, omtrent ½ bottel water en 2 lepels fynsout.
Helena le Clercque

402. Neem elke 3 uur 2 t vol rooipoeier met water.
J.A. Kellerman

403. Bietjie sterk salpeterwater.
SCHULZ: Mev. A.J. Lombard
F.J.L.

404. Neem elke 3 uur 1 t sout met water.
SCHULZ: Mev. J.J. Kotze
SANL.

405. 1 e swael, 'n bietjie kremetart, ¼ lepel salpeter, 1 lepel bruinsuiker gemeng, drie maal per dag 'n mespunt vol.
SCHULZ: Mev. J. Visagie
SANL.

406. 1 t fyn aluin. 'n Mespunt rooipeper in ½ glas water.
C.J. Matthews

407. Neem elke 3 uur 1 dessertlepel pekelwater en sit 'n spirituslap elke keer op die baarmoeder.
SANL.: Mev. G. van der Merwe
F.J.L.

408. Drink om die 3 uur 1 t sout in water.
A.S. Malan

409. Smeer blousel nat op kroontjie en mespunt blousel met bietjie water en 1 t rooilaventel om te drink.
F.J.L.: Mev. A.J. Lombard
SCHULZ: Beyers

410. Balsemsulfuris. Paar druppels met lou teewater.
F.J.L.: J. Grobler

411. 1 t aluin met 'n glas warm melk.
SCHULZ: Van Vuuren; Mev. M.C. Steyn

412. Gee die pasiënt rooipoeier in.
A.S. Malan

413. Neem 1 t fynsout, 'n mespunt rooipoeier op ½ glas water. Drink die helfte van 'n halwe glas elke 8 of 4 ure.
Helena le Clercque

414. Gee gallussuur, of verdunde swaelsuur, ys is ook goed.
Helena le Clercque

415. Kamferwater elke uur.
SANL.: Mev. J.P.J. Hugo

416. Mespunt rooipoeier, ditto geskroeide akker, 10 staaldruppels, dit inneem.
Mev. Aletta van den Berg

417. Neem rooipoeier met asyn elke 3 uur.
SCHULZ: Olwagen

418. Eers 1 t suurdruppels 2–3 maal tot bedaring, dan 1 glas water met suurlemoensap en 'n bietjie rooipoeier, of 'n glas water met salpeter. Na bloedstorting 'n Engelse soutpurgasie, kan met salpeterwater aanhou.
SCHULZ

419. Salpeterwater drink.
SANL.: Mev. J.P.J. Hugo

420. Staaldruppels en bruindulsies: 20 druppels van elk elke drie uur.
SANL.: Mev. J.P.J. Hugo

421. Kraandruppels: 'n Halfbotteltjie elke maal tot dit bedaar.
SANL.: Mev. J.P.J. Hugo

422. 1 lepel asyn, 'n bietjie wonderessens, 1 e drink met 15 druppels essens.
Mev. Aletta van den Berg

423. 1 t kaneel, 1 t rooipoeier, 'n mespunt aluin. Meng dit en gebruik drie maal per dag 'n mespunt met water.
Mev. Aletta van den Berg

424. Bloedstillende druppels. By stortings neem dadelik 20–30 druppels, in 'n kelkie koue suikerwater, elke kwartier of halfuur, totdat dit ophou. Hierdie druppels kan mens tewens gebruik, indien die stonde te oormatig is. 5 tot 10 druppels met 'n kelkie water, drie maal per dag.
Dr. C.F. Juritz

425. Drup 5 druppels witdulsies in die naeltjie.
Mev. Aletta van den Berg

426. 1 e swael, bietjie minder kremetart, ¼ lepel salpeter, 1 lepel bruinsuiker deurmekaar; drie maal per dag 1 mespunt.
SCHULZ

427. Sit asynlappe op kroon van die kop en om die nek.
SCHULZ: S.J. Marais (Boek II)

428. Glas suurlemoensap, bietjie rooipoeier, weinig salpeterwater is ook goed.
Mev. Aletta van den Berg

429. Hottentotsvyesap met heuningwonderessens, drie maal daagliks.
Mev. Aletta van den Berg

430. Maak die pasiënt baie nat met koue lappe en gee hom staaldruppels en gee hom baie asyn of brandewyn om te drink.
F.J.L.

431. Eers 1 t suurdruppels tot 2 of 3 maal tot bedaring. Dan 'n glas water met suurlemoensap en 'n bietjie rooipoeier, of ook 'n glas water met salpeter. Na die bloedstorting 'n Engelse sout-purgasie. Met die salpeter kan 'n mens aanhou.
SANL.: *Die Afrikaanse Almanak*
F.J.L.: Mev. M. Leonard; Mev. J. Visagie

432. Neem elke 3 uur 1 dessertlepel pekelwater. Om bloed te stop, gooi terpentyn op die wond. Bevoering van 'n hoed is ook baie goed.
SCHULZ

433. Drink blousel en soetolie.
F.J.L.: Mej. J. Wolhuter

434. Sit 'n bottel warm water op 'n warm stoofplaat onder aan die voete, ook 'n paar druppels terpentyn ingee op suiker. As die hart wil gaan staan of ongereeld klop, sit warm kompresse op. Bly weg met koue water. Doen dieselfde as iemand inflammasie het.
A.S. Malan

435. Gee 1 t suurdruppels in 2–3 maal totdat bedaring kom, gee dan 1 glas water met suurlemoensap en 'n bietjie rooipoeier, of 1 glas salpeterwater, laat elke keer bietjie drink.
Helena le Clercque

436. 7 kamilleblomme op ½ k water elke uur.
SCHULZ: M.E. Steyn (Boek II)

437. 7 toppe kruisement met 3 e water elke uur tot bedaar.
SCHULZ: M.C. Steyn (Boek II)

438. Hottentotsvye met heuning met 3 of 4 druppels wonderessens. Drink 1 of 2 maal op 'n dag. Neem met slaaptyd 'n 10de deel van 'n grouvomitief met heuning om los te maak. Dit is ook goed vir 'n slegte bors.
SANL.: *Die Afrikaanse Almanak*

439. 1 kelkie Franse brandewyn, die geel van 'n eier en warm kruisement.
J.A. Kellerman

440. Hottentotsvye met heuning, met 3–4 druppels wonderessens, 1–2 maal per dag gedrink. Met slaaptyd 1/10 grouvomitief.

SCHULZ

441. Drink eers 1 t smeerdruppels tot bedaring, 2–3 maal en dan 1 glas suurlemoenwater, met 'n weinig rooipoeier, of aanhou met 'n glas salpeterwater, neem Engelse sout-purgasie na storting.
SCHULZ: Mev. Vogel

442. Neem vars fonteinwater en maak 'n lap daarmee nat en lê dit op die nael elke 5 min.
F.J.L.

443. Bind die groottone met garing dood en lê met bene in die lug.
F.J.L.: A.S. de Beer

BLOEDSUIWERING

444. Klipdaggablare wat geweek is. Daardie water kan gedrink word en aangetaste dele kan daarmee gewas word.
C.J. Matthews

445. Appels is goed vir bloed skoonmaak.
F.J.L.

446. Helmuskruie en sennablare op 'n bottel wyn laat trek en drink. Vir 8 dae gebruik drie maal per dag 1 e.
F.J.L.

447. Platdoringwortel in skywe gesny en op bottel ouwyn gegooi. Sit die bottel wyn in 'n groot brood en bak. As brood gaar is, is die middel klaar.
SCHULZ: C.K. Albertyn

448. Laat moederharslag trek soos tee en drink drie maal per dag.
SCHULZ: Mev. J.J. Kotze

449. Helmuskruie trek soos tee.
SCHULZ: Britz

450. Aalwyn: Maak pille deur aalwyn van die blad in meel te druk en te rol. Kan ook met wyn geneem word. Word ook aan diere gegee as middel teen vlooie en luise.
SCHULZ: Van Mollendorff

451. The safest way by eating raw onions finely minced. At breakfast it can be eaten with vinegar and salt.
Mev. M.A. Read

452. Endreskruie. Word alleen met water aangemaak. Mens voeg 'n opgehoopte eetlepel vol op 'n trekpotjie kokende water, laat dit 1 uur lank oor kolevuur trek, roer meermale om, en druk deur flennie. Gebruik soggens 'n paar kelkies, of as 'n sagte lakseermiddel en bloedsuiwerende middel, ½ kelkie elke 3 ure.
Dr. C.F. Juritz

453. Anyspille. Ook 'n uitstekende bloedsuiwerend en slymverdelende middel, besonder geskik vir persone wat geen ander medisyne kan inneem.
Gebruik van hierdie pille 7 tot 8 in die oggend en hou daarmeed aan, al om die derde of vierde dag.
Dr. C.F. Juritz

454. Neem van die volgende elk 1 oz, gooi op fles wyn of brandewyn, laat trek in son of by vuur, gebruik soggens en saans ½ kelke totdat dit laat purgeer, verminder dan die hoeveelheid: sennablare, soethout, sassefras, draum, alantwortel, anyssaad, koljander, en sitroen in stukke gesny.
SCHULZ: Ou Preskripsie

455. Sarsaparilla: bloedsuiweraar.
SCHULZ: Mev. E. Langenhoven

456. Swael en suiker deurmekaar is goed om dit uit te dryf.
F.J.L.

457. Neem 'n mespunt epsomsout droog op die tong en sluk in met 'n bietjie water. Gebruik vroeg in die oggend voor enige iets anders en onmiddellik na elke ete – dan werk dit op die bloed. Hierdie raat is ook goed vir rumatiek.
Mev. M.A. Read

458. ½ pakkie epsomsout, 1 pakkie kreme-

tart op 1 bottel water. Kook. Drink smôrens 'n kelkie op nugter maag.
SCHULZ: De Vos, Senekal
SANL.

459. Een pakkie elk glaubersout, epsomsout, kremetart. Gooi 'n bottel kookwater wat afgekoel is daarop. Elke oggend op nugter maag 1 kelkie vol. Baie goed vir puisie in gesig en sere op bene en voete.
SCHULZ: Beyers

460. 1 lepel salpeter, 1 t bloemswael, 1 dessertlepel Engelse sout op 1 bottel koue water, 1 lepel vol in die môre en die aand.
Helena le Clercque

461. 2 lepels gestampte wynsteen, 2 lepels Engelse sout, 1 t blomswael op koue water, 1 kelkie vol 2 uur voor die ete, 6 keer daagliks.
Helena le Clercque

462. 1 tablespoon of sulphur; 1 tablespoon cream of tartar; 1 tablespoon epsom salts. Put it all into a jug, pour a good pint of boiling water on it, stirring it well to mix it. Then cover down, make it early in an evening, then stir it up the last thing next morning, strain, bottle it, take it every morning until used. Dose: a wineglassful, no coffee to be taken for at least an hour after, take it early in the morning.
Mev. Aletta van den Berg

463. Neem 1 lepel rabarber, 1 lepel Engelse sout, 1 pakkie sennablare en 1 t salpeter, voeg dit alles in 'n bottel sjerrie, laat trek in die warm son of louoond en drink 1 lepel vol elke aand.
Helena le Clercque

464. 2 lepels heuning of gouestroop, roer 1 dessertlepel blomswael in, neem 1 t op die nugter maag en gaan na bed in die aand.
Helena le Clercque

BLOEDVERGIFTIGING

465. Hou die wond in loogas. Maak 'n suurdeeg- en heuningpleister en sit op.
SCHULZ: Barkhuizen, Britten

466. Pak die muf van konfyt op die aangetaste deel soggens en saans en dit sal kwaad onmiddellik uittrek.
SANL.: A.S. Roux

467. As mens bloedvergiftiging het, moet jy jou hand in 'n varsgeslagte bok se pens steek.
SAUK: Mej. E. Venter

468. Sit 'n bok se pensmis op lap en sit dit warm op wond.
SCHULZ

469. Sit geneesblaar op.
SCHULZ

470. Sit gom van bergharpuis op 'n lap, dit is ook goed vir pitsere.
SCHULZ: S.J. Marais

471. 1 hand vol niergras, 1 hand vol sydissels, 1 hand vol nastergal, 1 hand vol kruisement. Maak dit droog en fyn, braai dit dan met vars botter uit.
SCHULZ: Mev. J.J. Kotze

472. Neem 'n groterige ui en breek dit stukkend. Braai dit tot dit sag is, gooi dan kasterolie op die warm ui en sit dit op die aangetaste plek so warm as u dit kan hou.
SAUK: Mev. C. Griessel

473. Pap van suring en semels opsit.
Mev. Aletta van den Berg

474. Sny 'n groen tamatie oop en sit op plekke.
SCHULZ: Fouché

475. Maak vyepappe, sit op of slyk. Herhaal kort-kort.
SCHULZ: Steyn

476. Neem 'n vet turksvyblad. Sny so groot as nodig. Bak in die oond en as goed gaar is, sny die een kant van die nerf af en sit die vleiskant so warm as moontlik op die plek.
SANL.

477. 'n Plek waarin bloedvergiftiging is kan in sterk getrekte strooiwater gehou word.
F.J.L.

478. Neem 'n hoeveelheid semels met 'n hoeveelheid sout en maak aan met warm water en sit op plek, herhaal dikwels.
F.J.L.: Fanie Venter
SCHULZ: P.H. Pelser

479. Sit stinkblaar op.
SCHULZ: Beyleveld

480. Sit pampoenpleister op.
F.J.L.

481. Kook populierblare en maak 'n pap daarmee.
SANL.: Mev. D.M. Taljaard

482. 'n Dik skyf ryp tamatie op ontsteekte plek, help gou.
Mnr. H.P. Odendaal

483. Stamp die blare fyn van liguster en sit op plek.
SCHULZ: Erasmus

484. Sit kruidjie-roer-my-nie op.
SCHULZ: Mev. Mommsen

485. Enige houtas is goed. Ek gebruik soms die as uit die stoof. (Ons gebruik nie steenkool vir vuurmaak nie.) Plaas 'n klompie as in 'n diep houer. Voeg warm water by. Laat die pasiënt die aangetaste deel daarin hou. Die water moet so warm gehou word as wat die pasiënt kan uithou. Roer die water af en toe. Hou in vir 10 min. of langer. Herhaal drie maal per dag indien nodig.
D.J. Rossouw

486. Neem koringmeelsemels en maak pappe met warm water, sit op so warm as moontlik.
F.J.L.

487. Maal knapsekêrelblare fyn en sit op plek.
F.J.L.

488. Sit harpuispleister op.
SCHULZ: Mnr. Erasmus, Maizefield

489. Hawer is baie goed as dit fyn gesny is en gekook in water, hou die plek daarin.
F.J.L.

490. 'n Gifbol gaar gebraai is goed vir bloedvergiftiging.
F.J.L.

491. Neem 'n druiweblaar en sit dit op die plek met die blink kant op die seer. Draai toe. As die blaar droog word, sit weer 'n vars een op.
SAUK: Mev. M. Nel

492. Neem 2 k boerkoring se semels. Gooi sterk warm water daarop en hou die plek waar die vergiftiging is daarin, net so warm as 'n mens dit kan uit hou, drie keer per dag.
F.J.L.
SAUK: Ouma C.L. Herholdt

493. Gooi vrot strooi in kookwater en in 'n bad en hou die seerplek daarin.
A.S. Malan

494. Kneus knoffel goed en sit dit op die wond. Sit vars knoffel op totdat die gif uitgetrek en die wond vol pers blasies is.
Mev. M.A. Read

495. Sit ryp tamatie op die oop wond.
Mev. M.A. Read

496. Grate a common garden beet and apply as a poultice, changing every hour.
Mev. M.A. Read

497. Uie en suurlemoen – gerasperde rou ui gemeng met suurlemoensap word op seerplek gesit.
V.L.V.: Mev. K.W.H. Voight

498. Sit rou beetpap op om te trek.
SCHULZ: Ludick

499. Braai bont aalwyn en sit dit op.
F.J.L.

500. Kruidjie-roer-my-nie. Ek het twee persone gesond gemaak met bloedvergiftiging en een met sonstraal (was baie

sleg). Ek het pappe gemaak en opgesit.
Mev. A.J. Klopper

501. Kook bloekomblare, rooiperskeblare en beukesbossie saam en hou aangetaste deel daarin vir 'n paar uur.
SCHULZ

502. Sit karringmelk so warm moontlik op.
SCHULZ: Mev. S. Rautenbach

503. Sit rou niervet wat gebrei is op.
SCHULZ: Mev. J.J. Kotze

504. Neem ou varkvet (reusel) en sit dit op die plek en hernu elke 12 uur of minder al trek dit rooi strepe.
SANL.: J.H. van Heerden
SAUK: Ouma Burger
SCHULZ: Alberts
F.J.L.

505. Sny 'n hoender oop en steek die plek daarin solank dit nog warm is.
SCHULZ: Mev. A.M. Claassen

506. Laat 'n hond die seer lek.
F.J.L.: Lettie Senekal
SCHULZ

507. Behandel die aangetaste plek deur die wit van 'n eier (ongeklits) op 'n lappie te sit en dit dan op die vergifte plek te sit.
SANL.: Mev. M.M. van Wyk
F.J.L.: W.G. van der Schyff
SCHULZ: Oberholzer; Kotze; Snyman, Saltlake, M. Conradie

508. Hou in suur melk.
C.J. Matthews

509. Maak sterk pekelwater met lou water en doop 'n lap daarin en hou dit op die wond. Hou aan met elke maal 'n ander warm soutlap opsit. Dit trek dadelik die bloedvergiftiging uit.
SANL.: Mev. A.M. Ferreira

510. Wassoda, sterk lou water die wond in hou.
Mev. Aletta van den Berg

511. 1 lepel wit Vaseline, 1 t Engelse sout fyngemaak, 5 druppels gliserien. Meng en smeer op pleister en sit op. U sal vind hoe gou die kwaad uitgetrek word.
SAUK: Mev. A.E. Nickel

512. Maak 'n peperment fyn, meng met Dubbin tot salf en sit op.
SANL.
SCHULZ: Oberholzer

513. Drink 1 t petrol of 'n dessertlepel paraffien net een maal.
F.J.L.: S.F. Haasbroek

514. Permanganaat van potas is goed vir bloedvergiftiging.
F.J.L.

515. Gekondenseerde melk op lap gesmeer en sit op die plek. Vervang dit kortkort met skoon pleister.
SANL.
F.J.L.
SAUK: Mnr. R.M. Lindeque; Ouma S. van Niekerk

516. 1 t kalk, en 1 e koue water. Vou 'n lap vierdubbeld, maak nat en sit op.
SANL.: Mev. A Wilbers
SCHULZ: Mev. S. Orton

517. Neem 1½ gell. kookwater en gooi daarin 1 k kalk. Hou die plek daarin of baai daarmee. Gooi dan 10 druppels Lysol in 3 e water. Haal die plek uit die kalkwater, maak 'n flennielap nat en lê op die wond. Wanneer die lap droog is, maak dit weer nat en sit op. Baai elke oggend en aand met kalkwater. Gee pasiënt 1 lepel brandewyn in ½ kelkie water in met 1 t wonderkroonessens en 1 t kamel-essens.
F.J.L.

518. Was met koeksoda in warm water. Koue styselpappe met boorpoeier daaroor gestrooi is ook goed.
SCHULZ: M. Conradie

519. Wit Vaseline met fyngemaakte Engelse sout. Sit op wond.
C.J. Matthews

520. 6 bottels gliserien en 6 pakkies Engelse sout. Klop elke uur 2 pakkies sout met

2 bottels gliserien op. Maak pappe daarmee en sit op. Herhaal sodra dit droog is.
SCHULZ: Sauerman

521. Neem genoeg Engelse sout, ongeveer ½ pakkie en maak goed fyn. Maak 'n pap daarvan deur dit te meng met gliserien, solank as die pap droog word moet dit met 'n vars pasta vervang word. Sodra die kwaad uit is, sit 'n stukkie boorsuurlint op.
SCHULZ: F.N. Viljoen
SANL.: Mev. M.S. Hattingh
SAUK: Mev. J. Barnard

522. Ammonia poultice: About a teaspoonful of ammonia, dissolve in boiling water, mix it with moistened bread and apply to the place. For any sore, washing in ammonia water is very healing.
Mev. M.A. Read

523. Maak 'n pap van Engelse sout en Sunlight-seep en sit op die wond.
V.L.V. Stellenbosch: Anna Eksteen, Ria Duckitt, Rene Deetlefs

524. Meng meel met Engelse sout en kokende water, maak pleister, sit op stukkende plek.
V.L.V. : Mev. J. Fourie

525. Drink 1 t petrol, kwartier daarna 'n dessertlepel paraffien en 'n rukkie later miltessens.
C.J. Matthews

526. Skoonteer en sout vir bloedvergiftiging.
C.J. Matthews

527. Neem warm Dettol-water en sit u hand daarin. (Ongeveer vir 'n halfuur.)
F.J.L.

528. Kook menswater en als saam. Verkook dan tot helfte, maak lappe nat en sit so warm moontlik op wond.
SCHULZ

529. Vat 'n klomp sagte beesmis en gooi 'n bottel asyn daarin. Maak twee klompe en maak dit warm. Hou die wond daarin so warm as kan. As dit koud is, vat weer die warme en hou daarin. Herhaal vir 'n uur of langer. In die môre en in die aand. Spoel skoon af en draai warm toe, met bietjie kasterolie op 'n lappie tot dit weer herhaal moet word.
F.J.L.: L.J. Naudé
SANL.: Mev. M.M. van Wyk
SCHULZ: Mev. A.M. Claassen

530. Maak pleister van rogmeel, kook met water tot dik genoeg om te smeer, gooi ½ lepel kalk by en sit warm op.
SCHULZ: Ackermann

531. Neem gelyke dele lynolie, byewas en harpuis, braai saam, laat afkoel en meng met geel van 'n eier, gebruik as pleister.
SCHULZ: Mev. Joubert, Ladybrand

532. Maak water sterk warm en gooi 1 hand vol as en 1 e sout daarin, sit die deel daarin en hou so warm moontlik uit.
F.J.L.
SCHULZ: MacDonald

533. Gebruik aluin, uie, brood en melk wat warm gemaak is vir bloedvergiftiging.
F.J.L.

534. Broodpappe met ammonia is goed vir bloedvergiftiging.
F.J.L.

535. Neem gelyke dele bokvet en stockholmteer. Maak pleister daarvan en sit op.
SCHULZ: Brynard

536. Sit 'n pap van beesmis en asyn op, nadat die mis opgewarm is. Warm beesmis van die kraal is die allerbeste.
Mev. M. Kloppers

537. Rasper wituiebol op neut gerasper. Kook met melk en meel, sit pappe op seer.
F.J.L.: Frikkie Senekal

538. Neem 1 oz elk van die volgende: kamfer, harpuis, byewas, brandewyn, gerasperde karboliekseep, gemaalde geelsuiker en botter. Smelt saam en maak pleister. Sit op seerplek.
SCHULZ: Moller

539. Neem ou suurdeeg, 1 t heuning, die geel van 1 eier, 'n paar druppels terpentyn en 'n bietjie meel. Maak dit aan soos pap en sit op.
SCHULZ: Mev. A.M. Claassen

540. Pleister: 1 koekie Sunlight-seep, 1 stukkie heuningwas, 2 e heuning, 2 e roulynolie, 2 e kasterolie, 2 e soetolie, 2 e brandewyn en 2 matige uie. Kook die uie sag en druk fyn, smelt was, seep en heuning saam, gooi olies en brandewyn by, meng nou uie by en roer goed. Laat koud word.
SCHULZ

541. Hand vol vuurherdas, 1 e sout op warm water. Hou voet of hand daarin so warm as kan.
SCHULZ: MacDonald (Boek I)

542. Semels en terpentyn.
Mev. Aletta van den Berg

543. Maak 1 ui fyn, voeg meel en brandewyn by en sit warm op.
SCHULZ

544. Hou die seerplek in warm wassodawater en sit dan 'n merinoskaap se niervet gebraai saam met 'n bossie (ons noem dit teebossie omdat die swart mense daarvan tee maak) daarop. Dit word gekook tot dit soos 'n groen salf lyk. Daar is nie 'n seer wat hierdie mengsel nie gesond sal maak nie.
SANL.: J.A. Kellerman; Mnr. I.S. Buys
SCHULZ: P.H. Pelser
SAUK: Mev. de Beer

545. Maak broodkrummels, soetmelk, houtskool en kloutjiesolie tot pleister.
SCHULZ

546. 2 e kalk, 1 e mosterd, maak 'n pap met roulynolie, sit op die plek.
Mev. Aletta van den Berg

547. Sit op koue styselpappe, dit trek baie gou die kwaad uit. Voeg by die pappe koeksoda en boorpoeier. Was eers die plek met koeksoda.
SAUK: Mev. A. Viviers
SCHULZ: Conradie

548. 2 lepels kalk en wassoda in water opgelos om bloedvergiftiging uit te trek of 7 pakkies Engelse sout in water.
SCHULZ: F.N. Viljoen

549. Maak 'n pleister van byewas, harmansdrup en soetolie. Sit op die plek om vergiftiging uit te trek.
SANL.: Mev. G. van der Merwe

550. Slaan 'n stukkie boorsuurlint om die seerplek en gooi 'n bietjie kamferolie (gemaak van 1 k soetolie en ½ koekie kamfer) op die lap, sodat dit deurweek is met olie. Herhaal en die rooi strepe trek gou terug.
SAUK: A.E. Olivier

551. Neem viooltjieblare, was in warm water af, smeer Vicks aan die seerplek, plak toe met viooltjieblare en maak goed toe met verbande. Herhaal elke 4 uur of twee maal per dag.
SAUK: Ouma B. Crous; A. Koen

552. Kook geelwortels gaar, bak 2 uie onder as en stamp fyn – meng met die wortelpap, smeer dit warm op 'n lap en strooi gesifte heerboontjiespoeier op en sit op seerplek.
SCHULZ
F.J.L.: L.J. Naudé

553. As jy bloedvergiftiging het, moet jy fonteinwater tussen twee lappe sit en dan op die plek.
F.J.L.

554. Hou in koel, vrot modder.
F.J.L.: J.C. Pieterse
SCHULZ

555. Sit potkleipappe op.
SCHULZ: Fouché, Warmbad

BLOEDVINTE

556. Maak koolblare warm en sit op seerplek.
Mev. S. Kok

557. Bloedvinte: Neem 'n neut en dra aan toutjie om nek.
SCHULZ: Mnr. C.J. Breytenbach (Boek I)

558. Neem klipdagga en brandwyn en laat trek. Drink 1 e elke aand.
SCHULZ: Kom van Senekal

559. Aalwyn tap en aansmeer.
F.J.L.

560. Braai 'n gifbol onder die as en sit dit op.
F.J.L. A.M.G. Coetzee

561. Drup warm waskers op.
F.J.L.: A.S. de Beer

562. Drink 'n bottel suurdeeg.
A.S. Malan

563. Rooi-opslag en suurdeeg is baie goed.
F.J.L.

564. Boegoeasyn opkook en drink.
F.J.L.: A.S. de Beer

565. 'n Ou en goeie resep vir bloedvinte is, neem 1 t suurdeeg in 'n glas water twee keer daagliks ná ete. Eet voedsame kos en sorg vir goeie opelyf.
Helena le Clercque

566. Maak 'n pleister van doringbome en brei dit tussen die vingers tot dit 'n pleister gevorm het. Smeer op linnelappie en sit op bloedvinte.
A.S. Malan

567. Gekookte droëvrugte maak goeie pappe vir bloedvinte.
F.J.L.: D. de Bruin; Bredenkamp

568. Wituie gekook in 1 k melk tot dit 'n pap is, sit op vir pitsere en bloedvinte.
F.J.L.: D. de Bruin
SANL.: M.G.H., Carnavon
SCHULZ: Mev. J. le Roux

569. Sny turksvyblare in twee en sit hulle weer teen mekaar en broei hulle onder die warm as. As dit gaar is, sit 'n pap daarvan op die seer. Dit trek die pit uit en die pyn bedaar. Neem ook vuil vleis weg.
SANL.: *Die Afrikaanse Almanak*
F.J.L.

570. Sit stinkolieblaar met kasterolie daarop.
SCHULZ: Grobbelaar
F.J.L.

571. Eet in die aand voor u gaan slaap 1 lb rosyne. Moenie in die nag water drink nie.
SCHULZ: Mev. J. le Roux
F.J.L.: Frikkie Senekal; A.M.G. Coetzee; H. Vermaas

572. Sny pleister van rooibeetblare net so groot as die bloedvint en sit op.
SCHULZ: Greyling

573. Stamp populierblare, maak 'n pap daarvan en sit op sweer.
F.J.L.: A. Heystek

574. Kiesieblare gestamp en met brood gemeng maak goeie pappe vir swere en bloedvinte.
F.J.L.: D. de Bruin

575. Gifbol of seepbol word onder as gebraai en warm blare op bol word afgetrek, warm blare op die plek sit tot hy oopbreek.
F.J.L.

576. Bloekompappe (*Eucalyptus globulus*) gemaak van die blare vir bloedvint.
Watt & Breyer-Brandwijk

577. Beetblare, sit op seer.
Mev. S. Kok

578. Kook 'n eier baie hard en eet met dop en al op.
F.J.L.: J.C. Pieterse

579. Wasluise wat op vet doringbome sit word geneem en gebrei tot 'n pleister, dit is goed om bloedvinte ryp te maak of dorings uit te trek.

SCHULZ: Van Rensburg

580. Sit galsterige varkspek op.
SCHULZ: Mev. J. le Roux

581. Braai mak bok se kloutjies en maak fyn; dan drink.
F.J.L.: J. Grobler

582. Meng die geel van 'n eier met fyn sout en sit op.
A.S. Malan

583. Doringpleister opsit.
F.J.L.: D. Opperman

584. Smeer verdwynpleister op 'n uitgewaste linnelap en plak dit op die bloedvint.
F.J.L.

585. Smeer verdwynpleister op 'n ou linnelap en sit op.
A.S. Malan

586. Gebruik Arnica montana-pille en smeer gereeld bloekomolie aan as dit begin.
J.A. Kellerman

587. Gebruik kalksulfied en Silicea-pille. Neem 4 van elk drie keer per dag, weg van maaltye.
J.A. Kellerman

588. Vir bloedvinte is terpentyn goed.
F.J.L.

589. 2 lepels skoonteer op 'n bottel water. Drink elke oggend en aand ½ kelkie vol. Verwyder die teer daarop met 'n stukkie papier.
SANL.: Mev. J.P.J. Hugo

590. Neem 1 dessertlepel salpeter, gooi op ¾ bottel water. Neem elke môre en aand 3 e vol. Bloedvinte verdwyn en dié wat aan die uitkom is, droog weg.
SANL.: Mev. H. Helberg
F.J.L.: L.J. Naudé

591. Los 1 lb sout op in 'n bottel water. Sit warm kompresse daarvan op.
SCHULZ: Mev. J. le Roux

592. Staaldruppels is uitstekend.
SANL.
SAUK: Ouma L. Naudé

593. 'n Plumbi-pleister moet daarop gesit word.
F.J.L.

594. Neem Pain Killer en belghries en smeer dit aan.
F.J.L.: L.J. Naudé

595. Maak Nestlé Condensed Milk warm. Smeer op 'n lappie en plaas op bloedvint.
SAUK: Ouma S. van Niekerk

596. Neuremberg-pleister opsit en warm lappe teenaan te hou.
SANL.

597. Karbolikseep en suiker. Maak 'n pleister en sit op.
F.J.L.: J.J. Steenkamp

598. Kremetart en Engelse sout drink.
F.J.L.

599. Pleister van ghries en sout.
SCHULZ: Mev. J. le Roux

600. Pap van gliserien en epsomsout.
SCHULZ: Mev. J. le Roux

601. 3 pakkies Engelse sout en 1 pakkie kremetart. Neem 'n wynbottel vol water en skud al die pakkies daarin en skud goed. Drink 2 monde vol in die oggend en twee met slaaptyd. Gebruik dit elke dag. Sodra dit op is, maak 'n volgende bottel aan.
SCHULZ: Mev. J. le Roux
SAUK: Mev. M. Delport

602. Gebruik Arnica montana-pille en smeer gereeld bloekomolie aan as dit begin.
SANL.: J.A. Kellerman

603. Niks is beter as karbolgliserien, dit trek die kwaal uit en genees. Gebruik vir swere (buite die pappe).
Helena le Clercque

604. Wanneer die bloedvint nog aan uitkom is, smeer kamferspiritus aan. Dit is 1 oz kamferspiritus in 9 oz *rectified spirits* [wynspiritus]. Smeer drie keer per dag aan vir halwe minuut, laat die vel dan droog word en smeer dit dan met

kamferolie of soetolie. Na 'n paar keer aansmeer, sal die bloedvint verdwyn.
Helena le Clercque

605. Ontstaan deur ongesondheid in die bloed. Laat 'n apteker die volgende resep maak. Koeksoda 2 oz, wynsteensuur 1½ oz, chloorkali 1 dragme. Hou dit in bottel met 'n glasprop en drink al om die ander dag 1 t vol in 'n glas warm of koue water op die nugter maag.
Helena le Clercque

606. Droë kamfer, kopiva, harmansdrup, balsemsulfuris, Pain Killer en jamaikagemmer.
SCHULZ: Beukes

607. Sit 'n pap van beesmis, asyn en roosmaryn warm tussen twee lappe op plek. Sit elke uur vars lap op totdat dit rooi getrek is. Was dit dan rondom met kamferbrandewyn. Sit dan 'n Neuremberg-pleister op tot dit uit is en word dan genees.
F.J.L.

608. Sit eier se geel, heuning en terpentyn op.
F.J.L.

609. Skoorsteenroet en eier aansmeer.
F.J.L.

610. Pleister van teesuiker met 'n rou eier is bobaas.
F.J.L.

611. Sit slangvel 2–3 min. lank in brandewyn, druk dan uit, sny oop en sit binnekant op met kiesieblaarpap bo-op.
F.J.L.: J. Viljoen; L.J. Naudé; M. Leonard; Fanie Venter

612. Maak pap van beesmis, asyn en roosmaryn, sit dit tussen 2 lappe warm op die bloedvint. Elke uur 'n vars pleister. As rooi getrek is, was af met kamferbrandewyn en sit dan 'n Neurembergpleister op tot pit uit is.
SCHULZ: Mev. Griesel, Reitzburg
SANL.

613. Pleister van teesuiker met 'n rou hoendereier is bobaas.
F.J.L.

614. My vrou het negeoog aan haar nek gehad wat so erg was dat die dokter gevaar daarin gesien het. Toe kry ons die raat van slangvel: een of twee minute in die brandewyn steek, dan uitgedruk, oopgesny en die binnekant opgesit met 'n lappie daaroor en 'n dun kiesieblaarpap daaroor. In die tyd van 8 uur kon ons grote beterskap sien. Dit moet nie groter as die seer wees nie.
SANL.: *Die Afrikaanse Almanak*
SCHULZ: W.A. Basson
F.J.L.

615. 'n Bietjie soetolie, 'n klein stukkie hardevet, 'n paar druppels balsemsulfuris en 'n bietjie terpentyn, dit alles opsit.
SCHULZ
SANL.
F.J.L.: Mev. M. Leonard; J. Viljoen

616. Salf van botter, netels, duiwelskerwel, knolle van botterblom (*Ranunculus* sp.) saamgebraai. Skaapvet by en teer en knoffel (wilde) en sout deurmekaar gemaak. Die salwe het dikwels weeblaar bevat en peper was ook 'n bekende bestanddeel. Nou nog.
SCHULZ: *The Leech book*

617. Salf van botter, netels, duiwelskerwel, knolle van botterblom, saamgebraai. Skaapvet by en teer en knoffel en sout deurmekaar gemaak. O.a. het die salwe ook dikwels weeblaar bevat en peper was ook 'n bekende bestanddeel. Nou nog.
SCHULZ

618. Pleister van harde bokvet, soetolie, byewas, 5 druppels balsemsulfuris en 'n paar druppels terpentyn.
SCHULZ: Mev. J. le Roux

619. Brei 'n sagte stukkie brood. Sit dan 'n klein blokkie duiwelsdrek in die middel en maak 'n klein pilletjie daarvan.

Sluk dit af met vloeistof. Die bloedvinte sal verdwyn, want die bloed word gesuiwer.
F.J.L.
SANL.: Mev. E.C. Lottering
SCHULZ: Smidt, Paardekop

620. Om te laat verdwyn neem hoendereierdoppe, bak in die oond, stamp dit dan fyn en eet op botter en brood. Om ryp te trek, sit warm broodpappe op, of anders die geel van 'n eier, 'n bietjie heuning, soetolie, 'n paar druppeltjies haarlemolie en meelblom, tot 'n stywerige pap gemeng. Dit hou goed vas op die seerplek en trek baie gou ryp.
SCHULZ: Mev. J. le Roux; Grobbelaar; Alberts; Conradie
F.J.L.: L.J. Naudé; D. de Bruin; Tys van Rensburg

621. 1 lepel heuning, die geel van 1 eier, en bietjie kasterolie. Klits die geel goed droog. Meng heuning, olie, geel van eier met 'n meel tot dik genoeg is. Smeer dit op 'n lappie en sit op.
F.J.L.: Van Rooyen, Alexandria; Swart

622. Meel en heuning vir bloedvint. Kom ook in die Leechdoms [*sic*] voor. Die pleister moet 6 aande agtermekaar opgesit word. Sit 3 aande lank 'n salf van gansvet, kruiskruid en aspersie op en daarna 'n salf van varkvet, brame, kruiskruid en duisendblad.
SCHULZ: Dreyer; De Vos
F.J.L.: Mev. A. Hermann; J.A. Page

623. Maak 'n pleister van seep en suiker; maak 'n pleister van ou suurdeeg, geel van 'n eier en heuning.
SCHULZ: Mev. Robertson
F.J.L.

624. Rasper of vyl 'n bietjie tin of koper oor botter en brood en eet op nugter maag.
SCHULZ: MacDonald
SAUK: Mev. G.K. Pheiffer
F.J.L.: J. Grobler; J.C. Pieterse; A.M.G. Coetzee; L. Botha; K. van Deventer

625. 1 koekie Hatlang-suurdeeg op 1 e boeresuurdeeg en los op in 1 k water. Eet alles meteens.
SCHULZ: *The Leech Book*; MacDonald
F.J.L.

626. Maal teeblare baie fyn en meng met bokvet. Sit op bloedvint.
SCHULZ: Wiese

627. Sit warm pappe op, dit brand die pitte uit.
F.J.L.: Franklyne

628. Doringpleister opsit, of plant in vyeboom.
F.J.L.

629. As die bloedvint ryp is, gooi kookwater in 'n bottel. Gooi dit weer uit en druk die bek van die bottel op die bloedvint vas en trek dit dan terug.
F.J.L.: J.J. Steenkamp

630. Neem 'n stukkie watte, vee die vog en seer daarmee af en begrawe dit op 'n nat plek. Die tweede bloedvint sal nooit sy verskyning maak nie. Die pasiënt moet net nie weet dat u dit gaan begrawe het nie.
F.J.L.: H. Scholtemeyer; L.J. Naudé; A.S. de Beer; Mev. M. Leonard; J.C. Pieterse; E. de Villiers
SAUK: Mev. S. Slabbert

631. Hol 'n aartappel uit, sit die pit van bloedvint daarin, maak dit toe en plant dit, dan verdwyn die bloedvint.
F.J.L.: A.M.G. Coetzee; L. Botha

632. Neem 'n neut, boor 'n gaatjie deur met 'n warm naald en steek 'n dun stukkie gare deur. Dra dit dan totdat dit vanself verloor, maar moenie kyk waar dit verloor nie.
SCHULZ: Mev. J. le Roux
F.J.L.: Mev. A. Hermann; J.A. Page

633. Bloedvinte en karkatjies, twee neute "lange en korte", boor gaatjies in lengte, ryg in, en dra dit om die nek vir 'n paar maande.
Mev. A.J. Bekker

634. Neem elke aand 7 staaldruppels in 'n glas water. Laat hoendereierdoppe goed droog word op 'n stoof; verpoeier dit en neem 'n mespunt vol drie keer per dag op brood en botter.
Mev. M.A. Read
635. Eet 7 koppe wildeals.
SCHULZ: Prof. Abel Coetzee
636. Kook salf van springwortel en weeblaar en "maythe" en "dock" in botter gebraai. Skuim afskep. As nie meer skuim, gooi heuning by. "When it boileth sing three paternosters over it. Remove it again then sing 9 paternosters. Repeat 3 times."
SCHULZ: *The Leech Book III*
637. Maak die bas van blinkblaarpopulier los, smeer van die vuilis daarin en druk dit weer mooi terug soos dit was.
F.J.L.: L.J. Naudé

BLOEDWATER

638. Drink garswater.
F.J.L.: A.M.G. Coetzee
639. Neem die wortels van 'n rooiperskeboom wat sonop groei, laat trek dit en gee dit om te drink. Net so bitter.
F.J.L.: A.M.G. Coetzee
640. Getrekte boegoe drink.
F.J.L.
641. Harmansdrup, witdulsies en balsemvita, elk 5 druppels om die beurt.
F.J.L.: J.C. Pieterse
642. Bak 'n baksteen in die oond, sit dit in 'n nagpot, gooi asyn daarop en gaan dan op die pot sit.
F.J.L.

BLOEIENDE KOORS

643. 'n Koors wat 'n bloeiing deur die neus veroorsaak. Die geel van 'n hoendereier met boermeel saamgeklits ingesluk te word. Twee na drie eiers is gewoonlik genoeg, en moet elke kwartier geneem word.
F.J.L.

BORSKWALE

644. Roulynolie (1 dessertlepel vol) drink.
F.J.L.
645. Hottentotsvye is goed vir 'n mens se bors.
F.J.L.
646. Wildeals kook en drink met suiker.
F.J.L.: C. du Preez
647. Maak tee van gedroogde bronkors en drink 4 tot 5 maal per dag 1 k warm bronkorstee. Dis baie goed om dit te neem voor slapenstyd.
Helena le Clercque
648. Aambeiebossie (*Lasiocorys capensis**): afkooksel van blare vir borskwale.
Watt & Breyer-Brandwijk
649. 'n Hand vol boegoe, ½ k teesuiker, 30–40 droëvye saam op 'n bottel goeie wyn getrek. Drink elke oggend en aand 'n kelkie vol.
SANL.: *Die Afrikaanse Almanak*
F.J.L.
650. Maksalie (*Salvia coccinea*): afkooksel vir hoes, verkoues en borskwale.
Watt & Breyer-Brandwijk
651. Kankerbossie trek en drink.
F.J.L.: E. de Villiers
652. Laat katdoringwortels trek soos tee en drink dit.
F.J.L.: L.J. Naudé
653. Koorsbossie (*Dicoma speciosa*†) vir borsmoeilikhede.
Watt & Breyer-Brandwijk
654. Hottentotsvye (*Mesembryanthemum acinaciforme*‡) vir tering en ander borskwale.

* *Leucas capensis*
† *Macledium speciosum*
‡ *Carpobrotus acinaciformis*

Watt & Breyer-Brandwijk

655. Tiemie trek op brandewyn.
Watt & Breyer-Brandwijk

656. Suikerbos se sap (*Protea mellifera**) vir bogenoemde.
Watt & Breyer-Brandwijk

657. Neem slaai wat in die huis gedroog is, goed getrek, en deur die dag as tee gedrink.
F.J.L.: Mev. M. Leonard

658. Vir borskwale, hees of stem verloor. Neem 1 suurlemoen en druk dit uit. Gooi sap op 1 dessertlepel fyngemaakte teesuiker en suig dit in drie maal per dag.
SANL.: J.H. van Heerden

659. Wildealsstroop. Kook blare in suikerstroop. Drink vir hoes en kinkhoes.
SCHULZ: Van Mollendorff

660. Meng wildeals, asyn, heuning en anys.
F.J.L.: J.C. Pieterse

661. Kruisement. Laat trek en gooi suiker by en gebruik vir hoes en borskwale.
V.L.V. Stellenbosch: Anna Eksteen, Ria Duckitt, Rene Deetlefs

662. Laat kruisement trek en drink. Suiker kom soms by.
V.L.V. Stellenbosch: Anna Eksteen, Ria Duckitt, Rene Deetlefs

663. Trek blare van wildeals en drink vir verkoue. Gooi suiker in na smaak.
V.L.V.: Mev. L. Nieuwoudt

664. Neem blare van kattekruie en kook en stoom vir verstopping in neus.
V.L.V.: Mev. L. Nieuwoudt

665. Drink elke aand 1 t visolie.
F.J.L.: J. Viljoen

666. Ipekakuanhawyn ingee.
F.J.L.

667. 'n Paar druppeltjies in melk drink (Little's Dip in melk).
F.J.L.

668. Skoonteer op 'n bottel kookwater, 1 k suiker, laat in louoond staan vir 4 ure. Neem 1 lepel vol drie maal per dag.
F.J.L.: J.C. Pieterse

669. 1 e stockholmteer op 1 bottel kookwater, laat staan 24 uur, gooi deur en drink twee maal per dag.
Mev. M.R.P. Strydom (Pres. V.L.V.)

670. Balsemkopiva. Die dosis is van 5, 10, 25 tot 30 druppels, twee of drie maal per dag met bietjie melk of suikerwater.
Dr. C.F. Juritz

671. Neem gelyke dele kamferolie, kasterolie en bloekomolie. Meng goed en smeer die bors en blaaie en gee vir 'n volwassene 1 t heuning met 1 t borsdruppels en vir 'n kind ½ t elke halfuur.
SCHULZ

672. Gooi 1 dessertlepel fyn salpeter op 'n bottel water en drink saans en smôrens.
F.J.L.: A.M.G. Coetzee

673. Maak hardevet en borrie aan, smeer op lap en vou toe, plaas tussen skouers en op bors. Moenie pleisters tegelyk voor en agter plaas nie.
V.L.V.: Mev. L. Nieuwoudt.

674. 1 glas heuning in 1 bottel en voeg verder vol bronkorssop, maak die bottel goed toe en rol dit in deeg en steek in die oond, en as dit koud is, voeg dan by 2½ grouvomitiewe, gebruik 5 of 6 maal daags 1 lepel vol.
Mev. H. Olwagen

675. 2 borde wildeals, 2 e anyssaad, 2 e skoonteer, 20 kruinaeltjies, 2 bolle knoffel, 3 lb swart suiker, 5 flessies borsdruppels, ½ flessie pepermentdruppels. Kook die eerste ses bestanddele tesame op 3 bottels water, totdat dit verkook het tot 1½ bottel. Gooi dan bestandele sewe en agt by. Neem 1 e van mengsel ná elke maaltyd.
SCHULZ: Mej. Roux, Christiana

* *Protea repens*

676. Neem 1 k heuning, ½ lb gedroogde bronkors (as dit nat is neem 1 lb), 30 druppels haarlemmerolie en 30 vye, gooi in 'n bottel goeie asyn, laat trek, gebruik 3 keer daags 1 dessertlepel met 'n bietjie water.
Helena le Clercque
677. 2 lepels heuning, 3 lepels fyn teesuiker, 3 lepels boegoe, 40 droë vye, laat alles goed trek op 'n bottel goeie sjerrie, 1 lepel vol 3 keer daagliks.
Helena le Clercque
678. 1 lb vars heuning en ½ bottel worcestersous. Meng baie goed en neem elke aand 1 e voor u na bed gaan.
SCHULZ: Mej. Roux, Christiana
679. Dra rooiflennie op die bors en tussen die skouers. Neem bronkors wat in die huis gedroog is en drink gedurende die dag soos tee.
SCHULZ: Conradie
SANL.
680. Neem 6 lepels teesuiker, 1 lepel kasterolie, 2 lepels borrie, 1 dessertlepel soetolie, 1 dessertlepel gemmer, 1 dessertlepel heuning, 1 dessertlepel naeltjies, 1 t blomswael, gebruik 1 mespunt vol, 4 keer daagliks, 2 uur voor die ete en na bed gaan.
Helena le Clercque
681. Kook 3 e stockholmteer in 3 k kookwater vir 'n kwartier. Gooi deur 'n flennielap. Neem 1 k rou heuning en 1 k sterk getrekte boegoeasyn. Meng alles goed en gooi in 'n bottel. Gebruik 1 e vol drie maal per dag na ete.
SCHULZ: Nel; Honiball
F.J.L.: Fanie Venter
682. Lynolie en Little's Dip.
F.J.L.: J.C. Pieterse
683. Neem lampolie en kerswas en smelt dit saam. Vryf bors en rug goed in elke aand.
SANL.: J.H. van Heerden
684. Vir iemand wat bloed spoeg: Neem Turlington op suiker en drink op die geel van 'n eier.
SANL.: Mev. M.J. Venter
685. 1 e roulynolie, 1 e soetolie, 1 e heuning, 1 e brandewyn, 1 e witdulsies, 1 e wit kalkwater, 1 geel van 'n eier. Klits die geel met 'n vurk goed. Sit al die bestanddele daarby en roer goed deurmekaar. Neem drie maal per dag 2 lepels vol.

Om die kalkwater aan te maak: Neem 'n gelyke eetlepel vol suiwer witkalk en gooi dit in 1 k kookwater en laat dit goed koud word en neem daarvan 1 e vol kalkwater om by die ander goed te gooi wat bo-aan geskryf is. Dit kan ook verdubbel word. Hou aan vir 'n maand.
SANL.: Mev. M.A. Barnard
686. 5 druppels skoonteer op 'n bietjie suiker. As bors te seer word, drink 'n bietjie kloutjiesolie agterna.
SCHULZ: Bester
687. 3 lepels heuning met een grouvomitief meng. ½ t vol elke oggend op nugter maag en ná elke maaltyd. As naar maak, neem minder. Om naarheid van grouvomitief te laat sak, drink water tot opbring.
SCHULZ: Grobbelaar
688. Eet heuning en blomswael.
F.J.L.: A.S. de Beer
689. 'n Glas heuning, 'n door van 'n eier, 1 e teer, 1 flessie harmansdrup, 1 flessie kopiva, 1 flessie kajepoetolie, 1 potjie spykerbalsem, 1 tafelmespunt grouvomitief, 1 e soetolie, maak alles deurmekaar, en neem 5–6 maal per dag 'n groot mespunt vol of ½ t vol.
Mev. H. Olwagen
690. ½ bottel heuning, 1 grouvomitief (maak die vomitief in vier dele en neem drie dele daarvan) 1 lepel soetolie, 'n door van 'n eier, 1 t harmansdrup, 1 t kopiva, 1 e blomswael, 1

mespunt borrie en ½ e terpentyn.
SCHULZ: Mev. H. Olwagen

691. ½ bottel heuning, 1 grouvomitief (maak die vomitief in vier dele en neem drie dele daarvan), 1 lepel soetolie, 'n door van 'n eier, 1 t harmansdrup, 1 t kopiva, 1 e blomswael, 1 mespunt borrie en ½ e terpentyn.
Mev. H. Olwagen

692. Neem 2 lepels asyn, 2 lepels teesuiker, 1 lepel kasterolie, 1 lepel boegoebrandewyn, 2 lepels heuning, 2 lepels wynruitsap, 1 dessertlepel haarlemmerolie. Drink 1 t vol drie keer daagliks.
Helena le Clercque

693. Gelooide vel met ghries agter blaaie sit, paraffien met melk drink.
F.J.L.

694. 4 huisies knoffel gekook in 3 k melk tot 2, 'n kelkie vol elke 3 uur.
F.J.L.

695. Die toppe en blare van die klein bos of boom genoem ysterhout (met smal geel blad) soos tee getrek. 10 of 15 druppels haarlemmerolie by te voeg is ook goed.
SANL.: *Die Afrikaanse Almanak*

696. Dra rooiflennie op die bors en tussen die skouers.
SCHULZ: M. Conradie (Boek II)
F.J.L.

BORSKWALE: HEES BORS

697. 'n Hand vol boegoe, ½ k teesuiker, 30–40 droë vye op 'n bottel goeie wyn getrek, saans en soggens 'n kelkie vol.
SCHULZ

698. Neem 'n bietjie gliserien elke halfuur, ook is dit goed om 'n klein stukkie boraks in die mond te laat smelt.
Helena le Clercque

699. 1 t gebrande aluinpoeier, 3 t wit fyngemaakte suiker soveel as op 'n trippens gaan.
SCHULZ: Honiball

700. 1 lepel heuning, die geel van 1 eier, 1 t soetolie, 1 mespunt boraks, 20 druppels kopiva, en een mespunt rooipoeier, goed deurmekaar geklits, 1 t elke halfuur.
Helena le Clercque

701. 1 k kanferasyn, 1 k water, 1 mespunt salpeter, ½ k heuning. Goed skommel, 1 t drie keer per dag.
F.J.L.: Fanie Venter

702. Die geel van 'n eier, 1 lepel heuning, 1 t soetolie, 2 druppels oudeloes met 15 druppels kopiva, goed deurmekaar geklits. Neem elke halfuur ½ t.
SCHULZ: M. Conradie
SANL.: Mev. J. Potgieter

703. Eet spinnerak op botter en brood.
SCHULZ: Mev. A.M. Claassen

BORSKWALE: INFLAMMASIE IN BORS

704. Neem 1 eiergeel, 1 lepel heuning en 2 lepels roulynolie, 1 t borsdruppels. Gooi alles in 'n botteltjie en skud goed deurmekaar. Drink elke maal sodra die siek persoon hoes.
SAUK: Mev. L.E. Smit; Mev. M.D. Conradie

BORSKWALE: KRAAK IN BORS

705. Drinkgoed: Neem 1 flessie borsdruppels (6' grootte), 1 flessie gliserien (6' grootte), 1 ipekakuanhawyn (6' grootte), 4 e suiker, 4 e skoon heuning, 4 e asyn. Gooi alles deurmekaar in 'n emaljekastrolletjie, verhit dit effens tot dit 'n mooi stroop vorm, bottel, kurk dit goed toe. Gebruik vir kinders: ½–1 t vol. Volwassenes van 1 t tot 'n dessertlepel 3 maal per dag.
SCHULZ: Mev. A.J. Lombard

BORSKWALE: BRAND IN DIE BORS

706. Sit beeskloutjie vir 'n tyd op brandewyn en drink.
F.J.L.: L. Botha
707. Meng borsdruppels, soetolie, kloutjieolie, lampolie ('n paar druppels van laasgenoemde).
F.J.L.: A.M.G. Coetzee
708. Drink asyn, tee of melk.
F.J.L.: H. Scholtemeyer

BORSKWALE: PYN OP BORS

709. Bloubos.
Mev. S. Kok
710. Neem die sagte beentjie van 'n bok waar die borsbeen doodloop, skroei en maak tot poeier. Strooi elke ete 'n stuifie oor die kos.
SCHULZ
711. As jy pyn onder jou bors het, dan drink jy koeksoda.
F.J.L.
712. Drink Turlington's.
F.J.L.: Frikkie Senekal

BORSKWALE: SEER BORS

713. Stamp die wortel van die "Lonokwani"-bossie* en drink dit met koue water.
F.J.L.: Erasmus
714. Naeltjies, mieliemeel en wildeals vir borsseer.
SANL.: J.A. Kellerman
F.J.L.: C. du Preez
715. Pak gesnyde uie en bruinsuiker om die beurt in 'n bak. Neem af en toe 'n lepel vol van die sap.
Mnr. H.P. Odendaal

* Moontlik "longana", Tswana-naam vir *Artemisia afra*.

BORSKWALE: SLEGTE BORS

716. Fyn katbos se wortels gekook op 2 bottels water, gekook tot 1 bottel is gebruik vir slegte bors.
F.J.L.
717. 'n Flenniesakkie 6" x 4" met kerrie en naeltjies daarin op bors dra.
SCHULZ: Schoeman
718. Kook wildeknoffel in water gaar, haal knoffel uit en kook van die water 'n stroop, drink elke maal 'n bietjie.
SCHULZ: Mev. J.J. Kotze
719. 1 lb teesuiker, 1 droë vy fyngesny, 1 k peperwortels, 1 lepel als, 2 lepels boegoe en 1 lb rosyntjies, gesny op 2 bottels brandewyn. Laat 2 dae in son trek en neem drie maal per dag ½ kelkie.
SCHULZ
SANL.: *Die Afrikaanse Almanak*
720. Olienhout: Laat trek en drink.
Mev. S. Kok
721. Sit 'n dassievel op.
F.J.L.
722. Skilpadbloed.
SCHULZ: Mev. E. Langenhoven
723. Vir 'n slegte bors is Masels se brandewyn goed.
F.J.L.
724. 1 e kopiva, 1 e kajepoetolie, 'n flessie Turlington, 1 e terpentyn, 'n potjie spykerbalsem, ½ glas heuning, 'n door van 'n eier, 1 t soetolie. Gebruik vier of vyf maal per dag 1 t vol.
Mev. H. Olwagen
725. ½ lepel soetolie of kloutjiesolie, ½ lepel gestampte teesuiker en 5 druppels haarlemmerolie. Neem drie maal per dag.
SCHULZ: M. Conradie
F.J.L.
SANL.: *Die Afrikaanse Almanak*; Mev. J.P.J. Hugo
726. 1 lb bruinsuiker op 'n bottel goeie asyn, verkook tot op 'n bottel. Gee nou en dan 1 t.

SANL.
SCHULZ

BORSKWALE: SLYM OP DIE BORS

727. Hondebossie, gekneus, en die sap deur 'n dun doek gedruk. Gemeng met heuning.
SCHULZ: Conradie

728. Kook tesame op 4 bottels water totdat dit 2 bottels is, ½ k boegoe, ½ k wynruit, ½ k wildeals, syg deur en gooi daarin 4 lepels heuning, 2 lb suiker. Kook dan tot 'n stroop gee 'n bietjie nou en dan.
Helena le Clercque

729. Kerf 'n ui fyn en meng met heuning. Laat 'n paar uur trek. Drink 1 t vol elke twee of drie uur. Dit laat die bors ooptrek.
V.L.V. Stellenbosch: Anna Eksteen, Ria Duckitt, Rene Deetlefs

730. 1 t sterk koffie elke halfuur, hou aan 'n paar dae. Dit werk die slym af (van 2–4 t kan op een dag gegee word.
Helena le Clercque

731. 1 e mosterd op 'n bottel water, na elke ete 1 e vol drink.
Mev. Aletta van den Berg

732. Meng 1 e salpeter, 1 t aluin, 4 e fynsuiker. Meng baie goed. Neem 1 t vol elke twee uur.
Mev. S.I.J. Strauss

733. 1 lepel heuning, mespunt boraks, die geel van 1 eier, goed deurmekaar gemaak, gee een mespunt 3–4 keer per dag.
Helena le Clercque

BORSKWALE: SLYM OP DIE BORS BY KINDERS

734. Kook 'n hand vol wynruit, 'n hand vol als, 'n hand vol boegoe. Gooi daarop 3 bottels water. As dit op die helfte gekook is, gooi deur. Neem dan 1 lb suiker, voeg dit by die water en kook 'n mooi stroop daarvan.
SANL.

735. Kook 'n hand vol van elk: wynruit, boegoe, als, in 3 bottels water tot 1½ bottel. Gooi water af en voeg 1 lb suiker by. Kook tot stroop en gee drie maal per dag 1 t vol in.
SCHULZ: Mev. J.J. Kotze

736. 1 t sterk koffie, 'n halfuur daarna weer, hou so aan, dit werk die slym af.
SCHULZ
F.J.L.
SANL.

BORSKWALE: STEEK IN DIE BORS

737. Sit 'n verdwynpleister agter die rug en vryf die bors met kanferolie.
F.J.L.: Fanie Venter

BORSKWALE: SWAK BORS

738. Dra 'n groukatvel dag en nag op bors. Dit sal spoedig regkom.
SCHULZ: Piet Nel (Boek II)
F.J.L.

739. Neem 1 loodkina en 1 lood yslandse mos, gooi dit in 'n fles water en verkook dit tot ½ fles. Gooi daar dan 2 e bossiestroop in en giet dit deur 'n linnedoek. Gebruik elke 2 uur 'n halwe teekoppie daarvan.
SANL.: *Die Afrikaanse Almanak*

740. 1 lb teesuiker, 1 lb peperwortels, 1 lepel borrie, 2 lepels borsdruppels, 30 droë vye op 2 bottels sjerrie getrek. Een dessertlepel drie keer daagliks.
Helena le Clercque

741. 2 lepels soetolie, 2 lepels fyn teesuiker, 2 lepels boegoebrandewyn, 2 lepels gouestroop, 15 druppels haarlemmerolie, 1 dessertlepel borsdruppels, 1 lepeltjie drie keer daagliks.

Helena le Clercque

742. Sit rooiflennie op bors, of lamfer.
SCHULZ

BORSTERING: SIEN TERING

BORSKWALE: BORS WAT TOETREK

743. 1 lb teesuiker, 1 lb fyngesnyde vye, 1 k peperwortels, 1 lepel als, 2 lepels boegoe, 1 lb gesnyde rosyntjies, op 2 bottels brandewyn, 2 dae in son getrek, drie maal per dag ½ kelkie vol.
SCHULZ

744. Stamp wildeals fyn en sit op die kuiltjie en bo-op 'n sakkie warm sout of sand.
SCHULZ: Labuschagne

745. Sny 'n ui in skyfies (wit uie) gooi suiker oor om 'n stroop te maak. Dis baie goed vir kinders se bors wat toetrek en baie hoes, gee 1 t op 'n slag.
Mev. J. Theron

746. Smeer ongebleikte linne met bokvet. Strooi skoorsteenroet oor en sit op.
SANL.: Mev. M.S. Hattingh
F.J.L.
SCHULZ: J.J. van Dyk; Sam Rautenbach

747. Neem 'n gewone eetlepel. Sit daarin harde uitgebraaide beesvet. Braai dit weer oor hitte of 'n kerslig. Laat 'n bietjie afkoel en drink dit. Die bors sal dadelik ooptrek.
SAUK: Mev. F. Snyman

748. Neem bietjie blomswael, maak nat met bietjie lampolie. Smeer op lap en sit op bors.
SAUK: Mev. R.C. van der Merwe

749. Geelghries. Maak pleister tussen twee lappe, smeer dik Vaseline en sit op bors.
V.L.V.: Mev. J. Fourie

750. Smeer skoenpolitoer op 'n lap, vou dit toe, sit op bors en tussen blaaie.
SANL.: Mev. A.C. Pienaar
Mnr. W. Swart
SCHULZ: Mev. Robertson

751. Smeer ongebleikte linne met bokvet, strooi skoorsteenroet daarop en sit dit op bors.
V.L.V.: Mev. J. de Lange

752. Neem kamfer en sit dit tussen die skouers. Dit kan gewaarborg word. Besoarpoeier met warm melk om in te neem.
SANL.: *Die Afrikaanse Almanak*

753. ½ lepel soetolie of kloutjiesolie, ½ lepel gestampte teesuiker en 5 druppels haarlemmerolie, drie maal per dag.
SCHULZ

754. Eet kruit en suiker.
SCHULZ: Mev. Robertson

755. Smeer bokvet en neut op 'n lap, dit is baie goed vir 'n bors wat toetrek.
SCHULZ

756. Sit 'n kamferlap tussen die skouers en op die bors, speld dit vas met flennie en flennelet.
Helena le Clercque

BORSKWALE: TOE BORS

757. Agdaegeneesbossies: Infuse with hot water and decant. Use twice a day for chest troubles.
Mr. Sarleh Dollie

758. Droë vye gebrand in bord met brandewyn. Eet.
SCHULZ: Van Mollendorff

759. 1 e klapperolie met 1 t peper, mespunt elke uur.
SCHULZ

760. Heuning en klapperolie.
SCHULZ

761. Sit mosterdpleisters onder die voete.
F.J.L.: D. de Bruin

762. Heuning en klapperolie.
SCHULZ

763. Ook bokgal is baie goed om te drink, 1 t gal met 1 e water.
Mev. Aletta van den Berg

764. Neem 'n klein lappie en smeer ruitersalf daarop: Net groot genoeg om die kuiltjie toe te maak.
SAUK: Mev. C. Griessel

765. Vir toebors is gouestroop goed.
F.J.L.

766. Pak skyfies wituie met suiker in 'n diepbord. Sit nag in dou en drink van die water 1 dessertlepel drie maal per dag. 'n Kind kan 'n paar druppels drink.
SCHULZ

767. Gooi roulynolie in 'n pan en laat goed warm word. Klits eiers baie goed en bak dit soos 'n pannekoek alkante mooi bruin. Sit warm op die pyn, bors en keel.
Mev. Aletta van den Berg

768. Ook neut in bokvet is baie goed.
Mev. Aletta van den Berg

769. As 'n kind se bors toetrek, smeer 'n lappie met rou reuselvet en droë kamfer, sit voor op die kind se bors. Reuselvet kan in die medisynekassie gebêre word, hoe ouer dit is hoe beter.
SAUK: Mev. C. Prinsloo
F.J.L.

770. 'n Paar druppels lampolie op 'n lepel moskonfyt.
SCHULZ: Van Mollendorff
F.J.L.

771. Om te drink: kloutjiesolie met 5 druppels harmansdrup, volgens ouderdom van 5–19 tot 15 druppels.
Mev. Aletta van den Berg

772. 1 t harmansdrup, 1 t soetolie, 1 e asyn, 1 e heuning, 1 t borsdruppels, die geel van 1 eier. Meng en drink 1 t vol elke slag.
SANL.: Mev. M.C. Naudé

773. Bywerkpleister met bokvet en naeltjies oorgestrooi.
SCHULZ: Mev. J.J. Kotze

774. 1 t heuning, 1 e gestampte witsuiker, 1 t gestampte gemmer, 3 e boegoebrandewyn om te drink.
SCHULZ: Mev. J.J. Kotze

775. 2 k water, 1 groot k witsuiker, 1 groot k heuning. Kook die bestanddele tot 'n stroop, gooi dan 'n klein k asyn by. Kook nog 'n ruk goed. Laat dit nou afkoel en sit so omtrent 'n mespunt grouvomitief by – werk goed deur. Neem 1 t vol vir 'n kind as daar baie slym op die bors is.
SAUK: Mev. W.P. Stapelberg

776. 1 e warm heuning in kos sodat soveel as op 'n 3d. gaan. Ook 1 e warm heuning met aluin tot dit frank is.
Mev. Aletta van den Berg

777. Sit 'n pleister van skoorsteenroet en bokvet op die bors tusssen die skouers.
Mev. Aletta van den Berg

778. Sterk koffie met 'n eier daarin geklits gee ook verligting.
SCHULZ: Conradie

779. Neem 1 t vol van elke soort: gemmer, naeltjes, borrie, neut, peper, tabak, snuif, teer, haarlemmerolie, mosterd, kasterolie, 'n stukkie was, varkreusel en 'n stukkie bokvet. Sit dit op die vuur, laat alles goed smelt, smeer op 'n flennielap, op die bors tussen die skouers.
Mev. Aletta van den Berg

780. Drink 1 k kookwater.
SCHULZ: Conradie

BORSKWALE: TOE BORS BY KINDERS

781. Kasterolielap bietjie warm gemaak tussen skouers. Is uitstekend by kinders.
SANL.: J.H. van Heerden

782. Sny 'n borslap so breed die skouers is en 4–5 dm lank. Flennie of flennelette word verkies. Smeer met vet. Strooi 1 t vol roet, ½ t kerrie, ½ t fyn tabak, oor die vet. Smeer plat. Sit dit tussen die skouers. Gee die kind te drinke: 'n Dessertlepel kasterolie met 'n knippie

rooipoeier, 3 druppels lewensessens of wonderessens, ¼ Aspro fyngemaak daarin.
SCHULZ: J.J. Bouwer

BORSKWALE: BENOUDE BORS EN BENOUDE BORS BY KINDERS

783. Neem 'n flennielap, gooi kasterolie daarop, plus neute en peper. Maak dit warm in oond of in 'n bord wat jy op 'n stofie plaas. Plaas dit op die bors en tussen die skouers. Gee ook 'n bietjie kasterolie en olyfolie (ewe veel van elk) warm in.
C.J. Matthews

784. Maak harpuis baie fyn, neem nie so veel as op een 3d. kan lê en 1 e heuning, neem elk keer so bietjie tot dit opwerk.
Mev. Aletta van den Berg

785. Doornboombas fyngemaak en laat trek soos tee. Drink ½ glasie elke kwartier totdat opbring.
Helena le Clercque

786. Die kind in 'n baie [bad?] vuurherdaswater sit tot aan nek en warm toemaak.
SCHULZ: (Boek II)

787. As jy benoude bors het, moet jy suurlemoensap, soetolie en heuning goed deurmekaar maak en neem verskeie male per dag 1 t vol.
F.J.L.

788. Sit bene tot onderkant knieë in sterk mosterdbad, so warm as pasiënt dit kan hou.
Mnr. H.P. Odendaal

789. 1 lepel borrie, 1 lepel kalmoes, ½ lepel gemmer op 'n bottel brandewyn. Gebruik drie maal per dag 1 e.
SCHULZ: Grobbelaar
SANL.
Mev. H. Olwagen

790. Kasterolie met mosterd uitgebraai en op ongebleikte linne smeer en agter die skouers sit.
F.J.L.

791. Drink roulynolie.
F.J.L.

792. Heerboontjies, olyfolie. Sit bywerkpleister op.
SCHULZ: P. Ville
SANL.

793. Rook gedroogde olieboomblare.
SCHULZ: Senekal

794. Neem van die groot plantuie en sny dit fyn skyfies. Kook dit in water totdat dit sag is. Druk dan die uie fyn en gooi die water deur 'n lap. Die persoon moet dan elke halfuur ½ k daarvan drink.
SCHULZ
SANL.
F.J.L.: S.F. Haasbroek

795. Stamp wildeals en sit in 'n sakkie en dra om nek.
SCHULZ

796. Bind 'n bossie kathare om die nek, gee lou soutwater in totdat die pasiënt opwerk.
Mev. M. Kloppers

797. Bokgal drink vir benoude bors.
F.J.L.: C. du Preez

798. Brand bokhoring en asem rook in.
SCHULZ: Froneman

799. Slaan 'n krap stukkend en drink die sap.
F.J.L.

800. Neem 'n swart kat se vel en sit dit haarkant van die vel tussen die pasiënt se skouers.
F.J.L.: S.F. Haasbroek; A.S. van Wyk; C. du Preez; G. van Niekerk
SCHULZ: MacDonald

801. Vars afgeskeerde skaapwol.
SCHULZ

802. Neem 'n gewone eetlepel. Sit daarin harde uitgebrande beesvet. Braai dit

weer oor hitte of 'n kerslig. Laat 'n bietjie afkoel en drink dit. Die bors sal dadelik ooptrek.
SAUK: Mev. F. Snyman
F.J.L.: J.J. Steenkamp; A.S. de Beer; Van Rooyen, Alexandria; C. du Preez; L.J. Naudé; H. Scholtemeyer
SANL.: Mev. J. Voster; Mev. J.P.J. Hugo
SCHULZ: Mev. A.J. Lombard; Geldenhuis; MacDonald; Brynard; Mev. Vogel; Heilbron; Scheepers; Kotze; Dykman

803. Kapokvoëltjie se nessie op bors sit as baba benoude bors het.
SCHULZ: MacDonald; Mev. A. Hamman
F.J.L.: J.C. Pieterse

804. Gee die wit van 'n eier met suiker, nie veel geklits, totdat die kind opbring.
Helena le Clercque

805. 'n Skaap skeer, die warm wol op bors sit, vlieskant op lyf, herhaal.
F.J.L.: H. Vermaas

806. Doop 'n stuk kladpapier in salpeterwater. Steek aan die brand sodat die kind die rook inasem.
SANL.

807. 2–3 Steedman's Powder agtermekaar om die slym af te werk.
SCHULZ: MacDonald

808. Neem omtrent 10–15 druppels paraffien op suiker, soos mens bloegomolie neem.
Helena le Clercque

809. 1 t suiker met 'n paar druppeltjies lampolie sal dadelik verligting gee. 'n Paar maal geneem gedurende die dag sal volkome baat vind.
SCHULZ: Conradie

810. 1 lb bruinsuiker op 'n bottel water, gekook tot op 'n bottel. Gee nou en dan 1 t vol.
A.S. Malan

811. Drink omtrent 15 druppels van elk met 'n bietjie water: witdulsies, rooilaventel en Hoffmansdruppels.
Helena le Clercque

812. Aluin en gouestroop.
C.J. Matthews

813. Neem 1 k steenkalk, voeg 2 bottels kookwater op, laat 24 uur, gooi die water af, en voeg weer twee bottels kokende water. Laat weer 24 uur staan, blaas die room af, gebruik drie maal daags 'n kelkie vol.
Mev. H. Olwagen

814. Besoarpoeier met weinig water.
SCHULZ

815. Bietjie bakpoeier droog op tong.
F.J.L.: L.J. Naudé

816. Neem 'n bietjie ghries, smeer op lappie, dis goed vir benoude bors.
F.J.L.: D. de Bruin; A.S. van Wyk; A.M. Otto

817. Gebruik ipekakuanhawyn; dit sal die slym laat opkom.
F.J.L.

818. Janlappoeier drink en 'n vernispleister agter en voor op bors sit. Drink ook vomitiefpoeier.
F.J.L.: A. Heystek

819. Vryf die bors goed in met ruitersalf, sit watte op en steek vas. Gee die pasiënt 'n stukkie wit Vaseline om te eet.
SCHULZ: Conradie
F.J.L.

820. Eet Zambuk-salf of kroepstroop of 'n lepel koue water met kasterolie of teesuiker en aluin.
F.J.L.

821. Neem 1 k steenkalk, gooi 2 bottels kokende water op. Laat 24 uur trek. Gooi water af, gooi weer 2 bottels kokende water, blaas room af en gebruik 'n kelkie vol drie maal per dag.
F.J.L.
SANL.
Mev. H. Olwagen
SCHULZ: Mev. Griesel, Reitzburg

822. Neem Thermogene-watte, dit kos 2/6. Neem daarvan, vou oop en sprinkel 'n paar druppels spiritus op. Vou toe

en sit op bors tot by die kuiltjie. Warm sokkies aan voete en dan bed toe.
SAUK: Mev. E. Kruger

823. Drink vloeistof.
F.J.L.

824. Pleister: 1 t steenkool, varkreusel, 1 e fyngemaakte skoorsteenroet, meng en smeer op lap. Strooi 1 e fyn tabak daarop en sit tussen die skouers.
SCHULZ
F.J.L.

825. Gee 'n knypie peper met klapperolie in en smeer op 'n lap en sit op bors en tussen skouers.
SCHULZ: Gersbach

826. 1 dessertlepel moskonfyt, 1 t fyn peper deurmekaar geroer, drie maal per dag inneem. 'n Pleister van bokvet en borrie 3 maande dra voor en agter.
SCHULZ
F.J.L.

827. 1 t elk: Fyn kamfer, borrie, gemmer en aluin en 1 e elk: soetolie, wynruitsap, asyn en heuning, 10 druppels haarlemmerolie. Meng goed en neem kortkort 'n bietjie.
SCHULZ: Mev. J. le Roux
SANL.: Mev. M.S. Hattingh
F.J.L.: J. Strauss

828. 7 knoppe karmedik, 30 koekies pepermint, 20 kruienaels, ¼ lb teesuiker. Sit op 1 bottel brandewyn.
SCHULZ: Mev. Olwagen

829. 3 lepels heuning, 3 lepels asyn, 3 lepels kamferbrandewyn, 3 lepels soetolie, 3 tafelmespunte aluin, 3 tafelmespunte salpeter, 3 tafelmespunte boraks, 3 tafelmespunte rooipoeier. Skud goed voor gebruik.
SCHULZ: Senekal
SANL.
F.J.L.: L.J. Naudé
SAUK: Mev. H. du Plooy; Mev. W.A. van Wyk

830. 1 lepel elk: heuning, aluin, asyn, wynruitsap, soetolie, 1 t kamfer, 10 druppels haarlemmerolie. Voeg by stukkie borrie en aluin.
SCHULZ: P. Ville
F.J.L.: Mev. M. Leonard
SANL.
SAUK: Ouma Erasmus

831. Gal van 'n bok, 'n bietjie water, en 2 of 3 korrels salpeter. Elke twee ure 1 t vol. Vir benoude bors, neem 10 druppels lampolie op suiker.
Mev. H. Olwagen

832. Neem 2 lepels fyn suiker, 2 stukkies borrie, 2 bitteramandels en ½ bottel soetolie. Laat trek op kole vir 'n halfuur (nie in yster of blik). Gee 1 t in, elke 10–20 min.
Helena le Clercque

833. Sit 'n flennielap wat in kookwater uitgebraai is op die bors en keel, totdat 'n warm bad klaar gemaak is.

Sit dan die pasiënt in die warm bad tot by die nek; gee 1 t vol ipekakuanhawyn in, elke 10 min. totdat die kind opbring. As die kind wil verwurg, steek die vinger in die keel om op te bring.

Gee 'n purgasie in, dadelik. Na 'n kwartier of wat, haal die pasiënt uit, draai dig toe in 'n flenniekombers en sit warm lynsaadpappe op, of warm nat semelpappe.
Helena le Clercque

834. 'n Mespunt grouvomitief op 2 e heuning, maak deurmekaar en gee ¼ t vir kind totdat die slym opkom.
SCHULZ: MacDonald
F.J.L.

835. Sny wituie in skyfies, strooi suiker op en sit oornag in die dou. Gooi die water af. Vir kinders drie maal per dag.
F.J.L.: L.J. Naudé

836. Neem ½ t olyfolie of soetolie. Maak dit lou en voeg daarby net 3 druppeltjies

borsdruppels, gee dit drie keer per dag.
SAUK

837. Smeer 'n pleister van bokvet (uitgebraai) op flennie, maal omtrent 1 t naeltjies fyn en strooi dit oor, sit op. Hou die kind in 'n vogtige, warm kamer.
Helena le Clercque

838. Smeer 'n pleister van bokvet en borrie. Ook is rogmeel en brandewyn goed.
Helena le Clercque

839. 6 lepels heuning of suiker, 6 kruisementtoppe, 1 lepel grouvomitief, 6 lepels asyn en ½ glas water. Kook vir 4 min., gooi deur doek, gooi grouvomitief in en kook dit weer 10 min. Gee 'n kelkie vol elke maal.
SCHULZ

840. Die geel van 1 eier, 1 lepel roulynolie, 1 lepel soetolie, of 1 lepel olyfolie, 1 dessertlepel swael, 1 lepel heuning, 'n paar druppels paraffien en 1 lepel druiweasyn. Gebruik: Volwassenes 1 dessertlepel, kinders 1 t.
SANL.: Kellerman
SAUK: Ouma Nortje

841. 1 e asyn met 'n mespunt sout. Drink tot slym loskom. Vir kindjie moet dit helfte asyn en helfte water wees.
SCHULZ: MacDonald

842. Uitgebrande brandewyn of 1 e spiritus afkoel en ingee.
SCHULZ: De Kock, Touwsrivier

843. Smeer skoenpolitoer op 'n lap. Vou dit toe en sit op die bors en tussen blaaie. Kasterolie is ook goed.
F.J.L.
SANL.

844. Drink olie en brand doek met vet, maak pleister daarvan en sit tussen skouers en op bors.
F.J.L.

845. Drink paraffien en melk.
F.J.L.

846. Neem 'n rooi flennielap, doop in kloutjiesolie, strooi Keating's Powder op en sprinkel met wonderkroon. Maak lap warm, sit op en herhaal sodra dit koud is.
SCHULZ: Mev. J. le Roux

847. Terpentyn, harmansdruppels en heuning.
SCHULZ: Grobbelaar
F.J.L.

848. Smeer uitgebrande bokvet op ou linnelap, strooi borrie op en sit op kuiltjie van bors.
Mev. M.R.P. Strydom (Pres. V.L.V.)

849. 'n Bywerkpleister op die bors. Bokvet of fyn naeltjies op gestrooi, of 'n bietjie mosterd is ook goed. Besoarpoeier met 'n bietjie water.
SCHULZ
F.J.L.
SANL.: *Die Afrikaanse Almanak*

850. Gelooide velletjie, smeer skoonteer op en sit tussen blaaie.
SCHULZ: MacDonald

851. Gal van 'n bok, 'n weinig water, en 2–3 korrels salpeter. Elke twee ure 1 t vol. Neem 10 druppels lampolie op suiker vir 'n benoude bors.
F.J.L.
SCHULZ
Mev. H. Olwagen

852. Klipspringhare word gebrand en die sieke moet dan die rook inasem. Sit 'n ghriespleister op die bors.
SCHULZ: Mev. Vogel
F.J.L.: J. Viljoen; J. Grobler

853. Brand nuwe lamfer, maak poeiers daarvan, neem dit so droog en maak met teesuiker aan.
SCHULZ: Mev. Joubert, Pk. Sabie
SANL.: Mev. J.P.J. Hugo; Mev. H. Olwagen

854. Neem lamfer en sit tussen die skouers.
A.S. Malan

855. Bloekomolie gemeng met kasterolie en

'n flennielap daarmee natgemaak en lou gemaak en op die bors gesit.
SCHULZ: Mev. A.J. Lombard

856. Sit bywerkpleister op.
SCHULZ

BORSTE: KLONT IN DIE BORS

857. Wildetabakblare word gevryf en in soetolie gesit.
V.L.V.: Mev. J. Fourie
858. Maak koolblare warm in skottel, gooi klapperolie op.
C.J. Matthews
859. Smeer met warm soetolie van tepel af boontoe en sit warm koolblare op.
SCHULZ: Joubert, Montagu; Mev. J.J. Kotze
SANL.: Mev. E.C. Lottering
860. Sit warm pleisters op van binneste van turksvyblare.
SCHULZ: Vryburg
861. Sit koue uiepappe op, of sny die uie in skywe.
SCHULZ: Mej. K. Albertyn
862. Smeer met kamferolie die bors goed, af na die tepel toe.
Helena le Clercque
863. Sit warm semelpappe op, sprinkel 'n bietjie brandewyn op die pap.
Helena le Clercque
864. Maak olieboomblare goed warm in 'n pan, sit op en maak goed toe.
Helena le Clercque
865. Braai turksvyeblare onder warm as, as dit sag is, sny oop en sit dit warm op die bors.
Helena le Clercque
866. Maak 'n pap van kiesieblare wat in melk gekook is en pak op bors.
SCHULZ: Mev. J. Visagie; Mev. J.J. Kotze
867. Smeer die blare van varkblom met warm klapperolie, kneus dit dan en sit op bors.
SCHULZ: Mev. J. le Roux
868. Bak vingerpol onder warm as. Sit op bors as dit sag is.
SCHULZ: Viljoen, Vryburg
869. Sit warm kamferbrandewynlappe op, maak dan dit toe, sit elke 3 ure op, smeer die bors goed met kamferolie.
Helena le Clercque
870. Sit pleister van fyngemaakte Engelse sout en gliserien op. Laat dit buitetoe ooptrek.
SCHULZ: Mev. T. Jordaan
871. Warm brandewynlappe.
SCHULZ: Mev. J.J. Kotze
872. Sit verdwynpleister op.
SCHULZ: Grobbelaar
873. Neem watte, strooi bruinsuiker daaroor en lê oor die bors.
Mev. Aletta van den Berg
874. Sit 'n pleister van harpuis, heuning, was en bokvet op. Gooi swaelbalsem dik op lap en sit voor op die tepel.
SAUK: Mev. de Beer, Pretoria-Wes
SCHULZ: Momburg
F.J.L.
875. Pap van harpuis, was en bokvet.
SCHULZ: Mev. J.J. Kotze
876. Maak 'n pleister van harpuis, bokvet en was.
Helena le Clercque
877. Kamfer met soetolie aansmeer of botter en was tot 'n pleister maak.
J.A. Kellerman
878. Boontjiemeel, kruisement, vars botter tot pap maak en opsit.
SCHULZ: Mev. J. le Roux; Mev. J. Visagie
879. Karmedik, vars botter en was. Pap opsit.
SCHULZ: Mev. J.J. Kotze; Le Roux
880. Hou warm semel- of soutsakkies op.
SCHULZ: Mev. T. Jordaan
881. Maak 'n kommetjie wat net oor die bors pas warm en sit oor die bors.
SCHULZ: Grobbelaar

BORSTE: PYNLIKE BORSTE

882. Koolblare en stinkolieblare is goed. Hou aan totdat dit sak.
A.S. Malan

883. Als gestamp en aangesmeer.
SCHULZ

884. Neem 1 t asyn, meng met 1 e soetolie en drink op nugter maag. Gou sal dit verdwyn. Vir die gejeuk, vryf met mielieblom.
SAUK: Mev. A. Slabbert
F.J.L.

885. 'n Salf gemaak van vars botter sonder sout en geel van hoendereier vir seer borste.
C.J. Matthews

886. Neem skoonteer, roer met vet tot 'n pleister en sit dit op die seerplek.
A.S. Malan

887. Tabaksop of menswater opsit.
F.J.L.

888. 1/- soetolie – 1/- terpentyn – 3' se naeltjies – 6' kamfer, 6' mentol. Kneus naeltjies, gooi in soetolie. Laat heeldag trek eenkant op stoof. Gooi dan in gemaalde kamfer en ander goed. Smeer twee maal per dag. Soggens en saans.
SCHULZ

889. Was met warm asyn of brandewyn, smeer dan met kamferolie, of maak goed deurmekaar, 1 lepel soetolie, 1 t kamferbrandewyn, 10 druppels terpentyn, 1 t gliserien. Smeer daarmee.
Helena le Clercque

890. Baai kort-kort met warm water. Vryf baie saggies met soetolie 'n paar druppels terpentyn en 2 druppels kamferolie. Neem dan die blare van 'n varkoorlelie. Sit dit in 'n pan oor 'n vuur. Keer dit kort-kort om totdat dit 'n pap is. Smeer dan op 'n lap en sit op die bors.
A.S. Malan

891. Soetmelk, lepel soetolie, rogmeel, geel van 4 eiers, 1 sny witbrood, pap maak en warm opsit.
SCHULZ: Mev. J. le Roux; Mev. J.J. Kotze; Mev. J. Visagie

BORSTE: VERSWEERDE BORS

892. Plakkie in as gebraai en opsit.
SCHULZ: Mev. Robertson

893. Maak mieliemeelpap en meng met gelyke hoeveelhede fyngestampte knapsekêrelblare. Sit koud op, dit word warmer tot die sweer oopbreek.
SCHULZ: Bennet

894. Geelsuiker, geelseep en byewerk opsit.
SCHULZ: Mev. Robertson

895. Roulynolie, heuning, geel van 1 eier en meel.
SCHULZ: Mev. Robertson; S.J. Marais

BOSLUISKOORS

896. Boorsuurlint met gliserien natmaak, op die kop van die bosluis sit tot dit droogword, dan val die kop uit, trek tog nooit die kop uit. Die gif bly dan agter. Vir die koors: Drink dan magnesiamelk.
Mev. Aletta van den Berg

BRANDERIGHEID AAN KINDERS:
SIEN AFSKAWING VAN VEL

BRANDSERE OF PITSWERE

897. Maak klapperolie aan met heuning of gouestroop, eet twee keer per dag 'n dessertlepel.
M.R.P. Strydom (Pres. V.L.V.)

898. Smeer klapperolie aan.
A.S. Malan

899. Gemaalde gebrande perskepitte met kloutjies- of kasterolie vir brandsere.
F.J.L.: L. Botha

900. Neem die wit laag van soetdoringbas,

brand en die as met roulynolie tot salf meng.
SCHULZ: K. van Deventer
F.J.L.

901. 'n Bietjie pypolie moet aangesit word.
F.J.L.

902. Brand volstruiseierdoppe, maak dit fyn en sit op die sere.
F.J.L.: A.S. de Beer
SANL.: Mev. L.C. du Toit

903. Laat die hond die sere lek.
F.J.L.: A.S. de Beer

904. Neem koeiwater en was die sere twee keer per dag.
Mnr. H.P. Odendaal

905. Neem 'n 4 oz botteltjie spiritus en gooi 1 e fyn aluin daarin. Meng en smeer dikwels met 'n stukkie watte oor die seer.
SANL.: Mev. J.S. Boshoff

906. 2 oz wit Vaseline of suiwer varkvet, 2 t blomswael, 10 druppels gliserien. Maak 'n salf en sit op die brandsere.
SANL.

907. Skoonteer en lampolie.
F.J.L.: Erasmus

908. Drink 'n mespunt salpeterpoeier op die nugter maag.
F.J.L.: A.S. van Wyk

909. Smeer lewensessens aan elke twee uur en u sal verbaas wees om te sien hoe dit genees.
SANL.: J.H. van Heerden

910. Maak 'n salf van klapperolie en swael.
F.J.L.: L.J. Naudé
SCHULZ: Conradie

911. Maak sinksalf en Engelse sout deurmekaar en smeer aan.
V.L.V.: Mev. W. Brynard

912. Sit salf van varkvet en blomswael op.
F.J.L.
SCHULZ: Mev. H. Olwagen

913. Brand riviermatjiesgoed, meng met vars room, smeer met 'n hoendervlerkveer vir een dag.
F.J.L.: Fanie Venter

914. Smeer dik olie aan of menswater of kasterolie of klapperolie.
F.J.L.

915. Hou in warm aswater en sit 'n pleister van belghries en blomswael op.
F.J.L.: A. Heystek; Erasmus

916. Blomswael met varkvet of klapperolie aanmaak vir uitwendige gebruik. Vir inwendige gebruik blomswael met heuning aanmaak.
SCHULZ: Mev. du Plessis, Oogies
F.J.L.: A. Heystek; F. Potgieter; J. Grobler

917. Maak 'n bottel soetolie warm. Bak 'n eier se geel daarin hard. Laat die kind die hardgebakte geel eet. Die olie word drie maal op 'n dag aan die sere gesmeer nadat die sere goed gewas is met water waarin sout en vuurherdas is.
SCHULZ: MacDonald (Boek I)

918. Gebruik flou vitrioelwater gemeng met room.
F.J.L.

919. Swael met varkvet aanmaak en gee.
F.J.L.: J.C. Pieterse; L.J. Naudé

920. Ruitersalf of varkvet en blomswael aangemaak soos 'n salf. Sit dit op.
F.J.L.

921. Braai 2 e kasterolie en 1 e swael uit en smeer aan.
V.L.V.: Mev. W. Brynard

922. Braai kraalbos met ongesoute botter uit, maak tot salf en smeer aan.
SCHULZ: M. Conradie

923. Braai vaalbrandbossie uit en sit bokvet by vir 'n salf.
F.J.L.: A.M.G. Coetzee

924. Maak salf aan: 1 lepel kalk, ¼ k koue water, en bietjie kasterolie.
F.J.L.: A.M.G. Coetzee

BRANDSERE EN OMLOPE

925. Stamp rou aartappels en sit dit op die

wond. As iemand verbrand het, stamp 'n groot klomp, pak die persoon toe daarmee. Neem elke keer vars aartappels. Dit gee verligting, trek die pyne uit en genees die wonde.
F.J.L.: Erasmus

926. Sit groen doringhout in die vuur. Neem die sop wat daarop uitbraai en smeer dit aan.
F.J.L. Erasmus

927. Neem 'n wildekopivablaar se sap en smeer dit aan die wond vir genesing daarvan.
F.J.L.: Erasmus

928. Stamp kissieblare, kook dit met melk. Maak 'n pap en sit dit op wond.
F.J.L.: Erasmus

929. Sit fyngebrande koffie aan die plekke.
F.J.L.: Erasmus

930. Trek 'n rooiperskeboom se blare op kookwater. Dit dien as wondwater.
F.J.L.: Erasmus

931. Stamp wag-'n-bietjie-blare, maak dan daarmee en met harde bokvet 'n pleister. Dit dien goed as trekpleister.
F.J.L.: Erasmus

932. Braai uie onder as tot dit baie sag is. Stamp dit fyn op 'n lap. Gooi daar kasterolie op en sit dit op die seer. Dis goed vir enige seer of wond waarin daar kwaad is. Hierdie raat is ook nie vir omlope [*sic*].
F.J.L.: Erasmus

933. Sit haashare op 'n brandwond. Moenie dit aftrek nie. Dit sal self afval as die wond genees is.
F.J.L.: Erasmus

934. Smeer blousel aan brandseer of omloop.
F.J.L.: Erasmus

BRANDSIEKTE

935. Was persoon met sterk tabakwater nadat dit goed getrek is.
F.J.L.: Erasmus
J.C. Pieterse

936. Eet fyngemaakte krap of varkvet.
F.J.L.: A.S. de Beer

937. Was lyf met seep en warm water en vryf dan met blomswael.
F.J.L.

938. Was met Little's [Dip].
F.J.L.

939. Smeer elke aand lampolie en kersvet aan as dit skoon gewas is.
F.J.L.: J. Grobler

940. Soetolie met 'n paar druppels karbol daarin.
F.J.L.

941. Maak lynolie en swael deurmekaar en smeer aan.
F.J.L.

942. Was met water waarin kankerbossie getrek het, en smeer dan 'n mengsel van varkvet en blomswael.
F.J.L.: Swart

BRANDPUISIES

943. Maak as nat met menswater (urine) en smeer die plekke daarmee.
F.J.L.: Mev. A. Hermann; J.A. Page

BRANDWONDE

944. Sit daar gebrande dulk op.
F.J.L.: L. Botha

945. Slaan dadelik heuninglappe om die brandwond, dit sal die brand uittrek en wonde droog maak.
SCHULZ: MacDonald

946. Sit moskonfyt of lynolielappe op.
F.J.L.: Aletta Erasmus
SANL.: Mev. M.S. Hattingh

947. Neem roulynolie, roosmaryn, wildeals, byewas. Braai dit saam. Syg deur en voeg kasterolie by.
F.J.L.: L.J. Naudé
SANL: Mev. J. Potgieter

948. 'n Stukkie was, 'n bietjie lynolie, 'n handje vol brandbossie.
Mev. Aletta van den Berg

949. Smeer kasterolie aan en fyngemaalde gaar koffie opstrooi. Sal net 'n paar keer nodig wees.
SCHULZ: Beyers

950. 1 e bywas, 1 e kasterolie, ½ t fyn lynsaad, 1 e roulynolie gemeng.
SCHULZ: Mev. J.J. Kotze

951. Pleister van byewas en roulynolie.
SCHULZ: Hattingh, Beaufort-Wes

952. Pleister: Lynolie, roosmaryn, wildeals, was, brand tesame. Giet deur en voeg kasterolie by.
SCHULZ
SANL.

953. Smeer onmiddellik bloekomolie aan en dit sal nie 'n blaas maak nie.
SAUK: Mev. A.E. Nickel

954. Gooi dadelik lynolie op en hou dit toe met lynolielappe.
A.S. Malan

955. Apply linseed (raw) oil – it heals and soothes.
Mev. M.A. Read

956. Enige van die volgende olies kan gebruik word om brand uit te trek: soetolie, paraffien, roulynolie, en kasterolie, gooi 'n bietjie op die plek, maak 'n sagte lap nat en sit dit op.
Helena le Clercque

957. Neem 1 bottel soetolie en braai in roosmaryn, giet af, braai in stukke en set af, voeg 1 e rooiminie by en 1 e harmansdrup, roer goed.
Mev. H. Olwagen

958. Brand volstruismis tot as en gooi op wonde.
SCHULZ: Mev. S. Orton; Van Eck

959. Warm beesmis is goed vir brandwonde.
F.J.L.: D. de Bruin
SANL.
SCHULZ: Kotze

960. Droë volstruismis baie fyn maak en opstrooi.
SCHULZ: V.E., Port Alfred

961. Varkvet-en-rogmeelpappe.
SCHULZ: Kotze

962. Braai perskepitte en sit dit op die brandwond.
A.S. Malan

963. Gemaalde koffie op die plek sit, ook roulynolie.
A.S. Malan

964. Bruise violet leaves and apply to burn.
Mev. M.A. Read

965. Drink kraalbos getrek soos tee.
SCHULZ: Mev. J.J. Kotze

966. Strooi meel op brandplek. Dit vorm 'n soort kors en sluit lug uit. Wanneer dit hard word, was met lou water af en strooi weer op.
F.J.L.: L.J. Naudé

967. Perskepitte braai en op brandplekke sit.
F.J.L.: C. du Preez
SANL: Mev. L.C. du Toit
SAUK: Ouma de la Harpe; Erasmus; E. de Villiers; H. Scholtemeyer; A.S. van Wyk; J. Viljoen

968. Kook 'n hand vol of wat wildesalie, sit dit koud of warm op, syg eers deur, en maak die lappe goed nat, laat opbly vir 'n paar uur. Drink 'n wynglasie daarvan in die môre of aand.
Helena le Clercque

969. Rooi korentekonfyt is ook goed om brand uit te trek as die plek nie stukkend is. Smeer oor die plek en draai toe.
Helena le Clercque

970. Wildesalie soos tee te trek om die brand uit te drywe, en dan dit weer was. Dis ook goed vir verkoue.
SANL: *Afrikaanse Almanak*
F.J.L.: J. Viljoen

971. Fyngemaalde rou koffie opstrooi.
SCHULZ: De P., Petrusville

972. Rasper binneste van aartappel op wond.
SCHULZ: Mev. Mommsen
973. Aalwynblaar oopgeslag en om die brandplek.
SCHULZ: Mev. E. Langenhoven
974. Brandbossie (*Mohria thurifraga**): pappe vir brandwonde.
Watt & Breyer-Brandwijk
975. Maak lynsaadpappe.
SCHULZ: Kotze
976. Perskepitte gebrand en fyngemaak met kasterolie op.
SCHULZ: Mev. E. Langenhoven
F.J.L.: K. van Deventer
977. Brand peperwortels, maak poeier en sit op.
SCHULZ: Kotze
978. Strooi dadelik meel op.
SCHULZ: Kotze
F.J.L.
979. Inwendig brand: Wildesalie soos tee getrek en gedrink.
SCHULZ: Kotze
980. Laat tee trek in 'n bad en sit die persoon daarin.
F.J.L.: W.G. van der Schyff
981. Ou, gebrande skoene is goed vir 'n brandplek.
F.J.L.
982. Neem 'n stuk oliekleedjie waarop visolie gesmeer is en verbind die wond daarmee.
SANL.
983. Neem 'n stuk oliekleedjie waarop visolie gesmeer is en draai dit om die wond.
Mev. J.P.J. Hugo
984. Wit van eier goed geklits.
A.S. Malan
985. Maak ou linne nat met 'n gesonde mens se water en sit dit op die wonde totdat die brand uitgetrek is. Sit dan pleisters op tot dit genees is.
Mev. M.A. Read
986. Skilpaddop, brand fyn, maal en strooi op wonde om dit droog te maak.
V.L.V.: Mev. J. Fourie
987. Koue melk is baie goed. Doop aangetaste deel in melk.
Prof. D.G. Steyn
988. Neem die geel van 'n eier. Klits dit goed met vars botter. Daar moet nie sout in wees nie. Smeer die hele brandplek dik op sodat daar nie lug op die brandplek kom nie. Dit trek die brand uit en laat geen merke op die vel nie.
SANL: Mev. J.M. van der Merwe
989. Dit wit van 'n eier opsmeer.
SANL.: Mev. J.P.J. Hugo; Mev. M.J. Venter
SCHULZ: MacDonald
F.J.L.: F. Potgieter; J. Viljoen
990. Sit doek in karringmelk en sit dit dan op, maar so warm as kan verdra word.
F.J.L.: L.J. Naudé
991. Swaelnessie, gooi kookwater daarop. Sit op seer en waar bars sit weer op.
F.J.L.
992. Melk is goed om aan te smeer as jy jou hande met seepsoda gebrand het.
F.J.L.
993. Sit 'n vars haasvel se vleiskant op die wonde.
F.J.L.
994. Gebruik die wit van 'n eier en sit op brandwonde.
J.A. Kellerman
995. Neem die geel van 'n eier en klits dit goed met vars soutlose botter. Smeer dit dik op die wond sodat daar geen lug by kom nie. Trek brand gou uit en laat geen merk op vel na nie.
SANL.
996. Vir brand deur kneusing word skoon brandewynlappe styf omgedraai en drie maal per dag aangeklam.
SANL.

* *Mohria caffrorum*

997. Gooi witsuiker op die brandplek.
Mev. M.A. Read

998. As die vel nie stukkend is nie, draai gou 'n lap om en gooi daarop spiritus van wyn totdat dit heeltemaal nat is, draai dit dan toe in 'n oliekleedjie. As dit gou en goed gedoen word, sal daar nie blare uitkom.
Helena le Clercque

999. As daar niks anders is, smeer gouestroop oor die plek, en draai goed toe. Seep is ook goed om aan te smeer.
Helena le Clercque

1000. Smeer dadelik gekondenseerde melk aan en laat droog word op die brandwond. Dit verhoed dat daar blase agterbly.
SAUK: Mev. M. Vermeulen

1001. Mix sodium bicarbonate with water into a paste and spread over the part burned, leave on for half an hour and allow to draw. Then remove gently by applying Carron oil and keep on applying Carron oil for a day or two only and apply any good cold cream until the burn has healed.
Mev. M.A. Read

1002. Smeer Dubbin op ou linne en lê dit op die wonde. Verander die pleister af en toe.
Mev. M.A. Read

1003. Los pakkies sodakarbonaat op in 'n bord en maak met koue water 'n pap daarvan. Pak op die wond totdat dit barsies maak. Sit vars op tot genesing kom.
Mev. M.A. Read

1004. 1 pakkie sinkpoeier, 1 potjie wit Vaseline, klapperolie, smeer aan.
C.J. Matthews

1005. As iemand gebrand het, maak dan dadelik 'n pappie van koeksoda en sit dit sommer met die vingers op die brandplek. Dit trek die brand dadelik uit.
SAUK: Mev. G.C. van Rooyen

1006. As 'n brand dadelik in paraffienolie of skoon brandewyn gehou word of nat paraffien of brandewynlappe op die brandplek gesit word, dan kom daar geen blaar nie. Nat asynlappe is ook goed.
SANL.: *Die Afrikaanse Almanak*

1007. As jy brand, gooi paraffien daarop of smeer seep aan.
F.J.L.

1008. Sit skoon kalkwaterlappe op, in alle gevalle van brand moet die natgemaakte lap eers omgedraai word en dan 'n dik droë doek bo-op omgedraai.
Helena le Clercque

1009. Druk droë kalk daarteen.
Helena le Clercque

1010. Hou skoon en sit 'n boorsuurkompres daarop.
Helena le Clercque

1011. Om die brand uit te trek, sit balsemkopiva op en draai dig toe, die beste is om geoliede papier oor die wond te sit voor dit toegedraai word met lappe, dit moet onthou word in alle behandeling van brand.
Helena le Clercque

1012. Sunlight-seep en suiker.
F.J.L.: W. Germishuizen

1013. Smeer stockholmteer dik op 'n linnelap en slaan die brandwond toe. Verbind liggies maar goed, moenie met bande vasmaak nie, steek liewers met 'n speld vas. Die brand is dadelik uit. Laat die teer net so opbly so lank as moontlik. In meeste gevalle bly dit sit totdat die wond, hoe groot ook al, gesond is. Dit laat ook geen brandmerke na of litteken nie. Solank die vel net nie met die hand gevat is voor die teer op kom nie. Waar die teer op gesonde dele kom, kan dit met asyn afgewas word.
SANL.: M.S. van Staden

1014. Gebruik skoon Turlington. Week 'n skoon lappie met Turlington. Plaas op wond en verbind. Herhaal dikwels.
SANL.: Mev. E.C. Lottering

1015. Smeer Vaseline aan.
F.J.L.: J.C. Pieterse

1016. Maak 'n pappie van koeksoda en water, en draai dig toe, moet nie oop maak voor die eerste 3 dae.
Helena le Clercque

1017. Neem 1 e Condy's Fluid en 1 k water, maak lappe daarin nat en sit op totdat die pyn bedaar, smeer dan karbolsinksalf aan.
Helena le Clercque

1018. Sit lappe met brandewyn en asyn op.
Helena le Clercque

1019. 12 druppels tinktuur van opium.
F.J.L.: L.J. Naudé

1020. Neem 1 e goeie kalk. Gooi dit op ½ bottel kookwater. Laat afkoel en afsak. neem die water, skommel of skud dit totdat dit dik word en smeer dit aan. Dis uitstekend.
SCHULZ
SAUK: Mev. B. van Rensburg

1021. Sit 'n ghriespleister op.
F.J.L.: Swart

1022. Ou brandwonde wat nie wil genees nie harmansdrup aansmeer.
SCHULZ: Grobbelaar

1023. Carron-olie moet daarop gesit word.
F.J.L.

1024. Balsemkopiva opsit tot brand uit is.
SCHULZ

1025. Neem 'n blikkie Dubbin, 1 koekie kamfer, smelt en smeer aan.
SCHULZ: Senekal

1026. Sit asyn- of brandewynlappe op, dan vorm daar nie blare nie en trek die brand uit. Trek brand heeltemal uit met balsemkopiva.
SCHULZ: M. Conradie

1027. Was met gekondenseerde melk.
SCHULZ: Mev. J.J. Kotze

1028. Strooi koeksoda op.
SCHULZ: MacDonald
Mev. J.J. Kotze

1029. Smeer Vaseline aan of bloekomolie.
SCHULZ: Mev. J.J. Kotze

1030. Strooi droë fyn sout op die plek.
SCHULZ: MacDonald
F.J.L.
SANL.

1031. 4 oz gestampte aluin op bottel water, maak lappe kort-kort nat en sit op.
SCHULZ: Senekal, Calitzdorp
SANL.

1032. 1 e byewas, 1 e skoonteer, 1 lepel bokvet, 1 lepel roulynolie, 1 lepel harpuis, die geel van 1 eier. Smelt alles goed saam. Laat koud word en roer dan die geel van die eier in. Smeer op 'n lappie en sit op die wond.
SCHULZ: Hattingh
SANL.

1033. Sit eers lou kamferbrandewynlappe op tot die brand uitgetrek is, neem dan kalkwater en roulynolie en maak 'n salf en sit dit op.
A.S. Malan

1034. Koeksoda op die brandplek gooi. 3 lepels kalk op 'n bottel kookwater, laat afsak. Vat 1 k en roer roulynolie in totdat dit 'n dik wit salf maak. Sit elke oggend op 'n ou linnelap en sit op die brand.
A.S. Malan

1035. 1 k botter, 1 k byewas, 1 lepel harpuis. Smelt deurmekaar en sit op.
F.J.L.
SANL.: Mev. G.L. Pienaar

1036. Salf: Kamferbrandewyn, boerseep, 1 eiergeel, soetolie, opsit (roosmaryn, galsterige varkspek, harmansdrup uitbraai) neem 1 groot soetolie, stuk was, lepel rooiminie in terpentyn, laat dit kook tot dit bruin word, as die brand uitgetrek is, opsit.
Mev. Aletta van den Berg

1037. If badly burnt, make a paste of sour cream, linseed oil and white of egg. Paint this over the raw wounds so as to protect them from outer air. Cover each spot with a soft rag which adhered closely to the flesh above the rags. Place another dry linen cloth.

At intervals of two hours remove the outer cloth and moisten the lower rag with the same mixture. Twice daily remove the lower rags and moisten with the same mixture. In a short time the patient will be cured. As internal remedies, give twice daily one spoonful olive oil. For slighter burns or scalds, potato scalds, scraping may be applied with good results.
Mev. M.A. Read

1038. Sit nat lappe met goeie druiweasyn op, so gou as dit brand, ook kalkwater met lynolie, of kasterolie opsit.
Mev. Aletta van den Berg

1039. Geel van eier, klop op met kasterolie.
C.J. Matthews

1040. Heuning en blom van swael: maak aan as salf.
V.L.V.: Mev. J. Fourie

1041. Beesmis en asyn deurmekaar opsit.
SANL.: *Die Afrikaanse Almanak*
SCHULZ: Beukes
F.J.L.

1042. 'n Eier se geel klits en 'n bietjie kasterolie oor die lap smeer waarin geel is en op brand sit.
F.J.L.

1043. Belghries smeer en slangvel toedraai wat eers in soetmelk gedruk is.
SCHULZ
F.J.L.: A. Heystek

1044. Kattekruie, bokvet en geelwas deurmekaar gebraai tot 'n pleister.
SANL.: *Die Afrikaanse Almanak*
F.J.L.
SCHULZ: Erasmus

1045. Smelt 'n koekie kamfer en twee dele heuningwas goed totdat die kamfer heeltemal gesmelt is. Smelt dit in 'n enemmelbakkie. Haal van die vuur af en gooi soetolie by. Roer dit. Dit vorm 'n salf. Neem dan ou linne, smeer van die salf aan en bind om die brandwonde. Sit elke 24 uur vars salf op. Dit kan skoongemaak word. Droog die water wat uitloop op met 'n flennielap van die brandwonde en ook van die pleister. Draai dit weer om, want anders trek dit te veel.
SANL.
SAUK: Ouma M. du Toit

1046. Smeer kasterolie aan en sodaseep, hou ook in heuning. Roulynolie met kokende kalkwater. Maak 'n salf.
F.J.L.: J. Grobler; L.J. Naudé

1047. 'n Stukkie bokniervet, laat dit bruin braai, 1 stukkie was en 'n bietjie balsemsulfuris.
Mev. H. Olwagen

1048. 2 lepels soetolie, 2 lepels brandewyn, 2 lepels geskraapte seep, 1 stukkie was. Haarlemmer voeg mens daarin as dit klaar is tot dit effe geel is. As die water uitgetrek is, sit mens 'n ander pleister van soetolie en was op.
SANL.: *Die Afrikaanse Almanak*

1049. Soetolie en 'n bietjie pik en goudgelid, deurmekaar gemaak tot 'n pleister.
SANL.: *Die Afrikaanse Almanak*

1050. Sit nat asyn of brandewynlappe op die brandplekke, dan kom daar nie blare nie, hou dan aan met balsemkopiva tot die brand uit is en dan tot genesing: 2 lepels bokvet, 2 lepels brandewyn, 2 lepels heuningwas, 2 lepels soetolie, 1 eierdoor en 10 druppels haarlemolie. Sit dan die pleister op.
SCHULZ: Conradie

1051. Soetolie en 'n bietjie pik, goudgelid deurmekaar gemaak tot pleister.
SCHULZ

1052. Pleister: 4 lepels geskraapte seep, 2

lepels melkroom, 2 lepels heuning, stukkie droë kamfer. Verbrand.
SCHULZ: Mev. J.J. Kotze

1053. Neem 'n bietjie heuning en meng dit met 'n bietjie koeksoda. Smeer dit op 'n lap en sit op die brandwonde.
F.J.L.: Mev. A. Hermann; J.A. Page
SCHULZ: Mev. Uys; MacDonald

1054. 1 eiergeel, 1 e lynolie, ½ t aluin, ½ t fyn kamfer, genoeg meel om 'n pap te maak.
SCHULZ: Mev. Uys

1055. Maak salf van 'n door van 'n eier met gelyke dele brandewyn en soetolie en boerseep.
SCHULZ

1056. 1 e kasterolie, 1 eiergeel, 1 e skoorsteenroet, maak 'n pap en sit op. Hou water weg van die plek en spons liewers met soetolie. Hou die pap minstens 'n week op.
SCHULZ: MacDonald

1057. Pleister: blougombalsem gestamp, 'n stukkie geel was, stukkie bokvet, brand uit en giet deur. Voeg dan 'n bietjie soetolie en haarlemmerolie by.
SCHULZ

1058. 2 lepels bokvet, 2 lepels brandewyn, 2 lepels heuningwas, 2 lepels soetolie, 1 eiergeel, 10 druppels haarlemmerolie. Sit 'n pleister op.
SCHULZ: M. Conradie

1059. 2 k koue kalkwater, 2 k roulynolie, 1 t blougomolie. Skud tot alles goed gemeng is. Neem 1 e aptekerskalk, gooi 2 k kookwater op en laat afsak. Gebruik die water vir bogemelde mengsel.
SANL.

1060. 1 e byewas, 1 lepel skoonteer, 1 lepel bokvet, 1 lepel roulynolie, 1 lepel harpuis, die geel van 1 eier. Smelt alles goed saam, laat koud word en voeg dan geel van eier by. Smeer op lappie en plaas op brandwond.
SANL.

1061. Moskonfyt, lynolie of menswater.
SCHULZ: Van Rooyen, Beaufort-Wes

1062. 2 lepels soetolie, 2 lepels brandewyn, 1 lepel geskraapte seep, 1 stukkie was, haarlemmerolie word ingegooi daarna tot effens geel is. As water uitgetrek is, sit ander pleister van soetolie en was op.
SCHULZ

1063. Roosmaryn gestamp en galsterige varkspek, was en haarlemmerolie gebraai.
SCHULZ

1064. 1 stukkie was, lynolie, bietjie kamferbrandewyn, 6–8 druppels harmansdrup. Gebruik genoeg was sodat dit styf genoeg is vir 'n pleister.
SCHULZ

1065. Balsemkopiva opgesit tot die brand uit is en dan tot genesing – geelwas in soetolie met 'n paar druppels haarlemmerolie.
SANL.: *Die Afrikaanse Almanak*

1066. 2 e aptekersparaffien, 1 lepel petroleumjellie, 1 t bloekomolie. Meng dit en smeer aan die wond.
C.J. Matthews

1067. Neem 1 t kalk, gooi op 'n glas water, laat helder afsak, neem kasterolie en roer kalkwater stadig by tot dit 'n wit salf vorm, smeer op gaas en sit op wonde.
M.R.P. Strydom (Pres. V.L.V.)

1068. Gelyke dele kalkwater en roulynolie: Meng goed en smeer oor brandplekke.
A.S. Malan

1069. 1 e roulynolie, 1 e swael, 1 e paraffien, 1 e Vaseline.
Mev. van den Berg

1070. 1 e sinksalf, 1 e Vaseline, 1 e kasterolie en 1 t bloekomolie. Meng en plaas op wond.
C.J. Matthews

1071. Neem 1 e aptekerskalk. Gooi daarop 1 k kookwater. Roer dit goed deur en

laat staan om koud te word. Gooi net die helder water van die kalk af en neem net soveel roulynolie as van die water. Skud dit totdat dit dik is soos 'n salf en sit dit op die aangetaste dele.
F.J.L.: Swart
SANL.: Mev. A. Wilbers; Mev. J. Potgieter
SCHULZ
SAUK: Wed. H.M. Venter

1072. Neem 1 bottel soetolie en braai in roosmaryn, giet af, braai in stukke en set af, gooi 1 e rooiminie by en 1 e harmansdrup. Roer goed.
Mev. H. Olwagen

1073. Neem 1 k soetolie, 'n stuk was, 'n goeie lepel rooiminie en terpentyn. Laat dit saam kook tot dit bruin word. Soos die brand uitgetrek is, sit pleister van die salf op.
SANL.: *Die Afrikaanse Almanak*

1074. Neem 1 glas soetolie, 1 dessertlepel terpentyn, ½ lb was, 1 lepel rooiminie, laat tesame braai totdat dit bruin is. Laat koud word en sit op, sodra die brand uit die plek getrek is.
Helena le Clercque

1075. Neem 1 stukkie was so groot soos 'n duifeier, 2 t soetolie, 20 druppels haarlemmerolie. Smelt die was en olie en as dit koud is, gooi haarlemmerolie daarin, maak dan pleistertjies en sit op.
Helena le Clercque

1076. Neem 1 k kookwater, gooi 'n lepel gebluste kalk daarop, neem dan 3 lepels van die water as dit koud is, en roer dan 2 lepels roulynolie daarin, skud goed deurmekaar en gebruik.
Helena le Clercque

1077. *Acraflavine et recini** en kasterolie.
J.A. Kellerman

* **Waarskynlik 'n ou tipe salf wat die antiseptiese poeier "acriflavine" gemeng met "oleum ricini" (alternatiewe naam vir "kasterolie") bevat het.**

1078. Skoon afgesakte kalkwater, sit nat lappe daarvan op, 'n bietjie soetolie daarby. Om gou terpentynseep of moskonfyt op te sit is ook goed.
SANL.: *Die Afrikaanse Almanak*

1079. Neem klapperolie en gooi 'n bietjie haarlemmerolie by sodat dit 'n salf is. Smeer dit met 'n klein kwassie aan een maal per dag. Skoon klapperolie kan aangesmeer word wanneer die wonde baie brand. Moenie toemaak nie, hou wonde oop.
SCHULZ: Sauerman

1080. Sit roulynolie op tot die brand uit is, smeer dan spykerbalsem aan.
SANL.
F.J.L.: Fanie Venter

1081. Gebruik Acraflavine et Recini en kasterolie.
SANL: J.A. Kellerman

1082. Bloekomolie, Vaseline, boorsuur, goed gemeng.
SCHULZ: Mev. Uys

1083. Lappe met lou kamferbrandewyn tot brand uit is, neem dan kalkwater en roulynolie. Maak tot salf en sit lou op, kan naderhand ook broodpappe opsit.
SCHULZ

1084. Een deel kalkwater en 2–3 dele roulynolie of kasterolie. Meng goed en sit op brandwonde. Metode kalkwater: Neem 2 lepels aptekerskalk en gooi 1 bottel kookwater op. Dit kan baie lank gebêre word. Gebruik net die skoon kalkwater. Nie die afsaksel nie.
SAUK: Mev. E. Weber

1085. 1 e kalk op kookwater. Laat koud word. Gooi die water af van die kalk. Voeg roulynolie by kalk totdat dit 'n pap is en plaas op die wond.
SANL.

1086. Skoon afgesakte kalkwater, 'n bietjie soetolie daarby, lappe daarin natgemaak en opsit.
SCHULZ

1087. 'n Hand vol kalk op 1 k gekookte water, laat afsak, neem dan 1 e van die water met 1 e roulynolie; klits goed, smeer op lap en sit op.
SCHULZ: Mev. Vogel

1088. Sit dadelik lampolie of brandewynlappe op of asyn.
SCHULZ

1089. Die geheim is om so gou en soveel moontlik die lug uit te hou. Hiervoor is die fynste poeiers die beste. Bakpoeier, lyfpoeier, meelblom, gebluste kalk, bedek die plek so gou moontlik. As die sug deurkom, bedek met meer poeier. Minstens 48 uur.

Vee dan af met 'n sagte lappie. Sit weer vars poeier op. Gebruik in geen geval water of vloeistof om te ontsmet. As die wonde aanhou om te sug, gebruik Vaseline, Zambuk of Vicks, klapper of soetolie. As die sug nog aanhou, gaan weer terug na die poeiers. Dit is die doeltreffendste behandeling.
SCHULZ

1090. 1 k soetolie, 'n stuk was, 'n goeie lepel rooiminie en terpentyn. Laat kook tot bruin is, pleister na brand uitgetrek is.
SCHULZ

1091. 1 bottel soetolie en braai roosmaryn, giet af en sit af. Gooi 1 e rooiminie by en 1 e harmansdrup.
SCHULZ

1092. 1 lepel soetolie, 1 lepel kasterolie, 1 lepel haarlemmerolie, 1 lepel roulynolie, 1 lepel balsemsulfuris, 1 lepel kopiva, 1 lepel terpentyn, 'n stukkie bywas.
SCHULZ: Senekal

1093. Skilpaddop gebrand, fyngestamp en gesif. Meng met bietjie soetolie en sit op die brandwond.
A.S. Malan

1094. 1 stukkie bokniervet, laat dit bruin braai, 1 stukkie was en 'n bietjie balsemsulfuris.
Mev. H. Olwagen

1095. Skilpaddop gebrand, fyngestamp en deur 'n dun lappie gesif. Die brandplek eers met soetolie gesmeer en dan daarvan op te strooi.
SCHULZ
SANL.: *Die Afrikaanse Almanak*
F.J.L.: Mev. M. Leonard

1096. Klits 'n eier met 2 lepels soetolie deurmekaar vir pleister.
SCHULZ

1097. Geel van 1 eier en kasterolie. Goed opgeklop, smeer op lap en sit op. Moenie afhaal nie, dit sal self afval.
SCHULZ: Senekal

1098. Klits die wit van 'n eier styf en gooi roulynolie by. Sit dit op die brandplekke. As die brandwonde ernstig is en daar nie kans is om die eierwit styf te klop nie, breek sommer eiers oop op die brandwonde. Herhaal na 'n rukkie. Vir minder ernstige brandwonde smeer asyn aan.
SANL.

1099. 1 k vars botter, geelwas en lepel harpuis.
SCHULZ

1100. 1 stukkie bokniervet, laat bruin braai. Stukkie was, bietjie balsemsulfuris.
SCHULZ

1101. Menswater met suiker gemeng, opsit.
SCHULZ: Snyman, Saltlake

1102. Braai gestampte roosmaryn met galsterige varkvet uit, voeg was en haarlemmerolie by.
SCHULZ
F.J.L.
SANL.

1103. Braai kattekruie, bokvet en was tot salf.
SCHULZ: Kotze
SANL.

1104. 'n Skilpaddop gebrand en fyngestamp en deur 'n dun lappie gesif. Smeer eers

die brandplek met soetolie en strooi dan die skilpaddop oor.
SCHULZ: Mej. K. Albertyn
SANL.

1105. Pak die wonde toe met modder as dit nie stukkend gebrand is nie. Na 'n uur of wat sal die brand uitgetrek wees. Die modder moet 'n stywe klei wees wat op die wonde gepak word.
D.J. Rossouw

1106. As u per ongeluk u vinger, hand of arm gebrand het, moenie na die kouewaterkraan loop nie, maar hardloop daarheen so vinnig as wat u kan. Die aanwending van gewone koue water op so 'n brandplek is baie doeltreffend. As koue water van 15 min. tot 'n halfuur oor so 'n brandplek gelaat word, verminder dit die swelsel, pyn en die rooiheid. Dit verminder ook die verlies van vloeistof deur die bloedvaatjies in die omgewing van die brandplek.
SANL.: Veldkornet D.A. Boshoff

1107. Sit moskam op, maak lappe daarin nat.
Helena le Clercque

BREUK

1108. Raat vir breuk by kinders: Braai turksvyblare onder warm as, as dit sag is, sny en sit 2–3 keer daagliks op.
Helena le Clercque

1109. Braai oopgesnyde turksvyblad op vuur en neem drie keer per dag.
SCHULZ
SANL.
F.J.L.: Fanie Venter; Mev. M. Leonard

1110. Braai dosyn eiers se dore in soetolie in 'n beeskloutjie uit.
SCHULZ: Mev. J.J. Kotze

1111. Gebruik aluin en eau de cologne vir 'n breuk.
F.J.L.

1112. Smelt aluin in eau de cologne en sit op, moet nie swaar goed optel nie.
Mev. Judy de Beer

1113. As daar baie pyn is, gee 15 druppels wonderliksens, 16 krampdruppels en 10 druppels terleton [Turlington], met 1 dessertlepel water.
Helena le Clercque

1114. Balsemkopiva op suiker neem.
F.J.L.: L.J. Naudé

1115. As jy 'n breuk het, dan moet jy blousel daaraan smeer.
F.J.L.

1116. Smeer aluin en eau de cologne aan.
A.S. Malan

1117. Smelt 'n koekie kamfer in 'n bottel soetolie, haal van die vuur af, laat afkoel en voeg 1 botteltjie Hoffmansdruppels by. Smeer in as pyn erg is.
SCHULZ: Mev. J.J. Kotze

1118. Krampdruppels en wonderessens deurmekaar ingee met koue water.
SCHULZ: Mev. Griesel, Reitzburg
SANL.

1119. Smeer vir een maand elke aand paraffien op die plek. Die breuk groei toe.
SANL.: Mev. M.M. van Wyk

1120. 'n Ronde loodstuk platslaan en opsit. Vasgebind met 'n rooi flennieband.
F.J.L.: A.S. van Wyk; Mev. A. Hermann; J.A. Page
SANL.
SCHULZ: Erasmus, Amersfoort; Mev. J. le Roux

1121. 2 lepels was, 1 lepel kamfer, 4 lepels kasterolie. Laat dit eers smelt, en roer dit tot dit bykans koud is, en gooi dan 1 lepel witlood in en 1 lepel borrie, roer dit dan.
Mev. Aletta van den Berg

1122. Sit 20 erdwurms in soetolie, hou in louoond tot amper verteer is, smeer aan breuk.
SCHULZ: Engelbrecht; Bekker
SANL.
F.J.L.: J. Viljoen

1123. (Aan naeltjie of maag.) Vir 'n kind, rasper aluin tot die grootte en dikte van 'n pennie – 'n grootmens so groot as 'n piering (of smelt dit tot daardie grootte). Neem dan 'n nuwe flennielap waarvan die pap al uitgespoel is, deurweek dit in soetolie, sit die stuk aluin daarop en plaas dit so op die breuk dat die aluin reg op die plek is. Hou dit so tot die breuk toegetrek is.
SCHULZ: MacDonald

1124. Smeer eierolie aan en sit lood op of eet slakke.
F.J.L.

1125. 2 e was, 2 e kasterolie, smelt en gooi 1 e eierolie in, as koud is, 1 t witlood. Smeer drie maal per dag. Gebruik no. 2 een dag, volgende dag no. 3.
SCHULZ: N. du Plessis

1126. Smeer die plek met kamferolie en sit daarna 'n pleister van pik op 'n linnelap op die plek.
Helena le Clercque

1127. Neem 3 lepels kasterolie, 1 lepel kamfer, 1 t borrie, 1 lepel soetolie, 2 lepels was, ½ neut, smelt deurmekaar, as dit koud is, gooi 1 t witlood in, smeer dan 2–3 keer daagliks.
Helena le Clercque

1128. 1 t borrie, 2 e was, 1 t kamfer, 3 lepels kasterolie. Smelt saam en laat koud word. As koud is, gooi 1 t fyngemaakte lood by. Smeer aan die breuk.
SCHULZ: N. du Plessis; Mev. J. le Roux; S.J. Marais

1129. Drink kopiva en gooi op 'n band witlood en bind om.
F.J.L.

1130. Dra breukband.
F.J.L.: J. Grobler

1131. Verband omsit.
F.J.L.: A.S. de Beer

1132. Breuke is behandel deur 'n populierboom in die mik oop te kap. Die plek word oopgetrek, die kind word drie maal heen en weer deurgetrek en die mik weer aanmekaar vasgebind.
SCHULZ: Ebersohn (Boek II)

1133. 7 eiers, die wit droog geklits, 1/- bottel soetolie saam braai, die geel moet in 'n nuwe ongeblykte sak in die skoorsteen hang.
Mev. Aletta van den Berg

1134. Blaas eierwit, smeer wit aan breuk en gooi urine van kind in eier. Begrawe by drumpel van deur.
SCHULZ

1135. Sit die geel van 'n eier heel in 'n sakkie. Hang in skoorsteen vir 14 dae, smeer dan wat oorbly aan die breuk. Die breuk sal verdwyn.
F.J.L.: H. Scholtemeyer
SAUK: Ouma J. Wolfaardt
SCHULZ: Erasmus, Amersfoort; Froneman; Grobbelaar; Mev. J. le Roux; N. Vorster

1136. Aluin en eau de cologne gesmelt en opgesit. Kloof 'n boom oop, dat dit onder en bo nog toe bly, steek die pasiënt drie maal deur en bind die boom weer stewig vas met 'n riem of sterk tou. As die boom goed toegroei help dit.
SCHULZ

1137. Aluin in eau de cologne gesmelt en sit op. Kloof 'n boom oop dat dit bo en onder toe bly. Steek die sieke drie maal deur en bind die boom met 'n sterk tou styf vas. As die boom toegroei, help dit.
SCHULZ: J.J. van Dyk (Boek II)

1138. Neem 'n jong turksvyblad, sny 'n streep in dwarste van blaar, slag versigtig af na onderpunt van blaar, skraap van die binneste sagte pulp uit en smeer 7 maal oor die breuk, sit pulp weer terug in blaar en steek toe met 4 pennetjies en plant blaar weer. So vinnig as blaar groei, sal breuk genees.
SCHULZ

1139. Slik van wit van 1 eier, en hang die geel in 'n nuwe ongebleikte linnesakkie in die skoorsteen. Sodra dit verteer, groei die breuk toe.
Mev. Aletta van den Berg

BRONGITIS

1140. Neem van die swart bywerk wat mens om die deur van die nes kry. Brei dit sag met olyfolie tot dit sag kan hanteer word en smeer dit op 'n stukkie flennielap omtrent 4 dm in vierkant grootte. Laat die kind dit dra vir so 'n week of twee op die kuiltjie van die bors.
F.J.L.: Swart
SAUK

1141. 'n Turksvyblaar gekook met 1 k water. Sif deur en verkook tot 4 e water. Gooi 4 dessertlepels heuning by en 1 lepel soetolie of vars botter. Gee ½ t vir kinders en 1 t vir grootmense per dag.
A.S. Malan

1142. 'n Mespunt peper en soetolie.
F.J.L.: D. Opperman

1143. Borrie en soetolie warm maak tot dit geel word. Elke halfuur 1 t vol.
SCHULZ: Mev. Joubert, Pk. Sabie

1144. Stoom met 25–30 druppels bloekomolie (*eucalyptus*) in die kokende water elke halfuur.
Helena le Clercque

1145. Maak nat perdemis warm en sprinkel dit met asyn. Sit dit in kamer.
F.J.L.: A.M.G. Coetzee

1146. Gebruik baie knoffel.
Mev. M.A. Read

1147. Mosterd so groot as 1 ertekorrel teen die verhemelte vasdruk, mond toe maak en so laat uitwas in mosterd op die kuiltjie smeer [*sic*].
Mev. Aletta van den Berg

1148. Die pasiënt moet die stoom inasem van gekookte blougomblare. Die pasiënt moet soetolie tussenin gebruik.
F.J.L.: J. Viljoen

1149. Drup 3 druppels bloekomolie tussen die skouers en sit dan 'n kussing van wildeals tussen die skouers.
SCHULZ: De Klerk

1150. Meng vars bokmis met wildeals en kook dit. Drink drie maal per dag daarvan.
F.J.L.: A.S. de Beer
SANL.

1151. Baie knoffel eet.
F.J.L.: E. de Villiers

1152. Pap van naeltjies opsit vir bronchitis.
F.J.L.: L. Botha
SANL.

1153. Rooi flennielap met gekookte wildekopiva.
F.J.L.: L. Botha

1154. Gestampte krappe ingee.
F.J.L.: F. Potgieter

1155. Sit kathare in 'n kous om die nek.
F.J.L.: A.M.G. Coetzee

1156. Galsterige reusel aanmaak met witpeper en tussen skouers sit.
F.J.L.

1157. Skroei springbokhare en smelt dit saam met bokvet (hardevet). Drink dit.
F.J.L.: C.A. Erasmus

1158. 1 lb bruin teesuiker op 1 bottel goeie asyn, 2 lepels boegoebrandewyn, verkook totdat dit 1 bottel is, drink 1 t elke 2 of 3 ure.
Helena le Clercque

1159. Gooi 10 druppels terbium op die sakdoek en hou voor die mond. Gooi 2 lepels terpentyn in ketel kokende water en asem die wasem in.
Helena le Clercque

1160. Drinkgoed: Neem 1 flessie borsdruppels (6′ grootte), ditto gliserien (6′ grootte), ditto ipekakuanhawyn (6′ grootte), 4 e suiker, 4 e skoon heuning, 4 e asyn. Gooi alles deurmekaar in 'n emaljekastrolletjie, verhit dit effens tot dit 'n mooi stroop vorm, bottel, kurk dit goed toe.

Gebruik vir kinders van ½ tot 1 t vol. Volwassenes kan van 1 t tot 1 dessertlepel neem drie maal per dag.

SCHULZ: Mev. A.J. Lombard

1161. Neem 'n pakkie koeksoda. Gooi stadig 'n bottel kookwater daarop. Beste is om die koeksoda in 'n diep melkbeker te sit. Drink drie maal per dag daarvan. Dit gee spoedige verligting, ook by verkoues.

Mev. S.I.J. Strauss

1162. A little glycerine taken in half a tumbler of hot milk will instantly relieve a fit of coughing. A weak solution of Condy's Fluid is an invaluable mouthwash and antiseptic.

Mev. M.A. Read

1163. For loss of voice: take a little borax, size of large pea, on tongue.

Mev. M.A. Read

1164. ½ bottel water, ½ vitalespoeier, ½ flessie miltessens, ½ ditto bruindulsies, 2 e brandewyn. (Om te sweet): Gee 1 dessertlepel elke kwartier drie keer, nog sweet, halfuur daarna nog 1 dessertlepel. Verder te gebruik elke twee uur.

Mev. Aletta van den Berg

1165. Stryk flennielap warm, sprinkel brandspiritus daarop en sit op die bors. Herhaal dikwels.

F.J.L.: Swart

1166. Kind van een jaar 1 t vol elke 2 ure, vir kinders oor een jaar oud 2 t vol elke 3 ure. Oxymel of squill [see-aluinheuning] 2 t, salvolatile 1 t, Hippo-wynwyn 1 t, water daarby tot dit 3 e is.

Helena le Clercque

1167. Neem 1–5 druppels Little's Dip op 1 lepel suiker, namate dit beter word neem minder vir kinders tot 3 druppels. Vermy water.

A.S. Malan

1168. Cresoline inasem.

F.J.L.

1169. 1 bottel jamaikagemmer – 1 bottel borsdruppels – heuning en worcestersous. Neem alles om die helfte. Die worcestersous soveel as wat in die borsdruppelsbotteltjie gaan, en 2 e heuning. Gebruik 1 t vol daarvan.

SAUK: Helena le Clercque

1170. Neem 15 pepermente met die drie XXX-merk. Maal dit fyn en voeg 'n potjie wit Vaseline by – meng goed. Neem 1 t vol drie maal per dag.

SAUK: Mev. M. Olwage

1171. Neem 1 blikkie ruitersalf en 'n nuwe flennielap. Maak 'n borslappie daarvan en smeer die salf daarop, die hele blikkie, en sit dit agter die blaaie vas sodat dit nie wegskuiwe nie.

SAUK: Mev. F. Snyman

1172. Maal teesuiker fyn. Neem 1 t vol. Gooi balsemkopiva daarop. Neem drie keer per dag.

SANL.: Mev. M.J. Venter

1173. Stoom met kookwater en skoonteer.

F.J.L.: A.M.G. Coetzee

1174. Neem Thermogene-watte, dit kos 2/6. Neem daarvan, vou oop en sprinkel 'n paar druppels spiritus op. Vou toe en sit op die bors tot by die kuiltjie. Warm sokkies aan voete en dan bed toe.

SAUK: Mev. E. Kruger

1175. Smelt Vaseline en gee dit om te drink.

F.J.L.: A.S. van Wyk

1176. Neem 1 glas water, 2 e asyn met 2 e heuning of suiker. Roer goed en gee in met slapenstyd.

SANL.: J.H. van Heerden

1177. Mespunt kalk, 1 e roulynolie, wit van een eier, goed deurmekaar gemaak, en drie maal per dag drink. As die hoes erg is, meermale.

Mev. Aletta van den Berg

1178. Sit 'n lap op met bokvet en skoorsteenroet.
F.J.L.

1179. 5 lepels boegoeasyn, 2 lepels heuning, 2 lepels soetolie, 1 t droë kamfer, 1 t fyn gemmer, 'n mespunt salpeter. Skud goed. 1 t vol 3–4 maal per dag. Kinders: ½ t met 1 t kookwater en bietjie suiker.
SCHULZ: Mev. H.W. Botha
SAUK: Ouma Engelbrecht, Braamfontein

1180. Maak 'n pleister op ou flennie van: varkreusel, 'n mespunt kerriepoeier, 'n mespunt kruienaeltjies (fyngemaal), 'n paar druppels terpentyn, 'n paar druppels lampolie, alles gelyk gesmeer met 'n breë mes. As die pleister klaar is, kan u 'n dun lappie bo-op sit om te verhoed dat dit op die kaal lyf kom. Sny in die vorm van 'n langwerpige borslap, hol uit by die nek, werk twee bandjies aan, verhit effens, sit tussen die skouers, bind voor onder die keel vas, laat die sieke dit dra totdat die bors gesond is.
SCHULZ: Mev. A.J. Lombard

1181. Meng: 'n Eiergeel, 1 t lynolie, 1 t soetolie, 5 druppels terpentyn, 1 t heuning. Gee 1 t met 'n slag in.
F.J.L.

1182. 2 k heuning, 1 k asyn, 3 poeiers grouvomitief.
SCHULZ: Van Staden

1183. Rou heuning met boraks eet.
F.J.L.: J. Grobler

1184. 2 lepels roulynolie, 2 lepels soetolie, 1 dessertlepel kamferbrandewyn, 20 druppels haarlemmerolie, ½ k melk, 'n eiergeel (goed geklop). 'n Dessertlepelvol elke halfuur.
SCHULZ: Conradie

1185. Neem 1 k kookwater. Laat 'n bietjie afkoel. 1 k warm water, 1 lepel suiker en 1 t pypkaneel. Roer goed en laat die persoon drie maal 'n dag drink en een maal saans met slapenstyd (1 k op 'n slag).
SANL. J.H. van Heerden

1186. Meng soetolie met sigaretas en sit op kuiltjie.
SCHULZ: Roets, Clanville
SANL.

1187. 1 groot lepel witkryt (chalk), 1 groot lepel roulynolie, 1 groot lepel witdulsies, 1 groot lepel swaelbalsem, 1 groot lepel melk, 1 groot lepel heuning, die wit van 'n eier drooggeklits.

Maak witkryt fyn en roer dit en heuning goed deurmekaar, dan swaelbalsem en witdulsies en roulynolie, melk en die drooggeklitste wit van eier. Vir kinders: ½ t elke 4 uur. Vir volwassenes 1 t elke 4 uur.
SANL. Mev. J.M.D. Boshoff

1188. Meng een derde brandewyn op twee derdes roulynolie. Skud goed tot dit word soos die geel van 'n eier. Dit kan so dikwels gedrink word tot die hoes oor is. Ruitersalf kan op 'n lap gesmeer word en tussen die blaaie gesit word of op die bors.
SANL.

1189. Neem 1 botteltjie balsemsulfuris. Gooi uit in 'n groter bottel. Vul weer die botteltjie met roulynolie – gooi by die ander. Skud goed elke keer voor gebruik. Neem 1 t 3–4 keer per dag. As beterskap intree, neem minder per dag.

Dit maak die longe skoon van katerslym. Die bronchitis verdwyn later geheel en al.
SANL.: Mev. C.E. Grobbelaar

1190. Drink 1 t visolie 3 keer daagliks, asem ipekakuanhawyn in, ieder dag 1 lepel ipekakuanhawyn en 2 lepels lou water, voeg dit in 'n toiletsproeihouer, hou dit een armlengte, maak die mond groot oop, die tong plat, werk dan die sproei, terwyl jy die asem diep

intrek, 30 drukke sal vereers genoeg wees.
Helena le Clercque

1191. 1 lb heuning of gouestroop, ½ botteltjie balsemsulfuris, ½ botteltjie balsemkopiva, 2 e kasterolie, 2 e klapperolie, 1 e Pain Killer. Meng alles saam. Gooi in bottel. Gee elke 4 uur 1 t vir 'n kind. 1 dessertlepel vol vir volwassenes. Dit kan na 1 jaar nog gebruik word.
SANL.: J.H. van Heerden

1192. Smeer die bors goed met warm kamferolie en drink dan ½ t soetolie en ½ t gliserien.
F.J.L.: Mev. M. Leonard

1193. Drinkgoed: Neem 1 dessertlepel roulynolie. Drup daarby 4 of 5 druppels arnika en gee dit vir die pasiënt drie maal per dag en een maal per nag.
Smeergoed: Neem 1 deel arnika en 1 deel kamferolie en 1 t bloekomolie. Meng dit en skud terdeë. Smeer die pasiënt se hele bolyf goed daarmee in. Drie maal per dag asook een maal per nag. Ook arms en bene indien dit pynlik is.
SAUK: Ouma H.W. Sadie

1194. Neem 6 vars eiers, ½ bottel rum en die sap van suurlemoene. Sit die eiers in 'n vererde bakkie, druk genoeg sap uit om die eiers mooi te bedek. Laat staan vir 24 uur. Die suurlemoensap verteer die doppe van die eiers. Klits met 'n eierklitser alles deurmekaar. Haal net die vliese van die eiers uit. Voeg die rum en ook 2 e heuning by. Neem 'n wynkelkie vol drie maal per dag. Nadat die rum bygevoeg is moet dit weer goed geklits word.
SAUK: Mev. M.D. Conradie

1195. Neem klipbokhare. Sit dit in 'n bord (yster) en steek dit aan die brand. Laat die pasiënt die rook inasem. Gee die persoon ook dikwels 1 t gliserien.
F.J.L.: Mev. A. Hermann; J.A. Page

1196. Sit waskers en paraffien deurmekaar op 'n flennielap en dan op die bors.
F.J.L.: A.M.G. Coetzee

1197. Gorrel mond met boegoewater. Blaas blomswael by die keel in.
F.J.L.: A. Heystek

1198. Wildeals, gemmer en suiker.
F.J.L.

1199. Vir 'n grootmens neem 5–7 been- of ander knope wat nie sal smelt. Bind lappies om en gooi lampolie op, steek aan brand en gooi 'n brandende lappie met 'n knoop in elke glas (5–7). Laat die pasiënt op sy maag lê en sit die warm glase op die blaaie sodat dit vassuig, laat staan vir 'n halfuur. As die persoon intussen aan die slaap raak, is dit 'n teken dat kwaad uit is.
Vir 'n klein kind gebruik net een glas wat 10 min. opbly, kind van 2 jaar kan die glas langer opbly. Hoe ouer kan meer glase geneem word. Die suigplek lyk net soos 'n kneusplek.
SCHULZ: MacDonald (Boek II)

BUIKLOOP

1200. Haasmaag in wyn of warm water.
SCHULZ

BUIKPYN: SIEN MAAGPYN

BUIKWATER

1201. Drink heuningwater gedurende die dag, of eet ramanas.
Helena le Clercque

1202. 1 k kalmoes, klein gesny, 1 k wynruit op 'n fles brandewyn goed laat trek en drink 'n lepel vol in die môre en aand.
Helena le Clercque

1203. Drink elke week 'n jalappurgasie.
Helena le Clercque

1204. Neem 'n blikkie Zambuk-salf, maak die salf aan in vier dele. Maak nou van elke deel 'n pilletjie en drink al om die tweede dag een. Hou so aan vir 'n paar maande.
SAUK: Mev. R.C. Maré

BYSTEEK: SIEN STEKE

BYT: BYTWONDE VAN HONDE EN KATTE

1205. Was skoon met lou water, en sit droë, fyngevryfde gifpolblare op, om die bloed te laat stop.
Helena le Clercque

1206. Was mooi skoon met lou water, gooi dan paraffien op en draai styf toe. As dit in die gesig is, laat 'n dokter dit toewerk.
Helena le Clercque

BYT: GIFTIGE BYT

1207. In loogwater hou.
SCHULZ: Mev. J.J. Kotze

1208. Sny 'n kerfie in en sit pypolie aan.
SANL.
SCHULZ: Mev. J.J. Kotze
Froneman

1209. Hou plek in vuurherdaswater.
SCHULZ: Kotze (Boek II)

1210. Wanneer bytplekke rooi en geswel is soos wanneer deur 'n skerpioen of spinnekop gebyt of gesteek is: Tiemie, wynruit, 1 t koeksoda, meelwater, stukkie sagte brood. Neem 1 e elk blaartjies van die tiemie en wynruit. Kook met 2 e kookwater in 'n klein kastrolletjie. Laat afkoel. Voeg 1 e fyngemaakte sagte brood saam met 'n klein bietjie meel by om sagte pap te maak. Voeg koeksoda by. Smeer op skoon lappie en sit op bytplek. Verbind.

Herhaal wanneer pleister kurkdroog is. Gebruik al die blare, moenie sif nie.
SANL.: Mev. E.C. Lottering

1211. Sit gesplete heerboontjies op.
SCHULZ: Mev. J.J. Kotze

1212. Verkook kruidjie-roer-my-nie in 3 bottels water tot 1½ bottel en drink.
SCHULZ: Mev. J.J. Kotze

1213. Gee olie en wildedagga gekook in.
SANL.: *Die Afrikaanse Almanak*

1214. Trek tontelbos.
SCHULZ: Mej. K. Albertyn

1215. Tabakblare opsit.
SCHULZ: Mev. J.J. Kotze
SANL.

1216. Kook wynruit met melk en drink warm soos tee.
SCHULZ: Moller
Mev. H. Olwagen

1217. Menswater met asyn ingegee.
SANL: *Die Afrikaanse Almanak*
SCHULZ

1218. Skerpioen in soetolie gesteek en opgesit.
SCHULZ

1219. Gee soetmelk in.
SANL: *Die Afrikaanse Almanak*

1220. Laat pekelwater drink en nat lappe op die bytplek.
F.J.L.
SANL.
SCHULZ: Mev. J.J. Kotze

1221. Hou in lampolie.
F.J.L.: Fanie Venter

1222. Sny 'n kruisie oor die bytplek. Vat 'n bottel en gooi dit vol kokende water. Gooi uit en sit 'n nat handdoek om die bottel se gat. Druk nou die bottel styf vas op die plek waar die kruisie gesny is. Druk dan net 'n klomp Vicks in die gat.
SANL.: Mev. M.M. van Wyk

1223. Paraffien is goed vir die bytplek van enige giftige insek.
SANL.: Mev. S. Orlrich

1224. Gooi Pain Killer op so lank as dit kook en 10 druppels in 'n kelkie brandewyn ingee totdat die persoon dronk is.
SANL.: Mev. J.P.J. Hugo

1225. Sit op bytplek: Slangsteen en wyn.
SANL.
SCHULZ

1226. Maak 'n XXX-peperment effens klam en sit op die plek. Hou op tot die gif uit is. Dit vreet 'n gat deur die peperment.
SANL.

1227. Maak witvomitief met brandewyn aan, sit op die bytplek, en gee eau de luce in.
SANL.
Mev. H. Olwagen

1228. Kelkie brandewyn met mespunt peper.
SANL.
SCHULZ

1229. Goud gevyl en ingegee.
SANL.: *Die Afrikaanse Almanak*

1230. Cooper's Dip gedrink en wit van eier sommer so heel insluk.
SCHULZ: Beukes (Boek II)

1231. In lou water hou.
SCHULZ

BYT: INSEKTEBYT

1232. Smeer pypolie aan.
V.L.V. Stellenbosch: Anna Eksteen, Ria Duckitt, Rene Deetlefs

1233. Ammoniak is die beste om inflammasie te versag. Indien iemand gesteek is en flou word, dan moet 'n hartversterkende middel en slaapdrank ingegee word. Verwyder punt van angel.
SCHULZ

1234. Ammoniak is die beste om inflammasie te versag. As iemand flou word van insektesteek moet hy hartversterkende goed drink en ook 'n slaapdrank neem. Trek die punte van die angel uit.
SCHULZ: J.J. van Dyk

1235. Smeer pypolie aan en lampolie is ook goed.
F.J.L.

BYT: MUSKIETBYT

1236. Smeer pypolie aan vir die jeuk.
F.J.L.

1237. Smeer pypolie aan.
F.J.L.: A.M.G. Coetzee

1238. Vieruurblom (*Mirabilis jalapa*) se wortels vir muskietbyte.
Watt & Breyer-Brandwijk

1239. Drink wildeals en wynruit.
F.J.L.: J. Grobler

1240. Sit asynlappe op.
F.J.L.: D. Opperman

1241. Smeer terpentyn aan.
F.J.L.

1242. Lampolie aansmeer.
F.J.L.: Mev. M. Leonard

1243. Vir muskietsteke maak die plek nat, sit koeksoda op, of gooi huisammoniakpoeier oor.
F.J.L.

1244. Neem 'n stuk watte wat in petrol gedoop is en smeer aan muskietsteek. U sal vind hoe gou die gejeuk oorgaan.
SAUK: Mev. A.E. Nickel

1245. Gewone koeksoda is goed vir muskietsteke.
F.J.L.

1246. Smeer seep aan of spoeg aansmeer so gou gebyt is.
F.J.L.: J. Grobler

1247. Spoeg aansmeer of asyn of bloekomolie.
F.J.L.: L.J. Naudé

1248. Bloekomolie of Vicks.
F.J.L.

BYT: SLANGBYT

1249. Tonteldoos aan die brand slaan en op die plek druk.
SCHULZ: Mnr. P.H. Herbst

1250. The juice of the plantain tree (banana) is said to be an unfailing antidote for snake bites, even in the case of human beings.
Take the juice from the tree trunk.
Mev. M.A. Read

1251. Knoffel eet.
F.J.L.: Frikkie Senekal

1252. Slanghoutjies (*Garuleum bipinnatum*) gebruik vir slangbyt.
Watt & Breyer-Brandwijk

1253. Kalabas (*Crescentia cujete*): die gebrande pitte gedrink en aan slangbyte gesmeer.
Watt & Breyer-Brandwijk

1254. Klipdagga (*Leonotis leonitis*): aftreksel vir slangbyt.
Watt & Breyer-Brandwijk

1255. Naaldebossie laat trek en ingee en dit laat uitsuig.
F.J.L.: J.C. Pieterse

1256. Gee 'n mespunt foelie in en smeer aan bytplek.
SCHULZ: MacDonald

1257. Kneus knoffel en lê dit op die bytplek.
Mev. M.A. Read

1258. Neem stoofas, maak dit nat met koue water. Sny dan 3 snytjies oor die plek waar die slang gebyt het (elke sny ½ dm lank) en sit dan die as met 'n dik laag oor die snytjies.
Prof. F.J. Labuschagne; Mev. A. Hermann; J.A. Page

1259. Sny 'n stuk vleis uit die slang en sit dit op.
F.J.L.

1260. Drink haanharsings met wyn.
SCHULZ

1261. Menswater drink.
SCHULZ

1262. Neem 'n lewendige hoender en sny op die borsvleis oop. Bind op bytplek vas. Gebruik vars hoenders totdat die hoender nie meer doodgaan nie, dan is gif uit.
V.L.V.: J.A. Engelbrecht

1263. Sit die wit vleis van 'n hoender daarop.
C.J. Matthews

1264. Klits die wit van 'n eier op 'n glas water en laat drink.
SCHULZ: Mev. J. Visagie (Boek II)

1265. Gedroogde skilpadbloed fyngemaak. Kerf die plek van slangbyt en smeer in die plek.
F.J.L.
SANL.
SAUK: Mnr. R.M. Lindeque

1266. Neem onmiddellik na 'n slangbyt 'n lewendige hoender en sny dit 'n klein snytjie voor die bors, druk dan die snytjie teen die bytplek. Hou dit so vas totdat die hoender dood is. Neem dan die dooie hoender weg en herhaal dit met 'n ander een. Hou so aan totdat die hoender nie meer sterf nie – wat meestal met die agste of tiende hoender die geval is. Gee intussen die gebyte persoon soveel soetmelk in as wat hy kan drink.
SANL.

1267. As 'n slang iemand byt dan word die slang doodgemaak en die vel afgeslag. Die warm vel word op die bytplek gesit.
F.J.L.: D.J. Coetzee

1268. As slang in oog gespoeg het, doen dieselfde. Braai ook van die vet uit en sit daarvan in die oë.
SCHULZ: (Boek II)

1269. Pain Killer insmeer. Dit moet eers gekerf word waar die slang gebyt het.

F.J.L.: J.C. Pieterse

1270. Sny 'n kruis op die bytplek. Drup terpentyn op die wond. Hou aan totdat dit nie meer kook nie.
SAUK: Mev. W.G. van der Merwe

1271. Drink dadelik 1 k paraffien.
Mev. M.A. Read

1272. Gee onmiddellik 'n goeie dosis koeksoda in. Baie goed.
Mev. M.A. Read

1273. Drup 'n paar druppels terpentyn op die wond, hou aan tot dit nie meer kook nie, dan sal die vergiftiging uit wees.
V.L.V.: Mev. J. de Lange

1274. Hou die voet of hand in lampolie.
A.S. Malan

1275. Sout op die plek is ook goed.
A.S. Malan

1276. Kerf die plek goed waar die slang gebyt het en vryf daar potasnitraat in.
Helena le Clercque

1277. Was die wond met warm water, bind 'n stywe band daarom, en sit eau de luce en blouvitrioel op die wond, en gee elke halfuur 'n bietjie brandewyn in.
Mev. Aletta van den Berg

1278. Sit baie sterk kamferbrandewyn op die bytplek sodat die gif kan doodbrand. Bind ook die arm of been wat gebyt is net bokant die wond baie styf met 'n ghriesteerband.
Mev. M.A. Read

1279. Kerf dadelik die plek, sit 'n pleister van witvomitief op, gee persoon 'n dosis witvomitief in. Asyn is ook 'n teëgif.
SANL.
SCHULZ: Badenhorst, Vredefort

1280. Sny plek oop met 'n skeermes, gooi kruit op en brand.
SCHULZ: Greyling, Aliwal-Noord

1281. Kerf en smeer kalk en sout gemeng in.
SCHULZ: Mev. J.J. Kotze
F.J.L.: A.M.G. Coetzee

1282. Maak buskruit en asyn aan en sit op bytplek. Hou die lappe nat met asyn. Drink ook van die buskruit en asyn.
SANL.
F.J.L.: Frikkie Senekal; Erasmus

1283. Drink petrol en kerf Condy's Crystals [kaliumpermanganaat] in bytplek.
SCHULZ: Prinsloo
F.J.L.
SAUK: Mev. A.E. Nickel; Mnr. F.J. Botha

1284. Drink brandewyn tot jy opbring.
SANL.
F.J.L.: Fanie Venter
SCHULZ: Mev. J.J. Kotze

1285. 1 k lampolie drink.
SCHULZ: Mnr. P.H. Herbst
F.J.L.: Coetzee, Potchefstroom; Erasmus; L. Botha; J.C. Pieterse; Mej. J. Wolhuter
SANL.: P.A. Marais

1286. Aftreksel van bergvaringblare en was die wond, of loogtwak en drink 'n mengsel van swart tee en sout. Drink soetolie en melk vir braakmiddel. Lampolie word ook gebruik vir aansmeer en drink.
SCHULZ: Mev. E. Langenhoven

1287. Pap van sout en rou wituie gestamp, opsit en drink 1 e fyn houtskool.
SCHULZ: Olivier

1288. ½ bottel spiritus van wyn, 1 k geskrapte wildedaggabas, 1 oz vlugsout, 'n kruisie op die bytplek gesny en 3 druppels elke kwartier opdrup, en ook elke kwartier 5 druppels drink.
SCHULZ: Mev. Griesel, Reitzburg

1289. Hou 'n skeermeslem en kaliumpermanganaat byderhand. Kerf die bytplek en vryf met kaliumpermanganaat. Drink ½ k paraffien met melk.
SANL.

1290. Bind skoonteerlyn bokant byt om en smeer pypolie aan.
F.J.L.: Frikkie Senekal

1291. Neem 'n snuifie vitrioel en kerf die bytplek stukkend, gooi dan asyn in en

hou aan tot dit ophou kook en gee dan bietjie kaliumbromied in en daarna koeksoda en asyn, dan kan 'n mens seker wees as dit nie meer kook nie, die gif uit is. Smeer 'n bietjie pypolie aan die mond om te laat opbring.
SCHULZ: MacDonald

1292. Kerf die plek en sit daar 'n warm kool vuur op of bind skoonteerlyn bokant die bytplek en smeer pypolie aan of eet knoffel. Of laat die persoon brandewyn drink tot hy dronk is.
A.S. Malan

1293. Suig die plek of kerf tot die bloed loop, gooi sout of paraffien daarop, bind die bloed 'n bietjie dood tot kwaad uit die plek is, laat geleidelik die band losser – gee teenmiddel, melk (opgewarm), of sout, of mosterd.
Mev. M. Kloppers

1294. Eau de luce. Teen die byt van slange en ander giftige diere. Die wond word daarmee vol gedruppel en dadelik 10–40 druppels ingeneem met 'n kelkie water of aftreksel van slanghout. Die pasiënt gaan lê dadelik onder 'n wolkombers tot 'n sterk uitwaseming ontstaan en wanneer dieselfde nie spoedig volg, gaan mens daarmee voort om ryklik van die slanghoutaftreksel daarby te drink, ook word die wonde van tyt tot tyd daarmee bevogtig.
Dr. C.F. Juritz

1295. Voeg mosterd en water en drink dit vir teëgif, kelkie asyn drink ook aluin, drink en aansmeer is uitmuntend.
Mev. Aletta van den Berg

1296. Give the person as much fresh milk as can be drunk, a man can drink a bottle of brandy, not at once.
Mev. Aletta van den Berg

1297. 'n Persoon wat in die been deur 'n nagadder gebyt is, het die wond met tabaksap behandel en daarna 'n bottel brandewyn opgedrink. Dit het effektief geblyk want die persoon het herstel.
Mev. M.A. Read

1298. 60 minims of spirits of ammonia aromatic, hipodermically, 1 oz whisky every two hours, and a large poultice of linseed and raw onions mashed to be applied to the wound. To be renewed every hour. Garlic may be used instead of onions.
Mev. M.A. Read

1299. Baie sterk swart koffie of soetmelk is 'n goeie teëgif.
Mev. M.A. Read

1300. 1 e vol melk en houtskool vir slangbyt.
F.J.L.: F. Potgieter
SCHULZ: Mev. J.J. Kotze

1301. Maak fyn aluin en 'n hoendereier se geel deurmekaar en sit dit op die plek.

1302. Paraffien is ook goed om die gif uit te trek.
Mev. P. van Ronge

BYT: SPINNEKOPBYT

1303. Die slang byt ons Hottentot. Toe ons die wete kry het ons onmiddellik gery. Dog toe ons daar kom was die ou Hottentot so geswel, hy kon nie meer loop nie. Ons het hom dadelik 'n halwe koppie petrol ingegee en hy het sy ou pyp se pypolie aangesmeer. Na omtrent 15 min. het hy weer 1 t Little's Dip gedrink, en hy het nog 'n hele klomp dae nie kon loop nie, maar is nou perdfris.
SCHULZ: Piet Nel

1304. Maak 'n kerfie op die bytplek en smeer pypolie aan en sit dan 'n stukkie slangvel op.
SCHULZ: Malan, Makwasie
F.J.L.: Steenkamp; Erasmus
Watt & Breyer-Brandwijk

1305. Drink melk met 'n mespunt peper. Sit gebyte plek in lampolie. Stamp knoffel

fyn en sit op die plek.
SANL.: Mev. J. Potgieter

1306. Slangbyt: Kerf, en smeer aluin in en drink slanggif en melk. Lampolie en melk vir spinnekopbyt.
F.J.L.: J. Grobler

1307. Maak slang dood en sit op bytplek. Die plek met gesuig word, dit trek die gif uit.
SCHULZ
F.J.L.

1308. Sit 'n koolvuur op die plek.
F.J.L.: Mej. J. Wolhuter

1309. Sibiba [koringstrooi] inkerf.
F.J.L.: H. Vermaas

1310. Pypolie aansmeer.
F.J.L.: K. van Deventer

1311. Kook koringstrooi en gebruik ekstrak teen vergiftiging deur spinnekopbyt.
V.L.V. Stellenbosch: Anna Eksteen, Ria Duckitt, Rene Deetlefs

BYT: VLOOIBYT

1312. Vrot modder opsit vir spinnekopbyt.
F.J.L.: L. Botha

1313. Neem 'n stuk watte wat in petrol gedoop is en smeer aan vlooibytplek. U sal vind hoe gou die gejeuk oorgaan.
SAUK: Mev. A.F. Nickel

DEURLOOP:

SIEN AFSKAWING VAN VEL

DEURLÊ

1314. Suurlemoensap aansmeer.
F.J.L.: Mev. M. Leonard

1315. Vat gebrande doek en kasterolie en maak 'n salf daarvan en smeer op deurgelegde plek.
F.J.L.

1316. Laat pasiënt op gelooide vel lê om deurlê te voorkom.
F.J.L.: A.S. de Beer; L.J. Naudé
SCHULZ: Rautenbach

1317. Lê op perdemaanhaarmatras.
F.J.L.

1318. Sit eierolie op.
F.J.L.

1319. Laat die pasiënt op 'n gelooide vel lê.
A.S. Malan

1320. Smeer die plek met Vaseline en strooi boorpoeier oor.
A.S. Malan

1321. 1 oz kollodium, 4 oz ricini. Meng goed en smeer plekke daarmee.
SCHULZ

1322. Spiritus en wyn meng en aansmeer.
F.J.L.: J.C. Pieterse

1323. 'n Blik sinksalf, 6 t Turlington, 1 e kasterolie. Maak die salf warm en voeg die ander goed daarby. Roer tot alles goed gemeng is.
Mev. Aletta van den Berg

1324. Smeer brandspiritus aan of Sunlightseep se skuim.
F.J.L.

1325. Wit roossalf aansmeer, strooi oor met Red Cross Powder.
Mev. Aletta van den Berg

1326. Bad in koue water elke môre.
F.J.L.

1327. Kweperpitte op brandewyn aansmeer (sien no. 1326).
F.J.L.: H. Scholtemeyer; Van Rooyen
SCHULZ: Mev. J.J. Kotze

1328. Heuningwas, roulynolie, dun salf maak en aansmeer, badwater onder die bed sit, balsemkopiva aansmeer. Kweperpitte op brandewyn sit, aansmeer.
Mev. Aletta van den Berg

1329. Smeer die wit van 'n eier met brandewyn goed gemeng aan. Laat die pasiënt op 'n gelooide vel lê.
F.J.L.
SCHULZ

1330. Neem die wit van 'n eier en brandewyn, roer goed en smeer aan. Laat die pasiënt op 'n gelooide vel lê.
V.L.V.: Mev. J. de Lange

1331. Was die dele goed en strooi met meelblom of koeksoda.
F.J.L.: J. Viljoen

DIARREE

1332. Soetdoringhout waarvan die bas afgetrek is, steek dit in vuur totdat dit vlam vat, steek dan in water en gee vir die pasiënt 1 k om te drink.
SCHULZ: Mej. van der Leeuw

1333. Witdoringbas getrek, asook 'n neut met kasterolie uitgebrand.
SCHULZ: Mev. A.E. Nickel

1334. Geelwortels (*Daucus carota*) gekook vir diarree.
Watt & Breyer-Brandwijk

1335. *Crassula tetragona* se blare gekook in melk en gebruik vir diarree.
Watt & Breyer-Brandwijk

1336. Laat kalmoeswortel trek op brandewyn en gee aan pasiënt vir diarree en maagpyn.
V.L.V.: Mev. L. Nieuwoudt

1337. Laat trek blare van wildeals en gee vir pasiënt met diarree.
V.L.V.: Mev. L. Nieuwoudt

1338. Waboom (*Protea grandiflora**) gebruik vir diarree.
Watt & Breyer-Brandwijk

1339. Slag 'n hoender, haal binnegoed so gou moontlik uit en sit warm op maag. Hou so aan tot beter.
SCHULZ: MacDonald (Boek II)

1340. Braakmiddel werk ook heilsaam.
SANL.

1341. Aromatic chalk mixture 2 drachm, laudanum 80 drops, chloric ether 2 drachm, tincture of catechu 2 drachm, peppermintwater to take up 8 ounces. Skud goed. Gebruik 2 lepels alle 3 of 4 ure.
Helena le Clercque

1342. Neem 15 krampdruppels, 15 versterkdruppels, 15 druppels bruindulsies en 10 druppels jamaikagemmer in 'n kelkie wyn.
Helena le Clercque

1343. Laudanum en pepermentessens, 15 druppels peperment- en 5 laudanumdruppels vir 'n lepel water, elke 4 uur. Vir kind: 3 druppels laudanum en 7 druppels peperment.
SANL.
SCHULZ: Combrinck

1344. *Erigeron canadensis*† word gebruik vir diarree en water.
Watt & Breyer-Brandwijk

1345. *Viscum aethiopicum*‡ gebruik vir diarree.
Watt & Breyer-Brandwijk

1346. Laudanum en pepermentessens, 15 druppels pepermentessens en 5 druppels laudanum in 'n lepel water, elke 4 uur, vir 'n kind 3 druppels laudanum en 7 druppels essens van peperment.
C.J. Matthews

1347. Die middel by diarree word gekies ooreenkomstig die algemene stof. By gewone diarree sien oorgawestof en natuurlik maar terwyl bruin en stinkende. Mens gee dan rabarberpoeier.
SANL.

1348. Neem twee snye brood, maak nat met brandewyn of asyn. Meng met ¾ pakkie gemengde kruie (*mixed spice*), smeer op 'n lap. Sprinkel weer nat met brandewyn, gooi natuurlik. Strooi die ander ¾ pakkie kruie daaroor. Slaan toe dat die pap tussen die twee lappe is. Steek styf vas om maag. Herhaal

* *Protea nitida*

† *Conyza canadensis*

‡ Moontlik *Viscum capense*.

sodra die pap droog is. Dit trek al die kwaad uit en is baie goed vir inflammasie.
SAUK: Mev. A. Slabbert

1349. Neem 1 e sout, 1 k lou water, 1 babaspuit. Gee dan die enema. Gee dan die Nutrine-pap. Al neem dit julle een uur, maar sien dat die baba dit eet.
SAUK: Mev. Brodie

1350. 2 lepels meel word gemeng met 4 bottels water en geroer totdat dit 'n melkerige kleur het. Voeg 1 t asyn daarby. Die persoon moet dan omtrent 2 lepels van die mengsel neem.
F.J.L.: S. F. Haasbroek

1351. Slymerige drink [*sic*], voetbad, warm pap en in die bed bly lê.
SANL.

DIKDERMONTSTEKING

1352. Maak slangvel fyn en drink dit op 'n lepel visolie.
SCHULZ: Mev. A. Hamman

DIKTE: SIEN OORGEWIG

DOOFHEID

1353. Vat 'n klein stukkie klipsweet, gooi 'n bietjie water op, maak lou, gooi in die oor. (Dit is daswater wat so genoem word.) Gooi môre en aand in die oor.
SCHULZ

1354. Kruisement en koljander in wyn fyngestamp en sap in ore gegooi.
SCHULZ: *The Leech Book*

1355. Dawetjies getrek op soetolie.
SCHULZ: Van Zyl, SWA

1356. Neem 'n slangvel en week dit in olie, maak daarvan pluisies en steek in die ore vir doofheid.
F.J.L.: D. de Bruin

1357. Gooi waterskilpadvet in die oor wat doof is.
F.J.L.

1358. Neem 'n stukkie van die vervelde vel van 'n slang, week dit in warm soetolie en gooi dan die olie in die oor.
SCHULZ: S.J. Marais

1359. Varkgal, beesgal of bokgal met heuning meng en in ore drup.
SCHULZ: *The Leech Book*

1360. Skilpadbloed in oor gooi vir doofheid.
F.J.L.: C. du Preez

1361. Sny 'n haas oop, druk water uit blaas in 'n flessie en gooi in oor of steek pluisie nat in oor. Vlakhaaswater is die beste.
F.J.L.: C. du Preez
SANL.: Mev. L.C. du Toit
SCHULZ

1362. Gal van 'n ram met water van pasiënt. Salf meng en indrup.
SCHULZ: *The Leech Book*

1363. Erdwurm op soetolie trek en ingooi in ore.
F.J.L.
SCHULZ: Van Zyl, SWA

1364. Neem 10 erdwurms net soos dit uit die grond kom. Gooi 10 druppels olyfolie daarop. Sit dit op 'n warm plek om 'n salf te word. Smelt dit en gooi 'n paar druppels in die oor. Haaswater is ook goed.
F.J.L.

1365. Vir doofheid: Grawe erdwurms uit, skud die grond af en sit dit in 'n fles. Gooi vir elke erdwurm wat daar in die fles is 1 druppel olyf- en soetolie in die fles en kurk die fles goed toe. Sit die fles op 'n warm plek en dit word dan self 'n salf. Smeer of gooi dan van die salf in die ore, 2 keer elke dag en sit 'n pluisie voor. Herhaal totdat die doofheid verdwyn. Hierdie salf is ook goed vir pynlike plekke.
M.A. Read

1366. Vir doofheid gooi haaswater in.
A.S. Malan

1367. Spuit die ore met lou seepwater en droog goed uit. Gooi dan 1 of 2 druppels gliserien in die oor. Dit is veral goed vir doofheid wat deur swere ontstaan.
J.A. Kellerman

1368. Die oor goed uitspuit met lou seepwater en goed uitdroog. Dan 1 of 2 druppels gliserien in die oor gooi.
F.J.L.: Mev. M. Leonard

1369. As die dowigheid deur sinkings of koue ontstaan het: 'n Druppel haarlemmerolie op 'n pluisie en dit in die oor gedra.
SCHULZ: Mev. J. le Roux
SANL.: *Die Afrikaanse Almanak*

1370. Dra 'n pluisie van harmansdrup en soetolie in die oor.
Helena le Clercque

1371. Sweer in die oor: Spuit uit, drup 2 druppels kopiva met soetolie om helfte in, kort-kort, dra pluisie.
SCHULZ

1372. Neem stukkie watte en steek in rooilaventel en dan in pekelwater en steek dit in die oor.
F.J.L.

1373. Spuit die ore met koeksoda-oplossing.
F.J.L.: L.J. Naudé

1374. 'n Klein stukkie kamfer in watte sit en in die oor dra.
F.J.L.

1375. 1 druppel kajepoetolie op 'n pluisie watte in die oor dra en agter die oor daarmee vrywe.
SANL.
SCHULZ
F.J.L.: Fanie Venter

1376. 4 druppels gliserien en 2 druppels harmansdrup, maak lou en drup 3 druppels in elke oor, elke aand en môre. Steek wattepluisies in die ore.
Helena le Clercque

1377. 4 druppels ouwyn, 2 kopiva en 4 soetolie, maak lou, 5 druppels in elke oor, môre en aand, vergeet nie die pluisies van watte.
Helena le Clercque

1378. Doofheid ontstaan soms deur verdikte oorolie. Neem 'n bietjie water en gliserien, maak lou en gooi in die oor, lê vir 10 min. of langer stil, spuit dan met lou water in die oor (nie te vinnig).
Helena le Clercque

1379. Soetolie en ouwyn, omtrent ewe veel, 2 of 3 maal op 'n dag 1 druppel in die oor, of die ore 2 maal per dag met lou seepwater uitspuit en goed uitdroog, dan 1 of 2 druppels gliserien in die oor gooi.
SCHULZ: Hayes, Augrabies
SANL.: *Die Afrikaanse Almanak*

1380. Smeer soetolie aan die ore. Was uit met *dioxygen* en hou skoon.
F.J.L.: J. Grobler

1381. 2 lepels soetolie, 1 t eau de cologne, laat 2 uur in die son staan. Gooi saans en smôrens 1 druppel in die oor.
F.J.L.: Fanie Venter

1382. Spuit die oor met dassiepis en karbolikseep gemeng.
F.J.L.: A.S. van Wyk

1383. Daswater in ore gooi of wonderliksens gemeng met soetolie.
F.J.L.: A. Heystek

1384. Ore spuit met skoon water.
F.J.L.

1385. As 'n mens somtyds doof word kan jy 'n paar haarkrulletjies daarin steek en die doofheid sal weggaan.
F.J.L.

DORINGS: UITTREK VAN DORINGS

1386. Maak galblaas van bok droog. Sit 'n vierkantstukkie op plek vir 24 uur.
SCHULZ: MacDonald; De Klerk

1387. Sit hardevet op.

SCHULZ: Du P., Petrusville

1388. 'n Perdevlieg word lewendig gebruik om turksvydorings uit te trek.
SCHULZ: Mev. A. Hamman

1389. 'n Doring of stok afgebreek in die voet of hand. Sit in die aand 'n stukkie varkspek op. In die oggend kan die voorwerp met gemak verwyder word.
D.J. Rossouw

1390. Sit bokgal op.
Mev. Aletta van den Berg

1391. Sit ook byewerk op.
Mev. Aletta van den Berg

1392. Neem belghries, vat twee lappies, smeer nou ghries aan die lappies wat nou 'n pleister is. Plak dit op die doring en draai goed toe. Dit sal nou ryp getrek word.
SAUK: Mev. C. Coetzee

1393. Vrywe witdulsies goed in die vel. Die vleis krimp en die doring kan maklik uitgehaal word.
SCHULZ

1394. Sit kalkpap op die steekplek.
Mev. Aletta van den Berg

1395. Rosyntjie met 'n paar vlieë daarin is goed.
Mev. Aletta van den Berg

1396. Sny 'n rosyntjie oop en haal pitte uit, sit 'n vlieg daarin en maak oor plek vas.
F.J.L.
SCHULZ: Beukes; Rossouw, Winterton

DOUWUM: SIEN WURMS
DRAADWURM: SIEN WURMS

DRANKSUG (DRANKMISBRUIK)

1397. Neem 'n vrot aartappel en druk die sap uit in brandewyn, dog sonder die medewete van die persoon wat aan drank verslaaf is, en gee dit aan hom om te drink (in die donker). Daarna sal hy nie meer die reuk van drank kan verdra nie.
Mev. M.A. Read

1398. Eat an orange every morning before breakfast – it takes away the taste for liquor.
Mev. M.A. Read

1399. Eet baie appels.
F.J.L.

1400. Gooi die sap van 'n rou aartappel in 'n glasie brandewyn.
SANL.: Mev. H. Verheyen
F.J.L.

1401. Sit 2 koringkorrels in 'n bottel drank, laat dit staan vir 'n ruk en drink dit dan.
F.J.L.: A.S. van Wyk

1402. In die ou tyd toe dit nog baie gereën het, het aan ou beeshorings wat droog word punte soos papies uitgegroei. Daarvan moet 7 in 'n bottel brandewyn gegooi word.
F.J.L.

1403. As jy wil hê iemand moet ophou drink, dan moet jy varkmelk in sy drank gooi of perdesweet.
C.J. Matthews

1404. Sit 'n muis in die bottel wyn en laat die persoon die wyn drink.
F.J.L.: A.S. de Beer

1405. Sit miereiers in brandewyn, sit dit in die son en gee die sieke daarvan.
F.J.L.

1406. Gooi perdesweet in drank. (Dit moet juis 'n hingsperd s'n wees.)
F.J.L.: J. Viljoen; A.S. de Beer; J.C. Pieterse
SCHULZ

1407. A cure for drunkenness: Quassia extract, 1 grain, peppermint-oil, 1/8 drop, sugar base sufficient. This would have to be mixed by a chemist. It stops the craving.
Mev. M.A. Read

1408. A cure for drunkenness: Sulphate of iron, 5 grains, magnesia, 10 grains, peppermintwater, 11 drachm; spirits of nutmeg, 1 drachm. Dose: One teaspoonful in a wineglass of water twice a day.
Mev. M.A. Read

1409. 5 grein ystersulfaat, 10 grein magnesia, 11 drams [dragme?] pepermentwater, 1 dram [dragme?] spiritus van neut. Neem 1 e twee keer per dag. Dit is 'n beproefde resep. Hou aan. Dit neem sewe maande, dan is daar geen trek meer vir drank nie.
F.J.L.
SCHULZ
SANL.: Mev. E. du Toit

1410. Blouvitrioel en perdesweet: Maak poeiers daarvan en gooi een mespunt vol in 'n bottel brandewyn drie maal per dag.
F.J.L.

1411. Bly ver van 'n kroeg. Gee baie gemmerbier i.p.v. wyn om te drink.
F.J.L.: J. Grobler

DRONK IN KOP: SIEN DUISELIGHEID

DUISELIGHEID

1412. Wynruit, salie, vinkel, klimop (wy) betonie, lelie, fyngestamp en met kookwater soos tee gemaak. Was kop met die water.
SCHULZ

1413. Peperbossie kou.
F.J.L.: D. Opperman

1414. Drink baie suurlemoen in water. Bitteraalwyn help ook.
F.J.L.: J. Grobler

1415. Laat koljander trek, drink dit dan drie maal per dag.
F.J.L.

1416. Word gewoonlik veroorsaak deur hoë bloeddruk. Die volgende resep is baie goed: 1 oz salpeter, 1 oz kremetart, 1 oz epsomsout op 'n bottel kookwater. Skud goed deurmekaar en neem elke oggend 'n kelkie vol. Die ete moet gereël word. 'n Verandering is ook baie goed. 'n Mespunt salpeter met suurlemoensap is ook baie goed.
SCHULZ: Conradie

1417. Engelse sout en rooipoeier met water.
V.L.V.: Mev. W. Brynard

1418. Neem 15 druppels spiritus, nitridulsies [etielnitriet] om die 2 ure met water.
SANL.: *Die Afrikaanse Almanak*

1419. Neem 15 druppels witdulsies in kelkie water elke 2 uur.
A.S. Malan

1420. Rooikolier en witdulsies.
F.J.L.

1421. Drink smôrens en saans op nugter maag 'n mespunt rooipoeier.
F.J.L.

1422. Steek skoonteerpluisies in die ore.
F.J.L.

1423. Drink vomitief en persoon vomeer gal uit.
F.J.L.: A.S. de Beer

1424. Engelse sout-purgasie drink.
F.J.L.: J.C. Pieterse

1425. Neem 15 druppels spiritus nitridulsies [etielnitriet] elke 2 uur met water.
J.A. Kellerman

1426. Neem 15 druppels spiritus nitridulsies [etielnitriet] elke 2 uur met water.
F.J.L.: Mev. M. Leonard
SCHULZ
SANL.

1427. Kom gewoonlik uit 'n ontstelde maag voort. Voedsel wat nie lig verteerbaar is nie, moet mens vermy en die ingewande gereeld hou deur middel van Ayer's Pills. Onsuiwerheid in die bloed is baie keer die oorsaak van duiseligheid. Dit sal deur die gebruik van

Ayer se sarsaparilla verdryf word.
Mev. Aletta van den Berg

1428. Lewensessens.
F.J.L.: J.C. Pieterse

1429. Duiselig en hoofpyn: Neem 3 dele goeie brandewyn en een deel tafelsout, skommel goed deurmekaar, gooi een hand vol bloegomblare en laat goed trek. Smeer dan die hoof nat. 'n Mens raak helemaal onslae van die kwaal.
Helena le Clercque

1430. Maak hoof nat met koue water.
F.J.L.: J.C. Pieterse

1431. Laat bloedlaat.
F.J.L.

DISENTERIE
(ONTSTEKING VAN DIE INGEWANDE)

1432. 1 t kasterolie met 1 t soetolie, goed gemeng. Neem in elke 6 ure.
SCHULZ: Conradie

1433. Persgras (*Centella glabrata*): afkooksel vir chroniese disenterie.
Watt & Breyer-Brandwijk

1434. Rooiwortel gekneus en op brandewyn getrek.
SCHULZ: Shadrack

1435. Grashoutpoeier: 1 t vol herhaaldelik met water agterna.
SCHULZ: Jooste

1436. Wanneer maag aanhoudend onsuiwerheid uitwerp, kry 'n volstruismaag en skraap die spierweefsel se inwendige deel af en gee in vir pasiënte.
SCHULZ: Jooste

1437. 10 entresdruppels en 10 krampdruppels in water elke twee uur.
SAUK: Mev. J.H. Vorster
SCHULZ: P.H. Pelser

1438. 1 t jamaikagemmer in ½ glas water en 'n bietjie brandewyn. Maak deurmekaar en drink dit alles op. Dit is uitstekend vir 'n maag wat bloed werk.
SANL.: H.J. Koekemoer

1439. Gelyke dele goeie brandewyn en wyn twee keer per dag.
SCHULZ: Mev. Uys

1440. Warm a poker until hot. Apply suddenly to the sole of the foot and withdraw. This drastic method to cure dysentery was used in Arabia on Cape Malays and others when this disease was still an epidemic in Arabia.
Mr. Sarleh Dollie

1441. Neem vir 'n halfuur 'n warm voetbad met 'n hand sout daarin, gooi gedurig warm water by, dan ½ pakkie Engelse sout, kook die water en as koud is, sit dan kompresse op die maag. As dit nie help nie, gooi dan 4 vingers koue water in 'n bad en gaan sit daarin. Drink dan broodwater met neut daarin. Drink ligte sopies tot dit oor is.
SCHULZ: Mev. de Vos

1442. Gee uitgebraaide skaapstertpuntjievet met balsemsulfuris in.
SCHULZ: Zandberg, Sakrivier

1443. Gebraaide kaas en geroosterde brood saam met bokmelk gebruik.
SCHULZ

1444. Neem 1 bottel witblits-brandewyn of enige ander goeie en suiwer brandewyn. Sit in leë bottel die volgende: 6d. kruienaels, 6d. foelie, 6d. neut, 6d. pypkaneel. Laat trek totdat dit swart is. By begin neem 1 t vol 3 maal per dag voor ete sonder water vir 'n paar dae. Dan 1 dessertlepelvol drie maal per dag voor ete. Spoel net die mond met water uit want dit is baie sterk. Hou aan gebruik tot gesond is. Breek die foelie in stukkies, rasper die neut, breek die pypkaneel.

Ek wou al maagtering kry. Dokters het opgegee, toe kry Moeder hierdie raad by die enigste ou slawevrou in Graaff-Reinet. My swaer van Bothaville kon net 6 maande leef volgens sy dokter en hy leef vandag nog, byna 80

jaar oud. Het ook hierdie raat gebruik. Ander mense ook gered.
SANL.: Mev. C.E. Grobbelaar

1445. Gooi 'n bietjie amara in 'n bietjie brandewyn of wyn en drink dit. Die pasiënt mag nie melk neem nie, net swart tee en gebraaide brood asook gortsop. Hou so aan tot die maag beter is.
SANL.: H.J. Koekemoer

1446. In seer ernstige gevalle. Gee van 4–6 druppels sterk kamferspiritus op suiker of brood, elke 10 min., tot die pasiënt beter voel, dan alle ure en altyd langer. Wees versigtig met dieet, in alle gevalle as die maag voel werk.
Helena le Clercque

DISMENORREE
(PYNLIKE MENSTRUASIE)

1447. Oondbos (paddabos) getrek met water.
SCHULZ: De Kock, Botrivier

1448. Rooipootjierabas getrek met water.
SCHULZ: De Kock, Botrivier

1449. Kakiebos getrek.
SCHULZ: De Kock, Botrivier

1450. Beukesbossiewater.
SCHULZ: Van Staden

1451. Kerf vars tongblaarwortels, gooi in bottel wyn, trek vir 2 dae in 'n louoond. 2–3 maal per dag 'n kelkie vol.
SCHULZ: Brynard

EELTE

1452. Gebruik kasterolie.
SANL.: Tannie Hanekom

1453. Maak 'n salf van Sunlight-seep, 'n paar druppels haarlemolie en 'n bietjie fyn kamfer. Vrywe drie maal per dag in eelte in.
SCHULZ: M. Conradie

1454. Neem bietjie warm water en gooi 2 e wassoda in. Hou dit 10 min. daarin en droog goed af en smeer jodium aan. Twee maal per dag.
SAUK: Oupa en ouma Oosthuizen

1455. ½ t aluin op 1 oz gekookte water. Smeer elke aand aan.
SANL.: Mev. D.M. Taljaard

1456. Maak 'n paar aspirienpille fyn en meng met Vicks sodat dit 'n salfie vorm. Sit 'n pleister hiervan op die eelt so vir 'n paar aande totdat die eelt self loslaat. (Plak salf slegs op eelt, anders haal dit die gesonde vel ook af.)
J.A. Kellerman

1457. Smeer gereeld terpentyn aan eelte totdat dit droog is en uitval.
SANL.

1458. Hou u voete in die aand as u na bed gaan, en in die oggend in warm water. Sit hierna 'n bietjie krokussalf (wat by enige apteek te kry is) op 'n linnelappie en sit dit op die eelt. Hou so aan vir 4 of 5 dae. Na so 10 of 12 dae daarna sal die eelt so los wees dat u dit kan aftrek. Dit sal nooit weer uitkom nie.
SAUK: Mev. W.S. Scheepers

1459. Neem 'n bottel jodium. Smeer elke môre en aand aan die eelte nadat dit in warm water gewas is.
SAUK: Mev. F. Snyman

1460. 6 perlemoenknope, 1 eier, 1 k asyn. Skud elke oggend en na 'n week word die knope sag. Die eier moet met dop en al ingesit word. Die suur los dit op. Sit dan op.
SANL.: J.A. Kellerman

1461. Neem 1 botteltjie donker jodium en 1 botteltjie kasterolie van dieselfde grote. Meng goed deurmekaar. Sit smorens en saans aan eelte. Slaap met 'n ou kous.
SAUK: Mev. M.E. Muller

1462. Neem ½ koekie kamfer, 'n botteltjie jodium en 'n botteltjie kasterolie. Maak die kamfer fyn en maak goed deurmekaar. Sit 'n stukkie watte wat daarmee

natgemaak is op en plak dit vas met *sticking plaster* en herhaal totdat dit verdwyn.
SAUK: Mev. A. Esterhuizen

EETLUS

1463. Kowerbos: Trek op brandewyn en drink hiervan twee of drie keer per dag om eetlus aan te wakker.
V.L.V. Stellenbosch: Anna Eksteen, Ria Duckitt, Rene Deetlefs

1464. Trek kowerbos op brandewyn en drink 2–3 maal per dag een lepel.
SCHULZ: Combrinck

1465. Drink getrekte katdoringwortel.
SCHULZ: Van der Westhuizen, Uniondale

1466. Trek bolandse kakiebos en drink.
SCHULZ: Lubbe

1467. Maak deur 'n kort stok met 'n groot knop 'n gat, neem dan 10 kafferboontjiestoelwortels, kook in 1 pt water. Drink kort-kort 3 slukkies van die water deur die gat van die stok.
SCHULZ: MacDonald

1468. Drink hongerdoodtee of wildekattekruie of makkattekruie soos tee getrek.
SCHULZ: Mev. J.J. Kotze

1469. Drink getrekte bitterwortels.
SCHULZ: Mev. H.W. Botha

1470. Eet 'n uitgeswelde appelkoos.
SCHULZ

1471. Trek karmedikblomme op water en drink.
SCHULZ

1472. Fyngestampte kruisement met 9 peperkorrels in wyn.
SCHULZ

1473. Komyn gee.
SCHULZ

1474. Laat trek teebossie en drink om eetlus aan te wakker.
V.L.V. Stellenbosch: Anna Eksteen, Ria Duckitt, Rene Deetlefs

1475. Hongerblomtee. Trek af.
V.L.V.: Mev. J. Fourie

1476. Gebruik 30 druppels sinkonatinktuur in bietjie suikerwater, drie keer daags kort na die ete.
Helena le Clercque

1477. Gebruik Vidaylin.
J.A. Kellerman

1478. Braai brood mooi bruin, smeer dun botter op en rasper neut oor.
Helena le Clercque

1479. As 'n mens geen eetlus het nie, braai brood, rasper neut daaroor. Gooi 'n bietjie suiker en wyn op en eet dit.
A.S. Malan

1480. Braai brood, rasper neut daaroor en gooi suiker en wyn op.
SANL.: *Die Suid-Afrikaanse Almanak*
SCHULZ: Calitzdorp

1481. Vars lewer, 1 lepel vol fyngestampte peper in oggend nadat hy 'n nag gevas het met skerp dranke. Moet bad en lyf met mosterd smeer.
SCHULZ

1482. Laat hom vas en gee op nugter maag als en bywerk in wyn. Moet mosterd, radyse en asyn kry om te eet.
SCHULZ

1483. Dille, peper, heuning met asyn en mosterd.
SCHULZ

EKSEEM

1484. Sit styselpappe met koue water aangemaak op.
SCHULZ

1485. Neem garsmeel en meng met fyngemaakte wildeals en 'n bietjie droë kamfer. Poeier gedurig tussen die vingers daarmee.
SCHULZ: Mev. ds. Pienaar

1486. Duine, wildedagga drink en die plekke ook daarmee was.
SCHULZ: M. Conradie

1487. Laat klipdagga trek soos tee en drink 1 k drie keer per dag.
J.A. Kellerman

1488. Heerboonpoeier met heuning aangemaak aansmeer, was met dik semelwater.
SCHULZ

1489. Die beste is 'n versterkmiddel. Die aangetaste dele moet met sinksalf gesmeer word. Baie mense het al baat gevind by duine-wildedagga drink en die aangetaste plekke word daarmee gewas.
SCHULZ: Conradie

1490. Hou die hande gedurig in flou wassodawater.
SCHULZ: Mev. ds. Pienaar

1491. By babas: Neem 1 t lou water met bietjie suiker. Voeg by 3 druppels lewensessens. Gee elke aand en as dit baie erg is ook elke oggend. Vermeerder die druppels vir kinders van 2 maande en ouer.
SAUK: Mev. S. du Plessis, Kaapmuiden

1492. 2 lepels kremetart, 2 lepels swaelblom en 2 lepels magnesia. Maak alles goed deurmekaar. Gee smôrens en saans 1 t met 1 lepel stroop in.
SCHULZ: Calitzdorp

1493. 1 t fyngemaakte salpeter op 1 lb gouestroop, 1 t drie maal per dag.
SCHULZ: Mej. Malan, La Motte

1494. Gooi 'n hand vol koeksoda in badwater en gebruik Wright's coaltarseep.
SANL.

1495. Gebruik Suster Leeman se salf. Smeer plekke met aptekersparaffien en dan die salf. Drink ook vir 1 of 2 maande al om die ander dag 1 t silwerbronsout in 1 k warm water, daarna slegs 1 keer per week. Gooi 'n hand vol koeksoda in badwater en gebruik Wright's coaltar-seep.
SANL.: J.A. Kellerman

1496. Gebruik Suster Leeman se salf. Smeer plekke met aptekersparaffien en dan die salf. Drink ook 1 of 2 maande al om die anderdagoggend 1 t bronsout, in 1 k warm water, daarna slegs 1 keer per week.
J.A. Kellerman

1497. Smeer varkvet en swael aan.
SCHULZ: Mev. Robertson

1498. 1 bottel klapperolie, 3d. koekie kamfer. Smelt in olie en smeer aan.
SCHULZ: Mev. J.J. de Vos

1499. 2 oz heuningwas, 1 e stokholmteer, 1 e brandewyn, 1 bottel klapperolie, 1 bottel harmansdrup en 1 koekie kamfer.
C.J. Matthews

ENEMAS (LAWEMENT)

1500. Knoffel in water opkook en in lawementwater sit.
SCHULZ

1501. Neem ½ k heuningstroop en 1 pt lou water. Hierdie enema help om opelyf te gee.
SCHULZ

1502. Seep, loogseep, blouseep of winkelseep.
SCHULZ

1503. Koeksoda in water.
SCHULZ

1504. Neem 2 e gliserien en 1 pt sterk lou water.
SCHULZ

1505. Warm water en 'n hand vol sout of warm water en geelseep.
SCHULZ

1506. Warm soetmelk en kasterolie.
SANL.
SCHULZ: Beukes; Van Rooyen

1507. Getrekte kamille met 1 lepel heuning, 1 lepel Engelse sout en 1 lepel kasterolie.
SANL.
SCHULZ: Mev. J. Visagie

1508. Semelwater bra lymig met die geel van 'n eier deurmekaar geklits.
SCHULZ
SANL.: *Die Afrikaanse Almanak*

1509. Seepsop met die vet en 'n bietjie sout om te stop.
SANL.: *Die Afrikaanse Almanak*

1510. Lymige semelwater, met 'n geel van 'n eier deurmekaar geklits.
C.J. Matthews

1511. Seepsop met dunne vet, dit is om te stop.
C.J. Matthews

1512. Neem die geel van 2 eiers en klits dit goed. Gooi dan 1 e terpentyn daarby. Wees baie versigtig, klits dit gedurig en klits 1 pt kookwater wat by mate van 1 t vol bygevoeg moet word. Dit moet nie skif nie en moet geklits word tot dit afkoel.

Die enema word gebruik vir winde in die ingewande.
SCHULZ

ENGELSE SIEKTE

1513. Drink gedroogde en fyngestampte maag van haan in rooiwyn.
SCHULZ

1514. Korhaanmaag se vlies word drooggemaak en fyngemaal en 'n mespunt vol met bietjie water ingegee.
F.J.L.

1515. Kinders – donkie of perdemelk gee om te drink. Maak 'n korhaanmaag droog en stamp dit fyn en gee 3 keer per dag 'n mespunt vol in, asook twee maal per dag 1 t lewertraan.
F.J.L.: L.J. Naudé

1516. Drink donkiemelk.
F.J.L.

ENKELS

1517. Dilute one part of ordinary vinegar with two parts of cold water and apply to swollen ankles twice a day. Bandage lightly.

Thereafter apply liquid on the bandage.
Mr. Sarleh Dollie

ENT

1518. Maizena is goed vir ente.
F.J.L.

1519. Wanneer 'n baba geënt word en die ent groei, is dit baie goed om 'n skoon lappie met warm melk op die ente te sit. Dit trek baie gou die brand uit en die swelsel sak.
SAUK: Mev. A. Maartens

1520. Sit kasterolie en droë koffielappe op.
F.J.L.

1521 Rooiklip aansmeer.
F.J.L.

FIBROSITIS

1522. Vryf in met Infra-rub of Radian B en drink 1 t silwerbronsout in 'n glas lou water voor oggendkoffie vir 'n week lank.
SANL.

FLOUTES

1523. Burn a clean white rag and allow the fumes to be inhaled through the nostrils. Is said to be good for fits.
Mr. Sarleh Dollie

1524. Gee die floue snuif sodat hy kan nies.
F.J.L.: A.S. de Beer

1525. As die pasiënt bewusteloos is, droog 'n handdoek uit in baie warm water. Strooi mosterd daaroor en sit dit so warm as moontlik op die hart.
SAUK: Mev. J.F. Robertson

1526. Brand vere op papier onder die neus sodat die rook in die longe trek.
F.J.L.
1527. As iemand flou word, brand 'n aasvoël se stertveer onder die neus.
SCHULZ: Mev. A.M. Claassen (Boek I)
1528. Laat die persoon met sy kop laag lê. Smeer die gesig met oliekolonie. Gee 'n bietjie witdulsies en rooilaventel in.
F.J.L.
1529. Maak 'n lappie so groot soos 'n sikspens nat met balsemvita. Sit op die nael.
F.J.L.
1530. Pols vryf met brandewyn.
F.J.L.: Mev. M. Leonard
1531. Gee salvolatile in.
SCHULZ
1532. Asyn en water vir iemand wat wil flou word.
F.J.L.: C. du Preez
1533. Maak die persoon se klere alles los, klap hom in die gesig (hard). Maak 'n lap nat met koue water en vee sy gesig daarmee af. Gee hom ½ t rooilaventel met koue water aangemaak in.
F.J.L.: Mev. A. Hermann; J.A. Page; A.M.G. Coetzee
1534. Knoop alle kledingstukke los en laat in vars lug lê. Maak gesig met brandewyn of asyn- en waterlappe nat.
F.J.L.: L.J. Naudé
1535. As iemand flou word, sit 'n manshoed oor die gesig.
SANL.: Mev. J. Voster
1536. Klap teen die wang.
SCHULZ
SANL.: A.M.G. Coetzee
1537. Druk op krop van maag en bring hom vooroor.
F.J.L.
1538. Maak alles wat styf is van persoon los en laat in die vars lug lê.
F.J.L.
1539. Druk kop tussen bene.
F.J.L.
1540. Kookwaterlappe om voete.
F.J.L.
1541. Steek vinger in vagina.
SCHULZ

FYT

1542. Whitlows: Cut a lemon in half, then put the finger on which the whitlow has formed in the lemon and bandage both together with a soft cloth. Do not keep the lemon on your finger for longer than 10 hours.
Mev. M.A. Read
1543. Bak aalwynblaar onder as, maak 'n gat daarin en sit die vinger in.
SCHULZ: C. Pienaar
1544. Laat week 'n halwe sny brood en rasper 1 neut by, maak 'n pap en sit op.
SCHULZ: MacDonald
1545. Warm pappe van brood, semels en lynsaadmeel of kissieblaarpappe.
F.J.L.: L.J. Naudé
1546. 'n Pap maak van dagga en kafferkoring.
F.J.L.
SANL.: Mev. J.P.J. Hugo
1547. Heuningpleister op fytvinger.
SCHULZ: Mev. Joubert, Wellington
1548. Die blare van 'n kanniedood warmgemaak en 'n gat daarin gesny en die vinger daarin gesteek. Sodra die blaar koud is, neem dan weer 'n ander blaar.
SCHULZ
SANL.: *Die Afrikaanse Almanak*
1549. Kruidjie-roer-my-nie.
SCHULZ: Mev. Mommsen
1550. Stamp rosyntjie en sit op vinger.
V.L.V. Stellenbosch: Anna Eksteen, Ria Duckitt, Rene Deetlefs
1551. Neem skaap-tjkarrie (vetplant). Stamp fyn en maak pleister en sit op.
V.L.V.: Mev. L. Nieuwoudt

1552. Druk vinger in ryp tamatie.
V.L.V.: Mev. K.W.H. Voight
1553. Warm mieliepap opsit.
F.J.L.
SANL.
SCHULZ: Mev. J. le Roux
1554. Pappe van meel en wildeals gemaak.
F.J.L.
1555. Vir fyt aan jou vinger sit rooibossiepap op.
F.J.L.: Bredenkamp
1556. 'n Rosyntjie oopbreek en opsit.
F.J.L.
SANL.: Mev. J.P.J. Hugo
SCHULZ
1557. Neem drooggemaakte stinkolieblare. Gooi kookwater op die droë blare, laat dit trek en sit die vinger elkers in die warm olieblaarwater, so warm as 'n mens dit kan staan.
F.J.L.: Mev. A. Hermann; J.A. Page
1558. In suurgraswater hou.
F.J.L.
1559. Sny 'n suurlemoen deur. Sit helfte op die vinger. Na 10 uur sit die vinger in die ander helfte. Dan is die fyt dood.
SANL.
1560. Gebraaide turksvyblad is ook baie goed.
F.J.L.: K. van Deventer
1561. Dra tabakblaar om regterarm.
SCHULZ: Van der Walt, Ermelo (Boek I)
1562. Turksvyblad: Sit van blaaie op seerplek.
Mev. S. Kok
1563. Die beste is om dit deur 'n dokter te laat sny, maar as iemand veraf woon, kan gebruik word tot verligting, rou tamatie en ook pap gemaak van varkblomwortels.
F.J.L.
SCHULZ: Conradie
1564. Pap van varkblomwortel om oop te trek.
SCHULZ: M. Conradie
1565. Vye kook en opsit.
SANL.: Mev. J.P.J. Hugo
1566. Kanniedood. Maak die blare warm, sny 'n gat daarin en hou die seer vinger daarin.
V.L.V. Stellenbosch: Anna Eksteen, Ria Duckitt, Rene Deetlefs
1567. As iemand agterkom dat hy 'n seer vinger het en hy dink dat dit 'n fyt kan wees, vat een huisie knoffel en sout, stamp dit deurmekaar en sit dit op die vinger. As dit baie brand, hou dit uit, dan is die fyt gewen.
SAUK: Mev. M.M. Venter
1568. Hou die seer vinger in warm aswater.
F.J.L.
1569. As die pyn baie erg is moet die vinger in warm as gehou en dan u arm toegedraai.
F.J.L.
1570. Neem vars, nat beesmis, nie water by nie. Maak warm pappe. Hou aan opsit as die een af is, sit die ander op totdat die sweer deurbreek. 'n Duitse vrou het die raat aan my gegee. Haar hand binne was kruis en dwars gesny in Duitsland. Het die raat hier gekry. Dit het haar totaal genees. My huishulp se vinger ook. Dit is glo die kruie in die mis wat die werk doen.
F.J.L.
SANL.: Mev. C.E. Grobbelaar
SCHULZ
1571. Hou vinger in warm loogas.
SCHULZ: Honeydew
F.J.L.
1572. Moet elke 4 ure vars en warm opgesit word.
SCHULZ: Mev. Vogel
1573. Ook warm beesmis kan as pap gebruik word.
A.S. Malan
1574. Hou in 'n laag peper.
SCHULZ
1575. Suurdeeg met brandewyn natgemaak

en dan warm maak en so warm opsit.
Mev. Aletta van den Berg

1576. Maak 'n pap aan van 1 t meel, 1 t roulynolie. Stamp brandneukels fyn en meng.
SANL.: Mev. J. Potgieter

1577. Neem erdwurms, stamp dit fyn en sit dit op die fyt.
Mev. Ina du Plessis

1578. As jy skaap slag, neem die galblaas, steek die vinger daarin en verbind.
A.S. Malan

1579. As 'n mens agterkom dat die fyt in die vinger kom, neem 'n skaap se ribbebeen, brand dit in warm as tot dit sag genoeg is om tot poeier te maal, neem die poeier, sterk lou, en vryf die aangetaste vinger goed daarmee in. Sit 'n warm lappie om. Herhaal tot dit nie meer steek nie, die fyt is dan dood.
SCHULZ: Prieska

1580. Vang 'n groen padda en sny so 'n plekkie aan hom stukkend en druk u vinger daarin vir so 'n paar minute tot die hitte op is.
SCHULZ: Greyling, Alkmaar; Erasmus, Heilbron
F.J.L.
SAUK: Mev. R.C. Maré

1581. Sit warm mensmis op.
F.J.L.: A.S. de Beer
SCHULZ: Fourie, Winterton; Mev. Vogel (Boek I)

1582. As jy 'n skaap slag, neem die galblaas, steek die vinger daarin en bind of draai goed vas.
F.J.L.

1583. Trek die wit vlies van 'n eier af, draai om die vinger.
SCHULZ: Barkhuizen, Britten
F.J.L.: Fanie Venter

1584. Sit erdwurms op tot hulle nie meer doodgaan nie, dan is die fyt uitgetrek.
SCHULZ: J.J. van Dyk

1585. Neem 'n flennielap, maak dit nat in kookwater. Neem Sunlight-seep, bietjie suiker en smeer oor die warm lap die Sunlight-seep en swart skoenpolitoer. Strooi bietjie suiker oor. Verdubbel druk in kookwater weer. Sit om vinger en bind vas. Die derde dag is die vinger beter en sal stadig gesond word.
SAUK: Mev. A.B. Rademan

1586. Neem 'n pennetjie wat in salpetersuur gedoop is en smeer aan die fyt. As dit te veel brand, hou dit in die water.
SANL.
SCHULZ: Mev. J. le Roux

1587. Van die begin af die vinger in warm soutwater hou. Die water moet so warm as moontlik wees.
F.J.L.
SANL.: *Die Afrikaanse Almanak*

1588. As dit nie baie ver heen is nie, hou dit in terpentyn en as dit 'n swart kol het, sny dit en hou vir een uur in die terpentyn. Dit sal dadelik gesond word.

Moenie skrik as daar 'n wasem uittrek nie, dis soos die terpentyn dit uittrek.
SAUK: Mev. E.S.J. Nagel; Ouma B.C. Geldenhuys

1589. Draai 'n lappie om die vinger, gooi terpentyn op, as dit droog is gooi weer op.
A.S. Malan

1590. Hou vinger in pekelwater, maak gedurig nat met kamferbrandewyn.
SANL.: Mev. J.P.J. Hugo
SCHULZ
F.J.L.

1591. Fyt begin eers deur 'n steek in die vinger. Sodra die steek begin, bind dadelik 'n skoonteerlappie om die plek. Hou dit nat met teer en die fyt sal nooit uitkom nie. Dit genees dadelik.
SCHULZ

1592. Hou die vinger die vierde dag in skoon paraffien.

SAUK: Mev. C. Prinsloo
SCHULZ

1593. Gooi brandewyn in 'n vark se blaas en hou die vinger daarin.
F.J.L.: Mev. M. Leonard

1594. Blouseep en suiker deurmekaar maak en opsit.
F.J.L.

1595. Maak gedurig nat met kamferbrandewyn.
A.S. Malan

1596. Hou in warm water, stamp hottentotsvye en sit op. Maak 'n pleister van die geel van 'n eier, heuning en meel.
C.J. Matthews

1597. Gebraaide uie opsit of skulpkalk brand, dit in water gooi en aan vinger smeer.
F.J.L.: H. Vermaas

1598. Kiesieblaar gekook in soetmelk en growwe brood. Maak 'n pap en sit op vinger.
F.J.L.
SCHULZ: *Die Afrikaanse Almanak*

1599. Duiwelskloupitte gebrand soos koffie, maak fyn met varkvet meng: trekpleister.
SCHULZ

1600. Om die fyt uit te ken, neem 'n rou eier, kap die kop af, druk die vinger in, as die eier gaar word is dit 'n fyt. Neem 1 lepel vuurherdas op 1 k kookwater, hou kort-kort daarin.
SCHULZ: Van der Westhuizen (Boek I)

1601. Die geel van 'n hoendereier met fyn tafelsout deurmekaar gemaak en opgesit.
F.J.L.
SCHULZ
SANL.: *Die Afrikaanse Almanak*

1602. Die wit van 'n eier met skoorsteenroet tot 'n salf gemaak en opgesit.
F.J.L.
SANL.: *Die Afrikaanse Almanak*
SCHULZ

1603. Neem 1 k sout en 1 eier, maak daarvan 'n pap aan met lou water. Sit pappe op die vinger, pyn sal binne 6–8 uur verdwyn.
Mev. G.S. Bredenkamp

1604. Neem 1 k sout en 1 eier, maak daarvan 'n pap met lou water om op te sit. Die pyn sal binne 6–8 uur verdwyn. Toets om te sien of dit fyt is: Maak 'n gat in die eier, hou die vinger daarin. Dit sal hard word asof dit gekook is as dit 'n fyt is.
SANL.: Mev. J.P.J. Hugo; J.H. Kellerman

1605. Pleiser van stertvet en gemaalde koffie.
SCHULZ

1606. Draai slangvel om geweek in asyn.
F.J.L.: K. van Deventer

1607. Smeer 'n pynstiller aan of sit die wit vlies van die eier om.
F.J.L.: L.J. Naudé

1608. Die wit van 'n eier en vitrioel gemeng is baie goed.
A.S. Malan

1609. 1 tafellepel druiweasyn, 1 tafellepel boermeel (koringmeel), die geel van 1 eier. Roer alles goed deurmekaar. Maak 'n sakkie van wit linne of neem 'n wit linnelap of ander dik wit lap van omtrent 6 dm by 6 dm. Gooi die mengsel daarin. Bind goed vas om die vinger sodat die mengsel nie uitloop nie. Ná elke 12 uur moet die pleister herhaal word.

Gewoonlik is daar na twee dae geen kiem meer in die fyt nie. Net 'n effens dooie gevoel kan in die vinger gevoel word.
SANL.: Mev. J.S. Potgieter, Swartruggens

1610. 1 k brandewyn, 1 lepel teer, 1 lepel haarlemmerolie, 1 lepel galsterige varkspek, 1 lepel gesmelte was, 1 lepel ou botter, 1 lepel harpuis. Saam gekook tot 'n pleister.
SCHULZ
SANL.: *Die Afrikaanse Almanak*

1611. ½ k dikmelk en mieliemeel: Maak 'n stywe deeg en sit op vinger.
SCHULZ: MacDonald

1612. Die geel van 1 eier, 10 druppels terpentyn, 1 t heuning, 'n bietjie meel.
SANL.

1613. Geelhout en boknierver, sakmeel en melk. Maak 'n pleister daarvan en sit dit op.
SCHULZ: Fourie, Winterton
Mev. H. Olwagen

1614. 'n Pleister van harpuis, was, varkspek en ou botter opgesit.
F.J.L.
SANL.
SCHULZ: Mev. J.J. Kotze; C. Pienaar

1615. Maak 'n pleister van kloutjiesolie, ou botter, harpuis, skoonteer, varkvet, was en 1 k broodwyn. Braai alles saam en giet deur.
SCHULZ: Mev. J.J. Kotze

1616. Sit lanfer en terpentyn op.
F.J.L.: A.M.G. Coetzee

1617. Hou vinger 3 keer per dag in sout of loogwater en draai dit goed toe in 'n gifbolblaar of uieblaar.
V.L.V.: Mev. W. Brynard

1618. Vir fyt aan die vinger neem 2 lepels meelblom, 1 lepel roulynolie, 1 geel van 'n eier, 1 t glas [*sic*] karbol en ½ t terpentyn. Meng tot dit 'n pleister vorm.
SAUK: Mev. A.D. Cronje

1619. Brei potklei en lynolie en sit op.
SCHULZ: Mev. J. le Roux

1620. Roulynolie, heuning, geel van 1 eier en meel.
SCHULZ: Mev. Robertson

1621. 1 k gekookte rys, 2 lepels bokvet, 2 neute, 2 lepels borrie, fyngemaak en opgesit.
SANL.
SCHULZ: Mev. Griesel, Reitzburg

1622. 1 lepel bruinsuiker, 1 lepel boerseep, 1 lepel geelwas, 1 lepel harpuis, 1 lepel vars botter.
SCHULZ

1623. Maak 'n dop van belghries en dra om die vinger, of maak 'n pap van brood in kookmelk geweek, en hou die vinger daarin, so warm soos uitgehou kan word; of maak 'n lensiepap gedurig warm en sit dit om.
Mev. M. Kloppers

1624. Maak 'n salf van 1 k brandewyn, 1 lepel teer, 1 lepel harlemmerolie, 1 lepel galsterige varkspek, 1 lepel gesmelte was, 1 lepel ou botter en 1 lepel harpuis.
Mev. Aletta van den Berg

1625. Fytpleister: Groot lepel geelseep, kelkie warm brandewyn gesmelt, bruinsuiker, gesifte rogmeel tot dit beter is.
Mev. Aletta van den Berg

1626. 'n Kelkie brandewyn warm gemaak en 'n groot lepel geelseep daarin gesmelt. Dan 'n lepel bruinsuiker daarin en verder gesifte rogmeel totdat dit goed is.
SCHULZ
SANL.: *Die Afrikaanse Almanak*

1627. ½ lb uitgebraaide varkvet, 1 bottel soetolie, 1 lepel terpentyn, ¼ lb heuningwas, 1 lepel balsemsulfuris, 1 lepel fyn kamfer. Smelt alles deurmekaar en maak tot 'n pleister.
SAUK: Ouma Burger
SANL.: Mev. J.P.J. Hugo
SCHULZ: M. Conradie

1628. Begin om die vinger in warm soutwater te hou en maak gedurig nat met soutwater of kamferbrandewyn. Vir die nag: Stamp rosyntjies en sit op die plek.
A.S. Malan

1629. 1 k gekookte rys, 2 lepels bokvet, 2 neute, 1 lepel borrie, alles gemeng. Sit op die fyt.
A.S. Malan

1630. 1 lepel soetolie, 1 lepel botter, 1 lepel skoonteer, 1 lepel varkvet, 1 lepel harpuis, 1 k brandewyn. Gebraai en deurgegooi. Meng alles goed en sit op die fyt.
SANL.: Mev. G.L. Pienaar

1631. Geelhout en bokniervet, sakmeel en melk: Maak pleister daarvan en sit dit op.
Mev. H. Olwagen

1632. Sit elke keer vars klei op.
A.S. Malan

1633. Sit vars klei op.
SCHULZ
F.J.L.

1634. Neem vrot modder en sit dit op die plek. Dit herstel die seerplek.
F.J.L.: Erasmus

1635. Sit gedurig vars klei op.
SANL.: *Die Afrikaanse Almanak*

1636. Met 'n mes oopsny tot op die been.
F.J.L.: A.S. de Beer

GAL

1637. Polgraspille gebruik.
F.J.L.

1638. Kasterolie drink.
F.J.L.

1639. Kattekruie op kookwater trek soos tee.
SCHULZ: Van Mollendorff

1640. Stamp elandswortels en drink die sap van die wortels.
F.J.L.

1641. Vir oortollige gal: Druk die sap van ryp tamaties uit en drink af en toe.
Mev. M.A. Read

1642. 1 dessertlepel mosterd op 'n glas lou water, drink dan eers helfte en later weer ander helfte.
F.J.L.: L.J. Naudé

1643. Neem 'n mespunt aalwyn.
F.J.L.: J. Viljoen

1644. Druk 'n suurlemoen in 'n glas water, gooi 12 rosyntjies op en laat 'n nag staan. Haal rosyntjies uit, drink op nugter maag en eet rosyntjies.
C.J. Matthews

1645. Rash itching and burning result of an overflow of bile, get magnesia pills. Take 12 the first evening; chew them a little and swallow with a little water (very little). After then 3 pills daily, until a 4/- bottle is empty.
Mev. M.A. Read

1646. Vir galaanvalle: 1 t koeksoda in 'n glas kookwater. Gooi eers koeksoda in 'n glas, voeg dan die kookwater stadig by.
Mev. S.I.J. Strauss

1647. 1 pakkie Engelse sout, fyngemaak, 3 t bakpoeier, 1 t gesuiwerde swael, 1 pakkie kremetart, 15 fyngestampte pepermente (kruis). Meng alles goed en neem een of twee keer per dag 'n mespunt na ete.
SAUK: Mev. F. Smit

1648. Sodawater.
C.J. Matthews

1649. Purgasie drink.
F.J.L.

1650. Neem elke aand 1 t jenewerbrandewyn met 1 druppel haarlemolie. Tweede aand 2 druppels haarlemolie. Gaan so op tot [?] druppels en kom dan weer af tot 1 druppel. Hou so aan tot gesond is.
SANL.

1651. Neem 1 botteltjie miltessens en gooi 3 polgraspille daarin. Moenie skud nie. Drink elke oggend 1 t vol met water. As die essens op is, gooi weer miltessens op en hou so aan tot pille gesmelt is.
SCHULZ: Mev. Gous

1652. Poeierjalap, 1 pakkie kremetart, 1 pakkie soda, miltessens is ook baie goed.
Mev. Aletta van den Berg

1653. Drink grouwyn of vomitief.
F.J.L.

1654. Drink vomitief.
F.J.L.

1655. Drink 2 e epsomsout en 3 e water op nugter maag en lê vir 20 min. op regtersy.
F.J.L.
SANL.: J.A. Kellerman
SCHULZ: Mev. Uys

1656. Kamille-essens. Die dosis is ½–1 t in 'n halfkelkie water of wyn twee tot vier maal daags. Aan kinders gee mens volgens hul ouderdom van 5 en meer druppels in melk of suikerwater.
Dr. C.F. Juritz

1657. Drink jou dik aan koue water op jou nugter maag totdat jy opbring. Drink ook grouvomitief met lou water.
F.J.L.

1658. Vomitief of kook rooimalvabossie en buffelbossie en gee persoon om te drink. Dit werk verbasend na bo en na onder.
F.J.L.: A.S. de Beer

1659. 1 bottel droë jenewer, stuk rabarber, 2 bottels wonderkroon. Koop rabarber by apteek en gooi dit op die jenewer en wonderkroon en neem dan 2 e vol op nugter maag.
SAUK: Mev. J. van den Berg

1660. Koeksoda en tee.
F.J.L.: D. Opperman

1661. Druk 'n paar suurlemoene in 'n glas water so warm as wat 'n mens dit kan drink, en voeg dan 1 t bruissout daarby.
C.J. Matthews

1662. Drink 3 glase water 'n halfuur voor elke maaltyd.
SANL.: Mev. S. Orlrich

GALDIARREE: SIEN DIARREE

GALBLAAS

1663. Neem 4 oz bitter aalwyn, maak dit fyn en gooi dit op 'n bottel droë jenewer. Drink 1 e soggens en saans vir 'n paar dae en daarna slegs in die oggend voor koffie.
SANL.: J.A. Kellerman

1664. Maal knoffel op 1 bottel droë jenewer. Drink 1 dessertlepel drie keer per dag voor ete.
SANL.: Mev. J.P.J. Hugo
SCHULZ

1665. Neem 1 t kwassiehout getrek in 1 k kookwater, en gebruik 1 t vol van oplossing drie keer per dag.
SANL.
SCHULZ: Kotze
F.J.L.: Swart; Mev. M. Leonard; J. Viljoen

1666. Maak knoffel op 1 bottel droë jenewer. Drink 1 dessertlepel drie keer per dag voor ete.
J.A. Kellerman

1667. Sny platdoringwortel in stukkies en trek, drink vir alle galkwale.
SCHULZ: Mev. Reytenbach

1668. Drink suurlemoensap op olyfolie drie maal per dag.
SCHULZ

1669. Trek bels met kookwater en drink.
SCHULZ: Mev. Joubert, Wellington

1670. Trek 'n hand vol hottentotskooigoed en 'n hand vol bloublomsalie en drink.
SCHULZ: Mev. J.J. Kotze

1671. Neem 1 poeier witvomitief. Meng dit met ½ k lou water. Laat die persoon dan in die bed klim en laat hom 1 e daarvan drink. Die pasiënt sal dan naar voel en later opgooi. Pasop dat die pasiënt nie 'n trek kry nie, want dit sal hom vreeslik benoud laat voel.
F.J.L.: Mev. A. Hermann; J.A. Page

1672. Neem 'n bottel kookwater. Laat dit afkoel. Krummel 'n koekie kamfer daarin. As dit koud is, gooi nog 'n botteltjie

witdulsies daarin en drink elke keer 'n mond vol.
SANL.: Mev. M.A. Barnard

GALBULTE

1673. Stysel word aangesmeer.
F.J.L.
1674. Smeer boermeel aan die lyf.
F.J.L.: A.S. de Beer
1675. 1 oz epsomsout, 10 oz swael, 1 oz kremetart op 'n bottel water: 1 e drie maal op 'n dag voor ete.
F.J.L.
1676. Drink epsomsout met kremetart, salpeter en kopiva.
F.J.L.
1677. Blomswael aanvryf.
F.J.L.
1678. Drink asyn en vryf lyf goed in met meel.
F.J.L.
1679. Spoeg aansmeer en ook asyn.
F.J.L.: L.J. Naudé
1680. Vrywe wit klei in.
F.J.L.

GALSIEKTE

1681. Swartstorm (*Dicoma anomala*): 'n afkooksel gebruik vir maagwurms en galsiekte.
Watt & Breyer-Brandwijk
1682. Trek wildedagga soos tee en drink dit.
SCHULZ: Mev. J.J. Kotze

GALSTENE

1683. Neem ½ bottel jenewer, voeg dan 7 huisies knoffel by. Laat staan vir 'n dag in die son. Drink drie maal per dag daarvan. Die raadgewer het my verseker dit verteer galsteen.
Mev. S.I.J. Strauss
1684. Een bottel *lime juice*, 2 oz manna. Skud en laat so staan. Drie maal per dag word een kelkie geneem.
A.S. Malan
1685. Knoffel en jenewer: 1 knoffel op 'n kelkie jenewer getrek.
V.L.V.: Mev. K.W.H. Voight
1686. Teaspoonful doses mustard seed several times a day.
SCHULZ: Mev. E. Langenhoven
1687. Take 1 glassful lemon juice first thing in the morning untill stone is dissolved, after which a tablespoonful will be sufficient. When free from stone, take juice now and again to prevent stones from forming.
Mev. M.A. Read
1688. Drink in die aand die sap van 'n suurlemoen op 12 rosyne. Eet die sap en rosyne die volgende oggend vroeg voor koffie. Hou vir 'n maand lank elke oggend so aan.
Mev. M.A. Read
1689. Eet 'n groot knoffelhuisie elke aand na ete vir 'n maand lank.
Mev. M.A. Read
1690. Gooi kookwater op kaneelwortel en drink dit.
SCHULZ: Mev. J.J. Kotze
1691. Tongblaarwotels soos tee getrek en drie maal per dag 'n wynglas vol drink.
F.J.L.
1692. Neem 3 suurlemoene. Sny in skywe en sit gedurende nag in dou. Eet volgende dag kort-kort 'n skyfie. Hou aan vir 7 dae.
F.J.L.: J. Viljoen
SCHULZ: Froneman; Mev. Baard (Boek I)
1693. Drink in die aand 2 rabarberpille en die volgende oggend 1 k olyfolie gemeng met 4 suurlemoene se sap.
Mev. M.W. Bronkhorst
1694. Hawerstrooi laat trek en drink.
Mev. S. Kok

1695. Voëlent laat trek en drink.
Mev. S. Kok

1696. Neem 7 luise, knip deur met skêr, gooi water by en gee in vir kind. (Dit moet net een maal ingegee word.)
SCHULZ: MacDonald (Boek I)

1697. 1 bottel rooimuskadel, 4 bottels miltessens, 1 t asyn. Skraap dit met 'n mes af sodat dit gelyk is. Gebruik 3 maal daagliks 1 e vol voor ete.
Mev. Aletta van den Berg

1698. Eerste aand: Neem 1 Karoo-maag- en lewerpil. Tweede aand: Neem 1 t koeksoda, 1 t kremetart en maak dit aan met 'n bietjie melk. Roer goed om en gooi op die mengsel ½ glas olyfolie. Roer dit goed deurmekaar en drink dit alles gelyk uit. Gaan slaap daarna. Volgende oggend: Neem 'n hele pakkie epsomsout. Die raat los die galstene op en die Engelse sout werk dit af.
Mev. M.A. Read

1699. 1 glas olyfolie, 1 t kremetart, 1 t koeksoda, maak die soda en kremetart aan met 1 e melk. Roer dit dan in die olyfolie. Drink dit in die aand. Eet nie die aand nie. Die volgende oggend moet 1 dessertlepel Engelse sout gedrink word.
A.S. Malan

1700. The treatment for gall-stones consists of a simple diet, plenty of exercise, massage, copious draughts of warm water, and taking a teaspoonful of acid phosphate of soda, dissolved in half a tumbler of warm water, three times a day.

In an acute attack, apply hot formentations and drink lots of hot water and send for a doctor.
Mev. M.A. Read

1701. Drink vir 'n week lank elke aand voor jy gaan slaap 30 druppels haarlemessens op 1 lepel asyn. En vroeg die volgende môre 'n goeie dosis Engelse sout of kasterolie, of enigiets wat sal afwerk. Slaan nou een week oor en hernu die proses weer vir 'n week. U sal vind die galstene kom af so sag soos ertjiedoppe. Hou so aan tot u voel u het al die galstene verwyder.
SAUK: Ouma L. Pienaar

1702. 'n Baie eenvoudige raat. Twee persone het al baat gevind en volkome genees. Eet teesuiker gedurende die dag, net soveel soos u kan. Neem dan net voor slapenstyd 'n mespunt epsomsout met 'n glas water agterna. Hou daarmee vir 2–3 maande aan.
SCHULZ: M. Conradie

1703. Begin met 'n goeie purgasie. Miltessens moet gebruik word, neem dan 1 t vol drie maal per dag met bietjie water na ete, dit verteer die steen. Hou aan tot die persoon gesond voel. Begin weer sodra daar tekens is. Laat staan alle soetigheid, vetterigheid, kakao en koffie. Gebruik tee met min melk en een maal per dag 'n stukkie vleis.

Baie oefening is nodig, waar groot galstene is, moet 2 doserings of meer botteltjies miltessens gebruik word. Dit moet nie aaneen gebruik word nie, net tot daar van die stene uitkom. 2 e olyfolie moet gebruik word as u na bed gaan.
F.J.L.: L.J. Naudé
SCHULZ: Bester

1704. Neem 1 mespunt wassoda met 1 e jenewer. Gebruik dit smôrens en saans.
SCHULZ: Mev. Baard
SAUK: Mnr. en Mev. Willie van Tonder

1705. ½ glas olyfolie, 1 e brandewyn en 1 eiergeel alles goed opgeklits. Drink in die oggend baie vroeg. Moenie die aand vantevore eet nie.
A.S. Malan

1706. As galaanvalle in beginstadium is: Sap van 'n halwe suurlemoen, ½ t karbo-

naat van soda en 2 e vol warm water.
Mev. M.A. Read

1707. Neem 1 bottel jenewer en meng dit goed met 1 pt roulynsaadolie. Skud bottel goed en neem 1 t drie maal per dag.
SCHULZ

1708. Geel van 1 eier, 2 e goeie brandewyn, 8 e olyfolie. Meng 6 uur die aand, en neem dit 12 uur die nag. Klop die eier se geel goed, gooi brandewyn en olyfolie by. Draai op rug tot 6 uur in die môre. Drink 1 pt Engelse sout en herhaal 12 dae later dieselfde hoeveelheid.
SAUK: Ouma Prinsloo

1709. 1 k olyfolie, 2 eiergele en 4 e brandewyn. Metode: Klits die olie met geel van eiers en voeg brandewyn by.
C.J. Matthews

1710. Gooi 2 e aalwyn op 'n bottel wit jenewer. Drink 1 dessertlepel drie maal per dag.
SANL.: J.H. van Heerden
SCHULZ: Mev. Baard; Grobbelaar

1711. Glas vol olyven olie, t vol koeksoda, t vol kremetart, e in half melk op klitz, en olie set meng dit goed en drink. [*sic*]
Mev. Aletta van den Berg

1712. 12 tablespoonfuls Lucca oil; 2 well-beaten eggs; 4 tablespoonfuls good brandy. Mix eggs and oil, then add brandy. Take all as one dose at night. Next morning 1 packet epsom salts followed by hot cup of tea. No supper to be eaten the night the dose is taken. Repeat in three weeks' time.
Mev. M.A. Read

1713. 1 t koeksoda, 1 t kremetart, ½ glas olyfolie, 1 klein suurlemoen se sap. Neem dit in die aand en die volgende oggend 'n goeie kasteroliepurgasie.
Mev. M.A. Read

1714. ¼ glas vars melk (koud), 1 t kremetart, roer dit goed. Vul glas met olyfolie en roer weer. Voeg dan 1 t koeksoda by mengsel. Roer dit tot dit bruis en drink omtrent sononder. 'n Uur daarna drink pasiënt 2 bile beans. Volgende oggend drink 1 dessertlepel Engelse sout aangemaak met warm water. Bly die dag sonder vaste kos.

Na 14 dae moet dieselfde dosis herhaal word, na 2 maande weer een dosis.
SANL: J.A. Kellerman; J.P.J. Hugo
SCHULZ: J.A. Kellerman; Meiring; Mev. S. Rautenbach
F.J.L.
SAUK: Mev. W.C. van der Merwe

1715. 4 dm *liquorice*-drop, 1 t anysolie op 2 bottels water. Die goed moet alles gekook word tot dit 1 bottel is. Laastens moet anys ingegooi word. Kook baie stadig.
F.J.L.

1716. Drink in die oggend 1 t kremetart. Drink 10 min. daarna 1 t koeksoda in 'n glas melk. In die aand drink ½ glas olyfolie. Die volgende môre 'n pakkie epsomsout. 'n Paar min. daarna 1 k koffie of tee. Middagete moet lig wees. Dis 'n baie goeie raat waarna baie mense soek.
SANL.: Mev. A. Moulon

1717. 1 t koeksoda, 1 t kremetart, 4 oz olyfolie. Gooi soda en kremetart in 'n glas met omtrent 2 e melk. Gooi dan die olyfolie daarin. Drink in die aand net voor slaaptyd. Drink die volgende oggend 'n paar Beechams-pille of Engelse sout. Herhaal na 14 dae.
SANL.: Mev. J.P.J. Hugo

1718. Neem 1 bottel witasyn, 1 e vol steust dop [*sic*] fyngemaak en laat dit bruin brand. Gooi dit op die asyn en laat dit staan vir 24 uur. Drink drie maal per dag daarvan 1 e.
SAUK: Ouma M. Gouws

1719. 5 oz soetolie, 4 t brandewyn, 5 drup-

pels pepermentolie. Drink alles saam in een slag.
SCHULZ: Grobbelaar; A.A. du Plessis; Mev. Vogel

1720. 1 glas olyfolie twee keer per week vir 'n maand. Drink die volgende mengsel 8 dae na die laaste glas olyfolie: 1 glas olyfolie, sap van 2 suurlemoene, 2 e brandewyn, 2 e melk, 1 t kremetart. Die aand voor u die mengsel drink, neem 2 bile beans-pille. Volgende môre ½ pakkie Engelse sout.
F.J.L.: A.S. van Wyk; Swart; Van Rooyen, Alexandria; K. van Deventer; Mev. A. Hermann; J.A. Page; J.C. Pieterse; J. Grobler
SCHULZ: Mev. Uys; G. van Niekerk; Bester; Grobbelaar; J. de Vos
SAUK: Mev. G.K. Pheiffer; Mev. M.E. Muller

1721. Neem ½ glas (gewone bierglas) vars melk, vul dit op met olyfolie, voeg 1 t kremetart en 1 t koeksoda by. Roer die mengsel goed deurmekaar en drink dit die vooraand. Neem dan 3 uur later 2 bile beans-pille en die volgende oggend een goeie dosis Engelse sout op nugter maag. Bly eerste en tweede nag sonder vaste voedsel. Herhaal alles 14 dae later.
Mev. Judy de Beer

1722. Neem 1 t koeksoda, 1 t kremetart, 1 glas vars melk, meng alles, drink solank dit bruis. Drink een uur daarna 'n glas vol olyfolie, paar uur daarna, drie bile beans, die anderdagmôre 1 t Engelse sout en 'n glas water, en die aand net een klein stukkie brood geëet word. Drie weke daarna moet dit weer net so geneem word. Vir my het dit baie goed gedoen ek het nog nie weer een aanval van gal gehad en dit is al 8 jaar.
Mev. Aletta van den Berg

1723. 1 bottel invalidportwyn, 3 botteltjies miltessens, 1 t fyn aalwyn. Meng goed. Neem 1 dessertlepel op nugter maag. Dan weer een in die middag en een met slapenstyd.
SAUK: Van der Walt, Plessislaer
SANL.: Mev. A.C. Pienaar

1724. Neem saffraanknop, ½ k water en 1 e suiker. Kook stroop, gee ½ t vol een maal op 'n dag.
SCHULZ: MacDonald (Boek I)

1725. Neem 7 blygraspille [*sic*] fyngemaak op die nugter maag, 'n halfuur daarna 1 groot lepel olyfolie Neem dit elke môre vir 6 weke.
Mev. Aletta van den Berg

1726. Neem Japanse porselein en maak fyn. Neem 3 keer per dag 1 t vol.
F.J.L.: Fanie Venter

GASTRITIS

1727. Gee droë jakkalslewerpoeier, 'n mespunt vol elke 4 ure in.
SCHULZ: Mev. S. Rautenbach

1728. Klits geel eiergeel op met 1 t teesuiker. Dit stop die maag en breek die koors.
SCHULZ: Morkel

GEBOORTE

1729. Vir seun: Eet elke 7de dag van swangerskap 7 rosyntjies.
SCHULZ: Burger, Bethal (Boek I)

1730. Om baba te behou van 'n swak vrou, trek kaneel soos tee en drink soveel moontlik per dag.
SCHULZ: Hopefield

1731. Drink elke aand van swangerskap 1 dessertlepel olyfolie en mespunt teesuiker. Dit help by nageboorte.
SCHULZ: Mev. J. Visagie

GEBOORTE: PYNE VOOR GEBOORTE

1732. Swart hoendervere in kamerpot te gooi, gooi kookwater daarop en laat persoon daarop sit.
F.J.L.: J.C. Pieterse
1733. Gee witpeperwater en wonderkroonessens, dit bespoedig die geboorte.
SCHULZ: Ouma J. Louw
1734. Gee wonderkroonessens met warm water.
SCHULZ: Mev. E. Greyling

GEBOORTE: VERTRAAGDE GEBOORTE

1735. Kruisement (*Mentha longifolia*): afkooksel van die bossie om vertraagde geboorte te bevorder.
SCHULZ: Vryburg; Kotze
1736. Neem 10 rissiepitte en gooi ½ k warm water daarop en laat pasiënt drink met pitte en al.
Mev. Paula Groeneveld
1737. Uitgebroeide eierdoppe fyngestamp, sif en ingee.
SCHULZ
1738. Om die pyne meer te maak 1 dessertlepel kasterolie, 1 t rooilaventel.
SCHULZ: Van Vuuren, De Aar

GEBOORTE: MOEILIKE GEBOORTE

1739. Hou snuif onder vrou se neus. As sy nies, kom alles, nageboorte en al, af.
SCHULZ: Dreyer
1740. 1 e heuning met sterk warm koffie.
SCHULZ: Mev. J.J. Kotze
1741. Neem 'n stuk miershoop en gooi in pot, met kookwater daarop en sit dan onder vrou in. Sy moet feitlik op die miershoop sit.
SCHULZ: Ouma J. Louw
1742. Gee 1 t luislangvet in en smeer die rug in.
SCHULZ: Mej. van der Leeuw
1743. 1 t gliserien op bottel lou water en spuit haar.
SCHULZ: Mev. C. Steyn
1744. 1 dessertlepel kasterolie met 1 eiergeel inneem.
SCHULZ: Brynard
1745. Smeer hofie binne-in met soetolie en Vaseline en druk met elke pyn op die boonste end van kind af. Bind 'n band styf om lyf bokant moer dat hy nie kan teruggaan nie.
SCHULZ: Rautenbach

GEBOORTE: NAGEBOORTE NIE WIL AFKOM NIE

1746. Neem 1 k witwortelsaad en 3 k water. Kook tot 1 k en drink dit. Is baie goed.
SANL.
SCHULZ: Scheepers
1747. 'n Bossie genoem gelpetjie in Durbandistrik se bas getrek saam met 'n huisie knoffel ingee om die nageboorte af te bring.
SCHULZ: Mev. de Lange, Durban
1748. As die nageboorte nie gou afkom nie, moet 'n vrou warm heuningwater drink.
SCHULZ: Mev. Taute
1749. As die nageboorte nie gou afkom nie, moet karmedik getrek en soos tee gedrink word.
SCHULZ: Mev. Taute
1750. Jeukpampoenwortels trek en drink.
SCHULZ: Sakrivier
1751. Gee die vrou warm kruie soos balderjan, bakbessie of ment om te drink.
SCHULZ: Joubert, Montagu
1752. No. 4 se kruie of boegoe getrek.
SCHULZ: Joubert, Montagu
1753. Gee 1 k getrekte roosmaryn of renosterbostoppe met 1 t lou heuning.
SCHULZ
1754. Neem verrotte strooi, sit in pot en gooi

kookwater op. Plaas sieke daarop en drink ook.
SCHULZ

1755. Getrekte kruisement soveel moontlik drink.
SCHULZ: Hopefield

1756. Neem 1 k witwortelsaad en 3 k water, gekook tot 1 k. Drink.
J.A. Kellerman

1757. Knypie peper op ½ k water.
M. Werner

1758. Trek loog van asbos op kookwater sodat dit net effens bitter smaak en gee om te drink.
SCHULZ: Mej. J. van Vuuren

1759. Suurgras soos tee getrek.
SCHULZ: Fourie, Theunissen

1760. 'n Mosterdpleister van 1 e mosterd gemeng met 'n bietjie water en 2 e boermeel. Sit dit tussen twee lappe sodat dit nie skoon op die liggaam kom nie. Smeer die plek eers terdeë met soet- of olyfolie. Lê dit mooi bokant jou skaamte van lies tot lies. Bind vas met lap. Kyk altyd of dit nie rooi trek nie, smeer dan nog olie aan.
SCHULZ: Mev. Jordaan, Borden

1761. Gee gemmer sterk gekook met rou heuning.
SCHULZ: Mev. Fourie, Prieska

1762. 1 t loogas op 1 k kookwater met 1 t roulynolie daarby.
SCHULZ

1763. Droog vlies van bebroeide eier en gee met water om te drink as nageboorte talm.
SCHULZ: MacDonald (Boek I)

1764. As dit talm om te kom, gee die inhoud van 'n rou eier om af te sluk, as dit nie help nie skroei en maal dan die dop en gee haar 'n lepel vol om te drink in water.
SCHULZ: Mev. du Plooy; Mev. A.J. Lombard

1765. Druk sop van jong by uit en gee om te drink.
SCHULZ: D.A. Humans

1766. Gee die wit van 3 eiers in. Lig vrou se kruis effens. As dit vassit: 'n Groot mespunt fyn dassiepis op water ingegee.
SCHULZ: Mev. A.J. Lombard; Mev. Jordaan, Borden

1767. Gooi 'n eiergeel in 'n glas water en drink. Die eier moet heel ingaan.
SCHULZ: MacDonald

1768. Klits 'n eiergeel en gooi omtrent 1 t brandewyn daarin.
M. Werner

1769. Asyn met roet drink.
SCHULZ: Mej. V. Ehlers

1770. 2 lepels heuning met 'n rou eier.
SCHULZ: Snyman

1771. 1 e boraks met 3 e heuning. Gee 1 dessertlepel elke halfuur.
SCHULZ: Mev. Vogel

1772. Skoorsteenroet en asyn.
SCHULZ: Mev. J.J. Kotze; Momburg

GEBOORTE: INWENDIGE STORTINGS NA GEBOORTE

1773. Kaffer- of boerkoring ongestamp kook en baie eet.
SCHULZ: Mev. E. Greyling

1774. ½ bottel ouwyn, 1 lepel anyssaad, ½ k fyngestampte kaneel, laat kook, drink elke maal daarvan.
SCHULZ: Mev. J.J. Kotze

1775. 1 k peper in 'n trekpot met brandewyn laat kook en saans en smôrens 1 k drink.
SCHULZ

1776. Gee getrekte geelhout om te drink.
SCHULZ: Mev. D. de Beer

1777. Lig voete van bed met iets, sny suurlemoen deur en pak styf teen moer vas. Drink ook suurlemoensap.
SCHULZ: Mev. J.J. Kotze

1778. 100 bitteramandels bruingebraai en tot koffie gemaal. Kook die poeier in 'n kom water tot dit 1" van die rand is. Drink drie maal per dag 1 k.
SCHULZ: Mev. J.J. Kotze

1779. Getrekte nartjieskil.
SCHULZ: Mev. J.J. Kotze

1780. Voëlent gedrink soos tee en hou voete in die krane water.
SCHULZ: Mev. J.J. Kotze

1781. Spuit uit met lou koeksodawater.
SCHULZ: Mev. T. Jordaan

1782. 1 e sout in 1 k water.
SCHULZ: Mev. J.J. Kotze

1783. Laat die pasiënt met die hoof laer lê, en gee dadelik 'n glas asyn om te drink, dit laat die bloed stop. 'n Inspuiting van warm water is ook goed.
Helena le Clercque

1784. Klits 'n eiergeel op 'n kelkie Franse brandewyn en roer dit in 1 k sterk getrekte kruisementwater. Laat dadelik drink.
Helena le Clercque

1785. 'n Kelkie Franse brandewyn met 'n eiergeel, 1 k warm kruisement, en vryf die moer tot dit hard word.
SANL.
SCHULZ: Augusteyn

1786. 'n Kelkie Franse brandewyn, geel van 1 eier met 1 k warm kruisementwater.
SANL.
SCHULZ: Mev. J.J. Kotze

GEBOORTE: KOUE NA GEBOORTE

1787. 'n Pot met kookwater en roossaad daarin om te stoom.
SCHULZ: Mnr. C.J. Breytenbach

1788. Neem verrotte strooi. Sit in 'n pot en gooi kokende water daarop. Plaas dan die sieke daarop.
SANL.

1789. Drink warm kattekruiewater.
SCHULZ: Mev. J.J. Kotze

1790. Neem 'n paar kafferwortels, rasper en kook in kastrol met 2 bottels water. Gee kort-kort 1 k.
SCHULZ: Mev. J.J. Kotze

1791. Drink warm hottentotskooigoedwater vir koue na geboorte.
SCHULZ: Mev. J.J. Kotze

1792. Gooi in 'n skottel kokende water gloeiende kole en laat koel af. Braai ook 'n volstruiseierdop onder warm as tot sag is. Laat koud word. Maak fyn en gooi 1 e poeier op 1 bottel deurgegiete water van die kole; laat trek dit en drink herhaaldelik 1 k.
SCHULZ: Jooste

GEBOORTE: UTERUS TE REINIG NA GEBOORTE (MOER TE SUIWER)

1793. Vir vrouens in kraam het die ou vrouens altyd 'n potjie getrekte kruie op die vuur gehad, dan kry hul 'n warm dop. Die kruie is: Vlier, wildeals, sandolientoppe, 'n stukkie klipsweet, 1 t wonderkroon.
SCHULZ: Sandburg, Katrivier

1794. Rooirabas (*Pelargonium grossularioides*) as saamtrekmiddel vir plasenta na geboorte.
Watt & Breyer-Brandwijk

1795. Paddabos (oondbos) getrek.
SCHULZ: De Kock, Botrivier

1796. Gee getrekte hottentotskooigoed in soos tee.
SCHULZ: Mev. E. Langenhoven

1797. Vir was na 'n geboorte: drooggemaakte roosblare getrek met water.
SCHULZ:. Viljoen, Vryburg

1798. 'n Eierdooier in brandewyn.
SCHULZ: Mev. E. Langenhoven

GEBOORTE: NAGEBOORTELIKE PYNE

1799. Sit warm skaapmis op buik.
SCHULZ: Mev. Vogel

1800. Besprinkel perdemis met asyn en sit op buik.
SCHULZ: Du Preez; C. Steyn

1801. As dit baie swaar is, kan sy sit op 'n pot met warm water waarin ou koringkaf gegooi word, of fyngestampte wituie, of kruisement, of sit 'n sakkie vol warm perdemis met asyn besprinkel in 'n sakkie op die buik.
SCHULZ: Mev. du Plooy

1802. Lemoenskil: Gooi 'n bietjie kookwater op 'n paar skille. Laat afkoel en drink koud.
M. Werner

1803. Naeltjies: Trek en drink koud.
M. Werner

1804. 7 kamilletoppe en gooi in waterpot, gooi kookwater daarop en laat vrou daarop sit. Herhaal tot bedaar.
SCHULZ: Mev. M.C. Steyn (Boek I)

1805. Gebrande rys soos tee laat trek en drink.
SCHULZ: Mej. K. Albertyn

1806. Vir swaar napyne het ons ou koringkaf geneem in die kamerpot gesit en kookwater daarop gegooi. Die sieke moet daarop gaan sit, net so warm as sy dit kan hou. Gestampte wituie kan ook in plaas van die kaf gebruik word. Sakke met kruisement, wildeseldery of roosmaryn met warm asyn is oor die hele buik geplaas. Warmgemaakte perdemis en asyn kan op dieselfde manier gebruik word. Die sakkies vol goed moet groot genoeg wees om die hele buik te bedek.
SCHULZ: Mev. du Plooy

1807. ½ kelkie jenewer: Dit suiwer die baarmoeder en bring baie vliese en stukkies af.
SCHULZ: Beyers

1808. 1 k rou soetmelk met 3 e kookwater. Drink, en dan fyn skaapmis uit die kraal warm gemaak in 'n sloop gesit en dan op die buik en blaas gelê.
SCHULZ: Mev. Vogel

GEBOORTE: VERSTERKING NA GEBOORTE

1809. Trek inrygplakkies soos tee en drink.
SCHULZ: Mev. S. Orton

1810. Drink sterk, warm suikerwater.
SCHULZ

1811. Neem 'n bottel en gooi die volgende daarin: 1 bottel versterkdruppels, 1 bottel wonderessens, 1 bottel witdulsies, 1 bottel bruindulsies, 1 rooilaventel, 1 bottel entresdruppels. Gooi verder vol kookwater. As dit koud is, drink soggens en saans ½ kelkie. Baie goeie beproefde raat.
SANL.: Mev. H. Steenkamp

1812. Kook op 1 bottel water 'n hand vol elk: dawetjies, slanghoutjies, inrygplakkies, rooivergeet, gooi af en voeg dan by 'n stukkie aluin en 1 t salpeter. Halwe kelkie daarvan.
SCHULZ: Mev. S. Orton

GEELSUG

1813. Drink baie gemmerbier.
F.J.L.: Fanie Venter

1814. Pietersielie met 'n wortel baie fyn gestamp. Voeg skaapmelk daarby en gebruik dit drie maal per dag.
J.A. Kellerman

1815. Suurlemoensap.
Mev. M.A. Read

1816. Tee gemaak van koljandersaad, 1 t vol per dag.
A.S. Malan

1817. Gestampte koljander getrek op kookwater.
A.S. Malan

1818. 1 k fyngesnyde vinkelwortel, laat trek

op 'n bottel sjerrie. Neem 1 kelkie in die môre en in die aand.
Helena le Clercque

1819. Saffron: Take a few stamens and add a small wineglass of warm water. Allow to stand for 10 min. Pour off the liquid. Give 1 teaspoonful of liquid twice a day.
Mr. Sarleh Dollie

1820. Eet baie groenertjies.
Mev. M.A. Read

1821. Wildedagga gekook en deur die dag 'n bietjie gedrink, of die blomme van die dagga op wyn getrek en soggens en saans 'n kelkie vol drink.
SCHULZ
SANL.: *Die Afrikaanse Almanak*

1822. Drank van fyngemaakte saad van 15 soorte plante wat o.a. insluit vinkel, dille, salie, pietersielie, kool, komyn en peper. Gelyke dele van alles, peper die meeste. Opgehoopte lepel vol met bier elke aand na gewas het. Ook goed vir enige pyn in ledemate, hoofpyn, mense wat nie kan onthou nie, oorpyn, doofheid, pyn in die bors en longsiekte, steek in die sy en "for every temptation of the fiend".
SCHULZ: *The Leech Book*

1823. Stamp stinkkruid en gee sop met melk.
SCHULZ: Mev. J.J. Kotze

1824. Vir geelsug is daar niks beter as pietersielie nie. Jy trek 7 blare op 1 k warm water en drink drie maal per dag daarvan.
SCHULZ
SANL.
F.J.L.: Fanie Venter, L.J. Naudé; Mev. M. Leonard; Swart; J. Viljoen
SAUK: A. van Rensburg

1825. Knoffelhuisie om nek bind.
F.J.L.

1826. Stamp hondebossie (brakbossie) en gee in met melk.
SCHULZ: Mev. J.J. Kotze

1827. Vinkelwortels stukkend gesny en in water gekook en deur die dag gedrink.
SANL.: *Die Afrikaanse Almanak*

1828. Eet 7 kopluise elke môre tot 21 ingeneem is.
SANL.: Mev. C. Buckle
SCHULZ: Erasmus, Amersfoort; Mej. K. Albertyn; D'Assonville; Mev. A.M. Claassen; Mev. Roux, Dunswart; Breytenbach; Mev. J. le Roux; Jooste
F.J.L.: A.S. de Beer; Swart; A.S. van Wyk; C. du Preez; G. van Niekerk; Van Rooyen, Alexandria; E. de Villiers

1829. Klits 2 eiers in 'n glas water en drink op nugter maag. Herhaal 4 ure.
A.S. Malan

1830. Was in eie urine en drink ook daarvan.
SCHULZ: Mej. van der Leeuw; Mev. A. Hamman (Boek I)

1831. Skaapmelk is goed.
SANL.
SCHULZ: Mev. J.J. Kotze; J.J. van Dyk
F.J.L.: Fanie Venter; L. Botha; A.S. van Wyk

1832. Neem 2 eiers – wit en geel deurmekaar. Met koue water geklits en dan soggens op die nugter maag uitgedrink. Gedurende die dag elke 4 uur een dosis so uitdrink.
SCHULZ
SANL.: *Die Afrikaanse Almanak*

1833. Vyf swart pille smelt in 'n kers, en drink met melk.
F.J.L.: J. Grobler

1834. Maak 'n rabarberpoeier met ewe veel salpeter en kremetart deurmekaar en neem elke dag 2–3 lepels vol.
SANL.
SCHULZ: Mev. Griesel, Reitzburg

1835. 1 e asyn en 30 druppels haarlemmerdruppels soggens op die nugter maag. Is ook vir swartsug goed.
SCHULZ
SANL.: *Die Afrikaanse Almanak*

1836. Neem 1 t lou water met bietjie suiker. Voeg by 3 druppels lewensessens. Gee elke aand en as dit baie erg is, ook elke oggend.

Vermeerder die druppels vir kinders van twee maande en ouer.

SCHULZ: MacDonald

SAUK: Mev. S. du Plessis, Kaapmuiden

1837. 5 druppels groenamara in 'n dessertlepel olyfolie. Drink drie maal per dag.

Mev. G.S. Bredenkamp

1838. 1 e asyn, 30 druppels haarlememerolie, soggens en saans.

Mev. Aletta van den Berg

1839. 1 e asyn en 30 druppels haarlemmerolie: Drink soggens en saans op nugter maag.

A.S. Malan

1840. Gebruik Stamil-pille.

Mev. M.A. Read

1841. Lewensessens.

Mev. M.A. Read

1842. Harmansdrup.

Mev. M.A. Read

1843. Drink salvitae.

SANL.

1844. Neem van 10–15 druppels kopiva op 'n bietjie suiker drie maal per dag.

F.J.L.

SAUK: Mev. K. Botha, Naboomspruit

1845. Gee haarlemmerolie in.

F.J.L.

1846. Gee 'n paar druppels harmansdrup en balsemsulfuris in.

F.J.L.: L.J. Naudé; Frikkie Senekal; P.H. Pelser

1847. 5 druppels groenamara en 'n dessertlepel olyfolie. Drie keer per dag.

SCHULZ

SANL.: Mev. J.P.J. Hugo; J.A. Kellerman

1848. 5 druppels groenamara en 1 dessertlepel olyfolie drie maal per dag.

J.A. Kellerman

1849. Een deel rabarber en twee dele vaderlandseep deurmekaar gewerk tot pille. Neem drie maal per dag.

A.S. Malan

1850. 2 lepels loogseep, 1 lepel rabarber, 30 druppels harmansdrup. Maak pilletjies. Neem een 4 keer daagliks.

Helena le Clercque

1851. Tekens: *Patient's body all becometh bitten and as yellow as good silk.* Swart are onder die tong verkleur na geel. Behandeling: Bloed laat, purgasie, stoom met warm klippe in water. Suring in wyn om te drink. Gekruide wyn om te drink.

SCHULZ: *The Leech Book*

1852. 1 e fyn foelie op 'n bottel kookwater. 'n Bottel balsemvita op 'n bottel kookwater. Vir 'n baba met geelsug is daar niks beter as lewensessens nie.

Mej. L. Vos

1853. Kruisement meng met terpentyn.

F.J.L.: J.C. Pieterse

1854. Neem gestampte koljandersaad, gooi kookwater daarop en laat trek. Gee kind 1 t een maal per dag.

1855. Skaapmelk is ook goed.

1856. Rabarberpoeier met ewe veel salpeter en kremetart. Maak dit goed deurmekaar. Neem 1 e drie maal per dag.

SAUK: Mev. E.H. van der Merwe

SCHULZ: J.J. van Dyk; Mev. Griesel, Reitzburg

F.J.L.: Fanie Venter; L.J. Naudé

SANL.: Mev. E. du Toit

1857. Vat klompie garspitte, gooi in die kind se doek, laat hy daarop water. Gooi die gars vir die hoender om te eet. Hou so 'n paar dae aan.

F.J.L.: M. Gutter; J.C. Pieterse

SCHULZ: Fourie, Winterton; Labuschagne; Mev. E. Langenhoven; Mev. D. de Beer; Pelser, Aliwal-Noord (Boek I)

GENEESMIDDELS

1858. Speserye word veral gebruik in inflammasiepleisters, veral peper en kerrie. Koljander en anyssaad getrek soos tee vir 'n baba gegee vir winde. 'n Neut word heel ingesluk teen pitswere.
SCHULZ

1859. Soos met die bokke en kruiebossies, so ook met bye en die nektar van wildebossies. Daarom is suiker as voeding vir bye 'n bespotting. Heuning moet van wildebossies verkry word – dan het dit genesende krag.
SANL.: Mev. H. Verheyen

1860. Kook stadig ½ lb gort in 2 bottels water met 'n groot stuk suurlemoen. As dit mooi lymerig is, giet dit dan deur.
SANL.

1861. Geneesbossie (*Hermannia cuneifolia*): aftreksel om te drink.
Watt & Breyer-Brandwijk

1862. Chiretta (*Swertia chirata*) gebruik as medisyne. Is baie bitter.
Watt & Breyer-Brandwijk

1863. Gee 'n siek mens altyd suur melk.
F.J.L.: D. de Bruin

1864. Maak 'n mespunt swael aan met ½ k water en gorrel dit vir 'n seer keel. Swael met klapperolie aangemaak is baie goed vir skurfte; 'n hand vol swael in 'n warm bad dien ook as ontsmettingsmiddel.
SCHULZ: M. Conradie

1865. 2 lepels goeie asyn in 'n glas water en 'n lepeltjie suiker. So nou en dan drink.
SANL.: *Die Afrikaanse Almanak*

1866. Eau de cologne met aluin sterk aangemaak.
SANL.: Mev. J.P.J. Hugo

1867. Smelt soveel Engelse sout as wil smelt in ½ k water wat in 'n warm pot water staan. Doop 'n stukkie watte in die gesmelte Engelse sout en sit dit op die sweer of karbonkel. Hou 'n warmsak daarteen en herhaal dit elke uur tot die seer ryp is en oopgaan.
SCHULZ: (Boek XI)

1868. ½ t karbolsuur op 'n bottel water om mee te gorrel.
SANL.: Mev. J.P.J. Hugo

1869. 1 deel *rectified spirits* [wynspiritus], 1 deel amandelolie, 1 deel gliserien. Smeer aan.
J.A. Kellerman

1870. Neem 2 e meel, 1 e Engelse sout en maak dit styf aan met water. Dit word koud opgesit en so gou dit hard word op die seerplek, moet weer ander opgesit word.
SCHULZ

1871. 1 lepel klapperolie, 1 stukkie was en balsemsulfuris: braai deurmekaar.
Mev. H. Olwagen

1872. 1 e karmedik, 1 stukkie was, 1 stukkie rapuis, 1 stukkie terpentynseep, 1 lepel teer, 2 lepels terpentyn, 1 lepel lynolie, 1 lepel suiker en 1 lepel brandewyn.

1873. 1 stukkie was, 1 stukkie terpentynseep, 1 t rapuis, 1 e suiker, 2 lepels soetolie, 1 e haarlemmerolie en 1 lepel brandewyn.

1874. 1 lepel soetolie, 1 stukkie was en door van 1 eier.
Mev. H. Olwagen

1875. 1 k warm melk, 1 t suiker, 1 eier. Sit die geel van die eier met die suiker in 'n kommetjie. Klop goed. Gooi die warm melk daaroor. Klop die wit van die eier tot skuim. Sit die mengsel in 'n glas, roer die wit lugtig daarby. Eet met beskuit of gebraaide brood.
SANL.

1876. 4 e asyn, 2 oz terpentyn, 2 oz kamferspiritus, geel van 3 eiers, ½ bottel roulynolie.
SCHULZ: Jacobsz

1877. 1 eiergeel (goed geklits) 1 e boegoeasyn, 1 e terpentyn, 1 e soetolie, 1 e

kamferbrandewyn of kamferspiritus. Skud goed deurmekaar voor dit gebruik word.
J.A. Kellerman

1878. ½ k terpentyn, 2 rou eiers. Skud in groot bottel tot dit wit en romerig is. Gooi dan 1 k asyn en 1 lepel ammonia by. Meng deeglik.
SCHULZ: S.J. Marais

1879. 1 lepel peper, 1 lepel asyn, 1 lepel heuning en 1 lepel kerrie as gorrelmiddel.
SANL.: Mev. J.P.J. Hugo

GESETHEID: SIEN OORGEWIG

GESIGSPYNE: SIEN PYN IN DIE GESIG

GESIGSVLEKKE

1880. As jy 'n lelike vlek aan jou gesig of elders het, kan dit maklik verwyder word deur perskeblare in warm water te laat trek en die merk gereeld daarmee te was.
SAUK: A. van Rensburg

1881. Smeer suurlemoensap aan.
F.J.L.

GESLAGSIEKTES (OOK BY VUILSIEKTE)

1882. Rabassa of bergtee (*Geranium incanum*) gebruik vir tee. Afkooksel gebruik vir geslagsiektes.
Watt & Breyer-Brandwijk

GESWEL

1883. Om 'n geswel te laat verdwyn, 'n pap van varkblaarwortels, en ook 'n pap van biesieblaar en rogmeel.
F.J.L.
SANL.
SCHULZ: Conradie

1884. 'n Vyepleister met 'n bietjie kamfer op.
F.J.L.
SANL.: *Die Afrikaanse Almanak*

1885. Smeer aan stinkolieblare kasterolie en sit dit op.
F.J.L.

1886. 'n Pap van kiesieblaar en rogmeel.
SANL.: *Die Afrikaanse Almanak*

1887. Druk brandnetels fyn en braai dit uit in vet en druk deur 'n dun lappie. Sit daarvan op die geswel.
SANL.
F.J.L.: Swart

1888. Sit rou vleis op.
F.J.L.: J.C. Pieterse

1889. Paraffien aansmeer.
F.J.L.

1890. Sit lappe om wat in koue water gedruk is of lappe wat in blouselwater gedruk is.
F.J.L.

1891. 'n Bietjie saffraan en meel met melk gekook en 'n pap gemaak.
SANL.: *Die Afrikaanse Almanak*

1892. Om 'n geswel te laat verdwyn: Lelibel met 'n bietjie botter onder die as gebraai en opgesit.
SANL.: *Die Afrikaanse Almanak*

1893. 'n Bietjie rogmeel en 'n eiergeel gemeng tot 'n pap.
SANL.: *Die Afrikaanse Almanak*

1894. Hou onder vallende water.
F.J.L.: J. Grobler

1895. Warm of koue kompresse.
F.J.L.

GEWAS

1896. 1 lepel rabarber, 1 lepel hanganese, ½ pakkie Engelse sout, gooi bottel kookwater daarop en gebruik drie maal per dag.
F.J.L.

1897. 4 e byewas, 2 e harpuis, 1 e stockholmteer, 1 lepel klapperolie, 2 lepels

kasterolie, 2 lepels soetolie, 2 lepels roulynolie. Meng en sit op. Die pleister is baie goed vir sere en gewasse. Dit moet 'n tyd lank op die gewas gedra word en dit sal verdwyn.
SANL.

1898. Om 'n gewas te laat verdwyn: Neem 'n stukkie kamfer. Maak dit fyn. Gooi dit in 'n klein bottel olyfolie en smeer die plek elke môre en aand daarmee.
F.J.L.: Mev. A. Hermann; J.A. Page

GEWONDES

1899. 2 lepels kamferbrandewyn, 2 lepels boegoebrandewyn, 2 lepels boegoeasyn, 2 lepels suiker, 2 lepels sterk teewater. Gooi alles deurmekaar, maak die verband nat met al die soorte brandewyn en die persoon kan ook daarvan drink.
SAUK: Mev. Veldhuizen

GIF

1900. 1 t gemmer drink.
F.J.L.

1901. Pimpernel (*Anagallis arvensis*) is giftig en word nie as medisyne gebruik nie.
Watt & Breyer-Brandwijk

1902. Om slange uit te hou: Hou uie in die huis.
SCHULZ: Mej. Greeff (Boek II)

1903. As iemand gif ingekry het, gee hom melk om te drink. Die beste melk is bokmelk.
F.J.L.: J. Grobler; Erasmus; F. Potgieter; G. van Niekerk; H. Vermaas
SCHULZ: Bester

1904. Gee die geel van 1 hoendereier in.
F.J.L.

1905. Drink baie brandewyn.
F.J.L.: J. Viljoen

1906. Vir hewige ingewandpyn, as iemand iets giftigs ingekry het: Neem ½ k terpentyn, 1 k soetolie, ½ pt warm water, laat dit deurloop nie alger, dan die terpentyn en olie in die kan, vul die kan verder weer met warm water, eers water, dan die olies, dan water, hou die pype in maar vul die kan; onthou eers die ½ pt warm water, dan meng die olie binne.
Mev. Aletta van den Berg

1907. Maak 'n sterk soutwateroplossing. Gee dit vir die persoon in wat die gif gedrink het so sterk as wat die persoon dit kan drink.
F.J.L.: S.F. Haasbroek

1908. Drink asyn tot die persoon beterskap toon.
F.J.L.: Erasmus; F. Potgieter

1909. Drink kalkwater.
F.J.L.: Mej. J. Wolhuter

1910. Pekelwater drink en wildedagga.
Mev. Aletta van den Berg

1911. Blousel en melk goed.
F.J.L.

1912. Paraffien of pypolie aansmeer.
F.J.L.

GIF: GEBYT DEUR IETS

1913. Laat wildedagga rook en nat lappe op die bytplek.
SANL.: *Die Afrikaanse Almanak*

1914. Drink pekelwater en smeer aluin op die bytplek.
F.J.L.
SANL.

1915. As 'n slang mens byt, bind die plekke vas tussen die bytplek en vryf Condy's Crystals [kaliumpermanganaat] in. Suig die bloed uit en drink lampolie en melk.
F.J.L.: J. Viljoen

1916. Brandewyn drink tot hy dronk word.
SANL.
F.J.L.

1917. Suig die gif uit en laat die persoon lampolie drink.
F.J.L.: A.S. van Wyk

1918. Maak witvomitief met brandewyn aan, sit op die bytplek, en gee eau de luce in.
Mev. H. Olwagen

1919. Lewendige swart hoender se boud afskeur; pypolie aansmeer.
F.J.L.

1920. Vir die byt van enige gogga of dier wat giftig is, rook dagga en drink soutwater.
F.J.L.: L.J. Naudé

GIF: GIFSEER

1921. Maak 'n pap van rogmeel, wituie, knoffel, wildeselery en kruidjie-roer-my-nie. Sit so warm moontlik op.
SCHULZ: Mev. J. le Roux

1922. Braai wituie in as, stamp tot pap, smeer op pleister en strooi heerboontjiemeel en sout bo-op. Sit warm op.
SCHULZ: Mev. J. le Roux

1923. Trek wildekalbasblare en was met die water.
SCHULZ: Mev. J. le Roux

1924. Vlierwortel geskraap en die bas geneem en dan lou water daarop te laat trek. Neem so in, dit werk soos 'n vomitief. Mens kan meer as een maal inneem, veral as die wond erg is en die persoon naar voel moet hy inneem. Dit dryf die gif van die hart en werk uit. Was ook die wond daarmee. Dis byna seker dat iemand, met dit te gebruik, nie aan 'n gifseer sal sterf nie. Die vlier so gebruik is ook goed vir koorssiekte.
SANL.: *Die Afrikaanse Almanak*

1925. Wituie met stroop en knoflok opsit, en daaroor 'n pap van kruidjie-roer-mynie en wildeselery met rogmeel so warm as die pasiënt dit kan verdra.
SCHULZ
SANL.: *Die Afrikaanse Almanak*

1926. Kloof turksvyblad oop en braai onder die as. Sit dan aan so heel op seer.
F.J.L.: A.S. de Beer

1927. Maak 'n pap met meel en gifbol en sit dit op.
F.J.L.

1928. Maak geelwortelspap gaar. Braai 2 wituie onder die as. Meng met die wortels. Stamp heerboontjies en sif dit. Smeer eers die pap op 'n lappie en strooi die heerboontjies op die pap en 'n bietjie sout op die boontjies.
SANL.
F.J.L.: Mev. M. Leonard
SCHULZ

1929. Sit gifbolle op.
F.J.L.

1930. Rasper of skraap soveel van 'n aartappel as nodig is vir 'n klein pappie. Sit dit in 'n ysterlepel en hou dit op 'n kers of lamp dat die water uitkook. Sit dan die pappie so warm as moontlik op die plek. Ná 'n uur of twee weer 'n vars pap.
SANL.: *Die Afrikaanse Almanak*

1931. Kruid, mespunt vol, 1 e asyn.
Mev. Aletta van den Berg

1932. Slag slangvet uit, sit in digte blik saam met windsels ou lappe. Ná 'n tyd sal al die vet verteer wees. Sit dan die lappe op die sere.
SCHULZ: Mev. J.J. Kotze

1933. Slag 'n geelslang af en sit die vel daarop.
F.J.L.

1934. Bywerk en rou niervet van 'n bok deurmekaar gebrei, sit 'n klein pleister daarvan op die plek of sit 'n wit peperment op en sodra dit oop is, sit 'n varse op.

1935. Bokmilt warm opgesit is ook goed.
Mev. H. Olwagen
SANL.

1936. Was met warm asyn.
SCHULZ: Mev. J. le Roux

1937. Sit wituie tot dit afval, dan sit u slangvel op.
SCHULZ: Mev. J.J. Kotze

1938. Maak 'n pap van heerboontjies, sout, heuning, fyn rogmeel, en geel van 2 eiers. Sit op seer.
SCHULZ: Mev. J. le Roux

1939. Sit teerband bokant seer en sit pappe op van droë rooiperske gemaak.
F.J.L.

1940. Droog rooisprinkane en maal dit dan tot poeier en drink dan daarvan en was die plek met die sap van die hottentotsvy.
SCHULZ
F.J.L.: S.F. Haasbroek; L.J. Naudé

1941. Maak 'n sagte broodpap, strooi van die sterk peperment of pepementdruppels op en sit op die seer tot dit gesond is.
SANL.: Mev. M.A. Barnard

1942. Knoffel en sout stamp en soos pleister opsit.
F.J.L.

1943. Vir gifseer is boerseep en poeiersuiker goed.
F.J.L.

1944. 'n Pleister van poeiersuiker en boerseep deurmekaar op die gifpuisie lê as dit uitkom.
SANL.: *Die Afrikaanse Almanak*

1945. Rasper boerseep fyn, meng met suiker en sit op seer.
F.J.L.: Fanie Venter; J. Strauss
SAUK: Burger, Mopanie
SCHULZ: Mev. J. le Roux; Mev. Zandberg

1946. Bywerk, rou boknier vet, deurmekaar gebraai, die pleister smeer, sit wit peperment op. Sodra die gat inval, 'n ander opsit.
Mev. Alctta van den Berg

1947. Bywerk en rou niervet van 'n bok deurmekaar gebrei, sit 'n klein pleister daarvan op die plek, of sit 'n wit peperment op en sodra dit oop is, sit 'n varse op. Bokmilt is ook goed, warm opgesit.
Mev. H. Olwagen

1948. Brand januariebossiewortel en maak fyn met rou bokvet.
SCHULZ

1949. Sit warm pappe of modder uit 'n fontein op.
F.J.L.

GIF: GIFSIEK

1950. As 'n persoon gifsiek kry van 'n besmette dier moet 1 dessertlepel buskryt op 'n glas vol urine (menswater) gegooi word en deeglik gemeng word. Hierdie hoeveelheid is vir toediening aan 'n volwasse persoon. Die persoon moet soveel daarvan drink as moontlik. Hy sal opbring nadat hy 'n hoeveelheid hiervan gedrink het en sal hierna aan die slaap raak. Sodra hy wakker word behoort hy 'n verdere toediening te kry. Hy sal bes moontlik weer opbring en hierna spoedig beter word.
SCHULZ
SANL.: Mnr. B.G. Uys

GOITRE (KROPGESWEL; SKILDKLIERONTSTEKING)

1951. Trek hottentotsvye en klipdagga. Het baie gevalle genees.
SCHULZ: Mev. Joubert, Ladybrand

1952. The bark of young oak trees boiled for half an hour produces a strong decoction. Dip small towel into this and wind it round your neck when glands are swollen and in the beginning of goitre.
Mev. M.A. Read

1953. ½ bottel spiritus en 1 koekie kamfer. Smeer af en toe.
SANL.: J.A. Kellerman
F.J.L.: Van Rooyen, Alexandria
1954. 1 bottle methylated spirits, 1 cake campher. Leave until campher is dissolved, massage goitre 3 or 4 times daily and gargle alum water now and then during the day.
Mev. M.A. Read
1955. Meng jamaikagemmer en soetolie en smeer keel elke oggend en aand daarmee.
F.J.L.: L.J. Naudé

GOORMAAG

1956. Neem houtas wat klaar uitgebrand het, gooi dit so warm in 1 k kookwater en drink sodra dit afgekoel en afgesak het.
F.J.L.
1957. Drink 'n mespunt koeksoda met water.
F.J.L.
1958. Drink kamferbrandewyn.
F.J.L.
1959. Asyn en kamferbrandewyn.
F.J.L.: A.S. van Wyk; L.J. Naudé; J.C. Pieterse
1960. Drink kort-kort ¼ glas grondwater.
A.S. de Beer; J.C. Pieterse
F.J.L.: A.M.G. Coetzee

GRAWEEL

1961. Wituie gebraai en so warm moontlik op die blaas sit.
A.S. Malan
1962. Trek perskeblare soos tee en drink.
F.J.L.
SANL.: *Die Afrikaanse Almanak*
SCHULZ: Hattingh
1963. 'n Hand vol renostertoppe op 'n bottel brandewyn getrek. Drink 1 kelkie of ½ kelkie soggens en saans.
J.A. Kellerman
1964. Voëlentblare van die breë platblaarsoort met groot, ronde bessies. Trek in teepot of erdebak. Drink ½ k.
SCHULZ: Naudé
1965. Wituie gebraai en so warm as moontlik op die blaas gesit.
SANL.: *Die Afrikaanse Almanak*
SCHULZ
1966. Ramenas (*Raphanus raphanistrum*) vir graweel.
SANL.
F.J.L.: J. Viljoen; A.S. van Wyk; Mev. M. Leonard; Mev. A. Hermann; J.A. Page
Watt & Breyer-Brandwijk
1967. Rooihakwortels trek en drink.
F.J.L.
1968. Rooivergeet laat trek en drink.
SCHULZ
1969. Rooistorm soos tee getrek.
SCHULZ: Mev. J.J. Kotze
1970. Radyse is goed vir graweel.
F.J.L.
1971. Kattekruid en wildeselery is ook goed.
SANL.
SCHULZ: M. Conradie
1972. 'n Bol knoflok fyngestamp en deur 'n doek gedruk. Neem dan 15 druppels knoflok, 15 druppels haarlemolie en ½ lepel soetolie. Drink drie maal op 'n dag daarvan.

Kruie is ook goed, soos kattekruie en wildeselery, ens.
SANL.
SCHULZ: M. Conradie
1973. Renosterbostoppe en wilgerboomblare laat trek soos tee. Drie keer per dag 1 kelkie vol na etes.
F.J.L.: Fanie Venter
1974. Trek graweelwortel soos tee saam met boegoe. Dit is goed vir alle nier en blaaskwale.
SCHULZ
1975. 1 k gars op 3 k kookwater getrek tot

gars begin bars. Gooi deur en voeg bietjie teesuiker by. Drink elke oggend en aand een wynglas vol.
SCHULZ: Holl

1976. Rooivergeet.
Mev. S. Kok

1977. Neem klam doringhout, 1 t vol op 1 bottel water. Laat afsak en neem 1 e elke 2–3 uur tot waterloosheid volg. In hardnekkige gevalle vergroot die dosis tot 1 wynglas.
SANL.

1978. Kap 'n brandbossie stukkend en kook op 2 bottels water tot dit net een is, drink elke oggend en aand 'n kelkie vol.
F.J.L.: Mej. Greeff

1979. Kattekruid gekook of sterk getrek. Drink.
A.S. Malan

1980. Eet ramanas of drink net die sop daarvan.
A.S. Malan

1981. 'n Hand vol renostertoppe op 'n bottel brandewyn getrek en smôrens en saans 'n kelkie vol drink.
A.S. Malan

1982. Maal 1 volstruiseierdop fyn soos poeier en drink dan 'n mespunt vol drie maal per dag.
SCHULZ
SANL.: Mev. G. van der Merwe

1983. Sit haaswater op blaas.
F.J.L.
SCHULZ: Mev. J.J. Kotze; Mev. J. le Roux

1984. Drink witkalk met water.
F.J.L.: A.S. de Beer

1985. Balsemsulfuris: 5–10 druppels in warm melk, 'n paar keer daagliks.
Dr. C.F. Juritz

1986. Maak 'n pil van salpeter en maal en sluk in met water.
F.J.L.

1987. Meng die volgende bestanddele baie goed: 1 bottel rooilaventel, 1 bottel witdulsies, 1 bottel haarlemessens, 1 bottel swaelbalsem.
SCHULZ: Mev. G.C. van Rooyen

1988. Drink lewensessens en balsemsulfuris.
F.J.L.

1989. Neem gebluste kalk. Giet water daarop en as dit omgeroer is, drink drie keer per dag 'n bierglas vol; soggens, middae en saans voor maaltye.
SANL.: *Die Afrikaanse Almanak*
SCHULZ

1990. Neem 15 druppels haarlemmerolie met wyn of tee saans in.
SANL.: *Die Afrikaanse Almanak*

1991. 1 bottel harmansdrup, 1 bottel jenewer. Meng goed en trek dit deur dit in 'n louoond te plaas. Drink dan drie keer per dag 1 e.
SANL. Mev. G. van der Merwe

1992. Druppels: ½ bottel brandewyn, 1 flessie balsemsulfuris, ½ flessie harmansdrup, 2 neute fyngemaak, 1 tafelmespunt salpeter. Skud goed. Neem elke 4 ure 1 t vol in bietjie brandewyn.
SCHULZ

1993. Neem gebluste kalk, gooi water daarop en as dit omgeroer is, drink drie maal per dag voor ete 'n bierglas vol.
A.S. Malan

1994. Om die steen in die blaas te smelt, smelt 'n stuk aluin in water, sit 'n bietjie heuning by en drink.
A.S. Malan

1995. Suiwer die buik met manna en kassia. Gebruik dan Venetiaanse terpentyn met bietjie suiker of roer dit met geel van 'n eier met bietjie wyn of iets anders.
SCHULZ

1996. Doppe van 2 uitgebroeide eiers, maak goed fyn, voeg by 1 t poeier teen die skerpte, 1 e rabarber, 1 salarispoeier, 10 polgraspille fyngemaak, maak alles deurmekaar, voeg 1 e teesuiker by. Neem twee maal daags 1 tafelmespunt

smôrens en saans.
Mev. H. Olwagen

1997. Doppe van 2 uitgebroeide eiers, maak goed fyn, gooi 1 t poeier teen die skerpte by, 1 e rabarber, 1 salarispoeier, 10 polgraspille fyngemaak, maak alles deurmekaar, gooi 1 e teesuiker by, neem twee maal daagliks 1 tafelmespunt vol, in die oggend en saans.
[Bron ontbreek.]

1998. Om by te gebruik as druppels: ½ bottel brandewyn, gooi 1 flessie balsemsulfuris by, ½ flessie harmansdrup, 2 neute fyngemaak, 1 tafelmespunt salpeter, skud goed deurmekaar, neem elke 4 uur 1 t in 'n bietjie brandewyn.
Mev. H. Olwagen
SCHULZ

1999. 1 fles jenewer, 1 botteltjie harmansdrup, 1 e swart rum, was gerasper en op die jenewer getrek. Drink 1 e drie maal per dag.
SCHULZ: Mev. Maré

2000. Smelt stukkies aluin in water, roer heuning in en drink.
SANL.
SCHULZ
F.J.L.

2001. Kook 7 vleisrietsate [*sic*] op 3 bottels water tot dit net 1 bottel is, giet deur en gooi 1 knipmespunt salpeter en 2 e lewensessens by. Drink drie maal per dag 1 e.
SCHULZ

2002. 2 t gekookte bloekomwater, 10 druppels kopiva. Drink drie keer per dag.
F.J.L.

GRIEP

2003. Wynruit is goed vir griep.
SCHULZ: H.C. Bell (Boek II)

2004. Gemmer sterk, gooi deur suurlemoensap en drink warm en maak jou goed toe om te sweet.
F.J.L.

2005. Wildeals trek op water, en ook gemmer. Drink met suiker (kookwater).
SANL.: Mev. H. Steenkamp
F.J.L.: A.M.G. Coetzee; J. Grobler; J. Viljoen

2006. Rosyntjiebosboombessiebas, in 1918 se groot griep vir almal gekook en gedrink. Dit het ons baie gehelp. Dit is 'n plaasvervanger van "quinine". Ons het almal baie sleg gevoel, maar almal is deurgehaal.

Dié wat bloed gespoeg het en herhaaldelik weer teruggeval het, het ons met lynolie gevryf en lynolie gegee om te drink.
SCHULZ: Betsjuanaland

2007. Trek perdebossie met kookwater. Neem ½ k met 2 lepels brandewyn 2 maal per dag. Maak jou toe en sweet. Gebruik tot koors breek.
F.J.L.: Van Rooyen, Alexandria

2008. Om te keer dat mens nie aansteek nie, hang 'n huisie knoffel om die nek en eet knoffel.
V.L.V. Stellenbosch: Anna Eksteen, Ria Duckitt, Rene Deetlefs

2009. Trek water op bloekomblare. Stoom met blare.
SCHULZ: Mej. K. Albertyn

2010. Winter coughs: Take green or dried violet leaves (roots as well), bruise, boil as tea and give of this tea 2 or 3 spoonfuls every 2 or 3 hours. In consumption it relieves the cough and dissolves slime and conglutination. Take from 3 to 5 tablespoonfuls every 2 or 3 hours.
Mev. M.A. Read

2011. Trek koosbos en drink.
SCHULZ: Mej. K. Albertyn

2012. Volstruiseierdop fyngemaak, grootmense drink 1 t en kinders minder. Maak ook aan met sagtevet en smeer in.
SCHULZ: H. Louw

2013. 2 druppels warm bloed met water vir 'n kind na elke 4 uur. Sny net 'n slippie in 'n hond se oor en tap dit in 'n lepel. Kinders is met die griep so gered.
SANL.: J.H. van Heerden

2014. Meng gepoeierde teesuiker met gemmerbrandewyn. Neem 1 t daarvan drie keer per dag.
Mev. M.A. Read

2015. Vloeistof drink (Little's).
F.J.L.

2016. Neem sweetmiddel en bly 8–10 dae in die bed.
F.J.L.

2017. 1 t lewensessens met 1 t brandewyn in warm water. Lê en sweet uit. Volwassenes 1 e brandewyn.
SCHULZ: P.H. Pelser

2018. Drink flou lietel [*sic*] en water.
F.J.L.

2019. Gee kasterolie en epsomsout in tot koors uit is. Gee dan wyn en versterkdruppels.
F.J.L.

2020. Drink kinapille.
F.J.L.

2021. Gooi 7–8 druppels bees-Kerol in 'n glas water, verdeel in 3 dele. Neem een deel 3 keer per dag. Snuif Otto Landsberg droë snuif Nr. 3 elke halfuur. Die Kerol en snuif vernietig die kieme.
SAUK: Mev. M.A. Read

2022. Meng jenewer en soetolie en drink.
F.J.L.

2023. Drink brandewyn.
F.J.L.

2024. Snuif Landsberg se Rose-snuif om griep en verkoue weg te hou.
Mev. M.A. Read

2025. 1 t tafelsout, 1 t koeksoda, 1 t sodakarbonaat, 1 t boraks. Meng goed en snuif bietjie daarvan goed op sodat dit ook in die keel kom.
Mev. M.A. Read

2026. Snuif brandspiritus.
Mev. M.A. Read

2027. Drink sterk peper en kookmelk.
F.J.L.

2028. Drink menswater of wildeals en bokmis.
F.J.L.: A.S. de Beer

2029. 'n Stukkie knoffel en kamfer in 'n flennielappie gedraai en om die nek gehang is 'n voorbehoedmiddel teen griep.
F.J.L.

2030. Neem kameelblom en trek dit soos tee. ½ k kaneel, ½ t witdulsies en 1 t lewensessens. Drink dit vier keer per dag (warm).
SANL.: J.H. van Heerden

2031. 5 kelkies jenewer op 1 bokgal. Deel in drie en gee vir die pasiënt.
SCHULZ: Labuschagne

2032. Hoes: 1 eiergeel, bietjie heuning, Vaseline, Turlington en paar druppels pepermentessens. Meng goed en neem 1 t vol af en toe.
Mev. M.A. Read

2033. Meng 1 lepel soetolie en 1 lepel jenewer en drink dit drie keer per dag.
F.J.L.: Mev. M. Leonard

2034. Neem 1 dessertlepel roulynolie. Drup daarby 4–5 druppels arnika en gee dit vir die pasiënt drie maal per dag en een maal per nag. (Drinkgoed)

Smeergoed: Neem 1 deel arnika en 1 deel kamferolie en 1 t bloekomolie. Meng dit en skud dit goed. Smeer die pasiënt se hele bolyf goed daarmee in. Drie maal per dag en een maal per nag. Ook arms en bene indien dit pynlik is.
F.J.L.: D. de Bruin
SAUK: Ouma H.W. Sadie; Mev. F.J. Muller

2035. Lynolie en terpentyn.
F.J.L.

2036. Drink 1 t op 10 t suikerwater.
F.J.L.: A.S. van Wyk

GROEIKRAG

2037. Skaapkliere word geëet vir gebrek aan groeikrag.
F.J.L.: D.J. Coetzee

HAKKEL

2038. Persoon moet sy woorde sing wat hy praat.
A.S. Malan

BLOEDVERGIFTIGING IN HAND:
SIEN BLOEDVERGIFTIGING

HANDE: GEBARSTE HANDE

2039. Was hande kort-kort met 'n treksel van kiesieblare.
SCHULZ: Pelser, Aliwal-Noord
2040. Hou die hande kort-kort in hawermeel. Dit hou hulle sag.
SCHULZ: Le Roux
2041. Dubbin is goed vir gebarste hande.
F.J.L.
2042 Smeer spykerbalsem aan.
F.J.L.: Fanie Venter

HANDE: NAALD IN HAND

2043. Neem 'n klomp vlieë en druk hulle dood, maak 'n pap en sit op steekplek.
F.J.L.
2044. Sit 'n Vaseline-pleister op.
SCHULZ: F.N. Viljoen
2045. Sit 'n magneetklip op die plek.
F.J.L.: G. van Niekerk
2046. Maak 'n pleister van kruid en bokvet en sit dit op.
F.J.L.: L.J. Naudé

HANDE: SKURWE HANDE
SIEN OOK WINTERSHANDE

2047. Balsamina (*Momordica balsamina*) se saad se olie vir skurwe hande.
Watt & Breyer-Brandwijk
2048. Hardevet is die beste vir skurwe hande en seer lippe.
SCHULZ: Erasmus, Amersfoort
F.J.L.: D. de Bruin
2049. Smeer botter aan skurwe hande en voete.
F.J.L.: Mej. K. Albertyn
2050. Meng lampolie en kerswas, smelt goed en smeer aan.
F.J.L.: Fanie Venter
2051. Neem gelyke dele brandspiritus en gliserien. Meng en smeer aan die skurwe hande.
SAUK: Mev. E. Krause
2052. Meng kerswas en lampolie tot 'n sagte salf. Smeer saans aan hande.
V.L.V. Stellenbosch: Anna Eksteen, Ria Duckitt, Rene Deetlefs
2053. Neem 2 lepels soetolie, 1 lepel paraffien, 1 lepel sagtevet, 2 lepels kerswas, smelt alles tesame en smeer aan voor slapenstyd. Trek ou handskoene aan.
Helena le Clercque
2054. Droog deeglik af as klaar gewas is, gebruik hawermeel of semels in die waswater, smeer kamferys aan, of maak 1 lepel gliserien en 1 lepel rooswater deurmekaar en smeer aan.
Helena le Clercque

HANDE: VUIL HANDE

2055. As 'n mens se hande vuil is, smeer met groen tamatie.
F.J.L.
2056. As 'n mens se hande vuil is, smeer met meel.
F.J.L.

HARE: DIK HARE

2057. As jy dik hare wil hê, moet jy dit afsny.
F.J.L.

HARE: GESIGHARE

2058. Neem bariumsulfiet, in fyn poeier 90 grein, sinkoksied 360 grein, meng goed deurmekaar. Maak 'n pappie aan met water en sit op, laat opbly vir 5 min., was af, ens. soos bostaande resep. Smeer dan koelroom aan as nodig is.
Helena le Clercque

HARE: HARE TE LAAT GROEI

2059. As jou hare nie wil groei nie, smeer klapperolie aan.
F.J.L.

2060. Vryf rou uie oor kop.
SCHULZ

2061. Nooienshaar (*Cassytha ciliolata*) om hare te laat groei.
Watt & Breyer-Brandwijk

2062. 2 oz paraffien, 1 oz spiritus en 2 oz kasterolie word goed in kopvel gevryf.
J.A. Kellerman

2063. 1 lepel paraffien, 1 dessertlepel kasterolie, 1 dessertlepel eau de cologne, skommel goed deurmekaar en vryf goed in die kopvel, drie keer per week.
Helena le Clercque

2064. Smeer paraffienolie aan.
SANL.: *Die Afrikaanse Almanak*
SCHULZ

2065. Gebrande muilhoewe fyngemaak en met mirre-olie gemeng laat hare groei. Smeer dit aan kopvel.
SCHULZ

2066. Maak dit gedurig met koue water nat.
SANL.: *Die Afrikaanse Almanak*
SCHULZ

HARE: UITVALLENDE HARE

2067. Neem van die eerste water van 'n koei in die oggend en was die hare daarmee.
SCHULZ: Ellis

2068. Vaseline
F.J.L.

2069. Meng brandewyn met kasterolie en vryf dit ook in die kopvel.
F.J.L.: Erasmus

2070. 2 lepels paraffien, 2 lepels brandewyn en 1 lepel kasterolie. Vryf goed in 2–3 maal per week.
Helena le Clercque

2071. Smeer Vaseline goed in die kopvel in. Help vir hare wat uitval.
A.S. Malan

2072. Meng lampolie met varkvet en vryf dit in die kopvel.
F.J.L.: Erasmus

HARE: VETTERIGE HARE

2073. Maskara-olie is goed vir vetterige hare.
F.J.L.

2074. 'n Bietjie boraks in waswater is goed vir vetterige hare.
F.J.L.

2075. Borsel hare baie goed vir 15 min. lank.
F.J.L.

HARE: HAARWASMIDDELS

2076. Braai roosmaryn in hoendervet of soetolie uit. Smeer aan hare.
SANL.
SCHULZ: Pelser, Aliwal-Noord
Watt & Breyer-Brandwijk

2077. Wildedagga, bloublomsalie of roosmaryn om hare in te was.
SCHULZ

HARDLYWIGHEID

2078. 'n Heuningpilletjie gemaak deur heuning wat droog gebraai is en omsmeer met olie en in die fondament ingedruk, laat maag werk.
F.J.L.

2079. Vat bietjie aalwyn (*Aloe ferox*) en meng dit met bietjie meel, maak nat met 'n bietjie water, rol dan pille, en drink dit vir purgasie.
Watt & Breyer-Brandwijk
F.J.L.: D. de Bruin; D.J. Coetzee

2080. Oliepitte: Eet van die pitte.
Mev. S. Kok

2081. Bitterappel (*Citrullus colocynthis*) as purgeermiddel.
Watt & Breyer-Brandwijk

2082. Krap klapperboombas af (na grond toe) en drink die sap.
SCHULZ

2083. ½ lb prunes, ½ lb raisins, ½ lb dates, 8 tablespoonfuls black treacle, ½ dried figs, 4 tablespoonfuls senna powder, put all through the mincer then stir in the syrup and powder, keep in a fruit bottle and take a large spoonful night and morning.
Mev. Aletta van den Berg

2084. Beesdubbeltjie (*Harpagophytum procumbens*) getrek en gedrink vir purgeermiddel.
Watt & Breyer-Brandwijk

2085. Wildedagga (*Leonotis leonurus*): aftreksel van die blare vir purgeermiddel.
Watt & Breyer-Brandwijk

2086. Olieboompitte, nie stinkolie (*Datura*) nie. Trek soos tee.
SCHULZ: Van Mollendorff

2087. Trek dawidswortel soos tee en drink.
SCHULZ

2088. Drup aalwynsap op meel om pille te vorm en gee 2–3 in vir opelyf.
SCHULZ: Mej. Greeff

2089. Vir goeie opelyf, eet 'n stukkie vars doringboomgom.
F.J.L.: Aletta Erasmus

2090. Meng aalwynsap met water en gebruik as 'n purgeermiddel.
V.L.V. Stellenbosch: Anna Eksteen, Ria Duckitt, Rene Deetlefs

2091. Drink ½ t of 1 t manna in water of melk.
Helena le Clercque

2092. 1 lb droë pruime, sag en stadig gekook vir 3 uur, voeg ½ lb swart suiker, 1½ oz sennapoeier, ½ oz gemmerpoeier by. Neem elke aand van 1 t tot 1 e vol.
SANL.: Mev. A.C. van der Merwe; Mev. G. Hattingh; M.E. Turnbull
SCHULZ: Smith, Ficksburg; N. Vorster

2093. Gedroogde pruime is goed vir die senuwees en help vir hardlywigheid.
SANL.
F.J.L.
SCHULZ

2094. Vrugte eet en vars water drink.
F.J.L.: H. Vermaas

2095. Week rosyntjies in suurlemoensap en eet dit die volgende môre op die nugter maag. Gekookte vrugtesap is ook baie goed. Ook 'n baie goeie middel is wildeals op 1 k kookwater soggens en saans. Gedrink so warm soos moontlik.
SCHULZ: Conradie

2096. Komassieboombas trek en drink.
SCHULZ: Steenberg

2097. Kraaibos getrek soos tee.
SCHULZ: Mev. van der Poll

2098. Laat trek wynruit en drink voor jy gaan slaap.
A.S. Malan

2099. Laat trek 6 sennapeule vir 6 uur in kookwater en drink met slaaptyd.
A.S. Malan

2100. Eet baie ryp vrugte soos papaja, piesangs, lemoene, ens., asook gestoofde droë vrugte.
Mev. M.A. Read

2101. 1 lb raisins, 2 oz senna powder. Mince raisins and senna powder, then add 3 oz glycerine.
Lucy Swart

2102. 2 pinches of aloe powder mixed with a teaspoonful of honey will clean the stomach without irritation.
M.A. Read

2103. A green leaf of aloe boiled in water. A cupful of this water will cleanse stomach and bowels.
M.A. Read

2104. Baie bels of klipdagga drink.
SCHULZ

2105. Die toppe van die ou soort brandnetel – nie gekrulde blaar nie – laat trek soos tee. ½ k op nugter maag. Dit moet die vars groen toppe wees voor dit blom.
SCHULZ: M.M. Swart

2106. 'n Broodpan met hottentotsvyesap op die buik gesit.
SCHULZ
SANL.: *Die Afrikaanse Almanak*

2107. Kook granaatskille in melk, volwassenes neem 1 e en kinders ½ t.
F.J.L.: J. Viljoen
SANL.
SCHULZ

2108. Granaatskille in melk gekook: 2 e vol vir 'n volwassene, ½ t vol vir 'n kind.
V.L.V.: Mev. J. de Lange

2109. Pappe met naeltjies fyngemaak en opgesit.
SCHULZ

2110. Aartappels rou en ongeskil, fyngestamp en lou op die buik sit.
SCHULZ
SANL.: *Die Afrikaanse Almanak*

2111. Warm kamillepappe op die buik sit.
SCHULZ
SANL.: *Die Afrikaanse Almanak*

2112. Gebruik visolie.
Helena le Clercque

2113. Neem 'n stuk miershoop waar daar nog miere in is en bak dit in 'n vuur tot dit rooi is, sit dit dan in 'n kom water en laat trek, gee die kind soveel in as wat hy wil drink. Dit neem inwendige vuur weg.
SCHULZ

2114. 1 deel rabarber en 1 deel jalap, 2 dele magnees [magnesiamelk], neem alle aande 'n mespunt vol.
SANL.
F.J.L.: Mev. M. Leonard
SCHULZ: Mev. Griesel, Reitzburg

2115. 1 deel rabarber, 1 deel jalap en 2 dele magnees [magnesiamelk]. Neem 'n mespunt vol elke aand.
A.S. Malan

2116. 2 lepels magnees [magnesiamelk], 1 jalap, 1 rabarber (deurmekaar), een mespunt te neem by na bed gaan.
Helena le Clercque

2117. Meng 1 deel rabarber, 1 deel jalap, 2 dele magnesis [magnesiamelk]. Neem elke aand 'n mespunt vol.
J.A. Kellerman

2118. Purgeermiddel by verstopping in die ingewande, koors en alle skerp siekte. Dosis: 2 e opgelaat in 1 glas water met 40–50 druppels amara daarby.
SANL.

2119. 2 e asyn, 15 druppels haarlemessens, drink in die aand, die anderdagmôre, 1 e kasterolie, 1 t wonderessens, paar druppels haarlemessens.
Mev. Aletta van den Berg

2120. Drink 'n paar druppels kaskara.
Helena le Clercque

2121. Neem die helfte van die witvomitief, ½ glas lou water en neem na 'n halfuur die ander helfte.
Mev. Aletta van den Berg

2122. Mix a teaspoonful of rhubarb powder with 4 fl. oz of olive oil. Give a teaspoonful to children as a gentle laxative when required.
Mr. Sarleh Dollie

2123. 'n Mespunt jalap en 'n mespunt gemmer.
Mev. H. Olwagen

2124. Jalap is 'n purgasie vir swak persone.
SANL.

2125. Rabarberpoeier is 'n goeie, sterk purgasie. Het 'n heilsame middel vir persie.
SANL.

2126. 'n Mespunt jalap en 'n mespunt gemmer.
Mev. H. Olwagen

2127. Drink purgasie.
F.J.L.

2128. Trek 1 lepel kalk op 1 bottel kookwater en laat afsak. Giet deur en gooi skoon water op 'n pakkie koeksoda. Drink drie maal per dag.
SCHULZ

2129. Spuit koue water en 'n bietjie sout in die fondament met 'n spuit wat by 'n apteker gekoop kan word.
Helena le Clercque

2130. Gebruik Agarol (verkrygbaar by apteker).
Mev. M.A. Read

2131. Neem ½ t kalk op 1 k kookwater. Drink drie maal per dag daarvan.
F.J.L.

2132. 2 t kasterolie, 1 t soetolie en 15 druppels krampdruppels saam ingee. Smeer die buik twee keer per dag met terpentyn.
SCHULZ
SANL.: *Die Afrikaanse Almanak*

2133. Eet growwe brood, of drink purgasie of afgeroomde melk.
SANL.
F.J.L.

2134. 2 dessertlepels heuning in 1 k warm melk. Drink in die aand voor slaaptyd.
A.S. Malan

2135. Neem 1 e kasterolie, 2 lepels heuning. Braai in 'n pan tot bruin is, laat afkoel en maak pille. Steek met 'n skerp punt van mes af en sit elke dag na ontbyt een pil agter in die fondament.
A.S. Malan

2136. 1 lb best prunes, 1 lb demarara sugar, 1 oz ground ginger, ½ oz powdered senna, 1½ wine glasses French brandy. Simmer prunes in enough water to cover them. When soft, remove stones while hot. Add all other ingredients, mashing to a pulp, and keep in a well-covered jar. Half this quantity to be made during the summer months. A teaspoonful to be taken at night, more or less according to the state of the bowels; to be taken for four or six months.
M.A. Read

2137. Seepsop met dun vet. Dit is om te stop.
SANL.

2138. Getrekte kamille met 1 lepel heuning, 1 lepel epsomsout en 1 lepel kasterolie.
SANL.

2139. Soetmelk met kasterolie aangemaak.
SANL.

2140. Een pd. [pond?] klontjie suiker, 1 pd [pond?] Engelse sout, 1½ bottel koue water, sap van 7 of 12 lemoene. Sit alles in 'n pot en laat kook vir 20 min. Bottel dit warm en skud dit voordat jy dit gebruik. Drink 2½ t vol met bietjie water.
A.S. Malan

2141. Lymige semelwater met geel van 'n eier deurmekaar geklits.
SANL.

2142. 1 e aalwyn, 1 e Engelse sout, 1 e suiker, 1 e meel, 3 e vol houtskool, fyngemaak. Maak aan met versterkdruppels. Maak pille so groot as 'n klein ertjie en neem drie in die aand.
A.S. Malan

2143. ½ lb gedroogte vye, 'n hand vol sennablare, 1 lepel fyn kaneel en Engelse sout. Gooi 3 bottels water by en kook dit op tot 1 bottel.

Syg deur en gebruik.
M.A. Read

2144. Take ¼ lb of each of the following: apricots, prunes, raisins, dates, peaches, figs and pears. A 4 oz bottel glycerine and 1 oz senna powder. Mince fruits, then add senna powder and glycerine and mix well together. Bottle and cork. Teaspoonful or dessertspoonful every evening.
M.A. Read

2145. Kook 'n paar sennablare in 1 k water tot bruin soos tee, gooi deur en voeg 1 t epsomsout, 1 t kremetart, 1 mespunt salpeter. Drink op nugter maag.
SCHULZ: Mev. Vogel

2146. Neem 1 t meel, maak dit aan met ½ glas koue water. Drink elke uur 1 dessertlepel. Lê warm kamferlappe op die buik. As die kind opbring, sit 'n mosterdpap op die maag en gee 6 druppels kamferbandewyn in water elke uur.
SCHULZ: Mev. J.J. Kotze
F.J.L.
SANL.: *Die Afrikaanse Almanak*

2147. 1 k warm water drink op die nugter maag.
F.J.L.

2148. Spuit elke dag met koue water. In die winter kan water lou gemaak word. Hou aan daarmee.
A.S. Malan

2149. Die beste hulp is 'n gomlastieke spuit (in die apteek te koop) en met die spuit koue water in te bring. Die pasiënt kan homself help. Die koue water versterk die ingewande en neem die kwaal weg sonder die gebruik van medisyne. Deur dit nie betyds weg te neem nie, word dit dikwels die oorsaak van baie inwendige kwale.
SANL.: *Die Afrikaanse Almanak*

HARSINGSTEEK OF PYN

2150. Geel van hoendereier op kroon van kop en vryf in.
F.J.L.: C.J. Agenbag

2151. Meng 3 e brandewyn, 1 lepel boegoeasyn, 1 dessertlepel sout en 1 lepel water. Maak lappe daarin nat en sit dit dan op die kop.
F.J.L.: L. J. Naudé

2152. As jy pyn op jou harings kry, dan moet jy koue lappe op die kop sit en voete in warm water hou.
F.J.L.

HARSINGVLIESONTSTEKING

2153. Neem broodkrummels en fyn naeltjies en roulynolie. Maak 'n pap en maak dit nat met brandewyn. Sit op die plek van inflammasie so warm as wat die pasiënt dit kan hou. Hou so aan. Maak altyd die pap warm en sit dit op tot die inflammasie breek. Sit die pap tussen twee lappe. As die inflammasie breek sal die pasiënt baie swak wees. Laat hom rus tot hy self wakker word. Gee hom iets om te drink.
SANL.: M.M. Esterhuizen

2154. 1 kelkie Franse brandewyn, 1 t stockholmteer.
SCHULZ: Van Rooyen

HART

2155. Voeg 3 groot lepels ongebrande koljander op 1 bottel jenewer en laat trek in die son. Neem 1 lepel vol daarvan drie keer per dag.
Mev. M.A. Read

2156. Hartaanval: Drink sterk swart koffie, dit sit die hart weer aan die gang.
Mev. M.A. Read

2157. 1 bottel Franse brandewyn, 1 neut, 12 kruienaeltjies, 12 saffraanpitte, 12 karmonkpitte, 2 bekers water laat kook tot

een. Drink 'n paar maal op 'n dag 'n paar monde vol.
Mev. Aletta van den Berg

2158. Gemmer in die tee te drink.
A.S. Malan

2159. Gebruik klipsweet.
SCHULZ: Mev. Griesel, Reitzburg

2160. 1 t witpeper op 1 k heuning: Neem 1 e drie maal per dag.
SCHULZ: Snyman, Saltlake

2161. Rosemary on bottle wine: a half wine-glass three times a day.
Mev. M.A. Read

2162. Rue: Let draw like tea; can also be drawn on brandy, wine or gin.
Mev. M.A. Read

2163. Laat wildeals trek soos tee. Neem 1 e twee tot drie keer per dag.
Mev. M.A. Read

2164. Let thyme (tiemie) draw like tea. Take a wineglassful three times daily.
Mev. M.A. Read

2165. Laat kakiebos trek soos tee en neem 1 kelkie vol daarvan drie keer per dag.
Mev. M.A. Read

2166. Wildevinkelsaad: Laat trek en drink.
Mev. S. Kok

2167. Nartjieskil.
Mev. S. Kok

2168. Koljander: Laat trek en drink.
Mev. S. Kok

2169. Lemoenblare: Laat trek en drink.
Mev. S. Kok

2170. ½ k koljander, 'n hand vol wynruit, nartjieskille, 1 k pampoenpitte, tiemie.
Mev. Aletta van den Berg

2171. Laat lemoenblare trek soos tee. Drink drie maal op een dag 2 e vol.
Mev. Aletta van den Berg

2172. Neem heuning en droog wynruit, maal fyn en gooi 3 e daarvan in die heuning. Neem vier maal per dag 1 t vol.
A.S. Malan

2173. Neem 12 viooltjieblare, laat net trek op 1 k kookwater. Drink drie keer per dag.
A.S. Malan

2174. Trek lemoenblare as tee getrek en drink 3 glase per dag. Sommige beweer dat suurlemoenblare die ware jakob is.
A.J. de Clercq

2175. Brandnetels gedroog op brandewyn laat trek, drie maal op 'n dag 1 e.
Mev. Aletta van den Berg

2176. Brandnetels soos tee getrek met rooi-laventel, drink drie maal per dag 1 e.
Mev. Aletta van den Berg

2177. Hottentotskooigoed: Trek blare op kookwater en drink ekstrak.
V.L.V. Stellenbosch: Anna Eksteen, Ria Duckitt, Rene Deetlefs

2178. Maak tee van boegoe en drink warm.
V.L.V. Stellenbosch: Anna Eksteen, Ria Duckitt, Rene Deetlefs

2179. Slangbos of hottentotskooigoed: Laat trek soos tee en drink 2 k per dag.
V.L.V.: Mev. K.W.H. Voight

2180. Beukesbossies sterk trek en drink.
F.J.L.

2181. Besemgoed trek soos tee en drink.
SCHULZ

2182. Bergboegoe fyngemaal en elke môre op nugter maag en na elke ete 'n klein poeier daarvan neem.
SANL.: Mev. J.P.J. Hugo

2183. ½ bottel bronkhorstsap, stamp die bronkhorst en drink sonder water. Vul die bottel verder met heuning, sit die bottel in brood voordat die brood in die oond kom. Laat die bottel in die brood bak en koud word.
SCHULZ: A.A. du Plessis

2184. Baie granaat eet.
F.J.L.: J. Strauss

2185. Trek groenmielieblare soos tee en drink.
SCHULZ: Alberts

2186. Jenewerpille en beukesbossie drink.
SANL.: J.P. du Plessis
F.J.L.

2187. Hottentotskooigoed op water getrek of nartjieskil op brandewyn.
Watt & Breyer-Brandwijk
SCHULZ: Mev. Joubert, Wellington; C.K. Albertyn

2188. Neem 'n penwortel van 'n kiepersol en neem binneste, trek en drink.
SCHULZ: Froneman

2189. Kwarieson trek, een tot twee maal per dag ½ kelkie neem. As bewerig word, vat minder. Sorg vir goeie opelyf.
F.J.L.: Fanie Venter
SANL.
SCHULZ: Mev. J. le Roux

2190. Lemoenblare op brandewyn getrek. Kruie is baie goed, soos kwarison. Laat trek soos tee en drink ½ kelkie twee maal op 'n dag. Sorg ook vir goeie opelyf. Dan is daar nog vinkel, koljandersaad en hottentotskooigoed. Almal uitstekend goed vir die hart.
SCHULZ: M. Conradie

2191. Trek roosmaryn of hottentotskooigoed soos tee en drink.
SCHULZ

2192. Treurwilgerblare getrek en dikwels gedrink, veral vir swak hart.
SCHULZ: P.H. Pelser

2193. Vinkel en hottentotskooigoed is almal goed vir hart.
SCHULZ: M. Conradie

2194. Drink getrekte wildedagga.
SCHULZ: Mev. H.W. Botha

2195. 1 bottel whisky, 1 k nat of ½ k droë wynruit, 1 pakkie helmontskruie. Gooi in 'n groot vrugtebottel. Los eers stukkies helmontskruie op in die whisky. Gooi dan die wynruit in. Laat trek in die son vir 3 dae. Syg dan deur en gebruik 1 e in 'n wynkelkie water drie maal daagliks.
SANL.: Mev. T. Jordaan

2196. Drink sour buttermilk for 3 months.
Mev. M.A. Read

2197. Neem die horing van 'n pasgeslagde mofskaapram, slaan die dop af, maar laat heel bly, gooi 2 e kookwater in die dop, neem enige staalvoorwerp wat gloeiend warm gemaak is, hou in die water in die horing om dit te laat kook. Gooi die water uit na 2 min. en drink dit drie maal per dag.
SCHULZ: MacDonald

2198. Leeubloed: Maak droog tot poeier, drink.
F.J.L.

2199. Brand 'n volstruiseierdop, maal fyn en gee in.
F.J.L.
SCHULZ: Mev. Griesel, Reitzburg

2200. Waterskilpad se bloed in koelte gedroog. Maal fyn. Neem 'n mespunt op 'n lepel water en 3 druppels rooilaventel.
SCHULZ: Alberts, Hoopstad
SANL.: Mev. G.E.S. Venter

2201. 1 bottel rooilaventel, 1 bottel Hoffmansdruppels, 1 bottel versterkdruppels, 1 bottel bruindulsies. Die bestandele word alles gemeng in 'n bottel tiemiewater, trek op die vuur. Drink ½ wynglas drie keer 'n dag.
Mev. Aletta van den Berg

2202. Brandewynlappe is baie goed vir die hart.
SCHULZ: (Boek XI)

2203. Take 1 tablespoonful gin, add enough salpetre that will go on a sixpence. Take it on going to bed at night.
Mev. M.A. Read

2204. 1 bottel entresdruppels, 1 bottel rooilaventel, 1 bottel balsemvita. Plaas alles in 'n brandewynbottel vol lou water, plaas die kurk op. Skud die bottel. Neem 'n mond vol drie keer 'n dag, of wanneer nodig.
Mev. M.A. Read

2205. 1 e heuning, mespunt salpeter, stukkie daarvan eet. Gemmer en suiker droog

eet, 10 rooilaventel, 10 versterkdruppels, 10 witdulsiesdruppels, in ½ k ouwyn drink.
Mev. Aletta van den Berg

2206. 3 druppels jodium en bietjie water.
Mev. M.A. Read

2207. 'n Paar druppels vlugsout, Hoffmansdruppels en 'n groot mespunt koeksoda.
Mev. Aletta van den Berg

2208. 1 bottel witdulsies, 1 bottel Hoffmansdruppels, 1 bottel balsemvita, 1 bottel oliekolonie, net so groot as die ander bottels, 1 bottel vlugsout ook net so groot. 15 druppels met kelkie, vat 'n bietjie suiker.
Mev. Aletta van den Berg

2209. Bottel kookwater, 1 pak soda en bottel rooilaventel. Drink na elke ete.
Mev. Aletta van den Berg

2210. Nog 'n raad is 10 druppels witdulsies op 'n lepel water drink. Dit is vir hartmoeilikheid.
Mev. S.I.J. Strauss

2211. Gooi alles in 'n bottel: 1 bottel Hoffmansdruppels, 1 bottel witdulsies, 1 bottel bruindulsies, 1 bottel rooilaventel, 1 bottel versterkdruppels, 1 t rooipoeier, 1 groot lepel vlugsout, gooi dan die bottel vol kookwater. As dit koud is, drink 1 e op nugter maag, 1 na middagete, 1 na aandete.
Mev. J.P. Meyer

2212. Kerf 'n koekie kamfer, gooi op 'n groot bottel koue water, laat trek vir twee dae en drink 3 kelkies per dag.
Mev. A.J. Bekker

2213. ½ bottel brandewyn, ½ bottel kajepoetolie, 1 balsemvita, 1 witdulsies, 1 versterkdruppels, 1 pepermentdruppels, 1 Hoffmansdruppels. Drink 'n kelkie so af en toe.
C.J. Matthews

2214. Maak 'n flennielap nat met brandewyn en lê op die hart.
A.S. Malan

2215. Maak 'n flennielap nat met brandewyn en lê op die hart.
A.S. Malan

2216. 'n Bottel sjampanje: Begin met 5 druppels tot 1 t vol.
A.S. Malan

2217. Een bottel goeie wyn, gooi in 'n porseleinkommetjie. Stoom in die aand en laat koud word. Gooi 'n bottel Phospherine in. Skud goed en neem elke aand 'n kelkie vol.
A.S. Malan

2218. ½ t witdulsies, ½ t versterkdruppels, 1 t balsemvita in ½ k water met suiker aangemaak.
A.S. Malan

2219. ½ bottel brandewyn, 1 koekie kamfer, sprinkel op watte en sit elke môre en aand op die hart tot gesond is.
A.S. Malan

2220. 1 t vol vlugsout in 'n bietjie water as jy sleg voel.
A.S. Malan

2221. 2 t gouestroop, 1 bottel witvita, 1 wynbottel water, 1 bottel rooilaventel. Meng alles goed saam, drink wanneer nodig.
V.L.V.: Mev. W. Brynard

2222. ½ bottel Franse brandewyn, 1 bottel Hoffmansdruppels, 1 bottel pepermentdruppels, 1 bottel entresdruppels, 1 bottel versterkdruppels, 1 bottel rooilaventel, 1 bottel witbalsemvita, 1 bottel kajepoetolie. Neem 20–30 druppels in 1 e water, drie keer per dag.
V.L.V.: Mev. W. Brynard

2223. Miltessens, gebruik soos die beskrywing op die bottel.
A.S. Malan

2224. 1 botteltjie bruindulsies, 1 witdulsies, 1 Hoffmansdruppels, 1 rooilaventel, 1 t rooipoeier. Meng. Neem 1 t drie tot vier keer per dag met 'n bietjie water.
SANL.: Mev. J.P.J. Hugo

2225. Drink entresdruppels.
F.J.L.

2226. 1 bottel Hoffmansdruppels, een 1/- bottel vlugsout, 1 rooilaventel, 1 versterkdruppel, 1 witbalsemvita, 2 t rooipoeier. Kook 'n bottel water en laat koud word. Meng met bostaande medisyne en drink 1 e vol drie maal per dag of wanneer nodig.
F.J.L.: J.C. Pieterse; Mev. A. Hermann; J.A. Page
SANL.: Mev. C.E. Grobbelaar; Mev. A. van den Berg

2227. Vir slegte hart is Karoomiddel goed.
F.J.L.

2228. Kamfersopies of haarlemmerolie verteer die water.
SCHULZ

2229. 23 pepermente, ½ botteltjie rooilaventel, 2 e heuning, ½ botteltjie witbalsemvita, 1 bottel water, drink drie maal per dag 1 e.
SCHULZ

2230. Neem 1 bottel rooilaventel, 1 bottel witdulsies, 1 bottel versterkdruppels, 1 9d. bottel vlugsout. Meng en skud goed. Neem 1 t drie tot vier maal per dag op omtrent 4 e koue water.
SANL.
SAUK: Mev. J.F. Robertson; Mev. M. Nienaber; Mev. J. van Jaarsveld
SCHULZ: J.J. Bouwer; M. Conradie

2231. 30 ekstra sterkte pepermente op een bottel brandewyn. Neem drie keer per dag ½ kelkie vol in. Mens kan ook bottel water neem.
SANL.: *Die Afrikaanse Almanak*
SCHULZ: Mev. Griesel, Reitzburg
F.J.L.: Mev. M. Leonard

2232. Gebruik Theominal-tablette.
SANL.

2233. Violetblou is goed vir slegte hart en buikwater.
SCHULZ

2234. 1 bottel versterkdruppels, 1 bottel rooilaventel, 1 bottel balsemvita, 1 bottel groenamara, 12 apteek "extra strong". Gooi alles in bottel en vul op met gekookte water. Drink 1 e.
SCHULZ: N. van Niekerk

2235. 1 groot bottel witblits gemeng met 4 flessies balsemvita. Drink 1 kelkie vol na elke ete.
SCHULZ: P.H. Pelser

2236. 1 bottel ouwyn, 1 flessie witdulsies, 1 flessie bruindulsies, 1 flessie balsemvita, 1 flessie Hoffmansdruppels, 1 flessie versterkdruppels, 1 flessie rooilaventel, 1 flessie krampdruppels. Meng alles goed saam en drink.
SANL.: Mev. M.J. van Ons; Tannie Hanekom
F.J.L.
SCHULZ: Mev. Maré

2237. ½ bottel Franse brandewyn, ½ bottel kajepoetolie, 1 balsemvita, 1 witdulsies, 1 versterkdruppels, 1 rooilaventel, 1 entresdruppels, 1 pepermentdruppels, 1 Hoffmansdruppels. Laat dit staan in die son vir 8 dae.
J.A. Kellerman

2238. Gebruik *black treacle*. Drink 1 t drie keer per dag na ete en vermeerder later tot 1 dessertlepel.
J.A. Kellerman

2239. Gebruik Theominal-tablette en laat glukose vryelik eet.
J.A. Kellerman

2240. Laat 1 groot lepel tiemie op 'n bottel water 2–3 dae in die son trek en syg dan deur. Voeg die volgende daarby: 1 bottel balsemvita, 1 bottel rooilaventel, 1 bottel versterkdruppels, 1 bottel groenamara. Skud die mengsel goed en neem 'n tafellepel vol drie keer per dag.
Mev. M.A. Read

2241. Neem ½ glas lemoensap met ½ t Lennon se jamaikagemmer daarin drie

keer per dag.
Mev. M.A. Read

2242. Laat pietersielie soos tee trek en neem 'n wynkelkie vol met 10–15 druppels pepermentessens daarin, drie keer per dag.
Mev. M.A. Read

2243. 'n Hand vol tiemie, 1 k koljander, kook op 1 bottel water, laat afkoel, 2 e rou heuning, 1 bottel versterkdruppels, 1 bottel rooilaventel, 1 bottel witdulsies, 1 bottel balsemvita. Meng alles goed deurmekaar, drink 1 e twee maal per dag.
Mev. Aletta van den Berg

2244. 'n Hand vol tiemie, 1 k koljander, kook met 'n bottel water, laat afkoel, 3d. "extra strong", 2 e rou heuning, 1 bottel versterkdruppels, 1 bottel rooilaventel, 1 bottel witdulsies, 1 bottel balsemvita, twee maal per dag, 1 e vol.
Mev. Aletta van den Berg

2245. 1 dessertlepel fyn, droë wynruit, 1 e rou heuning, 1 groot xxx pepermentkoekie, fyngemaak. Alles goed gemeng, een mespunt vol drie maal per dag.
Mev. Aletta van den Berg

2246. Plaas 7 jong lemoenblare in 'n pintbottel. ('n Bottel vir ingemaakte vrugte.) Voeg 2 bottels rooilaventel by. Laat vir 'n dag in die son staan. Gebruik 10 druppels op 'n dessertlepel water drie keer per dag.
Mev. S.I.J. Strauss

2247. Drink sterk swart koffie met suiker daarin.
A.S. Malan

2248. 6d. anys op 'n bottel jamaikagemmer, 1 t vol. Laat eers goed trek.
A.S. Malan

2249. Neem ½ bottel jenewer en ½ bottel soetolie. Drink 'n dessertlepel vol as hart swak voel.
A.S. Malan

2250. Neem bronkors, druk soveel sop uit totdat een bottel vol is, gooi 2 lepels skoonteer daarin, laat dit in die koelte trek. Drink twee maal per dag daarvan.
Mev. Aletta van den Berg

2251. 'n Hand vol tiemie, 1 k koljander. Kook op 'n bottel water, laat afkoel, 3d. "extra strong", 2 e rou heuning, 1 bottel versterkdruppels, 1 bottel rooilaventel, 1 bottel witdulsies, 1 bottel balsemvita. Drink 1 e twee maal per dag.
Mev. Aletta van den Berg

2252. 1 k gestampte kwarieson, op 1 bottel kokende water, laat goed trek, en 1 t gemmer. As koud is, gooi 1 bottel versterkdruppels en 1 botter Hoffmansdruppels daarin.
Helena le Clercque

2253. Neem 'n bossie wynruit, kneus dit. Sit op 'n bottel kookwater. Gooi dan 1 e skoon heuning en 1½ flessie rooilaventel by. Gebruik drie maal per dag 'n kelkie vol.
A.S. Malan

2254. 1 bottel brandewyn, 1 k heuning. Gooi 1 k brandewyn uit, gooi die koppie heuning by die res. Skud goed. Laat 48 uur staan in die son. Gebruik 1 e drie keer per dag. Skud goed voor gebruik.
SANL.: Mev. E. du Toit

2255. ½ fles Hollandse jenewer, 27 pepermente, lemoenskil, en nartjieskil. Drink wanneer hart sleg voel 'n wynglas vol.
SANL.: Mev. J.P.J. Hugo
SCHULZ: Barkhuizen, Britten (Boek II)

2256. 7 lemoene se skil, 1 botteltjie witdulsies, trek op 'n bottel brandewyn. 1 e vol drie maal op 'n dag met water vir swak hart.
SCHULZ: Smith, Ficksburg (Boek II)

2257. 3 neute fyngemaak, 1 dessertlepel fyn kruienaeltjies, 1 dessertlepel fyn foelie, 1 dessertlepel fyn kaneel, ½ t ginziawortel. Sit dit alles op 'n goeie bottel brandwyn, laat trek 8 dae in die son.

Skud goed en as dit afgesak is, gooi in 'n ander bottel en voeg die volgende by: 1 bottel rooilaventel, 1 bottel Hoffmansdruppels, 1 bottel bruindulsies, 1 bottel groenamara, 1 bottel jamaikagemmer, 1 bottel wonderessens, 1 bottel versterkdruppels, 1 bottel krampdruppels, 1 bottel pepermentessens. Kook 'n bottel water. Neem dan 3 botteltjies van die ekstrak en sit dit op die bottel water. Dit kan op wyn ook gesit word i.p.v. water. Neem dan ½ kelkie na ete elke dag en gebruik so totdat u sterk voel.

SCHULZ: M. Conradie

HART: HARTKLOPPINGS

2258. Heuning met peper gemeng en elke keer 1 t vol drink of eet.
SCHULZ
F.J.L.: Mev. M. Leonard; Swart; Fanie Venter; L.J. Naudé
SANL.: Mev. J.P.J. Hugo; Mev. M.J. Kriek

2259. 'n Lepel heuning met 'n mespunt peper daarin. Eet elke keer as die hartkloppings begin.
A.S. Malan

2260. 1 lepel heuning en 'n mespunt peper daarin. Eet 'n stukkie daarvan elke keer wanneer die hartkloppings aankom.
J.A. Kellerman

2261. Drink suurlemoensap.
SCHULZ: Mev. J. le Roux

2262. 'n Sekere blom – genoem die "pin cushion" – groei gewoonlik in vleie. Laat die wortels trek in kookwater en drink.
SANL.: Mnr. F.E. Mynhardt

2263. Neem 2 t daggablare op ½ pt water, kook vir 5 min., drink warm of koud, ½ glas twee maal per dag. Hierdie daggawater het geen nadelige gevolge, is ook geen verdowingsmiddel nie, en kan selfs aan klein kinders voorgeskryf word. 'n Voorraad van hierdie mengsel kan voorberei en gebêre word.
SANL.: Veldkornet D.A. Boshoff

2264. Laat 1 oz duiwelsdrek op 'n bottel warm water trek. Drink 'n wynglas vol drie keer per dag.
SANL.: Mev. J.P.J. Hugo

2265. Anys op brandewyn getrek.
F.J.L.

2266. Eet perskepitte vir 'n swak hart.
A.S. Malan

2267. Drink skilpadgal of jamaikagemmer.
SCHULZ: Brynard

2268. Sit 'n koue lap of 'n brandewynlap op die linkerbors.
A.S. Malan

2269. 1 bottel kookwater, 2 lepels hoedsuiker, 2 lepels kamfer, brandewyn, 1 botteltjie Hoffmannsdruppels, 1 lepel vol drie keer per dag.
SANL.: Mev. J.P.J. Hugo

2270. ½ flessie staaldruppels, gooi in 1 bottel water, drie maal per dag 1 e.
Mev. H. Olwagen

2271. Rooilaventel en Hoffmansdruppels.
F.J.L.: J.C. Pieterse

2272. Neem 10 druppels van elk in 1 kelkie wyn, witdulsies, rooilaventel, Hoffmansdruppels en verstekdruppels.
Helena le Clercque

2273. Rooilaventel. Elke halfuur 1 t vol met bietjie koue water geneem by hartkloppings, skrik of ander toevalle.
Dr. C.F. Juritz

2274. Witdulsies: 1 t vol in koue water.
Dr. C.F. Juritz

2275. Boegoe-essens. Elke 2–3 ure 1 t vol met water geneem.
Dr. C.F. Juritz

2276. Alma-hartdruppels.
V.L.V.: Mev. W. Brynard

2277. 1 t gemmer, 1 t suiker deurmekaar gemaak en drie maal per dag 1 t droog te eet.
SCHULZ
SANL.: *Die Afrikaanse Almanak*

2278. Die geel van 'n eier in 'n lepel asyn, klits met 'n groot mespunt vol soda.
SCHULZ: Mev. A. Hamman
F.J.L.
SANL.: Mev. J.P.J. Hugo

2279. 1 t gemmer en 3 t suiker. Eet dit droog drie maal per dag.
A.S. Malan

2280. Neem 1 mespunt salpeter met suurlemoensap.
SANL.
F.J.L.: A.M.G. Coetzee
SCHULZ: Mev.J.J. Kotze

2281. 2 lepels heuning, 30 druppels witdulsies, 30 Hoffmansdruppels, 1 mespunt gemmer, 1 mespunt peper, en 15 ekstra sterk pepermente fyngemaak.
Helena le Clercque

2282. Sit koue kompresse op hart.
SCHULZ: Mev. J. le Roux

HART: LEKHART

2283. Sit pasiënt in warm perdemiswater elke dag vir 'n uur totdat blou van lippe verdwyn.
SCHULZ: Beukes

HART: PYN OP HART

2284. Weeblaar gekook met melk. Drink 9 oggende daarvan.
SCHULZ

2285. Kook tiemie en drink met brandewyn.
SANL.: Mev. A.M. Ferreira
F.J.L.

2286. Brand bokhoring, maak fyn, trek en drink.
SCHULZ: Van Eck

2287. Dra 'n sakkie fyn sout op hart.
F.J.L.: A.M.G. Coetzee

2288. Wynruit drink of 'n bietjie koeksoda.
F.J.L.

HART: SWAK HART, HARTTROMBOSE

2289. ½ t borrie op ½ k lou water.
J.A. Kellerman

2290. ½ t borrie op ½ k lou water.
SANL.

2291. As iemand 'n swak hart het, laat net 'n mosterdpleister opsit. Dis baie goed.
F.J.L.

2292. 1 t heuning op 'n glas lou water in die oggend vroeg, drink op die nugter maag.
Mev. S.I.J. Strauss

2293. Stamp wynruit en druk die sap uit, voeg in bietjie water en heuning by 3–4 keer per dag 1 lepel vol.
F.J.L.: Fanie Venter
SANL.: Mev. J.P.J. Hugo
SCHULZ
SAUK: Ouma S. Gerber; Ouma M. Vorster

2294. Wynruit is 'n uitstekende hartversterker. Neem 'n goeie hand vol blare en sagte toppe. Gooi op 'n bottel brandewyn. Laat goed trek. Syg deur en neem 3 lepels vol op 'n dag. Een in die oggend, 1 middae en 1 saans.
F.J.L.
SANL: Mev. H. Helberg

2295. Trek wildeals. Laat koud word en drink verskeie kere mond vol gedurende die dag.
F.J.L.
SANL: Mev. H. Steenkamp

2296. Vir 'n swak hart neem 'n lepel vol witwortelsaad, laat trek op 'n bottel water en gebruik dit. Dis baie goed.
F.J.L.

2297. 'n Mespunt gepoeierde stinkblaar elke aand.
SCHULZ: Mej. Malherbe

2298. Neem elke oggend 'n nartjietippie, trek met kookwater en drink.
F.J.L.: Mev. M. Leonard; J. Strauss
SAUK: Ouma Naudé
SCHULZ: Fousché, Warmbad

2299. 'n Hand vol met kruisement getrek op brandewyn is goed vir 'n swak hart.
F.J.L.

2300. Brandnetels gedroog op brandewyn laat trek, drie maal daagliks 1 e neem.
SANL.
SCHULZ

2301. Laat trek braamwortels op 'n bottel jenewer en drink.
SCHULZ: Worcester
SANL.: Mev. D.M. Taljaard

2302. Amandels fyngemaak en met koue water trek.
SCHULZ

2303. 2 groot lepels vol gedroogde fyngestampte wynruit op 1 bottel heuning, 1 dessertlepel vol te neem op die nugter maag.
Mev. Aletta van den Berg

2304. 2 groot lepels vol fyngestampte gedroogde wynruit, op 1 bottel heuning, 1 dessertlepel vol drink op die nugter maag.
Mev. Aletta van den Berg

2305. Perskepitte is baie goed om te eet vir 'n slegte hart.
F.J.L.

2306. Neem 1 k fyngemaalde koljandersaad. Gooi op 1 bottel brandewyn. Laat trek vir 12 uur. Neem 1 dessertlepel vol 3 keer per dag.
F.J.L.: J. Viljoen; H.P. van Aswegen, Ventersdorp; D. de Bruin
SANL.: Mnr. A. Reynolds
SAUK: Mev. W.J. Underhay
SCHULZ

2307. Vir 'n hartaanval is die volgende baie doeltreffend: Brand die dop van 'n bergskilpad. Maal dit fyn en trek 1 e poeier op 1 k water totdat dit die kleur van sterk tee het. Neem 2 e van die mengsel elke halfuur totdat verligting intree. Verminder dan.
SANL.: G. du Plessis

2308. Gooi die volgende in 'n bottel gekookte water (moet koud wees): ½ bottel eau de cologne, 1 bottel Hoffmansdruppels, 1 bottel rooilaventel, 15 ekstra sterk pepermente, 1 groot mespunt duiwelsdrek. Drink 1 lepel vol drie keer daagliks 1 uur voor die ete.
Helena le Clercque

2309. 1 bottel brandewyn, 1 gerasperde neut, 1 e soetolie, 1 e saffraan, 1 witdulsies, 1 bruindulsies, 1 Hoffmansdruppels, 1 balsemvita, 1 bottel rooipoeier, 1 bottel rooilaventel, ½ bottel versterkdruppels. Meng alles saam. Neem 1 e drie keer per dag voor ete met of sonder water.
Mev. M.A. Read

2310. Neem 1 bottel portwyn en gooi 2 botteltjies bruinbalsemvita daarin. Neem 1 lepel elke môre en aand.
SAUK: Mev. L. Lindeque

2311. 1 bottel versterkdruppels, 1 bottel rooilaventel, 1 bottel balsemvita, 1 bottel bruindulsies, 1 bottel Hoffmansdruppels, 1 bottel kajapoetolie, 'n ertjiekorrelgrootte van elke duiwelsdrek en doepa. 3 druppels in 1 lepel water, drie maal op 'n dag.
F.J.L.
SCHULZ: M. Conradie; Piet Nel

2312. Neem 1 t suiker, drup dit heel nat met suurlemoenessens en eet dit drie keer per dag.
SANL.: Mev. A. Wilbers

2313. Neem 1 lb teesuiker en maal dit fyn, 1 botteltjie balsemvita en 2 botteltjies versterkdruppels. Maak dit alles deur-

mekaar en gooi in 'n fles. Gebruik wanneer die hart pla 1 t vol op in 'n kelkie water.
SAUK: Mev. C.C. Coetzee

2314. Neem 1 bottel souttinktuur en 2 bottels rooilaventel. Gooi op 'n bottel kookwater wat afgekoel het en dan die flessies. Drink kort-kort.
SAUK: Mev. I. Hyde

2315. Jodium: Begin met 1 druppel net elke oggend voor koffietyd. Later 3–5 druppels, nie meer nie. Hou 'n jaar lank aan. Gebruik die jodium wat vir inwendige gebruik bedoel is.
SANL.: Mev. C.E. Grobbelaar

2316. ½ bottel brandewyn, ½ bottel kajepoetolie, 1 balsemvita, 1 witdulsies, 1 versterkdruppels, 1 rooilaventel, 1 entresdruppels, 1 pepermentdruppels, 1 Hoffmansdruppels. Laat staan in die son vir 8 dae. Gee ½ kelkie vol drie maal per dag na elke maaltyd.
F.J.L.
SANL.: J.A. Kellerman; Mev. J.P.J. Hugo
SCHULZ: J.A. Kellerman

2317. 3 druppeltjies Picardie-brandewyn in 'n lepel water een maal per dag. Elke dag 'n druppeltjie meer tot 7 druppeltjies per dag. Dan moet weer by 3 druppeltjies per dag begin word.
SANL.: Mev. M.M. van Wyk
F.J.L.: S.F. Haasbroek

2318. Neem 2 e brandewyn (liefs Franse brandewyn), 2 e eau de cologne (ook die ou soort), ¼ van 'n 6d. koekie kamfer, 1 t balsemvita (ook die ligte soort). Maak die stukkie kamfer fyn, gooi dit alles in 'n botteltjie. As die kamfer gesmelt is, gebruik 8 druppels in 'n kelkie water drie keer per dag. Moet nooit 'n groter hoeveelheid aanmaak nie, want dit verslaan met elke keer se oopmaak.
SANL.: J.P. du Plessis; Mev. C.E. Grobbelaar
SCHULZ: Mev. J. le Roux
SAUK: J.H. le Roux

2319. 1 bottel bloedstillende druppels, 1 bottel pynstillende druppels, 1 bottel Hoffmansdruppels, 1 lepel staaldruppels en 3d. se klein sterk pepermente. Gooi op bottel kookwater en drink drie maal per dag.
SCHULZ: Oosthuizen, Brits

2320. Brandewyn, witbalsemvita, 1 glas water, 1 e brandewyn, 1 t witbalsemvita. Drink 1 e drie keer per dag.
V.L.V.: J.A. Engelbrecht

2321. Pakkie Engelse sout, 1 pakkie kremetart, 1 e swael, elke aand 1 mespunt droog.
Mev. Aletta van den Berg

2322. Neem 6" anyssaad, gooi in 4 k water. Kook tot 3 k. Laat koud word, neem van elk 1 bottel versterkdruppels, 1 bottel Hoffmansdruppels, 1 bottel rooilaventel, 1 bottel balsemvita. Gooi alles deurmekaar en neem 3 keer per dag 1 dessertlepel vol.
SAUK: Mev. M.M. van Rooyen

2323. Neem die sap van 3 suurlemoene, 1 bottel witbalsemvita, 1 bottel witvita. Meng alles saam in 1 bottel afgekoelde kookwater. Drink 3 maal per dag ½ kelkie.
V.L.V.: Mev. W. Brynard

2324. Laat lemoenblare trek op 'n bottel kookwater. Gooi daar 'n botteltjie Lennon se rooilaventel op en drink drie keer per dag 1 wynkelkie daarvan.
F.J.L.
SANL.: Mev. G.E.S. Venter; Mev. A. Wilbers

2325. Trek brandnetels soos tee met rooilaventel.
SCHULZ
SANL.

2326. Karmonkpitte: In die groot pit is daar klein fyn pitjies, neem 7 van die klein pitjies, sit op bottel witdulsies, drie

maal per dag 15 druppels drink.
Mev. Aletta van den Berg

2327. Drink elke oggend 1 k lou water.
F.J.L.

HART: VET HART

2328. Hartare wat aangepak is van vet: Neem 'n mespunt Engelse sout, maak nat met oudtydse witdulsies en eet dit. Hou tyd lank aan en hou weer op.
C.J. Matthews

2329. ½ blikkie kamfer op 'n bottel gekookte water, 1 e na elk maaltyd trek.
SANL.: Mev. A.M. Labuschagne
SCHULZ: M. Conradie

HARTWATER

2330. Trek lemoenboegoe soos tee en drink.
SANL.
F.J.L.: A.S. van Wyk; J. Strauss; Mej. J. Wolhuter, J.C. Pieterse
SCHULZ: Mev. S. Orton

2331. 1 bottel Franse brandewyn, 1 bottel kruisementtee, ½ bottel rou heuning, 25 van die sterk pepermentkoekie, 1 flessie kamille-essens, die kruisementtee moet warm wees, gooi dit op heuning en peperment, meng alles deurmekaar, drie maal daagliks 'n kelkie vol.

Al om die ander dag, 9 druppels haarlemmerolie, by na bed.
Mev. Aletta van den Berg

2332. Haarlemmerolie is goed; dit vryf die water uit.
SANL.

2333. Drink kamferbrandewynsopies en harmansdrup. Sit 'n 6d. koekie kamfer op 'n bottel brandewyn en drink af en toe. In die aand 5–10 harmansdruppels.
SANL.

2334. 12 koekies "extra strong" heel ingegooi in 1 bottel jenewer, 1 lepel vol elke aand.
F.J.L.
SCHULZ: Mev. J. le Roux

2335. Laat trek wynruit, gooi daarby in elke bottel 5 druppels laventel en gebruik 6 bottels leeg.
F.J.L.: A.M.G. Coetzee

HARTWINDE

2336. Gooi 1 pak rabarberpoeier in 'n enemmelbeker en 2 k kookwater daaroor. Laat trek en afkoel, gooi in 'n groot waterbottel. Maak 'n pakkie koeksoda met water aan, gooi by en ook 1 bottel groenpepermentessens.

Gebruik elke aand of gedurende die dag na die persoon voel, 1 groot mond vol.
SAUK: Ouma Burger

HEESHEID

2337. 'n Botteltjie soetolie, 'n paar huisies knoffel fyngesny en op olie gegooi. Laat staan vir 'n dag. Gebruik 'n dessertlepel af en toe.
F.J.L.: Van Rooyen, Alexandria

2338. Vir iemand wat lank hees bly, neem ½ t swartpeper, gooi in ½ k koue water. Drink dit in die aand met slaaptyd. Dit brand niks.
SANL.: Mev. H. Steenkamp

2339. Drink 'n goeie dosis gemmer in die aand, moet goed met komberse toegepak word.
F.J.L.: J. Viljoen

2340. Vir heesheid is uie goed.
F.J.L.

2341. Kook van sandboegoe 'n stroop en drink.
SCHULZ

2342. 'n Hand vol van elk: kattekruie, anysboegoe getrek soos tee.
SCHULZ

2343. Bloekomblare op kookwater ingeasem.
SCHULZ

2344. Boegoe en hottentotskooigoed getrek.
SCHULZ

2345. Neem 'n hand vol karmedik, 'n hand vol wildeals en 3 k water. Laat tot op die helfte kook en syg dan deur 'n doek. Voeg dan teesuiker by en kook tot 'n matige stroop. Gebruik dikwels.
SANL.: *Die Afrikaanse Almanak*

2346. Sit spinnerak op brood en botter.
SCHULZ

2347. Neem 'n bietjie gliserien nou en dan in die mond.
Helena le Clercque

2348. Syg klêserien of ander chlorate of potash lozenges. [*sic*]
Helena le Clercque

2349. Klop eiers goed fyn met 'n kelkie spiritus van terpentyn en 1 kelkie asyn, skud goed op. In 'n paar dae sal dit dik word. Hou dit altyd in julle huis, dit is goed, maar kurk die bottel goed toe.
C.J. Matthews

2350. Dring paregorie en Turlington.
F.J.L.

2351. Meng 1 t rou heuning, 1 lepel gestampte teesuiker, 1 t gestampte gemmer, 3 lepels boegoebrandewyn.
Mev. Aletta van den Berg

2352. 1 t heuning, 1 t fyn teesuiker, 1 t fyn gemmer, 3 e boegoeasyn. Meng alles goed en drink 1 t vol.
V.L.V.: Mev. J. de Lange

2353. Bad voete in warm water met mosterd en sout daarin. Suurlemoensap met suiker en warm water.
F.J.L.: L.J. Naudé

2354. Kamfer, suiker en lampolie meng en eet.
F.J.L.

2355. 1 t rou heuning, 1 lepel gestampte teesuiker, 1 t gestampte gemmer, 3 lepels boegoebrandewyn. Meng dit en gebruik dikwels.
SANL.
F.J.L.: J. Grobler; Fanie Venter; Mev. M. Leonard

2356. Klop 1 eier goed met 'n kelkie spiritus en asyn. Skud goed, in 'n paar dae sal dit dik word, smeer die bors daarmee.
F.J.L.
SANL.
SCHULZ: Fouché, Calitzdorp

2357. Neem 1 eiergeel, 1 t heuning, 1 t soetolie, 2 druppels eau de luce en 15 druppels kopiva. Klits saam en gee elke halfuur in.
SCHULZ

2358. 'n Bietjie suiker, drup daarop 10–15 druppels bloekomolie en laat smelt in die mond.
Helena le Clercque

2359. 1 lepel heuning, 20 druppels kopiva, 1 t soetolie, 5 druppels eau de luce. Meng goed met 'n lepel rou heuning. Neem bietjie nou en dan, laat smelt in die mond.
Helena le Clercque

2360. Kloutjiesolie met suiker drink.
F.J.L.

2361. Beeskloutjiesolie met 7 druppels paraffien. Drink na elke ete 'n bietjie.
F.J.L.

2362. Can be relieved, if not removed, by swallowing a fresh egg which has been broken into a wineglas with a little lemon juice.
Mev. M.A. Read

2363. Neem 'n koerant en sit die letterkant op die bors.
F.J.L.

2364. Mans moet hulle baard laat groei.
F.J.L.: L.J. Naudé

HEUNINGSIEK

2365. As jy siek word van heuning moet jy 1 k vars melk drink.
F.J.L.

HEUPJIG

2366. Brei wynruit in was tot was groen is. Vryf in rug.
SCHULZ: *The Leech Book*
2367. Was skoon en vryf droog en warm. Neem dan 1 lepel skoon vloeistof (Little's Dip) en vryf droog al in die rondte. Bind 'n stywe doek om of trek warm onderklere aan. Smeer elke aand.
SANL.: J.H. van Heerden
2368. Swael in die skoene gooi.
F.J.L.: D. Opperman
2369. 1 dessertlepel kruit in die bad.
SANL.: Mev. M.J. Kriek
2370. Gebruik warm soutbaddens.
F.J.L.
2371. 1 blik gouestroop, 1 e mosterd, goed deurmekaar geroer, drie maal per dag 1 t vol eet.
Mev. Aletta van den Berg
2372. Stryk met 'n louwarm yster en smeer goed in met Vicks.
F.J.L.
2373. Smeer met terpentyn of loop in lopende water of pyn in heupe en rug drink kruisement getrek soos tee.
F.J.L.
2374. Neem 2 lampetbekers water, een koud en een sterk warm, gooi op die heup, die warm water stadig, as dit op is, neem dadelik die koue en gooi ook dit stadig op uit. As als klaar is, vryf goed warm van die heup af tot by die knie.
Helena le Clercque

HIK

2375 Hik jy? Eet 'n bietjie fyngebrande koffie.
F.J.L.
2376. Gooi as op die tong van 'n klein babatjie.
A.S. Malan
2377. Gee wynruit en wyn om te drink.
SCHULZ
2378. Trek tiemie. Drink aanhoudend, verhinder dat die hik weer sal kom.
SCHULZ: Badenhorst, Welverdiend
2379. Druk 'n ryp tamatie se sap uit en drink dit.
SCHULZ: MacDonald
2380. Neem 'n mespunt vol mosterd en roer dit in ¼ k kookwater. Laat afkoel en roer weer voor u dit drink.
SAUK: Ouma A. Vosloo
2381. Kankerbossie stamp en drink.
F.J.L.
2382. Kou kraaibos.
SCHULZ: M. Conradie
2383. Eet amandels.
SCHULZ: M. Conradie
2384. Eet 'n stukkie neut.
Helena le Clercque
2385. Die los knopbeentjie van 'n skaap se bladbeenrand. Maak dit fyn en gee 'n klein mespunt vol in.
SANL.: Mev. J.P.J. Hugo
2386. Rook hoendervere.
F.J.L.: Mev. M. Leonard; Fanie Venter; J.C. Pieterse
SANL.: J.P.J. Hugo
SCHULZ: Ellis; Greyling, Aliwal-Noord
2387. Rook hoendervere.
A.S. Malan
2388. Eet suiker.
F.J.L.: Fanie Venter; J.C. Pieterse
2389. Hiccough can be immdiately relieved by eating a lump of sugar with a few drops of vinegar on it.
Mev. Aletta van den Berg

2390. 1 t jamaikagemmer in ½ k water drie maal per dag.
SANL.: Mev. C.E. Grobbelaar

2391. As 'n persoon aanhoudend hik, laat hom kort-kort gliserien drink totdat die hik bedaar het. Daar kan nooit 'n oordosis van gliserien gedrink word nie.
SANL.

2392. Drink 1 t asyn.
F.J.L.: L.J. Naudé

2393. Eet aluin vir aanhoudende hik.
SCHULZ: Conradie

2394. A few drops of glycerine in a glass of cold water.
Mev. M.A. Read

2395. Mix a few drops of aniseed oil with castor sugar. Smear a little in baby's mouth for hiccups.
Mr. Sarleh Dollie

2396. 1 t jenewer op kelkie water.
V.L.V.: Mev. K.W.H. Voight

2397. 1 e magnesia in 'n glas koue water. Drink kort-kort 'n mond vol daarvan.
A.S. Malan

2398. As iemand wat 'n drinker is te veel hik, laat hom dan 'n bietjie jenewer gebruik of hoendervere rook.
SANL.
SCHULZ
F.J.L.: Fanie Venter

2399. Neem 1 t fynsuiker en 1 mespunt fyn anys, roer deurmekaar en sit bietjie poeier op die tongetjie of 2–4 Hoffmansdruppels met 'n bietjie water.
Helena le Clercque

2400. Hoendervere rook of jenewer drink.
Mev. Aletta van den Berg

2401. Hou jou asem vir 50 tellings op.
SCHULZ
SAUK: Mej. A. Strydom
F.J.L.

2402. As iemand hik, vra hom waar hy laas 'n wit perd gesien het. So lank as wat hy dink, verdwyn die hik. As iemand wat hik onverwags kwaad gemaak word, gaan die hik ook weg.
F.J.L.: A.M.G. Coetzee
SANL.: Mev. M.J. Venter

2403. 7 monde vol water drink sonder asem haal.
F.J.L.: A.M.G. Coetzee; E. de Villiers; A.S. van Wyk; J. Grobler
SAUK: E.B. Enslin
SCHULZ: Calitzdorp; Mev. J. le Roux

2404. 'n Glas koue water 7 maal sluk sonder asem haal.
A.S. Malan

2405. Sê 7 keer: Ek het die hik gaan oor die see. Die hik bly daar en ek kom weer.
F.J.L.: A.M.G. Coetzee

2406. Laat die persoon wat hik hom vererg, dan sal die hik oorgaan.
F.J.L.
SANL.
SCHULZ: A. Coetzee; MacDonald

2407. Begin 'n geselskap met die persoon sodat sy aandag afgetrek word, sodat hy vergeet om te hik.
F.J.L.: A.S. van Wyk

2408. Drink 'n glas water vinnig uit.
F.J.L.: Fanie Venter; D. Opperman

2409. Skraap 'n gewone griffel en gee skraapsels met water in.
SCHULZ

2410. Vir hik steek jou arms op, haal diep asem en hou lug in jou longe.
F.J.L.

2411. Laat pasiënt opgooi of laat hom nies.
SCHULZ: *The Leech Book*

2412. Neem 'n glas kookwater. Laat dit afkoel, maar dit moet nog goed lou wees. Drink dit nie te vinnig nie, sonder om asem te haal.
SANL.: Mev. E. Myburgh

HISTERIE

2413. Neem ½ bottel rooipoeier, ½ bottel wonderkroon en ½ bottel wyn, as dit nie wil help nie, neem 1 e sout en mosterdwater deurmekaar – druk die tong af en gooi in keel.
SCHULZ

HITTEKOORS: SIEN KOORS

HOES

2414. Gestampte hondepisbossie, gooi kookwater op, giet af, 'n bietjie epsomsout. Gee elke 4–5 min. 1 t vol.
Mev. H. Olwagen

2415. Seprieknoppe.
Mev. S. Kok

2416. Kook wildeals soos tee. Voeg 'n paar naeltjies by. Syg deur en gooi genoeg suiker in.
F.J.L.: D. de Bruin
SANL.: Mev. J. Potgieter
SCHULZ: Mev. du Plessis, Oogies

2417. 'n Hand vol wildeals, 'n hand vol rosyne, en 'n hand vol droë vye. Kook 'n goeie stroop daarvan met bruinsuiker en drink.
F.J.L.

2418. Wildeals met heuning gekook in koperketel tot dit dik is. Mout en varing bygegooi en akkermonie en kruisement. Laat pasiënt drink. Hy mag nie sout of suur neem nie.
SCHULZ

2419. Wildeals, heuning, suurlemoen. Kook 2 e wildeals saam met 1 e water en sap van 1 suurlemoen. Syg deur. Voeg 1 k heuning by. Gee 1 dessertlepel so dikwels as nodig.
SANL.: Mev. E.C. Lottering

2420. Wildedagga is goed vir hoes.
F.J.L.

2421. Laat wildebloublommetjiesalie trek soos tee en drink omtrent ½ k na elke hoesbui.
SAUK: Mev. F. Smit

2422. Kook wildeknoffel sag in hoeveelheid water. Kook dan van die water en suiker 'n stroop.
SCHULZ

2423. 24 droë vye, ½ lb suiker, 8 kruienaeltjies, 2 e droë fyngestampte lemoenskil, 1 bottel water. Kook tot stroop. Een dessertlepel vol elke 3 uur.
SCHULZ: Jacobsz

2424. Sny 'n groot ui in skyfies en bedek dit met bruinsuiker. Dit neem 6 uur voordat die suiker opgesmelt is. Dit vorm 'n stroop. Neem 1 t daarvan wanneer hoes pla.
SCHULZ: Sauerman; Mev. du Plessis, Oogies; Bosman

2425. 1 k teesuiker, 1 k droë vye, 1 k boegoe, 1 k kruisement of wildesalie, 1 k peperwortels, getrek op fles brandewyn en dan afgegooi. Suiker by. Drink ½ kelkie drie maal per dag.
SCHULZ
SANL.

2426. 1 lb teesuiker, 1 e kruienaeltjies, fyngestamp, goeie hand vol wildedagga en net soveel van die volgende: renostertoppe, karmedik, wildeals, wynruit, kruisement, bels, en boegoe, die helfte. Gooi 4 bottels water op. Laat stadig sterk kook, syg deur. Gooi in kastrol. Gooi dan die teesuiker en kruienaels in. Laat kook tot daar net 1 bottel water is en soos stroop is. Net 1 t elke 3 of 4 uur sonder water.
SANL.: C.E. Grobbelaar

2427. 1 suurlemoen (middelmatige grootte), 1 t heuning. Druk die sap van die suurlemoen in 'n glas. Voeg heuning by en verdun met 'n gelyke hoeveelheid louwarm water. Drink op die nugter maag.
SANL.: Mev. C.J. Swanepoel

2428. Suurvyestroop.
SCHULZ: M.M. Swart

2429. Trek die binnebas van soethoutboom op 1 k water en 'n bietjie suiker.
F.J.L.

2430. 1 k peperwortels, 1 k droë vye, 1 k kruisement en 1 k droë boegoe op 'n fles brandewyn getrek. Nou en dan gedrink.
SCHULZ
SANL.: *Die Afrikaans Almanak*

2431. As 'n mens bloed hoes, is rog goed.
F.J.L.

2432. Sny 'n groot raap in skyfies en bedek dit met bruinsuiker. Binne 'n paar uur sal die suiker al die sap opsuig en 'n stroop vorm. Neem 1 t van die stroop as die hoes lastig is.
SCHULZ: Sauerman

2433. Skil ramanas af. Vryf deeglik skoon, sny in skywe. Strooi baie dik met bruinsuiker. Laat staan vir 'n dag en nag. Gooi dan af en kook 'n slag. Neem daarvan 1 t vol. Kan rou ook geneem word.
SCHULZ
SANL.
F.J.L.: Fanie Venter

2434. Kook 1 k lynsaad met 2 k water totdat dit verkook het tot 1 k. Giet deur en gooi 1 dessertlepel heuning by.
SANL.: Mev. J.P.J. Hugo

2435. Lemoenskille kou.
F.J.L.

2436. Kruienaeltjies en soveel suiker goed deurmekaar stamp. Kort-kort 1 mespunt daarvan gee.
SCHULZ
F.J.L.: Fanie Venter; Erasmus

2437. Trek kruisement en koorsbos soos tee.
SCHULZ: Mev. J.J. Kotze

2438. Klipblom met water gekook tot 1/3. Drink.
SCHULZ

2439. Hottentotsvyesap met heuning aangemaak. Drink twee tot drie maal per dag.
SANL.
SCHULZ: Mev. J.J. Kotze

2440. Gestampte hondepisbossie, gooi kookwater op. Gooi af. Bietjie Engelse sout. Gee elke 4–5 min. 1 t vol.
SCHULZ

2441. Sny 'n groot geelwortel in skyfies. Gooi in 'n skottel en voeg 3 e bruinsuiker by, net genoeg om dit te bedek. Bak in 'n oond tot die geelwortels heeltemal sag is. Gooi dan die vloeistof af, wat dan dik sal wees. Bottel dit en neem 1 t drie maal per dag.
SCHULZ: Sauerman

2442. Duinetee (*Helichrysum imbricatum*): aftreksel gebruik vir hoes.
Watt & Breyer-Brandwijk

2443. Doringtee (*Cliffortia ilicifolia*) gebruik vir hoes.
Watt & Breyer-Brandwijk

2444. 'n Hand vol boegoe, 'n hand vol kooigoed, kattekruie, 1 t anys. Laat dit trek soos tee. Drink 2–3 maal per dag.
SANL.
SCHULZ: Combrinck

2445. Bloublomsalie getrek.
SCHULZ: Mev. J.J. Kotze

2446. Laat trek wynruittakkies en kook 'n stroop van vloeistof en suiker. Drink as hoes erg is. Stuipe.
Mev. S. Kok

2447. Kattekruie: Laat trek en drink wanneer nodig.
Mev. S. Kok

2448. 1 k karmedik, gekook met 2 bekers water tot 1 beker, 1 e teesuiker, 1 t kruienaeltjies, maak dit dig toe en giet dit deur.
Mev. Aletta van den Berg

2449. 'n Hand vol boegoe, 'n hand vol hottentotskooigoed, 'n hand vol kattekruie, 1 t anys, laat dit trek soos tee.

Drink 2–3 maal op 'n dag.
C.J. Matthews

2450. Trek 'n klein hoeveelheid boegoe, anys, hottentotskooigoed en kattekruie op water en drink bedags elke keer 'n bietjie hiervan.
V.L.V. Stellenbosch: Anna Eksteen, Ria Duckitt, Rene Deetlefs

2451. Kook wildeals en drink met suiker.
A.S. Malan

2452. 'n Hand vol boegoe, 'n hand vol hottentotskooigoed, 'n hand vol kattekruie, 1 t anys. Laat dit trek, en drink.
A.S. Malan

2453. Kruienaeltjies in die mond hou en kou.
A.S. Malan

2454. Gebruik bloubotter. Ruitersalf
SCHULZ

2455. Neem 1 k asyn en 2 k suiker. Kook tot 'n stroop. Laat afkoel en gooi 'n botteltjie paregorie en ¼ bottel pepermentessens in. Roer goed deur. Neem dan 1 groot lepel daarvan vir grootmense. 'n Kleiner hoeveelheid vir kinders.
SAUK: Mev. E. Kruger

2456. 1 tafellepel kasterolie, 1 tafellepel asyn, asook 1 tafellepel rouolie, en 'n bottel borsdruppels. Sit alles in 'n bottel en skud goed voor gebruik. Neem elke uur byna 'n dessertlepel vol solank die hoes nog ernstig is.
Mev. M.A. Read

2457. Neem 1 k salpeter op ½ k water. Doop 'n stukkie kladpapier daarin, wag totdat dit droog is en brand dit dan in die kamer.
C.J. Matthews

2458. 1 t vol boegoebrandewyn met 'n paar druppels kopiva.
A.S. Malan

2459. Warm wyn drink.
F.J.L.: E. de Villiers

2460. 'n Hele witvomitief op 'n klein kelkie water. Neem drie keer per dag 4, 6 of 8 druppels in. Nie so veel dat dit mislik maak nie. Om dit nie te oud te laat word nie, kan net eers 'n deel aangemaak word.
SANL.: *Die Afrikaanse Almanak*

2461. Vir hoes help Vicks.
F.J.L.

2462. 10 druppels terpentyn en 10 druppels lampolie op 'n bietjie suiker.
F.J.L.: Erasmus
SCHULZ: Mev. Vogel

2463. Neem Thermogene-watte. Neem daarvan, vou oop en sprinkel 'n paar druppels spiritus op. Vou toe en sit op die bors tot by die kuiltjie. Trek warm sokkies aan voete en dan bed toe.
SAUK: Mev. E. Kruger

2464. Kook stadig vir 20 min.: 1 k suiker, 1 k water, 1 botteltjie paregorie, 1 botteltjie borsdruppels, 1 botteltjie ipekakuanhawyn. Drink alle ure totdat slym los is.
SCHULZ: Mev. Vogel
SANL.
SAUK: Mev. J. Wolfaardt

2465. Los 1 t sout op in 2 e brandewyn. Neem elke keer 'n bietjie daarvan as jy hoes.
F.J.L.: Erasmus; Mej. J. Wolhuter

2466. 1 lb blikkie gouestroop met ½ k kookwater by. Roer goed om en gooi dan by 1 flessie borsdruppels en 1 flessie anysdruppels.
SCHULZ: Mev. J.J. de Vos

2467. Gooi salpeter op kole en asem dit in terwyl 'n digte iets oor die kop gegooi is.
F.J.L.: Erasmus

2468. Vir aanhoudende hoes gooi 2–3 druppels skoon Little's Dip gekoop in apteek op 'n bietjie suiker en eet. Hoes sal bedaar en verhoed inflammasie in bors.
SAUK: Mev. M. Knoetze

2469. 2 gewone 1/- botteltjies olyfolie, 1 bot-

tel Lennon se paregorie, 1 bottel Lennon se borsdruppels, 1 bottel Lennon se haarlemensis, 1 bottel Lennon se witdulsies, gliserien. Meng in 'n groot genoeg bottel en skud goed. ½ t so drie of vier maal per dag, selfs in die nag ook. Dit is verbasend goed, selfs vir grootmense.
SAUK: Mev. J.A. van Vuuren

2470. 1 t paregorie, 1 t Hoffmannsdruppels, 1 t borsdruppels, op 1/- bottel gliserien. 1 t vol drie keer per dag.
SANL.: J.P. du Plessis

2471. 15 pepermentdruppels op suiker.
F.J.L.

2472. Roer 1 t Pain Killer in 2 e stroop. Neem omtrent elke uur ½ t vol daarvan om die hoes te bedaar.
F.J.L.: Erasmus

2473. ½ t Pain Killer, 20 druppels anysdruppels, 1 t asmatiekelikser. Meng in 'n glas koue water. Neem elke drie ure 1 t. Vir kinders minder.
SANL.: *Die Afrikaanse Almanak*

2474. Sit lampolie op die kuiltjie. Dit maak die hoes los.
SCHULZ: Du P., Petrusville
F.J.L.: Fanie Venter

2475. 10–23 druppels kopiva op droë suiker.
SCHULZ
SANL.
F.J.L.: A.M.G. Coetzee

2476. Warm kasterolielappe op bors en kuiltjie.
SCHULZ

2477. 1 e kamferbrandewyn, 1 e water, 1 t rooilaventel, 1 t wonderkroonessens, 2 t paregorie, 2 salarispoeiers, 1 mespunt rooipoeier en suiker tot stroop.
SCHULZ
SANL.

2478. Meng ½ t jamaikagemmer met 1 e kloutjiesolie. Gee ½ t elke 3 uur.
SCHULZ: Jacobsz

2479. 2 lb gouestroop of heuning, 1 bottel borsdruppels, 1 bottel paregorie, 1 bottel pepermentdruppels, 1 bottel Turlington. Maak alles goed deurmekaar. Neem wanneer die hoes pla 1 t van die mengsel.
SAUK: Mev. E. Krause

2480. 1 oz honey of squills, 1 oz gliserien, 1 oz syrup of tolu, 1 oz syrup of violets. Meng en neem 2 t elke uur. Vir 'n kind 1 t elke uur.
SCHULZ
SANL.

2481. Neem 1 lepel jenewer, 1 lepel lynolie, 1 mespunt salpeter en maak dit deurmekaar. Neem 1 e daarvan twee of drie maal per dag.
SCHULZ: Sauerman
F.J.L.: Erasmus

2482. Neem drie keer per dag 'n klein mespuntvol grouvomitief met suiker of stroop in. (½ t stroop).
SANL.: *Die Afrikaanse Almanak*

2483. Neem 1 flessie van die volgende: borsdruppels (6′ grootte), gliserien (6′ grootte), ipekakuanhawyn (6′ grootte) en 4 suiker, 4 e skoon heuning, 4 e asyn. Gooi alles deurmekaar in 'n emaljekastrolletjie, verhit dit effens tot dit 'n mooi stroop vorm, bottel, kurk dit goed toe. Gebruik vir kinders: ½ tot 1 t vol. Volwassenes van 1 t tot 'n dessertlepel drie maal per dag.
SANL.: Mev. A.C. Pienaar
SCHULZ: Mev. A.J. Lombard; P.H. Pelser

2484. Wanneer 'n kind of grootmens snags lê en hoes, gooi 'n paar druppels brandspiritus op die kussing voor sy neus en laat hy die damp inasem. Verligting onmiddellik.
SAUK: D.F. Bierman

2485. 'n Flennielap warm met asyn en kamfer daarop gesprinkel op die keel gesit.
SANL.: *Die Afrikaanse Almanak*

2486. Kook 'n bottel water, laat afkoel en voeg 'n bottel rooilaventel en 'n pakkie

sodakarbonaat by, neem af en toe 'n bietjie.
Mev. M.A. Read

2487. Sandaluin.
Mev. S. Kok

2488. 1 bottel borsdruppels, 1 bottel paregoriese elikser, 1 bottel ipekakuanhawyn, ½ bottel water. 1 k swartsuiker, laat suiker en water vir 10 min. kook. Syg deur, laat lou word en set dan die drie bottels in. 1 t vol.
Mev. Aletta van den Berg

2489. 1 e Digestive-stroop, 5 druppels groenamara, drink drie maal per dag.
Mev. Aletta van den Berg

2490. 1 lepel gouestroop, 1 t pepermentessens, 1 t borsdruppels.
Mev. Aletta van den Berg

2491. 1 lb blikkie gouestroop, klein botteltjie worcestersous. Meng goed en drink 1 t vol.
Mev. Aletta van den Berg

2492. 15 druppels Turlington, groot mespunt rooipoeier, 1 e heuning, met water 3–4 maal per dag.
Mev. Aletta van den Berg

2493. Aptekersparaffien, gliserien, heuning, borsdruppels.
Mev. Aletta van den Berg

2494. Neem 1 k water, 1 k suiker, kook dit 10 min., en as dit koud is voeg by 1 bottel borsdruppels, 1 bottel paregorie, 1 bottel fyn vomitief, 1 t vol drink elke maal vir die hoes.
Mev. Aletta van den Berg

2495. 6d. blik gouestroop, klein botteltjie worcestersous, 6d. bottel borsdruppels, 2 e lynolie.
Mev. Aletta van den Berg

2496. Paregorie-elikser. Ook een kostelyk middel 1 tegen den hoest en gevatte koude. Een theel. vol alle 3 uren, met suikerwater of borstkruiden aftreksel, byzonder avonds, naar bed gaande, na een voetbad, wanneer het geschieden kan, geneest spoedig. [*sic*]
Dr. C.F. Juritz

2497. Borsdruppels. Hierdie heilsame elikser verminder die prikkelings wat deur hewige en aanhoudende hoes ontstaan, verlig die bors van kortasemheid en genees die hoes volkome. Volwasse persone: ½ tot 1 t vol, drie maal daagliks. Aan kinders gee mens 10–20 druppels in koue suikerwater nou en dan wanneer die hoes lastig is.
Dr. C.F. Juritz

2498. 1 e kamferbrandewyn, 1 lepel water, 1 t rooilaventel, 1 t wonderessens, 2 t paregorie, 2 salarispoeders, 1 mespunt rooipoeier, suiker tot dit 'n stroop vorm.
Mev. Aletta van den Berg

2499. 5 druppels balsemsulfuris, op 1 t soetolie of olyfolie, gee vir 'n kind wat baie hoes.
Mev. S.I.J. Strauss

2500. Meng brandewyn en sout en drink hiervan vir die hoes.
V.L.V. Stellenbosch: Anna Eksteen, Ria Duckitt, Rene Deetlefs

2501. 1 flessie poeier teen die skerpte, ½ ditto groenamara, ½ botteltjie water, 2 vingers van die bottel brandewyn. Dessertlepel vol elke 2 uur, volwassenes 1 e; kinders 1 dessertlepel; babas 1 t.

2502. 1 salarispoeier, 1 lepel groenamara, 1 lepel soetolie, 1 vitalespoeier, rooipoeier, poeier teen die skerpte, 1 besoarpoeier. Gee een mespunt so nou en dan.
Mev. Aletta van den Berg

2503. 1 oz stroop van squills, 1 oz stroop van witpapawers, 1 oz stroop van horehound, 1 oz skoon heuning, maak dit goed deurmekaar. Gebruik dan soggens en saans 1 e vol van die mengsel met 2 e warm water, goed deurme-

kaargemaak, vir grootmense 1 dessertlepel met 2 lepels warm water. Vir 'n suigeling ½ t met 1 t water.
Mev. Aletta van den Berg

2504. Rooilaventel, witdulsies, borsdruppels, van elk ½ flessie. Voeg dit alles saam in 'n bottel met soveel heuning en water dat dit ordentlik soet is. Skud dit goed en neem drie maal op 'n slag 1 e.
Mev. Aletta van den Berg

2505. 1 lb swartsuiker: Kook dit totdat dit dik is en gooi 2 e skoonteer in. Neem elke maal 'n stukkie daarvan.
Mev. Aletta van den Berg

2506. Chlorodien, chlooreter en ipekakuanhawyn; van elk 3 dragmes, syrup of squill tot 3 oz. Neem 1 t vol alle 2 of 3 ure. Dit is een uitstekende raad.
Helena le Clercque

2507. Compound tincture of campher, ½ ounce spirits ether, ½ ounce oxymel of squill, ½ ounce ipecacuanha wine, 2½ drachm chloroform water to make 8 ounces.
Helena le Clercque

2508. Een druppel Little's Dip op suiker so dikwels as nodig is.
A.S. Malan

2509. Drink boegoeasyn met bietjie water en suiker.
SCHULZ: Mev. J.J. Kotze, Mej. K. Albertyn
F.J.L.: Aletta Erasmus

2510. Neem sap van 2 suurlemoene, 1 e olyfolie en 2 e bruinsuiker. Meng en voeg 1 pt kookwater by. Neem 1 kelkie vol elke aand voor u bed toe gaan.
SCHULZ: Sauerman

2511. 1½ k wildeals (droog): Kook met 6 k water totdat dit 3 k is – gooi deur en kook dan met 1½ k suiker en 1½ k heuning. Kook tot 'n stroop, tel af en laat afkoel. Gooi dan 1 bottel borsdruppels, ½ bottel pepermentessens en 'n mespunt salpeter in.
SAUK: Mev. C.H. Vosloo

2512. 1 lb wildealstoppe, 1 lb swartsuiker, 3 bottels water. Kook wildeals, swartsuiker en water vir 15 min. Syg deur 'n doek en kook weer tot 1 bottel water. Gooi in warm stroop 1 bottel borsdruppels en ½ bottel pepermentdruppels. Begrawe bottel vir 3 dae 1 vt onder die grond. Drink drie maal per dag 1 lepel vol of meer.
SCHULZ

2513. Maak 'n pleister op ou flennie van: varkreusel, 'n mespunt kerriepoeier, 'n mespunt kruienaeltjies (fyngemaak), 'n paar druppels terpentyn, 'n paar druppels lampolie, alles gelyk gesmeer met 'n breë mes. As die pleister klaar is, kan u 'n dun lappie bo-op sit om te verhoed dat dit op die kaal lyf kom. Sny in die vorm van 'n langwerpige borslap, hol uit by die nek, werk twee bandjies aan, verhit effens, sit tussen die skouers, bind voor onder die keel vas. Laat die sieke dit dra totdat die bors gesond is.
SCHULZ: Mev. A.J. Lombard

2514. Neem 'n flennielap. Smeer helfte van lap goed met reuselvet. Hoe ouer die vet hoe beter. Strooi met kerrie. Vou op mekaar, maak lou en sit tussen skouers.
SANL.

2515. Neem 1 e soetolie, 1 t lynolie, 15 druppels terpentyn, 10 druppels skoonteer en drup soveelmaal [*sic*] wanneer die stroop gegee word 4–5 druppels van die olie by die stroop.
Mev. H. Olwagen

2516. Neem 1 dessertlepel aptekersparaffien met 5 druppels rooilaventel. Dit gee dadelik verkoeling vir die bors.

2517. 1 groot lepel uitgeloopte heuning gemeng met ¼ k suurlemoen en drink kort-kort 'n lepeltjie vol.
SAUK: Mev. A.M. Cronje

2518 Roulynolie en geel van 'n eier en heuning.
F.J.L.

2519 Kook 1 lepel naeltjies en 1 k asyn. Voeg 1 k suiker by wanneer die naeltjies sag is. Vir volwassenes 1 dessertlepel en kinders 1 t.
F.J.L.
SANL.: Mev. J.P.J. Hugo

2520 Drink kookmelk en gouestroop. Hou die persoon toe, want hy sweet.
F.J.L.: Erasmus

2521. 2 t kloutjiesolie, 2 t koue water, 2 t heuning en 'n eiergeel.
SCHULZ

2522. 1 e heuning, 1 e roulynolie, 1 e kasterolie, 1 eiergeel en 1 e pynstiller.
SCHULZ: Smith, Ficksburg

2523. 2 tafellepels heuning, 1 roulynolie, 1 olyfolie, 1 lepel asyn, ½ t terpentyn en die geel van 'n vars eier. Neem 1 t drie keer per dag.
SANL.: Mev. J.P.J. Hugo

2524. 1 e heuning, 'n klontjie botter, 1 eiergeel, 1 t asyn, 1 t teer, 1 e kloutjiesolie. Gee 1 t elke 4 uur.
SCHULZ: Jacobsz

2525. 1 e heuning, 1 t borsdruppels, 1 t klapperolie, 1 t kloutjies- of olyfolie, 1 eiergeel (rou). Klein bietjie asyn. Meng alles goed en eet 1 t vol so nou en dan.
SAUK: Mev. H. du Plooy

2526. 1 k heuning, 1 k suiker, 1 k asyn. Kook saam vir 'n halfuur. Koel af en voeg by 1 bottel ipekakuanhawyn. Drink 1 e drie maal per dag.
SCHULZ: Mev. Vogel

2527. 1 lb heuning, 1 botteltjie pepermentdruppels, 2 botteltjies borsdruppels, 3 lepels druiweasyn, 1 grouvomitiefpoeier. Roer alles goed deurmekaar. Drink 1 t elke drie uur.
SANL.

2528. 1 lb heuning, 1 botteltjie Turlington. Verhit heuning effens deur die bottel in warm water te sit. Voeg dan die Turlington by en meng goed. Neem kortkort hiervan 1 t vol.
SANL.: Mev. F. Duvenhage

2529. Die geel van 3 eiers, 2 e hottentotsvyesap, 3 e heuning. Klop alles goed. Gooi dan 1 t kamferbrandewyn, 1 e asyn, 1 t salpeter en 1 t terpentyn by. Druk dit deur 'n lap. Gee elke 2 uur 'n dessertlepel vol.
SANL.: Mev. J.P.J. Hugo

2530. Klits die geel van 'n eier en 2 lepels suiker totdat dit lig en romerig is. Voeg by 1 e asyn of suurlemoensap en kloutjiesolie of soetolie, of lynolie. Gee net wanneer die pasiënt hoes 1 t vol.
SANL.: Mev. A.C. du Toit

2531. 2 lepels brandewyn, ½ k heuning, 1 e soetolie, 1 eiergeel, 2 lepels boegoeasyn, 1 mespunt gemmer, 1 t harmansdrup, 1 t kopiva, 1 lepel borrie.
Mev. H. Olwagen
SCHULZ

2532. Neem 2 e Borstol, 2 e roulynolie, 2 e heuning en 1 eiergeel. Voeg alles bymekaar en meng goed. Gooi in 'n klein wyebekbotteltjie en gee 2–3 keer per dag of as die persoon baie hoes kan dit meermaal geneem word.
SAUK: Mev. F. Grobbelaar

2533. ½ bottel asyn, 3 xxx strongs, 'n 6d. teesuiker, ½ bottel roulynolie, 1 k heuning. Smelt heuning, teesuiker en xxx strongs en asyn, nie kook nie, haal van vuur af. Gooi die olie by.
F.J.L.: D. de Bruin
SANL.: Mev. J.P.J. Hugo; G. du Plessis
SCHULZ: Mev. du Plessis, Oogies; Fourie, Odendaalsrus

2534. ½ k boegoeasyn, ½ k heuning, 1 flessie kopiva, 1 flessie rooilaventel, 1 flessie borsdruppels, 1 flessie gliserien. Skommel deeglik. Drink 1 lepel vol drie maal per dag.
SANL.

2535. Asyn, heuning, kloutjiesolie en roulynolie.
SCHULZ: Gersbach, Vredenburg

2536. Een flessie kopiva, haarlemmerolie, balsemsulfuris, 2 vitalespoeiers, 2 salaris, 1 witvomitief, 1 lepel fyngemaakte boegoe, 1 lepel terpentyn, die geel van 2 eiers, 1 bottel heuning, alles gemeng, elke halfuur 1 t vol te neem.
Mev. Aletta van den Berg

2537 Hierdie middel is goed bekend in die geneeskundige wêreld en is onfeilbaar teen kroep in watter vorm dit ook al voorkom. 2 oz roulynolie, 2 dragmes bloedwortel, 2 dragmes sobeliatinktuur, ½ dragmes, akoniettinktuur, en 4 oz heuning. Gebruik 1 t elke 15–20 min. volgens die ernstigheid van die geval.

Dis ook uitstekend vir alle tong- en keelaandoenings wat ontstaan as gevolg van koue vat.
Mev. Aletta van den Berg

2538. Wildeals, kook met water, en dan deursyg. Neem dan suiker, naeltjies, gemmer en lemoenskil en kook tot stroop en voeg wonderessens by.
Mev. Aletta van den Berg

2539. 2 e heuning, geel van 1 eier, 20 druppels terpentyn, 1 t Turlington, 'n stukkie kamfer, neem elke maal 'n bietjie.
C.J. Matthews

2540. Meng 2 e heuning, 1 eiergeel, en 2 e asyn. Eet nou en dan 1 t vol.
Mnr. H.P. Odendaal

2541. 3 e heuning, ½ k asyn, 1 t jamaikagemmer.
V.L.V.: Mev. W. Brynard

2542. 2 e heuning, 1 e asyn, 'n bietjie kamferbrandewyn. Maak dit goed aan. Neem 3–4 maal op 'n dag daarvan.
V.L.V.: Mev. J. de Lange

2543. 3d. worth linseed seeds, 1 bottle paregoric, 1 cup vinegar, 1 cup sugar. Method: Boil seed until almost jelly, strain. Boil sugar and vinegar to syrup state, mix the strained linseed jelly with the syrup then add the paregoric, put the mixture in a bottle to cool. A teaspoonful for a child. A dessertspoon for an adult.
Mev. Aletta van den Berg

2544. Foelie en teesuiker fyngemaak om die helfte, en poeiers droog neem vir die hoes.
Mev. Aletta van den Berg

2545. Klapperolie en suiker gemeng is baie goed.
Mev. Aletta van den Berg

2546. 6d. stuk liquiriots [liquorice?], 2 k kookwater, 2 t paregorie, 1 t Hoffmansdruppels, 1 e anyssaad. Laat trek en deurgiet, 1 t vol drie maal daagliks vir 'n kind, 1 dessertlepel vir volwassenes.
Mev. Aletta van den Berg

2547. 6 lepels soetolie, 3 lepels heuning, 3 lepels asyn, 1 dessertlepel gemmer, 1 dessertlepel salpeter.
Mev. Aletta van den Berg

2548. 6 lepels soetolie, 3 lepels heuning, 3 lepels asyn, 1 dessertlepel gemmer, 1 dessertlepel salpeter.
Mev. Aletta van den Berg

2549. 3 lepels stockholmteer in 3 koppies kookwater. Kook vir kwartier, syg deur 'n flennielap. Voeg by 1 k heuning, 1 k sterk boegoeasyn.
Mev. S.I.J. Strauss

2550. Kloutjiesolie, 'n stukkie droë kamfer en 'n stukkie teesuiker ingegee.
A.S. Malan

2551. 2 e heuning en 1 t aluin gemeng. Eet 1 t vol elke halfuur. Uitstekend vir kroep.
A.S. Malan

2552. Kook wildealsstroop en gee dit. Geel van 1 eier, 1 lepel soetolie, 1 lepel asyn skud en drink.
A.S. Malan

2553. 2 e heuning, 1 e gemmer, brandewyn, ½ t pynstiller, 1 lepel goeie asyn. Gooi

deurmekaar en gebruik 1 t vol elke uur.
A.S. Malan

2554. Stockholmteer, 1 botteltjie Turlington, 2 k heuning. Meng teer met Turlington en heuning. Skommel goed. Kurk in groot bottel toe. Gee so dikwels nodig.
F.J.L.: Erasmus
SANL.: Mev. E.C. Lottering

2555. 1 oz stroop van squills, 1 oz stroop van witpapawers, 1 oz stroop van horehound, 1 oz skoon heuning. Vir 'n volwasse mens, neem 1 groot lepel vol met 2 lepels warm water, goed geroer, soggens en saans. Vir groot kinders, 1 dessertlepel vol met 2 dessertlepels warm water en vir 'n babatjie ½ t vol met 1 t warm water, soggens en saans. Die stroop is alles by 'n apteker verkrygbaar.
SANL.

2556. Neem 1 dessertlepel lynolie, 5 druppels terpentyn en 1 t suiker en drink dit vir die hoes.
F.J.L.: Erasmus

2557. Kloutjiesolie, stukkie droë kamfer, 1 stukkie teesuiker. Drink.
SANL.
SCHULZ
F.J.L.: L.J. Naudé

2558. 2 e kloutjiesolie, 1 e asyn en 3 t teesuiker. Drink 1 t kort-kort.
F.J.L.: D. de Bruin
SCHULZ: Labuschagne

2559. 1e kloutjiesolie met 2 druppels terpentyn.
SCHULZ
F.J.L.: Aletta Erasmus

2560. Kloutjiesolie (1 e) met 1 t suiker drink.
SCHULZ: Labuschagne

2561. Drink 5–10 druppels haarlemmerolie met 1 e soetolie of roulynolie.
F.J.L.: Erasmus

2562. 1–2 t gliserien in warm melk.
F.J.L.
SCHULZ: Le Roux

2563. Neem 1 e soetolie, 1 t lynolie, 15 druppels terpentyn, 10 druppels skoonteer en drup soveelmaal [*sic*] as by die stroop 4–5 druppels van die olie by die stroop.
Mev. H. Olwagen

2564. Smeer bokvet op flennielap, strooi dik peper oor. Druk dit in vet en sit dit op bors.
SCHULZ: Mev. Joubert, Pk. Sabie

2565. Kook anys met water en suiker, omtrent 1 k water, 1 dessertlepel anys en 2 groot e suiker. Gebruik die stroop vir kinders wat hoes en vir winde by babas.
SCHULZ: Mev. Taute

HONDEBYT

2566. Weeblaar opsit. Maak salf van wynruit en botter.
SCHULZ

2567. Sit uie op.
F.J.L.

2568. 'n Pleister van mensmis opsit.
F.J.L.

2569. Sit van dieselfde hond se hare in 'n deeg op die seer.
F.J.L.: J.C. Pieterse

2570. Gooi terpentyn op.
F.J.L.: Mev. M. Leonard

2571. Was wonde onmiddellik met paraffien.
F.J.L.: L.J. Naudé

2572. Beesmis met asyn verwarm en opsit.
F.J.L.

2573. Die geel van 1 eier, 1 e heuning, 1 dessertlepel terpentyn en 'n bietjie meel. Maak 'n pappie van al die bestanddele en sit dit op bytplek.

Hou daarmee aan totdat jy blou in die gesig word en die kwaad uitgetrek is.
C.J. Matthews

2574. Verbrand 'n linnelap en sit die as daarop.
F.J.L.: D. Opperman

HOOFPYN

2575. Pypkaneelpap met water aanmaak, tussen 2 lae bruinpapier, sit op kop.
SCHULZ: Mev. E. Langenhoven

2576. Mosterdpleister op die slaap van die hoof.
F.J.L.: J.H. Alberts

2577. Vir hoofpyn moet jy 'n knoffelpleister op jou nek sit.
F.J.L.

2578. Drink 'n koppie sterk koffie.
SANL.: *Die Afrikaanse Almanak*

2579. 'n Pleister van deeg en knoffel is goed vir enige kwaai pyn en selfs ook vir hoofpyn.
F.J.L.

2580. Gooi 'n klein bietjie water op suurdeeg sodat dit net taai is. Smeer die suurdeeg op vaalpapier. Sit dit dan weerskante op die slape. Dit word droog en sit dan weer vars suurdeeg op.
SANL.: Mev. J.P.J. Hugo
F.J.L.: S.F. Haasbroek

2581. Gooi 2 druppels kamferolie in albei ore en druk pluisies in.
SAUK: Mev. E.C. Butler

2582. Wildeals help vir hoofpyn.
F.J.L.

2583. Stinkkruid onder jou hoed is goed.
F.J.L.: J. Strauss

2584. Selonsroosblare fyngemaak en opsnuif.
SANL.

2585. Stinkblom (*Datura stramonium*) se blare vir hoofpyn.
Watt & Breyer-Brandwijk

2586. Leaves of mint bound about the brow will bring speedy relief.
Mev. M.A. Read

2587. For headache: tea of violet leaves. The head may be completely washed with the tea, or linen bandages dipped in the infusion and bound round the head.
Mev. M.A. Read

2588. Wynruit
Mev. M.A. Read

2589. To relieve a headache, wring a cloth out of strong cold tea and place it on the forehead for 10–15 min.
Mev. M.A. Read

2590. Bitterbossie: Kneus blare en sit op voorkop. Snye wat bloei: Maak blare fyn en sit op plek. Die bloed sal gou stop.
Mev. S. Kok

2591. Varkblomblare: Sit blare op voorkop en bind toe.
Mev. S. Kok

2592. Bloekomblare: Kneus blare en sit op voorkop, of op die bors. Maak warm tee.
Mev. S. Kok

2593. Kruisement.
Mev. S. Kok

2594. Aartappeldoekie [*sic*]: Slice a potato and put several pieces on a folded handkerchief. Tie round forehead and allow to remain untill headache is cured.
Mr. Sarleh Dollie

2595. Peperboomblare afpluk, op 'n doek sit, steek in die oond, laat warm word en sit die klomp blare so warm op die kop.
Mev. S. Conradie

2596. Wynruit is uitstekend vir koors of hoofpyn by kinders.
A.S. Malan

2597. Brand swartstormwortels en ruik rook in.
F.J.L.: K. van Deventer

2598. 1 druppel Little's Dip op suiker so dikwels as nodig is.
A.S. Malan

2599. Neem die groen blare van die kasterolieplant en maak lou en plaas op hoof van die pasiënt.
V.L.V.: Mev. L. Nieuwoudt

2600. Olieboomblare om kop slaan.
F.J.L.
SCHULZ: Mev. A.M. Claassen

2601. Maak malvablare warm en sit op hoof.
SCHULZ: MacDonald; Mev. Roux, Dunswart

2602. Brand 'n droë maroelahout en trek rook op in neusgate.
F.J.L.

2603. Sit gekneusde peperboomblare om die kop.
SCHULZ: Mev. H.W. Botha

2604. Bloekom op brandewyn getrek in 'n boortjie met 'n flennielap daarin warm laat word. Die lap droog uitgewring en so warm oor die sinkenplek gesit. As dit koud is, weer 'n ander een.
SCHULZ: Ferreira
SANL.

2605. Eet droë brood.
F.J.L.: Frikkie Senekal

2606. Endreskruie: Voeg 1 e op 'n trekpotje kokende water, laat dit 'n uur lank oor die kolevuur trek, roer meermale om, en oor flennie gedruk, gebruik mens soggens 'n paar kelkies, of as 'n sagte laksering en bloedsuiwerende middel, 'n halwe kelkie elke 3 ure.
Dr. C.F. Juritz

2607. As u hoofpyn het, sny aartappelskywe en sit dit op die plekke waar die pyn is.
F.J.L.: Swart; A.S. van Wyk; Aletta Erasmus; J.J. Steenkamp; Fanie Venter; J. Strauss; H.P. van Aswegen
SCHULZ: MacDonald; Pelser, Aliwal-Noord; Mev. E. Langenhoven
SAUK: Ouma J. Ruthven
SANL.: Mev. H. Verheyen; Mev. J.P.J. Hugo

2608. Gestampte bitteramandels op die voorhoof sit.
SANL.: Mev. J.P.J. Hugo

2609. Balterja op jou kop.
F.J.L.: J. Strauss

2610. As jou kop seer is moet jy 'n aartappel in skyfies sny en op jou voorhoof sit.
F.J.L.

2611. Draai die kop toe met stinkolieblare.
F.J.L.: C. du Preez

2612. Perdebyneste word in 'n dun lappie oor hoof gesit.
F.J.L.

2613. Gebruik byewas as trekpleister teen slape van hoof vir hoofpyn.
V.L.V.: Mev. L. Nieuwoudt

2614. Sit bloedsuier op slape.
SCHULZ

2615. Vat 'n doek en gooi dit vir 'n paar dae in 'n asynbak. Haal dit uit en draai dit styf om die persoon se kop. Laat die persoon dan dadelik gaan slaap.
C.J. Matthews

2616. Sit 'n seeppleistertjie op die slape.
SANL.: *Die Afrikaanse Almanak*

2617. Gewone vaalpapier natgemaak met asyn en sit dit op die kroontjie van die kop.
SCHULZ: Mev. Griesel, Reitzburg
F.J.L.: Fanie Venter; Mev. M. Leonard; J. Grobler; Frikkie Senekal; L. Botha; J.A. Page; Mev. A. Hermann; Bredenkamp
SANL.: Mev. J.P.J. Hugo

2618. Drink wondersout.
F.J.L.

2619. Vlugsout sterk opruik.
SANL.: *Die Afrikaanse Almanak*

2620. Vir swaar hoofpyn vat 'n knypie sout op die tong, en na 'n rukkie 'n glas koue water.
F.J.L.

2621. Drup 2–3 druppels skoonteer op die hoof.
SANL.
F.J.L.: Mev. M. Leonard; E. de Villiers
SCHULZ

2622. Spaansevliegpleister agter op die nek sit.
SCHULZ

2623. A little sodawater will relieve a sick headache caused by indigestion.
Mev. M.A. Read

2624. Migraine remedy: consists of a cheap 10 percent solution of calcium chloride. The dose is a tablespoonful taken three times a day after meals, until a 6 oz to 8 oz bottle is finished.
Mev. M.A. Read

2625. Hoffmansdruppels. By hoofpyn, opwerkings en weemoedigheid, 1 t vol met koue suikerwater inneem.
Dr. C.F. Juritz

2626. Drup 2–3 druppels dun skoonteer op die hoof.
Helena le Clercque

2627. Ruik aan vlugsout of eau de cologne en rus.
Helena le Clercque

2628. Ruik vlugsout vinnig op.
A.S. Malan

2629. Drup 2–3 druppels skoonteer op die kop.
A.S. Malan

2630. Smeer slape en voorkop met boegoeasyn.
A.S. Malan

2631. 3 druppels terpentyn op die kroontjie van die hoof. Skoonteer as die hoofpyn ernstig is.
A.S. Malan

2632. Samboksalf op slaap van hoof smeer.
F.J.L.: K. van Deventer

2633. Rooilaventel in die oor steek en aansmeer, ook paraffien aansmeer en in die oor steek.
SANL.: Mev. J.P.J. Hugo

2634. 15 druppels Hoffmansdruppels met bietjie water.
F.J.L.

2635. Vat 'n lappie wat lank genoeg is wat tot by die slape van die hoof bykom en smeer daar ghries aan.
F.J.L.: Fanie Venter

2636. 1 t eau de cologne met 'n bietjie suiker gemeng en gedrink.
SANL.: Mev. J.P.J. Hugo

2637. Mentholatum is baie goed.
F.J.L.

2638. Boegoeasyn vir kopseer.
F.J.L.

2639. As jou kop seer is moet jy sout snuif.
F.J.L.

2640. Pepermentdruppels vir kopseer.
F.J.L.

2641. Bruin Nugget is goed vir kopseer.
F.J.L.

2642. Vir kopseer is aspirien en kopseerpoeier goed.
F.J.L.

2643. As jy jou kop stamp en daar kom 'n knop uit, sit dan net 'n warm mes op en dan sal die knop verdwyn.
F.J.L.

2644. Gebruik die wit van 'n eier styfgeklop op 'n stukkie ou linne (wat rond geknip is), gooi swart van peper, sit op die slape van kop, as dit gou droog word, sit ander op tot pyn verlig is.
Mev. M.R.P. Strydom (Pres. V.L.V.)

2645. Maak pypkaneel met asyn nat, sit agter op die nek met 'n lap. Bind styf vas.
A.S. Malan

2646. Maak peper en asyn aan. Vou in lappe en sit op hoof. 'n Paar druppels paraffien op kroontjie van hoof.
A.S. Malan

2647. Brand saam 'n klompie klipspringerhare, 12 naeltjies, 1 stukkie doepa, 1 stukkie bywerk. Laasgenoemde so groot soos 'n 3d. Asem rook in.
SCHULZ: MacDonald

2648. Maak kaneel of peper met asyn nat en sit op.
SANL.: Mev. J.P.J. Hugo

2649. Maak 'n kompres van vaalpapier en boegoeasyn.
F.J.L.

2650. Neem bruinpapier, strooi peper daarop, bind dit styf om die hoof. As dit droog is, maak dit nat.
Mev. Aletta van den Berg.

2651. Swart Nugget-pleisters vasgemaak met kawelgare op die slape.
F.J.L.: Mev. A. Hermann; J.A. Page
SCHULZ: Brynard (Boek II)

2652. Neem 'n klompie kasterolie. Sit in 'n blik of skotteltjie en gooi 'n paar druppels dip in. Sit nou 'n flennielap langwerpig gevou in en sit bo-op kop. Bedek met 'n doek. Dit breek inflammasie in hoof.
F.J.L.: J. Strauss
SAUK: Mev. A.S. de Clercq
SAUK

2653. Klapperolie met fyngesifte kruit insmeer.
F.J.L.
SANL.: *Die Afrikaanse Almanak*

2654. 1 pak Engelse sout, 1 kremetat, 1 koeksoda, 1 wynsteensuur, 1 e suiker, 1 dessertlepel gemmer. Stamp sout en suiker fyn. Maak aan tot 'n poeier en neem 1 t vol in 'n glas water.
SAUK: Mev. M. Delport
SANL.: Mev. J.P.J. Hugo

2655. Vir hoofpyn wat deur bosluiskoors veroorsaak is: Kneus rou vleis goed en lê dit op die oë. Herhaal totdat dit verligting gee. Kneus knoffel en lê dit op die bytplek van die bosluis.
Mev. M.A. Read

2656. Neem die sap van 'n halwe suurlemoen en ½ t soda. Drink dit gou, water is nie nodig.
Mev. Aletta van den Berg

2657. Opklimbaar (ivy) en asyn vir hoofpyn.
F.J.L.: A.M. Otto

2658. As jy hoofpyn het, moet jy warm lappe om jou neksening draai.
F.J.L.: Mev. J.P.J. Hugo

2659. Sit vrot modder op die hoof.
F.J.L.

2660. Kouewaterlappe oor oë.
SANL.
F.J.L.: J.J. Steenkamp; Mev. A. Hermann; J.A. Page
SCHULZ

HOOFPYN: DIVERSE

2661. Pak die hoof toe met bloekomblare.
F.J.L.

2662. Neem 1 t vol mosterd in glas warm water, drink dan warm water tot opbring. Eet niks vir 12 uur lank, dit sal die hoofpyn laat verdwyn.
Helena le Clercque

2663. Wildeals: Kneus blare en bind in 'n doek om die voorkop. Slegte maag: Sit 'n vars blaar in 'n glas koue water totdat die water effens groen verkleur. Drink so af en toe 'n mond vol.
Mev. S. Kok

2664. 1 t Engelse sout en 10 druppels balsemvita.
Mev. Aletta van den Berg

2665. Besoarpoeier.
SANL.

2666. Helmontskruie-ekstrak: 5–30 druppels, van onder een jaar tot vyf jaar oud, enkele male daags, in bietjie koue water en namate die ouderdom bietjie meer. Volwasse mans neem nou en dan 'n kelkie.
Dr. C.F. Juritz

2667. Neem 1 t van die "Household saline" in 'n glas water, kou die kos goed fyn en eet minder.
Helena le Clercque

2668. Smeer die slaap van die hoof met mentol, of anders met vlugsout.
Helena le Clercque

2669. Neem 'n warm soutwatervoetbad, ruik aan eau de cologne. Neem 'n hoofpynpil.
Helena le Clercque

2670. Neem 5 grein bloupil en daarna 'n pergasien [purgasie?] van Karlsbad-sout, of kasterolie.
Helena le Clercque

HOOIKOORS

2671. Snuif met suiwer tabaksnuif.
SAUK: Mev. A.P. Bezuidenhout

2672. Neem 1 e koeksoda, 1 sout, 1 suiker. Meng en neem 1 t vol in water en snuif op.
Mev. G.S. Bredenkamp

2673. 1 t sout, 1 t boorsuur, 1 t koeksoda. Snuif op.
C.J. Matthews

2674. 4 oz fynsout, 4 oz koeksoda, 2 oz boraks. Meng en gebruik 1 t in 'n glas lou water, trek in neus op.
C.J. Matthews

2675. 8 oz fyn tafelsout, 8 oz koeksoda, 4 oz glukose en 4 oz boraks. Meng 1 t in 'n glas lou water. Trek in neus twee keer per dag.
SANL.: J.A. Kellermann; Mev. J.P.J. Hugo

2676. Neem 1 e gelyk geskraap van elk van die volgende: Versiersuiker, boraks, koeksoda. Maak baie goed deurmekaar en gooi in 'n blikkie of botteltjie wat goed toe is en snuif daarvan sommer kort-kort.
SAUK: Ouma van Vuuren

HORRIES

2677. Gee kasterolie in.
F.J.L.: L.J. Naudé

2678. Baie soetolie drink.
F.J.L.

2679. ½ t peper op 1 k soetmelk.
F.J.L.: Mev. M. Leonard

2680. Ophou met drink.
F.J.L.: D. Opperman

HUIDSIEKTES

2681. Was met kruidjie-roer-my-nie, kraalbos en bergsalie en smeer die volgende salf aan: 1 k bokvet, 1 k olyfolie en 'n koekie kamfer. Die salf kan ook gebruik word vir winterhande en -voete.
SCHULZ: M. Conradie

2682. As u hare uitgeval het, dan word dit gesê om elke môre die eerste water van 'n bees te gebruik en dadelik jou kop daarmee te was terwyl dit nog warm is.
SCHULZ: Ellis (Boek I)

2683. Vlekke aan vel: Smeer nugter spoeg aan.
SCHULZ: Mev. A.J. Klopper (Boek II)

2684. Smeer Dubbin aan, dit maak die vel sag.
SCHULZ: F.N. Viljoen

HUISHOUDELIKE MIDDELS:
SIEN GENEESMIDDELS

INDIGESTIE:
SIEN SLEGTE SPYSVERTERING

INENTING

2685. Sodra die ent groei en jeuk, poeier met fyngemaalde rys of fyn koringmeel.
Helena le Clercque

INFLAMMASIE

2686. Maak meel en spesery met brandewyn aan en sit die pap op.
SANL.: Mev. J.P.J. Hugo

2687. Drie maal per dag 1 t lynolie met warm moskonfyt.
SCHULZ: Mev.J.J. Kotze

2688. Steek 'n lap in roulynolie, smeer heu-

ning oor en sprinkel mosterd op en sit op plek.
SCHULZ: Mev. Maré

2689. Flennielap geweek in kasterolie en dan met kruienaeltjies bestrooi wat fyngerol is. Maak warm en sit tussen droë flennie. Sit dan tussen die blaaie.
SANL.: Mev. H. Badenhorst

2690. Neem 3 oz lynsaad, 2 oz skeerling, 1 oz bilsonkruid. Kook dit met water tot 'n stywe pap. Voeg dan 2 oz luisenkruidolie by en lê lou water op.
SANL.

2691. Roulynolielappe warm opsit.
F.J.L.: J. Viljoen
SANL.: Mev. J.P.J. Hugo

2692. Drink 1 t roulynolie elke keer. Kan ook op die plek gesit word.
A.S. Malan

2693. Laat die pasiënt roulynolie drink.
A.S. Malan

2694. Vir inflammasie kan jy 'n skaap slag en die warm mis op jou maag sit en die pyn sal bedaar.
SCHULZ: Van Eck
F.J.L.: J.C. Pieterse; D.J. Coetzee; J.M. Minnie

2695. Druk die sap van warm perdemis of bokmis uit en gee om te drink.
SCHULZ: Bennet
F.J.L.: A.S. van Wyk

2696. Drie mieliepappe 'n uur na mekaar sonder sout daarin, gooi naeltjies en kamfer bo-op.
F.J.L.: J.C. Pieterse

2697. Kaapse kerwel (knap se kêrels of knapsakkerwel): Neem sagte nuwe toppe, trek soos tee en drink soveel moontlik. Daar is twee soorte. Die een is beter. Die toppe kan in die somer gepluk word, drooggemaak en in winter gebruik word.
SANL.: Mev. Hugo
SCHULZ: Raath

2698. Laat trek weeblare se wortels soos tee, drink dit en maak pappe van die wortels en sit op die plek waar die pyn is.
SCHULZ: Mev. H. Olwagen

2699. 2 wituie fyngemaak en rogmeel daarby. Maak 'n pap met druiweasyn en sit op die plek.
F.J.L.
SCHULZ: Barkhuizen, Britten

2700. Jong tabakblare op plek kort-kort.
SCHULZ: Mej. van der Leeuw

2701. Turksvyeblad in as gebak, dun afskil, warm opsit.
SCHULZ

2702. Kook nastergalboomblare in water totdat die water groen word van kleur. Die pasiënt moet dan elke vyf min. 1 k van die water drink.
F.J.L.: S.F. Haasbroek

2703. Neem 'n bad water en gooi uitgebrande warm houtskole in, doringhout is die beste. As water baie warm is, krap dooie kole daaruit en sit pasiënt of die bloedvergif plek daarin. Rooiwarmklippe kan vir dieselfde doel gebruik word. Het al baie mense se lewens en arms en bene gered.
SCHULZ: Labuschagne (Boek II)

2704. Die pap word gemaak van die saliebossie. Die bossie het 'n valerige kleur met blou blommetjies. Dit ruik na kruisement en groei in waterryke plekke. Die gedroogde blare van die plant word geneem en fyngestamp tot 'n poeier. Die poeier word dan gemeng met 'n bietjie meel en roulynolie tot 'n pap en dan op die besmette deel gesit.
SCHULZ: Mev. A.J. Lombard (Boek XI)

2705. Suurgraspolle uitgrawe, kook en drink.
F.J.L.

2706. Neem ewe veel rogmeel en uie; maak dit nat met asyn en kook vir 10 min. Maak 'n pap en sit op. As die pap koud

is, moet 'n ander opgesit word.
SCHULZ: Mev. J. Le Roux
SANL.: Mev. J.P.J. Hugo

2707. Vir inflammasie is geelwortelpap goed.
F.J.L.

2708. Aftreksel van kweekgras met wortels en al sonder om te was, op kookwater.
SCHULZ: Groenewald

2709. Koorsbos of kraalbos en wildedagga of kattekruie getrek soos tee en gedrink. Ook voetbad.
SCHULZ: Mev. J.J. Kotze

2710. Kiesieblaar (*Malva rotundifolia**): pappe vir inflammasie.
Watt & Breyer-Brandwijk

2711. Boeresuurdeeg knie in semels: Maak 'n pap en sit op.
F.J.L.: A.S. van Wyk

2712. Sit rosyntjiesap op die plek.
SCHULZ: Mej. Greeff

2713. Renosterbossie.
F.J.L.

2714. Drink 'n aftreksel van bakbos (oondof paddabos) op kookwater. Die bossie moet gepluk word wanneer daar sand aan is.
SCHULZ: Mev. J. Visagie

2715. Appelliefie (*Physalis peruviana*): blare verhit vir inflammasie.
Watt & Breyer-Brandwijk

2716. Stamp bloublomsalie fyn tot poeier, meng met meel en roulynolie en sit op plek.
SCHULZ: Lombard

2717. Roosmaryn: Trek soos tee en drink 'n paar maal per dag.
V.L.V.: Mev. F. Buck

2718. Laat wildewingerd trek en drink vir inflammasie en koue in die niere.
V.L.V. Stellenbosch: Anna Eksteen, Ria Duckitt, Rene Deetlefs

* *Moontlik Malva neglecta.*

2719. Grawe uit suurgraspolle, kook en drink dit.
A.S. Malan

2720. Kneus bokbossies en besprinkel met asyn. Maak warm en sit op.
C.J. Matthews

2721. Pumpkin seeds: Place in water without bruising, is used in inflammation of the stomach and bowels. It is more valuable for its power in expelling the tape worm. It may be drunk freely.
Mev. M.A. Read

2722. Inflammation of lungs: ysterbostoppe – let draw like tea. Take several times during an attack.
Mev. M.A. Read

2723. Laat trek weeblare se wortels soos tee, drink dit, en maak pappe van die wortels en sit op die plek waar die pyn is.
Mev. H. Olwagen

2724. Gee persoon 3 druppels menswater in.
SCHULZ: Mnr. C.J. Breytenbach; MacDonald
F.J.L.: L.J. Naudé

2725. Geel van eiers stadig op 'n lou vuur gebraai. Neem die olie wat uit hul braai, maak flennielappe daarmee nat en sit op plek van inflammasie.
SCHULZ: Mev. du Plessis, Oogies; M.M. Swart

2726. Sny 'n hond se oor af en gee 'n lepel vol hondebloed in.
SCHULZ: A.M. Claassen; Mev. Breytenbach, Tvl.; Lindeque; Prinsloo, Bloemfontein
F.J.L.: L.J. Naudé; Frikkie Senekal; J.M. Minnie; Bredenkamp; W. Germishuizen; C. du Preez; Erasmus; Swart; A.M.G. Coetzee; D. de Bruin
SANL.: Mev. H. Steenkamp; Hugo

2727. Warm, vars haasvel opsit.
SCHULZ: Mev. J. le Roux

2728. Maak 'n hoender dood. Kloof met vere en al oop, vou dit oop en sit warm op

plek. Ná drie hoenders sal die inflammasie gebreek wees.
F.J.L.: L.J. Naudé
SCHULZ: Alberts; Pelser, Aliwal-Noord

2729. Horings en kloutjies geskroei, gooi water op na fyngemaak is en laat trek soos tee, gee in.
F.J.L.: J.C. Pieterse

2730. Brand 'n beeshoring bruin soos koffie, maak tot 'n poeier, gebruik 1 t vol op 1 k kookwater getrek. Gebruik vier maal per dag. Die poeier moet elke dag vars gemaak word.
F.J.L.
SCHULZ: Du Toit, Klipheuwel

2731. Sit warm katvel op die inflammasie.
F.J.L.: J. Strauss; W. Germishuizen; D. de Bruin; Swart
SCHULZ: Mev. Pienaar; Alberts; Mev. E. Langenhoven
SANL.: Mev. H. Steenkamp; Mev. M.M. van Wyk

2732. As iemand inflammasie het, sit paddas op tot hulle nie meer doodgaan nie, dit is 'n teken dat die inflammasie gebreek het.
SCHULZ: Erasmus, Amersfoort

2733. Bokpens met sy eie warmte opsit en aanhou opsit totdat die skraap van die pens nie meer afgaan nie, dan is die inflammasie gebreek.
F.J.L.: Van Rooyen, Alexandria; Frikkie Senekal; L. Botha; S.F. Haasbroek; Erasmus; D.J. Coetzee; Dorita de Bruin; Cornelia du Preez
SCHULZ: Piet Nel; Viljoen, Vryburg; Mev. D. de Beer; Mev. Breytenbach, Tvl.; Prof. van Rooyen; Mev. Vogel; Sandberg
SANL.: Mev. J.P.J. Hugo; Mev. H. Steenkamp

2734. Maak miershoop warm, gooi dit in water en drink dit nadat dit deurgegooi is.
A.S. Malan

2735. Slag 'n bok en sit die warm pens op die plek.
A.S. Malan

2736. Gee 'n paar druppels warm bloed (skaap, bok, hoender of selfs hond), sit 'n warm katvel op die plek, tot dit nie meer haaraf gaan, dan is die kwaad klaar uitgetrek, gee purgasie (en sop, sagte kossies, tot pasiënt weer sterk is).
Mev. M. Kloppers

2737. Warm ingewande van hoender of 'n ratel.
C.J. Matthews

2738. Stertvet: Wash the fat and soften in very hot water. Then spread on calico and apply to chest. When removed it was said that the more pungent the smell, the more the inflammation has subsided.
Mr. Sarleh Dollie

2739. Place thick milk on the stove in a saucepan untill it curdles. Then some of the cheese and a little of the whey, rub it to a fine paste, spread on linen and apply to the effected spot. It is excellent to extract heat. To still the internal heat the patient can swallow 1 dessertspoonful ½ gin and ½ olive oil every quarter of an hour untill he falls asleep. When patient is thirsty give whey to drink.
Mev. M.A. Read

2740. Sit terpentynlappe op.
F.J.L.
SANL.: Mev. J.P.J. Hugo

2741. Gemeng: 1 e kremetart, 1 e Engelse sout, 1 e rabarber help vir inflammasie.
F.J.L.

2742. Week flennielap in brandspiritus en draai dit om die bors.
A.S. Malan

2743. Kruit is baie goed vir inflammasie. Neem 'n mespunt kruit op 'n halfglas water 'n halfuur na mekaar. Dit moet egte ou buskruit wees. Dit kan ook

gebruik word vir belroos. 'n Lepel kruit op 'n bottel water word getrek en geneem.
SCHULZ: Rossouw, Wellington

2744. 1 bottel wonderessens, 1 bottel rooilaventel, 1 bottel balsemkopiva, ½ bottel pepermentdruppels, 1 bottel paregorie, 1 bottel balsemvita, ½ bottel jamaikagemmer, 1 bottel borsdruppels, 1 bottel versterkdruppels, 1 t terpentyn, en 1 k suiker of heuning.

Smelt die suiker met 'n bietjie kookwater in 'n erdebak. Gooi al die botteltjies medisyne by, behalwe die oliemedisyne. Roer goed en gooi dan die oliemedisyne by. Roer weer goed deur. Gooi in 'n maatbottel en hou goed toe. Gee elke 3–4 ure 'n dessertlepel vol in.
SCHULZ: Bruyns (Boek IX)

2745. Roulynolie, vloeistof, kasterolie, terpentyn, skoonteer, lampolie, balsemsulfuris, harmansdrup. Op flennielap gegooi en opgesit.
SCHULZ: Mev. A.M. Claassen

2746. Toe wit Vaseline eerste uitgekom het is dit beskou as 'n wonderlike middel. Dit is ingeneem, aangesmeer of met ander bestanddele tot salf verwerk. Hier is een voorbeeld: Vir inflammasie: As inflammasiepleister, neem wit Vaseline, smeer op 'n lap en maak warm. Sit dan op die pynplek so warm moontlik, en hou dit warm. Dit is geneig om gou koud te word, 'n warmwatersak hou dit warm.
SCHULZ: M. Conradie

2747. Wyn en kasterolie.
SANL.: Mev. J.P.J. Hugo

2748. Neem kondensmelk op 'n lappie en lê dit op.
SAUK: Mev. C. Prinsloo

2749. ½ bottel jenewer en 1 roulynolie.
SCHULZ: De Jager

2750. ½ k asyn, ½ k suiker, 1 k heuning, 1 e terpentyn, 1 bottel witdulsies, 1 bottel bruindulsies, 1 bottel pepermentdruppels, 1 bottel jamaikagemmer, 1 bottel Hoffmansdruppels, 1 bottel balsemkopiva, 1 bottel sulfuris, 1 bottel haarlemensis, 1 bottel rooilaventel, 1 bottel borsdruppels, 1 bottel Pain Killer, 1 bottel soetolie, 1 bottel paregorie, 1 bottel wonderkroon. Meng alles saam en gebruik 1 e vol drie keer per dag. Die resep is vir enige siekte goed.
SANL.: Mev. E. du Toit

2751. Drink inflammasieolie elke kwartier en sit inflammasiepleister op die seerplek.
F.J.L.

2752. Neem vernis, roulynolie en kasterolie in 'n gelyke hoeveelheid. Maak 'n flennielappie nat en plaas dit tussen die skouers van die persoon op sy bors en gee hom of haar kasteroliepurgasie ná 4 uur in en die inflammasie sal 'n uitwerking hê wat u eie oë nie sal glo nie.
SCHULZ
SAUK: Mev. B.J.J. van Wyk

2753. Verdwynpleister.
F.J.L.

2754. As inflammasiepleister nie gou byderhand is nie, neem dan wit Vaseline, smeer op 'n lap en maak warm. Sit dan op die pynplek so warm as kan en hou dit warm. Dit is geneig om gou koud te word. 'n Warmwatersak hou dit goed warm.
SCHULZ: M. Conradie

2755. Drink 5 druppels terpentyn en 5 druppels Pain Killer.
F.J.L.

2756. 1 bottel soetolie, 1 hele neut, 1 jalap, goed gekook, 1 t terpentyn bygegooi, laat weer 'n bietjie kook, gooi deur en gooi dan by 1 flessie elk: krampdruppels, kopiva, balsemsulfuris, pynstillende druppels, gee drie maal per dag 1 e, vir kinders minder.

Mev. H. Olwagen
SCHULZ: Sauerman; Piet Nel; J. van Dyk

2757. 1 groot bottel soetolie, 1 neut, jalappoeier, goed laat kook. Gooi dan 1 t terpentyn in. Kook weer bietjie. Giet deur. Gooi dan die volgende in: 1 flessie kopiva, 1 balsemelikser, 1 pynstillende druppels, 1 kraamdruppels. Neem vier maal op 'n dag in en as dit koliek is, sit 'n nat lap van die olie op die blaas. Die middel is onfeilbaar.
SANL.: *Die Afrikaanse Almanak*

2758. 1 bottel soetolie, 2 e kasterolie, 2 e roulynolie, 1 e terpentyn, 2 e goeie brandewyn, 2 e boegoeasyn, 1 dessertlepel teesuiker, 1 bottel Hoffmansdruppels, 1 bottel borsdruppels, 1 bottel versterkdruppels, 1 rooilaventel, 1 bottel witdulsies, 1 bottel balsemkopiva, 1 bottel balsemsulfuris.
SANL.: Mev. M.C. Naudé
SCHULZ: Mev. J. Smith

2759. Neem 1 e byna vol roulynolie, 7 druppels wonderessens, 7 druppels rooilaventel, 5 druppels witdulsies, 5 druppels versterkdruppels, 5 druppels Hoffmansdruppels, 'n mespunt rooipoeier. Meng goed. Gee elke 3 uur hiervan 'n lepel vol.
SCHULZ: Geyser

2760. Neem 'n 2/- botteltjie roulynolie en voeg daarop 3 t Lennon se rooi balsemvita. Skud dit baie goed en gee elke 3 uur 'n dessertlepel vol om te drink. Skud weer goed voor elke drinktyd. Vir kinders tot 6 jaar. Gebruik 1½ t balsemvita op die 2/- bottel olie en gee 1 t vol elke 3 uur.
SANL.: Mev. A. Wilbers

2761. Neem elke 2 uur inflammasieolie.
F.J.L.: Fanie Venter

2762. 1 bottel paregorie, 1 bottel borsdruppels, 1 bottel witdulsies, 1 bottel Hoffmansdruppels, 1 bottel versterkdruppels, ½ bottel balsemsulfuris, 2 e kasterolie, 2 e boegoeasyn, 2 e roulynolie, 1 e terpentyn, 1 e kamferbrandewyn, 1 e teesuiker of heuning, 2 groot bottels soetolie. Skud goed en gee 1 dessertlepel elke 2 uur drie maal, dan elke 3 uur, dan elke 4 uur.

Somtyds is al die goed nie gou te bekom nie, dan is die volgende kostelik: Neem gedroogde perskes met skil en al. Kook pap in 'n groot hoeveelheid water, en gee die sap om te drink as dit koud is. As die pasiënt al baie swak is, maak dan die lippe daarmee nat, en laat druppelsgewys in die mond loop, en gee later lepelgewys in.
SCHULZ: M. Conradie

2763. Warm pompolie.
SCHULZ: Sandberg

2764. 1 groot bottel soetolie, 1 t kraamdruppels, 1 t pynstillende druppels, 1 t swaelbalsem, 1 dessertlepel roulynolie, 5 druppels terpentyn, 1 jalappoeier, 1 vitales, 1 mespunt salpeter. Kook die soetolie tot dit nie meer skiet nie, laat afkoel en gooi dan alles by en skud goed. Voor die pasiënt hierdie olie inneem moet hy eers kasterolie drink. Gee dan 1 dessertlepel elke uur.
SCHULZ: (Boek XI)

2765. 1 groot bottel soetolie, 1 botteltjie Hoffmansdruppels, 1 bottel rooilaventel, 1 bottel versterkdruppels, 1 bottel balsemsulfuris, 1 e kasterolie, 3 e boegoeasyn, 1 e kamferbrandewyn, 1 e terpentyn, 2 e teesuiker (fyn) 2 e roulynolie. Meng alles (1 wynbottel vol). Skommel goed voor gebruik. Drink 1 dessertlepel 3–4 keer per dag as die bors rou voel of vir pyn in die bors. Die mengsel is dieselfde as Borstol.
SANL.: Mnr. B.C. Groenewald

2766. 1 e stockholmteer, 1 e paraffien, 1 e terpentyn, 1 e roulynolie, 1 flessie krampdruppels, 1 flessie kraamdruppels, 1 flessie wonderessens, 1 flessie ver-

sterkdruppels, 1 flessie haarlemmerolie, 1 neut, fyngemaak. Gooi alles in 'n wynbottel en vul met warm soetolie. Skud goed en neem 'n dessertlepel vol drie maal per dag.
SCHULZ: Nel (Boek IX)

2767. Neem 1 t tafelsout, 1 kelkie jenewer, 1 t soetolie, gee kort-kort 1 t vol.
SCHULZ: MacDonald

2768. 1 e salpeter op 'n bottel jenewer, dan 1 e jenewer op ½ kelkie soetolie. Dit breek die inflammasie.
F.J.L.

2769. 'n Mespunt teesuiker, 'n mespunt aluin, 1 eiergeel, 1 t kamferbrandewyn, 1 t lynolie, 1 t soetolie, 10 druppels harmansdrup, 1½ t kopiva, 1 e rou heuning, 'n mespunt gemmer, 10 druppels balsemsulfuris, 1 mespunt salpeter.
SCHULZ: Rosser

2770. 1 dessertlepel rooilaventel met 1 t soetolie t.d.s.
SCHULZ: Mev. du Plessis, Oogies

2771. Neem 'n brandewynbottel en gooi die volgende in: 1 bottel Hoffmansdruppels, 1 bottel balsemsulfuris, 1 bottel paregorie, 1 bottel versterkdruppels, 1 bottel rooilaventel, 2 lepels kasterolie, 2 lepels roulynolie, 1 lepel terpentyn, 1 lepel kamfer, 1 lepel brandewyn, 1 lepel gemaalde teesuiker en vul die bottel verder op met soetolie. Neem 1 t elke halfuur.
SCHULZ: Bester (Boek IX)

2772. Ghriesteer op vaalpapier tussen skouers.
SCHULZ: Mev. Robertson

2773. Neem 1 e jenewer en ½ t fynsout en 2 e lou water en drink elke uur gedurig tot inflammasie breek.
SAUK: Mev. I.A.E. van der Schyff

2774. 1 bottel balsemkopiva, 1 bottel Turlington, 1 bottel borsdruppels, 1 lepel stockholmteer, 2 lepels olyf- of soetolie. Neem 1 t vol elke 3 uur.
SCHULZ: (Boek IX)

2775. Neem 1 e belghries en ½ t mosterd en meng dit goed. Smeer op 'n ou lap en vou dit toe. Hernu elke 48 uur.
SCHULZ: MacDonald; Cronje
SANL.: J.H. van Heerden

2776. Neem ½ bottel brandewyn en laat 1 dessertlepel sout daarin smelt. Gee die sieke elke uur 1 e in. Sodra die sieke begin sweet, dan word dit beter.
SANL.: Mev. Hugo
SAUK: Mev. M.M. Venter

2777. 1 lepel kasterolie, 1 lepel soetolie, 1 lepel roulynolie, 1 lepel lewerolie, 1 lepel heuning, 1 t balsemsulfuris, 1 t haarlemmerolie, 1 t kopiva, 1 t witdulsies. Drink 1 e vol daarvan.
F.J.L.

2778. 1 botteltjie krampdruppels, 1 botteltjie rooilaventel, 1 botteltjie borsdruppels, 1 botteltjie swaelbalsem, 1 botteltjie soetolie, 1 neut fyngemaak en 1 grouvomitiefpoeier. Maak aan en skud goed. Vir 'n grootmens 1 dessertlepel vol elke 2 ure en vir kinders 1 t vol.
SCHULZ: Oosthuizen, Brits (Boek IX)

2779. Maak 'n pleister van droë kalk en roulynolie warm en sit op plek. As pleister droog is, herhaal.
SCHULZ: P.H. Pelser

2780. 3 e kalk, 3 e lynolie, 1 e terpentyn, 1 t skoonteer. Maak warm en roer deurmekaar, maak pleister en sit op blaaie of bors.
SCHULZ

2781. 1 bottel borsdruppels, 1 jalappoeier, 2 klein botteltjies soetolie, 2 geskroeide neute, 1 bottel entresdruppels, 1 bottel rooilaventel, 1 bottel krampdruppels, 1 bottel harmansdrup. Meng en skud goed voor gebruik. 1 dessertlepel vir volwasse persone. 1 t vir kinders. Die olie is baie goed vir slegte bors en asma.
SANL.: Mev. A.M. Labuschagne

2782. 1 t blousel, fyngemaak met lou water.
SANL.: Mev. M.C. Naudé

2783. 1 bottel rooilaventel, 1 bottel Hoffmansdruppels, 1 bottel versterkdruppels, ½ bottel kopiva, 1 bottel balsemsulfuris, 1 bottel paregorie, 2 lepels kasterolie, 2 lepels heuning, 2 lepels roulynolie, 2 lepels boegoeasyn, 2 lepels kamferbrandewyn en 1 lepel terpentyn, teesuiker so groot soos 'n duim. Gooi alles in 'n bottel en vul op met soetolie. Vir grootmense 1 e en vir kinders 1 t vol.
SCHULZ: Grobbelaar (Boek IX)

2784. Neem ruitersalf. Smeer op 'n lap. Maak epsomsout fyn en strooi oor en sit op die plek.
SANL.

2785. Drink 5 druppels borsdruppels of 5 druppels Turlington. Vul dessertlepel met roulynolie.
J.A. Kellerman

2786. 1 t fyngemaalde buskruit op 2 e asyn. Gee elke paar ure in. Solank as die pasiënt nie opbring, is die inflammasie nie gebreek nie, as dit inbly dan wel.
SCHULZ: Swart, distr. Oudtshoorn

2787. 1 kelkie Franse brandewyn en 1 t stockholmteer, smeer aan die kop vir harsingsontsteking
A.S. Malan

2788. Gooi terpentyn in kokende water, druk 'n handdoek daarin, droog uit en sit dit so warm as kan op die plek.
A.S. Malan

2789. Maak witkryt met water aan en drink dit.
A.S. Malan

2790. Drink 1 t soetolie, 1 e brandewyn.
Mev. Aletta van den Berg

2791. 1 bottel soetolie, van 1/-, 1 neut bruin gebraai onder die as, 1 jalappoeder, 1 bottel krampdruppels, 1 bottel wonderessens, 1 bottel bruindulsies, 1 bottel rooilaventel, 1 bottel haarlemmerolie, goed deurmekaar gemaak, in 'n bottel goed toekurk. Vir volwassenes 1 e elke twee uur. Vir 'n kind van 8 tot 14 jaar 1 dessertlepel, van 3 maande tot 1 jaar 1 t.
Mev. Aletta van den Berg

2792. Neem 1 t jenewer, meng goed met 1 e olyfolie en 'n stukkie teesuiker. Borssuiker. Drink drie maal per dag.
Mev. S.I.J. Strauss

2793. ¾ bottel roulynolie, 1 bottel krampdruppels, 1 bottel kraamdruppels, 1 bottel wonderessens, 1 bottel harmansdrup, 1 bottel bruindulsies, 1 bottel versterkdruppels, 1 bottel pynstillende druppels, 1 bottel gliserien, 1 jalappoeier, 1 gebrande neut, 1 lepel terpentyn, 1 bottel stockholmteer, meng alles. As die siekte ernstig is, gee dan elke drie ure 1 dessertlepel vol vir volwassenes, 1 t vir kinders.
Mev. Aletta van den Berg

2794. 1 e stockholmteer, 1 lepel white rose paraffien, 1 lepel terpentyn, 1 lepel roulynolie, 1 bottel krampdruppels, 1 bottel wonderkroonessens, 1 bottel versterkdruppels, 1 bottel haarlemensis, 1 neut, fyngemaak. Gooi alles in 'n wynbottel en vul met warm soetolie, skud goed, neem 1 dessertlepel vol drie maal daagliks.
Mev. Aletta van den Berg

2795. 1 bottel soetolie, 1 bottel roooilaventel, 1 bottel balsemsulfuris, 1 bottel versterkdruppels, 1 bottel Hoffmansdruppels, 2 e roulynolie, 2 e boegoeasyn, 2 e kasterolie, 2 e kamferbrandewyn, 2 dm lank en 2 dm dik teesuiker.
Mev. Aletta van den Berg

2796. 1 groot bottel soetolie, 1 bottel rooilaventel, 1 Hoffmansdruppels, 1 balsemsulfuris, 1 e terpentyn, 1 e kamferbrandewyn, 2 e roulynolie, 2 e kasterolie, 2 e boegoeasyn, 1 bottel versterkdruppels. 'n Bietjie teesuiker. Elke drie uur 1 dessertlepel.

Mev. Aletta van den Berg

2797. 1 lepel kruit, 1 lepel rou heuning, 1 vitalespoeier, 1 salarispoeier, 1 glas soetmelk, 15 druppels harmansdrup. Meng die bestanddele. 'n Volwassene moet elke halfuur die mengsel gelyk inneem totdat die pyn verminder, en dan elke uur namate die pasiënt dit vereis. 'n Kind moet 'n halwe glas gebruik op 'n tyd.

Mev. M.A. Read

2798. 2 bottels balsemvita, 1 bottel rooilaventel, 1 bottel witdulsies, 1 bottel Hoffmansdruppels, 1 bottel miltessens, 1 bottel balsemsulfuris, 4 lepels terpentyn, 4 e kasterolie, 6 e roulynolie, 4 e kamferbrandewyn, soetolie en bloekomolie. Gooi alles in 'n groot bottel en vul verder met soetolie. Neem elke 2 uur 1 dessertlepel vol. Hierdie olie is ook goed vir maagkoors en siek niere.

Mev. M.A. Read

2799. 1 teaspoonful boraric acid in 1 bottel luke warm water, inject twice a day.

Mev. M.A. Read

2800. Smeer 'n flennielap goed met Little's Dip, en sit op die long.

Mev. M.A. Read

2801. 'n Silwergeldstuk is baie goed vir inflammasieplek, en dit sal dadelik vassit as daar inflammasie is. Sit soveel as daar wil vasklou op. Op die gesonde plek sal dit nie vasklou nie, en sodra die inflammasie breek, val dit af, dit het ek self ondervind.

SCHULZ: Alberts (Boek II)

2802. 'n Inflammasiepleister vir uitwendige gebruik: 4 t peper, 8 e meel, 1 eier met geel en al. Maak aan met goeie brandewyn. Pleister kan 24 uur lank opbly.

SANL.: Mnr. B.C. Groenewald

2803. 1 eier, 1 e roulynolie, 1 e soet- of kasterolie, 1 e terpentyn, 1 e kamferbrandewyn. Klits die eier, voeg die soetolie by. Klits weer, dan die lynolie, kamferbrandewyn en terpentyn. Klits baie goed deur. Smeer pleister op 'n flennielap en verwarm voordat dit op die plek gesit word. Hou aan opsit tot die pyn bedaar.

SANL.: Mev. C.E. Grobbelaar

2804. 1 eier, 1 lepel lynolie, 2 lepels kamferbrandewyn, 1 t harmansdrup, 1 t kopiva, 1 t terpentyn, 1 lepel heuning of suiker, 2 lepels melk, meng goed en gee elke maal 1 t vol.

SCHULZ: Froneman

Mev. H. Olwagen

2805. 1 e heuning en 'n eiergeel gemeng. Eet kort-kort.

F.J.L.

SCHULZ: Mev. du Plessis, Oogies; Fourie, Odendaalsrus

2806. 1 glas melk, die geel van 1 eier, 1 t brandewyn, 15 druppels kopiva, 15 druppels kajepoetolie. Elke kwartier 1 t vol.

SANL.: Mev. J.P.J. Hugo

2807. Soetolie en gebrande horing is goed vir inflammasie.

F.J.L.

2808. Menswater met balsemsulfuris en rooilaventel.

F.J.L.

2809. 1 dessertlepel melk, 5 druppels vloeistof elke 4 ure.

F.J.L.: Frikkie Senekal

2810. Mieliepap met 5 druppels vloeistof.

F.J.L.: K. van Deventer

2811. 4 eiers, geklits met 1 e fyn spesery van alle soorte, in lynolie. Bak 'n koek en sit op die pynplek.

SCHULZ: M. Conradie

SANL.: Mev. J.P.J. Hugo

2812. Ysterhout op donkiewater getrek met ½ t rooilaventel.

SANL.
F.J.L.
SCHULZ: Mej. van der Merwe; Froneman

2813. Kerspap vir inflammasie: Neem ink of karringmelk. Neem die kers, brand met lynolie in 'n pan, maak daarvan pap om op te sit.
SCHULZ: J. van Dyk; Rautenbach

2814. Pleister: Heuning warm uit die koek met Little's Dip (gelyke dele). Ook goed vir ander inflammasie.
SCHULZ: A.A. du Plessis

2815. Maak 'n pap van mieliemeel en mosterd en terpentyn. 3 k mieliemeel, 1 t mosterd. Gooi terpentyn op, net 'n paar druppels. Maak dit warm en sit op inflammasieplek. Pasop dit brand, plaas dit tussen lappe.
F.J.L.: D. de Bruin, Aletta Erasmus

2816. 8 e meel, 1 lepel mosterd, geel van 8 eiers, maak met koue water aan. Smeer pasiënt eers met roulynolie of kasterolie tussen skouers en sit pap op; laat bly op vir 8 uur (trek nie blare) haal af, smeer plek weer met olie en sit tweede pleister vir 4 uur op. Haal af en hou warm met flennielap.
SANL.
SCHULZ: Mev. Vogel; MacDonald

2817: Pleister vir inflammasie: 1½ e varkvet (reusel), 1 lepel ghries, 1 lepel roulynolie, 1 lepel paraffien, 1 lepel terpentyn. Meng alles en smeer op die pynplek.
F.J.L.
SANL.

2818. Pleister: 7 t meel, 1 t mosterd, 1 eiergeel, lynolie, 3 druppels terpentyn.
SCHULZ: Gersbach

2819. 2 t peper, 2 e fyn meel, 1 eier, ½ glas brandewyn, maak pleister, sit tussen papier en bind om lyf.
SCHULZ: Mev. Joubert, Wellington

2820. 1 t peper, 1 e gin, 1 dessertlepel soetolie en 1 lepel meel. Maak pleister.
SCHULZ: MacDonald

2821. Sit roulynolie en geel van hoendereier op.
F.J.L.

2822. ½ lepel roulynolie, ½ lepel asyn, 15 druppels terpentyn, ½ k uitgedrukte bokmis, met 1 dessertlepel kasterolie en bietjie soetolie. Buite-op lê u semels met bietjie moster in, warmgemaak in sakkies. Dopgars is ook goed in plaas van semels.
SCHULZ: Mev. Vogel

2823. 2 e hottentotsvyesap, 3 eiergeel, 3 e heuning, 1 e asyn, 1 e kamferbrandewyn, 1 t terpentyn, 1 t salpeter, 1 dessertlepel vol elke 2 uur.
F.J.L.: A.S. van Wyk
SCHULZ: De Jager

2824. Vir volwassenes: 25 harmansdruppels, kryt, goed geklitste geel van 'n eier, 4 lepels soetmelk, 3 t soetolie, klits deurmekaar, drink alles gelyk uit. Vir 'n kind: net 1 t.
SCHULZ: Mev. Vogel

2825. 5 lepels boegoeasyn, 2 lepels heuning, 2 lepels soetolie, 1 t droë kamfer, 1 t fyn gemmer, mespunt salpeter. Skud baie goed 1 t drie tot vier maal per dag. Kinders ½ t met 1 t kookwater en bietjie suiker.
SAUK: Ouma Engelbrecht

2826. 2 lepels brandewyn, 1 lepel heuning, die geel van 1 eier.
SANL.: Mev. J.P.J. Hugo

2827. 2 e lampswartsel, ½ e mosterd, ½ e mieliemeel met lou water tot 'n pleister gemaak en tussen twee lappe gesit op die pynplek.
SANL.: Mev. J.P.J. Hugo

2828. Meng kalk met menswater, maak warm en sit op.
SANL.
F.J.L.: J. Grobler; Frikkie Senekal; S.F.

Haasbroek
SCHULZ: Van Eck

2829. Maak 'n pleister van room en blomswael en sit op.
SCHULZ: Froneman

2830. Neem rys en maal dit. Gooi warm water op. Laat dit koud word en gee die pasiënt elke halfuur 'n kelkie vol met soetolie en ook sonder olie in. Neem ook dik flennielap en gooi daar kookwater op. Druk dit so warm as kan en sit op die plek waar die steek of inflammasie is. Sprinkel ook op die lap 'n bietjie terpentyn. Sodra die lap koud is, maak weer warm.
SANL.: *Die Afrikaanse Almanak*

2831. Neem 7 vars perdedrolle en gooi dit op 'n bottel water en kook tot dit sag is, gooi deur en gooi die volgende by: 1 e kasterolie, 1 e soetolie, 1 t terpentyn, 1 t balsemsulfuris, 1 t balsemkopiva, 1 t Little's Dip en 10 druppels skoonteer. Skud goed en gee elke uur 1 e in.
SCHULZ: Mev. Maré (Boek IX)

2832. Sit 'n eier goed geklits en gebak in lynolie of olyfolie of kasterolie. Sit dit op die inflammasie.
F.J.L.
SCHULZ: Van der Westhuizen, Vredendal (Boek IX)

2833. Neem 4 eiergele, gooi 'n bietjie Little's Dip daarop en meng soos 'n salf. Smeer tussen twee lappe en sit op die plek.
SAUK: Ouma C. van der Merwe

2834. Krap 'n gebrande horing en gooi dit in die roulynolie net voor die sieke dit drink.
A.S. Malan

2835. Maak 'n pap van 1 e mosterd, 5 e meel, geel van eier, kookwater. Sit tussen twee lappe op ontsteekte deel elke 3 uur.
V.L.V.: J.A. Engelbrecht

2836. 1 dessertlepel melk en 5 druppels vloeistof elke 4 uur.
A.S. Malan

2837. Drink die wit van 'n eier met roulynolie.
A.S. Malan

2838. 6 eiers, 1 t mosterd, 1 t gemmer, 1 t pypkaneel, 1 t naeltjes, 1 neut, 1 e lynolie. Bak dit gaar in paraffien, sit op die plek waar die inflammasie is.
Mev. Aletta van den Berg

2839. ½ k getrekte tiemie met 1 e hondebloed.
Mev. Aletta van den Berg

2840. Een half kopje getrekte bluegum water, met een e rouw lynolie, ook getrekte honde boje, in katte kruiden, zet een pap op van kalk in mensch water. [*sic*]
Mev. Aletta van den Berg

2841. 1 lepel naeltjies, 1 lepel mosterd, 1 lepel belghries, 1 t kamfer, 1 lepel varkvet (reusel). Maal naeltjies en kamfer goed fyn. Maak goed aan. Smeer op 'n flennielap, sit op die longe.
Mev. S.I.J. Strauss

2842. Meng: 1 lepel olyfolie, 1 lepel heuning, 1 lepel kasterolie. Geel van 1 eier, 1 t borsdruppels, gee die pasiënt telkens daarvan.
Mev. S.I.J. Strauss

2843. 'n Eier, 1 lepel lynolie, 2 lepels kamferbrandewyn, 1 t harmansdrup, 1 t kopiva, 1 t terpentyn, 1 lepel heuning (of suiker), 2 lepels melk. Meng goed en gee elke maal 1 t vol.
Mev. H. Olwagen

2844. 1 vars hoendereier, met 2 e suiker goed klits totdat suiker gesmelt is, dan 1 e roulynolie, 2 e goeie asyn, dan 1 t vol drie maal daagliks voor ete.
Mev. Aletta van den Berg

2845. Geel van 4 eiers, 2 lepels asyn, 2 lepels soetolie en 1 lepel terpentyn. Meng en smeer op 'n warm flennielap, en sit dit op die pynlike plek. Herhaal elke 15 min. totdat pyn stil, en dan elke halfuur. Die lap moet in gekookte water gedoop en in 'n handdoek uitgedroog word.

Mev. M.A. Read

2846. 'n Heel eier met 'n kelkie brandewyn geklits, 1 e soetmelk, 20 druppels kajepoetolie, 1 e kamfer, neem elke halfuur 1 t vol.

Mev. H. Olwagen

2847. Pap: 1 eiergeel, 1 lepel meel, 3 druppels Jeyes Fluid.

SCHULZ: Mej. Roux, Christiana

2848. 1 groot botteltjie soetolie, 3 neute, braai dit in die olie tot dit bruin is, voeg 1 flessie harmansdrup by, laat afkoel, gooi 1 jalap by, 1 flessie krampdruppels, 1 flessie paregorie, 1 flessie pynstillende druppels, 1 flessie kopiva, 1 flessie kajepoetolie, 1 e terpentyn, 1 e kamferbrandewyn, 2 e jenewer.

Mev. H. Olwagen
SCHULZ

2849. 'n Bietjie melk met soetolie of roulynolie, 5 druppels balsemsulfuris, 3 druppels kopiva, 7 druppels rooilaventel, 7 druppels balsemvita, 1 t hondebloed, 1 druppel skoonteer (die ongewone teer).

Vir 'n grootmens moet dit verdubbel word. 1 druppel terpentyn, 1 druppel paraffien.

SANL.: Mnr. B.C. Groenewald

2850. 1 lepel roulynolie, 1 lepel boegoeasyn, 1 t heuning, geel van 1 eier, 1 t witdulsies en 1 vitalespoeier. Meng alles en drink elke halfuur 1 t vol.

SCHULZ: Bennet (Boek IX)

2851. 1 t soetolie, 1 mespunt teesuiker, 3 druppels groenamara, 1 e uitgebrande Franse brandewyn, 1 e mensmelk. Drink kort-kort.

SCHULZ: Mev. Joubert, Pk. Sabie (Boek II)

2852. Vir inflammasie is soetolie goed en kalk.

F.J.L.

2853. Smeer ou vernis op die wollerige kant van 'n oliekleedjie en sit op die pynplek.

F.J.L.: D. de Bruin
SCHULZ: Mev. A.M. Claassen
SANL.: Mev. J.P.J. Hugo

2854. Meng die volgende: 1 dessertlepel heuning, 1 t balsemkopiva, 1 t haarlemmerolie, 1 t swaelbalsem, 1 t soetolie, 1 t kasterolie, 1 dessertlepel roulynolie.

F.J.L.

2855. 1 t Turlington, 1 t swartbalsem, 1 e soetolie, 1 eier se geel. Meng goed en gee kort-kort 'n kelkie vol.

SCHULZ: MacDonald

2856. 1 bottel soetolie, 1 neut (fyngerasper), 1 rabarberpoeier. Braai alles saam vir 5 min. en laat afkoel. Roer verder by: 1 bottel versterkdruppels en 1 bottel wonderkroonessens, 1 bottel balsemsulfuris, 1 bottel balsemkopiva en 1 bottel pynstillende druppels.

SCHULZ: Sauerman (Boek IX)

2857. 1 e roulynolie, 'n mespunt rooipoeier, 7 druppels wonderessens, en 'n groot mespunt bokhoring. Die bokhoring word eers gebrand, dan geskraap, die ligte bruin word dan baie fyngemaal en met die bostaande gemeng.

SCHULZ: Geyser

2858. Neem 1 dessertlepel roulynolie. Drup daarby 4–5 druppels arnika en gee dit vir die pasiënt drie maal per dag en een maal in die nag. Smeergoed: Neem 1 deel arnika en 1 deel kamferolie en 1 t bloekomolie. Meng dit en skud terdeë. Smeer die pasiënt se hele bolyf goed daarmee in. Drie maal per dag asook een maal in die nag. Ook arms en bene indien dit pynlik is.

SAUK: Ouma H.W. Sadie

2859. Meng: 3 t pynstiller, 6 t soetolie, of kloutjiesolie en 6 t heuning of gouestroop, en 'n eiergeel. Skud goed deurmekaar. Gee elke 15 min. 1 t in, totdat inflammasie gebreek is.
SCHULZ: W.A. Basson

2860. Roulynolie en wit kruit vir inflammasie.
F.J.L.

2861. Pleister van roulynolie en witkalk.
SCHULZ: Geyser; Froneman, Van der Westhuizen, Vredendal
F.J.L.: F. Senekal; A.M.G. Coetzee

2862. 1 lepel roulynolie, 1 lepel terpentyn, 1 lepel soetolie, 1 lepel kamferbrandewyn, 1 eier, 1 lepel kalk. Klop deurmekaar en doop die lap in die mengsel en sit op.
F.J.L.: J.A. Kellerman
SANL.: J.A. Kellerman

2863. Neem gelyke dele lewensessens, pynstiller, balsemsulfuris, smaaklose kasterolie, rooiwortelbrandewyn, wynruit- en bloekombrandewyn. Neem 1 e elke 3 uur.
SCHULZ: Mev. H.W. Botha

2864. Jenewer en soetolie is die beste wat nog ooit uitgevind is vir inflammasie.
SCHULZ: Roets, Clanville

2865. 1 k kookwater, afgekoel, 1 e borrie. Roer goed en meng met 1 e soetolie, 2 lepels jenewer. Drink elke uur 1 e vol.
SANL.: Mev. M.C. Naudé

2866. Blomswael en room as pleister.
SCHULZ: Froneman

2867. Franse brandewyn en roulynolie. Neem 1 e brandewyn met 1 t roulynolie elke 3 uur totdat die inflammasie gebreek is.

Vir klein kinders, kleiner hoeveelhede.
SANL.: Mev. E.C. Lottering

2868. 1 lepel kasterolie, 1 lepel lynolie 1 t terpentyn. As dit uitgewerk is, dan elke halfuur 1 dessertlepel jenewer en 1 dessertlepel soetolie.
SANL.: *Die Afrikaanse Almanak*

2869. 2½ lepels jenewer en 2 lepels soetolie elke 4 uur opsit.
SANL.: Mev. J.P.J. Hugo

2870. 1 dessertlepel roulynolie en 1 t jenewer. Drink elke 4 uur.
SANL.

2871. Vir inflammasie in die longe neem 1 dessertlepel kryt, 1 e heuning, 1 vitalespoeier, 1 t soetolie, bietjie melk, ½ salarispoeier, geel van 1 eier, 15 druppels harmansdrup. Roer alles goed deurmekaar en gebruik 1 dessertlepel vol drie maal op 'n dag.
SANL.: Hugo
SAUK: Ouma M. Vorster

2872. ½ k brandewyn, ½ k wyn, 2 lepels asyn, 1 lepel fyn naeltjies, 1 k bruinsuiker of teesuiker, 1 stukkie duiwelsdrek of doepa, 1 t terpentyn, 1 lepel boegoe wat op 1 k water getrek is, 1 flessie wonderkroonessens, ¼ lepel vloeibare ammoniak. Skud alles goed deurmekaar en kurk goed toe. Gee elke halfuur 1 t in.
SCHULZ: S.J. Marais (Boek IX)

2873. 1 e bloekombrandewyn, 1 e rooiwortelbrandewyn, 1 e wynruitbrandewyn, 1 e lewensessens, 1 e balsemsulfuris, 1 e pynstiller, 1 e smaaklose kasterolie. Neem 1 e vol elke 2–3 ure. Kinders tot 3 jaar 1 deel jenewer op 3 dele soetolie. Grootmense en groot kinders gelyke dele. Kinders: ½ t. Volwassenes: 1 t.
SCHULZ: Mev. H.W. Botha

2874. Goeie skoon dip in soetolie of in 'n lepel melk.
F.J.L.: J.C. Pieterse

2875. Drink 'n kelkie brandewyn met 'n bietjie borrie daarin.
Helena le Clercque

2876. 2 e Little's Dip, 6d. kamfer, 4 e naeltjies, brandewyn, 3 e roulynolie, 2 e terpen-

tyn, 2 e lampolie, en 4 e asyn.
C.J. Matthews

2877. 1 bottel soetolie, 2 hele neute, 1 jalappoeier, kook dit saam, en gooi terpentyn by en kook weer bietjie, giet dan deur, en sit dan die volgende medisyne daarin: 1 fles krampdruppels, 1 fles balsemkopiva, 1 fles balsemsulfuris, 1 fles pynstillende druppels. Neem drie maal per dag 1 t vol, as siekte ernstig is elke 4 uur.
Mev. Aletta van den Berg

2878. 1 bottel soetolie, 1 hele neut, 1 jalap, goed gekook, en dan 1 t terpentyn daarby gevoeg. Laat nog bietjie kook, giet deur en voeg dan die flessie medisyne by: 1 flessie van elk krampdruppels, kopiva, balsemsulfuris, pynstillende druppels. Gee drie maal daags 1 e en vir 'n kind minder.
Mev. H. Olwagen

2879. Breek eiers, so veel als 'n mens wil. Gooi 4 of 6 in 'n pan met 'n bietjie soetolie, maak dit warm, en sit dit op die aangedane plek, so warm wat die persoon dit kan verdra. As die eiers bederf, sit varses op.
Mev. Aletta van den Berg

2880. Braai 'n eierdop bruin, stamp fyn, gooi dit op 'n lap wat natgemaak is met lynolie.
C.J. Matthews

2881. Klits 'n paar eiers en bak soos 'n pannekoek in 'n pan met roulynolie. Sit dit warm op die longe. Baie goed.
Mev. M.A. Read

2882. 'n Knippie ysterhout, gebrande beeshoring, paar slanghoutjies sterk getrek.
SCHULZ: Mej. van der Merwe

2883. Stinkkruid, kattekruie en ysterbos getrek, drink en pappe van menswater en kalk opsit.
SCHULZ

2884. Rou koffiepitte fyngestamp met vet.
SCHULZ

2885. Skoonteer op gelooide velletjie oor al twee blaaie.
SANL.
SCHULZ: MacDonald
F.J.L.

2886. Neem 'n nuwe tafelkleedjie en sit op die plek waar die inflammasie is. Sit die blink kant op die plek.
Mev. H. Olwagen

2887. Neem potklei, meng met kookwater en maak pappe daarvan. Sit so warm moontlik op wonde.
SCHULZ: Fouché, Warmbad; Pienaar, Germiston (Boek IX)

2888. Vir grootmense neem van 5 tot 7 been- of ander knope wat sal smelt. Bind lappies om en gooi lampolie op. Steek aan die brand. Gooi in 5 glase of 7 elk en brandende lappie met die knoop. Laat die persoon op sy maag lê en sit die warm glase op die blaaie sodat die glase kan suig en laat die glase vir 'n halfuur of langer suig. As die persoon aan die slaap raak terwyl die glase op is, is dit 'n teken dat die kwaad uittrek. Vir 'n kind wat klein is, neem 1 glas en laat 10 min. op, maar vir 'n kind van 2 jaar kan die glas langer bly en hoe ouer kan meer glase geneem word. Waar die glase trek, lyk dit nes kneusplekke.
SCHULZ: MacDonald (Boek II)

2889. Maak 'n ruit warm en sit dit op die plek.
F.J.L.: A.S. van Wyk

2890. Sit rooi flennielappe op vir inflammasie.
F.J.L.

2891. Stamp 'n nuwe erdebord fyn, gooi die stukkies in 'n linnesakkie, sprinkel met brandewyn nat, maak warm en sit op die plek.
SCHULZ: Mev. du Plessis, Oogies

2892. Sit warmte by die voete en kouewaterlappe op die inflammasieplek.
A.S. Malan

2893. 9 nuwe kurkproppe dun sny, brandpoeier maak en drink, dan weer 7 dieselfde as die vorige.
Mev. Aletta van den Berg

2894. Inflammation of the stomach or bowels: Apply a hot compress by folding a towel thickly, dip in boiling water and apply to painful parts. Change every 3–4 min. Have another compress to apply when removing the first one. Continue untill pain is relieved.
Mev. M.A. Read

2895. Neem 'n nuwe tafelkleedje en sit op die plek waar die inflammasie is. Sit die blink kant op die plek.
Mev. H. Olwagen

2896. Drink 'n glas koue water en sit dan 'n nat laken op die inflammasieplek. Hou so aan totdat die pyn bedaar.
F.J.L.

2897. Maak kladpapier nat in brandewyn en sit dit op.
F.J.L.

INFLAMMASIE: INFLAMMASIE IN DIE LONGE

2898. 3 lepels fyngemaalde rys op 1 bottel kokende water, 1 kelkie vol elke halfuur met 1 t lynolie.
Helena le Clercque

2899. Bergsalie en olienbos: Trek soos tee en drink.
V.L.V.: Mev. F. Buck

2900. Krap van 'n geskroeide bokhoring omtrent 1 lepel vol en trek met 1 k kookwater, gee kort-kort 1 t vol om te drink tot inflammasie gebreek is.
F.J.L.
SANL.: Mev. J.P.J. Hugo
SCHULZ: MacDonald; Joubert; Mev. J. Visagie

2901. Neem 1 bottel soetolie, 1 bottel rooilaventel, 1 bottel van elk soort: rooidulsies, krampdruppels, wonderliksens, harmansdrup, pynstillende druppels, 1 jalappoeier en 1 neut. Sit die olie op die vuur totdat dit braai, laat dan afkoel, gooi dan die jalap daarby, braai die neut mooi bruin onder die as, maak fyn en voeg dit met al die ander medisyne in olie. Skud goed deurmekaar, gee 'n volwasse mens 1 lepel vol in, elke 2 ure totdat die inflammasie breek, vir 'n kind die helfte minder.
Helena le Clercque

2902. Neem 10 druppels van elk soort: balsemsulfuris, harmansdrup, borsdruppels en 1 t roulynolie elke 3 ure, vir volwassenes die helfte meer.
Helena le Clercque

2903. Neem vernis, smeer op 'n dun lap van dubbel en maak 'n bietjie warm, sit op die plek, dit trek inflammasie uit. [*sic*]
Helena le Clercque

2904. 2 lepels rou heuning, 1 lepel roulynolie, die geel van 1 eier, 1 salarispoeier, 1 vitalespoeier, 4 koekies ekstra sterk peperment fyngemaak, roer goed deurmekaar. Eet 1 t nou en dan.
Helena le Clercque

2905. 1 lepel heuning, 1 lepel lynolie, 1 lepel meel, 1 dessertlepel terpentyn en 1 eier. Meng goed tot 'n pleister, beide pleisters kan tot 12 uur of langer opbly.
Helena le Clercque

2906. Neem 3 maal per dag moerasagtige modderige water om te drink.
SCHULZ: MacDonald; Labuschagne

INFLAMMASIE: DIVERSE

2907. Perskepitte met dop en al fyngestamp en getrek.
SCHULZ: M.M. Swart

2908. Kakiebossie and kruisement: Use

equal parts and make an infusion. Decant. Use a wineglassful once a day for inflammation of the womb.
Mr. Sarleh Dollie

2909. Hottentotsvyesap, spekboomsap, verdun met water en drink.
SCHULZ: Van Mollendorff

2910. Skraap 'n selonspampoen en pak die geskraapte pampoen in mond totdat nie meer gaar [naar?] word nie.
F.J.L.: Erasmus
SCHULZ: MacDonald (Boek II)

2911. Potato juice: Grate some potatoes and squeeze out the juice. Then take the squeezed potato in heat in a pan with some sweet oil. Make into a soft paste. Put on flannelette, fold and apply to stomach. Use for inflammation in the womb.
Mr. Sarleh Dollie

2912 Drink een groot mespunt kamfer in wynglas warm water.
Helena le Clercque

2913. 1 kelkie Franse brandewyn, 1 t stockholmteer, sit op hoof.
Mev. Aletta van den Berg

2914. Neem 1 k wildealsblare, gooi daarop 3 k water, verkook tot 2 k. Syg dan deur en gooi daarin ½ k asyn, 1½ k suiker, 1 lepel gemmer, en 1 lepel fyn lemoenskil. Kook dit tot 'n stroop. As dit koud is, roer 1 lepel boraks in. Neem 1 t nou en dan.
Helena le Clercque

INFLUENSA

2915. Wildeals met suiker tot stroop gekook. Gebruik af en toe daarvan.
SANL.

2916. Wynruit en wildeals trek en drink.
F.J.L.

2917. Kook bloekomblare, wildeals, gemmer, 'n stukkie kalmoeswortel deurmekaar, met bietjie water en drink net voor die persoon gaan slaap, sodat hy kan sweet.
F.J.L.: Swart

2918. Kameelblom gekook met wildeals.
F.J.L.: L. Botha

2919. Kook salieblare, gemmer en bloekomblare. Drink dit so warm moontlik.
F.J.L.: A.M.G. Coetzee

2920. Gemmerbier warmgemaak vir die persoon ingee en hom goed toe hou om te sweet.
F.J.L.: A.S. van Wyk

2921. Roosmaryn as tee getrek. 1 k vir sweetmiddel.
SANL.

2922. Drink kinastroop en pynstiller.
F.J.L.

2923. Kamille en wonderessens, van elk 1 t vol in 1 k warm suikerwater as 'n sweetmiddel.
SANL.

2924. Neem 1 t kinientinktuur, en 'n kelkie warm water.
Mev. Aletta van den Berg

2925. Soos maak van jenewerbrandewyn en suiker, drink as jy gaan slaap en sweet goed uit.
F.J.L.

2926. 3 pakkies Engelse sout op kokende water, laat afkoel, dan 1 pakkie kremetart, 1 t pepermentessens.
Mev. Aletta van den Berg

2927. 3 pakkies Engelse sout op kokende water, laat afkoel, sit 'n pakkie kremetart, pepermentessens en drink drie maal per dag.
Mev. Aletta van den Berg

2928. Warm pons of gemmerbrandewyn drink.
F.J.L.

2929. Hou pasiënt warm in die bed en gee hom warm pons en kasterolie in.
F.J.L.

2930. 1 k baie warm water met suiker, brandewyn, suurlemoensap, jamaika-

gemmer en wonderkroon. Maak die pasiënt goed toe, want dit laat baie sweet. Bakbossie en kattekruie getrek en warm gedrink.
SCHULZ: Conradie

2931. Heuning, soetolie met 'n paar druppels terpentyn en met kamfer gemeng. Moet bietjie daarvan drink.
SANL.

2932. Neem 'n warm voetbad waarin 2 dubbel hande vol vuurherdas en 1 hand vol sout in water gegooi is. Hou jou voete daarin en droog goed af en maak dit goed toe en gaan lê. Drink dan om te sweet 1 e jenewer en ½ t witdulsies, in glas warm water met 1 of meer t suiker. Drink so warm as jy kan. As jy die môre nog siek is, drink: 2 t jenewer en 1 t lewensessens en hou jou stil.
SCHULZ: Grobbelaar

2933. Neem 'n sweetmiddel as volg: 1 aspirien met 1 k kookmelk. Laat trek wildeals, gemmer, naeltjies en suiker soos tee, en drink so warm mens kan.
F.J.L.

INGEWANDEKOORS: SIEN MAAGKOORS

INGEWANDSVERGIFTIGING

2934. Vir kinders tot twee jaar, gee in ½ t kasterolie elke twee ure. 'n Onfeilbare middel.
SCHULZ: Conradie

INGEWANDSWURMS: SIEN WURMS

JEUK

2935. Gum tree leaves: Boil some leaves with water and strain. Apply the liquid to itchy parts of the body (unbroken).
Mr. Sarleh Dollie

2936. Strooi meelblom op die aangetaste dele.
F.J.L.: J. Viljoen; Mej. J. Wolhuter

2937. Was in Little's Dip.
F.J.L.: D. Opperman

2938. Meng swael en vet en smeer aan die vel.
V.L.V. Stellenbosch: Anna Esteen, Ria Duckitt, Rene Deetlefs Ria Duckitt; Rene Deetlefs

2939. Krap of swael en Vaseline gemeng aansmeer.
F.J.L.: L.J. Naudé

2940. Lampolie en bloekomolie aansmeer.
F.J.L.

2941. Vir lekkerjeuk is vet, swael en Zambuk goed.
SCHULZ: Mej. van der Leeuw
F.J.L.

2942. Smeer suurlemoen aan en drink purgasie.
F.J.L.

JIG

2943. Eet drie maal op 'n dag 1 t vol gerasperde droë was.
SCHULZ

2944. Eet ou suurdeeg drie maal per dag droog en drink bietjie water agterna.
SCHULZ

2945. Kamfer, lynolie, bloekomolie deurmekaar en smeer aan.
F.J.L.

2946. Kook ysterhout en mishout deurmekaar. Neem ½ k deurgegooi. Neem 'n mond vol daarvan in. Staan dan met jou rug sonop en skiet orige oor jou linkerskouer.
SCHULZ: D'Assonville (Boek I)

2947. Die pasiënt moet versigtig wees met die eet. Varkblare en stinkblare, goed ingevryf met ruitersalf, sodat die blare deurtrek is daarmee. Warm opbind. Hou dit warm en drink 'n mengsel van

sandolyn, boegoe, hottentotskooigoed, bergsalie, en droëdaskruie.
SCHULZ: Conradie

2948. Trek die blare van 'n treurwilger en drink 1 t daarvan drie keer per dag.
SCHULZ: Mev. J. le Roux; Kotze
F.J.L.: A.M.G. Coetzee

2949 Braai stinkolieboomsaad met soetolie uit en smeer aan.
SCHULZ: Senekal

2950. Septemberbossie (*Polygala hottentotta*) vir pampoentjies. Pappe gebruik vir jig.
Watt & Breyer-Brandwijk

2951. Rambossie: Trek soos tee en drink saans 'n bietjie.
M. Werner

2952. Kook kruidjie-roer-my-nie, laat afkoel en was daarin.
A.S. Malan

2953. Kook kruidjie-roer-my-nie-blare en bad elke aand daarin totdat die pyn oor is.
A.S. Malan

2954. Kweekwortels met 'n skaap se stertvet uitbraai en op die plek vryf.
A.S. Malan

2955. Neem 'n hand vol kweekwortels, braai dit goed uit in ongesoute botter. Vryf die pynplekke daarmee.
Helena le Clercque
F.J.L.

2956. Viooltjieblare laat trek en drink.
Mev. S. Kok

2957. Braai kweekwortels met stertpuntjievet uit en smeer aan.
F.J.L.
SANL.
SCHULZ: Mev. J. le Roux

2958. Eet knoffel.
F.J.L.: L. Botha

2959. Trek die drade van garebome met kookwater en drink.
F.J.L.
SCHULZ: Mev. J. le Roux

2960. Maak van ongebleikte linne lang strokies. Sit daar bietjie duiwelsdrek in. Bind dit so hoog as jy kan om jou been vas en die jig sal sommer weggaan.
F.J.L.
SAUK: Mev. G.C. van Rooyen

2961. Trek boetebessie met wortel en blaar en drink.
F.J.L.

2962. Maak gaar aalwyn droog en fyn, gooi dan 1 dessertlepel vol op 'n bottel brandewyn en drink 1 kelkie sonder water elke aand na ete.
SCHULZ: Mev. S. Orton; Mev. Baard

2963. Besprinkel aartappelskyfies met sout of asyn en sit onder in skoene.
F.J.L.: Van Rooyen, Alexandria
SCHULZ: Mev. Robertson

2964. Eet gebakte wurms.
F.J.L.

2965. Dra 'n likkewaanvel om die deel waar die jig in is.
A.S. Malan

2966. Bind 1½" palingvel om die deel.
F.J.L.
SCHULZ: MacDonald (Boek I)

2967. Dra likkewaanvel om bene of arms.
F.J.L.
SCHULZ: Beyleveld; Mev. A.M. Claassen (Boek I)

2968. Maal geraamte van 'n duisendpoot fyn en drink elke môre op nugter maag 'n mespunt vol.
SCHULZ: D'Assonville

2969. Akkedisvet of vet en olie waarin 'n akkedis gebraai is, is goed vir verlamming en jg.
SCHULZ

2970. Vir heupjig: Maak inflammasiepleister warm en sit twee maal per dag op.
SCHULZ: P.H. Pelser

2971. ¼ bottel asyn, 1 e wyn, 6 e water. Meng goed en smeer aan.
SCHULZ: Jacobsz

2972. Neem 2 e terpentyn, 2 e lampolie, 2 e brandspiritus, 2 e bloekomolie. Meng dit goed en smeer die pynplek elke aand.
F.J.L.
SAUK: Mev. K. Botha, Middelburg

2973. 1 lepel terpentyn, 1 lepel droë kamfer, 1 flessie kopiva, 1 flessie balsemsulfuris, ½ t kajepoetolie. Gooi alles saam op ½ bottel klapperolie en braai tot die kamfer gesmelt is. Smeer dan die dele daarmee.
SCHULZ

2974. Drink 1 mespunt sout twee maal per dag in lou water vir heupjig.
SCHULZ: F.N. Viljoen

2975. 1 e suiker, 1 e koeksoda, 1 e swael, 1 e Engelse sout. Meng goed en gebruik elke aand 'n mespunt droog op die tong.
SAUK: Mev. A.C. Marais

2976. Vir smeergoed, meng gelyke dele soetolie, kamferbrandewyn en terpentyn.
A.S. Malan

2977. Steek seilgaring in paraffien en blomswael, draai die seilgaring dan om die geswelde plekke.
Helena le Clercque

2978. Vryf met paraffien en whisky van elk 1 lepel vol met mespunt sout.
Helena le Clercque

2979. Neem 1 wynglas whisky, voeg daarby 1 t fynsout. Vryf die pynplekke goed daarmee.
Helena le Clercque

2980. Lewertraan. Die dosis vir volwassenes is 1e vol, en vir kinders 1 t of 1 dessertlepel drie maal daags, met warm koffie, tee of melk.
Dr. C.F. Juritz

2981. Drink 1 t mosterd drie maal per dag.
SCHULZ

2982. Smeer met lynolie.
F.J.L.
SANL.
SCHULZ: Mev. J. le Roux

2983. Gooi 5 druppels Kerol op 'n bottel water en drink elke môre en aand 1 lepel vol.
F.J.L.

2984. Drink drie maal per dag ½ kelkie jenewer en smeer die pynplekke met spykerbalsem.
SANL.
SCHULZ: Mev. Griesel, Reitzburg

2985. Neem ½ bottel jenewer en gooi 2 t boegoe-ekstrak (by alle apteke verkrygbaar) daarin. Skud goed en drink elke oggend en aand 1 e daarvan.
SAUK: Mev. J.A. Beetge

2986. Koop 'n bottel jacobsolie in die apteek en smeer die pynplekke.
SAUK: Mev. M.C. Louis

2987. Een groot mespunt epsomsout droog op die tong. Sluk weg met die eerste koppie koffie vroeg in die môre. Smeer die heup goed met Ouma se *embrocation*.
SANL: Mev. M.E. Turnbull

2988. Gebruik De Witt-pille soos op die botteltjie aangegee. Smeer die pynplekke met jamaikagemmer, maar bly weg van vuur en moet ook nie die plek warm toemaak dat dit sweet nie, anders brand die vel.
SANL.

2989. 2 lepels brandewyn, 2 lepels asyn, 2 lepels terpentyn, 1 koekie kamfer. Smelt die kamfer saam met die eerste bestanddele en sit dit net aan, moenie smeer nie.
SAUK: Mev. A. Slabbert

2990. Smeer met brandspiritus.
SCHULZ

2991. Koop alkohol en neem 'n koekie kamfer. Maak dit nat in die alkohol en smeer die pynplekke goed en maak dit warm toe.
SAUK: Ouma Engelbrecht

2992. Drinkgoed: Gooi 'n glas half met sen-

nablare, met 1 e koeksoda. Gooi dit in 'n groot teepot droog en laat dit goed warm word. Gooi 'n bottel kokende water daarin en maak goed toe met 'n teesakkie of flennie. Gooi die volgende dag dit af en gebruik drie maal daagliks 'n kelkie vol. As dit te veel is kan dit verminder word. Smeergoed: 1 lepel terpentyn, 1 droë kamfer, 1 flessie kopiva, 1 flessie balsemsulfuris, ½ t koue soetolie, ½ bottel klapperolie. Braai dit vinnig tot die kamfer gesmelt is. Smeer op die pynplek.
SANL.
SAUK
SCHULZ: Mev. J. le Roux; Engelbrecht

2993. Warm beesmis met asyn gemeng. Die voet word vir 'n uur daarin gehou en weg is die pyn.
De Jager

2994. As jig in die bene is, maak smeergoed van lampolie en rivierselery en smeer aan bene.
SCHULZ: Mev. Robertson

2995. Bind perdestert of 'n motorbinneband om arm of dra koperringe.
SCHULZ: Erasmus, Heilbron
SAUK: Deyzell
F.J.L.: J.J. Steenkamp; A.S. van Wyk

2996. Skud die volgende goed saam: Geel van 2 eiers, 2 lepels kasterolie, 1 lepel terpentyn, 2 lepels asyn, en smeer aan.
SCHULZ: Mev. Vogel

2997. Deur 'n heuningby te laat steek of laat kweekgras se wortels met 'n skaapstert uitbraai en vryf aan seerplekke. Of bind likkewaanvel om.
SCHULZ: D'Assonville
F.J.L.: L.J. Naudé

2998. Trek bloekomblare met 1 k lampolie in 'n stoofoond tot dit mooi groen is. Gooi af en gooi 1 k petrol en 1 k brandspiritus by. Smeer net aan die plekke en moenie vryf nie.
SCHULZ: Ferreira, Heights

2999. Meng 1 lepel soetolie, 1 lepel kamferbrandewyn en 1 lepel terpentyn en smeer jigplekke daarmee.
SAUK: Mev. M.M. van Rooyen
F.J.L.: Mev. M. Leonard
SCHULZ: Mev. J. le Roux

3000. Sit warm pappe op, ook mosterdpleisters, warm sout, of bottel warm water. As die pyn erg is, moet morfien ingespuit word.
Helena le Clercque

3001. Neem 1 oz olyfolie en dieselfde hoeveelheid kamferolie, *wintergreen* en spiritus en terpentyn met 2 eiers. Die wit van die eiers moet droog geklop word. Meng alles tesame, skud goed en smeer twee keer per dag aan.
SAUK: Mev. J.L. Smith

3002. 1 botteltjie olyfolie, 1 bottel bloekomolie, 2 koekies kamfer. Meng dit met 1 bottel brandspiritus en smeer aan wanneer nodig.
SAUK: Mev. F. Snyman

3003. Sny 2 suurlemoene fyn met skil en al en strooi 'n pakkie Engelse sout daaroor, laat staan tot dit goed gesmelt is. Neem dan ½ kelkie in die oggend en in die aand.
A.S. Malan

3004. Sap van 3 suurlemoene, 1 pakkie Engelse sout in 'n bottel water. Drink elke môre 1 t vol.
A.S. Malan

3005. Sinkings in gesig, nek of tande: Neem 'n slagtand van 'n perd, 'n puntjie van 'n bees se horing, 7 stukkies ystervarkpenne, maak gaatjies in en ryg in soos krale, hang om die nek.
SCHULZ: MacDonald (Boek I)

3006. Dra die snaar van 'n viool om die lyf.
SCHULZ

3007. Neem 'n draad nuwe seilgare en bind dit bo-om die arm net bokant die spier.
SAUK: Mnr. H.J. Potgieter

3008. In arms en bene: Gaan bedel 'n stuk ongebleikte linne êrens en draai om plekke.
SCHULZ: Mev. Breytenbach, Tvl. (Boek I)

3009. Dra kaalgaartou om lyf as die pyn in die lyf is of om ledemate as dit daar is.
SCHULZ: Mev. J. le Roux

3010. Dra gomlastiekring om bene en arms.
SCHULZ: Mev. Baard (Boek I)

3011. Dans.
SAUK: Frikkie Senekal

3012. Drink bruin bottel se water.
SCHULZ: Mev. J. le Roux (Boek I)

3013. Bels: Kook en was daarin.
M. Werner

KAALHOOF

3014. Vryf die vel goed rooi met wit, rou uie, elke môre en aand.
Helena le Clercque

3015. Tincture of cantharides 2 drachm, spirit of rosemary 1 ounce, acetic acid 1 ounce, rosewater to make 8 ounces.
Helena le Clercque

KAKEBEEN WAT LAM IS

3016. Smeer balsemkopiva. Drink 'n mespunt sout op die nugter maag.
Mev. Aletta van den Berg

3017. Een mespunt sout met 'n bietjie water op die nugter maag.
SCHULZ: Mev. M.S. Hattingh

3018. Vryf goed met kopiva.
SANL: Mev. M.S. Hattingh

KALBASSIES:
SIEN PAMPOENTJIES

KANKER

3019. Krap 'n daggaroker se pyp uit en smeer die olie aan kanker, die wortels gaan dan dood en rys uit en jy trek dit dan met 'n tangetjie uit.
SANL.
SCHULZ: Fouché, Calitzdorp

3020. Kankerresep: Neem 1 lb pypkaneel-stokkies en gooi daar 2 bottels water op. Kook dit af tot 1 bottel. Verdeel nou die bottel water in drie dele. Drink een deel in die oggend, die ander deel in die middag en die derde deel in die aand.
Mev. M.A. Read

3021. Velkanker: Sny 'n bitter appel deur en smeer aan die vel. Smeer weer aan sodra dit droog is.
Mev. M.A. Read

3022. 2 oz sarsaparillawortels op 2 bottels water verkook tot 1 bottel. Drink drie maal per dag 1 kelkie, hou aan tot 2 lb uitgedrink is, dus 20 bottels.
SCHULZ: De Vos

3023. Sering, sout, lukwart, weeblaar, roet, gemaalde baksteen, meel. Pleister word vandag nog gebruik.
SCHULZ

3024. Trek bas en blare van kankerbos en drink 1 k drie maal per dag.
SANL.
SCHULZ: Mev. Griesel, Reitzburg

3025. Spuit in aftreksel van kamille.
SANL.
SCHULZ: Mev. J. le Roux

3026. Spuit in aftreksel van manekoppe.
SANL.

3027. Perskeblare: Trek en drink.
SANL.
SCHULZ: Mev. J. le Roux

3028. Sit gekookte pampoenpappe op.
SANL
SCHULZ: Mev. J. le Roux

3029. Braai aalwynblaar en sit op.
SCHULZ: Mev. J.J. Kotze

3030. Botterblom (*Ranunculus pinnatus**) se vars sap vir kanker.
Watt & Breyer-Brandwijk

3031. Bekruipbos trek en drink.
SCHULZ: Mev. J. le Roux

3032. Daar is baie resepte tot verligting, maar nie volle genesing nie. In D.S.W. groei 'n dubbeltjiedoornbol wat gebruik word vir kanker inwendig en uitwendig. Vir inwendig word die bol drooggemaak en tot 'n poeier gemaak. Daarvan 'n mespunt vol met 'n glas water.
Vir uitwendig word pappe gemaak van die bolle en opgesit totdat die stuk uitval en genees. Een geval volkome genees.
SCHULZ: Conradie

3033. Eet vir 8 dae net druiwe, eet niks anders nie.
F.J.L.: J.C. Pieterse

3034. Eikebas van noordekant van boom, naby grond, fyngemaak, onderste deel van vleirosie, tongblaar, drooggemaak en gemeng met wit van eier en heuning. Moet nie water bykom nie.
SCHULZ: *The Leech Book*

3035. Die volgende is goed, mits dit nie te sterk gebruik word nie: Gansieblare, klipdagga, renostertoppe, wildeals, boegoe. Trek met warm of koue water.
SCHULZ: Ferreira

3036. Geel blommetjies, besemboswortels fynmaak en opstrooi.
SANL.: Mev. J.P.J. Hugo

3037. Gousblomme trek en drink.
SANL.
SCHULZ: Mev. J. le Roux

3038. Turksvyblare in as gebak.
SCHULZ

3039. Miskien kan die navorsers van kankergenesing 'n wenk vind in die feit dat viooltjies se geur 'n strelende uitwerking het as dit langs die bed van 'n kankerlyer geplaas word.
F.J.L.
SANL.: Mev. H. Verheyen
SCHULZ: Mev. Joubert, Ladybrand; Viljoen, Vryburg; Raath

3040. Karmedik (*Cnicus benedictus*) vir inwendige kanker.
Watt & Breyer-Brandwijk

3041. Knoffel om die nek dra verhinder alle siektes, ook bloekomolie.
F.J.L.

3042. Neem 1 lb droëvrugte (enige soort) en kook dit tot 'n pap. Verdeel dit ook in drie dele en eet een deel daarvan elke keer voordat die kaneel gedrink word. 1 deel kaneel en een deel vrugte in die oggend, middag en aand. Gebruik dieselfde weer na 8 dae.
Mev. M.A. Read

3043. 1 oz boereseep opgelos in warm melk. Daarmee invryf of kompresse opsit.
F.J.L.
SANL.: *Die Afrikaanse Almanak*
SCHULZ: Mev. J. le Roux

3044. Varsgeslagte skaapvel aanhoudend opsit.
SCHULZ: Mev. J. le Roux

3045. Gal in heuning meng. Smeer aan. As die wond nie wil genees nie, neem mensmis, maak droog en fyn en poeier daarop. As hierdie middel nie genees nie, is daar geen middel wat sal genees nie.
SCHULZ

3046. Slag 'n slang af, lê gedurig van die vel op tot die kwaad uit is. Genees dan met iets anders.
SANL.

3047. Sit skilpadlewer aanhoudend op.
SCHULZ: Greyling, Aliwal-Noord; Mev. J. le Roux; Prinsloo, Vrede

3048. ½ bottel roulynolie, ½ bottel rubus, 2 oz rabas, ½ oz heuningwas, 1 e boor-

* *Ranunculus multifidus*

poeier. Smelt dit oor vuur en werk goed deur. Sit op wond waar die kanker uit is.
SCHULZ: Mev. B. Warle

3049. In early stages wash the spot with strong alum water 4–5 times daily. Also wash with aloe water.
Mev. M.A. Read

3050. Om te drink 2 bottels groenamara, 2 bottels kamille-essens, drie maal per dag 1 t skoon drink, dan uitwendig tot groenamara aansmeer.
Mev. Aletta van den Berg

3051. 1 e kalk, apteekkalk hoogvol en 1 bottel harmansdrup, roer dit goed deurmekaar, maak dit tot 'n salf en sit dit op die seer.
Mev. Aletta van den Berg

3052. Smeer rooilaventel aan gedurende die dag, smeer ook haarlemmerolie aan.
Mev. Aletta van den Berg

3053. Pynstiller aansmeer.
SCHULZ: Mev. Maré

3054. Aluin, teesuiker, en vitrioel saam brand, fynmaak en opgooi.
SANL.: Mev. J.P.J. Hugo
SCHULZ: Mev. J. le Roux

3055. Neem 1 botteltjie groenamara en 1 botteltjie kamille-essens. Meng die twee saam in een groot bottel. Neem in die môre die eerste en in die aand die laaste voor slapenstyd 1 t vol skoon.
SANL.

3056. Neem 'n bietjie kalk (skoon apteekkalk). Gooi 'n bietjie haarlemmerolie daarop. Maak 'n pleister daarvan en sit op. Al om die ander dag 'n skoon een.
SANL.: Mev. T. Jordaan

3057. As haarlemmer, Turlington of wassodawater nie 'n plek gesond maak nie, gaan dan na mnr. Koos Petzer, Meulstraat, Kroonstad vir behandeling.
J.A. Kellerman

3058. 2 e ongesifte boermeel, 1 oz sinkchloried, 1 e gepoeierde bloedwortels (nie die ringe nie, maar wortels).

Mengsel: Gooi al die bestanddele in 'n bakkie. Meng goed met bietjiesbietjies koue water (met 'n mes) totdat die sinkchloried opgelos is en nie te styf is om op 'n ou linnelap te smeer nie.

Behandeling: Sit die pleister elke 4 uur op die wond, 4–5 keer per dag. Herhaal vir 48 uur of langer indien die kanker diep gewortel is. Neem 'n ou linnelap groter as die wond, en sny 'n gat presies so groot as die wond daarin. Plaas die kankerpleister bo-oor die gaatjie op die wond. Dit is nie nodig om vars pleister gedurende die nag te gebruik nie.
Mnr. Gilpin

3059. Maak 'n pap van warm melk, pietersielieblare en bokvet. Sit warm op.
SCHULZ: Mev. J. le Roux

3060. Pap van pietersielieblare, melk, haasvet en bokvet.
SANL.
SCHULZ: Mev. J. le Roux

3061. Sit 'n pleister van rogmeel en teer op.
SANL.
SCHULZ: Mev. J. le Roux

3062. Meng 1 lepel lynolie, 1 lepel sout en geel van hoendereier en sit dit op die plek.
SANL.: Mev. J.P.J. Hugo
F.J.L.: J.C. Pieterse; Fanie Venter; Mev. M. Leonard
SCHULZ
Mev. H. Olwagen

3063. 1 lepel teer, 1 lepel terpentyn, 1 eier, 1 lepel harpuis, 1 lepel geelwas en bokvet smelt.
SANL.
SCHULZ: Mev. J.J. Kotze; Mev. J. le Roux

3064. 1 oz sinkchloried, 2 lepels boermeel, 1 lepel bloedwortel. Meng dit met wa-

ter so styf as pampoenpap, roer goed en sit op.
SCHULZ: Mev. B. Warle

3065. Neem 1 lepel teer, 1 lepel terpentyn, 1 eier, 1 lepel harpuis, 1 lepel geel was en bokvet. Smelt dit en sit op.
J.A. Kellerman

3066. 1 lepel kasterolie, 1 lepel lynolie, 1 lepel swaelbalsem, 1 lepel heuning, 1 lepel was. Smelt alles saam en sit dan 'n stukkie aluin, 'n stukkie witvitrioel, 'n stukkie teesuiker by. Sit weer op die vuur vir 5 min. Gooi deur.
SANL.: Mev. G.L. Pienaar

3067. Neem room en vitrioel, maak aan dat dit blou is. Smeer drie maal per dag aan.
Mev. Aletta van den Berg

3068. Neem 1 lepel was, 1 lepel bywerk, 1 lepel kasterolie, 1 lepel lynolie, 1 lepel harmansdrup, 1 lepel balsemsulfuris, 1 mespunt vitrioel, 1 mespunt aluin, 1 t teesuiker, skroei die drie laasgenoemde eers in 'n ysterlepel, smelt dan alles tesame, druk deur 'n dun lappie en sit 'n pleister op.
Helena le Clercque

3069. Neem 1 lepel teer, 1 lepel harpuis, 1 lepel terpentyn, 1 lepel geelwas en bokvet, smelt deurmekaar. As dit lou is, gooi 'n opgeklitste eier daarin. Sit vars pleister op elke 4–5 dae.
Helena le Clercque

3070. 2 lepels klapperolie, 1 t kamfer, 1 t harpuis, 1 t varkgal, 1 t rooi, 1 oz helsteen. Kook alles tesaam en wag tot dit styf is voor dit gebruik word.
SANL.: Mev. A.C. van der Merwe

3071. Brand swael in 'n kopervat, maal fyn, meng met seep en heuning. (Blouvitrioel is die basis van baie van die kankerpleisters.)
SCHULZ

3072. Pleister: 1 e kasterolie, 1 e lynolie, 1 e balsemsulfuris, 1 e fyngesnyde heuningwas. Smelt dit alles saam en voeg daarby 1 stukkie fyngestampte aluin, 1 stukkie vitrioel (so groot soos 'n ertjie), 1 stuk teesuiker (fyngestamp), meng goed en laat weer heeltemal smelt. Druk deur 'n doek en laat koud word.
SANL.
SCHULZ: Engelbrecht

3073. ½ flessie balsemsulfuris, vul driekwart vol met fyn aluin, smeer gedurende die dag en sit snags 'n pleister van bokvet en kamfer op.
SCHULZ: Mev. Vogel

3074. 1 lepel bywas, 1 lepel soetolie, 1 lepel roulynolie, 1 lepel balsemsulfuris, 1 lepel teer, 1 lepel verbrande aluin, 1 lepel teesuiker, 1 lepel blouvitrioel, 1 lepel terpentyn. Braai saggies die olie, gooi die ander bestanddele in. Die aluin en vitrioel moet fyngemaal word. Sit op net so groot soos die plek is.
SCHULZ: S.J. Marais

3075. 'n Pleister van blomswael en heuning.
SCHULZ: *The Leech Book*

3076. 1 e klapperolie, 1 e roulynolie, 1 e skoonteer, 1 e byewas, 1 e balsemkopiva en vitrioel so groot as 'n ertjie (fyngemaak). Meng alles goed en smeer op 'n lappie net so groot as die plek en sit op.
SCHULZ: J.J. Bouwer

3077. 2 groot hande vol viooltjieblare, 5/- olyfolie, 2 bolle knoffel, 2 koekies kanfer. Vat 'n nuwe kastrol en braai die olie, blare en knoffel. Oppas, dit moenie brand nie. Syg deur, laat afkoel en kerf kamfer in as plek klein is. Smeer aan as die plek groot is, maak ou lappe nat en sit op, hou aan daarmee tot die gat mooi toegetrek en genees is. Dit moet die viooltjies wees met die pers blomme.
Mev. M.W. Bronkhorst

3078. Maak 'n pleister van suring, sout, roet, eier, gebrande klei, fynmeel, fyn eikebas, fyn appelbas, fyn kamshoutbas en verskillende kruie.
SCHULZ: *The Leech Book*

3079. Groen tamatieblare gestamp, 1 stukkie vitrioel tot fyn poeier gemaal. Maak 'n pleister en sit op. Dit trek uit.
SANL.: Mev. J. Voster

3080. Maak drie poeiers: een van horingwortels (dit is die wortels wat in die grond aan 'n ou horing groei), een van volstruiseierdop en een van kankerbos. Meng dit goed en strooi op die plek nadat die plek met lou water van die kankerbos gewas is.
SANL.: Mev. J.P.J. Hugo

3081. Die damp van warm water.
SCHULZ
SANL.: *Die Afrikaanse Almanak*

3082. Brand skulpe en blus met asyn, voeg dan genoeg asyn by om 'n pleister te maak.
F.J.L.
SANL.
SCHULZ: Dykman, Du Pan

KANKER: BORSKANKER

3083. Neem vingerpol, sny die vingers af en tap van die melk af, gooi in 'n wyebekbottel en sit dit op 'n blaar van 'n gifbol. Plaas dan die bottel op die kanker op die bors, dit trek dit uit.
SCHULZ: H.C. Bell

3084. 'n Voorbeeld van 'n vrou wat die kanker aan bors had wat reeds so erg was dat daar al 8 gate ingevreet was en weer herstel het deur die volgende: Sy het 8 paddas geneem, in 'n neteldoekse sakkie op die bors gelê. Die paddas kleef dadelik op die bors so vas as bloedsuiers. Toe hulle vol gesuig het, val hulle met hewige stuipe af, sonder dat die uitsuig pyn veroorsaak. Dit word herhaal tot 120 paddas wat almal van tyd tot tyd doodsuig en die bors is nie alleen genees nie, maar het selfs ten volle die natuurlike grootte weer teruggekry.
SCHULZ: Mev. J.J. Kotze
SANL.: *Die Afrikaanse Almanak*

KANKER: MAAGKANKER

3085. 1 bottel olyfolie en 1 k knoffelhuisies goed gekneus. Braai die knoffel en die bottel olie uit en syg deur. Drink 1 e na elke maaltyd.
SCHULZ: J.J. Bouwer

3086. 1 oz blood roots, resembles little rings with a hole in center. Boil in 1 bottle water, after a little while add 1 teaspoonful sulphur of flowers. Leave for a while, take a 1 teaspoon 4 times daily.
Mnr. Gilpin

3087. Laat kankerbos soos tee trek en syg dit deur. Gooi in 'n beker en neem af en toe 'n goeie mond vol. (Hierdie raat het iemand wat reeds drie maande lank in die hospitaal was, genees.)
Mev. M.A. Read

3088. Viooltjieblare of karmedik, getrek soos tee en drink nes tee 3–4 koppies per dag. Hou aan tot u genees is.
V.L.V.: Mev. W. Brynard

3089. Wilde-angelier (*Dianthus scaber**) se wortels vir sere, snye en kanker, ook gedrink vir maagmoeilikhede.
Watt & Breyer-Brandwijk

3090. Laat viooltjieblare trek soos tee en drink 'n glas vol drie keer per dag. Moenie stysel saam met proteïne en groente eet nie. Stysels moet afsonderlik geëet word. Moenie na maaltye iets drink nie, maar drink die sap van ¼

* **Moontlik *Dianthus thunbergii* forma *thunbergii*.**

suurlemoen vroeg in die oggend en met bedtyd.
SCHULZ
F.J.L.: H. Vermaas
SANL.: Mev. J.P.J. Hugo; Mev. M.J. Kriek; J.A. Kellerman

3091. Laat renostertoppe trek soos tee. Moenie stysel saam met proteïne en groente eet nie. Stysels moet afsonderlik geëet word. Moenie na maaltye iets drink nie, maar drink die sap van ¼ suurlemoen vroeg in die oggend en met bedtyd.
SANL.: Mev. J.P.J. Hugo

3092. 2 bottels water, 1 e skoonteer verkook tot net 1 bottel oorbly. Neem eerste dag: 1 kelkie in die môre en 1 kelkie in die aand. Neem tweede dag: 10 druppels pynstiller in die môre en 'n mespunt blomswael in 'n bietjie water in die aand. Neem derde dag: Dieselfde as eerste dag. Neem vierde dag: Dieselfde as die tweede dag. Hou so aan.
F.J.L.
SANL. J.P. du Plessis
SCHULZ: K. van Deventer

3093. Asyn wat verouderd is sodat dit al 'n dik afsaksel gemaak het.
F.J.L.: E. de Villiers
SANL.: Mev. J.S. Boshoff

3094. Vryf die maag 3–4 keer per dag goed met Zambuk-salf. Maak van die salf 'n pil en neem een af en toe elke dag.
Mev. M.A. Read

3095. Gooi 1 e kalk op 'n bottel kookwater, skud goed, laat dit koud word en afsak. Neem elke oggend, na middagen aandete 1 e daarvan met 10–12 druppels asyn.
Mev. M.A. Read

3096. Gooi 'n klein stukkie kamfer (so groot as wat op 'n pennie kan gaan) op 'n klein bottel goeie brandewyn en laat dit goed smelt. Neem elke dag af en toe 'n klein bietjie daarvan – dit moet taamlik sterk wees. Vryf ook die hele maag met skoon kamferbrandewyn. Maak ook 'n lap daarmee nat en plaas op die pynlike plek. As die kanker gesond is, eet dan dikwels pylwortel om die maagvlies te laat genees en te laat groei. Terwyl die pasiënt behandel word, gee bietjie melk met 1 t brandewyn, Post Toasties, Weet-Bix, ens.
Mev. Human

KANKER: VELKANKER

3097. Rooi-opslag fyngestamp met kasterolie.
SCHULZ: Mev. Joubert, Ladybrand; Vorster

3098. Laat dagga trek in koue water en smeer aan.
J.A. Kellerman

3099. 2 lepels spiritus en 6d. koekie kamfer. Smeer aan soggens en saans.
J.A. Kellerman

3100. Vee die plek af met melkbosmelk en strooi die volgende poeier op: 1 e elk van droë karmedik, droë granaatskil en uitgebrande aluin.
SCHULZ: De Kock, Touwsrivier

3101. Haasvet, bokvet en pietersielie sal opsit vir huidkanker.
SCHULZ

3102. Velkanker of enige harde kors op jou liggaam. Maak klapperolie en swael aan soos 'n salf.
Mev. G.S. Bredenkamp

KARBONKEL

3103. Neem 1 witui en bak dit onder die warm as. Laat dan op die karbonkel sit so warm as wat uitgehou kan word.
F.J.L.

3104. Salie en heuning saam fyngestamp vir 'n pleister.
SCHULZ: *The Leech Book III*

3105. Eet 'n paar keer in die môre 1 lb rosyne op.
F.J.L.: J.C. Pieterse

3106. Sit gifbolpappe op.
F.J.L.

3107. 'n Kat se warm vel is goed vir 'n karbonkel.
F.J.L.

3108. Sit spykerbalsem op.
F.J.L.

3109. 1 e soetolie, 1 e roulynolie. 1 e gerasperde byewas (hoogvol), 1 eiergeel (hardgekook) 1 t balsemkopiva. 1 t balsemsulfuris. Rasper hardgekookte eiergeel en braai dit in 1 e soetolie. As dit goed uitgebraai is tel van vuur af, roer die gerasperde byewas by terwyl dit nog warm is. Na afgekoel is, roer roulynolie, balsemkopiva en balsemsulfuris by. (Dit moet goed afgekoel wees voordat roulynolie bygevoeg word.)
SANL.: Mev. A.C. Pienaar

3110. Niervet van bok gemeng met roosmaryn en tiemie.
F.J.L.: J.C. Pieterse

3111. Warm pappe opsit.
F.J.L.: J.C. Pieterse

KARKATJIES (KARKAATJIES)

3112. Sit 'n oopgesnyde rosyntjie op die oog.
F.J.L.: Swart
SCHULZ: Du Plessis, Phillipstr.

3113. Die onkruid stinkblaar is uitstekend om karkatjies mee gesond te maak. Plaas 'n paar blare oor die oog, bind 'n verband daarom. Herhaal sodra die blare verlep. Binne 24 na 36 uur sal die karkatjie genees wees.
SANL.: Mnr. B.G. Uys

3114. Iemand wat gepla word deur karkatjies moet vir 'n maand of wat droë neute eet. Dit is baie goed.
Helena le Clercque

3115. Maak 'n pap van pietersielie en broodkrummels, sit op, ook fyngestampte pietersielie in dun sakkies is goed om op te sit. Maak dit nat in koue water sodra warm word.
Helena le Clercque

3116. Eet baie neute en rosyne. Maak 'n pap van sout en sterk asyn en sit op.
V.L.V.: Mev. K.W.H. Voight

3117. Sny rosyntjies oop, haal pit uit en sit op oog; of 'n stukkie rou vleis.
F.J.L.: Mev. W. Brynard

3118. Sny 'n rosyntjie oop en sit op die oog. Bind toe met 'n verband.
V.L.V. Stellenbosch: Anna Eksteen, Ria Duckitt, Rene Deetlefs

3119. Stamp of maal die rosyntjies fyn, smeer op 'n lap en sit dit op. Dit is baie goed vir 'n klont in die bors. 'n Paar rosyntjies fyngekou en op die oog gesit trek gou 'n karkatjie ryp.
SCHULZ

3120. Smeer kasterolie aan.
F.J.L.: J.C. Pieterse

3121. Die skraapsels van sagte beesvleis opsit.
F.J.L.: A.S. van Wyk

3122. Neem 'n klein seuntjie en veeg met penis van seuntjie deur die oog waar karkatjie sit.
F.J.L.: A.S. de Beer

3123. Trek 'n kat se stert deur jou oog.
A.S. Malan

3124. Vat 'n stukkie aluin. Maak dit nat in warm water en druk dit teen die plek.
F.J.L.: Mev. A. Hermann; J.A. Page

3125. Vir 'n karkatjie baai jou gesig in borakswater.
F.J.L.

3126. As jy 'n karkatjie het, vat 'n hoendereier se wit en gooi 'n bietjie fyn aluin daarby, roer goed deurmekaar en smeer aan.
F.J.L.

3127. Smeer harlemensis aan karkatjie.
SCHULZ

3128. Smeer ink of blousel aan.
F.J.L.

3129. Vryf 'n goue ring warm en druk daarop.
SCHULZ: Mev. E. Langenhoven
F.J.L.: L.J. Naudé; J. Grobler; Mev. A. Hermann; J.A. Page; A.M.G. Coetzee; T. Puich; Swart; H. Scholtemeyer

3130. Vryf 'n goeie trouring vuurwarm en brand die ooglid daarmee.
Mev. S. Conradie

3131. Vryf met goue ring (troupand) tot dit nie meer jeuk nie.
M.R.P. Strydom (Pres. V.L.V.)

3132. Smeer jou spoeg aan. Veral in die oggend vroeg as jy nog nie iets geëet of gedrink het nie. As jy dit aansmeer sodra jy voel dit kom uit, sal dit nie verder uitkom nie. Onthou dit moet sommer gedurig en kort-kort aangesmeer word.
F.J.L.: J.M. Minnie
SAUK: Mev. J. Hendriks

3133. Dit kan ook geënt word aan 'n jong boom, verkieslik aan 'n kweperboom.
F.J.L.: J.M. Minnie
SAUK: Mev. J. Hendriks

3134. Blaas dit weg na die volmaan.
SCHULZ: Mev. E. Langenhoven (Boek I)

3135. Druk die pit uit en ent dit in op 'n turksvyblad.
SCHULZ: Erasmus, Amersfoort
F.J.L.: A.M.G. Coetzee; E. de Villiers

3136. Laat jongste kind in familie met hand daaroor vryf.
F.J.L.: L.J. Naudé
SCHULZ: Mev. A.M. Claassen (Boek II)

3137. Maak 'n gaatjie in koperpennie en laat hang om jou nek op jou kuiltjie tot hy wegraak en karkatjie sal verdwyn, of leen 'n neut by iemand (moenie teruggee nie) en doen dieselfde.
SCHULZ: MacDonald (Boek I)

3138. Vang 'n kat en trek sy stert 7 maal oor die oog en weg is dit.
F.J.L.: Swart; Aletta Erasmus; L. Botha; Mev. M. Nienaber
SCHULZ: MacDonald; Mev. A.M. Claassen
SAUK: Ouma Nortje

3139. Leen 'n neut by iemand. Gee dit nie terug nie, maar maak 'n gaatjie daarin. Hang om nek, en as dit verloor, verdwyn karkatjie.
SCHULZ: MacDonald (Boek II)

3140. Vir karkatjie op oog wat net uitgekom het: met duim en voorvinger hom vat en weggooi en dink in gedagte ek gooi jou weg.
SCHULZ: Mnr. P.H. Herbst (Boek II)

3141. Vat 'n droë stokkie en breek dit regoor die oog. Die kraak van die stokkie maak die karkatjie weg.
SCHULZ: MacDonald (Boek II)

3142. 'n Swanger vrou moet dit streel.
SCHULZ: Mev. Vogel; Mev. E. Langenhoven (Boek I)

3143. Maak 7 maal met speld asof jy die oog steek sonder om die oog te knip.
F.J.L.

KATAR

3144. Soethoutbossie (*Rafnia amplexicaulis*) se afkooksel gebruik vir katar en tering.
Watt & Breyer-Brandwijk

3145. Klipblom soos tee getrek en gedrink is baie goed.
SCHULZ: Conradie

3146. 8 oz fyn tafelsout, 8 oz koeksoda, 4 oz glukose, en 4 oz boraks. Meng 1 t in 'n glas lou water. Trek in neus op twee keer per dag.
F.J.L.: J.A. Kellerman; Mev. A.C. du Toit

KEEL: GRAAT IN KEEL

3147. Om 'n visgraat of beentjie uit die keel te kry, eet 'n bietjie rou eier. Dit sal die visgraat of beentjie laat afgaan.
F.J.L.: Mev. A. Hermann; J.A. Page

3148. Gorrel dadelik met koeksoda opgelos in water. Dit kan taamlik sterk aangemaak word.
F.J.L.
SCHULZ: Beyers
SAUK: Mev. H.F. Smit

3149. Groenamara is ook baie goed om te gorrel.
F.J.L.
SCHULZ: Beyers
SAUK: Mev. H.F. Smit

KEEL: KEELKRIEWEL

3150. 1 t aluin, 6 t suiker. Meng goed en gorrel.
C.J. Matthews

KEEL: KEELSEER

3151. Take a handful of salie leaves, put them in a little less than a pint of cold water. Bring to the boil and let them simmer for a few minutes. When cold, add ½ pt vinegar and 2 tablespoonfuls of honey. Take a teaspoonful every hour and gargle frequently with it.
Mev. M.A. Read

3152. ¾ pt kokende asyn oor 'n hand vol salieblare. Syg deur 'n doek en laat koud word. Gorrel dikwels daarmee.
SCHULZ: Mev. Gouws

3153. Trek besembos en gorrel.
SCHULZ

3154. Trek boegoe op brandewyn vir 8 dae in die son, gorrel daarmee.
SCHULZ: M. Conradie

3155. Gorrel doringboombas (*Mimosa*) op water of hottentotsvyesap.
F.J.L.: D. de Bruin
SCHULZ: Van Mollendorff

3156. Die wortels van elandsboontjies trek en drink.
F.J.L.: E. de Villiers

3157. Hottentosvye word vir seerkeel en mondsproei gebruik.
SANL.
SAUK: Mev. H.F. Smit
F.J.L.: D.J. Coetzee; J. Viljoen

3158. Gorrel met kruidjie-roer-my-nie.
SCHULZ: M. Conradie

3159. Kosmos laat trek en die water drink.
F.J.L.: L.J. Naudé

3160. Kook kreebas en blare en gorrel daarmee.
F.J.L.: A.M.G. Coetzee

3161. Hottentotsvy (*Carpobrotus edulis*) se blare en vrugte vir keelseer, gorrel met mengsel gemaak van blare en vrugte.
Watt & Breyer-Brandwijk

3162. Neem 'n klomp jong bloekomblare (die ou soort). Gooi baie kookwater oor, laat sterk trek, byna swart. Water moet genoeg wees vir outydse sinkbad.

Neem die bad in die aand. Haal al die blare uit en gooi in die bad. Sit die siek persoon daarin. Maak goed toe met lammerkombers – net die persoon se kop moet uitsteek. Hou ½ k van die bloekomwater uit, sit 1 of 2 lepels brandewyn daarin. Laat die persoon 'n kwartier in die bad sit.

Gee nou die bloekom warm in om te drink. Laat die persoon nog sit totdat hy voel hy sweet. Draai die kombers goed om die persoon, sit in die bed so toegedraai. Maak goed toe met wolkomberse om goed uit te sweet. Lê doodstil tot hy afgekoel is. Haal dan die nat kombers af, maar hou die droë komberse nog op tot volgende môre. U sal nooit weer daardie keel kry nie.
SANL.: Mev. C.E. Grobbelaar

3163. Kou 'n hottentotsvy en laat die sap in die keel afsak.
SANL.: M.G.H., Carnavon

3164. Nastergalsap met brandewyn en heuning. Gorrel dit.
SCHULZ

3165. Gorrel met olienhout, besembos en kareeboomblare, sterk gekook.
SCHULZ: N. Merryman
F.J.L.: K. van Deventer

3166. Kou die blare van die plakkies wat in randjies groei en sluk die sap in.
F.J.L.

3167. Rooirissie fyngemaak en gemeng met heuning, neem kort-kort daarvan.
SCHULZ: Mev. Joubert, Pk. Sabie

3168. Trek rooi roosblare soos tee en neem vir elke bottel rooswater 4 lepels asyn, 4 lepels heuning en drink drie maal per dag 1 k. (Gorrel ook daarmee.)
SCHULZ

3169. Trek bas van soetdoringboom in kookwater en gorrel.
SCHULZ: Prof. Abel Coetzee

3170. As iemand se keel seer is moet hy snuif, of naeltjies, kerrie en suiker eet.
F.J.L.

3171. Gorreldrank vir seer keel: salie en soetmelk gekook.
SCHULZ
SANL.

3172. Gooi ½ pt kookwater op 'n groot hand vol salieblare, voeg 'n teekoppie asyn daarby. Trek vir 'n halfuur, gooi dan af van die blare en gooi 2 t heuning by, gebruik die mengsel om mee te gorrel vir seerkeel, en neem af en toe 1 t vol in ook.
SANL.
SCHULZ: Sauerman; Fouché, Calitzdorp

3173. As keel erg geswel is, braai 'n turksvyblad in die as, sny oop en sit dit dan so warm moontlik op die keel.
SCHULZ: Kotze
F.J.L.: L.J. Naudé

3174. Trek vaalbosblare op warm water en gorrel dit.
F.J.L.: Erasmus

3175. Eet moerbeikonfyt.
A.S. Malan

3176. Stamp 'n hand vol pietersielie fyn, gooi 'n rou hoendereier by, maak warm en sit op keel.
A.S. Malan

3177. Laat doringboom se bas trek en drink.
A.S. Malan

3178. Kou vyerank vir keelseer. Sap is frank.
V.L.V.: Mev. L. Nieuwoudt

3179. Kou suringstele vir seer keel.
V.L.V. Stellenbosch: Anna Eksteen, Ria Duckitt, Rene Deetlefs

3180. Hottentotsvye: Gebruik die sap uit die ranke. 1 k sap, 1 k asyn, 1 k heuning. Drink 1 t van die mengsel.
V.L.V. Stellenbosch: Anna Eksteen, Ria Duckitt, Rene Deetlefs

3181. Meng heuning en suurlemoensap en drink vir seer keel.
V.L.V. Stellenbosch: Anna Eksteen, Ria Duckitt, Rene Deetlefs

3182. Neem stinkkameroo, stamp fyn en maak pappe of pleisters en sit om keel.
V.L.V.: Mev. L. Nieuwoudt

3183. Vyerank: Smeer in mond en keel en gorrel.
V.L.V.: Mev. K.W.H. Voight

3184. Laat pasiënt baie hottentotsvyeblare kou en insluk, draai die persoon se gebruikte kous om die nek, voet eerste om die nek; laat peper of worcestersouswater gorrel.
Mev. M. Kloppers

3185. Neem 30 maksalieblare, gooi daarop 1 bottel kokende water, laat trek vir 'n halfuur, gooi deur, en gooi 'n glas asyn by en 2–3 lepels heuning, gorrel die keer daarmee drie maal op 'n dag, kan ook drink daarvan.
C.J. Matthews

3186. Laat 'n hand vol maksalieblare goed

trek op 'n bottel kokende water. Syg dan deur en roer 4 lepels heuning, ½ k asyn en 1 lepel boraks in. Drink 1 lepel vol 2–3 keer daagliks en gorrel ook daarmee 3–4 maal per dag.
Helena le Clercque

3187. Neem 'n blaar van die vetplant genoem die plakkie. Byt 'n stuk af, kou fyn terwyl dit met die spoeg meng. Spoeg vesel uit, gorrel met die sap en sluk in.
Mnr. H.P. Odendaal.

3188. Hottentotsvye uitgedruk en laat afsak. Meng met heuning. Gorrel gereeld hiermee en drink af en toe ½ t.
Mej. L. Vos

3189. Klipblom en bitterblaar goed laat trek.
Mev. Aletta van den Berg

3190. Drink boegoeasyn en heuning.
F.J.L.

3191. Eet heuning gemeng met kerrie.
A.S. Malan

3192. Drink die sop van 'n voëltjie wat met vere en al gekook is.
F.J.L.: L. Botha

3193. Wolwemis fyngemaak en drink.
F.J.L.: C. du Preez

3194. Los 1 t aluin op in 'n glas lou water en gorrel.
Mev. M.A. Read

3195. An excellent gargle for sore throats can be made by putting a piece of alum into a cup of made and strained tea (without milk or sugar), stirring the alum round in the liquid until the tea tastes of alum.
Mev. M.A. Read

3196. Aluin en suiker en rooipoeier deurmekaar gemaak en in die keel geblaas.
F.J.L.: Fanie Venter

3197. Gorrel asyn in water met bietjie aluin, 'n mespunt salpeter, ½ t pynstiller, 1 t kerriekruie en 'n klein bietjie suiker.
F.J.L.: Mej. J. Wolhuter
SCHULZ

3198. Bakpoeier moet so droog geëet word. 'n Mespunt vol.
SAUK: Mev. J.D. Schutte

3199. Neem belghries, vat twee lappies, smeer nou gries aan die lappies wat nou 'n pleister is. Plak dit op die keel en draai goed toe, dit sal nou ryp getrek word.
SAUK: Mev. C. Coetzee

3200. Gorrel met blousel en asyn en blaas koeksoda in.
F.J.L.: Fanie Venter

3201. Eet blomswael en suiker 3–4 maal per dag. Dit is ook goed vir witseerkeel.
SCHULZ: Mev. Joubert, Pk. Sabie

3202. Gelyke dele boraks, koeksoda en sout. Gooi die dele in 'n droë bord en meng goed. Bêre in 'n droë bottel en gebruik 1 t vol op 'n glas lou water vir gorrel.
SANL.: H.J. Koekemoer

3203. Gorrel die volgende: Bietjie boraks, heuning, aluin en asyn.
SCHULZ

3204. ½ pakkie boraks, 1 botteltjie gliserien. Meng dit goed en drink elke 10 of 15 min. 1 t vol.
F.J.L.: Mev. A. Hermann; J.A. Page

3205. Gorrel 'n knippie vitrioel, 'n knippie salpeter en 'n knippie aluin.
F.J.L.

3206. 1 t gliserien, ½ t bloekomolie. Smeer drie maal op 'n dag met 'n veer in die keel.
SCHULZ: Jacobsz

3207. Gorrel gliserien en aluin.
F.J.L.

3208. Neem gelyke dele drooggemaakte granaatskil, fyn kamfer, aluin, teesuiker, rooipoeier. Maak alles goed deurmekaar en blaas met 'n pypie in keel.
F.J.L.
SCHULZ: Mev. Uys

3209. Neem 'n stuk watte en besprinkel dit goed met kasterolie en dan so 4–5 druppels paraffien daarop. Smeer die

keel of bors met Vaseline en lê die olierige watte daarop. Dit help vir benoude bors en seer keel.
SANL.

3210. Gorrel met kruit in asynwater.
F.J.L.: A.S. van Wyk

3211. 2 dele koeksoda, 2 dele boraks, 1 deel sout. Meng en gorrel 1 t vol in 'n glas lou water twee of drie keer per dag.
SANL.: J.A. Kellerman; J.P.J. Hugo

3212. Gorrel met flou Little's Dip water.
F.J.L.

3213. 1 deel boraks, 2 dele gliserien, 1 deel heuning. Maak dit deurmekaar. Eet kort-kort 1 t vol van die mengsel.
SANL.: H.J. Koekemoer

3214. Maak 'n flennielap nat in kamferbrandewyn en sit om die nek so warm as moontlik.
F.J.L.

3215. Suig 'n stukkie aluin of gorrel met aluinwater.
SANL.: Mev. E.C. Lottering

3216. Neem 'n stuk watte, besprinkel dit goed met kasterolie en dan so 4–5 druppels paraffien daarop. Smeer die keel of bors met Vaseline en lê die olierige watte daarop. Dit help vir benoude bors en seer keel.
SANL.: Mev. A.C. du Toit

3217. Smeer lampolie of kamferolie aan die keel.
F.J.L.

3218. Peper en sout op die punt van 'n teelepel en maak die kleintongetjie skrik.
F.J.L.: Erasmus

3219. Gorrel pynstiller sterk, warm en soet.
SCHULZ: Mev. Lang

3220. 1 t rooipoeier, 1 t swael, 1 t boraks, 1 t borrie, ½ t aluin, 1½ t salpeter, 1 ekstra sterk peperment, 2 t teesuiker. Meng deeglik. Gooi 'n mespunt drie maal per dag in die keel.
F.J.L.: J. Grobler
SAUK: Mev. Fourie, Breyten

3221. Maak 'n mengsel van 2 t gouestroop en 2 t roulynolie en eet van die mengsel.
SCHULZ: Beyers

3222. Gorrel 2 t suiker en 1 t sout in glas water.
SCHULZ

3223. As jou keel seer is, sit skoonteer op.
F.J.L.: Aletta Erasmus

3224. Staaldruppels vir keelseer.
F.J.L.

3225. Gorrel met pekel of aluin.
F.J.L.: J. Strauss

3226. Vloeistof aansmeer.
F.J.L.

3227. Wyngees.
F.J.L.

3228. Neem 'n versterkmiddel. Verf die seer keel met 'n dun oplossing van jodiumtinktuur.
Helena le Clercque

3229. Gorrel met aluin en peperwater.
F.J.L.: Mej. J. Wolhuter
SCHULZ: Beyers

3230. Gorrel met flou vloeistof.
A.S. Malan

3231. Gorrel met worcestersous.
A.S. Malan

3232. Vryf van buite met 1 lepel eau de cologne, ½ lepel terpentyn, 1 t kamfer en 1 lepel soetolie.
Helena le Clercque

3233. Gorrel met soutwater en sit warm paraffienlappe op. As dit te veel brand, smeer soetolie aan, hou aan daarmee.
Helena le Clercque

3234. Verf die keel met gliserien of tannien, suig kaliumbromiedtablette, ook borakstablette.
Helena le Clercque

3235. Blomswael en suiker laat eet 3–4 maal daagliks.
Mev. A. Bester

3236. Kerf kamfer fyn op 'n swart kous. Stryk met baie warm yster. Sit om keel.

Herhaal. (Dit is beslis die moeite werd om te probeer.)
Mev. S. Conradie

3237. Wa-ghries aan die keel smeer is ook goed.
Mev. S. Conradie

3238. Gorrel met kamferbrandewyn.
Mev. S. Conradie

3239. 1 t van elk: rooipoeier, salpeter, aluin, boraks, witdulsies. Maak met water aan.
Mev. Aletta van den Berg

3240. 1 e pynstiller, 1 e lewensessens, 1 glas brandewyn, 6 vitalespoeiers, 'n stukkie blouvitriool, so groot soos 'n ertjiekorrel.
Mev. Aletta van den Berg

3241. Tee sterk getrek en blousel en salpeter daarin.
Mev. Aletta van den Berg

3242. Sit blomswael om met kamfer op 'n flennielap.
Mev. Aletta van den Berg

3243. *Chemical fluid* [Jeyes Fluid], een deel met 10 dele water, te meng en gorrel.
Mev. Aletta van den Berg

3244 1 t groenamara in 'n kelkie water gorrel, 'n mespunt salpeter, 'n mespunt aluin, 1 vitalespoeier, blaas dit in die keel.
Mev. Aletta van den Berg

3245. Gorrel pekelwater.
Mev. M.A. Read

3246. Raat vir keelseer: Gorrel salpeterwater; ook soda en swaelblom in keel inblaas.
F.J.L.: J. Viljoen
SCHULZ

3247. As jou keel seer is, gorrel jy met soutwater, of smeer die keel met kamferolie.
F.J.L.

3248. Gorrel deeglik met lou soutwater. Meng rou heuning met rooipoeier en eet verskeie kere daarvan.
SANL.: Mev. H. Steenkamp

3249. 2 e heuning, 1 e kamfer, 1 e boegoeasyn, 3 e kookwater. Skommel alles goed deurmekaar en gorrel drie keer per dag.
SANL.: Mev. G.L. Pienaar

3250. Moerbykonfyt. Los gebrande aluin in water op en gorrel.
SCHULZ: S.J. Marais

3251. Meng 'n hand vol gestampte pietersielie met 'n rou hoendereier en sit op keel.
SCHULZ: Kotze; Mev. J. le Roux

3252. Snuif is baie goed en gorrel met kruidjie-roer-my-nie. Laat trek soos tee en gorrel warm. Een druppel jodium in 'n glas water is ook baie goed om mee te gorrel.
SCHULZ: M. Conradie

3253. Neem droë vye en 'n groot stuk kamfer, stamp fyn en sit op lap en om keel. Sit na 'n dag of twee weer een op.
SCHULZ: Mev. Vogel

3254. ½ k hottentotvyesap, 1 mespunt sout, 1 mespunt aluin, 1 e asyn, bietjie peper.
Mev. Aletta van den Berg

3255. Varkvet met kamfer om keel sit.
F.J.L.: A.M.G. Coetzee
SCHULZ: S.J. Marais

3256. Cayenne pepper, vinegar and salt: A little of each in boiling water. Use as a gargle.
Mev. M.A. Read

3257. Maak asyn en peper deurmekaar en gorrel dit.
F.J.L.

3258. Heuning, aluin en boraks deurmekaar vir keelseer.
F.J.L.: C. du Preez; Mev. M. Leonard; J.J. Steenkamp
SCHULZ: Mev. Uys

3259. Heuning, mosterd en asyn saamgekook om te gorrel.
SANL.
SCHULZ: *The Leech Book*

3260. Meng kerrie en sout en gooi dan 'n bietjie op 'n mes se punt agter in die keel.
F.J.L.: W. Germishuizen

3261. Vir keelseer is kerrie en suiker goed.
F.J.L.

3262. 1 t soda in water opgelos. Spoel die mond goed daarmee, meng dan 2 lepels heuning, 1 lepel asyn, 1 groot mespunt soda goed saam en neem 1 lepel 3–4 keer per dag. Smeer die keel in met gemengde kamferolie en kamferbrandewyn elke aand en sit 'n warm doek om.
SCHULZ: Mev. Uys

3263. Maak 'n pleister van 1 e sout, 1 t mosterd en asyn. Sit tussen twee lappe om keel.
SCHULZ

3264. Meng gelyke dele heuning, aluin en boraks en eet 1 t vol elke uur.
A.S. Malan

3265. Gorrel met peper en asyn.
A.S. Malan

3266. Neem ½ k lou water, gooi daarin 1 lepel asyn, 1 lepel heuning, en 'n mespunt aluin. Gorrel 6–12 keer.
Helena le Clercque

3267. Eet 'n bietjie nou en dan van die mengsel, 1 lepel heuning, 1 t blomswael, 1 mespunt aluin, 1 t fyn teesuiker.
Helena le Clercque

3268. 1 t asyn, 1 t kamferbrandewyn, 1 t borrie, 1 e wynruit, gestamp, 2 e heuning, 10 druppels haarlemmerolie, in die mond smeer.
Mev. Aletta van den Berg

3269. Verbrand 'n bergskulp, maal dit en neem 'n mespunt daarvan, ook 'n mespunt rooipoeier word gemeng saam met 1 t suiker en boraks.
F.J.L.: L.J. Naudé

3270. Neem asyn wat nie so sterk is nie. Gooi daarin gloeiende houtskole totdat dit sterk lou is en gorrel daarmee.
SCHULZ: Conradie

3271. 1 k vars botter, 1 t kamfer, 12 kruienaeltjies. Braai alles saam tot goeie salf en eet as keel of mond seer is.
SCHULZ: Gersbach

3272. Smeer bokvet en kerrie aan.
F.J.L.: L.J. Naudé

3273. Geel van 1 eier, 1 lepel heuning, smeer op 'n lap. Sit elke môre 'n vars een om die keel.
F.J.L.: Fanie Venter

3274. Eier se geel en sout opsit.
F.J.L.

3275. Smeer hardevet op 'n lap, neem 1 witvomitief en strooi daaroor, smeer in die vet en sit om die keel en die sere sal na buite trek.
SCHULZ: MacDonald

3276. Neem gloeiende houtskool, doop dit in asyn. Gorrel met die asyn vir seer keel.
SCHULZ: Barnard, Hopefield

3277. Sit flennielap met kamfer ingestryk met warm yster om die keel of sit lap met heuning om die keel.
F.J.L.: Van Rooyen, Alexandria

3278. Gorrel met pynappelsap, aluin, pekelwater of koeksoda.
F.J.L.

3279. Senuweeblaar en ½ pakkie epsomsout. Drink elke oggend 'n kelkie vol.
SCHULZ: Mev. Uys

3280. Gorrel met soutwater of draai 'n warm kous om.
SCHULZ: Beyers
F.J.L.: C. du Preez; Erasmus; H. Vermaas; J. Strauss

3281. Varkreusel en rooipoeier is baie goed vir keelseer.
F.J.L.

3282. Wanneer die keel swel, neem 'n beeskloutjie, sit soetolie en borrie daarin. Laat dit goed uitbraai, maal fyn, en maak pleister om die keel.

Mev. v. d. Berg

3283. Gorrel met ½ t koeksoda en 1 t sout op 'n glas water. Plaas 'n naeltjie in die kies as die keel brand, druk die naeltjie effens met tand en sluk stadig die sag. Goed om sommer in die nag daarmee in die kies te slaap.
V.L.V.: Mev. W. Brynard

3284. Dra 7 neute om jou nek.
F.J.L.

3285. As jy keelseer het, moet jy 'n kouewaterlap met 'n droë lap op op jou keel sit.
F.J.L.: Tys van Rensburg

3286. Draai geswete kous om keel en hou die keel warm.
SCHULZ: De Kock, Touwsrivier
F.J.L.: Erasmus

KEEL: SWAK KEEL

3287. Gorrel met soutwater.
Helena le Clercque

3288. Neem 'n versterkmiddel: Voeg in 'n bottel wyn: 1 flessie versterkdruppels, 1 flessie groenamara, 1 lepel foelie, 1 lepel kaneel en 2 lepels neut. Drink 1 lepel vol drie keer daagliks voor ete.
Helena le Clercque

KEEL: KEELSWEER

3289. Beesgal aansmeer.
SCHULZ

3290. Lewendige erdwurms opsit en met blare vasmaak. As dit nie teringkliere is nie sal die wurm lewendig bly, as dit teringkliere is, verander die erdwurm in grond.
SCHULZ

3291. Wit hondemis fynmaak en in keel blaas. Pleister van heuning maak en buite opsit.
F.J.L.
SCHULZ: Quinsy

3292. Brand krappe, stamp dit dan fyn, meng met heuning en sit op kliere met pleister.
SCHULZ

3293. Maak sterk Engelse soutwater aan en gorrel daarmee.
A.S. Malan

3294. Sit kamferbrandewynlappe op keel.
SCHULZ

3295. Was eers die keel en tong met 1 e asyn en 'n mespunt koeksoda. Sit dan die volgende pleister op: 2 e heuning, 1 e kasterolie, warm gemaak en op lap om die keel.
SCHULZ

3296. Garsmeel, harpuis, was en olie tot salf kook, 'n kind se water daarby meng en dan pleister op seer kliere opsit.
SCHULZ

3297. Gorrel met knoffel, asyn en water.
SCHULZ

3298. Gorrel soggens en saans met flou kamferasyn. Maak salf van bywas, varkreusel, soetolie en 'n stukkie duiwelsdrek. Smelt en smeer die keelkliere.
F.J.L.: Fanie Venter

KEEL: KEELVERBAND

3299. Drink 1 t olyfolie.
F.J.L.

KINDERARM

3300. Neem van die regte groen steekgras en brand die loot tot as. Kerf dan twee kerfies op die linker- en twee op die regtersy en twee net onderkant die nawel en smeer van die as aan. (Vir swak vrouens.)
SCHULZ: MacDonald (Boek II)

3301. Neem 12 eierdoppe waarvan kuikens pas uitgebroei is met vlieste en al maak droog.
SCHULZ: M.C. Steyn (Boek II)

KINDERS WAT SWAK IS

3302. Begrawe die kind elke dag vir 'n paar uur tot by die heupe in 'n mishoop.
SCHULZ

3303. Donkiemelk word vir swak kinders gegee.
F.J.L.: D.J. Coetzee

KINDERVERLAMMING (POLIO)

3304. Neem die blare van 'n wynruitplant. Druk dit styf in 'n glas totdat die glas halfvol is. Gooi dit dan op 'n bottel Hollandse jenewer en laat dit vir 'n paar uur lang trek. Gee dan die pasiënt 'n kelkie vol voor elke maaltyd.
SANL.: Mev. A.M. Ferreira

3305. Neem die wortels van die jeukpampoen (of jigpampoen). Krap die nerf van die wortels af en stamp. Verwyder die harde hout wat binne is. Gooi sagte vleis in 'n 2 lb houer, giet kookwater op en laat staan vir 1 uur. Giet deur en gebruik koud wanneer die pasiënt dors is vir water.

Dis slymerig en het geen smaak nie. Die pampoene is te vind in De Aar, ook op in Suidwes-Afrika op die vloere van Maltahöhe distrik. My suster, nou woonagtig in Germiston Spoorweghuise het kinderverlamming gehad toe sy 3 jaar oud was. Sy is daarvan geheel genees, sonder enige gevolge. Een Duitser, Sekedooles, Plaas Adlershors, was opgegee en is ook genees. Dit was ongelooflik. Die kinders wat die siekte saam met my suster opgedoen het, is vandag nog kreupel. Hulle het dit nie gebruik nie.
SANL.: A.S. Roux

3306. Gooi baie moerbessies in badwater en laat pasiënt 20 min. daarin sit.
SCHULZ: Mnr. A.A. du Plessis

3307. Berei 'n warm bad voor met die pensmis van 'n skaap daarin en bad die pasiënt daarin.
SCHULZ: Lombard

3308. Kinderverlamming word aangebring deur kos wat te warm gebruik word of een of ander iets wat gebruik word wat hitte inwendig veroorsaak, of 'n oormatige hitte wat ingebore is. Dit verskroei die ledemate.

Inspuitings van olie moet gebruik word. Dieselfde as gebruik word vir melaatsheid. As die pasiënt se koors te hoog word, moet hy met reënwater afgespons word. As hy anders normaal is, vee af met olyfolie.
SANL.: Mev. C. Buckle

3309. Hoewel polio vroeër nie so algemeen bekend was soos nou nie, bestaan daar ook nog boererate. Die water waarin afval gekrap was met wol, kloutjies en al die ander skraapsels word as badwater vir die sieke gebruik, en menige geval van verlamming, so word beweer, is geheel genees. 'n Gelykluidende raat teen kinkhoes is om die kinders soggens vroeg na die perdestal te neem om die vars reuk van die perdemis in te asem.
Mev. M. van de Werken

3310. Hondebloed is by ondervinding die beste raat vir kinderverlamming. My seuntjie was 2½ jaar oud toe hy skielik lam geword het en het byna ses maande gelê. Elke dag het hy meer en meer uitgeteer. Ek moes hom van die een bed na die ander dra. Toe kry ek die raat en gee hom 1 e vol hondebloed in en weer 'n uur daarna. Die derde dag begin hy op die bed rondspeel. Hy moes toe weer kruip en leer om teen die stoele op te staan.
SANL.: Mev. M.M. van Wyk

3311. Trek erdwurms op kookwater en gee water in.
SCHULZ: Mev. A. Hamman

3312. Neem 'n blikkie (1 lb) "Imported Lard"

(rou) en gooi een botteltjie jamaikagemmer daarin en roer dit goed. Smeer die beentjies hiermee in die oggend en in die aand.
SAUK: Mev. Herholdt

3313. Beukebossie met vars perdemis in badwater trek en kind twee maal per dag daarin sit.
SCHULZ: Barkhuizen, Britten

3314. Raat vir kinderverlamming of as die ledemate styf word: Neem 2 e kalk op 1 k kookwater, laat trek. Giet deur, gooi regte olyfolie by en klits tot dit 'n salf is. Smeer drie of vier maal per dag tot dit slap word.
Mev. Aletta van den Berg

3315. Neem ½ bottel paraffien en gooi daarop 'n klompie gekneusde bloekomblare. Steek in 'n lou stoof en laat goed trek. Giet deur en voeg 'n blokkie fyn kamfer, 2 t sout, 1 e terpentyn, 1 e roulynolie, 1 e soetolie en 1 e kasterolie by. Skud goed en smeer daarmee.
SCHULZ: Sauerman

3316. ½ bottel druiweasyn op 2 maatemmers sterk lou water. Bad twee maal daarin, een maal per dag.

As dit moontlik is, gooi 1 e seesand in die water. Vryf die bene na die persoon uit die bad kom met visolie. Neem ¼ bottel visolie, 1 t peper, 1 e heuning. Skud goed deurmekaar. Gebruik drie maal op 'n dag deur dit te drink of drink die volgende: 1 bottel brandewyn, 'n hand vol wynruit, 1 flessie versterkdruppels. Neem drie maal per dag 1 e van mengsel met 1 lepel water.
SANL.: Mev. A.C. van der Merwe

KINKHOES

3317. Wildeals, vaalbossies, wildekeur en tiemie met swartsuiker tot 'n stroop gekook.
SANL.: Mev. J.P.J. Hugo

3318. Neem ½ lb wildealsblare. Kook dit op 2 k water vir 'n uur. Syg deur en kook dan die bitter water met 2½ k suiker tot 'n stroop. Sit 4 kruienaeltjies by. As koud is, neem elke uur 'n t vol. Eet ook gedurig van die wildealsblare.
SANL.: Mev. Hugo
SCHULZ: Geyser, Kalkfield

3319. Eet rou aartappels en gaan vroeg in die môre na die stal vir 'n ruk.
F.J.L.

3320. Brandnetels in die huis drooggemaak, fyngemaak, deurgesif, met heuning aanmaak en drink.
SCHULZ: Mev. J.J. Kotze

3321. Meng die sap van hottentotsvye met heuning en gee dikwels daarvan in.
A.S. Malan

3322. Neem groen gras of koring. Laat dit trek soos tee en drink 3 k vol op 'n dag.
A.S. Malan

3323. Kook 'n stroop van 1 k bronkhorst, suiker en asyn. Gee dikwels in.
A.S. Malan

3324. Hottentotsvye gestamp, uitgedruk en laat sak, dan met heuning aangemaak en nou en dan 'n bietjie gebruik.
A.S. Malan

3325. Brandnetels in huis gedroog, fyngemaak en gesif, met heuning aangemaak.
A.S. Malan

3326. 'n Hand vol wynruit, 1 lepel asyn, 1 lepel heuning, saam gekook. Gee 1 t elke halfuur.
A.S. Malan

3327. Rasper 'n pynappel, druk die sap uit en gee 1 t elke halfuur.
A.S. Malan

3328. Neem 1 k wynruit, 1 k asyn, 1 k boegoe, 1 lepel kamfer, kook goed op 1 bottel water. Syg deur, gooi dan die kamfer in, en 1 lb suiker, kook tot 'n stroop, eet 'n bietjie nou en dan.
Helena le Clercque

3329. Blousalie (*Salvia paniculata**): aftreksel van die blare vir kinkhoes.
Watt & Breyer-Brandwijk

3330. Hottentotsvye gestamp, sop laat afsak met heuning deurmekaar maak en kort-kort bietjie eet.
SCHULZ: Mev. J.J. Kotze

3331. 'n Hand vol klipdagga, 'n hand vol wildeals, 1 e ysterhouttoppe, 1 t gemmer, 1 lb suiker, 1 bottel water. Kook tot stroop. 1 t drie maal per dag.
SCHULZ: Rosser

3332. Pluk die blare van 'n kerstanjeboom. Droog dit in die koelte. Maal fyn. Neem 1 t vol van die fyn poeier, 1 k witsuiker, 1 k water. Meng en laat smelt. Kook tot stroop lymerig is. Neem vroeg in die môre 1 t vol van die stroop op nugter maag. Dan 1 t vol na elke keer as die pasiënt gehoes het.
SANL.: Mev. M.J. de Villiers

3333. Kattekruie, terpentynbos, bloekomblare, wildeals, brandnetels, ysterhouttoppe kook met water. Gooi deur en kook dik met teesuiker.
SCHULZ: Joubert, Montagu

3334. Die vog van die blomme van kruidjieroer-my-nie uitgeskud en kook tot stroop met bietjie suiker.
SCHULZ: Mej. K.A. Cardouw; Joubert, Montagu

3335. Knoffelskil: braai knoffel in soetolie.
SCHULZ: Van Mollendorff

3336. Knoffel met suiker 24 uur laat staan.
SCHULZ: Gersbach

3337. Smeer knoffel onder die voete.
F.J.L.: Swart

* *Salvia chamelaeagnea*

SCHULZ: Jacobsz

3338. Neem 2 e fyn pypkaneel op 3 k kookwater. Trek dit goed en gee elke maal 'n kelkie vol om te drink. Gooi 'n bietjie suiker by.
SANL.: Mev. M.A. Barnard

3339. Rasper ramenas, voeg suiker by en eet.
F.J.L.

3340. Een van die volgende bossies met swartsuiker en water tot 'n stroop gekook en deur 'n lap gesyg: wildeals, wildekeur, tiemie en vaalbossies.
SANL.

3341. Die binneste turksvyblare met suiker tot stroop gekook.
F.J.L.
SCHULZ: Alberts
SAUK: Mev. E.C. Brits

3342. Stamp 'n witui fyn, strooi sout daaroor en laat buite in die dou staan. Drink die sap hiervan.
SANL.

3343. Neem 'n witui en sny 'n kruis daaroor, gooi swartsuiker daaroor en sit dit in die dou. Gee 1 dessertlepel vol. Laat hulle ook as hulle oud genoeg is van die uie eet.
SANL.: Mev. J.P.J. Hugo
F.J.L.: Mev. A. Hermann; J.A. Page
SCHULZ: Mev. M.C. Steyn; Mnr. P.H. Herbst; P.H. Pelser (Boek II)

3344. Wildekopivawortel trek, vir baba 1 t, vir 5-jarige 1 dessertlepel vol en vir 12-jarige ½ k meermale per dag.
SCHULZ: Van Niekerk

3345. Laat knoffel trek op olyfolie en gee vir kind wat ly aan kinkhoes. Ook goed as teëmiddel.
V.L.V. Stellenbosch: Anna Eksteen, Ria Duckitt, Rene Deetlefs

3346. 1 k als, 1 k boegoe, 1 huisie knoffel, wynruit, 1 lb teesuiker, 1 blokkie kamfer met 'n bietjie water word tot 'n stroop gekook.
J.A. Kellerman

3347. Baai in perdemiswater.
F.J.L.

3348. Boegoebrandewyn, suikerbossiestroop, soetolie, gelyke dele. Gebruik dosisse van 1 t.
SCHULZ: Mev. Joubert, Wellington

3349. 3 e soetolie, 1 e heuning, 1 groot mespunt granaatskil, 1 t droë boegoe: braai deurmekaar en wanneer hoes, 1 t vol.
Mev. H. Olwagen

3350. Kook 'n hand vol wynruit, 1 e asyn en 1 e heuning saam tot 'n stroop en drink.
V.L.V. Stellenbosch: Anna Eksteen, Ria Duckitt, Rene Deetlefs

3351. Vir kinkhoes drink donkiemelk en gaan speel vroeg in die stal of kraal.
F.J.L.: Bredenkamp

3352. As jy kinkhoes het, dan moet jy krappe vang en in jou sop kook en drink.
SCHULZ: Mev. Robertson
SANL.: Mev. Hugo
F.J.L.

3353. Kinders wat baie ly aan kinkhoes moet 'n wildekatvel of warm kleding op hul bors dra, en dit nie afhaal voor 18 maande nie, met 'n toutjie om die nek en die harige kant op die bors. Dit hou die bors warm en verhoed dat die kind met 'n swak bors koue vat. Dit versterk ook die kind later teen aanvalle en hou sy bors op om sterk longe te ontwikkel.
SANL.: Mnr. J. Spamer

3354. 1 lepel visolie elke maal neem.
SANL.: Mev. J.P.J. Hugo

3355. Wipgatmiernes op water getrek. Elke 2–3 uur drink.
F.J.L.
SCHULZ: Mev. Griesel, Reitzburg

3356. Brand 'n horing in kamer waar die kinders gehou word.
F.J.L.

3357. 1 lepel paregorie, 2 lepels witasyn, 2 lepels gouestroop, 1 t nou en dan. (Dis nie vir kinders.)
Helena le Clercque

3358. Neem 4 skrupels wynsteensuursout, sit in 1 pt water, voeg daarby 2 skrupels cochenille, maak sout met suiker. Gee 'n kindjie onder 1 jaar oud ¼ gedeelte van 1 e vier maal op 'n dag, vir 'n kind 2 jaar oud, ½ e vol, vir 'n kind 4 jaar oud, 1 e.
C.J. Matthews

3359. 1 bottel borsdruppels, 1 bottel paregorie, ipekakuanhawyn, 1 lb swartsuiker, 2 k water. Kook 2 laasgenoemdes en gooi deur. Koel af en voeg die res by. Kurk goed toe en gebruik wanneer nodig.
SCHULZ: P.H. Pelser

3360. Cresolene-lampie brand.
F.J.L.: K. van Deventer

3361. Neem 'n 1/- se ipekakuanhawyn, 1 k asyn. Meng goed en eet daarvan.
F.J.L.

3362. Neem 1 k gouestroop met 1 e worcestersous. Meng dit goed. Eet daarvan soveel moontlik. Dit breek die geweldige hoes.
SAUK: Mev. B. Lourens

3363. 1 lb gouestroop, 1 bottel entresdruppels, 1 bottle paregorie.
F.J.L.

3364. Om gliserien te brand is ook goed.
SANL.

3365. 1 e lampolie, 1 e asyn, 1 e suiker, 1 e soetolie, of kloutjiesolie. Kort-kort 1 t vol.
SCHULZ: G. van Niekerk

3366. Neem 1 bottel rooilaventel, 1 bottel versterkdruppels, 1 bottel borsdruppels, 1 bottel Hoffmansdruppels, ½ bottel balsemsulfuris, 1 t kasterolie, 2 t teesuiker. Maal die teesuiker en gooi dan alles in 'n groot bottel. Die bottel moet groot genoeg wees dat hy nie heeltemal vol kom nie. Vul dan verder op met olyfolie. Skud goed voor gebruik. Die bottel moet goed droog

wees voordat die mengsel ingegooi word. Vir volwassenes: 1 e drie maal per dag. Vir kinders: 1 t drie maal per dag.
SCHULZ: Geyer

3367. Neem 4 skrupels wynsteensuursout. Sit in 1 pt water. Voeg daarby 2 skrupels cochenille. Maak soet met suiker. Gee aan 'n kind onder 1 jaar oud 'n ¼ e vol 4 keer per dag. Vir 'n kind 2 jaar oud ½ e vol. Vir 'n kind 4 jaar oud 1 e.
F.J.L.
SCHULZ

3368. 1 bottel soetolie, 1 bottel Turlington, 1 bottel borsdruppels, 1 bottel balsemsulfuris. Skud deurmekaar. 1 t indien nodig.
SCHULZ

3369. 1 bottel soetolie en 1 bottel balsemkopiva en 1 bottel rooilaventel en 1 t vol drie maal per dag.
F.J.L.

3370. Laat 2 lepels skoonteer op 'n bottel water trek. Neem 1 lepel drie maal per dag. As daar teer op die water dryf kan dit met 'n stukkie papier verwyder word.
SANL.: Mev. J.P.J. Hugo

3371. Neem 1 lb suiker, stamp fyn, gooi 1 t vlugsout by en laat kinders dikwels daarvan eet.
SANL.

3372. 2 lepels teesuiker, 2 lepels Franse brandewyn, 2 lepels soetolie. Goed gemeng. Neem elke keer weinig daarvan.
SANL: Mev. J.P.J. Hugo

3373. Vir kinkhoes gebruik: 1 druppel terpentyn in 'n lepel heuning. Gee wanneer die hoes pla.
F.J.L.

3374. 1 bottel wyn, 'n paar lepels teesuiker. Meng en drink 'n kelkie vol drie keer per dag.
SANL.: Mev. M.C. Naudé

3375. 1 k als, 1 k boegoe, 1 huisie knoflok, wynruit, 1 lb teesuiker, 1 blokkie kamfer met 'n bietjie water word tot 'n stroop gekook.
SANL.
SCHULZ: Mev. J.J. Kotze

3376. Kook 'n stroop van wildeals, neem 1 k, gooi 1 lepel boegoebrandewyn in en 1 lepel soetolie en die geel van 'n eier. Skud goed deurmekaar. Gebruik 1 t vol.
SCHULZ: Badenhorst, Vredefort

3377. Neem diepbord vol wildealstoppe, 3 huisies knoffel, 2 e tiemie. Kook met 3 bottels water vir 1 uur. Sif deur, kook nou 'n stroop met mengsel en 3 lb swartsuiker. Voeg 1 e teer, 2 bottels pepermentdruppels en 3 bottels borsdruppels. Gee 10 druppels drie maal per dag met bietjie water vir kinders. Dit is 'n baie goeie middel en maak slym baie gou los.
SCHULZ: Jacobsz; Mev. J. le Roux; Snyman, Saltlake

3378. 1 lepel soetolie, 1 lepel heuning, 4 druppels terpentyn, goed deurmekaar gemaak, eet 'n bietjie nou en dan.
Helena le Clercque

3379. 2 lepels brandewyn, 1½ k heuning, 1 e soetolie, door van 1 eier, 2 lepels boegoeasyn, 1 mespunt gemmer, 1 t harmansdrup, 1 t kopiva, 1 lepel borrie.
Mev. H. Olwagen

3380. Meng heuning, blomswael en Pain Killer en gee 1 t vol elke uur tot hoes bedaar en slym afkom.
SCHULZ: Mej. van der Leeuw

3381. 1 lb heuning of gouestroop, ½ bottel balsemsulfuris, ½ bottel balsemkopiva, 2 e kasterolie, 2 e klapperolie, 1 e Pain Killer. Meng alles. Gooi in 'n bottel. Gee elke 4 uur 1 t vir 'n kind. 1 dessertlepel vir volwassenes. Dit kan na 1 jaar nog gebruik word.

SANL.: J.H. van Heerden

3382. Vryf bors met mengsel van 1 e heuning, 1 e rum en ½ e terpentyn.
F.J.L.

3383. 1 lepel heuning, 1 lepel kamferbrandewyn, 1 lepel soetolie, 1 lepel teesuiker, 1 lepel Franse brandewyn, 10 druppels wonderkroonessens en door van 'n eier.
SCHULZ
Mev. H. Olwagen

3384. 1 lb heuning, ½ bottel balsemsulfuris, ½ bottel balsemkopiva, 1 e kasterolie, 2 e klapperolie. 1 dessertlepel vir volwassenes; 1 t vir kinders. Vir kinkhoes gooi ½ pynstiller by.
SCHULZ

3385. Met die lig visolie smeer, 1 t met bietjie Chamberlain twee maal per 2 druppels bluegum in die visolie. [*sic*]
Mev. Aletta van den Berg

3386. 1 k boegoeasyn, 2 eiers met dop en al in die asyn vir 24 uur laat staan. Klits goed op met swartsuiker tot 'n stroop. Neem 1 t vol drie maal per dag.
SANL.

3387. Laat trek 'n bietjie anys op 1 k kookwater, gooi deur en meng 1 lepel heuning, 1 t wonderessens of lewensessens.
SCHULZ: Froneman

3388. Kook 1 k asyn met 2 lepels suiker en 2 lepels heuning. Giet deur en gooi 'n mespunt salpeter en 'n mespunt fyn kruienaeltjies by. Drink drie keer op 'n dag 1 t vol.
F.J.L.

3389. ½ bottel asyn, 1 lb teesuiker, 'n paar wynruitblare tot 'n stroop gekook. Neem elke uur 1 t vol.
SANL.: Mev. G.L. Pienaar
F.J.L.

3390. 1 k brandewyn, ½ k boegoeasyn, 1 t kaneel, 1 t kruienaeltjies, ½ grouvomitief, 10–12 vye, 1 t gemmer, wynruit, 1 lepel teesuiker en 1 t neut.
Mev. H. Olwagen

3391. 1 e borrie, 1 e foelie met 2½ k water vir 5 min. kook. Giet deur, voeg 1½ k suiker by. Kook tot stroop. Gee kortkort 1 t vol soos nodig.
SCHULZ: Smith, Ficksburg

3392. 1 k boegoeasyn, 2 eiers met dop en al in die asyn vir 24 uur laat lê. Klits dit dan goed op met swartsuiker tot 'n stroop. Neem 1 t drie maal per dag.
SANL.: Mev. J.P.J. Hugo

3393. 1 k bronkhorstsap, 1 k teesuiker, 1 k asyn, tot stroop gekook. Gebruik 1 t vol drie maal per dag.
SCHULZ: Calitzdorp

3394. Vir 'n kind 'n druppel terpentyn in 'n lepel heuning.
A.S. Malan

3395. 1½ k sterk gekookte wildealswater, ½ k boegoebrandewyn, 1 k suiker. Kook tot 'n stroop, voeg dan 3 lepels soetolie daarin, drink 1 t drie tot vyf keer.
Helena le Clercque

3396. 2 t heuning, 2 lepels bruinsuiker, geel van 'n eier, 2 lepels asyn, 1 t soetolie, klits goed. Gee elke keer 'n bietjie.
Mev. Aletta van den Berg

3397. Neem 2 eiers, laat week in 1 k asyn sodat dit 'n bottel se bek kan in. Gooi dan die bottel vol asyn en laat staan totdat die eiers geheel verteer is. Gooi ½ lb teesuiker by. Gebruik drie maal per dag 1 t vol.
Mev. H. Olwagen
SCHULZ
F.J.L.: L. Botha

3398. 1 e borrie, 1 e foelie, 2 k suiker, 2 k water. Kook en roer goed deurmekaar. Gee kort-kort in.
Mev. J.P. Meyer

3399. ½ lb heuning, ½ lb suiker, 1 k asyn, tot stroop gekook. Laat koud word en voeg 1 grouvomitief by. Drie maal per dag 1 t.

Mev. H. Olwagen
SCHULZ
SANL.: Mev. J.M.D. Boshoff

3400. ½ lb teesuiker of heuning, wynruit, en wildeals. Voeg alles tesame en kook tot stroop. Gee 1 t vol as hoes pla.
Mev. H. Olwagen
SCHULZ
SANL.: Mev. J.M.D Boshoff

3401. 1 e naeltjies, 7 ekstra sterk pepermente, 6d. teesuiker, 1 stukkie gemmer, ½ bottel brandewyn. Gooi alles deurmekaar en laat goed smelt in 'n diep bord. As alles gesmelt het, steek aan die brand en laat goed uitbrand. As dit koud is, bottel en gee drie keer per dag 'n bietjie.
SANL.

3402. 1 bottel rum, 5 huisies knoffel. 1 t vol drie maal per dag of gelang na hoes.
SCHULZ: Grobbelaar

3403. 1 glas suurlemoensap, 1 glas olyfolie, 1 glas heuning, 1 dessertlepel Turlington. Neem kort-kort 'n bietjie as hoes pla.
SCHULZ: Mev. J. le Roux

3404. ½ lb teesuiker of heuning, wynruit en wildeals. Kook alles tot stroop en gee 1 t as hoes.
SCHULZ

3405. 6 lepels witsuiker, 6 lepels asyn, 6 lepels heuning tot 'n stroop gekook. Laat koud word. Roer dan 1 grouvomitiefpoeier daarin. Roer elke keer goed en neem 1 t vol elke twee uur.
F.J.L.
SANL.: Mev. J.P.J. Hugo

3406. Neem 2 turksvyblare, maak goed skoon, sny dan stukkend, gooi 2 bottels water op. Kook tot een bottel. Gooi by die water ½ lb suiker, klein stukkies kamfer en 1 botteltjie paregorie.
SANL.

3407. 1 ui (wit) word fyngesny. Gooi dan 1½ k suiker wat natgemaak is by die ui. Dit moet vir 1 nag buite staan. Die volgende môre word die stroop afgegooi, en voeg dan daarby 1 bottel paregorie en 1 bottel borsdruppels.
SCHULZ: Bester

3408. 'n Hand vol wynruit, 1 lepel asyn, 1 lepel heuning, saamgekook en gedrink.
F.J.L.: Mev. M. Leonard
SCHULZ

3409. 1 k wynruit, 1 mespunt rooipoeier, 1 t balsemkopiva, 1 t heuning.
F.J.L.: Fanie Venter

3410. Laat trek wildeals en kook 'n stroop soos volg: 2 k getrekte als, 1 k heuning, 6 druppels borsdruppels. Gee 1 dessertlepel elke vier uur gemeng met ½ t koeksoda. Dit maak die slym op die longe los.
SANL.: Mev. F. Smit

3411. Mix a yolk of egg with 1 tablespoon of raw linseed oil and 1 teaspoon of vinegar. Shake well and give ½ to 1 teaspoon twice a day.
Mr. Sarleh Dollie

3412. Vroeg in die môre in lopende water swem en daarna in 'n perdestal speel.
F.J.L.: J.H. Alberts

3413. Laat kinders in oggend in stal speel.
F.J.L.: L. Botha; Fanie Venter; Frikkie Senekal; Erasmus; Steenkamp; S.F. Hausbroek; H. Vermaas; Aletta Erasmus
SCHULZ: Geyer; Van Rooyen
SANL.

3414. Neem 'n vinnige wandeling in vroeë oggendlug, nog voor sonop.
F.J.L.

3415. Laat kinders vir 'n uur elke oggend in perdestal speel.
V.L.V.: Mev. K.W.H. Voight

3416. Laat kinders in die môre vroeg in 'n stal speel.
V.L.V.: Mev. J. de Lange

KLEM-IN-DIE-KAAK

3417. Stamp tiemie en neem die sap in 1 k lou water. Hou gedurig 'n bietjie gemmer of moskonfyt in die mond.
A.S. Malan
3418. Drup tiemiesap stadig in die mond.
Helena le Clercque
3419. Tiemie met broodkrummels en asynpappe gemaak en op die kake gesit.
Mev. A. Bester
3420. Drup gemmerkonfyt of moskonfyt stadig in die mond.
Helena le Clercque
3421. Smeer duiwelsdrek en soetolie aan.
F.J.L.: A.M.G. Coetzee
3422. Sit gemmerkonfyt in die mond
SCHULZ: Mev. J. le Roux
3423. Sit meeboskonfyt in die mond.
SCHULZ
3424. Sit pappe van vars beesmis gemeng met asyn op. Sit dit baie warm op.
SCHULZ: Mev. ds. Pienaar
3425. Braai erdwurms in soetolie en smeer aan.
SCHULZ
3426. Stamp 2 groot krappe lewendig fyn en pak dit op die kakebeen. Herhaal keer op keer, tot 5 maal.
SCHULZ: Mev. M.C. Steyn
3427. Sny milt middeldeur, maak onder voetsole vas, herhaal tot beter.
SCHULZ: Kotze
3428. Sit teerpleisters onder voetsole.
SCHULZ: Sandberg
3429. Sit asyn en gestampte tiemie binne op kake.
F.J.L.
3430. Sit 'n skottel koue water onder die katel en gee gemmer en brandewyn as sweetmiddel.
F.J.L.
3431. Maak 'n pap van tiemie, brood, asyn en brandewyn en sit op die keel.
SCHULZ: Mev. J. le Roux
SANL.
F.J.L.: Fanie Venter; Mev. M. Leonard
3432. Gee hom 'n harde klap.
F.J.L.: H. Vermaas
3433. Sit die lyer in lou water.
SCHULZ
3434. Vrywe die kake goed warm.
F.J.L.
SCHULZ

VERSWAKTE KLEINTONGETJIE: SIEN KLEINTONGETJIE HANG

KLIERSWELLING

3435. Hartshoorngeest: 10–20 druppels in brood of gortwater, enkele male per dag.
Dr. C.F. Juritz
3436. Lewertraan: Die dosis is vir volwassenes 1 e en vir kinders 1 t of 1 dessertlepel drie keer per dag met bietjie warm koffie of tee met melk.
Dr. C.F. Juritz
3437. 1 door van eier, 1 e lynolie, ½ t aluin, ½ t fyn kamfer en genoeg meel om 'n pap te maak. Sit op kliere.
SCHULZ: Mev. Uys
F.J.L.
3438. Neem sakkie 1 vt x 6" en gooi dit vol semels en voeg twee lepels sout by. Skud dit deurmekaar, sit in oond om warm te word. Plaas dit op die seer klier of naby die ore as dit pyn.
C.J. Matthews
3439. Neem 'n bietjie nat beesmis so warm as u dit kan kry, of maak dit warm en meng dit met 'n bietjie asyn en sit dit telkemale op die plek. Dit is regtig goed.
SANL.: H.J. Koekemoer
3440. Smeer rou niervet op 'n lap en strooi kamfer oor. Sit op die geswelde klier. Die kamfer laat dit gou verdwyn.
SANL.: H.J. Koekemoer

KLIERVERSWERING

3441. Rooi-opslag fyngestamp met kasterolie.
SCHULZ

3442. Knoffel met kloutjiesolie, gebraai tot dit 'n salf vorm, is goed vir 'n klier wat wil versweer.
SCHULZ: Gersbach

KNEUSING

3443. Maak 'n pap van stysel en sit dit op.
A.S. Malan

3444. Behandel die plek met boegoeasyn of kamferbrandewynlappe.
SANL.
SCHULZ: Somerset-Oos
F.J.L.: D.J. Coetzee; Mev. A. Hermann; J.A. Page; L.J. Naudé; Fanie Venter

3445. Boegoeasyn en groenolieblare.
F.J.L.: J.C. Pieterse

3446. Stamp vyerank en sydissel saam, maak nat met brandewyn en sit op die kneusplekke tot dit nie meer droog word nie.
SCHULZ: Mev.J.J. Kotze

3447. Neem tabakblare, week in skoon water en sit oor die kneusplekke.
A.S. Malan

3448. Sit tabakblare met water natgemaak op.
F.J.L.: Fanie Venter

3449. Stinkblaar aangemaak met meel tot pap opsit.
SCHULZ: De Kock, Botrivier

3450. Suurlemoenhuisies oopsny en opsit of boegoe en asyn.
F.J.L.: J.C. Pieterse

3451. Kneus vars pietersielieblare, smeer die kneusplekke met botter en sit die blare op. Die beste manier om die vel nie blou te laat word nie, is om 'n pap van droë stysel en water op te sit.
SCHULZ

3452. Pietersielie, kerwel van distels deurmekaar opsit.
SCHULZ: Mev. Griesel, Reitzburg

3453. Bobbejaansoor, olifantsoor (*Eriospermum latifolium**) aangewend deur eerste nedersetters vir bogenoemde doel.
Watt & Breyer-Brandwijk

3454. Smeer vet op die plek.
F.J.L.

3455. Sit dadelik 'n stukkie vleis of botter sonder sout op.
C.J. Matthews

3456. Rou beesvleis opsit.
F.J.L.: A.S. van Wyk

3457. Bind brandewynlappe om en sprinkel drie maal per dag nat.
F.J.L.: Mev. M. Leonard
SCHULZ

3458. Maak mooi skoon met lou water, smeer boorsalf aan.
Helena le Clercque

3459. Ghriespleister op enige seerplek of kneusplek.
F.J.L.: D. de Bruin

3460. As dit nie 'n oop wond is nie, sit dan dadelik 'n stuk rou vleis op of smeer botter aan. Dit swel dan nie en word ook nie blou nie. As dit 'n oop wond is, neem kraalbossie, spoel eers af, kneus goed en sit op die wond. Dit trek dadelik toe en stop ook baie gou die bloed. As die kneusings inwendig is, drink boegoe. Vir uitwendig, 1 t arnikatinktuur in 'n groot lepel water. Sit kompresse op.
SCHULZ: M. Conradie

3461. As die kneusing baie pyn, vryf saggies met die volgende mengsel: 1 lepel soetolie, 1 lepel kamferbrandewyn, 2 lepeltjies asyn, 1 t paraffien, 1 t terpentyn.
Helena le Clercque

* *Eriospermum capense* subsp. *capense*

3462. 2 lepels kamferbrandewyn, 2 lepels boegoebrandewyn, 2 lepels boegoe-asyn, 2 lepels suiker, 2 lepels sterk tee-water. Gooi alles deurmekaar, maak die verband nat met al die soorte brandewyn en persoon kan ook daarvan drink.
SAUK: Mev. Veldhuizen

3463. As kneusing inwendig is, drink boegoe en sit arnikakompresse op.
SCHULZ: M. Conradie

3464. As die wond nie oop is nie, sit dadelik rou vleis op of smeer met botter. Dit swel nie en word nie blou nie. As die wond oop is, neem kraalbossie, spoel eers goed af, kneus dit en sit op wond. Dit trek dadelik die wond toe en stop ook die bloeding.
SCHULZ: M. Conradie

3465. Beesmis met asyn warm maak en opsit.
F.J.L.: A.M.G. Coetzee; E. de Villiers

KNIEË WAT SWEL

3466. Neem 1 teekoppie beessout (growwe sout), maak dit fyn en sit dit in 'n bottel en gooi nou 2 k paraffien daarop. Skud goed elke dag en sit drie dae in die son. Neem 'n lappie en week in die mengsel en sit op die knieë drie maal per dag.
SANL.: Mev. J. van Vuuren, Jhb.

KNOOP IN DIE DERM

3467. Moet klein loodkoeëltjie insluk en staan solank moontlik.
F.J.L.: E. de Villiers; Mev. M. Leonard

3468. Laat die persoon 'n ronde loodkoeël insluk.
SCHULZ: Cronje
F.J.L.: J.C. Pieterse; A.S. van Wyk

3469. Sluk 'n koëllaer in of sluk 'n eiergeel heel in met 'n bietjie brandewyn.
F.J.L.: L.J. Naudé

3470. (Soos alle soorte van maagpyne, self blindedermontsteking, vroeër genoem is.) Maak 'n sakkie met droë bestanddele, sout, semels, sand, mieliemeel, ens. altyd warm en sit op die pynplek.
Mev. M. Kloppers

KOLERA

3471. Drink lynolie en inflammasiestroop.
SCHULZ: Conradie

KOLIEK

3472. Peperwortelsap (wortel fynstamp en sap uitdruk), 1 e vol drink.
F.J.L.: Mev. M. Leonard; J.C. Pieterse
SANL.: Hugo
SCHULZ: Hayes; Mev. J.J. Kotze; Mev. J. le Roux

3473. Drink 7 rissiepitte met water.
F.J.L.

3474. Maak 2 t mosterd saam met 2 t meel en water aan tot 'n sagte pappie. Smeer op skoon lappie en sit op die kop van die maag, met 'n warm handdoek bo-oor. Vryf eers soetolie of olyfolie op die maag voordat die pleister opkom. Dit trek die vel rooi en seer.
SANL.: Mev. E.C. Lottering

3475. Drink houtskoolwater.
V.L.V.: Mev. K.W.H. Voight

3476. Kakiebos (*Inula graveolens**) nie gebruik in Suid-Afrika nie maar in Europa gebruik vir koliek.
Watt & Breyer-Brandwijk

3477. Drink 'n groot beker aftreksel van warm water en beesmis wat sterk getrek het.
SCHULZ: Mev. G.L. Pienaar

* *Dittrichia graveolens*

3478. Kou 'n stukkie witvergeet op.
SCHULZ

3479. Trek ½ t wynruit op 2 k water en suiker.
F.J.L.

3480. Wildemalva (*Pelargonium cucullatum*) vir koliek. Blare gebruik vir oop sere.
Watt & Breyer-Brandwijk

3481. Soetdoringhout laat uitbrand en dan drink.
F.J.L.: J.C. Pieterse

3482. Roosmarynsaad met asyn gekook en gedrink.
SCHULZ: Mev. J.J. Kotze; Mev. J. le Roux
SANL.

3483. Renostertopas met kookwater drink.
SANL.: Mev. J.P.J. Hugo

3484. Neem groenperskeblare en laat trek soos tee. Gee die persoon 'n glas vol daarvan in. Ná die tweede glas sal hy nie meer weet van die pyn nie.
SANL.: M.M. Esterhuizen

3485. Naeltjies-en-semelpap vir koliek.
F.J.L.

3486. Drink loogwater wat van muskadelstokkie-as gemaak is.
SANL.
SCHULZ: Hayes

3487. Drink loogwater van muskadelstokke.
SCHULZ: Mev. J.J. Kotze

3488. Klapperboombas afskraap vir purgeermiddel. Trek en gee om te drink. (Bas moet afgeskraap word na die grond). As dit opwaarts geskraap word is dit 'n braakmiddel.
SCHULZ: Mej. Greeff (Boek II)

3489. Drink die sap van gekookte kiaatbas.
F.J.L.

3490. 3 kalwerbossiewortels, 2 k water, laat kook tot dit 1 k is. Laat afkoel en drink.
F.J.L.: Frikkie Senekal

3491. Koekemakranka (*Gethyllis spiralis*): pappe gebruik deur eerste setlaars vir koliek.
Watt & Breyer-Brandwijk

3492. Sit warm pap op van gemaalde kruienaeltjies en meel.
SCHULZ

3493. Kalmoes.
SCHULZ: Mev. J.J. Kotze

3494. Gemmer eet.
F.J.L.: E. de Villiers

3495. Neem 'n stukkie doringboomhout, verbrand tot as, gooi op 'n bottel water en neem 2 k per dag.
F.J.L.: Mnr. C.J. Agenbag

3496. 7 ronde bloekomblare: Gooi kookwater op en drink elke uur.
SCHULZ: Mev. M.C. Steyn (Boek II)

3497. Appelbas fynkou en insluk.
SANL.: Mev. J.P.J. Hugo

3498. Jakkalslewer.
SCHULZ: Mev. E. Langenhoven; Kotze

3499. Neem ongeveer 'n tafelmespunt vol sout en gooi dit in 3 e water. Roer dit goed en drink dit dan.
F.J.L.: S.F. Haasbroek

3500. Drink 'n paar stukkies stysel in water.
SANL.: Mev. M.C. Naudé

3501. Neem 7 druppels skoon Kerol op suiker.
Mev. M.A. Read

3502. Jamaikagemmeressens. 1 t vol in 1 k warm suikerwater.
Dr. C.F. Juritz

3503. Helmontskruie-ekstrak: Gebruik 5–30 druppels, van 0–5-jaar oud, 'n paar maal daagliks in bietjie koue water en namate die ouderdom ietwat meer. Volwasse mans kan nou en dan 'n kelkie neem.
Dr. C.F. Juritz

3504. Groenamara. Twee maal daagliks 20–30 of meer druppels in 'n kelkie wyn neem. Aan kinders gee mens 2 druppels.
Dr. C.F. Juritz

3505. Boegoe-essens. Mens kan elke halfuur 1 t gebruik.
Dr. C.F. Juritz

3506. Jamaikagemmer aangemaak met warm water en suiker sal die pyn gou laat bedaar.
A.S. Malan

3507. Drink 'n glas Kaapse brandewyn.
A.S. Malan

3508. 1 e warm wyn met 1 t kasterolie. Drink 3–4 maal per dag namate die ernstige aard van die koliek.
SANL.: Mev. J.P.J. Hugo

3509. Drink vloeistof met water (vloeistof is Little's Dip).
F.J.L.

3510. Sit 'n vernispleister op die maag en moet dit nie afhaal voor dit nie self afval nie.
F.J.L.

3511. Steek lappe in kookwater. Sprinkel dit met terpentyn of brandewyn en sit op maag.
F.J.L.

3512. Soetkaskara.
F.J.L.: J.J. Steenkamp; Fanie Venter

3513. Drink lou kamferbrandewyn. Flennie in warm asyn gesteek en op die maag gesit. As dit afkom, sit 'n droë flennie op.
SCHULZ
F.J.L.: F. Senekal
SANL.

3514. 20 druppels kopiva en 20 druppels Hoffmansdruppels.
SANL.: Mev. J.P.J. Hugo

3515. 1 t kremetart in 'n glas kookwater. Drink warm.
SANL.: Mev. J.P.J. Hugo

3516. Krampdruppels en soetolie.
F.J.L.

3517. 1 t kremetart in 'n glas kookwater. Drink warm.
SANL.

3518. 'n Lepel kalk op 'n bottel kookwater en elke môre op nugter maag drink.
F.J.L.

3519. Kerol is goed vir koliek.
F.J.L.

3520. Jamaikagemmer met warm water ingee.
F.J.L.: A.S. van Wyk

3521. Kook 'n bottel en laat dit weer koud word. Gooi dan koeksoda, epsomsout en wynsteensuur, van elk 'n pakkie vol, in die water. Die persoon moet elke môre op nugter maag 1 e daarvan drink.
F.J.L.: S.F. Haasbroek

3522 Drink ½ k blouselwater taamlik sterk aangemaak.
SCHULZ: M. Conradie; Mev. D. de Beer

3523 Drink 'n mespunt boraks met 'n bietjie water.
F.J.L.

3524 Brand brandewyn uit en gooi 3 druppels Pain Killer op 'n lepel uitgebrande brandewyn.
SANL.
F.J.L.

3525. Asyn word gedrink vir koliek.
SANL.
F.J.L.

3526. Drink flou asyn en koeksoda.
F.J.L.

3527. Drink flou asyn en blouselwater.
F.J.L.

3528. Was met aluin.
F.J.L.: J. Grobler

3529. 1 lepel borrie, 1 lepel kalmoes op 1 bottel brandewyn, drink wanneer nare gevoel opkom 1 lepel vol. Ook goed vir benoudheid.
Mev. H. Olwagen

3530. Neem warm water en seep, laat tesame smelt, spuit in die fondament, dit laat die maag gou werk, gee die geel van 1 eier opgeklits in 1 kelkie brandewyn om te drink alle ure.
Helena le Clercque

3531. Maak 'n pleister van 'n eier, kruisement en soetolie. Strooi droë mosterd daaroor en sit op die maag. Sit kort-kort 'n vars warm pleister op.
A.S. Malan

3532. Drink terpentyn met melk.
F.J.L.

3533. 1 lepel roulynolie, die geel van 'n eier en 1 lepel druiweasyn.
SANL.: Mev. J.P.J. Hugo

3534. Mosterd en asyn drink.
SANL.: Hugo
F.J.L.: A.M.G. Coetzee; A.S. van Wyk

3535. 1 k menswater – van iemand anders – en 1 t rooilaventel opdrink.
F.J.L.

3536. Kraalmiskole en asyn gemeng ingee.
SCHULZ: Jooste

3537. Drink geel van 1 eier met brandewyn.
F.J.L.: A.S. van Wyk
SANL.
SCHULZ: Mev. J.J. Kotze; Le Roux, Robertson

3538. Eier en kruisement met soetolie bak en 'n pleister daarmee smeer. Strooi mosterd oor en sit op. Elke slag weer 'n warme opsit. Dieselfde pleister kan warm gemaak word.
SCHULZ: Greyling, Aliwal-Noord
SANL.

3539. Twee hoendereiers met kasterolie gebak, dik peper opgooi en op die maag sit.
F.J.L.

3540. 1 lepel borrie, 1 lepel kalmoes op 1 bottel brandewyn; drink wanneer nare gevoel opkom 1 lepel vol.
SCHULZ
Mev. H. Olwagen

3541. As en asyn tot 'n pap gemaak en so warm as moontlik op die buik sit.
SCHULZ: Mev. J. le Roux
SANL.: *Die Afrikaanse Almanak*

3542. Druiweasyn en peper drink.
F.J.L.

3543. 'n Lepel anys op 1 k melk kook tot dit geel is, laat afkoel totdat dit kan gebruik word vir koliek.
F.J.L.

3544. Kalkwater is ook goed, asook suurlemoensap.
Mev. M.A. Read

3545. 'n Mespunt fyn aluin, 'n mespunt witpeper, op ½ k kookwater warm drink.
Mev. Aletta van den Berg

3546. 1 e soetolie met ½ k asyn drink.
SANL.
SCHULZ: Mev. J. le Roux

3547. Drink elke oggend 15 druppels groenamara op nugter maag met lou soetmelk.
SCHULZ: P.H. Pelser

3548. 2 tafellepels geskroeide volstruiseierdop op 'n bottel asyn. Drink drie maal daagliks 1 kelkie vol.
Mev. H. Olwagen

3549. 2 tafellepels geskroeide volstruiseierdop op 'n bottel asyn. Drink drie maal per dag 'n kelkie vol.
SCHULZ
Mev. H. Olwagen

3550. Perdemis met brandewyn of asyn opgedaan en ingegee is baie goed.
SCHULZ
SANL.: *Die Afrikaanse Almanak*

3551. Vir koliek drink wit hoendermis met flou asyn.
SANL.
SCHULZ: Olivier; Jooste; Mev. D. de Beer
F.J.L.: Bredenkamp

3552. Sit gemaalde naeltjies in 'n flennielap besprinkel met brandewyn en sit dit op die magie.
A.S. Malan

3553. Neem 'n bottel Franse brandewyn, gooi daarin 5 jong sagte, groen fluitjiesrietsaadjies met stukkies sagte riet aan. Die saad moet nog toegerol wees in die blare, rol eers uit. Laat goed trek in warm son of in 'n louoond. Neem

'n kelkie vol na ete.
SCHULZ: Nel

3554. Steenkoolas drink met water.
F.J.L.: D. Opperman

3555. Gerasperde seeskuim met kookwater. Kelkie vol soos nodig.
SCHULZ: Mev. J. le Roux

3556. Aswater.
C.J. Matthews

3557. Vuurherdaswater drink.
SCHULZ: Greyling, Aliwal-Noord; Hayes; Mev. J. le Roux

3558. Neem 1 t sand en drink met water.
F.J.L.

3559. Neem 'n pluisie en steek dit aan die brand, hou dit onder die neus sodat dit opgetrek word. Hou dit daar tot daar 'n dik slym uitloop.
SCHULZ: (Boek IX)

3560. As iemand koliek het, sit warm flennielappe op die krop van die maag en maak warm toe.
F.J.L.

KOORS

3561. Maak die hoof, polse en rug nat met boegoeasyn. 'n Koue kompres daarvan is beter. Boegoebrandewyn is goed om vir die maag te drink.
H.J. Koekemoer

3562. Drink koeiton soos tee.
SCHULZ: Mev. J.J. Kotze

3563. Sny 'n bok keelaf. Sny oop. Haal die kleinpensie uit. Druk die warm mis deur 'n moeseliendoek. Die sap word vir die pasiënt ingegee. Die koors sak onmiddellik. Sien die bokke eet baie kruiebossies. Dieselfde geld ook vir springbokke. Dit is dan ook die rede waarom springbokbiltong so 'n wonderlike genesende krag het.
F.J.L.: D. de Bruin; J. Viljoen
SCHULZ: Mev. J. Visagie
SANL.: Mev. H. Verheyen

3564. As 'n kind baie koorsig is, sit hom in 'n mosterdbad.
F.J.L.

3565. Laat trek soos tee: 'n stukkie dassiepis en klipsweet, en drink warm.
V.L.V.: Mev. E.D. Lombard

3566. Gee vars perdemiswater in.
SCHULZ: Mev. Griesel, Reitzburg

3567. Laat blare van kattekruie trek op kookwater en laat pasiënt drink.
V.L.V.: Mev. L. Nieuwoudt

3568. By kinders: Stamp wynruit en gee 3–4 druppels sop in en sit om pols.
SCHULZ: Malan, Makwassie; Grobbelaar; Goosen; Mev. D.M. Taljaard
F.J.L.: C.A. Erasmus; Mev. M. Leonard; J. Strauss; J.C. Pieterse

3569. Trek wynruit soos tee en drink met bietjie salpeter daarin of drink getrekte pampoenpitte.
SCHULZ: Senekal

3570. Neem 2 oz ysterhout en 1 oz bekruip op 'n bottel warm water, laat trek en drink elke 4 ure ½ k so warm moontlik.
SCHULZ: Mev. de Beer, Port Elizabeth

3571. Wynruit gedrink vir koors en ook wynruit met suurdeeg op die polse.
F.J.L.: Van der Schyff

3572. Knypie wynruit, karringmelk, kruisement, 3 huisies knoffel, met asyn getrek. Drink so nou en dan 'n lepel vol.
SANL.: Mev. G.L. Pienaar

3573. Vinkelblare, bakbossieblare, wildealsblare, olieboomblare, malvablare en aartappelskyfies in asyn gelê en op slape of hoof gesit.
SCHULZ: Van Mollendorff

3574. Maal uie in die vleismeul, maak aan met broodkrummels en sit onder die holte van die voete. Gee niks in.
SCHULZ: Greyling, Aliwal-Noord

3575. Tiemiewater koud drink.
SANL.: Mev. J.P.J. Hugo

3576. Slangwortel en droë als saam 'n poeier maak en ingee vir koors.
SANL.
SCHULZ: Mev. J. le Roux

3577. 1 k slangworteltjie goed getrek op sjerrie of wyn, 'n kelkie soggens en saans, dit hou die koorsigheid weg.
SCHULZ: Nel

3578. Trek blare van stinkkruid en lê stinkkruid op die koors.
SCHULZ: Mej. Greeff

3579. Maak die saad van stinkolieboom fyn en sit op die koorsplek.
SCHULZ

3580. Trek perdebossieblare.
SCHULZ: Mev. H.W. Botha

3581. Steek 'n naald deur perskepitte, brand in kers tot amper uitgebrand. Maak fyn en smeer aan koorssere.
SCHULZ

3582. Maak koorspoeier van die volgende gedroogde kruie: Gelyke dele wildeals, wynruit, bergsalie, die helfte van daardie hoeveelhede gemmer en knoffel. Meng met suiker en gee 1 dessertlepel vol in droog met 1 k water agterna. Is 'n goeie sweetmiddel.
SCHULZ: Brynard

3583. Rasper olienhout, kook 1 e met water en gee vir hoë koors.
SCHULZ: Van Niekerk

3584. Rasper neut op brood en braai dit. Giet daar dan kookwater op en gee die water om te drink.
SANL.: Mev. J.P.J. Hugo

3585. Laat wynruit trek soos tee en neem in die aand voor slaaptyd. Volwassenes kan ½ k of selfs 1 k neem en kinders 1–2 t vol.
Mev. M.A. Read

3586. 1 t mosterd op water vir 'n kind met koors.
SANL.: Mev. J.P.J. Hugo
F.J.L.

3587. Many cases of malarial typhoid and scarlet fevers along with pheumonia and diphtheria have been quickly cured by application to the soles of the feet and underarms and wrists a poulice of mashed raw onions.
Mev. M.A. Read

3588. Koorsbossie.
Mev. S. Kok

3589. Trek inflammasiebos of koorsbos en drink.
SANL.: Mev. J.P.J. Hugo
SCHULZ: Mev. J.J. Kotze

3590. Kremetartboom (*Adansonia digitata*): vrugte gebruik om drankie te maak vir koorspasiënte.
Watt & Breyer-Brandwijk

3591. Koorsbosblare (sandolienhout) word ook getrek en gedrink om koors af te bring.
V.L.V.: Mev. L. Nieuwoudt

3592. Stamp slangwortels en droë als tot 'n poeier en drink die poeier met water.
V.L.V. Stellenbosch: Anna Eksteen, Ria Duckitt, Rene Deetlefs

3593. Laat wynruit trek soos tee en gee 'n paar teelepels daarvan in.
V.L.V. Stellenbosch: Anna Eksteen, Ria Duckitt, Rene Deetlefs

3594. Neem groen kattekruieblare en plaas onder lakens van koorsige pasiënt.
V.L.V.: Mev. L. Nieuwoudt

3595. Sandolienbos en kersbosblare, trek afdrink om koors te breek. (Die bosse groei in Clanwilliam-distrik.)
V.L.V.: Mev. J. Fourie

3596. Kruisement: Baie goed om hoë koors af te bring.
V.L.V.: Mev. M. Loubser

3597. Gars in water kook totdat dit lymerig is en dan ½ kelkie drink.
SANL.: Mev. J.P.J. Hugo

3598. Trek geelhoutboombas en neem dit warm in.
SCHULZ: Mev. D. de Beer

3599. Besprinkel bakbossie met asyn en sit op die maag.
Watt & Breyer-Brandwijk
F.J.L.: Mev. Robertson, George

3600. Gooi 1 pakkie boegoeblare wat mens in enige apteek kan kry in 'n bottel brandewyn en laat dit 'n paar dae so staan en trek en wanneer nodig, gooi dan van die brandewyn 1 lepel in 'n bietjie koue water en drink dit. Dit kan elke 2 uur herhaal word.
SCHULZ: Mev. H.W. Botha
SAUK: Mev. L.E. Smit

3601. Sit bloekomblare onder die kussing van die persoon.
F.J.L.: A.S. van Wyk

3602. Trek droë appelkose en gee die suur water vir 'n koorspasiënt.
F.J.L.: D. de Bruin
SANL.: Mev. G.E.S. Venter

3603. Rasper geskilde aartappels, meng dit met asyn, sit op polse en onder voete en bind dit vas. Sodra dit droog word, sit weer op.
SCHULZ: Jacobsz

3604. Aartappels word fyngedruk en die pap word in 'n doek gegooi en dan natgemaak. Hierdie mengsel word dan op 'n pasiënt se kop gesit om 'n hoë koors te breek. Terselfdertyd word gewoonlik mosterdpleisters onder die voete gesit. Die raad word as baie doeltreffend beskou.
F.J.L.: D.J. Coetzee

3605. Laat goed trek op 1 bottel asyn, ½ k kruisement, ½ k wynruit, 5 knoffels. Drink 1 lepel vol drie keer per dag.
Helena le Clercque

3606. Neem omtrent 1 lepel geskraapte vlierwortels, laat trek op ½ bottel kokende water. Drink 2–3 lepels twee keer daagliks, dit werk die koors af.
Helena le Clercque

3607. Trek mieliebaard soos tee.
SCHULZ: Swanepoel, Waterberg

3608. 3 knoffelhuisies, 'n hand vol kruisement, 'n hand vol wynruit, laat trek op 1 bottel brandewyn. Neem soggens en saans 1 lepel vol.
SCHULZ: Mev. J.J. Kotze
SANL.
F.J.L.: D.J. Coetzee; Fanie Venter

3609. Kinabossie (*Leucadendron concinnum*) se blare gebruik vir malaria.
F.J.L.: Mej. J. Wolhuter
Watt & Breyer-Brandwijk

3610. Om nie ver te gaan soos klipsweet word ook gemaak van kruiesap wat geneem word van 'n soort muggie wat dit uitsuig. En hoog in die kranse op sommige plekke vorm hulle die klipsweet in dieselfde manier soos 'n by byvoorbeeld heuning maak, daarom is dit so gesond om dit gemaak word van kruiesappies. Vir 'n klein baba is dit ook uitstekend in tyd van koors.
SCHULZ: Mev. Joubert, Wellington (Boek II)

3611. By kinders: Hang 'n stukkie ongesoute varkspek om die kind se nek. Dit sal die koors breek.
SCHULZ: MacDonald (Boek II)

3612. Fyngemaakte volstruiseierdop gemeng met 'n bietjie water. Ouere kleurlinge gebruik dit vandag nog vir hulle kinders.
Mev. C.M. Nel

3613. Neem die voering van 'n hoendermagie en laat dit vir 'n halfuur trek op ½ k kookwater.
F.J.L.: L. Botha
SCHULZ: Malan, Makwassie

3614. Brand 'n miershoop rooi, trek dit op water en drink nou en dan.
A.S. Malan

3615. Neem 'n miernes met miere in en gooi in kookwater en laat trek, drink kortkort 'n mond vol nadat dit deurgegiet is.
SCHULZ: Erasmus, Heilbron

3616. Spons af met asyn en water.
F.J.L.: D. de Bruin
SAUK: Ouma H. Meyer
SCHULZ: Grobbelaar

3617. Genna (ground henna): Mix some ground henna into a paste with ordinary vinegar. Apply to the sole of the feet and tie with handkerchief. Remove when fever has subsided.
Mr. Sarleh Dollie

3618. 6 grains colonnel, 10 galop, 6 grains camphor, 10 rhubarb, 3 grains quinine, mixed thoroughly to powders.
Mev. Aletta van den Berg

3619. Wonderessens en rooipoeier ingee.
SCHULZ: Mev. J.J. Kotze
SANL.: Mev. J.P.J. Hugo

3620. Wynsteen met water ingee.
SCHULZ: Mev. J. le Roux

3621. 'n Mespunt salpeter met 'n weinig water 3–4 maal per dag.
F.J.L.: Mev. A. Hermann; J.A. Page; J. Viljoen
SCHULZ: Mev. J. le Roux
SANL.: *Die Afrikaanse Almanak*

3622. 1 e stockholmteer en twee kommetjies water. Laat dit kook vir 'n halfuur. Gooi dit deur 'n lappie. Laat afkoel en gee 'n kommetjie vol in elke 12 uur.
SCHULZ: Mev. J. Visagie
SANL.: Mev. C.L. Pienaar

3623. Sit skoonteerpleister op pols en onder voete. Dit breek ook koors.
SCHULZ: C.A. Erasmus

3624. Rooipoeier is goed om koors te breek.
F.J.L.

3625. Meng 'n knippie rooipoeier met 1 t wonderessens in ½ glas water. Gee elke halfuur in tot die koors gebreek het.
SCHULZ: Malan, Makwassie

3626. 'n Mespunt rooipoeier en 3 druppels terpentyn.
F.J.L.

3627. Vir koorsigheid is rooilaventel goed.
F.J.L.

3628. Vat 1 bottel gekookte water, gooi daarin 'n mespunt rooipoeier, 'n mespunt kinapoeier en 'n fles witdulsies. Skud goed en gee 1 t drie keer op 'n dag in.
SCHULZ: Mev. Maré

3629. A fever patient can be made cool and comfortable by frequent sponging off with soda water, and the mouth cooled by being moistened with glycerine.
Mev. M.A. Read

3630. To relieve fever quickly, wet blotting paper in brandy, apply to stomach, rub hands very hot and place on paper untill dry. Apply fresh paper 3 or 4 times in succession.
Mnr. Gilpin

3631. 4 pakkies epsomsout, 2 pakkies kremetart, 1 rabarberpoeier, 1 kinapoeier, 1 dessertlepel fyn salpeter. Neem 1 t vol met water.
Mev. Aletta van den Berg

3632. 1 t rooilaventel, 1 t witedulsies, 1 e Engelse sout, ½ bottel gekookte water. Laat dit koud word. Skud dit goed en neem twee tot drie maal daags 1 e.
Mev. Aletta van den Berg

3633. Witkinapoeier. Die beste middel teen koorssiekte en algemene maagverswakking – ⅓ gedeelte van 'n poeder drie maal daags met stroop, aan kinders gee mens iets minder.
Dr. C.F. Juritz

3634. 6 pakkies Engelse sout, 2 pakkies kremetart, 1 dessertlepel salpeter, 1 rabarberpoeier, 1 witkinapoeder.
Mev. Aletta van den Berg

3635. Asperine B.C.G. – neem 1 Aspro of aspirien met mespunt B.C.G. op 'n glas water elke 3 uur om koors af te bring.
V.L.V.: Mev. K.W.H. Voight

3636. Gee 1 t kasterolie met 'n knypie rooipoeier in.
F.J.L.: L.J. Naudé
SCHULZ: Jacobsz

3637. Kruit en asyn gemeng en ingeneem.
SCHULZ
F.J.L.
SANL.: *Die Afrikaanse Almanak*

3638. Sit 'n ghrieslap op die pols en onder die voete en hou die pasiënt goed toe.
F.J.L.

3639. 2 e Engelse sout en 2 e hoedsuiker op 'n bottel kookwater. As dit afgekoel het, 'n halwe botteltjie rooilaventel. Elke 2 uur 1 e tot die maag werk.
F.J.L.
SCHULZ: Grobbelaar
SANL.: Mev. J.P.J. Hugo

3640. Kafeïenhidrobromaat: 1 t op ½ glas water drie keer per dag.
SANL.: Mev. J.P.J. Hugo

3641. Trek buskruit in asyn.
SCHULZ: Mev. J. le Roux

3642. Neem 1 mespunt rooipoeier, 1 mespunt kremetart, roer in 1 k warm water, hou dit dig toe. As dit koud is, gee elke halfuur 1 lepel vol om te drink.
Helena le Clercque

3643. 1 t koeksoda, ½ t wynsteensuur en 3 mespunte rooipoeier. Gebruik 1 t elke 2–3 ure met water.
Helena le Clercque

3644. 1 knipmespunt magnesia, 1 mespunt vitalespoeier, 1 mespunt salaris, 1 mespunt poeier teen skerpte met 5 druppels witdulsies.
SCHULZ: Mev. Vogel

3645. 1 t lewensessens en 3 druppels haarlemmerolie in 'n kelkie water.
SCHULZ: Conradie

3646. Kinapoeier en laat salpeterwater drink indien water nodig is.
F.J.L.: Fanie Venter

3647. Suurlemoensap met warm melk en 'n paar druppeltjies kasterolie daarin.
F.J.L.
SCHULZ: Gersbach

3648. Vir koors word saamgekookte peper en asyn gebruik.
SANL.: Mev. J. de Villiers

3649. 1 glas boegoeasyn, 1 glas brandewyn, 1 glas kookwater, 2 lepels kamferbrandewyn, 1 t salpeter, 1 t aluin, 1 t epsomsout, 1 mespunt foelie, 1 mespunt naeltjies, 1 mespunt kaneel, 1 stukkie duiwelsdrek, drink drie maal daagliks 1 kelkie vol as dit getrek is of 'n halwe kelkie nadat die koors is. As dit te sterk is, voeg 'n bietjie water by.
Mev. H. Olwagen

3650. Salpeterwater ingee; growwe brood, met asyn aanmaak tot 'n pap, en onder die holte van die voete sit.
Mev. Aletta van den Berg

3651. Growwe broodkrummels met asyn onder die voete gebind stil die ylende koors.
SAUK: Hendriks
SCHULZ
SANL.: *Die Afrikaanse Almanak*

3652. Kookmelk en Pain Killer.
F.J.L.

3653. Neem 2 bottels water, verkook dit tot een met 1 e hoedsuiker, stuk kamfer so groot soos 'n duifeier, en 'n bottel witdulsies. Voeg dit in 'n bottel as die water afgekoel het. Voeg alles daarin. Neem soggens 1 e en saans ½ lepel.
Mev. Aletta van den Berg

3654. Sorg eers dat die maag goed skoon is deur die persoon 'n purgasie in te gee. Gee hom dan twee keer per dag 1 e lewensessens. Sit altyd koue kompresse op sy kop en gee hom dikmelk om te drink soveel as hy wil hê of suurlemoensap gemeng met water alleen.

Moet nooit 'n persoon wat koors het vars melk gee nie want dit word dik in sy maag. Ook nie vleis, eiers, aartappels of enige swaar kos nie.
F.J.L.: Mev. A. Hermann; J.A. Page

3655. 1 glas boegoeasyn, 1 glas brandewyn, 1 glas kookwater, 2 lepels kamferbrandewyn, 1 t salpeter, 1 t aluin, 1 e Engel-

se sout, 1 mespunt foelie, 1 mespunt naeltjies, 1 mespunt kaneel, 1 stukkie duiwelsdrek; drink drie maal daagliks 1 kelkie vol as dit getrek is of ½ kelkie na gelang die koors is. As dit te sterk is, voeg 'n bietjie water by.
F.J.L.
Mev. H. Olwagen

3656. Meng 5 druppels lampolie met melk.
F.J.L.: J.C. Pieterse

3657. Sit kompresse van hoendereierwit en peper om polse en op die voorhoof.
SCHULZ: K. van Deventer (Boek II)

3658. Meng wit van eier met peper en sit op polse en voorkop.
SCHULZ: K. van Deventer

3659. Trek klipdagga en wildeals op water met suiker en gemmer. Drink dit.
F.J.L.: J. Grobler; J. Strauss; Mev. M. Leonard

3660. Gebruik as kouverband. Sprei blare op 'n doek en sprinkel met brandewyn of asyn. Sit op kop of maag soos geval mag wees.
SCHULZ: Van Mollendorff

3661. Maak 'n stukkie suurdeeg onder die voete en om die polse vas.
A.S. Malan

3662. Ou suurdeeg eet vir koors.
F.J.L.: C. du Preez

3663. Maak 'n drankie van ou suurdeeg en drink.
A.S. Malan

3664. As jy koors wil hê moet jy seep eet.
F.J.L.: J. Strauss

3665. Sit 'n skottel koue water onder die bed.
SCHULZ: MacDonald
F.J.L.: L.J. Naudé; Frikkie Senekal; A.S. van Wyk; Mej. J. Wolhuter; Mev. M. Leonard

3666. Warm limonade ingee om uit te slaan.
SANL.: Mev. J.P.J. Hugo

KOORSBLARE

3667. Brand perskepitte, maak fyn en deurmekaar met olie en smeer aan seer.
F.J.L.

3668. Braai populierblare en varkvet en sit uitbraaisel op blare.
F.J.L.

3669. Melkbossie is goed.
F.J.L.

3670. Smeer die sap van hottentotsvy aan die koorsblaar.
SANL.

3671. Was met soutwater.
F.J.L.: J.C. Pieterse

3672. 6 oz spiritus, 6d. koekie kamfer en 2 Aspro's. Meng en smeer aan.
J.A. Kellerman

3673. 6 oz spiritus, 6d. koekie kamfer en 2 Aspro's. Meng en smeer aan.
SANL.: J.A. Kellerman

3674. Smeer terpentyn aan as verskyn.
F.J.L.: Mej. J. Wolhuter

3675. Vicks is die beste of Germolene.
F.J.L.

3676. Smeer blousel daarop.
V.L.V.: Mev. W. Brynard

3677. Maak sinksalf en kasterolie deurmekaar en smeer aan. Oorolie is ook uitstekend as baba se nawel nie wil genees nie.

Neem doeklap, brand dit, maar nie tot as nie, gooi kasterolie daarop en plaas op nawel.
V.L.V.: Mev. W. Brynard

3678. Smeer sterk kamferbrandewyn aan.
Helena le Clercque

3679. 1 t byewas, 15 druppels kasterolie, 5 druppels terpentyn en 10 druppels soetolie, laat tesame smelt en smeer die salf aan, nou en dan.
Helena le Clercque

3680. Salpeter op druk.
F.J.L.

3681. Smeer oorolie aan of vryf warm met Zambuk.

F.J.L.: A. Johnstone; L.J. Naudé; A.S. van Wyk

3682. Smeer Mum kort-kort aan die betrokke plekke.
SAUK: Mev. H.F. Barnard

3683. Smeer bietjie lampolie aan of sit droë suiker op.
F.J.L.

3684. Blousel aansmeer.
F.J.L.

3685. Aluin is goed vir koorsblare.
F.J.L.: D. de Bruin

3686. Vryf 'n seelring goed warm en brand die blaar daarmee dood.
F.J.L.: A.S. van Wyk; J. Grobler

3687. Druk koue metaal op tot verdwyn.
F.J.L.

3688. Smeer die lippe met heuning of strooi peper op binnevel van eierdop en plak op lippe.
SCHULZ: *The Leech Book*

3689. ½ e elk van byewas, soetolie, terpentyn en reuselvet. Smelt alles saam en smeer aan.
SCHULZ: Jacobsz

3690. Sit 'n lap in warm water en druk dit dan effens uit en sit die warm lap op die blaar.
F.J.L.: A.M.G. Coetzee

3691. Smeer pypolie aan.
A.S. Malan

HITTEKOORS

3692. Kook mopanieblare en drink die sap.
F.J.L.

3693. Gee pasiënt 10 druppels witdulsies en 10 druppels haarlemmerolie met lepel water in.
F.J.L.

3694. Kameelblomme kook, jamaikagemmer daarby en drink.
F.J.L.: A.M.G. Coetzee; J.C. Pieterse

3695. Kamfer in soutwater, salpeter op 1 glas koue water.
F.J.L.: J.C. Pieterse; Hugo

3696. Draai jou toe in nat lakens.
F.J.L.

KOUEKOORS

3697. Gee die pasiënt sterk swart koffie en maak hom goed toe om te sweet (vir kouekoors).
F.J.L.

3698. Neem van 15–20 druppels jamaikagemmer op 1 lepel lou suikerwater. Maak dig toe en laat sweet. Kan geneem word elke 2–3 ure.
Helena le Clercque

3699. Gee een 5 grein kinapoeiertjie in alle 2 ure. Gee 'n purgasie in.
Helena le Clercque

3700. Neem 'n bietjie melk, gooi 'n bietjie asyn in. Gooi die water wat so gevorm word uit en voeg 'n bietjie rooipoeier by en gee dit in.
F.J.L.: L.J. Naudé

3701. Laat die persoon stil lê en sit genoeg warmwatersakke by.
F.J.L.

3702. Drink soveel as moontlik koue water.
C.J. Matthews

3703. Vir kouekoors moet daar tussen die blaaie geblaas word.
F.J.L.

KRAAMKOORS

3704. Een van die eerste tekens is 'n wit been. Hou dit gedurig in 'n kruiebad.
SCHULZ: Mev. J.J. Kotze

3705. Rissieblare sterk kook en drink.
SCHULZ: Mev. J. Visagie

3706. 1 e roulynolie met swael.
SCHULZ: Mev. J. Visagie

3707. Eet baie gebraaide vleis. Eet droë beskuit en drink baie sterk koffie.
SCHULZ: Momburg

3708. 6 lepels terpentyn, 6 eierdoppe, 6 le-

pels asyn goed gemeng. Steek 'n nuwe flennielap in kookwater, droog goed uit en smeer die pleister op en sit waar die pyn is.
SCHULZ: Mev. J.J. van Dyk

3709. 2 lepels rou melk, 15 druppels kajepoetolie, die geel van een eier. Elke uur 1 t.
SCHULZ: Mev. J. Visagie

3710. Geel van eier in kelkie ouwyn en 1 k kookwater geklits.
SCHULZ: Mev. J. Visagie

3711. Warm bokpens op buik sit, die pensmis gee om te drink, teelappe onder die voetsole, en nog 1 e lynolie met 1 e blomswael om te drink. Vir inwendige vuur.
SCHULZ: Steyn

KOORS: YLENDE KOORS

3712. Neem 'n warm sitbad van mosterd of sout. 2 lepels mosterd in die bad of 3 k sout.
Helena le Clercque

3713. Neem 'n warm sitbad van mosterd of sout.
Helena le Clercque

3714. Bind growwe broodkrummels met asyn natgemaak onder die voete.
Helena le Clercque

KOPSEER & KOPSTAMP:
SIEN HOOFPYN

KOUE VAT

3715. Warm mosterdbad.
F.J.L.

3716. Snuif kamfer vir koue in die kop.
F.J.L.

3717. Kruisement en roosmaryn laat trek en drink.
F.J.L.: D. Opperman

3718. Perdepis: Trek omtrent 1 t op 1 k water en drink saans.
M. Werner

3719. Kamellablomme laat trek en die sap drink.
SCHULZ
F.J.L.: Mev. M. Leonard

3720. Drink in die aand 'n goeie koppie getrekte wildeals.
SCHULZ: Mev. Robertson
F.J.L.: J. Viljoen

3721. Hou voete in getrekte litjiesgraswater.
SCHULZ

3722. Drink bloekom en brandewyn.
F.J.L.: L.J. Naudé

3723. 1 lepel boegoe, 1 lepel tafelsout, 1 lepel rooipoeder, drink drie maal per dag in water met 3 druppels bruindulsies daarin.
Mev. Aletta van den Berg

3724. Drink ½ k wynruit (wat getrek is) met 1 t harmansdrup drie keer per dag.
F.J.L.: A.M.G. Coetzee

3725. Gee pasiënt warm bad en laat goed sweet.
F.J.L.

KRAMPE

3726. Gee kasterolie in vir baba wat krampe het en om die krampe te verhoed, braai 'n perskeblaar in olie en gee vir baba in om te drink.
SCHULZ: Mosterd

3727. Neutwater drink.
SCHULZ: Snyman, Saltlake
SANL.
F.J.L.: Fanie Venter; Mev. M. Leonard

3728. Saffraan. Rusgewend en krampstillend by kinders, ens.
Dr. C.F. Juritz

3729. Trek kalmoes op brandewyn.
SCHULZ: Swanepoel, Caledon

3730. Duiwelsdrek om bene dra in 'n lappie.
F.J.L.

3731. Sny die skil van 'n aalwynblaar af, druk die binneste slym en smeer die vrou binne i.p.v. met Vaseline, vryf die buik met Vaseline op.
SCHULZ: Mev. E.J.J. MacDonald
3732. Smeer met terpentyn.
SCHULZ: Beukes
3733. Vryf met swael en asyn.
F.J.L.: A.M.G. Coetzee
3734. 1 t Pain Killer met suikerwater en ½ t jamaikagemmer is baie goed.
F.J.L.: Mev. A. Hermann; J.A. Page
3735. Neem 1 t fyn kamfer, 1 t blou vitrioel, sit dit in 'n dun doekie en dra om die nek of waar mees met krampe geplaag is.
Helena le Clercque
3736. Entresdruppels. Volwassenes en kinders gebruik dit vir krampe en stuipe. Gee ½ t aan volwassenes met kruisement of ander tee en 5–10 druppels aan kinders jonger as 5 jaar.
Dr. C.F. Juritz
3737. Kajepoetolie. Innerlik werk dit teen krampe en vomering. In die laaste tye is dit as 'n uitmuntende middel aanbeveel teen cholera.
Die dosis is van 1 tot 10 druppels op suiker of met tee of iets anders na omstandighede.
Dr. C.F. Juritz
3738. Kajepoetolie.
Dr. C.F. Juritz
3739. Drink krampdruppels.
F.J.L.: A.S. van Wyk
3740. Gee die persoon 'n bietjie kamferbrandewyn of boegoebrandewyn in.
F.J.L.: Mev. A. Hermann; J.A. Page
3741. Blouvitrioel en 'n stuk kamfer. Bind dit op die plek waar die pyne is.
SCHULZ: Mev. Griesel, Reitzburg
F.J.L.: L.J. Naudé
SANL.: *Die Afrikaanse Almanak*
3742. Blomswael moet twee keer per week in die voete van kouse of in die voete van sokkies gestrooi word en aangetrek word.
F.J.L.
SCHULZ
SAUK: Ouma H. Evans
3743. Smeer die plek met belghries.
F.J.L.: A.S. van Wyk
3744. Blousel aansmeer.
F.J.L.: J.C. Pieterse
3745. Op kind se maag: Skuif 'n halfkroon rond oor maag en as dit op pynplekke kom, suig dit vas en trek pyn uit.
SCHULZ
3746. Hou liggaamsdeel teen koue staal.
F.J.L.
3747. Eat a little more salt on food than usual. Mix sulphur with lard and rub on legs.
Mev. M.A. Read
3748. 2 e soetmelk en 1 t mosterd. Meng en smeer aan.
SCHULZ: Jacobsz
3749. By babas: Vat 5 druppels entresdruppels. Gooi dit in 'n teelepeltjie met 'n bietjie suiker en meng met moedersmelk en gee dit dan in.
F.J.L.: Mev. A. Hermann; J.A. Page
3750. Die los knopbeentjie van 'n skaap se boud is goed vir krampe as in onderbaadjie se sak gedra word.
F.J.L.: Fanie Venter
SCHULZ: Rossouw, Winterton; Roux, Dunswart (Boek I)
3751. Vryf die plek waar die kramp is.
F.J.L.
3752. Vir krampe gryp die spier waar die kramp in is, en hou hom vas tot die kramp bedaar.
F.J.L.
3753. Trap op koue voorwerp.
F.J.L.: Mej. J. Wolhuter

KROEP

3754. Neem ½ t mosterd en gooi dit op 1 pt warm water. Laat die kind daarvan drink. Dit sal hom naar maak en laat opbring en dit sal help om die kroep te breek sodra die slym opgebring is.
SANL.
SAUK: Mev. M. Knoetze

3755. 1 dessertlepel kerrie in binnesak toegewerk om die nek dra.
F.J.L.
SCHULZ: Erasmus, Amersfoort (Boek II)

3756. Kasterolie: 1 e dadelik. (Dit laat opbring en bring prop uit.)
V.L.V.: Mev. K.W.H. Voight

3757. Stoom met wildeals.
F.J.L.: Frikkie Senekal

3758. Sny 'n witui fyn en braai in soetolie, giet af en gee kort-kort 1 t vol in.
SCHULZ

3759. Die toppe van renosterbossies fyngemaak en op die bors gesit.
SANL.

3760. Gooi 'n roltabak of vars blare in kookwater dat dit sag word en sit tussen kind se blaaie.
SCHULZ: Mev. Vogel

3761. Gee sap van pynappel in.
SCHULZ: Mev. J. le Roux

3762. Vier lemoene met donkerbruin suiker as stroop.
SANL.

3763. Gestampte heerboontjies, uitgesif, met olie aangemaak tot 'n pleister en op die kuiltjie van die keel gesit.
SANL.

3764. Gifworteltjies tot 'n poeier gestamp en by bietjies ingee.
SANL.

3765. Doringboombas fyngemaak en getrek soos tee. Gee ½ glasie totdat kind opbring.
SANL.
SCHULZ

3766. Cut up three large onions and fry in castor oil until cooked through. Place this mixture in a flannel bag and apply to the throat as hot as possible.
Mev. M.A. Read

3767. Stoom met wildeals.
A.S. Malan

3768. Brand en maal 'n volstruiseierdop tot poeier, meng met uitgebraaide niervet en smeer op rug, bors en neus van pasiënt.
V.L.V.: Mev. E.D. Lombard

3769. Wit wolwe- of hoendermis in die keel blaas.
SANL.
SCHULZ: Mev. Griesel, Reitzburg

3770. Brand volstruisvere, maak fyn en gee in.
F.J.L.: J.C. Pieterse
SCHULZ: Van Zyl, SWA

3771. 'n Skilpad fyngestamp. Die sap uitgedruk en ingegee of die mis om die hals bind.
SCHULZ: Griesel, Pietersburg
SANL.

3772. Spinnerak op kuiltjie.
F.J.L.: Mev. A. Hermann; J.A. Page

3773. Drink vars room.
SCHULZ

3774. Warm katvel of bokvel op pynplek.
SCHULZ: Mev. A. Hamman
SANL.
F.J.L.: Mev. M. Leonard; Frikkie Senekal

3775. Skroei klipspringerhare in 'n lepel, neem 'n mespunt daarvan en meng met bietjie olyfolie en gee baba elke 2 uur in tot beter.
SCHULZ: Mev. A. Hamman; Mev. Vogel

3776. Stamp 'n krap fyn en druk die sop uit en drink dit.
F.J.L.: G. van Niekerk

3777. Maak wit hoendermis fyn en blaas in keel.
SCHULZ

3778. Neem 3 druppels bokgal in en 1 e water en drink.
SCHULZ: Griesel, Pietersburg
SANL.: Mev. G.L. Pienaar

3779. Neem 'n stukkie nuwe lamfer, brand dit en soos dit uitgebrand is, keer 'n glas om op die lamfer dat dit doodgaan en gee in met 'n bietjie water.
SANL.
SCHULZ: Dykman & Fouché; Zandberg, Calvinia (Boek II)

3780. Gee 10 druppels wyn in suikerwater. Herhaal een uur na elke braking en as 'n verbetering kom herhaal die dosis elke 3 uur.
F.J.L.: Fanie Venter
SANL.

3781. Gee kind eers warm bad en dan 'n mespunt vol grouvomitief.
SANL.: Hugo
F.J.L.: D. Opperman
SCHULZ: Mev. J. le Roux

3782. Gee 'n klein mespunt grouvomitief in maar sit eers die kind in 'n warm bad. Gee dan in. Sit op die keel en bors flennielappe wat in warm asyn natgemaak is. Ys om stuipe te voorkom. 'n Klein aangemaakte ou suurdeegpleister onder die voetjies vir omtrent 'n halfuur. Pas op vir trek. Hou die deure toe.
SANL.

3783. Neem 3 vomitiewe en maak dit met 'n bietjie sagtevet tot salf. Lê dit op die kuiltjie van die bors.
SANL.

3784. Gee vomeermiddels in.
SCHULZ: Mev. J. le Roux

3785. ½ vitalespoeier, ½ salarispoeier, 3 druppels terpentyn, 3 druppels groenamara. Meng goed, en gee in met moedersmelk of water.
SCHULZ: Mev. Joubert, Pk. Sabie

3786. Smeermiddel: 6d. bottel soetolie, net soveel paraffien, 1½ t bloekomolie. Die helfte van 'n trippens koekie kamfer. Skud goed deurmekaar en smeer tussen die skouers en kuiltjie.
SCHULZ: Sauerman

3787. Vat die steel van 'n teelepel en sit 'n klomp Vaseline daarop en hou dit so ver moontlik agter in die kind se keel. Laat hy dit self sluk. Sit ook warm, nat lappe om die keel.
F.J.L.: Mev. A. Hermann; J.A. Page

3788. Neem 'm bak kokende water, 5 of 10 druppels terpentyn, 'n groot hand vol sout daarin, maak flennielappe daarin nat so warm as kan en sit op die bors. Hou die lappe gedurig warm en hou die kind gedurig oor die bak kookwater.
Mev. H. Olwagen

3789. Saffraan, soetolie en haarlemmerdruppels deurmekaar gemaak. Gee ½ lepel in.
SANL.

3790. Neem 1 t soetolie, 10 druppels lampolie en voeg 'n klein stukkie kamfer daarby.
F.J.L.: L.J. Naudé

3791. Die pasiënt se bors trek somtyds heeltemal toe, sodat stoom nie veel help nie, want die slym pak baie dik op die bors. Neem dan 1 lepel in die geval van volwassenes, en 1 t in die geval van kinders onder 10 jaar, soetolie en gooi in die lepel omtrent ½ t koeksoda en roer die koeksoda met die soetolie goed deurmekaar.

U sal oplet dit meng nie juis nie, maar dis alleenlik om nie klonte in die koeksoda te veroorsaak nie. Gee dit vir die persoon in en binne 'n halfuur sal die persoon vryelik kan asemhaal. Die slym sal gou loskom van die bors en na 'n paar herhalings sal die persoon heeltemal genees.
SANL.: Mnr. J. Spamer

3792. Spiritus van asyn met flennie om die hals. Steek die flennie in die asyn,

droog uit en draai om die nek.
F.J.L.
SANL.

3793. Kook stadig vir 20 min. 1 k suiker, 1 k water, 1 botteltjie ipekakuanhawyn, 1 botteltjie paregorie, 1 botteltjie borsdruppels. Gee 1 t elke uur.
SANL.

3794. Meng suiker met aluin.
SCHULZ: Mev. H.W. Botha

3795. Meng 4–5 druppels swaelsuur in 'n glas koue water; gee 2–3 uur na mekaar na aard van siekte; 1 t vol aan kind onder 5 jaar 1 e as ouer is.
SCHULZ: Mev. Vogel

3796. Paraffien is uitstekend vir kroep.
F.J.L.

3797. Sit lampolielappe op kuiltjie.
F.J.L.
SCHULZ: Mev. Robertson

3798. Neem 10 druppels lampolie op suiker of 3 druppels skoonteer, of gee dadelik grouvomitief in. 'n Flennielap op die kuiltjie van die keel en hou die vertrek goed warm.
SANL.

3799. Drink lampolie en moskonfyt.
SCHULZ: Mev. Robertson

3800. Lampolie: 1 t vol skoon ingee en die volgende môre kasterolie.
SCHULZ: Erasmus, Amersfoort

3801. Sit kasterolie en blousel tussen blaaie.
SCHULZ

3802. Gebruik kloutjiesolie en Borstol. (Kloutjiesolie is olie van uitgebrande beespootjies.) Wanneer die bors toetrek gebruik vir kinders 1 t vol kloutjiesolie en daarna ½ t Borstol.
SAUK: Mev. A. Lessing

3803. 1 t kloutjiesolie, 4 borsdruppels, 3 druppels jamaikagemmer. Gee elke twee ure vir kind oor twee jaar. Sit intussen warm lynpappe op keel.
SCHULZ: Jacobsz

3804. 1 dessertlepel kroepstroop elke 2 ure.
F.J.L.

3805. 1½ t jalap, 'n mespunt grouvomitief, 'n klein mespunt karmelle en 'n bietjie *emetic tartar* [braakwynsteen]. Maak droog deurmekaar en verdeel in 20 poeiers. Gee ½ poeier elke 3 ure totdat dit werk.
SANL.
SCHULZ

3806. Gee 1 t blouvitrioelwater in. Dit bring die slym onmiddellik op en sodra die slym uit is, is die kind beter.
SCHULZ: Cronje

3807. 3 druppels balsemsulfuris en 1 t soetolie.
F.J.L.

3808. Sodra die kroepbors begin, neem 'n mespunt bakpoeier op tong en gee happie water agterna. Dit kook die verstopte longe oop.
SAUK: Mev. B. Steenkamp

3809. Gee kind 1 t wynvomitief. Herhaal totdat kind opgooi.
V.L.V.: Mev. J. Fourie

3810. 1 t aluin, nie te fyngemaal nie, 2 t hoedsuiker, daarvan telkens 'n poeier maak en op die tong sit.
F.J.L.: D.J. Coetzee
SANL.: Mev. J.P.J. Hugo

3811. Neem 'n nuwe wit flennielappie met wit asyn natgemaak en sit dit op die kuiltjie herhaalde male met 'n droë flennielap om die keel geslaan.
SANL.: Mev. J.P.J. Hugo

3812. Gee van ammonia en ewe veel beste wynspiritus en sit daar soveel kamfer in as wil smelt. Doop daar 'n lappie flennie in en sit dit op die kuiltjie van die keel.

In ernstige gevalle kan dit ook op die nek en bors gesit word. Laat bly op vir 10 of 15 min. of so lank tot die kind begin te huil van pyn en daar sal genoegsaam dadelik beterskap in die

asemhaal van die kind wees. (Op St. Helena is 39 uit 40 deur die middel gered.)
SANL.

3813. Prevention for croup: Equal quantities of turpentine, brandy, sweet oil and eucalyptus oil. Rub the chest well. If you find that the child is breathing heavily, just sprinkle a little on the child's nightdress, and you will find that it will clear the chest in no time.
Mev. M.A. Read

3814. Equal quantities of powdered sugar and alum will relieve a child suffering from croup if a little is put on the tongue and allowed to be swallowed. It will be returned almost immediately, bringing with it the phlegm that causes the trouble.
Mev. M.A. Read

3815. Steek 'n veer in balsemkopiva en steek agter in kind se keel. Kind vomeer die slym uit.
C.J. Matthews

3816. Spiritus warm maak, op die keel sit, vryf met 'n growwe handdoek, sit weer 'n warm een op tot die bors oop is.
Mev. Aletta van den Berg

3817. ½ t aluin fyngemaak, ½ t suiker. Gee tot die kind opbring.
Mev. Aletta van den Berg

3818. Gee 'n klein mespunt growwe vomitief in, maar sit eers die kind in 'n warm bad, sit op die keel en bors flennielappe wat in warm asyn natgemaak is en om stuipe teen te gaan 'n kleine ongemaakte ou suurdeegpleister onder die voetjies, sowat vir 'n halfuur. Pas op vir trek, dus hou die deure dig.
C.J. Matthews

3819. Gooi 'n mespunt Engelse sout in 'n bietjie warm water. Herhaal elke maal solank nodig is.
C.J. Matthews

3820. Neem 1 kom kokende water, gooi 5–10 druppels terpentyn en 'n groot hand vol sout daarin. Maak flennielappe daarin nat so warm as mens kan en sit op die bors. Hou die lappe gedurig warm en hou die kind gedurig oor die kom kookwater.
Mev. H. Olwagen

3821. Plaas warm flennielappe wat in asyn gedoop is op bors.
SCHULZ: Mev. J. le Roux

3822. Ou reuselvet en kasterolie gemeng.
SCHULZ: Mej. K. Albertyn
F.J.L.

3823. 'n Pleister skoonteer en die geel van 'n eier tussen die skouers. Laat die kind 'n bietjie drink van hottentotsvyesap, heuning en asyn.
F.J.L.
SANL.

3824. Gee suurlemoensap met bruinsuiker.
F.J.L.
SCHULZ: Mev. J. le Roux

3825. 4 lepels elk van witsuiker, heuning en asyn. Kook goed, laat afkoel, gooi 1 g vomitief by. 1 t vol wanneer nodig.
SCHULZ

3826. Geskroeide skaapvel, gesmeer met ruitersalf op die bors en agter die blaaie is goed vir kroep.
F.J.L.
SCHULZ

3827. Maak boertabak droog tot poeier. Neem 'n ongesoute varkreusel en maak 'n pleister. Strooi die poeier daaroor en sit dit op die bors. Maak warm toe.
SCHULZ: P.H. Pelser

3828. Moskonfyt en koeksoda drink.
SCHULZ: Gersbach

3829. Plaas lynsaadpappe op die keel. Gee die pasiënt 'n warm bad, wikkel daarna in 'n kombers. 1 t ipekakuanhawyn moet elke halfuur geneem word.
SCHULZ

3830. Sit warm kasterolie op 'n lappie op die kind se kuiltjie. Hou aan tot benoudheid oor is. Ook pappe van gebraaide wituie onder as. Sit warm op die kuiltjie. Hou aan opsit tot asemhaling normaal is.
SAUK: Coetzee, Christiana
SANL.: Mev. C.E. Grobbelaar

3831. 2 e heuning, 2 e water en 'n mespunt vol grouvomitief.
SANL.: Mev. J.P.J. Hugo

3832. ½ k heuning, 1 dessertlepel kasterolie, 1 dessertlepel soetolie, 1 e asyn. Smelt alles saam, voeg dan 'n bietjie neut in en 1 t ipekakuanhawyn. Vir kinders tot 1 jaar, 1 t vol. Kinders 1 jaar en ouer 1 dessertlepel vol.
SCHULZ

3833. Houtskool en vet ingee.
F.J.L.

3834. Die geel van 1 eier, 1 lepel roulynolie, 1 lepel soetolie of 1 lepel olyfolie, 1 dessertlepel heuning, 'n paar druppels paraffien en 1 lepel druiweasyn.
Gebruik: Volwassenes 1 dessertlepel. Kinders 1 t.
SANL.: J.A. Kellerman; Mev. J.P.J. Hugo

3835. Neem 'n eiergeel, 1 t heuning, 1 t borsdruppels, 1 t roulynolie. Meng. Gee drie keer per dag en neem 'n nuwe flennielap, sprinkel met klapperolie, maak lou en sit agter die blaaie.
SAUK: Ouma Nortje

3836. Braai bokvet uit, smeer op lap en strooi blousel daaroor, plaas dan om nek.
SCHULZ: Pelser, Aliwal-Noord

3837. 1 bokgal en 2 korrels salpeter. Gee elke halfuur 1 t in.
SCHULZ: Mev. Joubert, Pk. Sabie

3838. 'n Pleister van bokvet en borrie deurmekaar op die bors gesit.
SANL.

3839. Gee vars botter met bruinsuiker in.
F.J.L.
SCHULZ: Mev. J. le Roux

3840. In 'n beesklouwtjie wat goed op die kole gebraai is word 1 dessertlepel kloutjiesolie gegooi, 1 t fyn aluin, 1 dessertlepel heuning word bygevoeg en weer op kole gesit tot inhoud dik en lymerig word. Gee ¼ t kort-kort in.
SCHULZ: Grobbelaar

3841. Kneus knoffel en laat dit op soetolie trek. Gee 'n bietjie vir 'n kind. As die bors seer is, maak 'n flennielap nat met kookwater en sprinkel 'n paar druppels terpentyn daarop.
Mev. M.A. Read

3842. Boil together 4 tablespoonfuls vinegar, 4 tablespoonfuls honey, 4 tablespoonfuls sugar; when cool add one ipecacuanha powder. Give a little at a time.
Mev. M.A. Read

3843. Geskroeide skaapvel, gesmeer met ruitersalf tussen die blaaie.
A.S. Malan

3844 1 groot e roulynolie, 5 druppels balsemsulfuris, 2 lepels heuning, geel van 1 eier. Klits goed saam en gee kind elke 15 min. ½ t in. Meer vir kinders oor 'n jaar. Dit laat die kind opgooi en maak die slym los.
SCHULZ: Goosen

3845. Sit 'n ghriespleister voor op die kuiltjie van die bors en agter tussen die skouers en gee in 'n lepel gesmelte hardevet, 1 t suiker met 'n paar druppels lampolie. Dit maak die bors baie gou oop. Ruitersalf kan gebruik word i.p.v. ghries.
SANL.
SCHULZ: Conradie

3846. 1 dessertlepel gliserien op 'n glas kookmelk. Gee in so warm as kan. Sit 'n groot pleister tussen die skouers van rooi skoenpolitoer tussen twee lappe. Nie kaal nie, dit trek baie. Dis 'n raat wat altyd help.
F.J.L.
SANL.: Mev. A.M. Labuschagne

3847. 1 botteltjie bloekomolie, 1 botteltjie klapperolie. Gee 1 t klapperolie met suiker om te drink. Meng 1 t klapperolie met 10 druppels bloekomolie in 'n pan op stoof. Smeer kindjie warm op borsie, tussen skouers, onder armpies en voetsole. Hou daarmee aan tot benoudheid bedaar. Kook 'n kastrol met water op stofie in kamer. Drup 'n paar druppels bloekomolie op water. Sit bed van kindjie so dat hy die wasem kan inasem.
SANL.: Mev. E.C. Lottering

3848. 2 tablespoonfuls vinegar, 1 tablespoon paraffin, 1 tablespoon turpentine, 1 tablespoon salad oil, yolk of an egg.
Mev. Aletta van den Berg

3849. Maak 'n pap van gemaalde uie en sit op die bors. Op die uiepap kan ook 'n lepel ammonia gegooi word.
SANL.: Mev. J.P.J. Hugo

3850. Vir kroep is suurdeeg goed.
F.J.L.

3851. Die kind in 'n balie loogwater sit tot aan die hals en weer toemaak vir uitwaseming.
SANL.

3852. Wasem van kookwater inasem, hou die hoof van die kind oor die wasem. Dra sorg dat daar nie 'n trek in die kamer is nie.
SANL.: Mev. J.P.J. Hugo

3853. Gee die kind dadelik 'n warm bad 20 min. lank.
SANL.

3854. Stoombad 10–15 min., goed afspoel in koue water en toedraai in komberse.
SANL.
F.J.L.

3855. As 'n kind deur die wurgsiekte aangetas word, was dadelik die bors en hals met 'n spons water, yswater is nog beter, dit bevorder die asemhaling. Laat die kind soveel koue water drink as hy kan. Droog hom af en dek hom warm toe. Die kind sal gou-gou rustig sluimer.
SANL.

3856. Sit op die keel warm flenniekompresse totdat die vel rooi word.
SANL.

3857. Kroepagtigheid of swak keel. Maak watte nat in water en sit om die keel, draai dan 'n droë flennielap om, en om die lap draai droë watte, doen dit wanneer die kind bed toe gaan. Doen dit vir 'n paar aande, die raat is onfeilbaar.
Helena le Clercque

KRONIESE KINDERSIEKTE

3858. Wit hoendermis met water meng, deur nuwe linnelap syg, gee kind een maal op 'n dag, altyd meer tot nege maal op 'n dag en verminder dan weer tot net een dosis.
SCHULZ

KRUIPSWEER OF -SEER

3859. Sit droë slangvel op kruipseer.
SCHULZ: Oberholzer

3860. Brandewyn: Hou vinger so nou en dan vir 10 min. in kelkie brandewyn.
V.L.V.: Mev. K.W.H. Voight

3861. Maak 'n stukkie watte nat met terpentyn en sit dit op.
SANL.: Mev. M.J. Henning
SAUK: Mev. E.S.J. Nagel

3862. Hou in lampolie.
F.J.L.: Fanie Venter

3863. 'n Warm broodpap met soetmelk aangemaak word op vinger gesit.
J.A. Kellerman

3864. 'n Warm broodpap met soetmelk aangemaak word op vinger gesit.
SANL.

KWAAD IN WOND

3865. Maak meel met koue water aan en gooi 'n bietjie Engelse sout in.
C.J. Matthews

KWAAD UITTREK

3866. Maak 'n pleister van boermeel en suurlemoensap en sit op plek.

KWYNENDE KINDERTJIES

3867. Neem 2 lepels kalk, gooi 'n bottel kokende water daarop, skud goed deur, laat dan afsak en gooi die skoon water soetjies in 'n bottel. Kurk goed toe. Gee daarvan 1 t drie maal op 'n dag vir die kind.
C.J. Matthews

LAKSEERMIDDELS: SIEN MAAGWERK
LAWEMENTE: SIEN ENEMA

LEDEMATE: STYWE

3868. Sit 'n heuningpleister op totdat dit trek.
SCHULZ: Mev. Griesel, Reitzburg

3869. Stywe kake: 'n Milt van 'n skaap of bok deursny en onder die voetsole vasmaak tot beter is.
SCHULZ: Mev. Griesel, Reitzburg (Boek II)

3870. Cayenne pepper, 2 teaspoonfuls of good vinegar, strain and bottle. Rub the affected part.
Mev. Aletta van den Berg

LENDEPYN

3871. Sny 'n bok keelaf, en gee dan 1 k van die ingewandesap in.
SCHULZ: Lindeque

3872. Sit warm en koue kompresse op. Neem 'n sterk warm sitbad vir 'n halfuur, droog gou af en vryf goed met smeersel van 2 dragmes menthol, ½ oz chloroform, 1 ½ oz belladonna. Smeer alle 2 of 3 ure en gee 10 druppels arnikatinktuur met water in, alle 2 ure. Die pasiënt moet in bed bly vir 1 of 2 dae. Nadat dit gesmeer is, sit warm sout of semels op die plek.
Helena le Clercque

3873. Maak duiwe- of bokmis droog en fyn. Meng met heuning en botter en smeer aan.
SCHULZ: *The Leech Book*

LEWERKWALE

3874. Olyfolie is goed vir droë lewer.
F.J.L.

3875. 1 dessertlepel vol soetolie elke aand vir lewerkwaal.
F.J.L.

3876. Kamelleblomme trek en drink.
F.J.L.: E. de Villiers

3877. 1 lepel naeltjies, 1 lepel rapuis, 1 seeboontje; gemaal in 'n sakkie op die lewer gedra.
SANL.: Mev. J.P.J. Hugo

3878. Kook lewerbos en drink dit.
SCHULZ: Sam Rautenbach

3879. My vader in Lydenburg het 'n lewerkwaal gehad waaraan die dokter niks kon doen nie, toe gee 'n swart man die raat dat hy 'n soort knopperige gewas wat daar op doringbome groei, soos tee moet trek en drink. My vader is dadelik genees.
SCHULZ: C.P. Joubert (Boek I)

3880. Stamp blare van sebietiebossie. Gooi dit in koue water en drink dit.
F.J.L.: Erasmus

3881. Boetebossies eers in koelte laat droog, dan die blare laat trek soos tee en die mengsel drink.
F.J.L.: A. Heystek

3882. Neem 'n stukkie duiwelsdrek so groot soos 'n sikspens. Gooi dit in 'n glas warm water en laat dit trek totdat die water lyk soos sterk Dettol-water. Drink drie keer per dag daarvan. Dit is ook goed vir rumatiekpyne.
SANL.

3883. Slaaibos (*Mesembryanthemum crystallinum*) se blare gedroog vir lewer- en nierkwale en ook om mee te gorrel vir seer keel.
Watt & Breyer-Brandwijk

3884. Wildedagga is goed vir lewerkwaal en slegte bloed. Dit word soos tee getrek en drie maal per dag word 1 k gedrink.
F.J.L.: D.J. Coetzee

3885. Vergrote lewer: Vas vir 3 dae en drink net suurlemoenwater.
Mev. M.A. Read

3886. Jaundice: Let sage and wormwood equal contents draw like tea. Take a wineglassful three times daily.
Mev. M.A. Read

3887. Sny uie in skyfies, gooi dit in 'n beker met kookwater en laat dit eenkant op die stoof staan om te trek. Drink daarvan drie keer per dag.
Lily Read

3888. Vir vergrote lewer: Vas vir 3 dae en drink net suurlemoenwater.
Lily Read

3889. Kattekruie soos tee getrek met 'n paar druppels terpentyn genees die kwaal.
F.J.L.: J. Viljoen
SCHULZ: M. Conradie; Mev. Griesel, Reitzburg
SANL.

3890. Suurlemoensap en tee drink.
F.J.L.: J.C. Pieterse

3891. Tamaties is besonder goed vir opgestopte lewer.
F.J.L.

3892. Eet blomswael gemeng met gouestroop.
F.J.L.: Erasmus

3893. Pille vir lewerkwaal: 2 jalappe, 2 rabarberpoeiers en 'n grouvomitief aangemaak met heuning. Rol dit met kremetart.
SCHULZ

3894. Liver and jaundice complaints: 2 pinches aloe powder, mix with honey.
Mev. M.A. Read

3895. 18 druppels kopiva, 1 e brandewyn, drie maal per dag voor ete.
Mev. Aletta van den Berg

3896. Gebruik lewensessens.
A.S. Malan

3897. Twee jallappe, twee rabarberpoeiers en 'n grouvomitief aangemaak met heuning. Rol dit met kremetart.
Mev. H. Olwagen

3898. 1 bottel Kaapse brandewyn, 1 e blomswael, 1 pakkie epsomsout, 1 pakkie kremetart, soggens en saans 'n kelkie vol.
Mev. H. Olwagen

3899. Drink van die volgende 2 lepels vol in 'n wynglas water, drie keer daagliks 'n halfuur na die ete: Kiniensulfaat 8 grein, growwe suur 2 dragmes, Taraxacum-sap 1 oz, gentiaan 1 oz, lemoenskilstroop ½ oz, water tot 8 oz.
Helena le Clercque

3900. 1 bottel Kaapse brandewyn, 1 e blomswael, 1 pakkie Engelse sout, 1 pakkie kremetart. Elke oggend en aand 'n kelkie vol.
SCHULZ
Mev. H. Olwagen

3901. Drink 'n mespunt koeksoda met bietjie water.
F.J.L.: Fanie Venter; J. Grobler

3902. 2 lepels olie, 2 lepels terpentyn en 'n stukkie kamfer, dan die hand daarmee natmaak en oor die lewer en maag vrywe tot dit droog is.
F.J.L.: Mev. M. Leonard

3903. Neem 2 pakkies kremetart, 2 pakkies Engelse sout, 1 e blomswael, 'n stukkie

salpeter van omtrent 1 sm. [*sic*] in die vierkant, op 'n bottel koue water. Drink elke aand 'n wynkelkie vol.
F.J.L.: Erasmus

3904. 1 bottel water gekook en afgekoel, daarop 2 pakkies Engelse sout, 1 pakkie kremetart, 2 e witsuiker, 1 kelkie maagbitter, drie maal daagliks na ete 'n kelkie.
SANL.

3905. Neem 1 pakkie kremetart, 1 pakkie jalap en meng dit. Drink elke aand en môre 'n mespunt vol.
F.J.L.

3906. Twee jalappe, twee rabarberpoeiers en 'n grouvomitief aangemaak met heuning. Rol dit met kremetart.
Mev. H. Olwagen

3907. Ook gebruik in kamp in oorlog. As iemand gepla word deur sy lewer of hart, moet 'n streepmuis of veldmuis gebak word in vet. Die sous wat sal ontstaan moet deur die siek persoon gebruik word op brood of enige ander kos.
F.J.L.: J.M. Minnie

3908. *a.* Borsel met 'n borsel waar die pyn is. Dit help baie. *b.* 2 lepels soetolie, 2 lepels terpentyn, klein stukkie kamfer. Meng, vryf die pynplek. *c.* Baie boegoe drink.
SCHULZ: Mev. J. le Roux

3909. As die lewer erg geswel is, kan 'n mens dit voel, vryf die lewer goed van die rug af oor die maag, met 1 bottel vol warm water. As erg pyn, sit warm sout op.
Helena le Clercque

3910. Bokmelk om te drink. Berook die plek met als.
SCHULZ: *The Leech Book*

3911. Droë aalwynsap op jenewer, 1 k kamelle, 1 k anys, saam fyngestamp en gesif, meng met suiker. 1 t poeier.
SCHULZ: Mev. H.W. Botha

3912. Borsel die sy met haarborsel sover as die pyn is.
F.J.L.: J. Viljoen

LIDDORINGS

3913. Was met flou tee.
J.A. Kellerman

3914. Kasterolie vir liddorings en tandpyn.
F.J.L.: A.M. Otto

3915. Hou u voete in sterk warm water en skil die liddorings dun af. Sit dan vingerpolmelk op in lappie en draai vas.
SCHULZ
SANL.
F.J.L.: C. du Preez
SAUK: Ouma M. Vorster

3916. Sit vyeblare vir 3 dae in asyn en sit op die liddorings.
SCHULZ: Nel
F.J.L.: Fanie Venter

3917. Laat 'n ui (in dikte deurgesny) in asyn week vir 24 uur. Sit dan die blare op die liddoring. Hou op vir 'n tyd en sit nuwe op. Na 'n paar keer kan liddoring uitgetrek word.
F.J.L.: Swart

3918. Skil kors af en sit turksvyblare op.
F.J.L.

3919. Sit groen tamaties op liddorings.
SCHULZ: Erasmus, Heilbron

3920. Trek 'n rosyntjie vir 24 uur in brandewyn. Sny dit oop en sit op die liddoring. Dit neem die liddoring na 'n tydjie weg.
SCHULZ: Van der Merwe
F.J.L.: Erasmus

3921. Sit 'n ryp piesangskil op.
F.J.L.

3922. Smeer noorsdoring se melk aan om te laat afval.
SCHULZ: Shadrack

3923. Smeer melk van die melkbos daaraan.
F.J.L

3924. Neem sagte deel van malvablaar en kneus dit tussen duim en voorvinger, draai dit om die toon en bind met verband vas. Sit vars blaar op elke aand en oggend vir 'n paar dae en die liddoring verdwyn.
F.J.L.
SANL.: H.S. de Lange

3925. Knoffel stamp en opsit. Hou voet vir dag in warm water en trek doring af.
F.J.L.: J.C. Pieterse

3926. Neem omtrent drie of vier klimopblare en laat goed trek op ½ k asyn (warm). Sit op liddoring en vervang altyd met vars blare totdat die doring uitgetrek is. Sit dan 'n stukkie watte op die plek totdat dit nie meer gevoelig is nie.
SANL.
SAUK: Mev. F. Smit
SCHULZ: Scheepers
F.J.L.: J. Viljoen; Mev. M. Leonard
Watt & Breyer-Brandwijk

3927. First take any inflammation away with cold water compresses, and when that is subdued, boil an onion until soft, then put a liberal supply of the outer layer on the corn at night, cover over with old linen and a piece of oil silk if possible. In the morning the corn should come off, if the moisture has been kept in all night. That is the great secret, let neither the compress nor the onion dry out.
Mev. M.A. Read

3928. Take about 12 ivy leaves and lay it in vinegar for three days. Apply leaves to corn, then put on stockings.
Mev. M.A. Read

3929. Een of twee druppels suurlemoensap moet in die oggend en aand op die liddoring gedrup word en dit laat droog word.
Mev. M.A. Read

3930. Hou in warm water, sny af en sit dan 'n klimopblaar op.
A.S. Malan

3931. Maak die liddoring stukkend en smeer vingerpolmelk aan.
A.S. Malan

3932. Sit 'n ryp tamatie op, totdat die liddoring sag is. Hou die voet in warm water en trek die liddoring af.
A.S. Malan

3933. Hou liddorings in warm water en sny dit dun. Sit vingerpolmelk om, op 'n lappie.
V.L.V.: Mev. J. de Lange

3934. Sny die wol van 'n skaap teen die vel af en sit dit op die liddoring terwyl dit warm is. Laat dit aanstaan tot die doring genees is.
F.J.L.: A.S. van Wyk

3935. Slangvel in warm water natgemaak is baie goed.
F.J.L.

3936. Swartwurm aflaat op liddoring.
F.J.L.

3937. Smeer elke môre van ou nugter spoeg aan die liddoring. Hy sal hard word en vanself vir altyd uitval.
SCHULZ: Mev. J. le Roux
F.J.L.
SAUK: Mev. G.C. van Rooyen

3938. Sit pleister van muilwater en muilmis goed gemeng op.
SCHULZ

3939. Druk 'n groot blou hondebosluis plat op die liddoring.
SCHULZ: Mev. Robertson

3940. Die vlies van 'n eier opsit.
F.J.L.: J.C. Pieterse

3941. Maak 'n slangvel in warm water nat en sit op.
A.S. Malan

3942. Smeer nugter spoeg aan.
A.S. Malan

3943. 2 dele kasterolie en 1 deel jodium: Meng en smeer aan.
J.A. Kellerman

3944. Neem 1 t Zambuk en meng dit met tafelsout. Week eers die liddoring in warm water. Sit dan die mengsel daarop en draai vas met 'n verband.
SAUK: Mev. J.P. Grobler

3945. Neem bietjie warm water en gooi 2 e wassoda in. Hou dit 10 min. daarin en droog goed af en smeer jodium aan. Gebruik twee maal per dag.
SAUK: Oupa en ouma Oosthuizen

3946. Smeer witdulsies aan.
F.J.L.

3947. Maak 'n salfie van wit Vaseline en fyn kamfer. Smeer aan drie maal op 'n dag. Dit word gou sag en gesond.
SCHULZ: M. Conradie

3948. Smeer gedurig goeie terpentyn aan liddorings.
SCHULZ: Mev. J. le Roux

3949. Neem 1 t sout en 1 t lampolie, meng dit deurmekaar en smeer dit aan.
F.J.L.: Fanie Venter

3950. Om liddorings te verwyder sonder baie pyn, moet die voete saans en smôrens in sterk lou sout water gehou word. Smeer dan kasterolie op 'n stukkie watte en sit dit op die liddoring. Na 'n week sal dit heeltemal met wortel en al uitkom.
SAUK: Ouma L. Picnaar

3951. Sit Sunlight-seep op lap en sit om liddoring.
F.J.L.: Mev. J. le Roux

3952. Was en hou die voet vir so 10 min. in warm water. Droog af. Maak 'n pleister van bruin skoenwaks. Sit in die môre en aand 'n vars pleister op vir drie dae, hou weer in warm water, dan weer drie dae die pleister.

Trek die droë dop af. Hou aan tot die liddoring dood is.
SAUK: Hendriks

3953. Sit 'n bietjie seepsoda op die liddoring.
F.J.L.: G. van Niekerk

3954. 1 deel wynspiritus, 1 deel amandelolie, 1 deel gliserien. Smeer aan.
SANL.

3955. Smeer 'n bietjie paraffien aan die liddorings elke oggend en aand. In die oggend kan dit aan die kous gesmeer word. Dit hou die liddoring langer klam.
F.J.L.
SANL.: Mev. F. Duvenhage

3956. Sit plumbi-pleister op.
F.J.L.

3957. Hou in taamlike warm water tot sag is en smeer petrol aan.
F.J.L.

3958. Smeer Little's Dip aan liddorings.
SCHULZ: Mev. J.J. Kotze

3959. Draai elke aand 'n lampolielappie om die toon en haal na 'n paar aande die liddoring af.
F.J.L.

3960. Smeer sommer heeldag kamferolie aan die liddoring. Dit sal naderhand baie teer word van die olie, maar dit is net 'n paar dae dan kan mens die liddoring uittrek.
SAUK: Mev. D. Rautenbach

3961. Smeer soggens en saans balsemsulfuris aan. Hou so 'n paar dae aan.
SAUK: Mev. D. Rautenbach

3962. Neem ½ koekie kamfer, 'n botteltjie jodium en 'n botteltjie kasterolie. Maak die kamfer fyn en maak goed deurmekaar. Sit 'n stukkie watte wat daarmee natgemaak is op en plak dit vas met "sticking plaster" en herhaal tot dit verdwyn.
SAUK: Mev. A. Esterhuizen

3963. Koeksoda en seep opsit.
F.J.L.: Erasmus
SCHULZ: Gersbach

3964. Hou u voete in die aand as u na bed gaan en in die oggend in warm water. Sit hierna 'n bietjie krokussalf (wat by enige apteek te kry is) op 'n linne-

lappie en sit die op die liddoring. Hou so aan vir 4 of 5 dae. So 10 of 12 dae daarna sal die liddoring so los wees dat u dit kan uittrek en dit sal nooit weer uitkom nie.
SCHULZ: Mev. A. Hamman
SAUK: Mev. W.S. Scheepers

3965. Smeer gedurig kamferbrandewyn aan liddorings.
SCHULZ: Mev. J. le Roux

3966. Neem 1 bottel jodium. Smeer elke môre en aand aan die liddoring nadat dit in warm water gewas is.
F.J.L.: Aletta Erasmus
SAUK: Mev. F. Snyman

3967. Sit sagte gompleister op.
F.J.L.: A.M.G. Coetzee

3968. Koop 'n botteltjie eau de cologne Nr. 4711 en 6d. kamfer en gooi dit in 'n bottel en skud dit. Laat dit smelt en smeer elke aand en oggend aan die liddoring.
SAUK: Mev. A.M. Scholtz

3969. Smeer elke aand bloekomolie en vryf dit goed in. Daar sal 'n harde doppie vorm, krap dit dan af met die vingernael. Hou maar so aan totdat die pit uitkom.
SANL.: Mev. T. Jordaan
SAUK: Groenewald

3970. 1 lepel brandewyn, 1 lepel soetolie, 1 stukkie kamfer. Smeer soggens en saans.
F.J.L.: Fanie Venter

3971. 'n Kelkie asyn en 1 t sout gemeng. Gooi 'n nuwe seel daarin. Smeer dan daarvan oor die liddoring.
F.J.L.: S.F. Haasbroek

3972. Neem 1 Aspro. Doop dit in brandewyn en sit op die liddoring. Hou maar aan totdat dit help.
SANL.: H.J. Koekemoer

3973. Neem 1 Aspro en maak dit fyn. Plaas in die palm van u hand en meng met 'n bietjie spoeg. Sit die Aspro wat met die spoeg gemeng is op die liddoring en druk dit dan toe met 'n stukkie hegpleister. Laat staan die pleister op die toon vir 'n paar dae. Neem dan die pleister af en die liddoring sal saam met die pleister afgetrek word. Sit dan 'n skoon stukkie hegpleister om die toon tot die gat wat op die toon sal wees, genees is.
SAUK: Mev. M.C. Lanis, Jhb.; Mev. J. de Waal; Mev. Williams; Ouma H. Meyer; Mev. M. Pieterse

3974. Take a lump of common washing soap, moisten it and apply twice a day for a few weeks. Then soak the feet and the corn should come off.
Mev. M.A. Read

3975. Meng paraffien en sout en smeer aan totdat die doppie droog is en die liddoring verdwyn het.
Mev. M.A. Read

3976. Kasterolie, jodium en kamfer deurmekaar maak en opsit.
Mev. Aletta van den Berg

3977. Smeer nou en dan 'n bietjie *liquor potassa* [kaliumhidroksiedoplossing] aan.
Helena le Clercque

3978. Die volgende raat is baie goed: Skil die liddoring, smeer dan met 'n kwassie die mengsel aan, 3 of 4 keer sal genoeg wees; jodiumtinktuur 4 dragmes, *iodide of iron* 12 grein, chloorantimoon 4 dragmes.
Helena le Clercque

3979. 2 koekies kamfer op ½ bottel lampolie, smeer dit gereeld aan.
A.S. Malan

3980. Om liddoring in 'n nag weg te neem, neem 'n klein stukkie suurlemoen, sit dit op die liddoring, maak dit vas en hou die hele nag op. Môre trek jy die liddoring net af en smeer die liddoring 'n paar dae met Turlington om die plek taai te maak. As die liddoring oud is

kan u dit twee of drie nagte herhaal.
SAUK: Mev. S. du Plessis, Hartebeesfontein

3981. 6 perlemoenknope, 1 eier, 1 k asyn. Skud elke oggend en na 'n week word die knope sag. (Die eier moet met dop en al ingesit word, die suur los dit op.) Sit dan op.
SANL.: J.A. Kellerman; Mev. J.P.J. Hugo

3982. Neem 2 of 3 regte perlemoenknope, druk die sap van 'n suurlemoen daarop. Laat staan vir 'n week of tot die knope verteer is, sit op die liddoring en draai toe. Herhaal elke aand. Die liddoring word droog, dan kan u dit uittrek. Dit laat 'n gaatjie waar die liddoring uitgetrek is, maar sal nie weer groei nie.
F.J.L.: J. Grobler
SCHULZ: Mev. J. le Roux
SAUK: Ouma J. Louw

3983. Kamfer fyngemaak en gebrei met hoendervet op liddorings sit.
SCHULZ: Mev. E. Langenhoven

3984. Sit 'n brood-en-asynpap op 'n liddoring.
F.J.L.

3985. Sit 'n perlemoenknopie in suurlemoensap totdat dit sag is, en sit dit dan op die liddoring.
Mev. M.A. Read

3986. Mespunt kryt met bokgal natmaak en op liddoring sit.
Mev. Aletta van den Berg

3987. Doodbrand met vitrioel, of "solution" aansit, of klimopblaar met asyn op.
F.J.L.: L.J. Naudé

3988. 1 bottel terpentyn, 1 bottel bloekomolie, 1 stukkie duiwelsdrek, 3d. kamfer. Gebruik 'n stukkie watte natgemaak met die oplossing. Draai om die litdoring of vratte.
Mev. Aletta van den Berg

3989. Stamp pietersielie, maak nat met asyn en sit pappe op liddorings.
SCHULZ: Nel

3990. Hou liddorings in warm water en sny dan met 'n skerp mes af.
F.J.L.

3991. Sit 'n nuwe seël op.
F.J.L.: J.C. Pieterse

3992. Vir liddorings en eelte moet 'n mens in 'n vlei sit met die voete onder die modder.
SCHULZ: Barnard, Hopefield (Boek II)

3993. Drup kersvet so warm moontlik op liddoring.
SCHULZ: Mev. J. le Roux

3994. Sit blinkpapier op.
F.J.L.

3995. Baai die liddoring in warm water.
A.S. Malan

LINTWURM: SIEN WURMS

LIPPE: GEBARSTE LIPPE

3996. Wildekopiva, met botter uitbraai.
Mev. Aletta van den Berg

3997. Sit 'n bok se pensvet warm op longe.
SCHULZ: Zandberg

3998. 1 lepel soetolie, bokvet, was ('n lepel van elk), smelt alles saam en net voor dit koud word, gooi ½ t pepermentdruppels by.
SCHULZ: Hayes

3999. Aarbeiblare, akkemonie, hondsrose, brame, bokmelk, as met water opgemaak, word water verkook tot ⅓ en drie maal per dag 1 k drink.
SCHULZ

4000. Smelt op 'n sagte vuur ½ oz geelwas met 2 oz olie van soetamandels en ½ oz fyngestampte mastik. Meng dit goed en neem van die vuur af en roer tot dit koud is. Die kosbare balsem moet in 'n porselein- of glaspotjie be-

waar word. Vryf die gebarste lippe daarmee en 'n mens sal gou van die lastige ongemak ontslae wees.
SCHULZ
SANL.: *Die Afrikaanse Almanak*

LIPPE: SEER LIPPE

4001. Soetdoringsop aansmeer.
F.J.L.

4002. Neem populierblare, stamp dit baie fyn en braai in bokvet uit. Dis baie goeie salf vir seer lippe.
SCHULZ
SANL.
F.J.L.: Fanie Venter

4003. Hardevet of pypolie aansmeer.
F.J.L.

4004. 'n Weinig kamferbrandewyn en kersvet uitgebraai en aan die lippe gesmeer.
SCHULZ: Mev. J.J. Kotze
F.J.L.: Fanie Venter; J. Viljoen; Mev. M. Leonard
SANL.: *Die Afrikaanse Almanak*

4005. Smeer oorolie aan of paraffien en kerswas meng en aansmeer.
F.J.L.: L.J. Naudé

4006. 3 lepels reuselvet, 1 lepel soetolie, 1 lepel kamfer, 1 lepel gliserien. Smelt alles tesame.
Helena le Clercque

4007. Moet rook daarvoor.
F.J.L.

LIPPE: LIPSEER

4008. Sit die wit vlies van 'n eier op die seer.
F.J.L.: D. Opperman; Swart

4009. Hardevet aansmeer.
F.J.L.: C. du Preez; Swart

LONGONTSTEKING

4010. Fyngemaalde naeltjies in 'n flenniesakkie met kasterolie of soetolie daarop en dan warm gemaak is goed vir longontsteking. (Hang op die bors en tussen die skouers.)
SANL.
F.J.L.

4011. Slag bok, haal pens dadelik uit. Skud mis uit en sit pens om bors. Druk pensmis in lap uit en gee elke halfuur ½ k van die water in. Dit dien as voedsel en genees terselfdertyd.
SCHULZ: MacDonald

4012. 'n Groot bord boermeel met 1 e mosterd gemeng met koue water tot 'n stywe deeg, goed geknie, dan op 'n doek gesmeer omtrent ½ dm dik. Op die liggaam oor die longe gesit, waar dit gelaat word tot dit droog is.
H.F. Gerryts

4013. Ysterhouttoppe (*Dodonaea thunbergiana*) gebruik vir longontsteking en tering.
Watt & Breyer-Brandwijk

4014. Salie, wynruit (helfte soveel as salie), fewerfew (soveel as van die ander twee saam) penny royal (3 maal soveel as van die salie). Word met vet tot 'n salf verkook.
SCHULZ

4015. 1 e mosterd, 2 lepels fynmeel (boeremeel). Dit word aangemaak en tussen twee flennielappe gesit en dan op die plek gesit.
F.J.L.

4016. Skroei 6–7 kruienaeltjies op 'n stukkie bruinpapier, stamp dit dan fyn, maak dan tee daarvan en drink dit.
SCHULZ: Prof. Abel Coetzee

4017. Kloutjiesolie drink.
F.J.L.

4018. Draai die pens van 'n vars geslagte skaap of bok om die bors, die pens moet nog warm wees.

SAUK: Mnr. en Mev. P. Kruger

4019. Neem die nessie van 'n mossie waarin daar al kleintjies uitgebroei is, sit die binnekant op bors.
SCHULZ: MacDonald

4020. Skroei 'n gebreide lamvel voor die vuur en sit met die warm wolkant op die bors.
SCHULZ

4021. Maak 'n hond dood, sny hom dadelik oop en sit hom so op sieke se bors.
F.J.L.: Mej. J. Wolhuter
SCHULZ: Erasmus, Heilbron

4022. Draai 'n hoender se nek om. Dit moet nie geslag word nie, sit net so met vere en al in pot en kook goed gaar. Giet sop deur en drink.
SCHULZ: Erasmus, Heilbron

4023. Trek 1 t geskroeide bokhoring op 1 k water.
SCHULZ

4024. Gee kort-kort 10 druppels bokgal in.
SCHULZ: De Kock, Touwsrivier

4025. 1 dessertlepel kryt, 1 lepel heuning, ½ vitalespoeier, ½ salarispoeier, geel van een eier, 15 druppels haarlemmerolie, 1 t soetolie. Drink 1 dessertlepel drie maal daagliks met 'n bietjie soetmelk. Dit is 'n beproefde middel gedurende die oorlog. Ekstra goed.
Mev. Aletta van den Berg

4026. Witdulsies, of Vaseline, of soetolie.
F.J.L.

4027. ½ lepel soetolie en fyn teesuiker, 5 druppels haarlemmerolie. Gebruik twee maal per dag.
SANL.
F.J.L.

4028. 1 groot bottel soetolie, 1 bottel kraamdruppels, 1 bottel pynstillende druppels, 1 bottel borsdruppels, 1 bottel balsemkopiva, 1 neut, 1 e terpentyn, 1 jalappoeier.

Kook die neut, jalap en soetolie saam vir 'n paar minute. Laat afkoel. Meng alles tesame. Volwassenes gebruik 1 dessertlepel en kinders 1 t dikwels.
SANL.

4029. Gee 2 e soetolie, 1 e jenewer, goed geklits, in vir 'n volwasse. Vir kinders 1 t elke halfuur. Sit tussen die skouers 'n baie groot pleister met belghries en fyn naeltjies gemeng.
SANL.: Mev. A.M. Labuschagne

4030. Vernispleister op die plek: Vernis word op 'n bruin papier gesmeer en verwarm en daarna op die borskas gesit.
F.J.L.

4031. Gee drie keer per dag 1 t uitgebrande brandewyn op 1 dessertlepel roulynolie.
SANL.: Mev. M.J. Kriek

4032. Sit warmte op. Gee pasiënt 1 dessertlepel roulynolie en 7 druppels haarlemmerolie en 7 druppels rooilaventel.
F.J.L.

4033. Drinkgoed: Neem 1 dessertlepel roulynolie. Drup daarby 4 of 5 druppels arnika en gee dit vir die pasiënt drie maal per dag en een keer in die nag. Smeergoed: Neem 1 deel arnika en 1 deel kamferolie en 1 t bloekomolie. Meng dit en skud terdeë. Smeer die pasiënt se hele bolyf goed daarmee in. Drie maal per dag asook een keer in die nag. Ook arms en bene indien dit pynlik is.
SAUK: Ouma H.W. Sadie

4034. ¼ bottel roulynolie en ¼ bottel stockholmteer.
SANL.: Mev. J.P.J. Hugo

4035. 1 botteltjie gliserien (Lennon-grootte), 1 botteltjie witdulsies, 1 botteltjie rooilaventel, 2 e brandewyn, 4 e roulynolie. Skud goed voor gebruik. Meng goed deurmekaar.

Drink drie maal per dag 1 dessertlepel. Vir kinders: ½ of 1 t vol. As eerste

mengsel op is, herhaal nog 'n keer.
SAUK: Mev. C. de Bruin

4036. 1 bottel balsemkopiva, 1 bottel Turlington, 1 bottel borsdruppels, 1 e stockholmteer, 1 e soetolie, 1 e roulynolie. Meng alles goed saam en neem elke drie uur 1 lepel vol. Goed vir swak long.
SCHULZ: Gersbach; Terboek

4037. Warm vleis of heuninglappe opsit.
F.J.L.: J.C. Pieterse

4038. 1 dessertlepel sout, 1 kamferwater, 2 lepels vars water. Meng vir 'n dosis.
SANL.: Mev. J.P.J. Hugo

4039. 2 lepels paraffien met ½ bottel soetmelk.
SANL.: Mev. J.P.J. Hugo

4040. Neem 'n klompie lynsaadmeel, kook daarvan dik pap (nes gewone pap gekook met water sonder sout). Smeer dit op 'n lap en gooi 'n bietjie roulynolie en terpentyn daaroor. Sit dit dan op die pasiënt se longe, net waar die inflammasie is, so warm as wat hy dit kan verdra. Gee die pasiënt elke uur of so 1 e roulynolie met 5 druppels terpentyn daarin. Sodra die pap koud is, sit 'n ander een op.
F.J.L.: Mev. A. Hermann; J.A. Page

4041. 2 lepels rou heuning, 1 t roulynolie, 1 t soetolie, 1 t kamferbrandewyn, 1 t asyn, 1 t kopiva, geel van 1 eier. Meng goed en drink kort-kort 'n lepel.
SANL.: Mev. M.C. Naudé

4042. Trek 'n knypie droë hondebloed op wildeals en drink dit.
SCHULZ: Prof. Abel Coetzee

4043. Hou die pasiënt warm. Sit mosterdpleister of spaansvliegpleisters op, hou die kragte met sterk kos op, soos saggekookte eiers, vleisekstrak en melk, sorg vir opelyf. Mense wat gewoond is om 'n sopie te gebruik, kan dit neem met water.
Helena le Clercque

4044. 1 lepel olyfolie en 1 lepel jenewer gemeng en drink.
F.J.L.: Mev. M. Leonard

4045. By kinders: Sny 'n borslap so breed die skouers is en 4–5 dm lank. Flennie of flennelette word verkies. Smeer met vet. Strooi 1 t roet, ½ t kerrie en ½ t fyn tabak oor die vet. Smeer plat. Sit dit tussen die skouers. Gee die kind te drinke: 1 dessertlepel kasterolie met 'n knippie rooipoeier, 3 druppels lewensessens of wonderessens en ¼ Aspro fyngemaak daarin. As u gou is, breek dit binne 'n halfuur.
SCHULZ: J.J. Bouwer

4046. 1 dessertlepel kryt, 1 e heuning, 1 vitalespoeier, 1 t soetolie, 'n bietjie melk, ½ salarispoeier, geel van 1 eier, 12 druppels harmansdrup. Maak alles deurmekaar. Gebruik 1 dessertlepel vol drie maal per dag.
SAUK: Ouma H.S. le Grange

4047. ½ glas heuning, 1 botteltjie borsdruppels, 2 oz roulynolie, 1 bottel balsemkopiva. Meng alles en gee elke halfuur 1 t vol.
SANL.: Tannie Hanekom

4048. Neem 6 t meel, 1 t mosterd, 1 eier, 1 e lynolie en 3 druppels terpentyn. Meng alles en smeer op 'n ou lap. Vou toe en sit op. As die inflammasie kwaai is, sal dit tot 7 pleisters neem. Die laaste een moet opgehou word al is dit 15 dae. Knip elke keer 'n stukkie af.
SANL.: J.H. van Heerden

4049. Slag mak kat. Sit warm vel met vleiskant op bors of tussen die skouers. Maak roulynolie met skulpkalk aan soos 'n pasta, sit tussen twee lappe. Sit dan op bors of tussen skouers vir inflammasie in die longe of enige plek waar daar inflammasie is. Herhaal totdat die pleister nie meer droog word nie.
V.L.V.: Mev. J. Fourie

4050. 'n Bietjie rog met vlierblomme, 1 k asyn en 1 k heuning deurmekaar gekook totdat die rog gebars is. Druk dit deur 'n doek en dan deur die dag gebruik.
SCHULZ
F.J.L.: J. Viljoen
SANL.: *Die Afrikaanse Almanak*

4051. Longontsteking: Oor die algemeen is dit 'n teken dat longontsteking ingetree het as die pasiënt skuimend bloed opbring en die temperatuur skielik styg. As die genoemde simptome verskyn moet die volgende voorskrifte in ag geneem word: Hou onmiddellik op om aspirien of enige ander medisyne te gebruik. Hou die pasiënt in die bed en wikkel sy bors in watte toe. Die pasiënt moet hom veral rustig hou, en gee die pasiënt elke twee uur melk en lemoenwater. Sorg vir die ruimste mate van vars lug in die kamer, die vertrek moet goed geventileer wees. Roep die hulp van 'n geneesheer spoedig in.
Mev. M.A. Read

LONGE EN BORS

4052. Neem 9 e skulpkalk en meng met roulynolie tot 'n pap, smeer op vaalpapier of lap en plaas op bors van pasiënt. Knip 'n stuk uit bo hart. Dit is vir inflammasie.
V.L.V.: Mev. L. Nieuwoudt

4053. 1 bottel Turlington, 1 bottel jamaikagemmer, 1 bottel pepermentdruppels: gooi op 1 lb heuning (stroop) en meng goed. 3 t per dag.
V.L.V.: Mev. L. Nieuwoudt

LONGE EN BORS: DUBBELE LONGONTSTEKING

4054. 'n Kat slag en dadelik die warm afgeslagte vel tussen die skouers geplak, totdat die vel heeltemal uitgedroog is.
SCHULZ: Beukes

4055. Neem skoon witkalk en skoon roulynolie. Maak dit aan soos sagte deeg. Smeer dit tussen twee lappe en maak dit effens warm. Sit dan op die longe. As die pleisters droog word, hou aan tot dit nie meer droog word nie.
F.J.L.
SAUK: Ouma van Rensburg

4056. Gedurende die groot griep van 1918 het my vrou dubbele longontsteking gehad. Geen dokter of medisyne het gesond gemaak, net met baie koue kompressie.
Mev. A.J. Bekker

4057. Goeie skoon modderpappe is ook 100%. Het self ondervinding daarvan.
Mev. A.J. Bester

LONGE EN BORS: SWAK LONGE

4058. Vaalbossie word getrek en die filtraat word vir swak longe gebruik.
F.J.L.: D.J. Coetzee

4059. 3 eiers en sap van 3 suurlemoene daaroor. Die eierdoppe word sag. Klits deurmekaar. Voeg ½ lb heuning by. Klits alles deurmekaar. Sit dit in 'n fles en gebruik drie maal per dag, veral vroeg soggens en laat saans. Volwassenes 1 dessertlepel, kinders 1 t.
J.A. Kellerman

4060. 'n Heel knoffelhuisie op ½ bottel olyfolie, aptekersparaffien of soetolie, fyngestamp.
SCHULZ: Mev. S. Orton

4061. 3 eiers en sap van 3 suurlemoene daaroor. Die eierdoppe word sag. Klits deurmekaar. Voeg ½ lb heuning by. Klits alles deurmekaar. Sit dit in 'n fles

en gebruik drie maal per dag, veral vroeg soggens en laat saans. Volwassenes gebruik 1 dessertlepel en kinders 1 t.
SCHULZ
SANL.: J.A. Kellerman

4062. Dra 'n rooi flenniehemp.
SCHULZ: (Boek II)

LONGTERING: SIEN TERING

LUISIGHEID
(LUISBESMETTING)

4063. Onderste deel van duiwekerwel of als of al twee met botter tot salf maak. Dieselfde met water of bier aanmaak om te drink.
SCHULZ: *The Leech Book*

4064. Sny 'n geel ryp komkommer deur en smeer aan kopvel.
SCHULZ: Prins

4065. Ruitersalf aansmeer of was met Little's Dip.
F.J.L.

4066. Neem dikwels 'n paar druppels paraffien in.
F.J.L.: L.J. Naudé

4067. Smeer asyn en soetolie in die aand aan. Draai doek om die kop, en kam ander dag met fyn kam.
F.J.L.: J. Grobler

4068. Gee fyngemaakte eikebas in as en bier om te drink en salf van "one pennyweight of quick silver and two of butter mingled all together in a brazen vessel".
SCHULZ: *The Leech Book*

LUMBAGO (LENDEJIG)

4069. Katjiedrieblaar (*Knowltonia rigida**) vir lumbago.
Watt & Breyer-Brandwijk

4070. Drink 'n mengsel van sandolyn, boegoe, hottentotskooigoed, bergsalie en droëdaskruie. Dra 'n rooi flennieband en pas op vir nattigheid.
SCHULZ: Conradie

4071. Neem elke aand voor slapenstyd 7 druppels balsemsulfuris in 1 e melk.
SANL.: Mev. S. Orlrich

LYFPYNE (LYFSEER)

4072. Drink kruisement vir pyne in jou lyf.
F.J.L.: C. du Preez

4073. Bels (*Osmitopsis asteriscoides*): aftreksel gebruik vir pyne in die lyf.
Watt & Breyer-Brandwijk

4074. As 'n kleintjie se lyfie seer is, moet jy boombas maal en dit in sy lyfie vrywe.
F.J.L.

4075. Klein-wag-'n-bietjie-wortels te laat trek, bad dan persoon daarmee.
F.J.L.: J.C. Pieterse

4076. Om pepermentdruppels te drink is goed vir pyn in die lyf.
F.J.L.

4077. 1 glas water, 1 mespunt salpeter, klein mespunt kina, 3–4 keer per dag 1 lepel vol.
F.J.L.: Fanie Venter

4078. Swael is goed vir seer lyf.
F.J.L.

MAAGKOORS

4079. Wynruit stamp en in water uitdruk en 'n paar druppeltjies witdulsies daarin en dan drink.
F.J.L.

* *Knowltonia bracteata*

4080. Koorsbossie (*Marrubium vulgare*): aftreksel vir ingewandskoors.
Watt & Breyer-Brandwijk

4081. Drink borrie of 1 lepel mosterd op 'n glas water.
SCHULZ: M. Conradie
F.J.L.: L.J. Naudé

4082. 1 t fyn kaneel op 1 k kokende water. Neem twee maal per week as voorbehoedmiddel en twee maal per dag as geneesmiddel.
SCHULZ: Meiring

4083. Kook klipbossies vir maag en drink.
F.J.L.: C. du Preez

4084. Koekmakrankabrandewyn.
SCHULZ

4085. Hang knoffel om nek om dit te verhoed.
F.J.L.
SCHULZ: Mev. Robertson

4086. Maraiskruie getrek soos tee.
SCHULZ: Mev. Joubert, Ladybrand

4087. Wildeals is 'n mak plant en baie bitter. Gooi dit op 'n glas gekookte water en voeg ½ t salpeter by. Drink baie daarvan totdat die maag gesond is.
F.J.L.: Mev. A.M. Ferreira

4088. Bind perskeblare op die maag vas. As blare nie meer droog word en opkrul nie, is die koors uitgetrek. Die blare kan ook met brandewyn nat gesprinkel word.
V.L.V. Stellenbosch: Anna Eksteen, Ria Duckitt, Rene Deetlefs

4089. Karooviolet (*Aptosimum indivisum*) vir maaggriep.
F.J.L.: Mev. L.C. du Toit
Watt & Breyer-Brandwijk

4090. Akkerbas getrek op kookwater.
SCHULZ: Swanepoel, Caledon

4091. Appelkooswater drink.
SCHULZ: Mev. A. Hamman

4092. Besembos getrek op kookwater.
SCHULZ: Mev. Joubert, Ladybrand

4093. Maal droë korhaanmaag en gee dit in met 'n paar druppels wonderessens.
F.J.L.: L.J. Naudé

4094. Bak beeshoring in 'n oond en skraap dit met 'n stuk glas. Gooi daar kokende water op en laat dit trek. Gee in vir die persoon.
C.J. Matthews

4095. Bok se netvet vars geslag warm uit die bok haal en dadelik opsit. Dit is goed vir maagkoors.
SCHULZ: Mnr. P.H. Herbst

4096. As iemand maagkoors het moet jy 'n bok slag, sy pens oopsny en net so warm op die maag sit. Van die mis moet 1 e vol van die water uitgedruk word en moet jy drink.
F.J.L.

4097. Spuit maag baie uit en drink gereeld lewensessens.
F.J.L.

4098. Gee kina in vir koors.
F.J.L

4099. 1 t Hoffmansdruppels, 1 t witdulsies, 1 t rooipoeier, 1 t rooilaventel, 1 t kremetart. Meng alles saam in een groot teekoppie vol afgekoelde kookwater. Gooi 1 dessertlepel suiker in. Skud goed voor gebruik. Vir gevalle waar maagkoors baie straf is, neem elke uur 1 t vol totdat koors breek.
SANL.

4100. Drink in die aand 10–15 druppels terpentyn op suikerwater en die volgende oggend vroeg kasterolie of Engelse sout. Dit is 'n raat verskaf deur 'n ou Duitser te Lichtenburg-delwerye en uitstekend bevind in verskeie gevalle van persone wat ek ken. Hy beweer dat die terpentyn kieme doodmaak en die purgasie werk dit uit. Die koors verlaat die pasiënt dan dadelik.
SCHULZ: Badenhorst, Vredefort
SANL.: Mev. M.C. Naudé

4101. Laat die pasiënt geen water, koffie of tee op nugter maag gebruik nie. Ook nie rook of enigiets eet nie. Gee hom dan 6 uur die oggend 1 poeiertjie Lennon se grouvormitief met lou water in. Gee elke keer 1 k sterk lou water totdat hy opbring. Onder geen omstandighede mag hy rook of drink of eet nie. Alleenlik lou water gebruik.

Omtrent 10 uur die oggend sal hy nie meer opbring nie. Gee die pasiënt dan 1 poeier Lennon se jalap ook met lou water. Na die maag een maal gegaan het, kan die pasiënt 'n bietjie gortsop met baie min sout en vetterigheid kry om te drink. Die aandete kan hy dan kry en dan kan hy ook weer enigiets drink en eet.

SANL.: Mev. A. Wilbers

4102. Vir maagkoors is Zambuk-salf goed.

F.J.L.

4103. Neem 'n bottel gekookte water en gooi daarin 1 mespunt rooipoeier en 1 mespunt kinapoeier en 1 flessie witdulsies, 1 t vol drie maal per dag.

SCHULZ: Mev. Maré

4104. Maak 'n pap van kalk en roulynolie en sit tussen lappe op die maag.

V.L.V.: Mev. W. Brynard

4105. 12 e gekookte water, 1 botteltjie rooilaventel, 1 botteltjie witdulsies, 1 pakkie of lepel Engelse sout, 1 lepel witsuiker, 1 t rooipoeier. Gee drie keer per dag 1 dessertlepel skoon in. Oor en oor beproef en word gewaarborg.

F.J.L.

SANL.

4106. Om koors uit te trek uit ingewande: Maak 'n stuk wollerige bruinpapier nat met asyn, strooi witpeper op, sit op buik tot nie meer droog trek nie.

SCHULZ: De Kock, Touwsrivier

4107. 5 druppels terpentyn op 1 t heuning, drie maal op 'n dag vir tifeuse koors.

F.J.L.: D. de Bruin

4108. Vir maagsiekte veroorsaak deur slegte damwater: Rasper 2 neute fyn. Sit in piering droog op koolstoof. Sodra dit klam word, roer dit tot dit ligbruin is. Moenie skroei nie. Neem weg van vuur.

Die soort maag maak baie swaar krampe. Neem 1 e kasterolie, laat 3–4 maal werk. Neem nou 'n groot mespunt neut in 1 dessertlepel soetolie elke drie uur. Die neut is vir die krampe en die olie vir die derms. Hou aan tot krampe oor is.

Vir inwendige koors: Gooi 1 k kookwater oor 'n klompie kruienaeltjies, laat trek soos tee, nie swart nie, sit 'n stuk salpeter in so groot soos 2/- stuk. Neem 1 e elke 3–4 uur.

SANL.: Mev. C.E. Grobbelaar, Bloemfontein

4109. $^1/_8$ koekie kamfer, 1 e soetamandels, $^1/_2$ e witsuiker, 8 e kruisementwater. Maak amandels en kamfer goed fyn. Gooi die kruisementwater stadig by en gebruik 1 e elke drie uur.

SCHULZ: Jacobsz

MAAGKANKER: SIEN KANKER

MAAGKRAMP

4110. Die maagseerbossie het 'n geel wortel en die blare is blou, die wortel is bitter en dit word in die bergagtige streke gevind. Maak die wortel droog en tot poeier. Neem 'n mespunt vol in, of die wortel kan vars getrek word soos tee: Neem 1–2 t vir verligting.

SANL.: Jooste

4111. Rasper 'n neut, trek dit op 1 k kookwater en drink dit.

A.S. Malan

4112. Trek koekemakranka op water en drink.

V.L.V. Stellenbosch: Anna Eksteen, Ria Duckitt, Rene Deetlefs

4113. Kou groen hawerstingels en sluk die sap in of trek die stingels in kookwater en sluk die sap in.
SCHULZ: Mev. J. le Roux

4114. Laat naeltjies trek op brandewyn en drink hiervan vir maagkrampe.
V.L.V. Stellenbosch: Anna Eksteen, Ria Duckitt, Rene Deetlefs

4115. 2 t kasterolie, 1 t soetolie, 15 druppels krampdruppels. Drink twee maal per dag en smeer die maag met terpentyn.
SCHULZ: Mev. J. le Roux

4116. Gee Hoffmansdruppels met rooipoeier in.
SCHULZ: Mev. J. le Roux

4117. Vryf sand op die maag. Indien kramp hewig is, sit flennie geweek in terpentyn op. Neem gemmer in kookwater getrek in.
SCHULZ

MAAGKWALE: ALGEMEEEN

4118. Rivierwilger.
Mev. S. Kok

4119. Sewe soorte druppels: Mix one small bottle of each of the following Dutch medicines. Rooilaventel, witdulsies, Hoffmansdruppels, versterkdruppels, groenamara, wonderkroonessens, pepermentessens. Good as a tonic, stomach troubles etc. A teaspoonful in water twice a day.
Mr Sarleh Dollie

4120. Die regte bloubossie is uitstekend. Dit word getrek soos tee en dan gedrink.
SANL.: Mev. J.S. Boshoff

4121. Bitteramandel op brandewyn.
SCHULZ: Van Mollendorff

4122. Bokhorinkie (*Microloma sagittatum*) vir krampe op die maag.
Watt & Breyer-Brandwijk

4123. Beukesbossie (*Lippia scaberrima*): blare geweek in brandewyn vir maagmoeilikheid.
F.J.L.: A.M.G. Coetzee
Watt & Breyer-Brandwijk

4124. Vir oortollige suur op maag. Sit wildeals op koue water en laat trek oornag. Drink 'n glas vol op nugter maag. Baie heilsaam.
SCHULZ: Swanepoel, Caledon; Nel; De Beer, Port Elizabeth; H.C. Bell
F.J.L.: Mev. M. Leonard; J. Viljoen; L.J. Naudé
SANL.: Mnr. F.E. Mynhardt

4125. Maagdruppels: Neem 'n hand vol alsknoppe en blare, pepermentblare. Droog dit in die skaduwee. Sny die blare klein en gooi brandewyn daarop en laat dit by die vuur trek of in 'n louoond. Laat dit dan deur 'n doek loop. Vul die bottel op met brandewyn en 'n bietjie vars blare. Gebruik so nou en dan 'n glasie tot versterking van die maag.
SCHULZ: Mev. J.J. Kotze
SANL.: *Die Afrikaanse Almanak*

4126. 7 takkies tiemie, 7 toppe wynruit, 7 takkies wildeals, 7 toppe kruisement, 7 t fyngemaakte rooiwortel, 7 t aluin, 7 k water. Kook alles vir 7 min. Giet deur. Neem 1 kelkie vol drie maal op 'n dag vir 7 dae. Laat staan vir 7 dae en begin weer vir 7 dae. Hou so aan tot gesond.
SCHULZ: Fourie, Odendaalsrus (Boek II)

4127. Tongblare is goed vir 'n mens se maag.
F.J.L.

4128. Maagkwale veroorsaak dat wonde nie genees nie, krampe, vallende siekte, huiduitslag, sieklike eetlus, verdwyning van eetlus, moeilikhede met vroulike organe, voete, blaas, slaaploosheid, terneergedruktheid, ens.

Omdat die maag naby die hart en ruggraat is, en die are met die brein verbind is, word hulle ook beïnvloed deur die maag. Wurms in die ingewande kan in die hart kom en hart-

siektes veroorsaak. Dis in daardie soort gevalle van flou word en benoudheid as gevolg daarvan is suurappels 'n goeie raat en water en brood.
SCHULZ

4129. Rooi-opslagwortel, spesiaal met twee skoon klippies fyngemaak in 1 k met bietjie water en met 'n skoon grassie geroer, vorm 'n jellie, goed vir enige soort maag.
SCHULZ: Mev. Joubert, Ladybrand
F.J.L.

4130. Rooikeurtjie (ook gansie en kankerbos genoem). Trek soos tee.
SCHULZ: Van Mollendorff

4131. Rooibessie of bitterbos (Ceres). Trek soos tee.
SCHULZ: Van Mollendorff

4132. Nartjieskil op brandewyn.
SCHULZ: Van Mollendorff

4133. 4 k meel, 1 e ou suurdeeg, 1 e granaatskil, 1 neut wat geskroei is (fyngemaal en dan gebraai), 1 e vet of botter. Maak aan met water en neem 1 e vol drie maal per dag.
SCHULZ: Barkhuizen, Britten

4134. Kommassieboombas op stoof gekook.
SCHULZ: Durban

4135. Kamille: Trek op kookwater soos tee.
SCHULZ: Van Mollendorff

4136. Neem stukkies van wortel van die wildevinkel (giftig) en kou vir skerp pyne op die maag.
V.L.V.: Mev. L. Nieuwoudt

4137. Keurtjies: Laat trek en drink as maag pyn.
Mev. S. Kok

4138. Treurwilger laat trek en drink.
Mev. S. Kok

4139. Anys: Laat trek en drink.
Mev. S. Kok

4140. Koekemakranka op brandewyn.
Mev. S. Kok

4141. Skaapbossie laat trek en drink.
Mev. S. Kok

4142. Laat trek bitterbosblare (groei op Kamiesberge) op kookwater en drink enige tyd van die dag.
V.L.V.: Mev. L. Nieuwoudt

4143. Laat trek blare van jantjie-bêrend-sebos (gansiebos of kankerbos) op kookwater en drink net na maaltye.
V.L.V.: Mev. L. Nieuwoudt

4144. Neem 'n stukkie veldkannie en gedroogde granaatskille, laat trek in kookwater. Laat kinders bietjie drink, ook geskik vir volwassenes.
V.L.V.: Mev. L. Nieuwoudt

4145. Teebos (hongerteebos). Kook blare en laat trek en drink. Gee eetlus.
V.L.V.: Mev. L. Nieuwoudt

4146. Dawwetjies laat trek en drink.
Mev. S. Kok

4147. Maagbitter laat trek en drink.
Mev. S. Kok

4148. Tea of sage and wormwood mixed in equal quantities; let draw like tea and take a little three times daily. Drink cold water every half an hour. A little honey mixed in the water is healing. An excellent remedy to heal the oldest complaint in the liquid in which cabbage had been pickled mixed with a little water. Take a spoonful every hour.
Mev. M.A. Read

4149. Voeg 2 tafellepels kafferkoring (malt), 'n paar lepels suiker en 7 rosyne in 'n konfytfles met lou water.
Mev. M.A. Read

4150. Eet papaja asook 'n hele paar van die swart papajapitte.
Mev. M.A. Read

4151. Ysterhouttoppe laat trek en drink.
Mev. S. Kok

4152. Platdoring se wortel op brandewyn vir maag.
Mev. S. Kok

4153. Bels.
Mev. S. Kok

4154. Muskuskruie (*Erodium moschatum*) vir maagaandoenings.
Watt & Breyer-Brandwijk

4155. Trek koekemakranka op brandewyn en drink.
V.L.V. Stellenbosch: Anna Eksteen, Ria Duckitt, Rene Deetlefs

4156. Koekemakranka: Trek op brandewyn en drink. Ghalbol. Trek op bottel brandewyn en drink. Karmedik (groei soos dubbeltjie) Trek soos tee en drink.
V.L.V.: Mev. F. Buck

4157. Wynruit: Laat trek soos tee en drink 1 klein kelkie vol vier keer per dag.
V.L.V.: Mev. K.W.H. Voight

4158. Drink ekstrak van wildeals.
V.L.V. Stellenbosch: Anna Eksteen, Ria Duckitt, Rene Deetlefs

4159. Tiemie. Trek soos tee en gebruik vir maagkwale.
V.L.V. Stellenbosch: Anna Eksteen, Ria Duckitt, Rene Deetlefs

4160. Kougoed. Kan gekou word vir maagpyn. Trek en drup 2 druppels in 1 lepel melk, gee vir baba vir winde. Maak maag los en laat kind slaap. Hierdie bossie groei in die Boesmanland.
V.L.V.: Mev. L. Nieuwoudt

4161. Kougoedbossie (verdowingsmiddel): Kap bossie en laat sweet soos boertabak. Word drooggemaak en in winkels verkoop.
V.L.V.: Mev. L. Nieuwoudt

4162. 1 bottle dry pontac; 1 level tablespoon (powdered) each of the following: cloves and nutmeg. Take a wineglassful during meals – take a sip every time.
Mev. M.A. Read

4163. Jakkalslewer gedroog en ingegee.
SCHULZ: Mev. S. Rautenbach
F.J.L.: A.S. van Wyk

4164. Laat trek die maag van 'n ystervark in kookwater en gee aan kind of volwassene.
V.L.V.: Mev. L. Nieuwoudt

4165. Maak 'n poeier van 'n gedroogde korhaanmagie en gee die om te drink.
SCHULZ: MacDonald
F.J.L.: A.S. van Wyk

4166. Neem 8 druppels Jeyes Fluid in 'n glas melk as u na bed gaan.
Mev. M.A. Read

4167. Neem 1 lepel roulynolie voor ete en 1 lepel kalkwater na ete.
Mev. M.A. Read

4168. Pakkie koeksoda op 1 bottel kookwater met 1 bottel rooilaventel, drink drie maal per dag.
Mev. Aletta van den Berg

4169. Neem 'n paar druppels balsemsulfuris (swaelbalsem) in water vir pyn op die maag.
V.L.V.: Mev. L. Nieuwoudt

4170. Maagpoeier: 1 oz swael, 1 oz kremetart, 1 oz koeksoda, 1 oz Engelse sout. Rol sout fyn. Meng baie goed. 1 t drie keer per dag droog op die tong met 'n glas water agterna.
SANL.: Mev. H. Badenhorst

4171. Maagmiddel: 1 t soda in 'n glas kookwater.
SANL.

4172. Meng 1 bottel kopiva and 1 bottel balsemsulfuris. Neem 1 t op 'n bietjie suiker elke dag.
Mrs. Coussins

4173. Klipsweet en wit wolwemis, fyngemaak en goed gemeng met melk, is goed vir 'n maag wat boontoe en ondertoe werk as gevolg van tandekry, by kinders.
F.J.L.: D. de Bruin

4174. Die helm (plasenta) wat oor baba se kop groei, fyngemaak met duiwelsdrek.
SCHULZ: Mev. E. Langenhoven

4175. Bokmelk met populierblare drink.
SCHULZ

4176. Neem kasterolie in lepel en rasper 'n

stukkie neut en braai op kersvlam vir kind wat tande kry met slegte maag.
V.L.V.: Mev. L. Nieuwoudt

4177. 1 bottel versterkdruppels, 1 bottel Hoffmansdruppels, 1 bottel rooilaventel, 1 bottel witdulsies, 3d. pypkaneel, 3d. neut, 3d. naeltjies, 3d. gemengde kruie, 3d. foelie, 'n bottel goeie brandewyn. Stamp alles goed fyn (kaneel en naeltjies nie nodig) en gooi in 'n groot bottel. As bottel leeg is, kan nuwe brandewyn weer opgegooi word.
SCHULZ: Mev. Uys

4178. ½ k vars melk met 7 druppels terpentyn en 1 t koeksoda daarin. Gebruik drie keer per dag.
SANL.: Mev. M.J. Kriek

4179. Neem ½ k water, gooi daar 'n gloeiende kool in en drink bietjie vir bietjie tot maag stop.
F.J.L.: L.J. Naudé
SCHULZ: MacDonald (Boek II)

MAAGPYN

4180. Kamferwater. Die water word dan getrek.
F.J.L.: A.S. van Wyk; Mej. J. Wolhuter

4181. Kafferkalmoes en swartstorm en vleikalmoes kook en drink.
F.J.L.: A.S. de Beer

4182. Trek kiaatbos soos tee en drink of drink swartstorm.
F.J.L.

4183. Neut laat trek en drink.
F.J.L.

4184. 1 lepel peper droog ingesluk met water agterna.
F.J.L.

4185. Suurgraswortels eet.
F.J.L.

4186. 1 t gemaalde koffie sonder sigorei eet.
F.J.L.

4187. Maak 'n flennielap dubbel, werk gestampte of kruienaeltjies daarin vas, laat baie warm word, gooi bietjie brandewyn daarop, of selfs asyn en sit so warm soos verdra kan word op die magie, herhaal tot pyn bedaar.
Mev. M. Kloppers

4188. Kalmoes: Kerf wortel en gooi kookwater op en drink.
Mev. S. Kok

4189. Kalmoes (ook kalmas): Die bol word fyngekou en ingesluk. Hierdie raat word algemeen deur swart mense gebruik.
A.J. de Clercq

4190. Maal die droë blare van wynruit, wildeals en kruisement saam. Voeg fyngestampte hottentotsknoffel, naeltjies en neut by. Meng met sagtevet tot 'n pleister en sit op die maag.
V.J.L.: Mev. W. Brynard

4191. Gebruik wortel van kalmoes vir maagpyn.
V.L.V. Stellenbosch: Anna Eksteen, Ria Duckitt, Rene Deetlefs

4192. Haarnosterbossie of renosterbossie: Was takkie af en gooi kookwater daarop en laat trek, drink omtrent 1 k. Ook goed vir maagwerkings.
M. Werner

4193. Naeltjiebrandewyn: Omtrent 1 t op ½ k warm water.
M. Werner

4194. Koorsbossie (*Teucrium capense**) geweek in brandewyn en gedrink vir maagpyn.
Watt & Breyer-Brandwijk
SCHULZ

4195. Gooi koekemakranka op brandewyn en drink vir maagpyn.
SCHULZ: Van Mollendorff

4196. Wildeals is uitstekend vir ongestelde maag.
V.L.V.: Kaapland

* *Teucrium trifidum*

4197. Kook vanwyksbossies en drink vir pyn op die maag.
A.S. Malan
4198. Rabarber, foelie en bels: alles goed fyngestamp, van alles ewe veel, gemeng en gebruik mespunt vol drie maal per dag as maag werk, drink saam 1 deel: 2 dele fynmeel en water.
SCHULZ
4199. Drink 5–9 roosblare fyngestamp met 5–9 peperkorrels met warm water.
SCHULZ
4200. Neem die wortels van stinkgras (die met die klossies bo-aan), trek dit en drink dit.
F.J.L.
4201. Laat wynruit trek soos tee en drink dit kort-kort.
F.J.L.: G. van Niekerk
4202. Wilde-aartappel droogmaak en van die poeier ingee.
SCHULZ: Brynard
4203. Stamp tefethlobossie se wortels en gooi dit in koue water. Laat trek dit op vuur en drink.
F.J.L.: Erasmus
4204. Vanwyksbossie vir pyn op jou maag kook en drink.
F.J.L.: C. du Preez
4205. Weeblare met asyn fyngestamp en opgesit.
SCHULZ: Mev. J.J. Kotze
4206. Vinkel word ook gebruik.
SCHULZ
4207. Dille en als vir 3 nagte in olie braai, smeer aan met skaapwol.
SCHULZ
4208. Bloustormwortelmeel op ½ bottel brandewyn. Drink 1 t na ete.
F.J.L.
4209. Drink baie kalwewater.
F.J.L.
4210. Drink konynwater.
SCHULZ
4211. Paar entresdruppels met kasterolie.
F.J.L.: J. Grobler
4212. 1 t epsomsout in 1 k water opgelos moet gedrink word.
F.J.L.: J. Viljoen
4213. Jamaikagemmer met warm water.
F.J.L.: J.C. Pieterse
4214. Kasterolie of warmte op die maag.
F.J.L.
4215. Purgasie.
F.J.L.: A.M.G. Coetzee
4216. Flennielappe met terpentyn opsit.
F.J.L.: L.J. Naudé
4217. Wonderessens, entresdruppels en kramp- of kraamdruppels gemeng.
F.J.L.: J.C. Pieterse
4218. 1 bottel entresdruppels, ½ bottel krampdruppels, ½ bottel rooilaventel. Maak deurmekaar, drink 1 t vol en lou water elke 15 min.
Mev. J.P. Meyer
4219. Maak 1 dessertlepel vol koeksoda, 1 dessertlepel vol Engelse sout en 1 lepel suiker deurmekaar. Drink dit met lou water terwyl dit borrel.
Helena le Clercque
4220. Drink 30 druppels rooilaventel, 30 druppels krampdruppels en 15 druppels jamaikagemmer in water.
Helena le Clercque
4221. Neem versterkdruppels, bruindulsies, krampdruppels (van elk een flessie), voeg dit in 'n bottel goeie wyn. Drink 'n kelkie vol drie keer daagliks 2 uur voor die ete.
Helena le Clercque
4222. Lewensessens: 1 t vol op 'n kelkie water.
M. Werner
4223. Drink jamaikagemmer.
F.J.L.: J. Grobler
4224. Smeer spirtus oor die maag en steek aan die brand met vuurhoutjies.
F.J.L.

4225. Eet net 'n bietjie droë suiker vir pyn op die maag.
F.J.L.: Mev. M. Leonard
SANL.: Mev. A. Allers

4226. Drink asyn en peper.
F.J.L.

4227. Die geel van 'n eier in soetolie gebak met neut op gerasper, en omgebind.
SCHULZ: Mev. M. Leonard
SANL.: *Die Afrikaanse Almanak*

4228. Gooi soetolie in braaipan, maak baie warm, breek 'n eier daarin, bak hard, gooi swart van peper en sit op die kind se nael, steek 'n band soos 'n naelband om. By kinders.
Mev. M.R.P. Strydom (Pres. V.L.V.)

4229. ½ t gerasperde neut op 'n glas warm melk.
Mnr. H.P. Odendaal

4230. Kook 3 lepels anyssaad, 2 lepels fyngestampte kruisement op 1 bottel soetmelk. Kook totdat dit 'n halfbottel is. Gebruik 1 lepel vol elke drie ure voor die ete.
Helena le Clercque

4231. As jy pyn op jou mag het, moet jy melk met peper drink.
F.J.L.

4232. Rogmeel en 'n eiergeel: Maak 'n pleister en sit dit op die plek. Hou aan om vars pleister op te sit.
F.J.L.: Fanie Venter

4233. Maak ryspap, smeer op 'n lap en smeer geel van 2 eiers daarop. Sit op buik.
SCHULZ: Beukes

4234. Pap: Gewone geroosterde brood met ouwyn gekook met saad van wildeals daarby as dit te kry is.
SCHULZ

4235. Neem 2 loodanyssaad en 2 loodkruisement, dit met 'n bottel soetmelk tot op die helfte verkook en dit met 'n weinig suiker gebruik.
SANL.
F.J.L.

4236. Vaalpapier, brandewyn: Maak 'n vaalpapier nat met brandewyn en sit op krop van maag.
V.L.V.: J.A. Engelbrecht

4237. Brandewyn en peper.
F.J.L.

4238. 2 koekies wit peperment, lemoen, nartjie en pampelmoes van elk 'n paar skille, 'n bietjie naeltjies, 'n bietjie pypkaneel en foelie, halwe neut, stukkie borrie, paar wildealstoppe, 'n klein takkie wynruit, stukkie gemmer, klein stukkie kalmoes, stukke bitterhout op 'n fles brandewyn. Drink daarvan as die pyn begin.
Mev. Aletta van den Berg

4239. Drink kookwater mondjie vir mondjie in.
F.J.L.

4240. Sterk pekelwater drink.
F.J.L.

4241. Kookwater is goed vir maagpyn.
F.J.L.

4242. As jy pyn op jou maag het, moet jy 'n kouewaterlap daarop sit.
F.J.L.: Tys van Rensburg

4243. Turfgrondwater drink.
F.J.L.

4244. Aswater drink.
F.J.L.: Mev. Robertson

MAAGSERE

4245. Voeg ses pennies se knoffel by 'n groot bottel jenewer. Laat staan vir 48 uur en drink elke aand 'n wynglas vol met water daarby.
SANL.

4246. Sit vars takke van utywala-bentaka* soveel as in 'n bottel kan gaan, vul op met jenewer. 'n Kelkie t.d.s. p.c.
SCHULZ: Shadrack

* *Lantana rugosa*

4247. Knoffel is uitstekend vir maagsere. Kerf knoffel op botter en brood en eet dit. Eet dit herhaaldelik en die maagsere sal verdwyn.
SANL.: Mnr. B.G. Uys

4248. Gaan na die plaas waar daar groot koringmiede gepak is. Kyk onder waar dit blou vermuf is en ook by die voet waar die strooi vrot. Hoe meer die blou en vrot die strooi is, hoe beter. Neem een groot emmer, gooi die vrot strooi daarin. Gooi kookwater op. Laat trek. Drink net soveel as wil. Dit maak die maagsere gesond.
SANL.: Mev. M.J. Venter

4249. Kareeboom: 1 k bas, getrek op 1 bottel water. Drink kort-kort.
SCHULZ: Roux, Christiana

4250. Gewone sennablare wat in apteke verkrygbaar is. Neem 12 blaartjies per dag en loop dit en pruim. Sluk die sap in asook die fyngekoude blare. Ek was ook 'n lyer aan rouseer op die maag toe het 'n Arabier my die raat gegee. Nou is ek gesond en kan alles eet en drink.
SANL.: Mev. J.S. Boshoff

4251. Laat renosterbostoppe trek soos tee en drink 1 glas vol drie keer per dag. Moenie stysels saam met proteïne eet nie. Stysels moet afsonderlik geëet word. Moenie ná maaltye iets drink nie, maar drink die sap van ¼ suurlemoen vroeg in die môre en voor bedtyd.
SCHULZ: De Kock, Botrivier
SANL.: J.A. Kellerman

4252. Neem vermufte strooi van koring, plaas in 'n emmer en gooi kookwater daaroor. Laat trek en syg deur 'n doek en drink soveel daarvan as moontlik.
SANL.

4253. Week rissiepitte in water en gebruik aftreksel.
SANL.

4254. Kerf knoffel op botter en brood en eet dit. Gebruik herhaaldelik.
SANL.

4255. Laat renostertoppe of viooltjieblare soos tee trek. Gebruik 1 glas vol drie maal per dag.
SANL.

4256. 'n Stukkie aalwyn so groot soos 'n ertjiekorrel insluk, twee maal per dag vir 14 dae.
SCHULZ
F.J.L.
SANL.: Mev. M.E. Turnbull

4257. Kankerbos getrek en gedrink.
SCHULZ: Mev. Joubert, Wellington

4258. As jy 'n rou plek op die maag het, moet jy baie varkvet eet.
F.J.L.

4259. Vir sweer in die maag moet 'n mens soveel karringmelk drink as moontlik.
F.J.L.

4260. Koop 'n toegekurkte bottel suiwer olyfolie. Gebruik 1 e voor ete drie maal per dag sodat die olie die rouseer in die maag kan bereik, voordat die kos aan die seer raak.
SAUK: Ouma C. Havenga

4261. Vir maagseer is Engelse sout, koeksoda en swael goed.
F.J.L.

4262. 1 oz rooilaventel, 1 oz versterkdruppels, 1 oz lewensessens, 1 oz pepermentessens, 1 oz paregorie. Meng al hierdie bestanddele met ¼ bottel stout. Hou in 'n lugdigte bottel en neem 1 e vol voor elke maaltyd.
SANL.: Mev. A. van den Berg, Outjo

4263. 1 blikkie kondensmelk, 1 bottel balsemsulfuris, 1 klein botteltjie Friar's Balsam. Neem 1 dessertlepel vol 'n halfuur voor ete, drie keer per dag.
J.A. Kellerman

4264. Neem 1 e vol roulynolie (aptekers) voor ete.
SANL.: Mev. G. Hattingh

4265. Maak pilletjies van Zambuk-salf en gebruik een saans en soggens vir 'n paar dae.
SANL.

4266. Vat 'n groot glas skoon water in die aand en los 1 t goeie tafelsout daarin op. Sit dit by die bed en drink die eerste ding op nugter maag. Spoel die mond uit met die soutwater en drink die glas leeg.

Dit is 'n stadige maar seker genesing. As u ses maande tot selfs 'n jaar dit gereeld doen sal u 'n spreekwoordelike volstruismaag hê, en geen oorlas van sooibrand of slegte spysvertering nie. Hierdie raat lyk te goedkoop om waarde te hê, maar ek kan u verseker my swaer is nou al 17 jaar gesond. Ekself weet vir jare al nie meer wat sooibrand en slegte spysvertering is nie.
F.J.L.
SANL.: Mev. E.L. van der Ryst

4267. 1 blikkie kondensmelk, 1 botteltjie balsemsulfuris, 1 botteltjie balsemkopiva. Meng goed en drink elke môre en aand 1 t vol. Gebruik vir ses weke.
SAUK: Mev. M. Jacobs

4268. Neem 1 t balsemkopiva vroeg op die nugter maag en weer een in die aand.
SANL.: Mev. A. van den Berg, Outjo

4269. 1 eiergeel, 1 t Turlington, 1 dessertlepel aptekersparaffien. Meng alles saam. Neem drie keer per dag na etes 1 lepel vol. Dit is net genoeg vir een dag. Maak elke dag vars aan.
SANL.

4270. Neem 30 druppels Turlington op 1 e melk drie maal per dag voor ete.
SANL.: Mev. G. Hattingh

4271. Neem 'n mespunt vol boraks. Meng dit met heuning. Gebruik 'n lepel vol.
A.S. Malan

MAAGSIEKTE

4272. Neem van elke soort van die volgende omtrent 2 lepels vol droë blare: roosmaryn, kruisement, pimpernel, wildeals en wynruit. Laat goed trek op 'n bottel wyn of brandewyn. Drink 1 lepel as die maag werk.
SCHULZ: Nel

4273. Rooiwortel gekneus en op brandewyn getrek.
Watt & Breyer-Brandwijk
SCHULZ: Shadrack

4274. Gee 10 druppels rooilaventel, 10 versterkdruppels en 1 t wynruitsap met 'n mespunt rooipoeier in. Dit kan met soetwyn of water ingegee word.
Helena le Clercque

4275. Aromatic chalk powder 60 grains, diel [*sic*] water 3 tablespoonfuls. Sugar ½ teaspoonful. Maak goed deurmekaar en hou in digte bottel, vir babas 1 t vol, elke 2 ure, vir kindertjies oor die 2 jaar 2 t vol elke 2 ure. Versigtig met dieet.
Helena le Clercque

4276. Gee 5 druppels rooilaventel, 5 versterkdruppels en 'n mespunt neut in, met water of soutwyn, elke 2–3 ure vir 'n kind van 2 jaar.
Helena le Clercque

4277. 1 e meelblom met 1 e uitgebrande brandewyn, eers goed gemeng en dan ½ k soetmelk by. Herhaal hierdie dosis tot 3–4 maal per dag.
SCHULZ: Mev. Vogel

4278. 1 lepel fynmeel, 1 t rooilaventel en ½ k water.
F.J.L.: Fanie Venter

4279. Maizena-water en pepermentdruppels gemeng.
F.J.L.: Fanie Venter

MAAG: SLEGTE MAAG
(OPGEBLAASDE MAAG, GOORMAAG)

4280. Geelkeur getrek.
SCHULZ: De Kock, Touwsrivier

4281. Wildeals: Trek af en drink.
V.L.V.: Tak, Mev. J. Fourie

4282. Stinkkruid of olienhouttoppe of wildedagga soos tee getrek en gedrink.
SCHULZ: Mev. J.J. Kotze; Brynard

4283. Drink anyssaad op brandewyn getrek.
SCHULZ

4284. Voeg 3–4 druppels kajepoetolie op suiker of op brood.
Helena le Clercque

4285. Pepermentessens. Specht enige druppels op een stukje bloedsuiker wanneer Men Rich onwel gevoel of benaam door Linden. [*sic*]
Dr. C.F. Juritz

4286. Gebruik 'n mespunt koeksoda op 1 k water.
F.J.L.

4287. 1 oz rooilaventel, 1 oz versterkdruppels, 1 oz lewensessens, 1 oz pepermentessens, 1 oz paregorie. Sit die bogenoemde vyf soorte medisyne in ¼ bottel stout en kurk baie goed toe.
Mev. Aletta van den Berg

4288. As 'n mens 'n slegte maag het, moet jy 1 glas water, 2 lepels asyn, 1 t suiker en 1 t koeksoda drink.
F.J.L.

4289. Karmedik op goeie ouwyn getrek. Drink ½ kelkie een uur voor ete. As naar voel kan ook 30 druppels haarlemmerolie neem.
SANL.
SCHULZ: Mev. J.J. Kotze; Van Mollendorff; Swanepoel, Caledon; P. Ville

4290. Word veroorsaak deur kos wat net halfverteer is wat gas veroorsaak. Moet gebakte of vetterige vleis eet. Roer 1 t koeksoda in glas water. Drink 1 glas elke halfuur.
Helena le Clercque

4291. ½ bottel brandewyn, 2 lepels hermanskruie, ½ e salpeter, 'n stukkie trejakel, 35 polgraspille.
Mev. H. Olwagen

4292. ½ bottel brandewyn, 2 lepels hermanskruie, ½ e salpeter, 'n stukkie trejakel, 35 polgraspille.
SCHULZ
Mev. H. Olwagen

4293. Meng 1 e soetolie, 1 e uitgetapte skoon heuning, 1 eiergeel, 10–15 druppels balsemsulfuris. Meng goed. Laat die kind 24 uur sonder kos bly. Gee die mengsel drie maal per dag 1 t vol in die plek van voedsel. Gee ook water vir die dors wat vooraf gekook is en afgekoel is.
SAUK: Mev. F.J. Muller

4294. ½ k suiker of melk en 1 t asyn is goed.
F.J.L.

4295. Bak 'n eier hard in soetolie, strooi naeltjiepoeier daaroor en sit tussen twee lappe. Sit dit warm op krop van maag.
SCHULZ: Van Vuuren, Vredefort; Mev. J.J. Kotze

4296. 1 bottel droë pontak, 25 bitteramandels gestamp, 1 bottel lewensessens, drink drie maal per dag 1 e.
Mev. Aletta van den Berg

4297. As jy 'n slegte maag het, moet jy bietjie grondwater drink.
F.J.L.

4298. Vir slegte maag, bind garing of dun toutjie om kleintoon van linkervoet.
SCHULZ: Mev. A. Hamman (Boek II)

MAAG: SWAK

4299. Kruisement, wynruit, roosmaryn, pimpernel en als met bietjie kina op 'n bottel brandewyn laat trek. Neem nou en dan bietjie.
A.S. Malan

4300. Neem 1 bottel jenewer, gooi daarin 1 fyngerasperde neut, 1 t foelie, 1 e ra-

barber, drink 1 lepel na elke ete.
SANL.
SCHULZ: Nel

4301. Bels en kwarieson op brandewyn getrek.
SCHULZ: Conradie; Mev. J. le Roux

4302. Kook granaatskille en drink vir swak maag.
A.S. Malan

4303. Dra 'n sakkie met wildeals op die maag. As dit droog is, sit weer nuwes op.
A.S. Malan

4304. Kook klipbossies en drink vir swak maag.
A.S. Malan

4305. Gooi 1 e semels op 'n glas gekookte water in die aand en skep die volgende dag die semels af. Roer deurmekaar en drink dit.
C.J. Matthews

4306. Laat trek wildeals vir 'n swak maag.
V.L.V. Stellenbosch: Anna Eksteen, Ria Duckitt, Rene Deetlefs

4307. Kankerbos en klipdagga.
SCHULZ

4308. Vir 'n swak maag wat nie kos wil verteer nie: Trek kankerbos soos tee. Drink elke keer so 'n paar monde vol op 'n dag.
F.J.L.: D. de Bruin; Fanie Venter; L.J. Naudé; A.S. van Wyk
SCHULZ
SANL.: Mev. L.C. du Toit

4309. Kruisement, wynruit, roosmaryn, pimpernel en als op brandewyn.
SANL.
SCHULZ: Mev. J. le Roux

4310. 'n Kruie genoem kowerbos (bekend aan Montagu) op brandewyn getrek en 2–3 maal per dag gedrink. Dit gee 'n goeie eetlus. 'n Man wat 21 jaar gesukkel het met die maag is daarvan volkome herstel.
SCHULZ
SANL.: *Die Afrikaanse Almanak*

4311. Neem 'n bietjie kwassiehout, als en wynruit op ouwyn getrek en drie maal op 'n dag voor die ete gedrink.
SANL.: *Die Afrikaanse Almanak*

4312. Trek karmedik op brandewyn en drink hiervan soggens en saans.
V.L.V. Stellenbosch: Anna Eksteen, Ria Duckitt, Rene Deetlefs

4313. Maak 'n ekstrak van avokadopeerblare en water. Gebruik vir 'n swak maag.
V.L.V. Stellenbosch: Anna Eksteen, Ria Duckitt, Rene Deetlefs

4314. Dra fyn krummels in 'n sakkie op die maag.
F.J.L.: A.M.G. Coetzee

4315. Kwassiehout, als en wynruit trek met kookwater. Drink drie maal per dag.
SCHULZ: Kotze

4316. Perskepitte in brandewyn trek en drink.
F.J.L.
SCHULZ: Mev. J. le Roux

4317. Een piering populierblare fyngestamp op 'n bottel jenewer. Drink saans 'n kelkie vol.
SCHULZ

4318. Suurgras of koperdraadgras. Die wortels soos tee drink.
SCHULZ: Beyleveld

4319. Tiemie en wynruit laat trek op gemmerbrandewyn en ingee.
F.J.L.: A.S. van Wyk

4320. Soos vertel word het die ou mense 'n skoon stukkie flennielap of band, dubbel gevou, geneem. Tussenin is fyngemaakte broodkrummels, wildeals, kruisement, kruienaels, wynruit of kruid, van alles 'n bietjie, fyngemaak en deurmekaar gebrommel en tussen die twee lappe met gare geryg, geplaas. Die inhoud moet nie op 'n bondel skuif nie. Die pleister as't ware word dan om die lyf vasgemaak sodat die mengsel op die krop van die maag is.

So moet dit vir 'n paar maande gedra word, met die lappe skoon en gewas asook die inhoud van die lappe te hernu.

SCHULZ: Jooste

4321. Neem 'n hand vol bitterblare. Gooi daarop 'n bottel brandewyn en laat so staan vir 24 uur. Drink elke dag 2 of 3 keer 1 t van die mengsel. As die pasiënt nie brandewyn kan staan nie, neem dan 'n hand vol bitterblaar en gooi daarop 'n bottel kookwater. Laat dit trek op die kant van die stoof soos tee. Syg deur. Drink 1 dessertlepelvol drie maal per dag.

SCHULZ: Mej. van der Merwe; Vryburg

SANL.: Mev. J.P.J. Hugo

F.J.L.: Mev. A. Hermann; J.A. Page

4322. Bospeper laat trek en drink.

SCHULZ: Mev. J. le Roux

4323. Foelieplant en neut op wyn getrek.

F.J.L.: J.C. Pieterse

4324. Eet skilpadlewer of die vleis, albei is goed.

F.J.L.: Mej. Malan, La Motte; Mev. J. le Roux

4325. 1 bottel jenewer, 1 lepel rabarber daarin. Drink 'n wynkelkie drie maal per dag na ete.

J.A. Kellerman

4326. Gooi 1 lepel rabarber in 'n bottel jenewer en drink drie maal per dag daarvan.

A.S. Malan

4327. 'n Mespunt rabarberpoeier met 1 e water en 5 druppels pepermentessens, drie maal daags.

Mev. Aletta van den Berg

4328. Drink lewensessens. Drink drie maal op 'n dag van die mengsel van 'n bottel versterkdruppels en 'n bottel wyn.

F.J.L.

4329. Gooi 1 dessertlepel geprepereerde kalk op 'n bottel kookwater, laat 'n paar minute, kook roer gedurig, tel af en gooi ½ pakkie soda in. Drink 3 maal per dag ¼ k, gooi verder vol water na ete.

C.J. Matthews

4330. 12 "extra strong", 2 bottels rooilaventel, 2 bottels balsemvita, 2 bottels versterkdruppels, 2 bottels groenamara. Smelt die "extra strong" in 'n groot bottel kookwater. Meng as dit koud is met die ander flessies medisyne. Drink 1 e drie maal daagliks voor ete.

Mev. Aletta van den Berg

4331. Witkinapoeier. ⅓ gedeelte van poeier drie maal daags met stroop. Aan kinders gee mens bietjie minder.

Dr. C.F. Juritz

4332. As die maag nou en dan naar voel dan ontstaan dit deur koue. Neem dan 30 druppels haarlemmerolie.

SANL.: *Die Afrikaanse Almanak*

4333. Neem 5 druppels Pain Killer, 7 druppels versterkdruppels op 1 e melk. Neem 2–3 maal per dag.

F.J.L.: Erasmus

4334. Vir pyn op die maag, as die persoon iets hards geëet het en bang is vir ontsteking is 1 t terpentyn met kasterolie of soetolie goed. Paraffienolie is ook goed in plaas van terpentyn.

SANL.: *Die Afrikaanse Almanak*

4335. Drink elke aand 'n kelkie ou portwyn.

SCHULZ: Beyers; Mev. J. le Roux

4336. 1 bottel goeie wyn, invalidport, 1 bottel Lennon se entresdruppels, 1 bottel Lennon se versterkdruppels, 1 bottel Lennon se wonderessens, 1 bottel Lennon se Hoffmansdruppels. Meng alles goed en drink 'n wynkelkie elke aand en môre vroeg op nugter maag.

SAUK: Mev. J.A. van Vuuren

4337. 1 e brandewyn en 2 e water na elke maaltyd.

F.J.L.: J. Grobler; D. de Bruin

SCHULZ: Mev. Joubert, Wellington; Mev. J. le Roux

4338. Voeg by 1 bottel sjerrie 1 flessie groenamara, 1 flessie bruindulsies, 1 flessie versterkdruppels, 1 lepel naeltjies, ½ lepel neut, ½ lepel foelie.
Helena le Clercque

4339. Voeg by 1 bottel sjerrie 1 flessie versterkdruppels, 1 flessie groenamara, 1 lepel kaneel, 1 lepel neut, 1 lepel naeltjies. Laat goed trek en drink 1 lepel vol, drie keer daagliks voor die ete.
Helena le Clercque

4340. 2 druppels Little's Dip in ½ k melk drie maal per dag vir een maand lank.
SANL.: Mev. M.M. van Wyk

4341. Neem soggens en saans 'n eiergeel met 5 druppels wonderessens in.
Mev. Aletta van den Berg

4342. Plaas koue brandewyn en fyn naeltjies tussen twee lappe en plaas op maag. Goed vir swak maag en diarree.
V.L.V.: Mev. L. Nieuwoudt

4343. Fyngestampte kruienaeltjies en brandewyn tussen twee flennielappe op die maag.
F.J.L.

4344. Eet nou droë pampoen en daarna 'n mond vol kalkwater.
SCHULZ: Du Plessis, Petrusville
F.J.L.: J.C. Pieterse

4345. 1 bottel jenewer, 1 e rabarber drie keer per dag 1 e na ete.
SANL.
F.J.L.: Fanie Venter

4346. 1 pt suurlemoensap, 1 oz Engelse sout, 1 bottel gekookte water. Meng goed en voeg by 1 mespunt salpeter. 1 e op nugter maag.
SCHULZ: Mej. Roux, Christiana

4347. Franse brandewyn en melk by 'n geklitste eier en gedrink.
SCHULZ: Mnr. Gersbach
F.J.L.: A.S. van Wyk

4348. Trek op 'n bottel brandewyn van die volgende elk soveel as vir 2d.: Engelse sout, sennablare, teesuiker, kaneel, foelie, karmonk en peperment. Gebruik drie maal per dag ½ kelkie.
SCHULZ

4349. 1 bottel Franse brandewyn, 1 botteltjie Hoffmansdruppels, 1 botteltjie witdulsies, 1 neut, 1 saffraan, 1 foelie. Gooi al die bestanddele op die Franse brandewyn. Rasper die neut en neem net soveel foelie as die gerasperde neut. Gebruik drie keer per dag 'n kelkie vol.
SANL.: Mev. M.A. Barnard

4350. Gelyke dele Engelse sout, fyngemaakte droë sennablare, teesuiker, kaneel, foelie, karmonk en peperment op 'n bottel brandewyn. Gebruik drie maal per dag ½ kelkie.
SCHULZ: Mev. J. le Roux

4351. 1 eier, 1 mespunt neut, 1 mespunt gemmer en 1 t brandewyn, vir maagversterking.
SANL.: Mev. J.P.J. Hugo

4352. Neem 3 maal per dag 5 druppels balsemsulfuris en 5 druppels balsemkopiva tesaam in 1 e melk. Hou 'n tydjie daarmee aan.
SCHULZ: Mev. Vogel

4353. 'n Persoon met 'n swak maag moet rooigrond drink.
F.J.L.

MAAGTERING: SIEN TERING

MAAGWERK

4354. Neem van elke soort 'n klompie: wildeals, wynruit, kruisement en kwassiehout en kinapoeier. Laat goed trek op 'n bottel wyn of brandewyn. Drink ½ kelkie.

Van resep 598 af moet die medisyne ieder keer ingegee word as die maag werk, dan alle ure, en altyd langer tot-

dat die maag heeltemal reg is.
Helena le Clercque

4355. Okkerneutbrandewyn.
SANL.: Mev. J.P.J. Hugo

4356. Neut en foelie geskroei en met soetolie gebraai.
F.J.L.: Aletta Erasmus
SCHULZ: Mev. B. Warle
SANL.: Mev. J.P.J. Hugo

4357. Neut, brandewyn en olyfolie: Rasper 2 klein neute op 1 e brandewyn, steek aan brand. Wanneer koud, word dit op 2 oz olyfolie gegooi en goed geskud. Neem 1 t elke vier uur.
V.L.V.: Mev. K.W.H. Voight

4358. 'n Poeier van rys en boegoe maak.
F.J.L.
SANL.: Mev. J.P.J. Hugo

4359. Speserybrandewyn.
SANL.: Mev. J.P.J. Hugo

4360. Amara of kalwerwortel fyngerasper, getrek en kort-kort 1 t vol met water drink.
SCHULZ: Greyling

4361. 1 t witpeper op ½ glas warm water drink.
F.J.L.: D. de Bruin; Aletta Erasmus
SANL.: Mev. J.P.J. Hugo

4362. 'n Paar stukkies stysel op ¼ glas water.
SCHULZ: Conradie

4363. Drink bitter tee (sonder melk en suiker).
F.J.L.: Erasmus

4364. Sit "spice fly" [*sic*] op maag; maak dit van gekneusde makals, 'n paar kruienaeltjies en besprinkel met brandewyn.
SCHULZ: Wellington

4365. 'n Paar druppels anysbrandewyn in water vir kind met diarree.
V.L.V.: Mev. L. Nieuwoudt

4366. Laat mis van 'n muil of perd op kookwater trek en drink.
H.F. Gerryts

4367. Cholera: take a teaspoon tomato juice, add a little sugar, give every half an hour until cured.
Mev. M.A. Read

4368. Vir maagwerkings by klein kinders. 1 e fynmeel, 1 gebakte neut, water. Maak 1 k water saam met die meel tot 'n dun vloeistof soos melk. Syg deur. Sit die neut onder die warm kole van die stoof se asbakkie totdat dit sag gebrand is. Rasper die kwart van die neut by die meelwater. Gee in drie dele aan die kindjie totdat die magie bedaar het.
SANL.: Mev. E.C. Lottering

4369. Braai brood, baie goed, amper swart, breek dit op, gooi bietjie swart tee oor, eet alles. Stop dadelik.
Mev. A.J. Bekker

4370. Gekneusde naeltjie op brandewyn. Laat trek en syg deur.
A.S. Malan

4371. Trek vaalkaroobossies ook bekend as perdekaroo soos tee en drink daarvan totdat die maag beter is.
SANL.

4372. Soetdoringbas (die binneste wit deel) getrek.
Watt & Breyer-Brandwijk
SCHULZ: De Klerk; Naudé; Mej. van der Loouw

4373. As maagwerk van so 'n aard is dat dit lyk asof die vuur al daarin is, kook semelwater en gee om te drink kort op mekaar. Dit help wonderlik gou.
F.J.L.
SCHULZ: Conradie

4374. Granaatskille: Laat trek soos tee en drink 1 k drie keer per dag.
V.L.V.: Mev. K.W.H. Voight

4375. Granaatskil getrek op melk of water totdat dit geel is. ½ t vir 'n kind van een tot ses maande, 3 e vir volwassenes.
Mej. L. Vos

4376. 'n Hand vol ryp kruisbessies gekook en drink.
SCHULZ: Labuschagne

4377. Rou aartappel rasper, sap uitdruk en drink kort-kort.
SCHULZ: Mev. J.J. Kotze; Mev. Maré; Mev. Vogel

4378. Kalmoes drink.
F.J.L.
SCHULZ: Van Mollendorff
SANL.

4379. Rhebas laat trek en drink.
SANL.: Mev. J.P.J. Hugo

4380. Borriewortels trek met brandewyn. Drink ¼ k vier maal per dag vir minstens agt dae.
F.J.L.: Van Rooyen, Alexandria
SCHULZ: De Klerk

4381. Kookwater op bakbossies en laat trek, drink kort-kort 'n bietjie.
SCHULZ: Fouché, Calitzdorp

4382. Elandsboontjiewortels laat trek, ook granaatskille en soos tee drink.
F.J.L.: L.J. Naudé

4383. 1 oz dadels eet.
F.J.L.: P.H. Pelser
SANL.: Mev. J.P.J. Hugo

4384. Neem 1 t gemaalde kruienaeltjies, 1 t neut, ½ t gemmer en ½ bottel water. Laat trek soos tee en drink elke uur 'n bietjie.
SANL.: Mev. M. Brits

4385. Neem die bas van 'n maroelaboom en trek dit in warm water, drink dit sodra dit koud is.
V.L.V.: De Klerk; F.N. Viljoen; Beukes; Bennet
SANL.: Mnr. F.E. Mynhardt
SAUK: Mej. A. Strydom

4386. Swartstorm kook en drink.
F.J.L.

4387. Gomwater drink.
SANL.: Mev. J.P.J. Hugo

4388. Kook granaatskille in melk. 2 e vol vir volwassenes en vir kinders die helfte.
SCHULZ: Van Mollendorff; Mev. S. Rautenbach
F.J.L.: Fanie Venter; Mev. M. Leonard; C. du Preez
SAUK: Mev. A.D. Botha
Watt & Breyer-Brandwijk

4389. Heilbos trek soos tee en drink.
SCHULZ: K. van Deventer

4390. 'n Stukkie neut op die stoof braai en eet sommer so of op gebraaide brood.
SANL.: Mev. J.P.J. Hugo

4391. Rasper 'n appel met skil en al, druk die sap deur 'n skoon doekie en gee in.
SCHULZ: De Jager

4392. Neem 8–10 naeltjies, stamp goed fyn, gooi kookwater op en laat koud word. Neem kort-kort 'n mond vol.
SCHULZ

4393. Neem wildekambro, en sny dit stukkend, neem ½ k en sit op 'n bottel brandewyn, of neem 'n mespunt droë vye en neem ½ k water.
Mev. H. Olwagen
SCHULZ

4394. Neem 'n mespunt droë vye en ½ k water.
SCHULZ

4395. Neem wildekambro en sny dit stukkend, neem ½ k en sit op 'n bottel brandewyn, of neem 'n mespunt droë vye en neem ½ k water.
Mev. H. Olwagen

4396. Akker fynmaak en eet.
Mev. S. Kok

4397. Om aanhoudende opwerk te stop, sit gestampte kruienaeltjies met broodpap op die krop van die maag.
F.J.L.: Erasmus

4398. Maal die wortels van die maagbossies (tlontja) en drink dit met water. Neem omtrent 'n mespunt vol op 'n glas water.
F.J.L.: Erasmus

4399. Gee inrygplakkies se sap in (vir baba).
SCHULZ: Mev. S. Orton

4400. [Raat ontbreek.]

4401. Roosterbrood mooi bruin, en week dit dan in kookwater, laat dit afkoel en gee in vir die kind. Dit maak die maag koel, les die dors en is ook voedsaam en sal seker die maagwerk stop.
SCHULZ: D. de Bruin; Aletta Erasmus

4402. Neem 1 groot lepel gestampte naeltjies, neut, koljander en kamfer. Sit dit tussen twee flennielappe so groot soos baba se magie. Sprinkel met brandewyn en maak lou in die oond. Bind om baba se magie. Dit hou baie lank goed en word net elke dag drie keer met brandewyn besprinkel en lou gemaak.
F.J.L.: J.C. Pieterse
SAUK: Enslin
SCHULZ: Beukes; Fourie, Odendaalsrus

4403. Maak fyn naeltjies warm, gooi dit op 'n flennielap en bind om die maag.
V.L.V. Stellenbosch: Anna Eksteen, Ria Duckitt, Rene Deetlefs

4404. As 'n maag werk sonder ophou, kook kareeblare so sterk soos tee. Gooi die water deur 'n sif en drink 1 k drie maal per dag. Dit sal die maagwerking genees.
SANL.
Mnr. I.S. Buys

4405. Kook knoffel en 'n bietjie melk saam. Drink dit en u sal sien watter uitstekende stopmiddel. Dit is vir 'n werkende maag.
SAUK: Mev. E.M. Gouws

4406. Neem die binnebas van wildeseringboom (*Burkea africana*) getrek op kookwater totdat dit die kleur van flou tee het, gooi dit dan af van die basse, anders trek dit te sterk, en drink so af en toe 'n mond vol vir die maag.
S.S. Engelbrecht

4407. Eet soveel oorryp turksvye as moontlik.
SCHULZ: Olivier

4408. Drink water waarin stinkgraswortel gekook is.
SCHULZ: Naudé

4409. Eerste opstootsel van mol met water drink (verstopping).
SCHULZ: Dr. Stols (Boek II)

4410. Gooi die wit van 'n eier in 'n glas en knip dit in klein stukkies met 'n skêr. Vul die glas met koue water. Neem 'n ander glas, hou die glase ver van mekaar en gooi dan die water oor en weer totdat die wit van die eier lyk soos kristal. Gee vir die pasiënt eers die een helfte en later weer die ander helfte.
Mev. M.A. Read

4411. As iemand 'n strawwe maagwerking het, gee hom 'n bietjie warm lewerwater.
F.J.L.: Froneman

4412. Slag hoender van werf af. Haal dadelik die maag uit. Sny oop, skud uit en kook tot fyn sonder om te was, syg deur en gee sap vir kind in.
SCHULZ: Froneman

4413. Allspice: Warm some Allspice in a pan with a little salt. Put into a flannelette bag and apply to the stomach.
Mr. Sarleh Dollie

4414. 2 t kasterolie met 1 lepel soetolie ingee en smeer die buik met soetolie en terpentyn.
SCHULZ: Mev. Vogel

4415. 7 druppels kasterolie en 1 lepel brandewyn.
SCHULZ: Schickerling

4416. Rectone: die naam van die medisyne.
Mev. Aletta van den Berg

4417. 10 druppels jamaikagemmer, 10 druppels kamille-essens.
Mev. Aletta van den Berg

4418. Meng jenewer en olyfolie in gelyke hoeveelhede.
Mev. Aletta van den Berg

4419. Gooi 2 e brandewyn in 'n piering en steek aan die brand. As dit goed warm

is, blus dit en drink dit warm.
Mev. M.A. Read

4420. Maagwerk by babas: Gee uitgebraaide kasterolie in.
Mev. M.A. Read

4421. Sit 'n pleister gemaak van kalk en water bo-op die maag.
A.S. Malan

4422. Drink kamferbrandewyn.
F.J.L.: D. de Bruin; L.J. Naudé
SAUK: Mev. A.C. Marais
SANL.: Mev. H. Badenhorst; Mej. J.P.J. Hugo

4423. Soetolie en 5 druppels groenamara drink.
F.J.L.

4424. Aluinwater.
SANL.: Mev. J.P.J. Hugo

4425. Balsemvita in kasterolie gooi en dit drink.
F.J.L.

4426. 15 druppels chlorodien op 'n sopie brandewyn.
F.J.L.

4427. Kasterolie in warm wyn.
SANL.: Mev. J.P.J. Hugo

4428. Meng 'n mespunt salpeter, besoarpoeier, rooipoeier en 1 t Engelse sout. Los dit in 'n bottel water op, en voeg daarby 'n klein botteltjie bruindulsies en drink 'n paar keer per dag 'n bietjie daarvan.
F.J.L.: L.J. Naudé

4429. Meng 1 lepel Engelse sout, 1 lepel blomswael, 1 lepel kremetart, neem daarvan ½ t drie maal per dag met bietjie water.
SCHULZ: Mev. Vogel

4430. Maal salarispoeier, 15 versterkdruppels, met melk of water gemeng. Drie maal per dag.
SANL.: Mev. J.P.J. Hugo

4431. 1 t soetolie met 15 druppels haarlemmerolie, drie maal per dag. Vir kinders van 4–10 druppels.
SCHULZ: Mev. Vogel

4432. 1 t gebraaide soetolie met 'n bietjie gerasperde neut daarin.
SCHULZ: De Kock, Touwsrivier

4433. 1 t uitgebraaide kasterolie ingee tot die maag stop. Drasties maar doeltreffend.
Mev. S.I.J. Strauss

4434. 1 t elk van entresdruppels, wonderessens, krampdruppels en kraamdruppels. 1 dessertlepel kamferbrandewyn, ½ glas water. Meng alles en drink.
SAUK: Mev. J.H. Vorster
SCHULZ

4435. 1 t Engelse sout, 'n mespunt koeksoda en 10 druppels jamaikagemmer. Maak aan met ½ k warm water en drink.
SAUK: Mev. A. Esterhuizen

4436. Gooi deurmekaar, 15 druppels van elk: entresdruppels, pynstillende druppels, versterkdruppels en krampdruppels met 'n kelkie water. Herhaal so elke 2–3 uur.
SAUK: Mev. A. Esterhuizen

4437. Drink kasterolie en dan later inflammasieolie.
C.J. Matthews

4438. Koliek, 7 haelkorrels van 'n No. 6 patroon inneem vir wind.
SCHULZ: Jooste (Boek II)

4439. 3 kopjes meel, 1 lepel zuurdeeg, 1 lepel gemaalde granaat skil, 1 noot onder den as, en een papier gebrand en vyn gemaal, 1 lepel boter, 1 eijer met dop en al, de dop vyn gemaak laat dit rys, braad het op een rooster, in klein koekjes neem die koekjes, gebruik dit met tee, geen koffie. [*sic*]
Mev. Aletta van den Berg

4440. Diarrhoea dysentry: Mix a dessertspoonful flour or maizena with 1 cupful of cold water and drink until bowels stop moving. A tablespoonful vinegar taken is good also. Likewise is a good pinch of powdered alum in half a cup boiled milk. Cold compresses on

stomach very good. Blotting paper damp in brandy and apply to stomach is excellent.
Mev. M.A. Read

4441. Maag wat bloed en skuim werk: Maak rou stysel gaar met kookwater, net dik genoeg om te drink. Voeg 1 t goeie brandewyn by. Neem ½ glas elke twee uur tot dit bedaar. Gee swart, bitter tee om te drink vir dors.
Mev. M.A. Read

4442. Skroei volstruiseierdop, gee 'n mespunt poeier van die eierdop en ½ kelkie boegoeasyn met 'n bietjie kookwater.
SCHULZ: Mej. van der Leeuw
Mev. H. Olwagen

4443. 1 neut fyn, 1 stukkie gebraaide aluin gemaal, gedrink 'n mespunt vol.
SCHULZ: Froneman

4444. 1 neut gebraai onder kole, maal dit fyn. Neem 1 t fyn neut, 1 e uitgebraaide brandewyn en 10 druppels kasterolie. Neem so 'n dosis drie maal per dag.
F.J.L.: Van Rooyen, Alexandria

4445. Pypkaneel of pypolie en kruienaeltjies drink.
F.J.L.

4446. Neem 7 dele meel, 1 deel mosterd: meng goed. Vat 1 eier se geel en klein bietjie brandewyn, maak sagte pappie en sit tussen twee linnelappe. Sit op maag.
V.L.V.: Mev. J. Fourie

4447. Skroei volstruiseierdop, gee 'n mespunt poeier van die eierdop en ½ kelkie boegoeasyn met 'n weinig kookwater.
Mev. H. Olwagen

4448. 1 e meelblom, 1 e brandewyn, ½ k soetmelk, drink drie maal per dag.
F.J.L.
SCHULZ: Mev. J.J. Kotze; Mev. Vogel

4449. Groenamara, klits 'n hoendereier se wit goed op en gooi daar 1 k water by. Drink elke maal daarvan.
F.J.L.

4450. 1 lepel helmontskruie, 25 polgraspille, 1 t salpeter, 1 t aluin, 1 e teesuiker, 'n stukkie klipsweet, 'n glas brandewyn, 'n glas wyn en 1 k asyn. Gee drie maal per dag ½ kelkie om te drink.
Mev. H. Olwagen

4451. Maak 'n mosterdpappie en sit tussen twee lappies so groot soos 'n halfkroon. Smeer eierwit aan en sit op sagte plekke van die maag.
SCHULZ: Ferreira

4452. 1 lepel asyn op 2 lepels melk, goed geklits en ingee. Dit stop dadelik. (By kinders.)
Mev. S.I.J. Strauss

4453. 1 e kalk op 'n bottel suikerwater, laat staan dat dit goed afsak. Giet dit dan af en gee elke twee ure ½ kelkie in met ½ kelkie gekookte melk.
F.J.L.: Erasmus
SANL.: Mev. G. Hattingh
SCHULZ: Jacobs, Senekal; Mev. J. le Roux; Badenhorst, Vredefort

4454. Roer 'n eier deurmekaar. Rasper neut oor en bak in soetolie. Sit op die maag en maak goed toe dat dit warm bly. Dit help byna onmiddellik.
SCHULZ: Conradie

4455. [Raat ontbreek.]

4456. 1 bottel Franse brandewyn, 1 e karmedik fyngemaak, 1 lepel bloekom, ook fyngemaak, 1 e anys, 1 e tiemie, alles goed fyngemaak, 1 t teesuiker, laat goed trek, en voeg by 1 flessie pepermentessens, 1 rabarberpoeier.

Neem dan soggens vroeg 1 e op die nugter maag, gebruik drie maal in die week polgraspille by, van 3, 5 tot 7 pille drie weke lank, hou dan met die pille op, gebruik dan net die brandewyn.
Mev. H. Olwagen
SCHULZ

4457. As kinders se maag werk: 1 t fyn, gesifte boegoe, ½ t fyn als, ½ t korhaanmaag, ¼ t gestampte vinkelsaad, 1 t gestampte gilhoutjies, 1 t besoarpoeier, goed deurmekaar. Gee 3 maal per dag 'n mespunt vol met 5–10 druppels rooidulsies.
SCHULZ: Calitzdorp

4458. 1 t fyngestampte en gesifte boegoe, ½ t fyn als, ½ t korhaanmaag, ¼ t fyn kruienaeltjies, ½ neut gerasper, 1 lepel soetolie, ½ t rabarberpoeier, 20 druppels rooidulsies. Meng en gee 'n hoë mespunt vol drie maal per dag.
SCHULZ: Mev. Griesel, Reitzburg

4459. 1 t gepoeierde aluin op 1 k kookmelk help dadelik.
Mev. Breytenbach.

4460. 'n lepel helmontskruie, 25 polgraspille, 1 t salpeter, 1 t aluin, 1 e teesuiker, 'n stukkie klipsweet, 'n glas brandewyn, 'n glas wyn en 1 k asyn. Gee drie maal per dag ½ kelkie om te drink.
Mev. H. Olwagen

4461. 1 k gekookte melk, die wit van 'n eier, 1 t kasterolie. Roer die olie en eier deurmekaar totdat dit dun is. Voeg dan by die koppie melk en 'n knippie sout. Neem in 1 dessertlepel elke twee ure.
SCHULZ: Conradie

4462. Kinders eet partymaal warm verlepte vrugte of siek vrugte, dan is die volgende behandeling doeltreffend:

'n Koue handdoek op die maag, sit 'n droë een bo-oor, en steek goed vas om die lyf. Die voete en bene word tot by die knie in 'n handdoek gedraai wat in kookwater warm gemaak is. Draai goed toe sodat dit warm bly. Gee die pasiënt 'n halfuur daarna 'n glas koue water om te drink en herhaal dit elke halfuur tot die derde glas water in is. Die kind bring dan gewoonlik op en die koors breek gou.

Die koue lap op die maag moet alle twee ure herhaal word.
SCHULZ: Conradie

MAANDSTONDE: ONAANGENAME REUK

4463. Trek soos tee: Balterja, 7 kruisement en drink solank nodig. Hottentotskooigoed kan ook bygebruik word.
SCHULZ: Viljoen, De Aar

MAANDSTONDE: ONGEREELD

4464. Kruienaeltjies sterk laat trek en warm drink.
Mev. Aletta van den Berg

4465. As dit wegbly, trek helmontskruie soos tee en drink op nugter maag.
Mev. Aletta van den Berg

4466. Kamelia: Baie goed vir menstruasiemoeilikhede.
V.L.V.: Mev. M. Loubser

4467. Neem baie van saamgetrekte kamille, karmedik, kruisement en helmontskruie.
SCHULZ: Burger, Bethal

4468. Klipsweet met roosmarynwater.
SCHULZ: Sakrivier

4469. Olienhout laat trek en gebruik vir maandelikse ongereeldheid.
SCHULZ

4470. Drink elke aand pietersielie en kruisement soos tee getrek en sit net die heupe in 'n skottel koue water. (Hierdie raat is veral as u stortings kry ná die stonde lank weggebly het).
SCHULZ

4471. Laat trek 'n hand vol roosmaryn op kookwater en drink drie keer per dag.
SANL.: Mev. M.C. Naudé

4472. As die maandstonde nie gereeld is nie, neem gelyke dele van pimpernel, roosmaryn, lourier, wynruit en 'n stukkie *flagroot*. Meng en gooi daarop 'n bottel brandewyn, laat staan. Drink 'n

wynkelkie vol elke môre en aand met die groei van die maan.
A.S. Malan

4473. 1 lepel rooipoeier, 1 lepel salpeter, 1 lepel gestampte pypkaneel, 1 flessie rooilaventel, 2 flessies witdulsies, 1 neut. Voeg dit tesame. Laat die kaneel en neut eers kook. Gebruik drie of vier maal per dag 1 e vol. Kook dit met water.
Mev. H. Olwagen

4474. Kareeblare, 'n hand vol laat trek, 'n mespunt rooipoeier, ½ t versterkdruppels, drie maal op 'n dag drink.
Mev. Aletta van den Berg

4475. Maak 3 ronde klippe rooiwarm. Sit op 'n riempiesstoel wat oor 'n emmer warm water staan. Neem die rooiwarm klippe een vir een 5 min. van mekaar en gooi in die water en laat stoom.
SCHULZ: Labuschagne (Boek II)

MAANDSTONDE: OORGANG

4476. ½ k elk van roosmaryn, tiemie en kaneel op bottel kookwater.
SCHULZ

4477. Drink elke oggend op jou nugter maag ½ k lou salpeterwater.
SCHULZ: Jordaan

MENSTRUASIE: PYNLIK

4478. Trek voëlent in kookwater en drink dit as dit koud is. Drink ½ k op 'n keer.
F.J.L.: Erasmus

4479. Kruiskruie (*Senecio vulgaris*) vir pynlike menstruasie.
Watt & Breyer-Brandwijk

4480. Trek kruisement, wildeals en balterja saam.
SCHULZ: Mev. P. de Bruyn

4481. Trek balterja soos tee en drink so warm moontlik.
SCHULZ: Mev. S. Orton

4482. Drink roosmaryn op maksalie getrek.
SCHULZ: Olivier

4483. Bergdrodas getrek soos tee, drie maal per dag 1 k.
SCHULZ: Mev. J.J. Kotze

4484. Pietersieliewortels gekneus en getrek.
SCHULZ: A. Coetzer

4485. Drink kruisement en wildedagga getrek.
SCHULZ: Mev. J.J. Kotze

4486. Wildeals met kookwater getrek met 'n paar naeltjies ook daarin. 1 kelkie drie maal per dag.
SCHULZ: Mev. Green

4487. Koekmakrankabrandewyn. 1 e vol op 'n glas warm water.
SCHULZ

4488. Swaelbalsem help vir maandveranderings indien u pyn het.
SAUK: Mev. E.M. Gouws

4489. 10 staaldruppels om die 10 min. tot verligting.
Dr. C.F. Juritz

4490. As dit wegslaan, drink 4–5 druppels terpentyn op 1 k kookwater.
F.J.L.: Erasmus

4491. As daar pyne is deur koue gevat, drink blousel: 1 mespunt vol op 1 dessertlepel water. 'n Rukkie daarna kan warm tee of koffie gedrink word.
F.J.L.: Erasmus

MAANDSTONDE: HOU TE LANK AAN, IS TE STERK

4492. Drink 'n bietjie warm brandewynwater en gaan lê.
SCHULZ: Mev. J.J. Kotze

4493. Gooi 1 k peper op 1½ bottel brandewyn, laat kook vir 15 min., drink 1 kelkie vol in die môre en aand.
Helena le Clercque

4494. Voeg 1 k kaneel op 1 bottel water, en 1 lepel peper. Laat kook. Gebruik ½ k drie keer per dag.
Helena le Clercque

4495. Braai amandels bruin, maal fyn, 2 t op 1 k kookwater drie keer daagliks.
Helena le Clercque

4496. Neem die sap van 1 suurlemoen, 1 t anyssaad, 1 t borrie, 2 t kaneel, op 1 k warm water, 1 k drie keer daagliks.
Helena le Clercque

4497. ½ bottel ouwyn, 1 k anyssaad, ½ k fyngestampte kaneel, bietjie laat kook in erdepot en so gebruik.
SCHULZ

4498. 1 k peper in 'n trekpot met brandewyn. Laat kook en smôrens en saans 1 k.
SCHULZ: Mev. E. Langenhoven

4499. 1 k peper met brandewyn in 'n trekpot, laat kook, neem elke oggend en aand 1 k.
SCHULZ: Mev. J. Visagie

4500. As dit te lank aanhou, neem 1 k peper, sit dit in 'n teepot met water en laat trek oor 'n vuur. Neem dan 1 k daarvan in die môre en in die aand.
A.S. Malan

4501. Maak van bloekomblare poeier.
SCHULZ

4502. 1 k warm water met 1 e kaneel en 1 lepel borrie, word koud gedrink.
SANL.

4503. As dit te erg is, trek 'n hand vol wynruit in 3 k water. Gooi dit in pot en sit daarop so warm as moontlik.
SCHULZ: Jacobsz

4504. Drink 'n mespunt borrie met 1 e water.
SCHULZ

4505. 100 bitteramandels bruingebraai en tot koffie gemaal, dan met 'n spoelkom water gekook, totdat vingerbreed van die rand is, daarvan 3 k per dag drink.
SCHULZ

4506. As hulle baie sterk is en lyk na stortings neem 'n stukkie aluin of 'n bietjie blouselwater. Nie te groot nie, want dit kan dit geheel en al wegneem. (Wat nie moet gebeur nie.) Kan liewers bietjie vir bietjie neem na die afneem.
SCHULZ: Jordaan

4507. 1 balsemkopiva (geel), 1 balsemsulfuris (swart). Drink die môre 5 druppels van geel, middag 5 druppels van die swarte, aand weer 5 druppels geel. Hou so aan tot die flessies leeg is.
SCHULZ: (Boek II)

4508. Maak 'n nat doek dik met blousel en dra dit 6 weke om heupe.
SCHULZ

4509. 1 k flou kamferwater en ½ koekie ligte blousel. Neem elke halfuur 1 e vol.
SCHULZ

4510. 1 bottel balsemkopiva, 1 bottel balsemsulfuris. Die kopiva is geel en sulfuris is bruin. Drink in die oggend 5 druppels kopiva, middag 5 druppels sulfuris, aand weer 5 geel, oggend 5 swart. Hou aan met omruil tot 2 bottels klaar gedrink is.
SCHULZ: Olivier

4511. 1 t aluin, 1 bottel melk. Kook tot melk dik is. Giet deur. Gebruik die water 2 e drie maal per dag.
SCHULZ: Jacobsz

4512. Maak 'n doek en blousel dit dik met blou en dra dit ses weke om die heupe.

Om te drink: 'n mespunt gebrande teesuiker, 'n mespunt aluin met 1 e water of 'n mespunt borrie met 1 e water; of 'n mespunt blousel met 1 e water; of 1 k flou kamferwater en 'n halfkoekie ligte blousel. Neem elke halfuur 1 e vol; of neem 'n kurkprop van 'n bierbottel, brand dit uit, en neem 'n mespunt met 'n lepel water; of maak van bloekomblarepoeiers, dit is ook goed.
Mev. H. Olwagen

4513. Eikeboombas trek, maar moet opwaarts geskrap word, ens.: 2 e bas op 'n bottel water. Gooi 2d. se geelkaneel by en kook goed op. Gebruik drie maal per dag met mespunt rooipoeier.
SCHULZ: C.K. Albertyn (Boek II)

4514. Sien goitre.
Helena le Clercque

4515. Neem 'n kurkprop, brand dit uit, neem 'n mespunt met 'n lepel water.
SCHULZ

MAANDSTONDE:
WAT WEGBLY OF VERTRAAG IS

4516. Berook met perdemis.
SCHULZ

4517. Smelt 'n stukkie klipsweet in 1 k warm water, en drink drie maal per dag 1 k.
Mev. H. Olwagen

4518. Neem 1 t fyn kamfer in 1 k warm melk. Drink elke môre totdat dit help.
Mev. H. Olwagen

4519. Wildekeur is ook daarvoor goed. Laat dit trek en drink dit as dit wegbly warm en as dit te sterk is drink dit koud, drie maal per dag 1 k. Laat trek soos tee.
Mev. H. Olwagen
SCHULZ

4520. Perskeblare (*Prunus persica*): aftreksel as menstruasie vertraag is.
Watt & Breyer-Brandwijk

4521. Soetamandels op bottel water getrek, 1 k drie maal per dag. As geen opelyf daarby het nie, gee sterk purgasie of lawement. As dit nie help nie, sit pap van semels en water op maag.
SCHULZ: Mev. J.J. Kotze; Mev. J. Visagie

4522. Soetamandels op 'n bottel water 'n dag getrek, daarby 'n warm pot drie of vier maal op 'n dag gebruik.

As daar geen ontlasting is nie, dan 'n pil of lawement sit. Help dit ook nie, dan 'n pap van semels en water gekook en op die buik lê.
SANL.

4523. Pimpernel, roosmaryn, wynruit, van elkeen ewe veel en 'n stuk kalmoes op bottel brandewyn trek. Smôrens en saans 'n kelkie net met groei van maan.
SCHULZ: Mev. J. Visagie en ander

4524. Vlier en kruisement drink soos tee.
SCHULZ: Mev. J.J. Kotze; Mev. J. Visagie

4525. Wildedagga en bergselery getrek.
SCHULZ: Mev. J.J. Kotze

4526. Wildekeur is ook goed. Laat trek en drink so warm as dit wegbly.
SCHULZ

4527. Klipdagga getrek is goed.
SCHULZ: Beyleveld

4528. Kameelblom (*Anthemis* sp.*) vir koue vat gedurende menstruasie of as menstruasie vertraag word.
Watt & Breyer-Brandwijk

4529. Karmedik getrek of roosmaryn op melk getrek en gedrink.
SCHULZ: Mev. du Plooy

4530. Pimpernel, roosmaryn, tuksnagels [turknaels], lourier en wynruit. Van elk ewe veel met 'n stuk kalmoeswortel op 'n fles brandewyn laat trek en soggens en saans – met groei van die maan, daarvan drink.
SANL.

4531. Neem aanhoudend karmedik op water getrek, of moet gereeld roosmaryn met kookmelk getrek drink. Hou so aan, totdat dit begin.
SCHULZ: Mev. du Plooy

4532. Trek steenbokboegoe soos tee.
SCHULZ: Mev. S. Orton

4533. Tiemie en wynruit: 1 e elk op ½ k warm water.
SCHULZ

4534. Kook twee pootjies van 'n fisant op 2 k water totdat dit net 1 k is en drink

* Identiteit onseker.

alles gelyk op.
SCHULZ: MacDonald; Katrivier

4535. Helmontskruie-ekstrak. Vroue ter bevordering van maandstonde of teen aambeie, drie maal daags 1 e met kruisement of suikerwater.
Dr. C.F. Juritz

4536. 1 bottel portwyn, 1 flessie versterkdruppels, 1 flessie groenamara, 1 flessie balsemkopiva, en soveel jalappoeiers as op 1/- kan lê, en soveel kinien as op 6" kan lê. Drink drie maal per dag ½ kelkie.
SCHULZ: Mev. Vogel

4537. 2 lepels gebluste kalk op 'n bottel koue water laat trek vir 'n paar dae. Skud die bottel elke dag goed, gooi deur, neem dan drie maal per dag 1 e met 15 druppels wonderessens. Die aand voor begin word met die kalkwater, moet u 3–5 obstruksiepille (swart pille) drink.
SCHULZ: Mev. Vogel

4538. Neem 'n voetbad van warm water, semels, mosterd en sout en gaan dan na die bed. Neem daarby in 1 maal per week: 1 geel van 'n eier goed geklits, met 'n mespunt peper en 1 kelkie koue tee-ekstrak. Klits goed en drink alles.
SCHULZ: Mev. Vogel

4539. 'n Warm sitbad van mosterd, sout, kremetart, Engelse sout en 'n mespunt gesuiwerde salpeter. Neem dieselfde tyd kamille en kruisement in.
SCHULZ: Mev. J. Visagie

4540. Hou voet in loogwater en drink getrekte kruisement.
SCHULZ: Mev. J.J. Kotze; Mev. J. Visagie

4541. Warm sitbad van mosterd, sout van kremetart, Engelse sout, 'n mespunt gesuiwerde salpeter, 1 k warm kamille en kruisement inneem.
SANL.

4542. Sit 1 e as in 1 k warm water. Laat trek, giet deur en gee om te drink.
SCHULZ: Aliwal-Noord

MALARIA

4543. Neem wynruit, soveel as wat in ½ glas gedruk kan word. Kneus dit terdeë en sit dit in 'n bottel. Vul die bottel met goeie Hollandse jenewer en laat dit 24 uur trek. Neem dan 'n kelkie vol drie keer per dag totdat die koors bedaar. Neem daarna twee keer per dag en dan een keer per dag totdat die pasiënt heeltemal fris is. Drink bietjie water agterna om die wrede smaak te verminder. Wynruit is net in die somer groen – in die winter val die blare af. Dit kan in die somer gepluk en drooggemaak word.
Mev. M.A. Read

4544. Voorbehoedmiddel teen muskietbyte: Sny 'n suurlemoen deur en smeer die sap van die een helfte orals op die vel. As 'n muskiet reeds gebyt het, smeer dan bloekokmolie aan die bytplekke. Paraffien is ook goed.
Mev. M.A. Read

4545. One ounce of cinchona bark, either whole or powdered. Put into a bottel of rough pontac (not sweet), shake the bottle several times a day. Let sediment settle and drink a wineglassful three times a day. If bark is whole, it should be well pounded. Usually 1 bottle is sufficient, but to be quite sure take two.
Mev. M.A. Read

4546. 3d. kruienaeltjies op bottel jenewer, drie maal daagliks.
Mev. Aletta van den Berg

4547. Die sap van weeblare, neem daarvan slegs 1 e. Dit genees nie juis koorssiekte nie, maar is onfeilbaar vir aanmanings.
A.J. de Clercq

4548. For malaria the "Roman cure" is prepared by cutting the rind and pulp of a lemon into 1 pt water, then boiling until there is only ½ pt. One teaspoon-

ful is taken before each meal. This has cured obstinate cases when quinine failed.
Mev. M.A. Read

4549. A South African plant that cures malaria. The plant is well known in South Africa, called "weeblaar" in Dutch for "wild sago" in English. Botanic name is *Plantago major.* Fresh leaves have to be gathered, stamped in a mortar and the juice pressed out and strained through muslin. A dose of 1½ tablespoonfuls of this pure juice to be taken at bed time. It is mild and not poisonous. It must be taken fresh.

Half an hour before taking a dose the patient must not have anything to eat or drink, or for 6 hours after. The patient should be well covered in bed. A sweating process sets in. For 14 days after the dose the pasient must avoid strawberries, eggs, alcoholic liquors, and use very little meat. If necessary a second dose may be given.
Mev. M.A. Read

4550. Trek wynruit of wildeals soos tee en drink.
F.J.L.: J.C. Pieterse
SCHULZ: Mnr. Erasmus, Maizefield; Mev. Cous

4551. Was met kruidjie-roer-my-nie-water.
SCHULZ: Van Mollendorf

4552. Trek swartwortel op water en drink.
SCHULZ: B.L. Prinsloo

4553. Teenmiddel teen koors: Plant sonneblomme so na aan die deur en vensters van die huis as moontlik, en drink elke aand 1 k berg- of vaaltee.
SCHULZ: Van Rensburg

4554. Malaria is soms nie so algemeen onder kleurlinge as blankes in malariastreke nie, en dit word geglo dat dit die kremetart uit die kremetartpeul is wat die teenmiddel is. Swart mense is baie versot op die kremetartpeule en loop myle om dit te kry.
SCHULZ: Ellis

4555. Maroelaboomwortels kook en laat trek. Drink dit soos tee.
F.J.L.

4556. Quinine (*Cephalanthus natalensis*) se vars bessie geëet vir malaria.
Watt & Breyer-Brandwijk

4557. Trek perdepisbos en gee in.
SCHULZ: Oosthuizen, Brits

4558. Drink weeblare in heuningwater.
SCHULZ: *The Leech Book*

4559. Kiaatboom (*Pterocarpus angolensis*): afkooksel van die wortels vir malaria en swartwaterkoors.
Watt & Breyer-Brandwijk

4560. 1 t gesuikerde lampolie, drink dit in die aand.
A.S. Malan

4561. 1 t gesuikerde lampolie, drink dit in die aand. Bly in die bed vir 24 uur. Die volgende dosis word 24 uur daarna geneem en die laaste dosis na 48 uur.
A.S. Malan

4562. Drup 7 druppels Kerol in 'n glas koue water, verdeel in 3 dele en drink drie keer per dag. Dit verhoed malaria-aanvalle.
Mev. M.A. Read

4563. Chillies or tincture of capsicum: Warm up a few chillies in milk (a cupful) or use one teaspoonful of Tr. Capsicum in a glass of warm milk. Drink the lot at night. For malaria. This remedy was given to me by our soldiers returning from the North after the war.
Mr. Sarleh Dollie

4564. Mosquito bites: Make a strong solution of alum water; add one-fourth ounce aromatic vinegar and one-fifth ounce glycerine. Shake well before use.
Mev. M.A. Read

4565. Neem kort-kort 'n paar druppels paraffien op 1 e melk.
SCHULZ: Van der Leeuw

4566. Laat die pasiënt geen water, koffie of tee op nugter maag gebruik nie. Ook nie rook of enigiets eet nie. Gee hom 6 uur die oggend 1 poeiertjie Lennon se grouvormitief met lou water in. Gee elke keer 1 k sterk lou water totdat hy opbring. Onder geen omstandighede mag hy rook of drink of eet nie. Alleenlik lou water gebruik.

Omtrent 10 uur die oggend sal hy nie meer opbring nie. Gee die pasiënt dan 1 poeier Lennon se jalap ook met lou water. Na die maag een maal gegaan het, kan die pasiënt 'n bietjie gortsop met baie min sout en vetterigheid kry om te drink. Die aandete kan hy dan kry en dan kan hy ook weer enigiets drink of eet.

SANL.: Mev. A. Wilbers

4567. Neem 'n mespunt salpeter in met 'n bietjie water 3 of 4 maal daagliks.

F.J.L.: Mev. M. Leonard

4568. Gooi 7 of 8 druppels bees-Kerol in 'n glas water, verdeel in 3 dele. Neem een deel 3 keer per dag. Snuif Otto Landsberg droë snuif Nr. 3 elke halfuur. Die Kerol en snuif vernietig die kieme.

SAUK: Mev. M.A. Read

4569. Swartwaterkoors: Sit die pasiënt vir 5 min. in 'n bad met koue water en gooi die water met die hande oor die lyf. Hang dan 'n kombers oor sonder om af te droog, sit pasiënt in die bed en maak goed toe. Laat hom vir 'n halfuur lê en herhaal dan die koue bad elke halfuur totdat die koors bedaar. Week 'n kladpapier in brandewyn of whisky en lê dit oor die milt. Vryf jou hande goed warm en hou dit op die papier tot die papier droog is. Herhaal tot drie keer.

Mev. M.A. Read

4570. Neem wildedruiwewortels, blou pietersielie, 'n mespunt salpeter, 15 druppels haarlemmerolie, jenewer en witdulsies. Trek eers die wildedruiwewortels soos tee en gee vir pasiënt om te drink. Trek die pietersielie ook so en gooi die mespunt salpeter in. Gee aanmekaar om te drink solank pasiënt naar bly en opgooi, verminder na gelang van beter word die dosis. ½ k is genoeg vir die eerste keer, sodra jy bemerk dit is swartwaterkoors, gee eerste die kelkie jenewer in met 1 t witdulsies en 15 druppels haarlemmerolie drie keer per dag.

In hierdie geval mag geen kinakoniem of aspirien gegee word nie.

SCHULZ: C.S.J. van Rensburg

4571. Glas kookmelk met gemmer drink.

F.J.L.: D. Opperman

MANGELS: ALGEMEEN

4572. Belladonnapleisters opsit.

F.J.L.

4573. Suig die sap van 'n stukkie hottentotsvy so drie of vier keer per dag sodra u gewaar die keel begin lol. Hierdie raat het ons jongste seuntjie gesond gemaak, en almal in die omgewing het al baat daarby gevind.

SANL.: Mev. E.L. van der Ryst

4574. Neut in garingdraad om nek dra.

F.J.L.

4575. Sit warm uiepappe op en gorrel getrekte uie.

SCHULZ: Mev. du Plessis, Oogies

4576. ½ bottel asyn en 3 koekies kamfer. Neem 'n lepel vol drie maal per dag met water en gorrel.

SAUK: Mev. D. Nieuwoudt

4577. Gorrel 'n glas warm water met 'n bietjie asyn en 'n mespunt aluin daarin.

Mev. M.A. Read

4578. Meng: 1 bottel kookwater, 1 t salpeter, 1 e sout, 1 pakkie kremetart, 1 pakkie Engelse sout. Gorrel 3 keer per dag.

V.L.V.: J.A. Engelbrecht

4579. Neem formamintpille drie keer per dag voor ete en smeer kamferolie buite aan die mangels, veral saans.
J.A. Kellerman

4580. Gebruik formamintpille drie keer per dag voor ete en smeer kamferolie buite aan die mangels veral saans. Gorrel kamferspiritus en ½ t eau de cologne in ½ glas lou water.
J.A. Kellerman

4581. Eerste week: Neem 3 druppels Friar's Balsam op 1 t suiker. Tweede week: Rus. Derde week: 5 druppels Friar's Balsam op 1 t suiker. Vierde week: Rus. Vyfde week: Neem 7 druppels Friar's Balsam op 1 t suiker. Sesde week: Rus. Sewende week: Neem 9 druppels Friar's Balsam op 1 t suiker. Agste week: Rus. Negende week: Neem 7 druppels Friar's Balsam op 1 t suiker. Tiende week: Rus. Gaan weer so terug tot by 3 druppels met elke keer 'n week se rus tussenin. Begin dan weer voor en herhaal totdat die mangels gesond is. Die mengsel moet daagliks ná elke ete gebruik word.
Mev. M.A. Read

4582. Smeer ruitersalf aan die keel.
Mev. M.A. Read

4583. Plaas 'n koekie kamfer tussen boorsuurlint, stryk met 'n warm yster en sit dit warm om die keel. Draai dit ook met die watte toe om dit lank warm te hou.
Mev. M.A. Read

4584. Doop 'n bietjie terpentyn uiterlik aan die mangels en blaas bietjie gesuiwerde paraffien in die keel.
Mev. M.A. Read

4585. Voeg witdulsies by water en gorrel dit.
Mev. M.A. Read

4586. Gorrel met Condy's Crystals [kaliumpermanganaat] in die oggend en in die aand.
F.J.L.: J. Grobler

4587. Wanneer mangels weer aan die bloei raak nadat dit uitgehaal is, los 1 e epsomsout op in 'n glas water en drink dit. Dit sal die bloeding stop. Spoel mond uit met sterk epsomsoutwater.
SANL.

4588. Neem formamintpille drie keer per dag voor ete en smeer kamferolie aan mangels, veral saans.
SANL.: J.A. Kellerman

4589. Hoffmansdruppels en kamfer: Meng dit dan met ongesoute vars botter en sit as pleister om die keel.
F.J.L.: L.J. Naudé

4590. Sout of aluinwater gorrel.
F.J.L.

4591. Vir vergrote mangels: ¼ bottel koue water, 1 e asyn, 'n goeie mespunt mosterd. Skud goed en gorrel na etes. Dit moet 'n hele paar maande gebruik word om algehele genesing te verkry.
SANL.: Mev. S.A. le Roux

4592. Heuning en boraks is ook goed.
Mev. M.A. Read

4593. Trek kruienaeltjies, gooi suiker en asyn in en gorrel daarmee.
F.J.L.

4594. Gorrel 1 dessertlepel kerrie met ½ k asyn. Dit gee dadelik verligting.
F.J.L.: Van Rooyen, Alexandria

4595. Maak 'n pleister van skoonteer en varkreusel en sit om keel.
SCHULZ: Du Plessis

4596. Sit kouewaterlappe om die keel.
F.J.L.

4597. Swart sygaringdraad bedel en om jou nek dra tot dit self afval.
F.J.L.

MANGELS: SEER

4598. Stroop die bas van 'n doringboom af wat nog redelik jonk is. Kap dit in 6 stukke en kook vir 'n paar uur met genoegsame water totdat die water 'n

koffiekleur aanneem. Laat die pasiënt die mengsel gorrel: 'n groot glas vol elke paar uur totdat ontsteking verdwyn.
J.P. Barnard

4599. Eau de cologne en droë kamfer invryf.
Mev. A. Bester

4600. Maak 'n salfie van soetolie, kamfer en neut. Smeer op 'n flennielap en sit op die keel. As dit nie te ver is nie, verdyn dit gou. Snuif is ook baie goed.
SCHULZ: Conradie

4601. Skilder ontsteekte mangels met eau de cologne waarin 1 t kamfer opgelos is.
SCHULZ: Mev. J. le Roux

4602. 'n Botteltjie balsemkopiva. Verf die keel daarmee.
SANL.: Tannie Hanekom

4603. Neem belghries, vat twee lappies. Smeer ghries aan die lappies, wat nou 'n pleister is. Plak dit op die mangels en draai goed toe, dit sal nou ryp getrek word.
SAUK: Mev. C. Coetzee

4604. Wolwemis met rooipoeier meng en inblaas.
SCHULZ: Van der Merwe

4605. Bokvet en kamfer op 'n lap smeer en opsit.
F.J.L.: Mev. M. Leonard

4606. Neem 'n kous wat aangetrek was en vol sweet is. Sit dit so om die nek en slaap daarmee.
SCHULZ: (Boek II)

MANGELS: SLEGTE

4607. Maak 1 koekie kamfer fyn en gooi op ½ bottel druiweasyn. Skud goed en gorrel daarmee. Smeer ook buite aan die keel met 'n salf gemaak van 1 blikkie ruitersalf en 1 koekie kamfer.
SAUK: Ouma C. van der Merwe

4608. 1 e spiritus, 3d. kamfer, 1 e eau de cologne, drie maal per dag goed smeer.
Mev. Aletta van den Berg

MANGELS: VERGROTE

4609. Neem 'n stukkie duiwelsdrek en 'n bietjie tabaksnuif, ruik een keer per dag daaraan vir 'n maand lank.
SCHULZ

4610. 3 e aluin, 2 e kerrie, 1 e peper, 2 t suiker, 'n mespunt sout. Meng goed en neem kort-kort hiervan droog op die tong.
SANL.: Mev. F. Duvenhage

4611. Een koekie kamfer opgelos in 'n botteltjie Luce's reukwater.
SCHULZ

4612. Meng gebrande aluin (fyngemaak) met blom van swael.
SCHULZ: De Jager

MASELS

4613. Klipsweet.
F.J.L.

4614. Neem klipsweet en gooi in kookwater, gee vir pasiënt met hoë koors. Laat ook masels maklik uitslaan.
V.L.V.: Mev. L. Nieuwoudt

4615. Trek brandnetels soos tee en om die masels te laat uitslaan, voeg bokmis by.
SCHULZ: Mev. Robertson

4616. Bokmis met wyn en foelie laat trek en drink.
F.J.L.: J.C. Pieterse

4617. Dawidjiewortels en slanghoutjies met swartwildeals en bokmis. Kook en drink.
SAUK: Mev. J.P.J. Hugo

4618. Trek vlierblomme met bokmis.
SCHULZ: De Waal, Frazerburg

4619. Neem vars bokmis op 'n veewerf. Gooi kookwater op. Laat afkoel. Gooi deur en gee elke uur ½ k tot die persoon uitslaan. Gee dan ½ k warm wyn.
SANL.: Mev. H. Steenkamp

SAUK: Mev. R.C. Maré
SCHULZ: S.J. Marais; Mev. D. de Beer
F.J.L.: M. Gutter; L. Botha; W.G. van der Schyff; E. de Villiers; D. de Bruin; G. van Niekerk; Erasmus; Van Rooyen, Alexandria; D.J. Coetzee; D. Opperman

4620. Tel droë bokafwerpsels op en trek dit soos tee en drink dit.
F.J.L.: A. Heystek

4621. Heuning eet, of wildeals en bokmis.
F.J.L.: J.C. Pieterse

4622. Slanghoutjies, dawidjiewortels en swartwildeals saam met bokmis kook en aftreksel drink.
SANL.
F.J.L.

4623. Wildeals met bokmis trek en drink.
SANL.: Mev. J.P.J. Hugo

4624. Kook bokmis, jantjie-bêrend, koorsbos en kraaibos alles saam in water en drink totdat pasiënt uitslaan.
V.L.V.: Mev. E.D. Lombard

4625. Wyn en foelieplant laat trek.
F.J.L.: J.C. Pieterse

4626. Laat trek bokmis en gee aan pasiënt as die masels nie wil uitslaan nie.
A.S. Malan

4627. Bokmis: Trek omtrent 1 e op 1 k water en gee die kind om te drink. As 'n bok beskikbaar is wat in die veld loop, slag en neem die pensmis terwyl dit nog warm is, druk deur 'n lap en gee dadelik. Die kind kan sommer 1 k drink.
M. Werner

4628. Masels is gedokter deur bokmis en vaalbosblare te laat trek, die pasiënt dit in te gee (en dan te laat uitbring).
Mev. M. Kloppers

4629. As masels nie wil uitslaan, neem 1 t borrie en 1 k kookwater. As dit getrek is, drink elke maal 1 wynkelkie vol.
Mev. Aletta van den Berg

4630. Beker bokmis en wildeals kook en laat drink.
F.J.L.: A.M.G. Coetzee

4631. Flor Sambuci for measles: Mix a teaspoonful of the flower with a cup of warm water, allow to stand and drain off. A wineglassful of the liquid twice a day given to the child. Keep child in bed and in a dark room.
Mr. Sarleh Dollie

4632. Trek brandnetels soos tee en voeg wyn by. Gee in om te drink.
SCHULZ: Mev. S. Orton

4633. Trek kamilleblomme goed en drink dit warm.
F.J.L.

4634. Laat bietjie naeltjies trek en drink.
F.J.L.

4635. Oliewenhoutsaagsels trek en drink.
SANL.: Mev. J.P.J. Hugo

4636. Trek 1 t raapsaad op 1 k kookwater.
SCHULZ: Mev. E. Langenhoven

4637. Trek vaalbosblare op kookwater en drink dit.
F.J.L.: Erasmus

4638. Kamille: Laat trek en drink.
Mev. S. Kok

4639. Neem blare van tjkoubiebos (koorsbos, ook sandolienhout) en laat trek, drink met suiker, warm. Dit laat koors breek en laat pasiënt uitslaan.
V.L.V.: Mev. L. Nieuwoudt

4640. Om masels gou te laat uitslaan: Gooi 2 k water op 1 lb dadels en laat dit goed kook. Gee dan die water vir die pasiënt om te drink. Dit is 'n beproefde raad.
Mev. M.A. Read

4641. Neem 1 e saffraan en 1 k kookwater. Laat trek soos tee, gee dit lou. Omtrent ½ k.
Mev. Aletta van den Berg

4642. As masels inslaan en nie kan uitkom, gee die volgende: Neem 1 e saffraanblare, laat dit goed trek en gee elke maal totdat dit uitslaan.
Mev. Aletta van den Berg

4643. Kakiebos: Laat trek en drink.
Mev. S. Kok

4644. Laat baie karringmelk of dikmelk drink.
A.S. Malan

4645. Drink karringmelk of dikmelk.
A.S. Malan

4646. Laat baie karringmelk of dikmelk drink.
SANL.
SCHULZ
F.J.L.: L.J. Naudé; J. Viljoen

4647. Gooi 1 e blomswael op 'n bottel wyn. Gee die persoon 'n kelkie vol van die mengsel elke uur. Maak die persoon goed toe dat hy kan sweet.
F.J.L.: S.F. Haasbroek

4648. Blom van swael en wyn aansmeer.
F.J.L.: L.J. Naudé

4649. Wyn en witdulsies ingee.
F.J.L.: K. van Deventer

4650. Drink warm wyn met swael in, of warm naeltjieswyn.
SCHULZ: Mev. Vogel

4651. Gooi 'n mespunt swael op 'n kelkie wyn. Drink dit en dit laat masels gou uitslaan.
SANL.: Mev. Hugo
SAUK: Mev. C.G. van Rooyen
F.J.L.: Erasmus; Swart

4652. Gee warm asyn of wyn of wonderlikssens in, of bad in koue water en draai dig toe.
F.J.L.: J.C. Pieterse

4653. Gebruik warm wyn en wonderessens.
F.J.L.: Van Rooyen, Alexandria; Fanie Venter

4654. Drink swael en wyn.
A.S. Malan

4655. Vitales- en salarispoeiers met 1 t wonderessens ingee.
F.J.L.

4656. Vir masels wat nie wil uitslaan nie: Maak limonade warm en drink.
SANL.

4657. Gee 'n goeie mespunt koeksoda aangemaak met 'n bietjie water. Vir die hoofpyn 'n Maxo-poeier met 'n bietjie water drie maal per dag.
SANL.: Mev. M.A. Barnard

4658. Warm limonade ingee om uit te slaan.
SANL.

4659. Pynstiller en melk om uit te slaan.
F.J.L.

4660. 1 t warm wonderkroon in ½ k kookwater. Laat die persoon dit warm drink.
SANL.: J.A. Kellerman

4661. Om masels te laat uitslaan: Neem 1 t wonderessens en 'n bietjie blomswael. Meng en gee in. Moet nooit 'n persoon met masels wyn gee nie, dit is glad nie goed nie. Hou die persoon met masels baie stil. Hou hom in die bed en hou die kamer donker sodat daar nie sterk lig in sy oë kom nie.

Die vensters kan oopgehou word maar 'n kombers moet voor die venster gehang word om die kamer donker te hou.
F.J.L.: Mev. A. Hermann; J.A. Page

4662. 1 t warm wonderkroon in ½ k kookwater. Laat die persoon dit warm drink.
J.A. Kellerman

4663. Drink soetolie en roulynolie.
A.S. Marais

4664. Wonderkroon: 1 t op 1 k warm water, 'n bietjie suiker. Gee warm.
M. Werner

4665. Wyn: Neem omtrent 1 e. Verhit en gee.
M. Werner

4666. Drink wyn en swael deurmekaar gemaak.
A.S. Malan

4667. 'n Kelkie warm wyn sal die masels laat uitslaan.
A.S. Malan

4668. Glas warm wyn drink.
Mnr. H.P. Odendaal

4669. Bokmis, wonderkroonessens en wyn.
SCHULZ: Mev. E. Langenhoven

4670. Bokmis en wyn.
SCHULZ
SANL.
F.J.L.: Mev. M. Leonard; Frikkie Senekal

4671. Maak 'n bietjie peper met warm melk aan en drink dit. Maak die pasiënt goed toe sodat hy kan sweet.
F.J.L.

4672. Smeer die lyf met varkvet en blomswael en gee deurgesygde wildeals en bokmis wat met 1 pt water getrek is. 3 e wyn daarby is ook goed.
SCHULZ: MacDonald

4673. Wildeals met wonderessens en ook blomswael, gemeng.
F.J.L.: J.C. Pieterse; W.G. van der Schyff

4674. Maak wyn warm en gee ½ k wyn met 'n mespunt swael in en laat pasiënt goed dadels en rosyne eet. Bokmis in water getrek is ook goed om in te gee.
F.J.L.

4675. Drink warm wyn en wonderkroon. Brandnetels laat trek en warm drink is ook baie goed.
SCHULZ: Conradie

4676. Smeer hardevet op rooiflennie, stamp naeltjies en strooi 1 t vol daaroor, skraap kamfer daaroor en een mespunt rooipoeier en 'n paar druppeltjies terpentyn en kasterolie: Smeer eweredig op en sit op bors.
SCHULZ: MacDonald

4677. Gee 'n bietjie bokmis en melk. Die bossies wat 'n bok eet bevat geneeskrag.
F.J.L.

4678. Neem 'n bottel mis, nie van 'n bok wat in 'n jaart of so by die huis loop, maar in die veld of berge. Laat trek, voeg ½ t wonderessens by en drink.
Mev. Aletta van den Berg

4679. 1 k bokmis gemeng met ½ bottel asyn. Goed gemeng en afgesak. Gee in 1 t elke uur. Resultate baie goed.
SANL.: J.P. du Plessis

4680. Slag 'n bok, vat ½ k van die penswater en gooi 1 e kasterolie daarby. Laat die pasiënt dit drink en maak hom goed toe.
SCHULZ: Pelser, Aliwal-Noord

4681. Vir kindertjies, neem 1 lepel heuning of gouestroop, roer daarin ½ t blomswael en laat die kind dit eet, behandeling dieselfde as vir volwasse mense. Maak dig toe om te sweet.
Helena le Clercque

4682. Drink kafferbier.
F.J.L.: Frikkie Senekal

4683. Drink kafferbier.
A.S. Malan

MELAATSHEID

4684. Kook harde kweekwortels en was die persoon.
F.J.L.: J.C. Pieterse

4685. Oil of bergamot: During my business days, people occasionally asked for oil of bergamot undiluted. When I enquired what they needed it for, I was told that if applied to the tubercles on the face and ears, it helps to restore colouration and feeling to those parts.
Mr. Sarleh Dollie

MENINGITIS
(HARSINGVLIESONTSTEKING)

4686. Neem 2 dele meel en 1 deel mosterd. Meng dit met kasterolie of olyfolie tot 'n pleister. Wend dit dan op dieselfde wyse aan as in No. 2 hierbo genoem. Sodra die pleister droog is, moet 'n vars een opgesit word.
Mev. M.A. Read

4687. 'n Warm bad met vars perdemis daarin gemeng en 'n bietjie kajepoetolie in die bad is goed.
Mev. M.A. Read

4688. Maak 'n pleister van gelyke hoeveel-

hede mosterd en meel deur dit met die wit van 'n eier te meng. Smeer dit op 'n lap, vou dit dubbeld en lê die pleister van die nek af waar die hare ophou al langs die ruggraat so ver as wat dit kan kom.
Mev. M.A. Read

MISKRAAM:
DREIGENDE MISKRAAM TE VOORKOM

4689. As jy baie bloedarmoede het: Kook 'n bottel water, laat dit koud word en gooi daarin 1 e borrie. Drink 1 kelkie vol na ete.
SCHULZ: Mev. E. Langenhoven

4690. Bergselery getrek soos tee, gooi die water in ouwyn en laat trek weer.
SCHULZ: Mev. J.J. Kotze; K.A Cardouw

4691. Drink gereeld akkerbas wat fyngekneus is en met water gekook is tot dit 'n wynkleur het. Giet af en gooi 'n mespunt aluin by.
SCHULZ: Smith, Krokodilrivier

4692. Drink elke dag tiemie en salie saam getrek soos tee tot 'n maand na die tyd wat miskraam gewoonlik plaasvind.
SCHULZ: Mev. Botha, Nigel

4693. Kook rooibeet met blare en al, gee vrou 1 k van die water elke uur.
SCHULZ: Mev. Vogel

4694. Granaatskil soos tee getrek, drie maal per dag 1 k. Dit krimp die moer, lê agt dae op rug. Ook nartjieskil.
SCHULZ: Mev. J.J. Kotze

4695. Getrekte stam van eenhoringwortel drink en vir uitgesakte moer en pynlike maandstonde.
SCHULZ: J.J. Kruger

4696. Wildeselery (*Peucedanum galbanum**): aftreksel om mee te stoom en vir miskrame.
Watt & Breyer-Brandwijk

4697. Neem gedroogde vlies van uitgebroeide eiers, maak droog en fyn en neem in.
SCHULZ: Mev. E. Langenhoven

4698. Drakebloedpoeier uit apteek met water.
SCHULZ: Beyers

4699. Bruindulsies gemeng met rooipoeier.
SCHULZ: Mev. A.J. Lombard

4700. By gewoontemiskraam sodra sy weet dat sy swanger is, na elke maaltyd 3 druppels wonderessens, 16 druppels (4 x 4) bruindulsies en 'n rooipoeier.
SCHULZ: Haasbroek (Boek II)

4701. 'n Middel teen miskraam: ½ pakkie salarispoeier, ½ pakkie vitalespoeier, 10 druppels rooilaventel, 10 druppels versterkdruppels, 'n mespunt rooipoeier – te drink as daar enige pyn in die buik ontstaan wat verontrustend is.
SANL.: Mev. J.P.J. Hugo

4702. 'n Vrou wat dikwels miskrame kry of wat sien dat dit dwing om af te kom, moet baie teesuiker eet.
SCHULZ: Rautenbach

4703. Wanneer die baarmoeder verrek is, brand 'n klont teesuiker, maal fyn, meng met gebrande gepoeierde aluin, plaas hoog op in die vagina.
SCHULZ: Mev. E. Langenhoven

4704. 1 dessertlepel kasterolie, 1 t rooilaventel.
SCHULZ: K. van Deventer

4705. 'n Middel teen miskraam: Koraaltinktuur. Neem van 1 dessertlepel vol terug tot op 10 druppels.
SANL.: Mev. J.P.J. Hugo

4706. Drink intussen balsemvita wanneer die bene bewe of swakheid voel.
SANL.: Mev. J.P.J. Hugo

4707. 'n Breë band met dik blouselwater natgemaak en om die lyf sit en twee korrels blousel so groot as 'n speld se kop drink.

* *Notobubon galbanum*

SANL.: Mev. J.P.J. Hugo

4708. Neem 7 druppels balsemsulfuris.
SANL.: Mev. J.P.J. Hugo

4709. Skoorsteenroet met asyn aangemaak.
SCHULZ: Hopefield; Mev. J.J. Kotze; Mev. Griesel, Reitzburg

4710. Trek roosmaryn en laat dit koud word. Gooi 'n bietjie bruindulsies in elke glas water, drink elke maal ½ glas.
SANL.

4711. 1 glas vars melk, 1 t fyn aluin, 1 t fyn kaneel. Meng. Herhaal drie maal.
SCHULZ: Mev. J.J. Kotze; Mev. Griesel, Reitzburg; Badenhorst, Vredefort
SANL.: *Die Afrikaanse Almanak*

4712. Uitgebroeide eierdoppe fyngestamp en uitgesif. 3 mespunte per dag met koue suurlemoensap.
SANL.
SCHULZ: Mev. J.J. Kotze; Mev. Griesel, Reitzburg

4713. Hou die kragte van die pasiënt op met warm melk, tee en dun sop.
Helena le Clercque

4714. Drink 1 glas vars melk, 1 t fyn aluin, 1 t fyn kaneel saam geroer. Herhaal tot drie maal indien nodig.
J.A. Kellerman

MISKRAAM: TE BEWERKSTELLIG

4715. Trek boegoe, kweekwortels.
SCHULZ: Saayman

4716. Kooigoedbossie, graweelbossie en perdebos.
SCHULZ: Saayman

4717. Sterk gekookte swartstorm is afdrywend.
SCHULZ: Sam Rautenbach

4718. Witwortelsaad getrek op 3 k water. Drink alles.
SCHULZ: Scheepers

4719. 1 t mosterd met heuning.
SCHULZ: Snyman, Saltlake

4720. Ghytabossie getrek en No. 3.
SCHULZ

4721. Sit 'n stukkie plumbi-pleister in om bevrugting uit te trek.
SCHULZ: Ouma J. Louw

4722. Balderjawortels, stukkie dassiepis, bergsalie en olienhouttoppe op water getrek. In dag: 1 k t.d.s. p.c.
Snags: 1 swartmiernes wat in die renosterbos gemaak word, laat trek met miere en al. Giet deur en drink.
SCHULZ: Brynard

MISLIKHEID: SIEN NAARHEID

MILT: VERGROTE

4723. Polgraspille. Begin dosis van 7 elke dag. Elke dag minder tot op 1. Neem daarby 60 druppels miltessens opgelos in water elke dag. Herhaal dosis indien nodig.
SCHULZ: K. van Deventer

MOEDERSMELK: TE MIN

4724. Drink Oats-lym.
SCHULZ: Mev. J.J. Kotze

4725. Dit smaak bietjie sleg. Hou maar lekkers byderhand. Neem 'n kwartmaat vrugtefles en sit daarin soveel wildeals wat jy in jou hand kan vasvat. Dit moet gekneus word en vul dan die fles met koue water. Laat dit 'n halfdag staan om te trek en drink dan sommer elke keer 'n goeie dop. Dit moet gedrink word 'n dag na die geboorte en die moeder sal genoeg melk hê.
SCHULZ
SAUK: Mev. A.J. Ras

4726. Kook mieliemeel tot 'n sop maak, gooi sout en suiker by.
SCHULZ: Mev. Green

4727. Rosynbessie (kafferbessie): Stamp die droë bessies fyn of maal met klip, kook met melk tot 'n soort pap en eet.
SCHULZ: Jooste

4728. Getrekte koue wynruit of kruisement.
SCHULZ: Mev. Burger, Citrusdal

4729. 2 lb hanepootrosyntjies en 3 lb grondboontjies deurmekaar fyngemaak en eet gedurig deur die dag.
SCHULZ: Mev. A. van Wyk

4730. Drink getrekte melkbossie.
SCHULZ: Mev. J.J. Kotze

4731. Eet baie lensiesop.
SCHULZ: Joubert, Montagu

4732. Koljander getrek en gedrink.
SCHULZ: Jooste

4733. Baie heuningtee drink.
SCHULZ: Mev. Bergh

4734. Vinkel soos tee getrek.
SCHULZ: Mev. J.J. Kotze

4735. Drink melkelsiebos soos tee.
SCHULZ: Mev. J.J. Kotze

4736. Drink baie bossiestee. Eet mieliepap vir ontbyt en tussentyd heel mielies, saggekook (kaboemielies).
SCHULZ: Mev. du Plessis, Tarkastad; C. Steyn

4737. Vir 'n kind wat ongesonde moedersmelk gedrink het: Laat die kind baie oorryp turksvye eet. Hy sal gou gesond wees.
SCHULZ: Olivier; Schreuder

4738. Soveel moontlik dikmelk drink.
SCHULZ: Mev. J.J. Kotze

4739. Stout of Beer Lager, 2 glase per dag.
SCHULZ: Jooste

4740. Steek handdoek in sterk warm water, draai uit en vryf borste daarmee. Daarna vryf borste met al twee hande van bo na tepel met gelyke dele jenewer en soetolie. Dit sal selfs 'n ou koei laat melk kry.
SCHULZ: MacDonald

4741. Neem goeie ekstra staal van 'n vyl, maak goed rooiwarm, voeg dit in 'n beker water en laat dit goed koud word. Gee die water vir die kind, soveel maal as wat hy dors kry.
Mev. H. Olwagen

4742. As kind ongesonde melk gedrink het, neem goeie ekstra staal van 'n vyl, maak goed warm, gooi beker water by en laat goed koud word. Gee die water om te drink.
SCHULZ

4743. 1 bottel sjerrie, 1 e naeltjies: Kook vinnig vir 10 min. en drink 1 wynkelkie vol na elke ete.
SCHULZ: Mev. G.C. van Rooyen

4744. Drink baie kaboemielies en kafferbier.
SCHULZ: Burger, Bethal

4745. Eet elke middag 'n bord goed gaargekookte kaboemielies en neem sterk warm water, doop 'n handdoek daarin en vryf die borste daarmee en neem daarna ewe hoeveelheid jenewer en soetolie en vrywe die borste deeglik van bo na onder tussen jou hande.
SCHULZ: Mev. E.J.J. MacDonald; Mev. du Plessis, Tarkastad

4746. Drink sterk suikerwater of koljander getrek.
SCHULZ: Mev. Fourie, Prieska

4747. Eet baie styselkos.
SCHULZ: Mev. J.J. Kotze

4748. Brandewynlappe of koue kompresse op borste.
SCHULZ: Mev. J.J. Kotze

4749. Sit 'n ongewaste swart kous tussen die blaaie. Dit help baie gou.
SAUK: Ouma G.J. van Wyk

4750. Vryf borste baie (smeer los) en sit koue kompresse op.
SCHULZ: Mev. J.J. Kotze

MOESIES

4751. Sit ghrieskamferpleisters op, dan verdwyn dit.
F.J.L.

4752. Om moesies te verwyder, smeer elke oggend nugter spoeg en aluin aan die moesies.
SANL.: Mnr. M.E. Visser

MOER: INFLAMMASIE IN MOER

4753. Spuit elke aand met getrekte karmedik uit.
SCHULZ: Mev. Gous

4754. 1 bottel Franse brandewyn, voeg by twaalf karmonk, 12 kruienaeltjies, 1 neut, 12 saffraanpitte, 1 hand vol borrie, maak alles deurmekaar. Gebruik drie maal per dag 1 t vol.
Mev. H. Olwagen

4755. Volstruiseierdop skroei, fynmaak en ingee.
SCHULZ: Mev. S. Orton

4756. 1 bottel rooilaventel, 1 bottel versterkdruppels, 1 bottel Hoffmansdruppels, kook 1 wynbottel water, koel af en gooi die medisyne daarop. Neem 1 e drie maal per dag na ete.
SCHULZ: Momburg

4757. Druk 'n pluisie watte eers in balsemsulfuris, dan in gliserien en sit so diep moontlik in skaamte. Herhaal elke oggend en aand tot gesond.
SCHULZ: Brynard

4758. 1 bottel Franse brandewyn, voeg by 12 karmonk, 12 kruienaeltjies, 1 neut, 12 saffraanpitte, 1 hand vol borrie, maak alles deurmekaar. Drie maal daagliks 1 t vol.
Mev. H. Olwagen

MOTORSIEK: SIEN SEESIEK

MUNTSTUK INSLUK

4759. Wanneer 'n kind 'n muntstuk ingesluk het, gee hom net 'n hardgekookte eier agterna.
F.J.L.

MURG

4760. Meng ½ t klapperolie met 3 druppels lewensessens en gee elke aand met moedersmelk in.
SCHULZ: Mej. van der Leeuw

NAARHEID

4761. Drink sterk, bitter, swart koffie.
F.J.L.: F. Potgieter

4762. Houtas in 'n lap op die maag sit.
SANL.: Mev. J.P.J. Hugo

4763. 'n Mespunt gemmer in 'n lepel koue water ingee.
SANL.: Mev. J.P.J. Hugo

4764. Gooi 1 pakkie boegoeblare wat mens in enige apteek kan kry in 'n bottel brandewyn en laat dit 'n paar dae so staan en trek, en wanneer nodig gooi dan van die brandewyn 1 lepel in 'n bietjie koue water en drink dit. Dit moet elke 2 uur herhaal word.
F.J.L.: J. Grobler
SAUK: Mev. L.E. Smit

4765. Drink getrekte kruienaeltjies.
F.J.L.

4766. Haal die binnekant van 'n miershoop uit, gooi daar warm water op en drink dit.
F.J.L.

4767. Swart galpille gesmelt in warm water en gedrink.
F.J.L.: A.S. van Wyk

4768. Drink 'n bietjie Engelse sout in water.
F.J.L.

4769. Koeksoda drink.
SCHULZ: Aletta Erasmus; J.C. Pieterse

4770. Voeg in 'n bottel pontakwyn: 1 bottel krampdruppels, 1 bottel jamaikagemmer, 1 bottel rooilaventel, 1 bottel groenamara en 1 kinapoeier.
Helena le Clercque

4771. 1 lepel kamferbrandewyn drink.
F.J.L.: Mev. M. Leonard

4772. Drink bietjie asyn.
A.S. Malan

4773. Drink 'n paar druppels Hoffmansdruppels en witdulsies.
A.S. Malan

4774. Drink 'n bietjie paregorie.
A.S. Malan

4775. Vir 'n naarheid wat nie wil ophou nie, neem 1 koekie kamfer, gooi dit op 1 bottel water. Maak die kamfer fyn. Neem daarvan 3 druppels op 'n glas water en drink dit.
SAUK: Mev. F. Snyman; Mev. A.C. Marais

4776. As jy naar is, drink water en koeksoda.
SANL.: MEv. J.P.J. Hugo
F.J.L.: Aletta Erasmus

4777. Fles versterkdruppels op 'n bottel wyn drink in môre en aand.
F.J.L.: J.C. Pieterse

4778. Drink lou of mosterdwater.
F.J.L.

4779. 1 lepel skoon sand en 'n mosterdpleister op die nael.
A.S. Malan

4780. As iemand opbring: Vat die wit van 'n eier, klits dit goed op en gooi 'n bietjie suurlemoensap by. Gee die persoon dan elkers 'n bietjie daarvan.
SANL.: Mev. J.P.J. Hugo
F.J.L.: Mev. A. Hermann; J.A. Page

4781. Sit 'n stukkie gewone vaalpapier of vloeipapier teen die verhemelte.
SCHULZ: Oberholzer (Boek II)

4782. Drink kamferwater.
F.J.L.

4783. Neem ½ k warm water en drink dit.
F.J.L.

4784. Steek vinger in die keel.
A.S. Malan

NAELBREUK

4785. Kook 'n eier, haal die geel uit en braai dit tot 'n olie en smeer aan.
F.J.L.: Mev. M. Leonard

4786. Hoendereier se geel met roet aanmaak en aan nael smeer.
F.J.L.

4787. Bedel 'n geelwortel by 'n suinige mens. Vryf dit op die naeltjie en bêre in die skoorsteen tot dit verdwyn.
F.J.L.

NAELS: NAELBYT, INGEGROEIDE TOONNAEL

4788. Smeer sap van aalwyn aan kind se vingers.
V.L.V. Stellenbosch: Anna Eksteen, Ria Duckitt, Rene Deetlefs

4789. Lig die nael op waar hy ingegroei is. Sit dan fyngestampte blouvitrioel onder die nael. Sit dan 'n pluisie in sodat die vitrioel nie kan uitval nie en om die nael op te hou.
F.J.L.: Mev. A. Hermann; J.A. Page

4790. Sny die nael gelyk bo.
A.S. Malan

4791. Knip die nael voor reguit af, nie rond in die hoek nie.
SCHULZ: F.N. Viljoen

4792. As 'n toonnael ingroei, sny net 'n stukkie in die vorm van 'n "V" voor in die middel van die nael uit. Dan sal die nael uitgroei.
F.J.L.

4793. Neem 'n naelvyltjie (ontsmet dit eers) en 'n stukkie watte. Druk die watte met die naelvyltjie onder die nael in so diep as mens kan. Sit net altyd 'n skoon stukkie in wanneer u sien dit is vuil.

SAUK: Mev. S. Otto

4794. Vat 'n mes en skraap die nael in die middel totdat dit deurskynend is. Laat staan dit dan so. Die nael sal dan vanself weer uitgroei. As dit nodig is kan die nael na twee weke weer geskraap word.
F.J.L.: Mev. A. Hermann; J.A. Page

4795. Drup 'n bietjie kersvet op.
F.J.L.

4796. Ingrowing toenail: Cut a V out of the centre of the front of the toenail, scrape the middle of the nail from the root to the point as thin as possible with a piece of glass or blade.
Mev. M.A. Read

NAGLOPERY

4797. Lê voor die bed 'n nat sak.
A.S. Malan

NAGMERRIES

4798. Hang lupine, wierook en knoffel in 'n leersakkie om die nek.
SCHULZ: *The Leech Book*

NA-PYNE: SIEN GEBOORTE

NAWEL

4799. Rooiminie is ook goed.
F.J.L.

4800. Baie goed vir baba se nawel as dit bloei (haarlemensis).
Mev. Aletta van den Berg

4801. Sagte lappie oor 'n pennie op die nawel sit.
F.J.L.

4802. Om die nawel van 'n baba te versorg: As dit die 3de dag afgeval het, neem 'n lappie en brand dit. Sit dan die brandsels van die lappie met olyfolie op die nawel. Bind die nawelband mooi om.
SAUK: Mev. C.J. Smit
F.J.L.: Mev. A. Hermann; J.A. Page

4803. Gee kina 2 druppels kopiva in op 'n lepel melk.
F.J.L.

4804. Gebrande flennielap met kasterolie.
F.J.L.

NEGE-OOG: SIEN BLOEDVINTE

NEK: STYWE NEK, PYNLIKE NEK

4805. Maak 'n koolblaar warm in 'n pan met 'n bietjie soetolie. Sit op die nek so warm as kan verdra word. Draai goed toe dat dit warm bly. Haal die volgende môre af en vryf die nek met 'n droë handdoek.

Met een behandeling sal die persoon volkome baat vind.
SCHULZ: Conradie

4806. Sit 'n skoon heuningpleister op die nek vir stywigheid.
A.S. Malan

4807. Neem 'n halwe suurlemoen. Neem die sap en vryf in en neem die ander met skil en al en vryf die nek en skouer goed met die hand en die pyn sal verdwyn of verminder. Herhaal twee of drie maal per dag.
SANL.: J.H. van Heerden

4808. Heuninglappe opsit.
F.J.L.: Fanie Venter
SCHULZ
SANL.

4809. Flennielappe in warm water met 'n hand vol sout gesteek. Droog uitgedroog en om die nek gesit en 'n droë lap daaroor.
SANL.: *Die Afrikaanse Almanak*
F.J.L.

4810. Maak 'n salf van beesvet of botter en netels. Vir nekpyn word die salf aan die dye gesmeer. (As die pyn in die dye is, smeer die salf agter die nek.)
SCHULZ: *The Leech Book*

4811. Maak 'n flennielap nat in sterk warm water met 'n bietjie sout daarin, droog uit en sit so warm as moontlik om die nek.
A.S. Malan

4812. Neem 'n stukkie wit flennie. Sit dit in kasterolie en sit die lap dan om die nek. Hou daarmee aan tot die nek beter is.
F.J.L.: Mev. A. Hermann; J.A. Page

4813. Vat 'n wit lyntjie wat om 'n pakkie was en bind dit om die nek dat dit net pas.
SCHULZ: MacDonald (Boek II)

4814. Sit ou sweterige kous om nek.
SCHULZ: (Boek II)

4815. Dra 'n gebreide riem daarom.
SCHULZ: Mev. Breytenbach, Tvl. (Boek II)

NEURITIS

4816. 3 e olyfolie, 3 e bywas (smelt), 2 groot e rapuis, 3 e terpentyn.
C.J. Matthews

NEUS: BLOEDING

4817. Drink 1 t soetolie met 7 rissiepitte.
SCHULZ: Mev. J. le Roux

4818. Neem vars perdemis, dit moet nog warm wees, gooi boegoeasyn daarop en hou voor die neus.
SCHULZ: Mev. Taute

4819. Brand bokmis en hou die neus oor die rook en asem dit in.
F.J.L.

4820. As jou neus bloei moet jy borrie drink.
F.J.L.

4821. Steek weeblare in ore.
SCHULZ: *The Leech Book*

4822. Vrywe beukesbossie stukkend in water, trek die water op in die neus.
F.J.L.

4823. Neem 1 stuk tambotiehout en sit dit op kole, sit daaroor om die stoom in te kry.
SCHULZ: MacDonald

4824. Tabak of uitgebrande doeklappe snuif.
F.J.L.: J.C. Pieterse

4825. Stamp wynruit met asyn, maak in 'n bolletjie en steek in neus.
F.J.L.
SCHULZ: *The Leech Book*

4826. Brandnetel (*Urtica dioica*): gebruik as snuif vir bogenoemde kwaal.
Watt & Breyer-Brandwijk
SCHULZ: Mev. J. le Roux

4827. Die uitlopertjies van 'n grasstomp (besembos) se rook opgetrek in neus, of se as gesnuif is goed vir bloeding van die neus.
F.J.L.: J.C. Pieterse

4828. Maak sipressaad fyn en snuif op.
SCHULZ: Mej. Greeff

4829. Snuif elandwortels of besemgoed op.
F.J.L.: J.C. Pieterse

4830. Sap van hottentotsvye opsnuif of inspuit.
SANL.: Mev. J.P.J. Hugo

4831. Sny aartappels in klein stukkies, ryg dit in en hang om die nek.
F.J.L.

4832. Snuif fyn pypkaneel.
F.J.L.

4833. Kraalbossie soos tee getrek en gedrink help wonderlik gou.
SCHULZ: Conradie

4834. Brand kweekwortels en snuif die as op.
SCHULZ: N. Vorster

4835. Maak droë nartjieskil fyn en snuiwe dit.
SCHULZ

4836. 7 rissiepitte heel insluk.
F.J.L.
SCHULZ: Brynard; F.N. Viljoen (Boek II)

4837. Stinkolieblare droogmaak en snuif.
F.J.L.

4838. Snuif.
F.J.L.

4839. Steek 'n spinnerak in neus.
SCHULZ: Pelser, Aliwal-Noord

4840. Takbokhoring fynvyl en opsnuif (om beter te verstaan, dit is die skurwe hewwe van messe).
SANL.: Mev. J.P.J. Hugo

4841. Snuif hartbeeshoring vir neusbloei.
SCHULZ: Fouché, Kimberley

4842. Brand 'n ietermagodop en asem die rook in. (Die diere is glo nog in Waterberg-distrik.)
SCHULZ: N. Vorster
SANL.

4843. Snuif gebrande kameelsterthare.
F.J.L.: K. van Deventer

4844. As jou neus bloei gebruik 1 t essens in 'n kelkie lou water. Snuif op en drink 'n bietjie. Dit stop die bloed gou.
F.J.L.

4845. Kurkprop brand snuif maak is baie goed, ook 1 t kremetart, glas water elke keer drink [*sic*].
Mev. Aletta van den Berg

4846. Smeer blousel aan die neus.
A.S. Malan

4847. Hou die hoof so regop as moontlik, neem 5 druppels staaldruppels in 1 dessertlepel water, maak watte daarin nat en steek in die neusgate. Snuif aluin en water of sterk koue tee op.
Helena le Clercque

4848. Neem 1 t arnikaessens, meng dit met 'n kelkie koue water. Snuif dit saggies in die neus op totdat die bloed stop. Gee dan ½ t arnikaessens met ½ kelkie koue water in.
SANL.: *Die Afrikaanse Almanak*
F.J.L.: Mev. M. Leonard; J. Viljoen

4849. Drink flou asynwater.
SCHULZ: Conradie

4850. Drink 'n glas water waar 1 t kremetart ingeroer is. Dit sal die bloed stop.
Mev. Judy de Beer

4851. Blouselwater: Snuif op vir neusbloei. Paraffien (lampolie): Maak bo-kop (sagte plek) nat.
V.L.V.: Mev. J. Fourie

4852. Neem aluin. Maak baie fyn. Neem 'n klein snuifie daarvan. Wag 'n bietjie, neem weer 'n klein snuifie. Dit sal die bloei bedaar.
SCHULZ: Fourie, Winterton; Mev. J. le Roux
SANL.: Mev. J.P.J. Hugo; Mev. C.E. Grobbelaar; Mev. M.J. Venter
F.J.L.: Erasmus

4853. Vat gewone seilgare, week in paraffien en bind om nek. Maak holte agter nek nat met paraffien.
SCHULZ: Mej. van der Leeuw (Boek I)

4854. Drink 1 glas water waar 1 t kremetart ingeroer is.
F.J.L.
SAUK: Mev. E.H. van der Merwe
SCHULZ

4855. Snuif koeksoda of pekelwater op tot dit agter in keel loop.
SANL.
SCHULZ

4856. 'n Glas water met 1 t kremetart is goed om te drink vir neusbloei.
A.S. Malan

4857. Stamp aluin en snuif en sit dit op.
A.S. Malan

4858. Snuif rooipoeier gemeng met borrie.
SANL.: Mev. H. Badenhorst

4859. 15 druppels verdunde swaelsuur in 'n kelkie koue water inspuit.
SANL.: Mev. J.P.J. Hugo

4860. 1 e staaldruppels in 'n kelkie koue water inspuit elke twee ure.
F.J.L.
SANL.: Mev. J.P.J. Hugo

4861. Sit wynsteensuur onder tong.
F.J.L.
SCHULZ

4862. Snuif boorpoeier op.
F.J.L.: Fanie Venter

4863. Gooi 'n bietjie suiker op gloeiende kole en asem die rook in.
SANL.
SCHULZ: Du Plessis, Petrusville
F.J.L.

4864. Neem 1 e skoorsteenroet en 1 e bok- of beesvet, maak deurmekaar en sit agterop die kuiltjie van nek.
SCHULZ: MacDonald

4865. Maak 'n langbeenspinnekop se rak nat met paraffien en druk dit in die verhemelte.
F.J.L.: A.M.G. Coetzee

4866. 1 t bruindulsies, 9 rissiepitte, 2 lepels water. Moet gedrink word.
SANL.: Mev. J. Voster

4867. Hang 'n ketting om die nek as die neus gereeld bloei.
F.J.L.: J.J. Steenkamp

4868. Wanneer neus bloei: Druk 'n silwer muntstuk teen die verhemelte.
Mev. M.A. Read

4869. Stuk staal agter op nek sit.
F.J.L.: Frikkie Senekal
SCHULZ: (Boek I)

4870. Gooi 'n koue sleutel of lepel agter nek van sieke in.
SANL.
SCHULZ: *The Leech Book*
SAUK: Mev. Cilliers
F.J.L.: J.M. Minnie; H. Vermaas

4871. Druk halfkroon op voorhoof.
SCHULZ: Mev. Breytenbach, Tvl.; Brynard; Rupping

4872. Sit 'n halfkroon in die verhemelte.
A.S. Malan

4873. Sit 'n pennie voor die kop.
A.S. Malan

4874. Steek 'n sleutel agter die nek in.
A.S. Malan

4875. Rooibandjie of enige bandjie om pinkie draai.
SCHULZ: (Boek I)

4876. Draai 'n garedraad om linkerpinkie.
F.J.L.: Bredenkamp, Vredefort; M. Gutter; Fanie Venter; A. Heystek
SCHULZ: Mev. J. le Roux

4877. As jou neus bloei dan moet jy jou kleintoontjie vasbind.
F.J.L.

4878. Neem 'n stuk dik sydraad, lê dit gekruis oor jou kop. Jou neus sal nooit weer bloei nie, maar dan moet jy dit nie self afhaal nie, maar dit moet self afval.
SCHULZ: Mev. Breytenbach, Tvl. (Boek I)

4879. Kap top van rou eier af, laat bietjie wit uitloop en laat van bloed in eier indrup. Sit eier regop in warm water en roer met stokkie. Sodra eier stol sal neus ophou met bloei.
SCHULZ

4880. Dra blouselband om nek.
SCHULZ: Prieska
F.J.L.: K. van Deventer

4881. Neem 'n watteproppie wat in suurlemoensap geweek is en sit in die neus.
SAUK: Mev. H.F. Smit

4882. Lig die tong op en sit 'n vuurhoutjie dwars onder die tong.
F.J.L.

4883. Snuif fyngebrande lap in.
F.J.L.: F. Potgieter

4884. Stukkie kladpapier tussen die bolip en tandvlies, stop dadelik.
Mev. Aletta van den Berg

4885. Hou arms op sodat die hande bokant die hoof bymekaar kom. Maak neus en voorhoof nat met koue water en ook agter die nek.
Mev. Judy de Beer

4886. Suig ys en spuit die neus met yswater, lê heeltemal stil. Soms is dit nodig om 'n pluisie in die neus te steek.
Mev. Judy de Beer

4887. Suig ys en sprinkel neus met yswater, lê stil.
F.J.L.
SCHULZ: A.M.C. Claassens

4888. Sit 'n koue nat lap agter die nek. Maak dit weer nat in koue water sodra die lap droog is.
Mev. M.A. Read

4889. To stop severe bleeding from the nose take a small bit of clean white paper, wet it in water and paste it across the two big arteries under the tongue.
Mev. M.A. Read

4890. Trek persoon uit en gooi onder nat grond toe dat net kop uitsteek.
SCHULZ: (Boek I)

4891. Sit 'n nat handdoek om die nek.
F.J.L.

4892. Koue iets bv. 'n skêr agter die rug insit.
F.J.L.

4893. Bekruip pasiënt en gooi 'n beker koue water agter sy nek in.
F.J.L.: Aletta Erasmus; C. du Preez; Fanie Venter; J. Viljoen; E. de Villiers
SANL.
SCHULZ: Jooste (Boek I)

4894. Kladpapier in jou verhemelte.
SCHULZ: MacDonald
F.J.L.: J. Strauss; Mev. A. Hermann; J.A. Page

4895. As van 'n gebrande kurkprop opsnuif.
SANL.

4896. Vir neusbloei sit 'n stukkie wit kryt onder die tong.
F.J.L.

4897. Sit 'n koue nat lap agter die nek.
A.S. Malan

4898. Hou die arms omhoog.
A.S. Malan

4899. Bind 'n blouselband om die kop.
A.S. Malan

4900. Lê op jou rug.
SCHULZ: Fanie Venter

4901. 'n Goeie skrikmaak is goed.
F.J.L.: J. Strauss

4902. Brand 'n kam en hou gesig oor die rook.
F.J.L.

NEUS: KATAR

4903. Neem karmedik, maak dit droog op solder of enige plek behalwe in die son. Maak dit fyn en snuif 'n bietjie daarvan gereeld twee keer op 'n dag. Na 'n tyd is die katar met wortel en tak uitgeroei.
SAUK: P.C. Malan

KATARDIARREE: SIEN DIARREE

NEUS: STINKNEUS

4904. Unpleasant nasal odour: Dissolve ½ oz each of borax and baking soda in an 8 oz bottle of water. Add 1 drachm of carbolic acid. Shake well, then take 1 teaspoonful of this lotion, add 7 teaspoonfuls of warm water and sniff up the nose night and morning.
Mev. M.A. Read

4905. Flou pekelwater snuiwe.
F.J.L.: Mev. A. Hermann; J.A. Page; Fanie Venter
SCHULZ: Mev. J.J. Kotze; S.J. Marais

4906. Rose-snuif snuif.
SCHULZ

4907. 'n Bietjie snuif en 2 druppels kajepoetolie, drie maal per dag opsnuiwe.
SCHULZ: Mev. J.J. Kotze

4908. Stinkneus. Snuif kort-kort lopende water op.
SCHULZ: (Boek II)

NEUS: TOE NEUS

4909. Stoom bloekomblare met kookwater.
C.J. Matthews

4910. Snuif 'n bietjie fyngemaakte gedroogde nieswortel.
F.J.L.: G. van Niekerk

4911. Kamferolie en kruienaeljies: pleister op harings. Geen alkohol gebruik.
SCHULZ: Brynard, Calvinia
F.J.L.: A. Heystek

4912. Mol se kop moet drooggemaak word en fyngemaak word.
F.J.L.

4913. Vir 'n toe neus van baba sit 'n muisvelletjie bo-op die kop.
F.J.L.: W.G. van der Schyff

4914. Vryf bietjie lampolie agter nekkie van kind.
F.J.L.: Erasmus
SCHULZ: Mev. R.C. van der Merwe

4915. Snuif Rose-snuif en asem Vicks-wasem in.
F.J.L.: Fanie Venter

4916. Smeer Vaseline in die neus en asem Vicks-wasem in.
F.J.L.: Fanie Venter

4917. To cure a stuffy nose: Have a teaspoonful of salt dissolved in a cupful of tepid water. Pour small quantities into the palm of the hand and take up through the nose, letting it return each time through the mouth. This gives great relief and after perserverance, a possible cure.
Mev. M.A. Read

4918. Adenoids: 1 teaspoon fine camphor, 1½ teaspoon sulphur and 1 dessertspoon sugar. Grind all very fine, sift through muslin, then put knifepointful on tongue, and sniff slowly up in nose twice a day.
Mev. M.A. Read

4919. Goed om in die neus op te snuif en gorrel: 1 pakkie koeksoda, 1 pakkie boraks, 1 lepel tafelsout, maak goed deurmekaar en fyn. Neem 1 mespunt of ½ glas lou elke maal, opsnuif, 7 maal, neem skoon water vir die orige gorrel.
Mev. Aletta van den Berg

4920. Smeer kersvet bo-op die neus.
F.J.L.: D. Opperman

4921. Candle: Soften a small piece of wax candle and rub on inside the outside the nostrils. Rose snuff may also be used for the same purpose.
Mr. Sarleh Dollie

4922. Sit 'n lanferlappie wat in kasterolie gedoop is op kroontjie.
SCHULZ: Mev. A.M. Claassen

4923. 1 t brandewyn, 1 lepel kasterolie, skud goed, smeer aan neus en voorkop.
C.J. Matthews

4924. Maak salf van bokvet en naeltjies en smeer aan neus wat toetrek.
SCHULZ

4925. Knip die swart pit van 'n kers af, meng dit met 'n bietjie warm kerswas en smeer tussen die oë.
SCHULZ: Erasmus, Amersfoort

4926. Maak met die snuiter van 'n kers 'n swart kol voor baba se kop so groot soos 'n halfkroon
SCHULZ: Mev. A.M. Claassen

NIERE: NIERKWALE

4927. Trek boegoe en hottentotskooigoed of net boegoe. Gooi 'n klein knipmespunt kremetart in mengsel (warm). Drink saans voor bedtyd. Gebruik selery, trek soos tee en gebruik drie maal per dag.
C.J. Matthews

4928. Sny 'n paar kopivawortels in stukkies. Laat trek soos tee en drink.
C.J. Matthews

4929. Vir niermoeilikheid: Neem pietersieblare. Sit dit in 'n kastrol en gooi water op. Laat kook vir 'n ruk en syg

deur. Drink die water. Warm of koud.
Mev. A.S.J. Pretorius

4930. Trek boegoe en gooi knipmenspunt kremetart by. Drink voor jy gaan slaap saans.
Mev. G.S. Bredenkamp

4931. Kooigoedbossie: Laat trek soos flou tee en drink so af en toe, ook vir die hart.
Mev. S. Kok

4932. Boegoe: Laat trek en drink.
Mev. S. Kok

4933. Voëlent is baie goed vir niere en bykomende blaaskwale.
Mev. M.A. Read

4934. Eet radyse en rape vir verswakte niere – uitstekend.
Mev. M.A. Read

4935. Gebruik boegoe vir niere en blaas.
Mev. M.A. Read

4936. Gebruik 1 k suurlemoensap die eerste ding in die oggend, vir 'n paar oggende. Daarna moet minder gebruik word. Dit is ook goed vir stene in die blaas.
Mev. M.A. Read

4937. Trek geelwortels of galbossie soos tee en drink.
SCHULZ: Sam Rautenbach

4938. 1 t boegoe, kneus dit goed en laat trek op 3 k water. Gebruik dit uit gedurende die dag. Wat ook baie goed is, is 'n knol. Word genoem wildekopiva. Dit groei in die Karoo, Prieska en Richmond.
F.J.L.
SANL.: Mev. A.M. Labuschagne; Boshoff; Mev. D.M. Taljaard; Mev. J.P.J. Hugo; Mev. C.E. Grobbelaar
SCHULZ: Conradie

4939. Trek boegoe en hottentotskooigoed of net boegoe. In 1 k getrekte boegoe en hottentotskooigoed gooi 'n knipmespunt (baie min) kremetart, warm of koud, maar verkieslik warm. Drink saans voor bedtyd.
SCHULZ
SANL.: J.A. Kellerman

4940. Drink baie boegoe- of wingerdtee.
SCHULZ: Hopefield

4941. Trek boegoe, rooirabas en platdoring saam en drink.
SCHULZ: Montagu

4942. Trek boetebessie op water en drink.
SCHULZ

4943. Neem die takkies van 'n appelbossie (hierdie bossie word aangetref in die distrik van Humansdorp, dit groei in die veld en word net 'n paar voet hoog, die blare lyk presies soos die van die appelboom) en maak dit droog, trek dit op warm water totdat dit die kleur van ligte wyn het. 'n Kelkie vol drie maal per dag word gebruik.
SCHULZ: C. Mostert

4944. Pypsteelbos: Laat trek en drink.
Mev. S. Kok

4945. Maak boegoetee en drink net soveel as u wil: Elke nou en dan 1 k vol.
V.L.V. Stellenbosch: Anna Eksteen, Ria Duckitt, Rene Deetlefs

4946. Laat trek pietersielie met wortels en al. Drink drie maal per dag ½ glas.
Mev. A.J. Bekker

4947. Boegoe: Laat trek soos tee en drink 2 k per dag.
V.L.V.: Mev. K.W.H. Voight

4948. Drink gort of garswater met suurlemoen.
SCHULZ

4949. Kamferbos (*Agathosma* sp.) vir nierkwale.
Watt & Breyer-Brandwijk

4950. Vir niere 7 kopivabolle trek op 7 k water elke oggend en aand 'n kelkie vol.
SCHULZ: Greyling, Aliwal-Noord (Boek II)

4951. Trek 7 knoppe klipdagga en drink gedurende die dag alles.
F.J.L.: J.C. Pieterse

4952. Neem wildekopiva met wortels en al. Giet 3 bottels water op en laat kook tot een bottel. Drink 1 kelkie vol daarvan.
SCHULZ: Van Niekerk; Mej. van der Merwe
SANL.: Mev. J.P.J. Hugo

4953. Wynruit getrek en gedrink.
F.J.L.

4954. Trek die saad en wortels van wildeselery op kookwater en drink 'n kelkie vol vier maal per dag.
SCHULZ: Calitzdorp

4955. Trek rabasbossie.
SCHULZ: Mev. Robertson

4956. Trek roosmaryn of boegoe soos tee en drink.
SCHULZ: Mev. J.J. Kotze

4957. Renostertoppe trek op wyn.
F.J.L.: J.C. Pieterse

4958. Trek pietersielie soos tee en drink.
F.J.L.: Mev. M. Leonard
SCHULZ: Viljoen, Vryburg

4959. Trek 8–10 naeltjies goed in kokende water. Giet deur en drink so warm moontlik.
SCHULZ: Slabbert, Dewetsdorp

4960. Gebruik langblaarboegoe, steenbokboegoe, bels en kruisement op tee of brandewyn.
SCHULZ: Van Mollendorff; Honiball

4961. Trek boegoe en hottentotskooigoed of net boegoe. In 1 k getrekte boegoe en hottentotskooigoed gooi 'n knipmespunt kremetart, warm of koud, verkieslik warm. Drink saans voor bedtyd.
J.A. Kellerman

4962. Laat trek seldery soos tee, drie keer per dag.
J.A. Kellerman

4963. Gebruik seldry, laat trek soos tee, drie keer per dag.
SANL.: J.A. Kellerman

4964. Boegoe of hottentotskooigoed – trek soos tee. In 1 k getrekte boegoe, gooi mespunt kremetart. Drink voor bedtyd.
V.L.V.: Mev. F. Buck

4965. Neem 'n hand vol gars wat die pype van uitkom. Trek dit uit en skud net af. Gooi kookwater op en laat trek. Neem ½ k 'n paar keer op 'n dag.
SANL.: Mev. A.M. Labuschagne

4966. Maak pille van heuning, aalwyn en jalap.
F.J.L.

4967. Braai 'n veldmuis en eet dit.
V.L.V.: Mev. K.W.H. Voight

4968. Maal gebrande volstruiseierdoppe fyn en gebruik 3 mespunte op 'n glas water.
SCHULZ

4969. Neem 6 rabarberpoeiers, een stukkie gesuiwerde salpeter, so groot soos 'n duifeier, maak stysel met kookwater. Maak die mengsel daarmee aan. Maak dit so groot soos gewone pille, gebruik maar.
Mev. Aletta van den Berg

4970. 1 t gesuiwerde salpeter van die apteker op 1 bottel water, 1 flessie witdulsies, salpeter kan meer wees as dit nie sterk genoeg is nie, drie maal per dag 1 e vol. Na die gebruik van die halfbottel moet mens 'n tyd ophou.
Mev. Aletta van den Berg

4971. Juniper oil, haarlem oil and copaiva balsam. Mix 30 drops of juniper oil with one small bottle each haarlem oil and copaiva balsam. Take ½ small teaspoonful on sugar twice a day for bladder and kidney troubles.
Mr. Sarleh Dollie

4972. 1 t aalwynpoeier op ½ bottel jenewer. Neem elke oggend ½ kelkie op die nugter maag.
Mev. M.A. Read

4973. 15 druppels kopiva, 15 druppels harmansdrup met 'n bietjie jenewer.
Mev. M.A. Read

4974. Sage prepared as tea with a mixture of wine and water purifies kidneys and liver. It is better still if mixed with wormwood.
Mev. M.A. Read

4975. Stones in the kidneys: Use "harlemensis". As this does not mix with water it is advisable to take it on sugar. Fifteen drops in a teaspoon of sugar taken whenever pain is felt. It dissolves the stones.
Mev. M.A. Read

4976. Meng ¼ bottel gin met 1 flessie harmansdrup. Drink 1 dessertlepel vol drie maal per dag na etes.
SCHULZ: P.H. Pelser

4977. Drink balsemsulfuris.
F.J.L.
SCHULZ: Mev. P. de Bruyn
SANL.: Mev. M.C. Naudé

4978. 9 druppels balsemsulfuris, 11 druppels witdulsies en 'n groot lepel vol brandewyn. Neem die aand.
SCHULZ: Holl

4979. Neem ½ botteltjie jenewer, gooi 1 botteltjie witdulsies en 1 pakkie kremetart daarin. Neem elke môre 1 e vol.
SANL.: Mev. M.E. Turnbull
SAUK.: Mev. M.M. van Rooyen

4980. 1 poeier jalap, 1 pakkie kremetart. Drink elke môre en aand 'n mespunt vol met ½ k water.
F.J.L.: Fanie Venter

4981. ½ bottel jenewer, 1 botteltjie witdulsies. Meng goed en drink 'n bietjie drie maal per dag.
F.J.L.

4982. Drink elke aand 1 e jenewer met 15 druppels harmansdrup daarin.
F.J.L.

4983. 1 t witdulsies, ¼ t rooipoeier.
SANL.: Mev. J.P.J. Hugo
F.J.L.

4984. Drink 'n mespunt koeksoda op 'n glas water.
SCHULZ: Mev. Uys

4985. 1 t teesuiker op 1 e olyfolie, drink drie maal per dag. Neem ook 1 mespunt koeksoda op 'n glas water twee of drie maal per dag.
SCHULZ: Mev. Uys

4986. Sit warm sout op in die aand.
F.J.L.

4987. Van 5–7 druppels terpentyn op suiker te drink.
F.J.L.: J.C. Pieterse

4988. Gee 1 t hondebloed met 'n paar druppels terpentyn in.
SCHULZ: Shadrack

4989. Neem 'n purgasie jalap elke môre vir een maand. 10 lepels jalap, 18 lepels kremetart, 2 lepels fyn gemmer. Drink op die nugter maag, ½ tot 1 t vol.
Helena le Clercque

4990. Vir koue op die niere: 1 bottel harmansdrup, 1 bottel balsemkopiva en 1 bottel balsemsulfuris. Neem 10 druppels van elk op suiker al om die ander aand. By ernstige gevalle moet dit elke aand gebruik word.

As die koue oorgesit het na water, kook dan langblaarboegoe en koljander en drink dit totdat die water baie afgewerk is en gebruik dan weer die eersgenoemde middels.
Mev. van der Walt

4991. Drink 2 suurlemoene, 1 t kremetart, 2 e suiker en 2 glase kookwater. Drink soveel as jy kan.
A.S. Malan

4992. 1 bottel heuning, 1 bottel balsemsulfuris, 1 bottel balsemkopiva, 1 bottel harlemensis. Meng goed en neem 1 t drie maal per dag.
F.J.L.: Mev. A. van den Berg, Outjo

4993. Van rooiflennie 'n band maak en dit altyd dra.
F.J.L.

4994. Sit 'n strook vaalpapier op die rug en stryk dit met 'n warm yster.
F.J.L.: A.S. van Wyk

4995. Sit warmte op die niere.
F.J.L.

4996. Kouewaterlappe omslaan.
F.J.L.: Mev. M. Leonard

NIERE: KOUE OP NIERE

4997. Trek klipsweet op brandewyn en drink.
SCHULZ: S.J. Marais

4998. Bokpens nog warm uitskud en op plek sit.
SCHULZ: Barkhuizen, Britten

4999. Neem 1 glas koue water met 1 t kremetart as u bed toe gaan. Herhaal dit twee maal.
SANL.
SCHULZ
F.J.L.

5000. 1 glas koue water met 1 t kremetart voor bedtyd 3–4 keer per dag.
J.A. Kellerman

5001. 1 glas koue water met 1 t kremetart voor bedtyd 3–4 keer per dag.
SANL.

5002. Sit eers in 'n beukebossiebad vir 15 min., en sit daarna 'n heel bokpens wat oopgesny is en die mis uitgeskud is, om die middel. Dit moet nog warm wees. Solank daar kwaad in die niere is, sal die nerf van die pens afgaan, hou aan drie maal per dag tot die nerf nie meer afval nie.
SCHULZ: Barkhuizen, Britten

NIERE: STENE IN DIE NIERE

5003. Laat trek wildekopiva en drink soos tee.
J.A. Kellerman

5004. 7 sade vleiriet en 3 bottels water kook tot een bottel is. Syg deur, gooi 1 mespunt salpeter by en 2 e lewensessens. Neem drie maal op 'n dag 1 e vol. Stene sal in meel uitmekaar val en blaas sal skoon wees.
SCHULZ: MacDonald (Boek II)

5005. Maak Japannese porselein fyn soos meel en gebruik 1 t vol per dag in tee of water.
SCHULZ

NIES

5006. Om dit te stop druk vinger onder die neus.
A.S. Malan

5007. Sneezing: Try syringing out the nostrils with a solution of salt and water and then spraying with equal parts of adrenalin and a one percent solution of sulphate of zinc: about 5 drops of the spray to be used at a time.
Mev. M.A. Read

OË: ALGEMEEN

5008. Was die oë in lou, swart tee.
A.S. Malan

5009. Perskeblare: Laat trek en was oë daarin, stene in niere – laat trek en drink 'n paar maal op 'n dag.
Mev. S. Kok

5010. Karmedik: Was oë in water waarin karmedik getrek is, laat trek en drink vir maag.
Mev. S. Kok

5011. Chew a piece of orange peel daily. It will make the eyes bright and sparkling.
Mev. M.A. Read

5012. Week als in kokende water en sit op.
A.S. Malan

5013. Neem ouwyn met droë witlood.
A.S. Malan

5014. Smeer met brandewyn en kersvet.
A.S. Malan

5015. Drup elke aand 'n paar druppels harmansdrup in die oë.
Mev. M.A. Read

5016. 'n Paar druppels eau de cologne in water om die oog mee te baai.
SANL.: Mev. J.P.J. Hugo

5017. Pap van groen koljandersaad fyngestamp met moedersmelk. Gooi ook haasgal by.
SCHULZ: *The Leech Book*

5018. Vir 'n mens se oë is die wit van 'n eier en aalwyn goed.
F.J.L.

5019. Dille, feverfive (koorsbos), kruisement met murgvet vir oogsalf saamgekook.
SCHULZ: *The Leech Book*

5020. Meng bokgal met vinkel, wynruit en als, heuning en uitgedrukte sap van rose.
SCHULZ: *The Leech Book*

5021. 1 lepel bokvet, 1 t kloutjiesolie, 5 druppels haarlemmerolie, 10 druppels kamferbrandewyn.
SCHULZ

5022. Maak 'n ronde bolletjie van potklei (soos stopverf), druk dit plat en lê dit op die oë, en sit 'n klam lap daaroor om die klei klam te hou. Moet gedoen word wanneer die persoon gaan slaap.
Mev. M.A. Read

OË: BESEERDE

5023. Stamp oliewenhouttoppe fyn, maak nat met brandewyn, en sit koue pappies op die oë. Sodra dit warm word, sit 'n ander op.
Helena le Clercque

5024. Sit 'n vars stukkie rou pasgeslagte vleis op die oog.
SCHULZ
SANL.
F.J.L.: D.J. Coetzee; Erasmus

5025. Was die oog mooi met lou water, werk baie versigtig sodat die oog nie seergemaak word nie. Druk die oog dan versigtig terug en sit koue kompresse op.
F.J.L.: Mev. A. Hermann; J.A. Page

OË: BLOU OOG

5026. Lê vars, rou vleis op die oë.
A.S. Malan

5027. Blou of swart oog te voorkom. Sit gou kouewaterlappe op, en maak dan een lap in asyn- of brandewynwater nat, hou aan om dit op die oog te sit, sodra dit effentjies warm word, sit 'n ander nat lap op.
Helena le Clercque

5028. Was die oog in 'n mengsel van arnika en water, sit saggies om die oog 'n lappie met arnikatinktuur aan (1 drachm to the ounce).
Helena le Clercque

5029. Boksers gebruik broodkrummels en water. Steek die krummels in water en maak goed fyn, gooi 'n kelkie arnikatinktuur daarop en sit dan 'n klompie van die nat deeg op die oog.
Helena le Clercque

OË: GESWELDE

5030. Vir geswelde oë moet die oë van 'n lewendige krap uitgehaal word en die krap moet weer lewendig in die water teruggesit word, maak die oë nou agter die pasiënt se nek vas.
SCHULZ: *The Leech Book*

OË: IETS IN OË; SLANGSPOEG, TURKSVYDORING

5031. As daar 'n voorwerp in die oog is, sit 'n lensie in die oog. Dit sal die voorwerp uitbring.
A.S. Malan

5032. Sit 'n lensie in die oog.
F.J.L.: C. du Preez; A.M.G. Coetzee; J. Grobler
SCHULZ: Ellis; M. Conradie; Van Eck

5033. Crab eye: Put a crab eye under the lid of the eye. Wait for 10 min. then remove the crab eye and the foreign will come away with the crab eye.
Mr. Sarleh Dollie

5034. Sit 'n luis in die oog. Klereluis van swart man is die beste.
SCHULZ

5035. Indien die slang wat in die persoon se oog gespoeg het gou gekry en doodgemaak word, moet die slang in stukkies gesny word en die stukkies moet dan op die oog gesit word sodat dit die gif kan uittrek. Hou daarmee aan totdat die persoon se oog beter is.
SCHULZ: Lombard

5036. Daarvoor het hulle rou hoendereiers op die oog gelê. Die eiers het dadelik hard geword. Wanneer die gif uitgetrek is, word die eiers nie meer hard nie.
H.F. Gerryts

5037. Droog die vliesie van 'n volstruiseierdop, maal fyn en gooi in oog as daar iets vreemds inwaai.
SCHULZ: MacDonald

5038. Melk moet in die oog gegooi word waar die slang gespoeg het.
F.J.L.: A.M. Otto

5039. As daar iets in jou oog is wat nie wil uitkom nie, gooi net 'n paar druppels kasterolie in.
F.J.L.
SANL.

5040. Was met koue suikerwater uit. Drup kasterolie in en sit kasterolielappies op die oog.
Helena le Clercque

5041. Die wit van 'n eier, drooggeklop, met 'n stukkie aluin daarin, ½ glas water, maak effens blou met 'n stukkie vitrioel. Voeg by teesuiker of witsuiker. Syg deur 'n lappie, drup in die oog totdat dit gesond is. As iets in die oog gewaai het wat nie gou kan uitkom nie, sit 'n plat lensie in die ooglid, dit trek dadelik die onreiniging of vuil aan. Dis gou en veroorsaak nie pyn nie.
SCHULZ: M. Conradie

5042. Slag 'n hoender, sit die stukkie vleis so warm op, dit trek die kwaad uit, of warm, rou vleis van enige dier, of warm kasterolielappe, braai met soutwater, of asyn en water, gee pasiënt soutwater of mosterdwater om te drink tot hy die kwaad opbring.
Mev. M. Kloppers

5043. Vat 'n klein stukkie hardevet, brei tot dit 'n sagte salfie vorm, voeg by 2 druppels haarlemensis, maak goed deurmekaar, sit op lappie, sit op appel van oog en verbind, wag kwartier en haal af.
V.L.V.: Tak: Mev. J. Fourie

5044. Trek 'n dubbel lang haar onder die ooglid rond.
Helena le Clercque

5045. Maak die oog oop en stel goed vas waar die doring is, lek dan in die oog en nie lank nie of die doring sal uitkom.
SCHULZ: De Villiers

5046. Blaas stof uit die oog uit.
F.J.L.

5047. Druk die een neusgat toe en snuit vinnig met die ander.
Helena le Clercque

OË: INFLAMMASIE

5048. One or two drops castor oil put into the eye proves very soothing when there is inflammation present or when the eye feels tender after some foreign body has been taken out of it.
Mev. M.A. Read

5049. Sit 'n druppeltjie haarlemensis in die hoek van elke oog en knyp toe want dit brand. Dit help baie gou ook vir karkatjies.
SCHULZ: Mev. J.J. Kotze
SANL. Tannie Hanekom

5050. Vir ontsteking is harmansdrup goed.
F.J.L.

5051. Smelt 'n bietjie suiker in lou water en gooi dit in die oë.
F.J.L.
SAUK: Ouma H. Meyer
SCHULZ: Van Eck

5052. Sulphate of quinine 12 grains, hydrobromic acid 2 drachm, syrup of orange peel ½ ounce, water to make 8 ounces. Dosis: 2 lepels vol drie keer daagliks halfuur na die ete.
Helena le Clercque

5053. Neem 15 druppels harmansdrup en 10 druppels soetolie. Meng en drup 1–2 druppels in elke oog.
Helena le Clercque

5054. Neem 'n bietjie bleekblousel met koringmeel. Lê dit tussen 'n doekie en as 'n kompressie genaai. Dit snags op die oog gelê.
SANL.: *Die Afrikaanse Almanak*
SCHULZ

5055. Inflammasie in die oë. Maak 'n kladpapier nat met brandewyn, whisky of jenewer en strooi dik met kaneel. Sit dit oor die oë.
Mev. M.A. Read

5056. Neem die wit van 'n eier, 1 mespunt aluin. Klop tot skuim en smeer op 'n lappie en sit op die oë.
Helena le Clercque

5057. Klop die wit van 'n eier met 'n stukkie (blouvitrioel) so groot as 'n speld se knop baie droog, sit op ou linnelappie op die oë, laat pasiënt op sy rug in donker kamer lê en vervang so gou as dit droog word met varse. Dit help gou.
Mev. M.R.P. Strydom, (Pres. V.L.V.)

OË: JEUK

5058. Sout en suikerwater is goed vir jeukoë.
A.S. Malan

OË: PÊREL OP DIE OOG

5059. "extra strong" lekkergoed tot poeier gemaal en ingooi.
F.J.L.

5060. Drup 1–2 druppels harmansdrup in die oog, elke 2 dae vir 'n maand of wat, 1 druppel in die oog per week moet altyd gebruik word.
Helena le Clercque

5061. Smeer lampolie aan.
F.J.L.

5062. Seeskulp maal en inblaas.
SAUK: Ouma M. Alexander; Swart

OË: SEER

5063. Gooi kasterolie op okkerneut- of stinkolieblare en lê dit op die oë.
F.J.L.: Erasmus

5064. Die geel blomme van doringboom moet deur oë getrek word, sal oë genees.

As gesonde persoon dit doen sal hy nie aansteek nie.
SCHULZ: Mej. Greeff

5065. Die groen slyk wat op water lê, op die oë lê.
F.J.L.

5066. Paddaslyk op oë sit.
F.J.L.

5067. Meng vinkel en als met heuning vir volwassenes, vir kinders moet moedersmelk bygevoeg word om dit minder "sterk" te maak.
SCHULZ

5068. Rosewater mixed with lukewarm water.
Mev. Aletta van den Berg

5069. A good pinch of aloe powder infused in a cupful of boiling water is good for

red and supperated eyes; use four times daily.
Mev. M.A. Read

5070. Laat kweperblare trek soos tee en was daarmee.
SCHULZ: Mev. J. le Roux
SANL.: J.A. Kellerman

5071. Kamillewater mee was.
SCHULZ: Mev. J. le Roux

5072. Kook kraalbos of perdebos en was die oë daarmee.
SCHULZ

5073. Drup hottentotsvyesap in oog.
SCHULZ

5074. Stamp die wortels van die ghababossie, gooi dit in water en was die oë. Dit help ook vir pyn in die lyf as jy daarin bad.
F.J.L.: Erasmus

5075. Raat vir seer ooglede, karkatjies en inflammasie in die oë. Maak 'n pappie van geelwortels deur dit fyn te maal. Sit dit op die oog en die pyn sal spoedig bedaar. Sit elke maal 'n vars pappie op en die oog sal gou genees.
F.J.L.: Van Rooyen, Alexandria

5076. Braambosblare laat trek en oë was.
SCHULZ: Mej. K. Albertyn

5077. Smeer aalwynsap aan.
SCHULZ: Mev. H.W. Botha; Mev. J. le Roux

5078. Quince leaves chopped fine and simmered. First let them cool, then bath the eyes two or three times a day.
Mev. Aletta van den Berg

5079. Was seer oë met vars flou tee of met kweperblare wat net soos tee getrek is.
V.L.V.: Mev. J. de Lange

5080. Sit stinkblaarblare op seer oë. *Datura stramonium* is stinkblaar.
Mev. M.A. Read

5081. Sit stinkolieblare op.
F.J.L.

5082. Rooiminie met water aangemaak.
F.J.L.: A.S. van Wyk; Fanie Venter; Mev. H. Olwagen

5083. Perskeblaarwater was.
F.J.L.
SCHULZ: Mev. J. le Roux; Van Mollendorff

5084. Olienhouttoppe tot pap gestamp op oë sit. Sodra "warm" word nuwe pap opsit.
SCHULZ: Mev. J. le Roux
SANL.

5085. Mopanie (*Copaifera mopane**): aftreksel van die hout vir sifilis en seer oë.
Watt & Breyer-Brandwijk

5086. Was met flou tee en laat kweperblare trek soos tee en was daarmee, of laat wildealsblare week in melk en sit op die oë soos 'n pap of was met eie urine.
J.A. Kellerman

5087. Trek slangwortel soos tee en was daarmee.
F.J.L.

5088. Was oë in water waarin vaalbosblare getrek is.
F.J.L.: Erasmus

5089. Vormeerbos trek en oë met water was.
SCHULZ: Fouché, Kimberley

5090. As u oë baie branderig is deur stof of wind of selfs as u besig is om graan te dors, neem 'n bietjie tee met kookwater. Laat dit so 'n bietjie trek en gooi deur 'n siffie. As dit afgekoel is (net effens lou) baai die oë daarin. Herhaal so 'n paar keer. Veral in aand. Môreoggend voel jou oë weer heeltemal fris.
SAUK: Mev. M.J.M. Prinsloo
SANL.: J.A. Kellerman
SCHULZ: Labuschagne; Mev. J. le Roux; J.A. Kellerman
F.J.L.: Aletta Erasmus; A.M.G. Coetzee; Mev. M. Leonard; Mev. A. Hermann; J.A. Page

* *Colophospermum mopane*

5091. Was met flou Nectar-tee, of kamille. Gebruik watte om mee te was en gooi weg as klaar is.
SCHULZ: Conradie

5092. Was oë met flou twakwater.
SCHULZ: Mev. J.J. Kotze
F.J.L.: Erasmus

5093. Camomile water for sore eyes. Infuse 2 teaspoonfuls of the flower with a cup of warm water, strain through white linen and apply the liquid to inflamed and sore eyes with cotton wool.
Mr. Sarleh Dollie

5094. Vars ganslewer baie fyn druk en aansmeer.
SCHULZ

5095. Sit wit van eier rou op oog.
SANL.
SCHULZ: Beyers; M. Conradie; De Klerk; Swart, Swellendam

5096. Neem die geel van 'n hardgekookte eier. Bind dit warm op die oë teen slaaptyd.
Helena le Clercque

5097. Swaeltjiebloed of vrouemelk in oë drup.
SCHULZ: *The Leech Book*

5098. Smeer die ooglede vol nugter spoeg. Lê so vir 10 min. en was die gesig. Baie in die Boerekampe gedoen.
SCHULZ: Fourie, Odendaalsrus (Boek I)

5099. In alle gevalle van seer oë, wanneer oë koue opgedoen het en die oë dra, d.w.s. slym en etter afskei.

Oogwassings in die môre en aand: Neem 'n oogkelkie, vul dit met u eie urine (solank die kleur normaal is, dit is lig strooigeel), was die oog deeglik solank die urine nog warm is. Hou die kop skuins sodat die urine soveel moontlik alle hoekies van die bindvliessak kan deurspoel.

Na die eerste behandeling sal onmiddellike verligting bemerk word.
SANL.: Veldkornet D.A. Boshoff
SCHULZ: Honiball; Robertson

5100. Soek die koningin van die miere in 'n miernes, druk haar fyn deur 'n lappie en gooi op 1 oz olie.
SCHULZ: Labuschagne

5101. Klop wit van 'n eier styf en sit op die oë.
V.L.V.: Mev. W. Brynard

5102. Smeer met brandewyn en kersvet.
SANL.
F.J.L.: J. Viljoen
SCHULZ: Mev. Griesel, Reitzburg

5103. Neem wyn en witlood of boerseep met brandewyn.
SANL.
SCHULZ: Beaufort-Wes

5104. Drie druppels arnika in 1 t water.
Mev. H. Olwagen
SCHULZ

5105. 6 druppels kamferbrandewyn op kelkie water. Was oë.
F.J.L.
SCHULZ: Mev. J. le Roux

5106. Was met kremetartwater en drup frankerige aluin in.
SCHULZ: Mev. Vogel

5107. Meng 'n bietjie harmansdrup en kasterolie en smeer in hoekies van oog. Was ook met Franse of Kaapse brandewyn.
F.J.L.: Mev. A. Hermann; J.A. Page; A.S. van Wyk; Fanie Venter

5108. 1 mespunt witvitriol, 1 mespunt loodasetaat. Gooi omtrent 1 k kookwater daarop. Gooi dit in 'n bottel na dit afgekoel is en gebruik dan 3–4 maal per dag in die oë. Skud die bottel goed.
F.J.L.: Mev. A. Hermann; J.A. Page

5109. Gooi balsemsulfuris in die oog.
F.J.L.: Fanie Venter

5110. Paraffien in die oog drup.
F.J.L.: J.C. Pieterse

5111. Fyngemaakte witsuiker en fyngemaakte drooggebraaide aluin is goed

vir 'n oplossing in seer oë.
F.J.L.

5112. Drie druppels arnika in 1 t water.
Mev. H. Olwagen

5113. 1 e kasterolie op 1 blikkie sinksalf, smeer aan.
V.L.V.: Mev. K.W.H. Voight

5114. Aluin en die wit van 'n eier is goed vir seer oë.
F.J.L.: D. de Bruin
SCHULZ: Mev. J. le Roux

5115. Kasterolie met rooiminie aansmeer. Haarlemmerolie in die hoeke van die oë smeer.
F.J.L.: K. van Deventer

5116. Neem die blare van 'n kankerbossie, en druk dit in 'n lepel met warm, vars bokmelk, pers dit dan deur 'n lappie om die skoon vloeistof te kry en gooi dan daarvan in die oë.
SCHULZ

5117. Uitwendig: Was oë met vitrioel en melk opgelos of met menswater opgelos.
SANL.
SCHULZ: Hattingh
F.J.L.

5118. Smeer wit van eier en aluin aan.
F.J.L.
SCHULZ: Prins; Quiddi
SANL.: Mev. J.P.J. Hugo

5119. Die wit van 'n hoendereier en kasterolie opsit.
F.J.L.: Mev. M. Leonard

5120. Was eers die oë goed met flou Engelse soutwater. Sit dan sterk getrekte teeblare op (regte tee). Dit krimp die ooglede en die oë kan makliker oopgehou word. Dit trek ook die brand uit.
F.J.L.: Mev. A. Hermann; J.A. Page; F. Venter; E. de Villiers
SAUK: Ouma S. Fourie

5121. Meng rou bokniervet en fyngestampte kalkoentjies. Smelt op 'n matige vuur. Giet deur.
SCHULZ

5122. When eyes are sore a good poultice can be made by stirring a piece of alum round and round in the white of an egg in a saucer until a white mass is formed. This can be put in a small bag made of old sterilised calico and sewn up. Such a poultice placed on painful eyes and kept on for about half an hour will often give relief when other remedies fail.
Mev. M.A. Read

5123. Kneus die ruggies van plamarablare, smeer Vaseline aan, sit op oë.
SCHULZ: Mev. S. Orton

5124. Kook melk met wildeals en week lappies daarin en sit op seer oog.
F.J.L.
SCHULZ: Fourie, Odendaalsrus; Froneman; Jacobsz

5125. Neem gelyke dele sap van wynruit, bokgal en heuning.
SCHULZ

5126. Wildeals met melk gekook, lappies daarin gedoop en opsit.
SCHULZ: Mev. Griesel, Reitzburg; Senekal
SANL.
F.J.L.

5127. Wildeals in kookwater getrek. Sit dit op die oog en was met vitrioel en melk, of was met boerseep en brandewyn of smeer met brandewyn en kersvet, of neem die vlies van 'n eier en maak dit in rysende wyn nat, sit op die oog vir versterking, en smeer in die hoekies van die oog haarlemmerolie.
Mev. H. Olwagen
SCHULZ

5128. Sit pap van witbrood, peper en asyn tussen 2 doekies op die oë.
SCHULZ

5129. Kook vinkel in melk tot pap en sit op seer oë.
SCHULZ

5130. Meng vislewersap met heuning en smeer in oë.
SCHULZ: *The Leech Book*

5131. Was met flou tee, of laat kweperblare trek soos tee en was daarmee; laat wildealsblare week in melk en sit op oë soos 'n pap, of was met eie urine, veral vroeg in die môre. (Dit vorm 'n serum om die kieme te bestry.)
F.J.L.
SANL.

5132. Smeer sout en heuning aan die oë.
SCHULZ: *The Leech Book*

5133. Boerseep met brandewyn.
SANL.: *Die Afrikaanse Almanak*

5134. Room met knippie suiker.
F.J.L.: Fanie Venter
SCHULZ: Labuschagne

5135. Koringmeel met 'n bietjie blousel tot pap maak, smeer op 'n lap, sit snags op die oog.
SCHULZ: Mev. J. le Roux

5136. Ent daarna draagsel van oog in die bas van 'n boom, maak plek toe en smeer dig toe met modder.
F.J.L.

5137. Die oog met water was.
F.J.L.

OË: SINKINGS IN DIE OOG

5138. Stuk aartappel in oog steek.

OË: STEEK IN DIE OOG

5139. Vir steek in die oë, kook rys en sit dit op.
F.J.L.
SANL.
SCHULZ

5140. Kook vye soos pap en sit dan die warm pap op die oog.
SCHULZ: Mev. J. le Roux

5141. Sit persoon in bed onder kombers met 'n bak warm water. Gooi agtermekaar 7 klippies wat rooiwarm gemaak is een vir een in die water. Stoom so die oog.
SCHULZ: MacDonald (Boek I)

5142. Neem ½ k brandewyn met 7 warmgemaakte klippies. Sit pasiënt in bed, maak goed toe en stoom deur die klippie een na die ander in die brandewyn te gooi.
SCHULZ: MacDonald

OË: SWAK

5143. Baai jou oë elke môre vroeg en saans met kamilleblom wat u getrek het soos flou tee. Dit reinig die oë en versterk dit sodat u u bril sal kan bêre.
F.J.L.: Fanie Venter
SAUK: Ouma B. Pieterse

5144. Smeer uitgebraaide likkewaanvet op en in die oë.
SCHULZ: Lombard

5145. As jou oë sleg is, moet jy 'n spaansvliegpleister agter jou ore sit.
F.J.L.

5146. Skoonteer op 'n ou stuk velt (van 'n hoed) gesmeer en onder die holtes van die voet en agter die nek gesit.
SCHULZ: Mev. Griesel, Reitzburg (Boek I)

5147. Baai in soutwater.
Helena le Clercque

5148. Meng harmansdrup en kasterolie. Sit 'n bietjie in die hoekie van die oog.
Helena le Clercque

5149. Smeer kajepoetolie in die hoeke van die oë een keer per dag.
F.J.L.: Mev. A. Hermann; J.A. Page

5150. Vir swak oë wat rooi aartjies op die appel maak: 2 druppels soetolie en 1 druppel haarlemolie. Smeer saans in

die hoekies van die oë. Dit versterk die oë en neem die aartjies weg.
SCHULZ: Conradie

5151. Neem 'n blikkie bokvet van die apteek en smelt dit op saam met ½ t harmansdruppels. Roer goed deurmekaar en sit in die aand een stukkie so groot as 'n speld se kop in die hoekie van die oog al om die tweede aand en knip die oog 'n paar maal vir die eerste week, dan twee maal die volgende week en een maal elke week. Dit vat al die groeivlieste uit die oog uit.
SAUK: Mev. J.M. Lubbe

5152. Meng 1 t harmansdrup, 1 t kasterolie en klein mespunt rooiminie. Maak die oogklier daarmee nat (1–2 druppels in die oog).
Helena le Clercque

5153. 1 bottel gekookte reënwater, 1 e boraks, 1 dessertlepel Engelse sout, 1 t sout. Meng alles en was die oë gereeld.
SCHULZ: J. Loock

5154. Neem 1 botteltjie kasterolie, 1 botteltjie haarlemensis, meng goed en drup in oë.
Mev. Aletta van den Berg

5155. Plaas saans as jy gaan slaap 'n halfkroon in ½ k water, sit dit buite in die opelug. Was dan die oë met die water as jy ontwaak in die oggend.
SCHULZ: Lombard (Boek I)

5156. Dra goue oorringe.
SCHULZ: Greyling, Aliwal-Noord (Boek I)

5157. Dra goue oorbelletjies.
F.J.L.

5158. Dra ringetjies in die ore. Dis goed vir swak oë.
F.J.L.: L.J. Naudé

5159. Meng heuning uit die bynes met 'n kind se water (gelyke dele). Drup in die oë en smeer aan.
F.J.L.: L.J. Naudé
SCHULZ: *The Leech Book*

5160. Neem 1 e tee. Laat dit op 1 k kokende water trek. Giet dit deur. Neem dan 1 dessertlepel geprepareerde aluin, voeg dit daarin en was die oë drie maal per dag daarmee.
SANL.: *Die Afrikaanse Almanak*
SCHULZ

5161. Eenvoudig maar baie goed. Neem elke dag 'n skottel koue water. Hou jou oë oop oor die skottel en gooi die water met die hande nie minder as 100 keer op in die oop oë soos 'n mens gewoonlik jou gesig was.

Om dit nog te verbeter kan jy daarna jou oë met twee oogglasies uitspoel met 'n knippie sout en 'n knippie suiker in die water in elkeen.
F.J.L.: Erasmus; J.C. Pieterse; D. de Bruin
SAUK: Mev. S. du Plessis, Hartebeesfontein

5162. Was kort-kort met flou soutwater of smeer kasterolie aan.
SCHULZ: Mev. J. le Roux

5163. Neem 1 lepel droë lusern met 1 t heuning en 'n mespunt sout. Laat dit op 1 k water trek. Giet deur en baai die oë een keer per dag daarmee.
SANL.: Mev. J.P.J. Hugo

OË: TRANERIG

5164. Baai in sterk, koue tee. Dra 'n donkerbril.
Helena le Clercque

OË: VERSTERKING VIR OË

5165. Neem 10 druppels bruindulsies. Gooi in 'n oogglasie en gooi dan lou water by en was die oë daarmee.
SAUK: Ouma S. Pretorius

5166. Neem nou 15 druppels bruindulsies en gooi 'n bietjie water by en drink. Dit versterk die spiere van die oë.
SAUK: Ouma S. Pretorius

5167. 'n Bietjie witvitrioel opgelos in water. Baai die oë daarin.
SANL.: Mev. H. Badenhorst

OË: VLIESE OP OË

5168. 2 druppels soetolie, 1 druppel haarlemmerolie deurmekaar, saans 1 druppel in die hoekie van die oog gooi. Druk ook daarvan op die traanklier.
SCHULZ: M. Conradie
F.J.L.: Fanie Venter
SANL.: Mev. C.E. Grobbelaar

5169. Gooi blousel of boorsuur of witvitrioel in die oog.
F.J.L.

5170. 1 groot mespunt witvitrioel in bottel kookwater, laat smelt en afkoel, gooi deur en kurk toe. Gooi saans en smôrens 'n druppel in elke oog.
F.J.L.
SCHULZ

5171. 2 druppels soetolie, 1 druppel haarlemmerolie. Meng dit. Een maal elke dag met die punt van die vinger op die klier of in die hoek van die oog. Die resep word gewaarborg deur ondervinding.
J.A. Kellerman

5172. 2 druppels paraffien en 4 druppels soetolie, in elke oog. 1–2 druppels voor na bed gaan.
Helena le Clercque

5173. Neem 2 druppels kasterolie, 2 druppels harmansdrup. Drup in elke oog 2 druppels 2–3 keer daags.
Helena le Clercque

5174. As daar 'n vlies oor jou oë groei, neem fyngemaalde aluin en die wit van 'n eier. Sif dit deur en gooi een druppel in die oog elke dag.
A.S. Malan

5175. Roer 1 mespunt fyn aluin en die wit van een eier, klop tot skuim, laat staan vir een uur, gooi dan die water af. Drup 1–2 druppels in die oog.
Helena le Clercque

5176. Vir die vlies in die oë, blaas rottingrook drie maal per dag in die oë.
A.S. Malan

5177. Blaas rottingrook drie maal per dag in oog.
SANL.
SCHULZ

OË: VRATTE OP

5178. Neem ½ glas water effens blou van vitrioel, 'n klein stukkie aluin, en 'n stukkie teesuiker so groot as wat op 'n sikspens kan gaan, 1 lepel vinkelbrandewyn, 1 lepel afgesakte hottentotsvyesap, meng dit alles deurmekaar. Laat staan tot dat dit afgesak het, gooi deur dun lappie. Gooi in 'n bottel en kurk goed.

Dit kan lank gehou word en is goed vir vratte in oë en vir vliese wat oor oë groei. Vir die versigtigheid sit twee halwe glase water teen mekaar, dan kan u sien wanneer die water effens blou is.
SAUK: Mnr. P.J. Neethling

OMLOPE

5179. Breek droë vyestokkies oor die omlope af. Dit moet baie droog wees sodat dit kraak as dit breek. Mak- of wildevye kan gebruik word. Die raat is beproef toe my oorlede man se gesig en arms vol omlope was. 'n Menigte rate wou nie help nie. Later toegepas by twee van my kinders waar dokters ook nie kon help nie. Dit is nie 'n saak van toordery nie, of nie van ongeloof nie. Ek het self nie daaraan geglo nie.
SCHULZ: C.P. Joubert (Book II)

5180. Neem 'n katbosstingel wat halfdroog is, tik al om die omloop soveel moont-

lik. Binne agt dae sal die omloop verdwyn.
SAUK: Ouma H.W. Engelbrecht

5181. Bak die pitte van perskes totdat hulle swart is. Maal dit. Meng met klapperolie. Dit maak 'n swart salf. Smeer aan die omlope elke dag. Daar is niks beter nie.
SANL.: Mnr. M.E. Visser

5182. Olieblaar en beesmis opsit.
SCHULZ: Vorster

5183. Sit beesmis en olieblaar op.
SCHULZ: Vorster

5184. Braai appelkoospitte bruin in soetolie of klapperolie, maak fyn en smeer aan die omlope.
SAUK: Ouma L. le Roux; Smith, Uitenhage

5185. Smeer sap van bobbejaanoorbel aan.
SCHULZ

5186. Saag een nat Black-worteltak af en steek die hout in die stoof en vat dan die sap wat daaruit braai. Dit is so 'n sap en smeer dit aan die omloop so van die buitekant af na die binnekant van die omloop.
SAUK: Mev. A.M. Scholtz

5187. Vat 'n bitter appel. Sny dit middeldeur en smeer dit aan, nie die een wat rank nie maar die geel een wat aan 'n boompie groei.
F.J.L.: Frikkie Senekal
SAUK: Bernard, Germiston; Mev. D. Liebenberg

5188. Vat 'n stuk doringboomtak wat taamlik dik agter is en groen. Verbrand die tak dat die dik punt by die vuur uitsteek. Daar sal bruin sap uitkom en die kan aangesmeer word. Dit kan in 'n flessie opgevang word en later weer gebruik word.
F.J.L.: G. van Niekerk
SANL.: Hugo
SAUK: Mev. J. Venter

5189. Was met kraalboswater.
SCHULZ: Mev. J.J. Kotze

5190. Matombabessies. Breek oop en smeer op seer.
F.J.L.

5191. Perskepitte swart brand en dit op die plekke smeer.
SANL.: *Die Afrikaanse Almanak*
F.J.L.: Fanie Venter
SAUK: Mev. J.D. Schutte

5192. Slangkop: Neem die lang tulpagtige blare en nie die blom nie, as dit gedruk word kom daar 'n geel lymerige sap uit, smeer dit aan die omlope.
SCHULZ: Slabbert, Dewetsdorp

5193. Smeer soetdoringsop aan die omloop.
F.J.L.
SCHULZ: K. van Deventer

5194. Sny 'n uiebol middeldeur en smeer die melk wat daar uitkom aan die omloop. Dit is baie goed en brand ook nie.
F.J.L.
SAUK: Mev. L. van den Berg

5195. Trek vaalbos en drink dit.
F.J.L.

5196. Vingerpolsap aansmeer.
SCHULZ

5197. Smeer die gom van 'n rou pootjiebeen op die omloop.
V.L.V.: Mev. W. Brynard

5198. Beeswater: Was seer daarmee.
F.J.L.: J.C. Pieterse

5199. Sit bokvel van 'n jong pasgeslagte bokkie op.
SCHULZ: De Villiers

5200. Smeer eierolie 'n paar keer per dag aan, totdat die omloop weg is.

Diegene wat nie weet om eierolie te braai nie: Kook 'n paar eiers baie hard, neem die geel, druk dit fyn in 'n pan en sit op die stoof. As dit braai, sal so 'n bruin olie te voorskyn kom. Gooi dit dan af.
SAUK: Mev. C.M. Kok

5201. Was met koeiwater.
F.J.L.
SCHULZ: Pelser, Aliwal-Noord

5202. Egg ointment made from the yolk of an egg will cure ringworm on the head. About a dozen eggs should first be boiled hard and then the yolks removed and burned out in a frying pan, always stirring until the oil runs; a small piece of fat may be added to it. This ointment may be used for any kind of sores.
Mev. M.A. Read

5203. Verdwynpleister is goed om op omlope te sit.
F.J.L.: D. de Bruin

5204. Brand 'n bietjie vitrioel, meng met soetolie en smeer aan.
SCHULZ: Pelser, Aliwal-Noord

5205. Maal steenkool tot 'n fyn poeier, maak 'n omloop nat met water en strooi die droë steenkool daarop en kyk die volgende dag wat het van die omloop geword.
Frank Marx

5206. Maak 'n stukkie aluin fyn en gooi in bietjie melk. Maak in 'n pappie en smeer aan die omlope. Hulle sal baie gou verdwyn.
F.J.L.: Mev. A. Hermann; J.A. Page
SAUK: Mev. B. van Rensburg, Silverton

5207. Neem blomswael en gooi daar 'n bietjie soetolie op. Roer goed en dan word dit 'n salf. Smeer aan die omlope.
SAUK: Mev. H. Lourens

5208. Smeer spykerbalsem aan 'n omloop en bind 'n ou linnelap daaroor vas.
Mev. M.A. Read

5209. Smeer gedurig klapperolie aan of smeer ink aan.
J.A. Kellerman

5210. Smeer borakspoeier aan.
F.J.L.

5211. Blousel en Sunlight-seep opsit.
F.J.L.

5212. Blousel en asyn opsit.
F.J.L.: Swart

5213. Smeer droë blousel en klapperolie aan.
SCHULZ: M. Conradie

5214. Blousel is baie goed vir omlope.
SCHULZ: Mev. C.H. Schmidt

5215. As blousel nie help nie sal balsemsulfuris goed wees.
SAUK: Mev. C.H. Schmidt

5216. Maak omloop met water nat, poeier met baie min Condy's Crystals [kaliumpermanganaat] tot droog en swart is. Hou 'n paar dae so aan.
F.J.L.: Sauerman

5217. Smeer Gall-Cure aan. Die salf is donkerblou met 'n perd op.
SAUK: Ouma D. Brits

5218. Gooi waterstofperoksied op omloop en laat baie goed uitkook. Sodra klaar gekook, droog goed af en smeer Germolene-salf aan. Herhaal na twee dae indien nodig.
SAUK: Ouma J.R. Rautenbach

5219. Smeer skoon ink aan die omlope.
SAUK: Ouma H. Schoombee

5220. Smeer skoon vloeistof Dip aan soggens en saans oor die omloop.
SAUK: Ouma H. Schoombee

5221. Neem blou ink en smeer dit aan die omloop.
F.J.L.: Ouma J.M. Dippenaar; J. Viljoen; Bredenkamp
SAUK: Ouma J.M. Dippenaar

5222. Ink aansmeer of klapperolie met blomswael.
F.J.L.
SANL.
SCHULZ: Van Rooyen

5223. Vir die omlope maak die voorste punt wat loop stukkend en smeer daar jodiumtinktuur aan. Dan kan dit nie verder loop nie. Dan sal dit genees.
SAUK: De Waal, Parys; Burger, Parys; Mev. E.S.J., Pk. Renos

5224. As 'n mens omlope op die kop kry is

dit iets wat baie swaar genees en die beste beproefde raad is neem koolteer en smeer dit aan die omlope en 'n mens kan dit ook op die vel smeer.
SAUK: Mev. F. Snyman

5225. Kalk en swael aansmeer.
F.J.L.

5226. Kopersulfaat was met warm water.
F.J.L.

5227. Vir omlope is kwiksilwer goed.
F.J.L.

5228. 2d. linseed oil, 3d. white wax, 1d. red precipitate powder. Meng dit deurmekaar deur dit op die stoof te sit om so te sê te bak vir 1 uur. Dit word dan op die omlope gesmeer en na 'n paar keer gesmeer het die omloop ook verdwyn.
F.J.L.: Mev. A. Hermann; J.A. Page

5229. Smeer gewone lampolie 'n paar maal aan en die omloop sal dadelik wegdroog.
SAUK: Ouma S.A. Marais

5230. Vryf die kolle deeglik maar liggies in met suiwer roulynolie. Herhaal sodra die kol droog word. Smeer mooi wyd om die kol om te verhoed dat dit verder gaan. Gewoonlik genees die vel van die middel van die kol af. Moenie te gou ophou nie.
SAUK: Oupa D. le Roux

5231. Vloeistof en soetolie aansmeer.
SAUK: De Waal; Boshoff
F.J.L.: Fanie Venter; E. de Villiers

5232. Gebruik droë blomswael. Vryf net die vars droë blomswael goed op die omlope in. Die blom van swael kan met 'n bietjie klapperolie aangemaak word.
SAUK: Mev. A. Maree

5233. Ringworm ointment: 2d. linseed oil; 3d. white wax; 1d. red precipitate powder. Mix well for one hour over a good fire. Remove all the hair and apply to the spot. Will cure after a few applications.
Mev. M.A. Read

5234. Ringworm: Apply pure Lysol to the spot. Be careful with Lysol, as it is an irritant poison.
Mev. M.A. Read

5235. Rooipoeier met water aanmaak en aansmeer.
SANL.: Mev. J.P.J. Hugo

5236. Ruitersalf aansmeer aan die omlope.
F.J.L.: J.C. Pieterse

5237. Smeer stockholmteer rondom omloop. Herhaal elke paar dae. Na drie dae begin dit wegdroog.
SAUK: Mev. H. Vermaak

5238. Terpentyn opgooi.
F.J.L.

5239. Neem terleton, smeer dit al om die kant van die omlope.
F.J.L.: Fanie Venter

5240. Blou Vaseline is baie goed daarvoor. Neem 'n bietjie op die vinger en vryf van buite na binnekant van die omloop. Dit sal verdwyn.
SAUK: Mev. M. de Villiers

5241. Koop 'n botteltjie witdulsies en smeer kort-kort aan die omlope.
SAUK: Mev. C.C. Coetzee

5242. Smeer blousel twee keer per dag aan die omlope.
SAUK: Mev. C.C. Coetzee

5243. Ink aansmeer of klapperolie met blou swael.
Mev. A. Bester

5244. Drink 2 spoonfuls every 4 hours of bromide, of potassium 2 drachm, tincture of valerian 2 drachm, syrup of orange peel ½ ounce, salvolatile 2 drachm, water to make 8 ounces.
Helena le Clercque

5245. Smeer blousel aan.
A.S. Malan

5246. Week blousel in 'n bietjie water en drup liggies op die omloop.
V.L.V.: Mev. W. Brynard

5247. Smeer ink aan of lynolie of blouselwater.

A.S. Malan
5248. Smeer ink aan of klapperolie met blomswael.
V.L.V.: Mev. J. de Lange
5249. Vryf 'n goue trouring warm oor 'n kledingstuk en vryf dan die omloop.
SCHULZ: MacDonald (Boek I)
5250. Neem 'n vuurhoutjie en trek met die swaelkop van die vuurhoutjie 7 maal om die omloop en na 'n paar dae sal die omloop verdwyn.
SAUK: Mev. L.L. Lindeque; Barkhuizen, Diewedraai
5251. Neem klapperolie en smeer dit aan die omloop.
SAUK: Mev. L.L. Lindeque; Barkhuizen, Diewedraai
5252. Neem blaaskruit en maal dit fyn, meng met 'n bietjie kasterolie en smeer dit aan die omlope.
SAUK: Mev. L.L. Lindeque; Barkhuizen, Diewedraai
5253. Trek 'n gladde goue trouring al om die omlope. Dit word dan nie groter nie.
SCHULZ: MacDonald
SAUK: Mev. M. Smith
5254. Blousel aangesmeer is ook baie goed.
SCHULZ: MacDonald
SAUK: Mev. M. Smith
5255. 1 koperpennie 12 uur in ½ glas asyn laat roes en dan met die asyn die omloop was.
SANL.: Mev. J.P.J. Hugo; J.H. van Heerden
F.J.L.
SCHULZ: Roets, Clanwilliam; Mev. A. Hamman
5256. Oultjie met kasterolie aangemaak en aansmeer.
SCHULZ: Du Plessis, Petrusville
5257. Smeer ink aan, of jodium of pypolie, of klapperolie en swael gemeng, of nugter spoeg, of perskepitte swart gebrand en dit op die plekke smeer.
A.S. Malan
5258. Neem vet, aluin, swael en blousel in ewe groot maat en meng dit saam, smeer een maal per dag aan omlope.
SCHULZ: Bester
5259. Suurlemoen (*Citrus aurantium*) gebruik met sout vir omloop.
Watt & Breyer-Brandwijk
F.J.L.
SANL.
SCHULZ: Mev. J.J. Kotze
5260. Meng 1 e blomswael en 'n stukkie ongesoute botter, smeer dit dan aan die omloop.
F.J.L.
5261. Smeer warm skaapbloed aan, ook blousel of wit boontjiemeel.
SAUK: L.J. Naudé
5262. Perskepitte swart gebrand en dit aan die plekke smeer; gedurig met klapperolie smeer; suurlemoensap met 'n bietjie sout daarin en dan drie maal op 'n dag drink. Smeer ink ook aan die plekke.
F.J.L.: A.S. van Wyk
SCHULZ: Roets, Clanwilliam
5263. 1 e klapperolie, 1 e belghries, 1 e blomswael, 1 e varkvet, 1 e lampolie. Meng goed en smeer soggens en saans aan.
F.J.L.
SAUK: Mev. C.H. Vosloo
SCHULZ
SANL.
5264. Groenhoutsap van doringbome aansmeer. Geel skoenwaks.
F.J.L.: K. van Deventer
5265. Neem vitrioel en maak dit fyn en neem vars room en maak aan soos slap pap en smeer dit aan rondom die omlope so 3 of 4 maal per dag. Dit moet juis vars room wees. Neem 3 lepels room en ½ t vitrioel. Dit moet baie fyn gemaak word.
SAUK: Mev. A.G. Pretorius
5266. Vitrioel en varkvet aansmeer.
F.J.L.

5267. Vir droë omlope: Neem 'n stuk kurkdroë hout en breek hom oor die plek, gooi dit ongemerk weg.
SCHULZ: Mev. Breytenbach, Tvl. (Boek I)

5268. Neem 'n stuk kurkdroë hout, hou dit teenaan die omloop en breek daar. Gooi die twee stukke weg oor linkerskouer sonder om te kyk waar dit val.
F.J.L.: J.C. Pieterse
SCHULZ: Mev. Breytenbach, Tvl. (Boek II)

5269. Trek vinger om omloop. Trek dit dan op die hond af. Dit groei op die hond.
SCHULZ: (Boek II)

5270. Maak 'n pyl en bogie, krap omloop met pylpunt stukkend. Skiet pyl in onbekende rigting weg.
SCHULZ: Van der Walt, Ermelo (Boek II)

5271. Maak sand nat op grond (urineer). Krap 'n klompie nat sand uit en sit op omloop. Gooi in die gaatjie gou droë sand. Die een wat daarop trap, kry die omloop.
SCHULZ: (Boek II)

5272. Neem 'n gewone naald en trek dit 7 maal met die oogkant om die omloop. Gooi dan die naald op dieselfde manier, naamlik eers oor linkerskouer en dan sonder om om te kyk en nooit weer daaraan dink nie.
F.J.L.
SCHULZ: Mev. Breytenbach, Tvl. (Boek II)

5273. Hand 7 keer op hom druk en dan nie weer daaroor dink nie.
SCHULZ: (Boek II)

5274. Neem 'n koevert. Neem dan 'n koue strykyster en draai dit onderstebo. Sit die koevert daarop en steek dit aan die brand. Neem dan die sweet wat op die yster is en smeer dit aan die omlope.
SAUK: Ouma de la Harpe

5275. Trek met 'n blou potlood 'n kringetjie daarom.
SCHULZ: Van der Walt, Ermelo (Boek II)

5276. Neem 'n bruinpapier en draai 'n kardoesie daarvan. Vou hom aan die bokant toe en hou hom oor 'n piering se agterkant. Steek hom in die middel aan die brand en dit sal 'n bruin olie op die piering maak. Smeer die olie aan. Dit sal 'n bietjie brand, maar twee keer sal genoeg wees.
SAUK: Ouma G.P. de Beer

5277. Pypolie aansmeer.
F.J.L.: A.M.G. Coetzee
SCHULZ: Mev. J.J. Kotze

ONVRUGBAARHEID

5278. Sarsaparillawortels getrek en elke aand 'n koppie vol neem.
SCHULZ: Mev. A. van Wyk

5279. Bind in die linkerlies dolkruid en 12 koljandersaadjies totdat die vrou swanger word. Neem dan weg, anders kom die baarmoeder onder uit.
SCHULZ

5280. Aambeibossie met warm water trek. Drink een maal per dag. Hou aan vir geruime tyd.
SCHULZ: Ferreira

5281. Gooi 1 mespunt rooipoeier op ¾ glasie goeie ouwyn vroeg in die oggend. Laat staan tot 11 uur en drink dan eers. Net een keer per dag vir 'n maand lank, hou 14 dae op en begin weer. Gebruik nie langer as 3 maande agtermekaar nie, en ook nie gedurende maandstonde nie.
SCHULZ: Du Toit, Wellington

5282. Drink elke aand wonderkroonessens met warm melk of water.
SCHULZ: Mev. E. Greyling

5283. Neem 1 t asyn op nugter maag.
SCHULZ: Augusteyn

5284. 1 lepel gemaalde aluin op 'n bottel kookwater opgelos om die vrouedele mee uit te spuit voor sy in die bed gaan en drink ook 'n gesondheidsdrankie.
SCHULZ

5285. By mans en vrouens wat te min wit-

vloed het, moet die man vir 8 dae lank 5 druppels Hoffmansdruppels met water drink, maar as die vrou te min het, laat sy vir 8 dae lank dit drink en net na haar verskoning laat sy elke middag om 15:00 4 druppels krampdruppels met water en elke aand 4 entresdruppels drink, totdat sy die maand oor is en sy sal swanger word.
SCHULZ: MacDonald

5286 1 bottel versterkdruppels en 1 bottel witdulsies, ½ t besoarpoeier. Een 1 t vol t.d.s.
SCHULZ: Barnard

5287. 1 bottel wonderessens, 1 versterkdruppels, 1 rooilaventel, 1 Hoffmansdruppels, 'n helfte staaldruppels, 1 klein botteltjie egte eau de cologne, 2 e goeie karooheuning, 1 groot bottel gaarwater, meng alles goed en gebruik 1 e vol drie maal per dag.
SCHULZ: Mev. du Plessis, Tarkastad

5288. 2 k kamilleblomme, 1 k kruisement op 1 bottel kookwater getrek, dan afgegooi en 1 bottel lewensessens bygevoeg. Drink 1 wynkelkie vol soggens en saans.
SCHULZ: Mev. de Lange, Durban

5289. Klits elke oggend geel van 1 eier in eerste koppie koffie, sonder melk. Vir die aand: 1 bottel fonteinwater, 1 bottel pepermentdruppels, 1 vitalespoeier. Vir oggend 1 bottel fonteinwater, 1 bottel versterkdruppels, 1 staalversterkdruppels.
SCHULZ: Mev. Fourie, Bloemhof

5290. 1 bottel goeie wyn, 3' neut [*sic*], 1 bottel versterkdruppels, 1 bottel bruindulsies, 1 bottel rooilaventel, 1 bottel rooipoeier, en 'n paar takkies tiemie. Rasper neut fyn en gooi alles op die bottel wyn om te laat trek en drink 'n mond vol elke oggend en aand.
SCHULZ: Mev. du Plooy

5291. 1 bottel ouwyn, 1 bottel balsemvita, 1 bottel versterkdruppels, 1 bottel rooilaventel, 1 bottel rooipoeier, 3' se naeltjies, 3' se pypkaneel, 3' se foelie. Maak al die kruie fyn en meng dit met die flessie. Gooi van die wyn uit sodat die ander mengsel net die bottel volmaak. Drink elke oggend en aand 1 t.
SCHULZ: Haasbroek

5292. Neem 2 pootjies van 'n fisant en 7 wortels van 'n kruisbossie, bind aan mekaar, kook in water, haal dan uit en hang aan die dak. Die vrou drink van die water 1 e vol elke aand, van die volgende 5 dae ná haar maandstonde. Orige water kan weggegooi word, maar die takkies moet bly hang.
SCHULZ: MacDonald

OORGEWIG

5293. Drink warm water met suurlemoensap voor na bed gaan en op die nugter maag in plaas van koffie. Sien vet mense en dieet.
Helena le Clercque

5294. Neem 'n hand vol berg- of wildeseldery, laat op 'n bottel brandewyn trek, of op wyn of water. Drink 1 lepel of minder in die aand, as dit te sterk is, neem water by.
Helena le Clercque

5295. As jy maerder wil wees, laat wildeseldery op brandewyn trek, drink saans 'n sopie daarvan. Dit is 'n skerp middel, jy kan dit verflou tot dit goed is.
A.S. Malan

5296. Trek bergseldery op brandewyn. Drink saans 'n kelkie vol van die brandewyn.
V.L.V. Stellenbosch: Anna Eksteen, Ria Duckitt, Rene Deetlefs

5297. Trek wildeseldery op brandewyn en drink saans 'n kelkie vol.
V.L.V. Stellenbosch: Anna Eksteen, Ria Duckitt, Rene Deetlefs

5298. Buitengewoon dik: Neem berg- of wil-

deselery op brandewyn getrek, saans 'n sopie, kan ook met wyn en water gebruik en verflou word. (Vir mans)
SCHULZ

5299. Dit is 'n piesangdieet. Eet drie maal per dag 3 piesangs met 'n glas melk. Niks anders, want piesangs met ander kos maak mens vet, maar met melk neem die vet weg. 'n Mens verloor baie maklik 5 lb vet in een week. Piesangs met melk voed mens, dus sal jy nie nodig hê om nog iets anders te eet nie.
SAUK: Mev. V. Massyn

5300. 1 k asyn en 2 e gouestroop, twee maal per dag.
F.J.L.

5301. 1 e gemmer, 1 e heuning, 1 t kremetart op 'n bottel kookwater.
Mev. Aletta van den Berg

5302. 1 lepel gemmer, 1 lepel heuning, 1 t kremetart op 'n bottel kookwater.
F.J.L.

5303. 1 lepel gemmer, 1 lepel heuning, 1 t kremetart op 1 bottel kokende water.
SCHULZ: Mev. J. Visagie

5304. Doen meer oefeninge. Gaan vir lang wandelings en bad gereeld in koue water elke oggend vroeg.
F.J.L.: J. Grobler

5305. Enige surigheid help hiervoor.
F.J.L.: A. Heystek

5306. Drink so warm as moontlik elke môre kookwater.
F.J.L.: J. Viljoen

OPBRING

5307. Om te stop gooi stysel in water en drink.
A.S. Malan

5308. Smelt een of twee polgraspille met 'n bietjie water en drink dit.
F.J.L.

5309. Naeltjies en neut laat trek en drink.
F.J.L.

5310. Kruienaeltjies op brandewyn op flennielap op die maag is goed.
F.J.L.

5311. Brand doringhout, vat die kole en gooi water daarop. Laat dit dan afsak en drink.
F.J.L.

5312. Die hoenderspoorbossie, dit is 'n groen bossie waarvan die blare drie punte het, word geneem en goed gekook. Die blare of die wortels kan geneem word. Die water word dan deur 'n doek gegooi. Die persoon moet die water ongeveer elke 15 min. drink.
F.J.L.: S.F. Haasbroek

5313. Ridderspoorbloeisels te laat trek en te drink.
F.J.L.: Lombard

5314. Maak 'n mosterdpleister en sit op die maag. Smeer eers olie op die maag, anders trek dit straks blare uit. Neem in ½ t soetolie.
SCHULZ: Conradie

5315. Mosterdpleister op maag. 6 druppels kamferbrandewyn met 1 e water kortkort.
SCHULZ: Badenhorst, Vredefort

5316. Trek perdemis en kruienaeltjies saam en drink.
SCHULZ: Van Rooyen, Belfast

5317. Gooi 1 pakkie boegoeblare wat mens in enige apteek te koop kry in 'n bottel brandewyn en laat dit 'n paar dae so staan en trek. Wanneer nodig, gooi dan van die brandewyn 1 lepel in 'n bietjie koue water en drink dit. Dit kan elke 2 uur herhaal word.
SAUK: Mev. L.E. Smit

5318. Gooi stysel in water en drink dit.
F.J.L.: C. du Preez

5319. Foelie laat trek en drink 1 t soetolie met 'n mespunt borrie.
SANL.: *Die Afrikaanse Almanak*

5320. 'n Broodpap op die maag of 'n mosterdpleister.
SANL.: *Die Afrikaanse Almanak*

5321. As iemand opbring, druk dan 3 suurlemoene uit in 'n glas water en laat hom gedurig daarvan drink.
SANL.: *Die Afrikaanse Almanak*

5322. Maak 4 polgraspille fyn en los op in bietjie water. Drink 1 t sout op 'n glas water.
V.L.V.: Mev. W. Brynard

5323. Neute, foelie, kruïenaeltjies en kaneel. Van elk soveel as die neute en 'n dosie saffraan op 'n bottel brandewyn.
SANL.: *Die Afrikaanse Almanak*

5324. Ridderspoorbloeisels getrek en gedrink is goed vir opbring.
F.J.L.
SANL.

5325. 'n Huisie knoflok met wyn gekook en ingeneem.
SANL.: *Die Afrikaanse Almanak*

5326. Kokende water op foelie en die gedrink. Naeltjiebrandewyn op die buik gesit.
SANL.: *Die Afrikaanse Almanak*

5327. Boegoebrandewyn.
SANL.: *Die Afrikaanse Almanak*

5328. Druk 3 suurlemoene in 'n glas water en laat hy dit drink.
F.J.L.: J. Viljoen

5329. Neemt davidjes fyn gekloven op een derde van een kelder flesch brandewyn in de zon of in een laauwe oven laten disteleren en zoo een patient veel gal bezit of een slechte. [*sic*]
Mev. Ina du Plessis

5330. Trek pampoenpitte in kookwater en gee 1 k in elke keer as pasiënt opgooi.
SCHULZ: Brynard

5331. Trek perdemis met 'n paar kruienaeltjies in water en drink dit.
SCHULZ: Mnr. van Rooyen

5332. Neem 'n hand vol okkerneutblare en drink kort-kort 'n mond vol.
SCHULZ: Mev. Vogel

5333. Maak fynmeel in koue water aan en drink kort-kort 'n koppie vol tot dit stop.
SCHULZ: Mev. Vogel

5334. Sit broodpappe op maag en drink 3 suurlemoene se sap op 'n glas water.
SCHULZ: Mev. J.J. Kotze

5335. Trek ridderspoorbloeisels en drink.
SCHULZ

5336. Kook 'n huisie knoflok in wyn en drink.
SCHULZ

5337. Maal volstruiseierdop, laat trek en drink.
A.S. Malan

5338. Gooi warm water op die binneste van 'n miershoop en drink dit.
F.J.L.

5339. Neem wit van 'n eier en knip dit met 'n skêr aanhoudend tot dit skuim. Gee vir sieke in. As dit uitkom, herhaal maar weer. Gewoonlik nie nodig om meer as drie keer te herhaal nie.
SCHULZ: Prof. Abel Coetzee

5340. Druppels kajepoet op suiker of met 'n bietjie water, ook goed om 'n eier oop te breek en in te sluk. As dit nie bedaar, hou aan tot dit bedaar.
Mev. Aletta van den Berg

5341. Gee 1 t soetolie, 5 druppels rooilaventel, 10 druppels groenamara.
Helena le Clercque

5342. Sit warmte op maag en gee purgasie in.
F.J.L.

5343. Drink 'n bietjie flou Engelse sout.
F.J.L.: A. Johnstone; J. Grobler

5344. 'n Bietjie brandewyn drink.
F.J.L.

5345. Koeksoda en aswater drink.
F.J.L.

5346. Drink asyn as jy baie opgooi.
F.J.L.: C. du Preez

5347. As dit nie wil stop nie, gee ½ t soetolie

in. Kom dit weer uit, gee dan weer in. Elke slag bly daar 'n paar druppels binnekant en dit keer alle vuuragtigheid af. 'n Paar druppels groenamara daarby is goed.
SANL.: *Die Afrikaanse Almanak*

5348. Neem 1 e witkalk, gooi op 1 k kookwater en sit neer om te sak. Gooi af en drink 1 e op 'n glas water.
SCHULZ: Labuschagne

5349. Staalvyltjie rooiwarm maak en in water druk en water laat drink.
F.J.L.

5350. 1 lepel naeltjies op 1 k wyn, laat trek op kole. 'n Dessertlepel vol elke keer. As dit nie beter word nie, sit 'n warm lap op die maag.
A.S. Malan

5351. Groenamara en bokhoring vir opgooi.
F.J.L.

5352. Maak 'n voetbad van 1 lepel mosterd, 'n hand vol sout, 'n hand vol vuurherdas, 1 k asyn, hou voete 5 min. in, droog af en draai toe.
SCHULZ: Van der Westhuizen, Vredendal (Boek II)

5353. Wynruit met brood en brandewyn op die buik en maag sit. 1 e teer op 'n kommetjie water getrek en dikwels daarvan drink.
SANL.: *Die Afrikaanse Almanak*

5354. 1 bottel pontakwyn, 1 flessie krampdruppels, 1 flessie rooilaventel, ½ flessie jamaikagemmer, 1 poeier kina, 1½ k gestampte boegoe.
SANL.: *Die Afrikaanse Almanak*

5355. 'n Lap in asyn gesteek. Uitgedroog en peper daarop gestrooi, en dan op die maag sit. Dan nog 'n flenniedoek daarom bind.
SANL.: *Die Afrikaanse Almanak*

5356. Klits die geel van 'n eier in 'n sterk koppie swart koffie en drink dit.
SCHULZ: Mej. Fouché, Calitzdorp

5357. Sit 'n wynruitpap van brood en brandewyn warm op die maag, trek dan 1 e stockholmteer op 1 k water en drink kort-kort 'n bietjie daarvan.
SCHULZ: Mev. Vogel

5358. ½ t soetolie met 5–6 druppels groenamara gemeng om te drink en warm pappe op die maag sit vir aanhoudende vomeer.
SANL.
SCHULZ: Mev. J. Visagie

5359. 1 k water met 2 lepels anys sterk getrek en deurgegiet. As dit lou is, voeg dan 1 t kamille-essens in, 1 t rabarbertinktuur, 1 t jamaikagemmer, 4 e suiker in. Gee 1 t vol elke 3 uur.
Mev. Aletta van den Berg

5360. Steek 'n lap in asyn, droog dit uit en strooi peper op en sit op die krop van die maag.
SCHULZ: Mev. Fouché, Calitzdorp

5361. Drink modderwater.
F.J.L.: L.J. Naudé; A.M.G. Coetzee

ORE: ALGEMEEN

5362. Laat tabak in melk trek en gooi in oor.
A.S. Malan

5363. Gooi peper in die oor.
A.S. Malan

5364. Braai tabak en knoflok in soetolie en gooi in.
A.S. Malan

5365. Laat doringboombas sterk trek in kookwater en tap 'n druppel in die oor. Steek wattepluisie in.
A.S. Malan

5366. Steek 'n malvablaar in die oor.
A.S. Malan

5367. Laat mirte sterk trek en gooi drie maal per dag in die oor.
A.S. Malan

5368. Neem weegblaarwortels en steek dit in die oor tot dit swart word.
A.S. Malan

5369. 'n Pluisie van vars varkspek.
A.S. Malan

5370. Luislangvet is ook goed.
A.S. Malan

5371. Kook 'n eier hard, haal die dop af en sny die eier deur, haal die geel uit en sit die wit met die holte op die oor, so warm as moontlik. Sit 'n stukkie watte oor.
A.S. Malan

5372. Braai die vet van 'n krimpystervarkie uit en gooi oor die oor.
A.S. Malan

5373. 1 teaspoon borax acid add to 1½ tumblers of warm water, inject with small syringe 2 or 3 times a day.
Mev. M.A. Read

5374. Steek 'n kasterolie- of rooilaventelpluisie in die oor.
A.S. Malan

5375. Neem 1 druppel paraffien en bietjie soetolie en drup 'n paar druppels in die oor. Sit 'n pluisie in.
Mev. M.A. Read

5376. Blaas rook in die ore.
A.S. Malan

ORE: DOOFHEID: SIEN DOOFHEID

OOR: GESUIS IN DIE

5377. Gooi asyn op kookwater, hou ooropening oor wasem en maak toe met pluisies.
SCHULZ: Mej. Benade
SAUK: S. du Plessis
SANL.
F.J.L.: Fanie Venter

5378. 1 bottel wyn gemeng met botteltjie phospherine twee maal per dag.
F.J.L.

5379. Maak asyn met 'n bietjie water warm, hou die oor daaroor. Maak toe dat die oor 'n bietjie warm bly, dit help goed.
C.J. Matthews

5380. As daar 'n bosluis in jou oor is, gooi dan masjienolie daarin.
F.J.L.: Fanie Venter

5381. Gooi 2 druppels kamferolie in albei u ore en druk pluisies in. Binne 'n halfuur is alles oor.
SAUK: Mev. E.C. Butler

5382. Laat die stoom van 'n ketel (waarin asynwater is) in die oor trek.
Helena le Clercque

OOR: IETS IN DIE

5383. Klapperolie is goed om 'n bosluis of insek uit die oor te kry.
A.S. Malan

5384. Laat op die oor lê, slaan saggies met die plat hand op die ander oor, as daar 'n boontjie of iets anders in is, sal dit uitval.
Helena le Clercque

ORE: PYN IN DIE

5385. As die regteroor seer is, sit 'n mosterdpleistertjie op die regterduim.
F.J.L.

5386. 1 dessertlepel klapperolie met 'n mes punt kamfer. Smelt goed op die vuur. Steek 'n pluisie daarvan in die oor. Dieselfde salfie kan ook gebruik word vir ore wat sweer. As die oor goed uitgespuit is, maak droog met watte en steek 'n pluisie van die salf in die oor. Dit word baie gou gesond.
SCHULZ: Conradie

5387. 'n Stukkie tabak in kasterolie of soetolie braai. Gooi 'n paar druppels lou in die oor.
SANL.
SCHULZ

5388. Verhit soetolie en gooi in die oor.
V.L.V. Stellenbosch: Anna Eksteen, Ria Duckitt, Rene Deetlefs

5389. Kennablaar: Sit stukkie blaar in oor.
Mev. S. Kok

5390. Malvablare: Kneus blare en sit in oor.
Mev. S. Kok

5391. Plakkies.
Mev. S. Kok

5392. Sweet almond oil: A few drops of sweet almond oil put into the ear will relieve ear-ache and soften wax in ear.
Mr. Sarleh Dollie

5393. Fyngestampte kamille in 'n sakkie op die oor gesit.
SANL.: *Die Afrikaanse Almanak*
SCHULZ
F.J.L.

5394. Keer 'n rosyntjie om en sit in oor.
F.J.L.: Mej. J. Wolhuter

5395. Hasiewater vir kinders wat oorpyn het.
C.J. Matthews

5396. Kook 'n eier hard, dop af, sny in lengte deur, verwyder die geel, sit die wit stuk so warm as moontlik op die oor, hou toe, as dit koud is, sit die ander stuk warm op.
Mev. A.J. Bekker

5397. Druk slangvel in die oor.
SCHULZ: Mev. Breyten; S.J. Marais; Jacobsz; Mej. van der Leeuw

5398. Vryf om die oor met mosterdolie.
Helena le Clercque

5399. Sit 'n belladonnapleister agter die oor. Drup warm soetolie in die oor.
Helena le Clercque

5400. Neem 6 druppels soetolie, 3 druppels rooilaventel en 3 harmansdrup, maak warm tesame en drup dit in die oor, in alle gevalle moet 'n pluisie van die watte in die ore gesteek word, in gevalle waar 'n pluisie nie gebruik kan word nie, moet 6 dubbele warm flennielappe op die oor gesit word.
Helena le Clercque

5401. Ear-ache: drop one drop of aconite tincture on a piece of cotton wool and insert in the affected ear. When pain ceases take out and replace with a clean piece of cotton wool.
Mev. M.A. Read

5402. Kajepoetolie in oor gegooi vir oorpyn.
Watt & Breyer-Brandwijk

5403. Soutwater ingooi of koeksoda opgelos in water.
F.J.L.
SCHULZ
SANL.

5404. Braai 'n huis knoffel in 1 t soetolie, gooi dan 2 druppels haarlemmerolie daarby, gooi dan daarvan 'n paar druppels so lou in die oor.
C.J. Matthews

5405. Braai 'n huisie knoffel in 1 t soetolie, gooi daar 2 druppels harmansdrup by. As dit sterk lou is, gooi in elke oor 3 druppels, steek pluisies in.
Helena le Clercque

5406. Vir pyn in die ore kan 'n stukkie spek ingesteek word. Braai 'n stukkie tabak in kaster- of soetolie, maak 'n paar druppels daarvan lou en drup dit in die oor.
V.L.V.: Mev. J. de Lange

5407. Braai 'n huisie knoflok in 1 t soetolie, gooi dan 2 druppels haarlemmerolie daarby. Gooi daarvan 'n paar druppels so lou in die oor.
SANL.

5408. Trek oop die oor. Gooi haaswater in, blaas pyprook in of gooi kasterolie en wonderessens in.
F.J.L.: A.S. van Wyk
SCHULZ: Breytenbach, Tvl.

5409. Koeksoda of 'n bietjie menswater.
F.J.L.

5410. As dit vermoedelik 'n insek is, dan moet dit met olie dood, of deur water, heuning of katoen uitgedryf word.
SANL.

5411. 'n Huisie knoffel met 1 t soetolie gebrand en dan 2 druppels haarlemmer-

olie. Voeg druppels in die pynlike oor.
SANL.

5412. 'n Bietjie klapperolie, 'n klein stukkie kamfer, 'n paar druppels balsemsulfuris. Smelt, gooi 'n paar druppels in. Dit moet ligbruin wees.
C.J. Matthews

5413. Sit op die oor 'n lynsaadpap, wat 'n lepel laudanum oorgegooi is.
Helena le Clercque

5414. Vang 'n krap, stamp fyn, en braai tesame met 'n klein botteltjie soetolie totdat dit nie meer skiet nie. Syg deur 'n flenniedoek en gebruik olie lou in die oor.
Mnr. H.P. Odendaal

5415. Hoendervet en skulpe warm maak en olie daarvan in ore drup.
SCHULZ: *The Leech Book*

5416. Geskroeide hare met soetolie in oor steek.
F.J.L.: Frikkie Senekal

ORE: STEEK IN DIE

5417. Neem 'n hottentotsvy. Braai dit louwarm en steek dit so in die oor.
SANL.: Mev. J. Potgieter

5418. Malvablaar vir steke in die ore: die blaar insteek.
F.J.L.: C. du Preez

5419. Mirte sterk getrek en drie maal per dag in oor drup.
SCHULZ

5420. Vat 'n huisie knoffel en 1 dessertlepel soetolie. Braai dit tot die knoffel bruin is. Gooi dit in 'n botteltjie en laat dit koud word. Gooi 'n druppeltjie in die oor met 'n watteplulsie.
SCHULZ: Jacobsz; Fourie, Odendaalsrus; Jooste
F.J.L.: Mev. M. Leonard; Fanie Venter
SAUK: Ouma G.J. van Wyk; Mev. F. Smit

5421. Braai knoffel uit in klapperolie en drup in oor.
SCHULZ: Mev. J.J. Kotze

5422. Kafferboomwortel se blare onder as gebraai oop gedruk in lepel is goed vir steke in die ore. Haaspis en pruimpiespoeg is ook goed daarvoor.
F.J.L.

5423. Braai bloegomblare in soetolie, draai pluisie van die blare, drup 10 druppels van die olie sterk lou in die oor, steek dan die blare in en maak dig toe.
Helena le Clercque

5424. Duiwelskerwelsap warm indrup.
SCHULZ: *The Leech Book*

5425. Braai stuifmeel van st. joseph lelies uit in soetolie en drup 1 tot 2 druppels in die oor.
SCHULZ: Mev. Joubert, Wellington

5426. Sit warm semels op oor.
SCHULZ

5427. Pruimtabaksop in die oor gooi.
F.J.L.: L. Botha; A.M.G. Coetzee; K. van Deventer

5428. Die pit van 'n gebakte wortel is goed vir steek in die oor.
F.J.L.

5429. Sap van als indrup.
F.J.L.

5430. Braai 7 wynruittoppe met 'n botteltjie soetolie uit en gooi in die ore.
SCHULZ: MacDonald

5431. Neem 'n weegblaarwortel en steek in oor totdat dit swart word.
SANL.
F.J.L.: J. Viljoen
SCHULZ: Mev. Griesel, Reitzburg

5432. Neem perskeblare. Sit in 'n pot met 'n bietjie water. Kook lank vir omtrent 'n uur. Gooi 'n stukkie roltabak by en kook saam. Gooi 3 druppels in die oor en sit 'n pluisie watte in as die persoon bed toe gaan.
SANL.: P.A. Marais
SCHULZ: Fourie, Odendaalsrus

5433. Braai plakkies uit in pan en gooi sap louwarm in ore.
F.J.L.: L.J. Naudé
SCHULZ: Mev. B. Warle; Du Plessis

5434. Bokgal indrup.
SCHULZ: *The Leech Book*

5435. Sny hare af en maak pluisie vir die oor.
SCHULZ: Jooste (Boek II)

5436. Miere met wyn en olie fynstamp en in ore drup.
SCHULZ: *The Leech Book*

5437. Gebruik menswater i.p.v. vorige raat.
SCHULZ: Jacobsz; Mev. J.J. Kotze (Boek II)

5438. Kook 'n eier hard, sny middeldeur. Haal dop af, haal geel uit, sit die wit met holte oor die oor so warm moontlik.
SCHULZ: Grobbelaar; Mev. J. Visagie

5439. Gooi visolie in die ore.
F.J.L.

5440. Maak uitgebraaide waterskilpadvet lou en drup in ore.
SCHULZ: Beukes

5441. Sny pluisies van rou varkspek en sit dit in die ore.
SCHULZ: Froneman; Beukes
SANL.: Hugo
SAUK: Ouma H. Meyer

5442. Braai olie uit en gooi in oor (bloedhitte).
V.L.V.: Mev. W. Brynard

5443. Gooi 'n paar druppels brandspiritus of alkohol in die oor.
SCHULZ: Grobbelaar

5444. 3 druppels blouselwater in oor drup en dan pluisie insit.
SANL.
SCHULZ: Ludick
F.J.L.: J. Viljoen

5445. Smeer met Iodex agter oor en voor kakebeen.
SCHULZ: Grobbelaar

5446. Gooi warm olie in.
F.J.L.

5447. Neem 'n bietjie gliserien en maak louwarm (in 'n teelepel) met 'n vuurhoutjievlam en gooi 'n druppel daarvan in die oor, en sit dan 'n wattepluisie in die oor.
SAUK: Mev. H.F. Barnard

5448. Laat 1 e brandewyn uitvlam en as dit afgekoel is, gooi dit in die oor.
SANL.: Mev. M.M. van Wyk; Mev. J.P.J. Hugo
SCHULZ

5449. 1 t brandewyn, knypie koeksoda. Sit 'n brandende vuurhoutjie in die brandewyn totdat die vlammetjie doodgaan. Laat afkoel tot net lou. Voeg 'n klein knypie koeksoda by. Gooi in die seer oortjie. Druk pluisie in.
SANL.: Mev. E.C. Lottering

5450. Drup 'n druppel brandewyn in die oor en sit 'n pluisie in vir steek in die oor.
Mev. M.A. Read

5451. Indien niks wil help nie, kan met die grootste veiligheid die volgende raat gebruik word. Neem 'n stukkie watte en sit 'n bietjie bruin skoenwaks voor aan die watte en steek in die oor met die skoenwaks aan die binnekant sodat die watte die oorgat mooi toemaak. Binne 'n paar minute sal die pyn oor wees.

Ek praat van ondervinding. Die raat is deur my ma gegee en was 100% geslaag. Die raat dateer al byna 'n 100 jaar terug.
SANL.: Mnr. J. Spamer

5452. Steek 'n pluisie in balsemvita, steek die pluisie dan aan die brand, blaas dood en steek in oor.
F.J.L.: Fanie Venter
SCHULZ: Grobbelaar

5453. Steek brandewyn of Hoffmansdruppels in 'n piering aan die brand en as die vlam begin wit word, druk dan 'n

pluisie watte daarin en sit so warm moontlik in die oor.
SCHULZ: Mev. G.L. Pienaar

5454. Steek 'n Zambuk-pluisie in die oor.
F.J.L.

5455. Boorpoeier in 'n pluisie toevou en in oor sit.
SCHULZ: Honiball

5456. Gooi 2 druppels lou wyn in kind se seer oor.
SANL.: Mev. D.M. Taljaard
F.J.L.

5457. Braai pennie in kasterolie en gooi olie in ore.
SCHULZ: Froneman (Boek II)

5458. Neem ½ t vars melk en gooi 'n knippie sout daarby. Maak net lou oor 'n kers se vlam. Gooi in die seer oor en sit 'n wattepluisie in.
SANL.: Mev. A.M. Labuschagne
F.J.L.: Aletta Erasmus

5459. Sap van fyngestampte koljander en warm vrouemelk in 'n skulp gooi en dan in die ore drup.
SCHULZ: *The Leech Book III*

5460. Geskroeide hare met soetolie in die oor steek.
A.S. Malan

5461. Neem 'n slangvel (van dié wat mens soms in die tuin tussen die gras optel). Breek so 'n stuk omtrent 5 dm af en braai dit uit in 'n botteltjie soetolie. Gooi die olie met die vel daarin in 'n botteltjie en kurk toe. Neem so 4 druppels van die lou olie. Gooi dit in die ore wat pyn en sit pluisies in.
SAUK: Mev. H.C. Pieterse

5462. Neem 1 t fyn peper, sit in fyn lappie en week in kloutjiesolie of soetolie, steek dan in oor.
SANL.
SCHULZ
F.J.L.

5463. Neem wynruit en 1 bottel kasterolie en 1 pennie. Braai dit saam en laat die pennie daarin bly vir ses uur. Syg dit deur 'n lappie en gooi daarvan 2 druppels in elke oor.
SANL.: Mev. F. Snyman

5464. Neem 'n bietjie ouwyn en voeg 'n bietjie heuning daarby, drup dan in oor.
SCHULZ
F.J.L.
SANL.

5465. Neem 1 e kasterolie, 1 e brandewyn en 1 koekie kamfer. Gooi alles bymekaar en skud tot dit smelt. Gooi in oor.
F.J.L.: J.H. Alberts
SCHULZ: Naudé

5466. Neem 1 t fyn poeier, bind in 'n fyn lappie, laat week in soet- of kloutjiesolie en steek in die oor.
F.J.L.

5467. Vir steek in die oor sit 'n Sambicopluisie [sambok-] of warm olyfoliepluisie.
F.J.L.: Mev. A. Hermann; J.A. Page

5468. Gooi 'n paar druppels rooilaventel in 1 e kasterolie. Meng en gooi in ore.
SANL.: Mev. M.M. van Wyk; Mev. J.P.J. Hugo
SCHULZ: Naudé
F.J.L.

5469. 1 t ouwyn en 6 druppels olyfolie warm maak en in oor gooi.
SCHULZ: Mev. J. le Roux

5470. Vars botter met kamfer uitbraai.
SANL.: Mev. J.P.J. Hugo

5471. Neem 1 mespunt droë tarentaalharsings en gooi daarvan 'n mespunt vol in 'n tarentaal se droë horing en ook 3 droë nastergalkorrels.

Gooi bietjie water by en roer goed, gooi in oor.
SCHULZ: MacDonald

5472. Kook 1 e droë gekerfde, geswete tabak in 'n lepel melk, oor 'n kersvlam, totdat die melk bruin word. Gooi 1 of 2 druppels in seer oor.

SCHULZ: Naudé
SANL.: Hugo
F.J.L.

5473. Knoffel of uie in gansvet braai, uitdruk en druppels in ore gooi.
SCHULZ: *The Leech Book*

5474. Kloutjiesolie en knoffel gebraai is goed vir steek in die oor.
SCHULZ: Labuschagne
F.J.L.: D. de Bruin

5475. 'n Warm deegpappie, of 'n stukkie geelghries, smelt met soetolie en gooi in oor.
F.J.L.: C.J. Agenbag

5476. Pypolie is goed vir steek in die ore.
F.J.L.

5477. Blaas pyprook in die oor en sit dadelik 'n pluisie in.
V.L.V. Stellenbosch: Anna Eksteen, Ria Duckitt, Rene Deetlefs

5478. Laat een 'n pyp rook en die rook in die seer oor blaas. Sit gou 'n wattepluisie in.
SANL.: Mev. A.M. Labuschagne
SCHULZ: Mev. Breytenbach, Tvl.
F.J.L.: A.M.G. Coetzee; Aletta Erasmus; Mej. J. Wolhuter

5479. Blaas pyprook in die oor wat 'n steek het.
Mev. M.A. Read

ORE: SWEER IN DIE

5480. Maak okkerneute skoon en fyn, sit in fyn linnesakkie. Druk vas in skroef tot olie uitkom. Gooi die olie dan in ore.
SCHULZ: Roets, Clanville

5481. Stoom oor met warm saliewater en sit dan warm uiepappe op.
SCHULZ: Jacobsz

5482. Knoffel en stukkie twak in kasterolie gebraai in oor gooi.
F.J.L.

5483. Braai wildepampoenwortels uit in reusel en gooi in oor.
SCHULZ: Jacobs, Prieska

5484. Stinktontel stamp, die sappies deur 'n lappie druk en dit in die ore gooi. Stinktontel ruik skerp. Groei plat op die grond, en het 'n klein geel blommetjie. Mens kry dit baie tussen blomme in tuine, selfs tussen groente.
SAUK: Mev. A. Slabbert

5485. Wanneer ore versweer is, neem 'n witui, rol dit in bruinpapier toe en bak dit tot dit goed sag is. Maak dit dan fyn en druk die sap uit. Voeg bietjie olyfolie by die sap en braai dit bietjie. Drup 'n paar druppels in die ore en sit 'n wattepluisie in.
Mev. M.A. Read

5486. Vir versweerde oor veroorsaak deur skarlakenkoors:

Gifbol – groei in die veld – lyk soos groot ui. Trek buiteblare af, braai onder warm as gaar. Trek buiteblare af, stamp fyn. Sit tussen twee dun lappe. Lê warm op die seer oor. Hou so aan, dit trek die sweer ryp.

Draai droë watte om 'n vuurhoutjie se punt styf vas. Draai dit in die oor rond om die vuilgoed op te vang. Braai eers vooraf 'n groot witui onder warm as gaar. Trek vuil blare af, stamp goed fyn, druk deur dun melkdoek. Bêre die uiwater in 'n bottel. Na die ergste vuilis uit die oor is, gooi ½ t uiwater in die oor, louwarm. Dit genees die sweer in die oor.
SANL.: Mev. C.E. Grobbelaar

5487. Steek gebraaide wituieblare in die oor.
SCHULZ: Olivier; Grobbelaar
F.J.L.: A.S. van Wyk; J.C. Pieterse

5488. Neem gewone viooltjieblare. Die groen blare, nie die blomblare nie. Kneus die groen blare en gooi kookwater op en laat trek. Spuit hierdie water 'n paar keer per dag in die ore. Moenie die water wat in die ore is weer terugtrek met die spuitjie nie,

maar laat dit in die ore bly en sit 'n stukkie watte in.
SAUK: Mej. J.M. Pieterse

5489. Krappe in vet uitbraai en olie in ore gooi.
SAUK: Mev. C.J. Smit, Alberton
F.J.L.: L.J. Naudé
SCHULZ: Mej. K. Albertyn; Beyleveld; Jacobsz

5490. Breek 'n swart duisendpoot middeldeur en trek die derm uit. Binne-in die duisendpoot is 'n wit skaal. Neem 1 t warm water en gooi in helfte van duisendpoot tot water wit word, drup dan van die water in die oor. Herhaal elke aand tot gesond is.
SAUK: Ouma A. de Beer
SCHULZ: MacDonald

5491. Braai die vet van 'n likkewaan in die son uit, nie op vuur nie, en gooi 2 druppeltjies in elke oor. Herhaal dit 'n paar keer. Dit moet net nie 'n waterlikkewaan wees nie.
SAUK: Mev. J. Hendriks

5492. Uitgebraaide skilpadvet is uitstekend.
F.J.L.

5493. Slag 'n krimpystervarkie, braai sy vet uit en syg deur 'n skoon lappie. Gooi 1 of 2 druppels van die olie (as dit afgekoel is) in die ore. Tot beter is. Die olie kan lank gebêre word.
SAUK: Mev. A.D. Botha

5494. Maak 'n salf van skoon apteekkalk en 'n bietjie haarlemmerolie.
F.J.L.: Fanie Venter
SCHULZ: Mev. Jordaan, Borden

5495. 1 botteltjie gliserien en 3 druppels Lysol, skud dit goed en drup in oor.
SCHULZ: Senekal

5496. Laat dit goed uitspuit. Drup dan 2 druppels balsemkopiva met soetolie om die helfte in elke keer na gesuiwer. Dra 'n pluisie in die oor.
SANL.: *Die Afrikaanse Almanak*
F.J.L.

5497. Oor (wat olie uit loop). Neem lou water met 'n bietjie boraks, steek stukkies watte daarin en maak die oor daarmee skoon. Ook kan dit in die oor gespuit word.
Helena le Clercque

5498. 'n Paar druppels groenamara in 'n bietjie lou water. Gooi in oor en laat dit uitloop. Maak 'n watterolletjie om 'n vuurhoutjie en steek in die mengsel en draai die vuilis daarmee uit die oor. Na drie dae is alles verby.
SANL.: Mev. T. Jordaan
SAUK: Ouma S. Pretorius
SCHULZ: Mev. T. Jordaan

5499. Laat dit goed uitspuit. Drup 2 druppels balsemkopiva en soetolie om die helfte in, elke dag nadat dit gesuiwer is. Dra 'n pluisie in die oor.
J.A. Kellerman

5500. Spuit die oor met dassiepis en karbolikseep.
F.J.L.: A.S. van Wyk
SCHULZ

5501. Sit 'n takkie wynruit en 'n huisie knoffel in 3 e soetolie op die vuur, en laat stadig braai totdat die knoffel bruin is, haal af van vuur en giet deur 'n skoon dun lappie. Laat afkoel en gooi dan daarin 5 druppels balsemkopiva, dieselfde hoeveelheid elk van balsemvita en harmansdrup en balsemsulfuris. Skud goed deurmekaar in 'n botteltjie en sit drie maal op 'n dag 'n skoon pluisie met 3 druppels van mengsel in kind se oor. Maak eers lou.

As daar beterskap is, dan maar 1 druppel. Sodra daar geen vuiligheid meer uit die oor kom nie, dan maar net een druppel saans. Dit is 'n goeie raat.
V.L.V.: Mev. E.D. Lombard

5502. Spuit met perskeblare se water gemeng met karbolikseep.
F.J.L.: A.S. van Wyk

5503. Warm pappe op.
Helena le Clercque

5504. Spuit oor goed uit, maak dan droog en sit selfde soort pluisie in.
SCHULZ: M. Conradie

PAMPOENTJIES (KALBASSIES)

5505. Sit piesangblare op.
Helena le Clercque

5506. Neem die sap van hottentotsvye, sit dit op die geswelde plek en bind 'n sakdoek om.
A.S. Malan

5507. Sit droë kamfer op.
F.J.L.

5508. Maak sout warm en sit op.
F.J.L.

5509. Methylated spirits and camphor for mumps.
Mev. Aletta van den Berg

5510. Maak sout warm en sit voor en agter die ore.
A.S. Malan

5511. Droë blousel en bietjie kamfer op flennielap en opsit. Moenie in son kom nie.
F.J.L.

5512. Warm sout vir pampoentjies op die plek sit.
F.J.L.: C. du Preez; A.J. Grobler

5513. Sit bokvet op 'n lap en sprinkel dit met kamferolie en sit op die swelplekke.
F.J.L.

5514. Pleister van kamfer en soetolie opsit, kamferolie smeer en nie by water gaan nie.
SCHULZ: M. Conradie
F.J.L.: Mev. M. Leonard

5515. Draai 'n warm flennielap om die keel.
F.J.L.: Mej. J. Wolhuter

5516. Sit warm pappe of droë warmte op.
F.J.L.: J.C. Pieterse

5517. Om pampoentjies te laat wegdroog, moet elke aand die kous wat jy uittrek om die keel gebind word terwyl dit nog warm is.
F.J.L.: W.G. van der Schyff

5518. Droë warmte opsit.
F.J.L.: E. de Villiers

PERSIE (OF PARSIE)

5519. Eet English marmelade soveel kan.
F.J.L.: Van Rooyen, Alexandria

5520. 'n Glas water, 1 dessertlepel meel, 1 t helmontskruie aangemaak, in 2 parte in te neem.
SCHULZ: Mev. J. le Roux
F.J.L.: J. Viljoen

5521. Braamwortels gestamp op 2 bekers water gekook tot 1 beker, drink 2–3 kelkies vol per dag. As dit te gou stop, gebruik dan bietjie kasterolie of pille.
SCHULZ

5522. Droë granaatskille en rys saam fyngemaak. Trek soos koffie. Drink op nugter maag.
F.J.L.: W. Germishuizen
SCHULZ: Mev. J. le Roux

5523. Stamp blinkkareeboomblare fyn en trek soos tee. Syg deur en drink ¼ k van die water elke paar uur. Dit laat die pyn dadelik bedaar en stop die werk.
SCHULZ: Goosen

5524. Wynruit en 1 t soetolie.
A.S. Malan

5525. Tongblaarsaad sterk soos tee getrek.
SCHULZ: Mev. Vogel; Mev. J.J. Kotze

5526. Blou wildesalietoppe of blomme getrek.
F.J.L.: J. Viljoen

5527. Swartstormwortels.
SCHULZ: Bloemfontein

5528. Riviervarings trek en drink.
SCHULZ: Mev. J. le Roux; Mev. J.J. Kotze

5529. 1 neut en 1 akker gebraai, tot poeier gestamp en gegee.
F.J.L.: Mev. M. Leonard
SCHULZ: Mev. J.J. Kotze

5530. 3 lepels koljander, 1 neut, braai mooi bruin en maal fyn, maak deurmekaar met 4 lepels soetolie. Neem 1 t vol een tot twee keer per dag.
Helena le Clercque

5531. Riviervarings laat trek is goed vir enige ongesteldheid in die buik.
A.S. Malan

5532. Koljander, koffie en neut gebraai op 'n kers en dan 'n lepel soetolie ingeroer en ingeneem.
A.S. Malan

5533. 1 lepel boegoe en 1 lepel anys fyngemaak en met 'n lepel heuning gemeng en gee aan die persoon.
A.S. Malan

5534. Tongblaar sterk getrek en drink.
A.S. Malan

5535. Neem eikebas en kook dit tot dit die kleur kry van koffie. Gee vir volwassenes 1 k vol en vir kinders minder.
A.S. Malan

5536. 'n Neut en 'n akker gebraai, tot poeier gestamp en ingegee.
A.S. Malan

5537. Drink dawetjieswortel op brandewyn getrek.
A.S. Malan

5538. Eet maroelaboomtoppe.
F.J.L.

5539. Koljander, koffie, neut saamgebraai in kersvlam met 1 e soetolie inneem.
F.J.L.: Mev. J. le Roux

5540. Kruienaeltjies gekook en dan word die water gedrink.
F.J.L.: W. Germishuizen

5541. Fynkruid in 1 t soetolie gebraai en gegee.
SCHULZ

5542. Kook eikebas tot dit die kleur van koffie kry. Laat 1 k vol drink.
SANL.
F.J.L.
SCHULZ

5543. Dawetjieswortels op brandewyn trek.
SCHULZ
F.J.L.: J. Viljoen

5544. 1 lepel droë boegoe fyn, 1 lepel anys fyn, 1 lepel heuning. Meng en neem kort-kort 'n bietjie.
SCHULZ: Mev. Vogel; Mev. J. le Roux; Mev. J.J. Kotze

5545. Gee koue water met wit van 'n eier wat goed geklits is in en sit koue lappe op die maag.
F.J.L.

5546. 'n Stukkie soutbiltong drooggebraai, tot poeier gemaak en ingegee.
A.S. Malan

5547. Soutbiltong drooggebraai onder die as, tot poeier gestamp en ingeneem. Gee die pasiënt niks anders as melk op gereelde ure nie.
SANL.
SCHULZ: Mev. J. le Roux

5548. Boegoe-essens: Gee vir kinders 5–10 druppels, vir volwassenes 40–50 druppels, of 1 t vol met water.
Dr. C.F. Juritz

5549. Sit bokvet en kamfer op en die hoendereier se wit, goed geklits met water is ook goed.
F.J.L.

5550. Kasterolie en geel van 'n eier.
F.J.L.

5551. Maak ryspap. Smeer die geel van 2 eiers daarop en sit op die maag. Gee die pasiënt niks om te eet nie, net melk op gereelde ure.
SANL.
SAUK: Mev. W.G. van der Merwe
SCHULZ: Fourie, Bloemfontein

5552. Neem rogmeel of rys, maak daarvan 'n pap en smeer daar 2 geel van eiers oor en sit op die buik.
A.S. Malan

5553. Sit warm kamferlappe op.
SCHULZ

5554. 1 k gom van doringbome moet op 4 k melk gegooi word en dan gekook word tot op 1 k en dan drink.
F.J.L.

5555. Neem 'n lepel soetolie twee maal per dag met 'n bietjie haarlemmerdruppels.
A.S. Malan

5556. Sit koue lappe op.
F.J.L.

PIORREE

5557. Vloeistof is goed vir piorree.
F.J.L.

5558. Vloeistofwater is goed daarvoor.
F.J.L.

5559. Garsmeel, heuning en sout tot pap maak, smeer tandvleis daarmee.
SCHULZ

PITSERE

(PITSWERE EN BLOEDVINTE)

5560. Sit warm kasterolielappe op.
SCHULZ: Mev. J.J. Kotze

5561. Take 1 tablespoonful of yeast (in a working state) early every second morning, for a few weeks.
Mev. M.A. Read

5562. Eet ou boeresuurdeeg.
F.J.L.: A.S. van Wyk

5563. Eet 1 lb rosyne op 'n dag vir pitsere.
SCHULZ: De Klerk

5564. Maak pappe van droë perskes en sit dit warm op.
F.J.L.

5565. Sny turksvyblare in twee, sit dit weer teen mekaar en bak dit onder die warm as. Maak 'n pap en sit dit op die pitseer. Dit trek die pit uit, bedaar die pyn en neem die vuilvleis weg.
F.J.L.: Mev. M. Leonard; J. Viljoen
SCHULZ: Conradie

5566. Stamp weeblare, koorsbossie, wildeals en peper, wyn fyn en sit op sere.
SCHULZ: *The Leech Book*

5567. Maak rosyntjies fyn (verwyder pitte) en maak 'n pap.
V.L.V.: Mev. L. Nieuwoudt

5568. Warm rogmeelpappe vir swere.
V.L.V.: Mev. L. Nieuwoudt

5569. Pappe van growwe meel en kasterolie vir bloedvergiftiging.
V.L.V.: Mev. L. Nieuwoudt

5570. Gebruik byewerk as trekpleister vir pitsere en ander swere.
V.L.V.: Mev. L. Nieuwoudt

5571. Hardgekookte eierdop droog, fynmaak en oor eier strooi en eet. Bloedvinte verdwyn vir altyd.
SCHULZ: Alberts (Boek I)

5572. Sit 'n pleister van bywerk op.
SCHULZ: Mev. J.J. Kotze

5573. Gebruik Arnika montana-pille en smeer gereeld met bloekomolie aan as pitsweer begin.
SANL.

5574. 2 e fyngekapte Sunlight-seep, ½ t koeksoda, ½ t Little's Dip. Brei alles tot 'n pleister en sit op sweer.
SCHULZ: Sauerman

5575. 'n Mespunt salpeter op nugter maag vir 9 dae.
SANL.: Mev. H. Badenhorst

5576. Meng seep en suiker en gebruik op pleister om te trek.
V.L.V. Stellenbosch: Anna Eksteen, Ria Duckitt, Rene Deetlefs

5577. Sunlight-seep en suiker maak ook sterk pleister vir pitsere.
V.L.V.: Mev. L. Nieuwoudt

5578. Maak 'n pleister van Sunlight-seep en suiker en sit op.
A.S. Malan

5579. As pitsere begin, om te verhinder dat dit groei, maak 'n pap van 13 "extra strong" pepermente.
SCHULZ: Schickerling (Boek I)

5580. Neem Engelse sout. Maak aan met gli-

serien soos 'n salf. Smeer op lap en sit verskeie pappe op. Rasper agterent van lepel so veel as op 'n 3d. sal gaan en eet dit.
SANL.: Mev. H. Steenkamp

5581. Smeer met warm Zambuk-salf.
V.L.V.: Mev. L. Nieuwoudt

5582. ½ e fyn Sunlight-seep, ½ t koeksoda, ½ t Little's Dip. Braai dit saam en gebruik op 'n pleister.
SCHULZ

5583. Rasper lood op botter en brood.
SCHULZ: Schickerling

5584. Baie fyn gevylde tin of soldeersel, maar tin is beter, moet op brood soos toebroodjies geëet word twee maal per dag.
Ook fyn swael met versiersuiker ten minste twee maal per dag.
SANL.: A.S. Roux

5585. Smeer varkvet op brood, rasper tin daaroor en eet dit.
F.J.L.: A.S. van Wyk

5586. Maak 'n pleister van kerwel, heuning en gansvet en sit op sweer.
SCHULZ: *The Leech Book*

5587. Sit 'n broodpap op, of Bates-pleister, of turksvyblare of ghriespleister.
A.S. Malan

5588. Verwerk boerseep en suiker met 'n bietjie water tot 'n pleister en sit op pitseer.
F.J.L.
SCHULZ

5589. Klits die geel van 'n eier met heuning en sit dit op.
F.J.L.: A.S. van Wyk

5590. Rasper ¼ neut op 'n glas warm gekookte melk en drink.
V.L.V.: Mev. L. Nieuwoudt

5591. Maak 'n pleister van fyn knoffel, pynstiller en sout.
F.J.L.: A.M.G. Coetzee

5592. Miltessens drink is goed vir pitsere, of 1 knoffelhuisie in 7 stukkies gesny en een in een agtermekaar gesluk laat pitswere verdwyn.
F.J.L.

5593. Kook eiers baie hard en maal dan baie fyn met dop en al. Gooi 'n bietjie kasterolie by en maak 'n pleister. Sit op sere.
SANL.: Mev. G. van der Merwe

5594. Maak 'n pap van brood, strooi kalk op en dan kasterolie bo-oor. Om te laat trek: Kook perskes en sit op.
C.J. Matthews

5595. Doppe van 4 vars hoendereiers, trek die vliese uit, maak die doppe baie fyn – dit sal 1 dessertlepel vol wees. Maak aan met heuning of stroop en eet in een slag op.
SCHULZ: Beyers

5596. Toe ek nog 'n baie jonger vrou was, het ek vreeslik baie pitsere gekry, geen raad wou meer help nie en toe sê iemand ek moet die pit uitdruk en in 'n groeiende boom ent. Ek sny toe twee spuitjies van mekaar, sit die pit in en heg dit weer vas aanmekaar sodat dit weer kan groei, ek bind die twee toe met 'n toutjie saam. Hy het weer gegroei en nooit weer het ek 'n pitseer gekry nie.
'n Neut om die nek dra sê 'n vrou is ook goed.
F.J.L.
SCHULZ: Piet Nel; Oberholster, Griekwastad (Boek I)

PLEURISY

(BORSVLIESONTSTEKING)

5597. Neem 6d. roulynolie, voeg by 2 t pepermentessens, 20 druppels kajepoetolie, 20 druppels swaelbalsem, 20 druppels rooibalsemvita. Skud bestanddele goed deurmekaar en drink 1 t vol elke halfuur of elke uur.
SCHULZ: Sauerman

POKKIES

5598. Beukesbossie se sap, nadat dit baie gekook was, is gebruik om pokke mee te reinig, die sagte gedeeltes was gebruik as spons om dit mee te was.
Mev. M. Kloppers

5599. Neem beukesbossies en kook tot die water 'n groen kleur het. Gooi in 'n bad en laat die pasiënt inklim. Neem die beukesbossiesblare (word ook beugembos genoem) en skuur die pokkies daarmee tot dit oop is. Was so elke dag.

As die persoon gesond is, is daar geen merke aan hom nie. Vier van my kinders het die pokkies gehad en my man het hulle so behandel en nie een van hulle het 'n merkie nie – wel 'n paar van waterpokkies. So baie dokters het al gestry dat hulle pokkies gehad het, maar wyle dr. Green van Pietersburg het hulle self ondersoek en weer later gesond gesertifiseer.

Dieselfde tyd was Mitchells en Vorsters ook siek en onder doktersbehandeling. Mev. Vorster is oorlede. Mitchells is ene merke. Bogenoemde raat is 'n naturelleraat.
Mev. H. Helberg

5600. Place 1 oz cream of tartar in 16 oz hot water, dissolve it and take 1 tablespoonful three times a day, and you may sleep with a small pox patient with perfect immunity.
Mev. M.A. Read

5601. Vir pokkies is inenting goed.
F.J.L.

POLIO: SIEN KINDERVERLAMMING

PUISIES (SWARTKOPPIES, VRYPUISIES, "PEST PUIS")

5602. Neem 1 e fyn aalwyn en gooi dit op 'n bottel wyn. Skud goed en drink elke oggend 'n mond vol op nugter maag.
SCHULZ: Mev. Swarts

5603. Hondebossie is goed vir puisies in baba se gesig.
SCHULZ: Mev. E. Langenhoven

5604. Neem 4 oz van die volgende kruie tesame en kook op 4 bottels water tot daar net 2 bottels oor is: platdoringwortel, kruidjie-roer-my-nie, agdaegeneesbossie en wildedagga. Neem 1 wynkelkie vol 'n halfuur na etes.
SCHULZ: T.T. Enslin

5605. Neem 'n spesiale dieet vir 'n tyd. Maak dan 'n kooksel van die volgende kruie: wildedagga, agdaegeneesbos, platdoringwortel en kruidjie-roer-my-nie. Kook in 4 bottels water tot daar net 2 is en drink 'n wynkelkie vol na ete.
SCHULZ

5606. Neem 1 bottel wyn en gooi 1 e fyngemaakte aalwyn daarop. Skud goed tot helemaal gemeng is en neem elke oggend 'n mond vol op nugter maag. Na 'n paar dae sal daar meer puisies wees maar dan begin dit wegdroog.
SCHULZ: Swarts

5607. Smeer nugter spoeg aan puisies.
SCHULZ: Mev. A.J. Klopper

5608. Was met urine, dit maak die vel mooi en glad.
SCHULZ: Mev. A.J. Klopper

5609. Fyn wit vel van gekookte eier maak 'n puisie ryp.
F.J.L.

5610. Neem 1 koekie suurdeeg, gooi 1 k warm water op en laat staan oornag en drink dit dan op nugter maag. Genees binne 'n paar dae.
SCHULZ: Van Vuuren, Vredefort

5611. 1 pakkie Engelse sout, fyngemaak, 1 pakkie kremetart, net soveel blomswael. Meng alles goed. Neem 1 t vol op nugter maag. Sluk dit af met water, dit help ook vir bloedswere.
Mev. A.J. Bekker

5612. Neem 1 pakkie kremetart en 2 pakkies Engelse sout. Gooi dit op 1 groot bottel water (22 oz). Skud goed. Drink 1 e vol op die nugter maag.
SAUK: Mev. M.E. Muller

5613. 3 pakkies Engelse sout en 1 pakkie kremetart. Neem 'n wynbottel vol water en skud al die pakkies daarin en skud goed. Drink 2 monde vol in die oggend en twee met slaaptyd. Gebruik dit elke dag. Sodra dit op is, maak 'n volgende bottel aan.
F.J.L.: Mev. A. Hermann; J.A. Page; C. du Preez
SANL.: Mev. M. Delport

5614. Gebruik *soft soap*.
F.J.L.

5615. Was gesig elke aand in Engelse sout.
A.S. Malan

5616. 'n Huisie knoffel, 'n stukkie suurdeeg, 'n mespunt kruid, bietjie asyn: Maak 'n pap en sit op die plek.
Mev. Aletta van den Berg

5617. Byewerk en verdwynpleister is goed om 'n puisie te laat verdwyn.
F.J.L.: D. de Bruin

5618. Baie fyn gevylde tin of soldeersel op brood as toebroodjies geëet twee maal per dag. Ook fyn swael met versiersuiker ten minste twee maal per dag. Puisies kan ook met asyn gewas word soggens en saans. Moenie afdroog nie, ook nie druk nie. Op myself gebruik asook my dogter.
SANL.: A.S. Roux
F.J.L.

5619. Ent puisies aan bolle van geeltulpe. Dit moet gedurende volmaan geskied. Nadat die bloed aan die bolle gesmeer is mag jy nie weer omkyk nie.
SCHULZ: Mev. E. Langenhoven

5620. As jy swartkoppies het, stoom jou gesig oor kookwater en vryf dan daarna jou gesig baie goed met 'n handdoek.
F.J.L.

5621. Neem blinkpapier van sigarette of lekkers en maak 6 pille so groot soos ertjies. Sluk al 6 gelyk in en die puisies sal verdwyn.
SCHULZ: Jacobsz

5622. Smeer oggenddou op plante aan.
SCHULZ: Mev. A.J. Klopper

PURGASIE: SIEN HARDLYWIGHEID

PYN: ALGEMEEN

5623. Duiwelsdrek in water roer tot dit sterk is, maak dan met meel aan tot 'n pap. Sit die pap op die pynplek, goed om 'n doring uit te trek.
Mev. Aletta van den Berg

5624. Die kleinblaarboegoeblare laat trek met wyn en drink.
F.J.L.: J.C. Pieterse

5625. Balderja: Enige pyn: Laat trek, maar gooi eerste water weg en gooi weer water op en drink.
Mev. S. Kok

5626. Olieblaar: Sit blare op seerplekke.
Mev. S. Kok

5627. Sny 'n gareboomblad oop en smeer oor die plek waar die pyn is.
SCHULZ: Barkhuizen, Britten

5628. Kook twee knoffelhuisies in melk, 1 k vol. Drink die helfte warm, maak die ander helfte met meel aan en pleister pynplek met die warm pap.
SCHULZ: Barkhuizen, Britten (Boek II)

5629. Vinkelwortels (*Chamarea cepensis*) verhit en op pynplekke gesit. Nie medisyne nie maar kos.
Watt & Breyer-Brandwijk

5630. Olieboomblare gekneus kan op enige pynlike plek gesit word, selfs tande en bene. Dit mag ook gekneusde stinkblaar wees.
SCHULZ

5631. Stramonium (stinkblaar): bruise the

leaves and apply to painful spots. Use with care.
Mev. M.A. Read

5632. Wynruit fynstamp met varkvet en op die plek sit.
SCHULZ: *The Leech Book*

5633. Skroei 'n klipspringer se vel en sit op die pynplekke.
SCHULZ: Erasmus, Amersfoort

5634. Palingvel om lyf of lid wat pyn sit.
SCHULZ: Mej. van der Leeuw

5635. Ou gewone ghries op 'n lap smeer en Engelse sout oorstrooi.
Mev. Aletta van den Berg

5636. 1 oz rosemary, 1 oz Sp. of strong ammonium, 1 Araclum Sp. of lavender, ½ oz laudanium, 6 oz opodeldoc, mix, shake and rub in.
SCHULZ: Mev. Vogel

5637. Sit warm koeksodalappe op, maak senuwee los.
Mev. Aletta van den Berg

5638. 'n Paar druppels terpentyn op suiker.
F.J.L.

5639. Sit 'n sakkie met blomswael op die pynplek en bedek met 'n flennielap.
F.J.L.: Fanie Venter
SCHULZ: Mev. J. le Roux

5640. Neem sout in brandewyn warm en sit 'n flennielap daarin. Druk 'n bietjie uit en sit op die plek. Sout en brandewyn kan ook gedrink word.
SANL.: Mev. M.J. Venter

5641. Neem 'n koekie kamfer en ½ bottel lampolie. Maak dit deurmekaar en smeer die pynplekke goed daarmee. Ek weet nie, maar hulle sê dit is ook goed vir kanker, maar dit lyk regtig ongelooflik. Dit kan ook op spiritus gebruik word. Vir pyn oor die maag smeer stella-olie aan.
SANL.: H.J. Koekemoer

5642. Smeer Vaseline (nie invrywe nie) aan enige pynlike plek bv. jig, oorpyn ens.
SCHULZ: Mev. de Vos

5643. Dra 'n sakkie met blom van swael en 'n warm flennielap daaroor op 'n pynlike plek.
SANL.: *Die Afrikaanse Almanak*

5644. Smeer die pynplek met jenewer.
SAUK: Mev. I.A.E. van der Schyff

5645. Smeer kamferbrandewyn aan, veral vir geswelde kliere.
C.J. Matthews

5646. 1 oz eau de luce, 1 oz hartshoorn, 1 oz blougomolie, 1 oz terpentyn, 1 oz kamfer, 1 oz soetolie. Smeer goed.
SCHULZ: Mev. Vogel

5647. Vir 'n pyn is roulynolie en asyn goed.
F.J.L.

5648. 'n Bottel brandspiritus en 'n koekie gepoeierde kamfer: skud goed. Week watte daarmee en sit op pynlike plekke.
Mev. M.A. Read

5649. 1 k paraffien, 1 botteltjie jamaikagemmer, 1 t fyn sout, 1 t fyn kamfer, 'n stukkie ghries so groot soos voorlit van duim. Sit alles in die son en skud goed op tot alles gesmelt is.
SCHULZ: Grobbelaar

5650. Neem 1 oz kamfer en sny klein en sit dit in ½ bottel spiritus van wyn. Neem 4 oz Spaanse seep, sny dit fyn en smelt dit in 4 oz roosmarynolie. Gooi alles in 'n bottel, laat 2 dae staan, maar skud elke keer goed.
SCHULZ: Combrinck

5651. 3 oz wit Castile-seep, 1½ oz kamfer, 3 dragmes roosmarynolie, 1 pt spiritus, ¾ oz laudanum. Sny seep fyn en gooi by spiritus, skud dit goed sodat dit smelt. Gooi dan die ander goed by. Smeer pynplekke daarmee.
SCHULZ: Combrinck

5652. Mix 2 oz of harsen oil with 2 fl. oz of camphor oil and a teaspoonful of cajaput oil. Shake well. Rub on painful parts, always downwards, and allow to dry. Harsen oil is made by the chem-

ist by adding a little liquid ammonia to a fix oil.
Mr. Sarleh Dollie

5653. Die bestanddele is goed vir allerhande pyne, by jig of sinkings voeg mens 'n stukkie kamfer op brandewyn. Voeg terpentyn by en smeer op stuk kapok in tand of oor. Vir koors is dit ook goed met water.
SANL.

5654. Apply a silver coin to painful spot.
Mev. M.A. Read

5655. 3 e heuning, 1 t salpeter, 1 t aluin. Gooi op 'n bottel kookwater. Neem 1 kelkie drie maal per dag en as pyne baie erg is, kan dit 4–5 maal per dag gebruik word.
C.J. Matthews

5656. Neem 'n sagte boerebrood, bak dit met asyn in 'n pan en lê dit goed gebak op die plek waar die steek is.
SCHULZ: Mev. J. le Roux
SANL.
F.J.L.: J. Viljoen

5657. 7 druppels terpentyn op 1 e melk.
SCHULZ: Mev. H.W. Botha (Boek II)

5658. 1 glas terpentyn, 1 glas asyn, 1 blokkie droë kamfer, 1 hoendereier. Skud goed.
F.J.L.
SCHULZ: Mev. H.W. Botha; Mev. J.J. Kotze

5659. Geel van 1 eier, 1 lepel asyn, 1 lepel kamferbrandewyn, 1 lepel terpentyn, 1 lepel soetolie.
SCHULZ: Gersbach

5660. Witpunte van hoendermis met lynolie en geelwas uitgebraai.
SCHULZ: Mev. Griesel, Reitzburg

5661. Damp blotting paper with brandy, whisky or gin, strew thickly with cinnamon and apply to painful spot.
Mev. M.A. Read

5662. 2 lepels kamferbrandewyn, 2 lepels asyn, 2 lepels terpentyn, die door van twee eiers. Skud goed deurmekaar, 2 lepels soetolie. Moet nooit op en af vryf nie, altyd net op.
SCHULZ: Conradie

5663. 1 e terpentyn, 1 e kamfer, 1 e asyn, 1 e soetolie, 1 geel van eier. Skud goed op en smeer die plek altyd af, nie op nie.
SCHULZ: Combrinck

5664. 2 lepels kamferbrandewyn, 2 lepels asyn, 2 lepels terpentyn, die door van 2 eiers. Skud deurmekaar en gooi dan 2 lepels soetolie by. Moet nooit op en af vrywe nie, net op.
SCHULZ: M. Conradie

5665. 1 e glaubersout, 1 e epsomsout, 1 pakkie kremetart, gooi sap van 12 suurlemoene by, maak bottel verder vol met water. Gebruik 2 e vol drie maal per dag. Moenie ophou voor 3 bottels opgebruik is nie, dan kan goeie resultate verwag word.
SCHULZ: Beyers

5666. 1 bottel kloutjiesolie, 1 koekie kamfer. Smeer aan.
SCHULZ: Labuschagne

5667. 1 bottel ammoniak, 1 koekie kamfer (fyngemaak) en 1 bottel soetolie. Maak alles goed deurmekaar en skud altyd voor gebruik.
SCHULZ: Grobbelaar

5668. 1 e paraffien, 1 e terpentyn, 1 e spiritus, 4 e soetolie, 1 koekie kamfer, 1 botteltjie bloekomolie.
SCHULZ: Grobbelaar

5669. 1 stukkie heuningwas, smelt dit in 1 e soetolie, 1 lepel kasterolie. As dit braai met ½ blikkie kamfer, sit dit af van die vuur. As dit afgekoel is, voeg 1 e terpentyn, 1 e blomswael, 1 e vloeistof, 1 lepel skoonteer, 2 lepels lampolie, flessie kajepoetolie, flessie balsemsulfuris, 1 lepel brandewyn, roer totdat dit koud is, smeer die pynplek goed warm daarmee, draai flennie- of flennelettelappe om dat dit kan warm bly.

Mev. H. Olwagen
SCHULZ

5670. 1 botteltjie elk van klapperolie, kajepoetolie, karbolessens, 1 klein pil, 1 koekie kamfer, 1 k roulynolie, 2 lepels terpentyn, 1 poeier witvomitief, smelt alles deurmekaar en maak 'n flennielap nat daarin. Maak dit warm en sit die warm lappe op die pynplekke.
SCHULZ: S.J. Marais

5671. In nek: Bind 'n wit toutjie wat om 'n pakkie was en bind om nek sodat dit net pas.
SCHULZ: MacDonald (Boek II)

PYN: IN DIE GESIG

5672. 'n Pap van beesmis vir pyne in die gesig.
F.J.L.: A.M. Otto

PYN: IN GEWRIGTE

5673. Sit in die son en smeer jodium aan die plek, sodra dit droog is smeer weer aan. Herhaal drie keer. Herhaal elke derde dag.
SANL.: Mev. F. Duvenhage

PYN: INWENDIG

5674. Smeer vernis op 'n splinternuwe linnelap en sit dit op die pynplek totdat die vernis vanself los. Sodra dit vanself los, is die pyn ook uit.
F.J.L.: S.F. Haasbroek

PYN: LEDEMATE WAT

5675. Gooi boegoe, aartappelskyfies en 'n rissie op ½ bottel spiritus. Gebruik vir alle pynlike ledemate.
SCHULZ: Worcester

PYN: LYF WAT

5676. Sny 'n bok keelaf en gee 1 k vol van die ingewande se sap in.
SCHULZ: Lindeque

PYN: IN DIE SY

5677. Laat trek jenewer met vinkel, 1 t geskroeide aluin, 'n stukkie klipsweet, 1 t salpeter. Druppels word ook by gebruik, meng die volgende druppels: 2 flessies harmansdrup, 1 flessie kopiva, neem drie maal daags 'n kelkie vol van die jenewer met 3 druppels, van 15 tot 25 tot 30 druppels in gedrup.
Mev. H. Olwagen

5678. Laat kruisement trek, gooi 1 t wonderessens in, drink solank dit warm is.
C.J. Matthews

5679. Trek jenewer met vinkel, 1 t geskroeide aluin, 'n stukkie klipsweet, 1 t salpeter, druppels word ook by gebruik. Meng druppels: 2 flessies harmansdrup, 1 flessie kopiva. Neem drie maal per dag 'n kelkie vol van die jenewer met druppels. Van 15–25 druppels in gedrup.
SCHULZ

5680. Laat trek jenewer met vinkel, 1 t geskroeide aluin, 'n stukkie klipsweet, 1 t salpeter, druppels word ook by gebruik, meng 2 flessies harmansdrup, 1 flessie kopiva, neem drie maal daags 'n kelkie vol van die jenewer met die druppels, van 15–30 druppels daarin gedrup.
Mev. H. Olwagen

RINGWURM: SIEN WURMS

ROGGEL

5681. As iemand sterf en die roggel is swaar op die bors, gee net suikerwater om te drink.
Mev. M.A. Read

RONDEWURMS: SIEN WURMS

ROOIHOND

5682. Fyn mieliemeel moet gebruik word om mee te vryf.
F.J.L.: J.C. Pieterse
5683. Sweetmiddel ingee.
F.J.L.

ROOIVONK (ROOIVINK): SIEN SKARLAKENKOORS

ROOIWATER

5684. Drink elke môre en elke aand 5 staaldruppels in 'n bietjie suikerwater.
F.J.L.: Mev. A. Hermann; J.A. Page
5685. Loop baie in lopende water.
F.J.L.
5686. Baie in lopende water loop.
F.J.L.

ROOKGEWOONTE

5687. Kou die vars binneste bas van die wit populier sodra die lus vir rook ontstaan.
Mev. M.A. Read
5688. Nitrate of silver solution (1–500): Wash mouth with 1 teaspoonful to 1 cup warm water as soon as a desire to smoke comes on.
Mev. M.A. Read

ROOS

5689. Was met suurlemoensap.
F.J.L.
5690. Neem van die saliebossies met die klein blou blommetjies, in Suid-Afrika verkrygbaar. Neem die blare en kook dit sterk in water. Gooi die water in 'n bottel en as dit koud is, wend aan die roosplekke, minstens twee maal per dag.
SAUK: Mev. D.M. Taljaard
5691. Roos: Sit droë roosblare of vars roosblare op.
SCHULZ: Algemeen – Naudé, Van Niekerk, ens. (Boek I)
5692. Drie blaartjies dagga op 'n glas water. Drink op nugter maag.
SCHULZ: (Boek I)
5693. Kook klokkiesgras en gooi die water in jou badwater.
SCHULZ: Prof. Abel Coetzee
5694. Trek kweek in warm water en gebruik dit dan vir roos.
F.J.L.
5695. Maak roosblare droog en fyn en strooi op.
SCHULZ: V.U. Merriman; Mev. J. le Roux
5696. Neem 1 groot bord wilde- of maksuring, maak fyn, week 2 snye brood in water, druk fyn en droog uit, kook soos pap, gooi suring by, sit tussen twee lappe, elke 3 ure. As beter is, dan met witboontjiemeel gestrooi.
SCHULZ
5697. Trek rooiwortels, wildeworteltjies wat orals in die veld gekry word op water en was die hande elke aand daarin.
F.J.L.
5698. Was jou hande met kalbaswortels.
Mev. J.G. Uys
5699. Geneesbossie: Maak afkooksel en was aangetaste deel hiermee.
Mnr. Gunter
5700. Neem klits met die bruin knoppies, stamp 'n piering vol daarvan, gooi 2

bottels water op, kook tot dit een is en was die plekke daarmee.
A.S. Malan

5701. In die gesig: Kook peperbossies goed sterk met wortels, blare en blomme, was daarin en maak die roos daarmee nat gedurende die dag.
Helena le Clercque

5702. Was eers met kamferbrandewyn en sit salf op wat by brandewynsere gebruik word.
F.J.L.: J.C. Pieterse

5703. Piesangpleister is goed vir roos.
SCHULZ
F.J.L.

5704. Trek okkerneutblare en drink dit.
F.J.L.: G. van Niekerk

5705. Trek klipdagga sommer met knoppe en stengels en al op kookwater tot dit 'n bruin kleur het en lê in die warm daggawater minstens een maal per dag vir 20 min. Die water kan vir 'n tweede bad opgewarm word as klipdagga skaars is.
SAUK: Oupa D. le Roux

5706. Knapsekêrel soos 'n mens hom noem. Dit is 'n wilde bossie met lang swart dorings. Hulle groei wild. Die moet 'n mens trek en die plek van roos daarmee was.
SANL.: H.J. Koekemoer

5707. Mielieblare trek en daarmee was.
SCHULZ: Brynard

5708. Malvablare, braamblare en wildesalieblare droog, fyngemaak, deur lamfer sif, en maak salf met ongesoute botter.
SCHULZ: Montagu

5709. Bloekomblare se stam en room is goed vir roos.
F.J.L.

5710. Wilde-appelliefie tot helfte verkook.
SANL.: Mev. J.P.J. Hugo

5711. 3 daggablaartjies op 'n glas water getrek en op nugter maag drink.
SCHULZ: Groenewald, Caledon

5712. Erdvarkbossie: Laat trek die blare en was die plekke twee maal op 'n dag.
SCHULZ: Greyling, Alkmaar

5713. Vir roos waar sug uitkom: Laat turksvyeblare pap stamp en behandel die roosplekke daarmee. Of hou die aangetaste dele daarin solank moontlik. Die roos sal genees en sal ook die persoon 'n lieflike vel besorg.
SANL.: Mev. A. Allers

5714. Trek skoon afgewaste viooltjieblare en wortels en was die plekke. Drink ook daarvan.
SCHULZ: P.H. Pelser; Mej. Roux

5715. Vuilsiektebosblaar *(Withania somnifera)*: pasta vir roos.
Watt & Breyer-Brandwijk

5716. Pokbos (groei op Kamiesberge) (groei in winter – skiet saad en verwelk, saad groei volgende jaar weer). Maak soos tee en drink, of maak blaartjies fyn en gebruik as salf of poeier, meng met poeier, Vaseline of sinksalf.
V.L.V.: Mev. J. Fourie

5717. Tabakwater sterk laat trek en daarmee baai en lappe in natmaak en omslaan.
SANL.: Mev. J.P.J. Hugo

5718. Roos of gejeuk op die kopvel: Gooi suiwer druiweasyn oor die kop totdat dit goed nat is.
SCHULZ
F.J.L.
SANL.: A.S. Roux
SAUK: Mev. J.A. Vosloo

5719. Laat besembos trek en was die aangetaste dele daarmee.
SANL.: Mev. M.J. Kriek

5720. Wildekopivasap aansmeer.
SCHULZ: Roux, Christiana

5721. Neem elke aand 1 e gesmelte klapperolie.
Mev. M.A. Read

5722. Smeer boegoeasyn aan.
Mev. M.A. Read

5723. 'n Doek in hottentotsvyesap of water gedoop en opgesit.
SCHULZ

5724. Kraalbossie laat trek en daarmee was.
Mev. Aletta van den Berg

5725. Seringblare laat trek en was die dele wat roos het daarmee.
Mev. Aletta van den Berg

5726. Endreskruie. Mens voeg 1 e vol op 'n trekpotjie kokende water, laat 'n uur lank oor kolevuur trek, roer meermale om en deur flennie gedruk, gebruik mens soggens 'n paar kelkies, of as 'n sagte laksering en bloedsuiwerende middel, ½ kelkie elke 3 ure.
Dr. C.F. Juritz

5727. Die ou mense se wondwater was 'n boomblaar: Kruidjie-roer-my-nie. Geen tuin was sonder die boom nie. Was die roosplekke daarmee. Inwendig is dit gif.
F.J.L.
SANL.: Mev. G.E.S. Venter

5728. Karmedik op bottel brandewyn goed trek. Drink ½ kelkie vol 1–2 keer daags. Kan ook aan die roos gesmeer word.
Helena le Clercque

5729. Neem nat kasterolie en smeer die roosplek daarmee. Strooi dan fynge stampte Nectar-tee daaroor. Sif eers tee.
F.J.L.: Van Rooyen, Alexandria

5730. Kruisement en ballerja. Kook tot die helfte.
SANL.: Mev. J.P.J. Hugo

5731. Eierdoppe word in die son goed drooggemaak en daarna tot 'n poeier fyngestamp. Neem ½ t op die tong met water twee maal per dag.
SANL.

5732. Eierdoppe word in die son goed drooggemaak en daarna tot 'n poeier fyngestamp. Neem ½ t op die tong met water twee maal per dag.
J.A. Kellerman

5733. Met nugter spoeg of menswater kort-kort was.
F.J.L.: J. Viljoen
SCHULZ: Mev. J. le Roux

5734. Laat miere toe om vol oor plekke uit die miershoop te loop, vrywe hulle dan stukkend; elke dag tot genees.
SCHULZ: Senekal

5735. Vat beeswater en was jou daarmee.
F.J.L.

5736. Sit rou skaapvet kort-kort op.
SCHULZ: Hattingh

5737. As jy roos het moet jy warm skaapbloed aansmeer.
F.J.L.

5738. Maak 'n lap nat in haasbloed en sit op roos.
SCHULZ

5739. Slag 'n hoender en laat die warm bloed op die deel val (veral jeukende roos van die voete) en laat bly daaraan vir omtrent 24 uur.
F.J.L.
SCHULZ: MacDonald

5740. Vir roos aan hande en voete, neem 1 glas vol spiritus, 1 botteltjie gliserien, 1 koekie kamfer. Meng deurmekaar en vryf hande en voete daarmee.
SAUK: Mev. A.D. Cronje

5741. 'n Bad lou water, 1 bord sout en 1 lepel vloeistof daarin. Bly 15 min. in water. Was met Sunlight-seep en droog jou nie af nie.
F.J.L.

5742. Witlood en kamfer deurmekaar.
SCHULZ: Mev. J. le Roux

5743. Spagnol-salf en die seep is baie goed vir roos. Dit brand 'n bietjie. Na die derde keer brand dit nie meer nie.
SANL.: Mev. M.J. Venter

5744. Roossalf aansmeer.
F.J.L.: Fanie Venter

5745. 1 t vitrioel op 'n bottel water, smeer aan.
Mev. Aletta van den Berg

5746. Gebruik vir drie weke: Eerste week: 1 t suiker, 1 t swael; slaan een aand oor. Tweede week: Weer 1 t suiker, 1 t swael; slaan twee aande oor. Derde week: Dieselfde maat, maar slaan drie aande oor, pas net op vir nattigheid.
Mev. Aletta van den Berg

5747. Neem blou hoedsuikerpapier, bewit dit met kruid. Lê dit op die roosagtige plek. Dit genees regtig gou.
SANL.: *Die Afrikaanse Almanak*

5748. 1 lepel boegoebrandewyn, 1 lepel kamfer, 3 lepels lynolie, 1 t balsemsulfuris, 1 t harmansdrup, 1 t blomswael, ½ t skoonteer, maak alles deurmekaar en smeer aan.
Helena le Clercque

5749. Brandewyn en gliserien.
F.J.L.

5750. Vryf die plek met alkohol in.
F.J.L.: F. Potgieter

5751. Neem suiwer brandewyn. Meng met Engelse sout en was die aangetaste dele daarmee.
SANL.

5752. Om roos gesond te maak, was die plek met louwarm Lysol-water elke kwartier, en smeer daarna sinksalf aan.
F.J.L.

5753. Was met blouseep.
F.J.L.

5754. Was plekke met dipwater.
SCHULZ: Mev. J.J. Kotze

5755. 2 pakkies Engelse sout, 1 pakkie kremetart en 2 t blomswael op 'n bottel water. Laat trek vir 3 dae in die son. Neem 'n goeie mond vol voor etes.
Mev. M.A. Read

5756. Neem gelyke dele boorpoeier, sinkpoeier, en wit Vaseline. Maak 'n dik salf en smeer aan.
Mev. M.A. Read

5757. Vir ekseem en gejeuk, gebruik harmelol.
Mev. M.A. Read

5758. Neem 2 e epsomsout, 2 lepels kremetart, 1 lepel koeksoda, 1 lepel blomswael, 1 lepel kossout, 1 t salpeter en 'n mespunt aluin.
Mev. H. Olwagen

5759. 1 e magnesia, ditto barbra, ditto salpeter, ditto epsomsout, 1 t kremetart op 'n fles gekookte water, drie maal op 'n dag 1 e vol drink.
Mev. Aletta van den Berg

5760. Neem een deel gliserien en twee tot drie dele rooswater. Skud goed deurmekaar en sit aan. Herhaal 2–3 keer per dag.
SAUK: Mev. E. Weber

5761. Smeergoed: 1 e goud gelid, 2 lepels witlood, 1 lepel klapperolie. Poeier: Neem 1 e blomswael en 1 t vitrioel.
Mev. H. Olwagen

5762. Neem blou hoedsuikerpapier, bewit met kruit, lê op plekke.
SCHULZ

5763. Neem 2 e Engelse sout, 2 lepels kremetart, 1 lepel koeksoda, 1 lepel blomswael, 1 lepel kossout, 1 t salpeter en 'n mespunt aluin.
SCHULZ
Mev. H. Olwagen

5764. 2 lepels rooi barbra, 2 lepels magnesia, 1 lepel kremetart, daarvan 1 mespunt drink of sit dit op 'n bottel water.
Mev. Aletta van den Berg

5765. Jenewer, droë kamfer, 1 stukkie van die geel terpentyn. Meng 10 dele gliserien met 1 deel karbol.
SCHULZ: J.J. van Dyk; Mev. Joubert, Ladybrand

5766. Boorpoeier, sinkpoeier, wit Vaseline, neem van elke een ewe veel, maak goed deurmekaar, smeer aan.
Mev. Aletta van den Berg

5767. Koeksodawater is baie goed vir roos.
F.J.L.

5768. Neem soetolie, kamferbrandewyn, heuningwas en loogseep. Maak salf en

smeer aan.
SCHULZ: Barkhuizen, Britten

5769. Witwas, soetolie en brandewyn op kole braai tot dit dik genoeg is vir 'n pleister.
SCHULZ: Mev. J. le Roux

5770. 1 eierwit goed geklits met 'n mespunt fyn aluin. Die hoeveelheid is net genoeg vir 'n dag se gebruik. Elke dag moet dit vars gemaak word.
SCHULZ: Conradie

5771. Maak 'n pleister van geel van eier en kamferbrandewyn en sit op roos.
SCHULZ

5772. Karmedik op brandewyn trek, aansmeer en drink.
SANL.
SCHULZ: Mev. J. le Roux; Mev. J.J. Kotze

5773. Neem 1 t vol rooiminie, ½ k lemoensap. Skud goed deurmekaar. Sit drie maal per dag aan met 'n stukkie watte. L.W. Dit moet rooiminie wees en nie rooilood nie.
SANL.: Mev. M. Brits

5774. Neem 2 lepels dun klapperolie en 'n mespunt fyn vitrioel, maak goed deurmekaar en smeer met veertjie aan. Verbrand veertjie ieder keer.
Helena le Clercque

5775. Smeer warm skaapbloed aan of maak 'n salf van klapperolie en witlood. Of sit piesangblaar op die roos en smeer met klapperolie.
A.S. Malan

5776. 2 lepels blom van swael, 'n mespunt vitrioel, ¼ lb vars en ongesoute botter. Meng deeglik en smeer drie maal per dag aan, maar voordat dit aangesmeer word, moet die seerplekke eers met karringmelk afgewas word, hoe ouer die karringmelk hoe beter, miskien 8 dae oud. Die plekke moet drooggemaak word voordat die mengsel aangesmeer word.
J.A. Kellerman

5777. Maak 'n salf deur borrie en asyn te meng en smeer kort-kort aan. Meng 'n bietjie kamferbrandewyn by.
SANL.: Mev. G. van der Merwe

5778. 'n Doek in brandewyn natgemaak, met boerseep gesmeer, drooggemaak en opgesit.
SCHULZ

5779. Was drie maal op 'n dag met lou pekelwater en sit op 'n kasterolielappie kruie soos karmedik en wildeklipdagga.
SCHULZ: Conradie

5780. Sit 'n pennie in kasterolie tot dit groen is en drink dit dan.
F.J.L.: A.S. van Wyk

5781. Maak bokvet en roosmaryn tot salf en smeer aan.
SCHULZ: Mev. J.J. Kotze

5782. Smeer in die aand balsemsulfuris aan en sit in die dag van die spikkelaalwyn wat in die helfte deurgesny is op die seer plekke.
SANL.

5783. Brei teer en botter deurmekaar en smeer aan.
Mev. H. Olwagen
SCHULZ

5784. Neem 1 botteltjie wit Vaseline, 1 e sink poeier, 1 e meelblom en maak dit goed deurmekaar. Smeer op 'n lappie en draai om roosplekke.
SCHULZ

5785. 2 lepels blom van swael, 1 mespunt vitrioel, ¼ lb vars en ongesoute botter. Smeer dan drie maal per dag daarmee. Was eers met karringmelk voordat die roosplekke gesmeer word. Hoe ouer die karringmelk hoe beter – miskien 8 dae oud.
SANL.: *Die Afrikaanse Almanak*
F.J.L.: Mev. M. Leonard
SCHULZ

5786. Swael en vet. Was ook met soutwater.
F.J.L.: J. Grobler

5787. Swael en karringmelk deurmekaar gemaak. Smeer aan.
SANL.: H.J. Koekemoer

5788. Neem die geel van 1 eier en 1 t balsemsulfuris. Klits goed op. Sit dit op die plek van die roos. Hou aan smeer tot alles op is. Sit dan 'n verband om. Laat staan vir 24 uur. Vermy water, want roos wil nie water op die plek hê nie.
SANL.: Mev. M.J. Venter

5789. Vir roos in die bene as dit dik geswel is en water uitloop: Vitrioel, klapperolie met 'n veertjie 'n paar maal aangesmeer.
F.J.L.: J.C. Pieterse
SCHULZ: Mev. J. le Roux
SANL.: *Die Afrikaanse Almanak*; Mev. D.M. Taljaard

5790. 'n Halfglas brandewyn met 1 eier geklits om mee te was. Kook pampoen en sit 'n pleister daarvan op, of maak lappe nat met haasbloed en sit op die plek.
Mev. H. Olwagen

5791. Zink powder, 9d. worth, with ½ lb of lard, a tablespoon of star dust with. [*sic*]
Mev. Aletta van den Berg

5792. 1 e stockholmteer, 2 lepels klapperolie, 2 lepels brandewyn, 1 t borrie. Maak dit goed deurmekaar tot 'n salf. Smeer drie keer per dag met 'n kwassie aan die plek. Indien die roos aan die arms of bene is kan dit op 'n lappie gesmeer word. Die plek kan met 'n bietjie brandewyn en lou water gereinig word.
SCHULZ
SANL.: Mev. J.P.J. Hugo

5793. Vat 'n klein tongblaar, trek soos tee en drink. Was die roosplekke daarmee en laat gou droog word. Nugter spoeg en van die geel terpentyn aansmeer.
SCHULZ: J.J. van Dyk; Mev. Joubert, Ladybrand

5794. 2 oz sinkpoeier, 2 oz wit Vaseline, 2 oz meelblom. Meng dit saam en smeer aan wanneer water uitbars en dit roos veroorsaak.
SANL.: Mev. A.C. van der Merwe

5795. Brei teer en botter deurmekaar en smeer aan.
Mev. H. Olwagen

5796. 'n Halfglas brandewyn met 1 eier geklits om mee te was. Kook pampoen en sit pleisters daarvan op, of maak lappe nat met haasbloed en plaas op die plek.
Mev. H. Olwagen

5797. Holloway-salf en witlood om die helfte met boegoebrandewyn aangemaak. Smeer daarmee.
SANL.: Mev. J.P.J. Hugo

5798. 'n Halwe eiergeel, 'n halwe eierdop vol terpentyn, 'n halwe dop goeie druiweasyn, 'n mespunt fyn salpeter. Klits op. Dit maak 'n lieflike salf.
SANL.

5799. Bak 'n sny bruin boerbrood in asyn en lê so warm moontlik op steekplek.
SCHULZ: Mev. Vogel

5800. ½ lb sarsaparillawortels, 2 oz *liquorice*-poeier, 1 oz jodiedpotas, ½ lb pypkaneelbas. Kook eersgenoemde en pypkaneel met 7 bottels reënwater tot dit 3 bottels is. Gooi dan *liquorice* in. Gooi deur as afgekoel is. Gooi dan in elke bottel 'n klein 1 t vol jodium. Gebruik 'n wynkelkie vol na ete met 1 Dr. Williams' Pink Pill.
F.J.L.: J.C. Pieterse
SCHULZ: Froneman

5801. Was roosplekke met karringmelk en smeer salf van 2 lepels swael, mespunt vitrioel, ¼ lb vars botter aan. Drie maal per dag.
SANL.: Van der Merwe, Pietermaritzburg
SCHULZ: Mev. J. le Roux

5802. Smeer kamferbrandewyn of boegoebrandewyn skoon aan, 3–4 keer per

dag. Drink wyn en bloedsuiker. 1 pakkie bloedsuiker op bottel wyn goed getrek, 1 kelkie vol op die nugter maag.
Helena le Clercque

5803. Was die gesig in kamferwater, 2 lepels kamfer op 1 bottel water en 1 lepel gliserien. Die gesig kan daarmee natgemaak word 2–3 keer daags.
Helena le Clercque

5804. Brand skaap- of bokbene totdat dit wit word, maal fyn en neem 1 mespunt vol voor na bed gaan, dis goed om 'n bietjie blomswael by te roer.

5805. Klapperolie en kamfer gemeng en aansmeer.
F.J.L.: J.C. Pieterse

5806. Maak geprepareerde witlood aan met klapperolie.
C.J. Matthews

5807. 1 klein botteltjie klapperolie, 1 e gesmelte heuningwas, ¾ botteltjie haarlemmerolie, 'n groot mespunt gesuiwerde witlood, smelt en roer alles deurmekaar, behalwe die lood, as dit afgekoel is, gooi dan die lood by; dit moet 'n sagte salf wees om aan te smeer.
SCHULZ: Mev. Vogel

5808. Maak 'n salf van klapperolie en witlood. As daar wonde by is, neem 'n jong piesang of populierblad. Lê dit op die wond en smeer elke dag met skoon klapperolie.
SCHULZ
SANL.: *Die Afrikaanse Almanak*

5809. Sit fonteinmodder op die plekke.
F.J.L.

ROOS: BELROOS

5810. Belroos en ekseem: Hereboontjiemeel opstrooi, maak ook pleisters daarvan met bokvet of olyfolie.
SCHULZ: (Boek I)

5811. Wit boontjies fynmaal en opstrooi, broodpappe en hou aan.
F.J.L.

5812. Witboontjiemeel sit en aansmeer.
F.J.L.
SCHULZ

5813. Smeer aan voor bedtyd: 80% itchedol of 1 blokkie kamfer in ½ bottel brandewyn – smeer aan.
J.A. Kellerman

5814. Hou dit droog met enige poeier.
F.J.L.

ROOS: DIVERSE, ROOS IN GESIG

5815. Kook peperbossies met wortels, blare en blomme sterk. Was daarmee.
SCHULZ: Nel

5816. Tongblaar: Sit blare op seer been.
Mev. S. Kok

5817. Natroos: Neem die wit laag van soetdoringbas, brand en meng die as met roulynolie tot salf.
SCHULZ: K. van Deventer

5818. Skilpadbloed aansit en drink.
SCHULZ

5819. Gordelroos: Maak suurdeeg van Anchor Yeast. Sit op dun lap, vou toe en plaas op oppervlakte waar die roos is. Sit 'n vars pap op. Drink drie maal per dag 1 t vol van die suurdeeg in 'n glas water. Dit kan ook sommer uit die teelepel geëet word.
SAUK: Mev. G.C. van Rooyen

5820. Was die been goed sonder seep, droog dan goed af en sit so vir 'n klein rukkie sodat die lug ook die been kan droog. Neem dan skoon Little's Dip en verf die been daarmee en verbind dan. Hou so aan elke dag tot die been genees is. Daar sal blase en wonde wees, maar dit maak geen saak nie. U sal sien dat dit lateraan sal genees.
SCHULZ: J.J. Meintjies

5821. Was met Condy's Crystals [kaliumpermanganaat], sinksalf en vryf. Neem 17 van die groot wet [*sic*] bone, stamp dit baie, baie fyn, strooi van die poeier dik oor.

Mev. Aletta van den Berg

5822. Roos op die hoof: Was in sterk vloeistofwater. Vryf die hare mooi droog. Smeer met die mengsel, neem 3 lepels gliserien, 8 lepels *bayrum*, 2 lepels kamferbrandewyn en 4 lepels water.

Helena le Clercque

ROTTEKOORS

5823. Uie in skyfies gesny en onder die bed gesit.

SCHULZ

SANL.: *Die Afrikaanse Almanak*

5824. Uie in skyfies gesny en onder die bed gesit.

F.J.L.: J. Viljoen

5825. 'n Bad water met kalk in die kamer te sit.

F.J.L.: J. Viljoen

5826. 2 lepels heuning, 2 lepels asyn en 2 lepels wynruit.

SANL.: *Die Afrikaanse Almanak*

5827. 'n Bad water met kalk in die kamer gesit. Hou die pasiënt goed skoon en laat hom bokmis drink.

SANL.: *Die Afrikaanse Almanak*

SCHULZ

5828. 2 lepels heuning, 2 lepels asyn, 2 lepels wynruit laat trek, drink 2 keer per dag. Sny verder wituie in skyfies en sit dit onder die [?] sit nog 'n bad kalkwater in die kamer en hou die pasiënt skoon.

F.J.L.: Fanie Venter

RUGGRAATKOORS

5829. Pak die kop toe met rooi beetblare. Hou dit daar tot dit droog is en pak dan weer varses op.

SCHULZ: Greyling, Aliwal-Noord

5830. 1 kelkie Franse brandewyn en 1 t stockholmteer.

SCHULZ: A.A. du Plessis; Mev. S. Rautenbach

5831. Maak warm pappe van beesmis en asyn en sit op.

SCHULZ: Conradie

5832. Sit eers 'n mosterdpleister op die agterkop. Die mosterd moet met koue water aangemaak word en op 'n papier gesmeer word en dan 'n dun lappie bo-oor sit. Sit net op totdat die vel rooi word. Haal af en smeer soetolie aan of Vaseline. Sit dan weer 'n mosterdpleister van omtrent 1 dm breed al op die rugmurg af. Doen dieselfde as met die eerste een. Gee die sieke na die ouderdom 'n paar krampdruppels en geelvita in elke drie ure.

SCHULZ: Ludick

RUGPYN

5833. Neem die eerste droë blare van 'n aalwyn, net onderkant die groen blare, die binneste ent wat nog nie heeltemal uitgedroog is nie. Sny dit in repies, gooi op brandewyn, laat 24 uur trek; drink elke aand ½ kelkie van die uittreksel.

SCHULZ

5834. Trek rooistingelboegoe en klipsweet en drink.

SCHULZ: Mev. S. Orton

5835. Laat trek renostertoppe, sit dit dan in 'n groot pot en skuif die pot onder die rug in. Lê-sit maar so op die pot tot die hitte bedaar, dan sal die pyn ook weg wees.

SCHULZ: Ferreira

5836. Laat rivierwilg trek en drink.
SCHULZ
5837. 1 k wynruitblare op 2 k warm water. Kook vir 3 min. en drink ½ k in die aand. Die rug sal beter wees die volgende oggend.
SAUK: Mev. C.H. Schmidt
5838. Neem wortels van wildekopiva en kankerbossieblare en kook dit deurmekaar en drink dit dikwels.
F.J.L.: L.J. Naudé
SCHULZ: Somerset-Oos
5839. Neem 3 oz rondeblaarklipdagga, giet 3 k kokende water daaroor en laat trek totdat dit op sterkste is. Drink drie keer op 'n dag ½ k. Vroeg in die oggend voor die môrekoffie is baie goed.
SCHULZ: Burger, Port Elizabeth
5840. Trek karmediklote op brandewyn en drink drie maal per dag.
SCHULZ
5841. 1 oz klipsweet op 'n bottel portwyn. Laat trek drie dae in son.
SCHULZ: Malan, Makwassie (Boek I)
5842. Trek klipsweet en ysterhouttoppe.
SCHULZ
5843. Beslyn: Laat trek en drink.
Mev. S. Kok
5844. Bokboegoe, laat trek en drink.
Mev. S. Kok
5845. Kalkoenbos (keurtjie). Trek soos tee, gooi eerste water af. Gooi weer kookwater op en drink.
V.L.V.: Mev. F. Buck
5846. Maak 'n flennielap warm, sit op die rug en bind 'n olifantsblaar daaroor vas.
V.L.V. Stellenbosch: Anna Eksteen, Ria Duckitt, Rene Deetlefs
5847. Bergtee.
Mev. S. Kok
5848. Brand bokhare onder rug sodat die rook al langs die rug optrek.
SCHULZ: *The Leech Book*
5849. Vang 3 klipsalmanders. Steek hulle bekke toe en trek oor die seer rug – hulle gaan dood en rug word gesond.
SCHULZ: J.H. van Heerden (Boek I)
5850. Slag 'n swart kat af, maak die vel mooi droog en brei dit en dra met die harige kant op die kruis.
SCHULZ: Schickerling
5851. Vir pyn in die rug is balsemsulfuris goed.
F.J.L.
5852. Neem 1 t witdulsies en 1 t bruindulsies met 'n kelkie water net vroeg in die môre vir 'n maand lank. Dit sal heeltemal genees.
SANL.: Mev. M.A. Barnard
5853. Drink swart obstruksiepille, of balsemsulfuris of smeer met balsemsulfuris.
F.J.L.: Lettie Senekal
5854. Jy moet *pain paints* vat en dit aan die rug smeer en 'n flennielap omdraai.
F.J.L.
5855. 2 e paraffien, 2 e blomswael, gebruik soos salf.
F.J.L.: Fanie Venter
SANL.
SCHULZ
5856. Vir rugpyn neem 'n stukkie salpeter in jou mond.
F.J.L.: Aletta Erasmus; Bredenkamp
5857. 1 botteltjie souttinktuur, 1 botteltjie koraaltinktuur, 1 bruindulsies. Meng deeglik. Neem 1 t vol in 1 t water 3 keer per dag.
SANL.
5858. 1 bottel souttinktuur, 1 bottel koraaltinktuur, 1 bruindulsies. Meng deeglik. Neem 1 t in 1 t water drie keer per dag.
J.A. Kellerman
5859. 1 e fyn aalwyn, 1 pakkie kremetart, 1 pakkie Engelse sout, 1 e meel (gesif). Maak nat met teer en maak pille en neem met die volgende drinkgoed: 1 e swael, 1 e terpentyn, 1 e kremetart en 6 e water waarin wynruit gekook

is. Meng goed en neem 1 t vol met 2 pille drie maal per dag.
SCHULZ: Mev. J. Smith

5860. Sit 'n pleister van bokmis en varkvet op.
SCHULZ

5861. Vir rugpyn moet jy swaelbalsem en soetolie drink.
F.J.L.

5862. Gebruik kattekruid soos tee getrek met 'n klein stukkie salpeter in. Binne drie dae sal dit gesond wees.
SCHULZ: Conradie

5863. Klipsweet. Drink haarlemensis en terpentyn op suikerwater. Swartbalsem op melk.
V.L.V.: Mev. W. Brynard

5864. Sny 'n aartappel middeldeur, die stukke moet oorkruis gevat word: die regterhelfte in linkerbroeksak en omgekeerd. As 'n ander broek aangetrek word moet noukeurig gelet word dat die stukke in dieselfde sak kom.
SCHULZ: Schickerling

5865. Dra ru-gare twee maal om die lyf gedraai.
SCHULZ: F.N. Viljoen (Boek I)

5866. Bind blou kerspapier met seilgare vas op die rug.
F.J.L.: A.M.G. Coetzee
SCHULZ: Mev. A.M. Claassen

5867. Lê op maag en sit nat doeke op die rug. Stryk met warm yster droog.
SCHULZ: Bosman

RUMATIEK

5868. Sny aartappels in blokkies, sit om die nek, arms, bene of lyf net waar die pyn die ergste is. Hoe erger die rumatiek, hoe swarter word die aartappel.
SCHULZ: Van Zyl, Chrissiesmeer; Prieska

5869. Smeer die aangetaste dele baie goed met uie.
SANL.: Mev. A. Wilbers

5870. Neem 3 bolle (nie huisies) knoffel, maak dit skoon en kneus dit goed en sit dit in 'n bottel jenewer. Laat dit dae staan voor dit gebruik word en neem 1 e daarvan elke aand.
SCHULZ: Schickerling; Fourie, Odendaalsrus
F.J.L.: K. van Deventer
SAUK: Ouma L. Naudé; B. Lindeque

5871. Brandblare (*Knowltonia vesicatoria*) vir rumatiek.
Watt & Breyer-Brandwijk

5872. Trek 'n boetebossie met wortel en tak in kookwater en drink dit.
F.J.L.: Erasmus

5873. Baai rumatiekdele in getrekte bloekomblare.
SCHULZ: Mev. H.W. Botha

5874. Vir rumatiek drink elke aand 'n stukkie duiwelsdrek so groot as 'n ertjie.
F.J.L.: Aletta Erasmus
SAUK: C.G. van Rooyen
SCHULZ: Mev. A. Hamman

5875. Eikeblare op bier laat trek en op lappe sit.
F.J.L.

5876. ½ bottel jenewer en 1 e aalwynpoeier daarin drie maal per dag te drink.
F.J.L.: Mev. M. Leonard

5877. Garingboom (*Agave americana*): blare verhit en deurgesny vir rumatiek.
F.J.L.: D.J. Coetzee
SCHULZ
Watt & Breyer-Brandwijk

5878. Drink helmontskruie en dra 'n band van seebamboes om pynplek.
SCHULZ: Mev. Joubert, Ladybrand

5879. Japannese neut en salf is goed vir rumatiek.
SCHULZ: Mev. Vogel

5880. Trek kanniedoodblare met 'n paar blommetjies soos tee, en drink drie maal op 'n dag daarvan.
SAUK: Mev. C. Hamman

5881. ½ botteltjie jenewerbrandewyn en gooi daarop 1 dessertlepel vol fyn aalwyn. Drink elke aand 1 e vol daarvan net voor slaaptyd. Die jenewer en aalwyn moet eers 'n dag en 'n nag staan voor dit gebruik word, sodat dit goed kan deurtrek. Nadat die eerste bottel gebruik is, moet omtrent 2 weke gewag word voordat u met 'n tweede bottel kan begin.
SAUK: Mev. de Beer, Pretoria-Wes

5882. Dennepitte op brandewyn.
Mev. S. Kok

5883. Stinkkruie: Laat trek en drink.
Mev. S. Kok

5884. Meng suurlemoensap en olyfolie en smeer aan die pynlike dele.
Mev. M.A. Read

5885. Sit 6 na 8 huisies knoffel in 'n bottel jenewer. Laat dit 3 dae in die son trek en gooi dit dan af van die knoffel. Neem 1 lepel vol daarvan drie keer per dag.
Mev. M.A. Read

5886. Neem 'n diepbord hoogvol met treurwilgertakkies en -blare. Kap die blare en takkies in stukkies van 2 dm lank en sit dit in 'n kastrol met 3 bottels koue water. Laat kook tot op 1 bottel en syg deur. Neem ½ glas of bietjie minder drie keer per dag.
Mev. M.A. Read

5887. Neuritis: Bruise stramonium or stinkblaar leaves (green) and wrap several thicknesses around the affected parts. Leave for three days, remove and wash the part in tepid water.
Mev. M.A. Read

5888. Lemon juice should be taken daily in hot water (no sugar). Commence with one night and morning, and increase the number gradually until six or even more a day is reached.
Mev. M.A. Read

5889. 1 dessertlepel heuning in ½ glas baie warm water drie keer per dag sal spoedige verligting bring.
Mev. M.A. Read

5890. Selerysaad: Laat trek soos bossietee en drink 1 k vol drie keer per dag.
V.L.V.: Mev. K.W.H. Voight

5891. Willie Winhet [wildewingerd]: Take some of the herb, make an infusion, allow to stand and decant. Take a wineglass three times a day of the liquid.
Mr. Sarleh Dollie

5892. Drink sandvaalbosbas getrek soos tee drie maal per dag.
SCHULZ: K. van Deventer

5893. Varkmis van vark wat baie kruie gevreet het, met varkvet aanmaak en aansmeer.
SCHULZ: *The Leech Book*

5894. Wynruitsop gekook vir rumatiek.
F.J.L.: L. Botha

5895. 14 wilgertakke (kolonie) met kookwater trek. Maak pasiënte met wolkomberse toe, gee kort-kort ½ k vol tot uitsweet.
F.J.L.
SCHULZ: Smith, Ficksburg (Boek I)

5896. Neem wildewingerdwortels, gooi water op en laat trek. Drink gereeld daarvan.
C.J. Matthews

5897. Neem 'n purgasie. Smeer die pynplekke met gareboomsap.
Helena le Clercque

5898. Baai alle dele in kalmoes op naloop getrek.
SCHULZ: Wellington

5899. Kruidjie-roer-my-nie: baie.
F.J.L.: L. Botha
SCHULZ: Mev. H.W. Botha; Brynard

5900. Neem 1 komkommer. Rasper dit met skil en al en moenie sout opsit nie. Eet dit heel eerste in die môre op die nugter maag. Hou aan daarmee.
SANL.: Mev. M.J. Venter

5901. Mieliebaard trek en drink.
SCHULZ: Britz

5902. Mosterd is goed om te drink.
F.J.L.: J.J. Steenkamp

5903. Neem 1 e naboommelk en 2 e soetolie. Skud baie goed en smeer die pynplek. Pas net op dat die melk nie aan die hande of oë kom nie. Om die melk te tap moet die hande en gesig goed bedek wees.
SAUK: Ouma Pretorius

5904. Sit 1 lepel nieshoutsaagsels in elke sokkie wat aangetrek word.
SCHULZ: Grobbelaar; Mosterd

5905. Maak smeergoed van die volgende: Trek rissies op asyn en smeer aan.
SCHULZ

5906. Kook 1 oz selerysaad en 1 pt water. Kook tot ½ pt. Neem 1 t vol elke dag of twee maal per dag. Hou aan tot gesond is.
SANL.: Mev. A. Wilbers
F.J.L.: Erasmus

5907. Sny 'n suurlemoen in die dwarste deur. Sit dit in die oond. As goed lou is, smeer die dele goed daarmee en draai toe met flennieverbande.
SANL.: Mev. A. Wilbers
F.J.L.: Erasmus

5908. Dra 'n gestrykte bokriempie onder die knie.
SCHULZ: Brynard

5909. As iemand baie gepla is deur rumatiek, moet hy bobbejaanmis neem en dit goed kook. Ongeveer 4 groot kommetjies vol sal genoeg wees in 'n groot bad vol water. Die proses moet sewe maal herhaal word. (Kommetjie is so groot soos 'n groot koppie.)
F.J.L.: J.M. Minnie

5910. Byesteek.
SANL.: Hugo
F.J.L.: L. Botha; A.M. Otto
SCHULZ: Mev. Brits

5911. Sit erdwurms in 'n donker bottel in die son. Laat hulle smelt en smeer aan die rumatiekplekke.
SANL.: Mnr. M.E. Visser

5912. Eet gebraaide waterskilpad.
SCHULZ: Mev. A. Hamman (Boek I)

5913. Neem 'n inspuiting van die bloed van 'n verwagtende moeder.
J.A. Kellerman

5914. Smeer leeuvet aan.
SCHULZ: Mev. A. Hamman

5915. Hou 'n paar maal op 'n dag jou voete op 'n luislang.
F.J.L.: J.C. Pieterse
SCHULZ: S.J. Marais

5916. Likkewaanvet in die son uitgebraai.
SCHULZ: N. Vorster; Engelbrecht

5917. Dra 'n band van 'n likkewaanstert om die deel waar die pyn is.
SANL.: M. Gutter.
SCHULZ: N. Vorster (Boek I)

5918. Smeer uitgebraaide reiervet aan seerplekke.
SCHULZ: Erasmus, Amersfoort

5919. 'n bottel Franse brandewyn, 1 koekie Sunlight-seep opsmelt. Gebruik as smeermiddel.
SANL.: Mev. J.P.J. Hugo

5920. Brandewyn in 'n kelkie en steek dit aan die brand. So gou as dit vlam, keer mens dit om op die pynplek. Dit suig vas en bring verligting.
F.J.L.
SCHULZ

5921. Maak 'n flennieband, gooi daar blomswael in en dra dit om die lyf.
F.J.L.

5922. Gebruik swartstroop – 1 t drie keer per dag na ete en vermeerder later tot 1 dessertlepel.
SANL.: Mev. J.P.J. Hugo; J.A. Kellerman

5923. Gebruik De Witt-pille soos op die botteltjie aangegee.

Smeer die pynplekke met jamaikagemmer. Bly weg van vuur en moet

ook nie die plek warm toemaak dat dit sweet nie, anders brand die vel.
SANL.

5924. 2 pakkies Engelse sout, 1 pakkie kremetart: Vat 'n bottel (wynbottel) vol water en skud al die pakkies daarin en skud goed en drink 2 monde vol in die oggend en twee slaaptyd. Gebruik dit elke dag en as dit op is, maak 'n volgende bottel aan.
SAUK: Mev. M. Delport

5925. 1 t glaubersout is goed vir rumatiek.
F.J.L.

5926. Jodiumtinktuur vir inwendige gebruik. 1 druppel in 'n lepel water drie maal op 'n dag. Hou aan vir 3 dae lank. Hou dan 12 dae op en begin weer met 2 druppels in 'n lepel water drie maal op 'n dag vir 3 dae aaneen, dan weer 12 dae ophou, en neem dan 3 druppels in 'n lepel water drie maal daags. Dan kan die persoon aanhou met 3 druppels en tussenpose ophou. Dit neem ook die geswel weg.
SCHULZ: Conradie

5927. ½ bottel jenewer, ½ bottel water, 1 lepel swael. Meng deeglik en drink daarvan drie maal per dag.
SANL.

5928. 1 lb swael, ½ lb salpeter. Meng dit. Neem die helfte daarvan en los op in 'n groot lampolieblik warm water. Gooi dit in 'n bad en bad daarin. Bly so 20 min. daarin. Daardie water kan tot 3 maal warm gemaak word en weer gebruik word.
SANL.: Mev. A.C. van der Merwe

5929. 1 e swael, 1 e kremetart, 1 e Engelse sout. Meng en neem elke oggend hiervan droog op die tong (soveel as wat op 'n sikspens sal gaan).
SANL.: Mev. F. Duvenhage

5930. Vir rumatiek slegs vir wanneer van 'n verkoue [*sic*]: Meng drie dele swael met 1 deel kremetart en gebruik elke oggend ½ t voor koffie vir 2 tot 3 maande of wanneer u aanvalle kry.
F.J.L.
SCHULZ

5931. Neem 1 k terpentyn, 1 k paraffien, 1 k brandspiritus, 1 k asyn, bietjie soetolie, 1 e fyn tafelsout en 1 e Little's Dip. Meng die bestanddele goed en smeer goed aan.
Mev. M.A. Read

5932. Doop watte in bensien en druk dit op die pynlike plekke.
Mev. M.A. Read

5933. Vryf kamferolie goed in aan die pynlike plekke.
Mev. M.A. Read

5934. All people with rheumatic tendencies should avoid rich sweet food and should substitute saccharine tablets for sugar in tea and coffee. Saccharine tablets can be obtained at all chemists. Alcohol of any description should be avoided.
Mev. M.A. Read

5935. Another cure and preventative is the following mixture made up and taken (a wineglassful on waking) every morning:

3 oz epsom or glauber salts; pour over a pint of boiling water and add the juice of two lemons; bottle.
Mev. M.A. Read

5936. Get Garfield tea at chemist, put on boiling water and let draw 10 min. Take ½ cup – put in sugar.
Mev. M.A. Read

5937. Take a good pinch of epsom salts dry on the tongue and swallow with a little water four times daily, first thing in the morning and just after meals.
Mev. M.A. Read

5938. Boil 3 packets epsom salts in 2 cups water for 20 min. When cold, add sixpence worth bottle of essence of peppermint. Take 1 dessertspoonful in ½

tumbler of water first thing every morning.
Mev. M.A. Read

5939. 1 packet epsom salts, 1 packet cream of tartar on a bottle water. Take ½ wineglass every morning – first thing in the morning.
Mev. M.A. Read

5940. Smeer briekolie aan die seer dele.
SAUK: Mev. J.D. Schutte

5941. Brasso is ook goed as u gaan slaap om goed die dele nat te smeer. Nie vryf nie en warm toe te maak met flennielap of handdoek.
SAUK: Mev. J.D. Schutte

5942. Brasso is ook baie goed om rumatiek mee te smeer.
SAUK: Mev. G.C. van Rooyen

5943. 1 lepel terpentyn, 1 lepel droë kamfer, 1 fles kopiva, 1 fles balsemsulfuris, ½ t kajepoetolie. Gooi alles by 'n halwe bottel klapperolie en maak warm en roer tot die kamfer gesmelt is.
SCHULZ: Badenhorst, Vredefort

5944. 4 e wassoda in badwater gooi.
F.J.L.

5945. Meng 3 dele swael met 1 deel kremetart en gebruik elke oggend ½ t voor koffie vir 2 tot 3 maande of wanneer u aanvalle kry.
J.A. Kellerman

5946. 10 g salisielsuur, 10 g terpentynolie, 10 g lanolien, 70 g Vaseline.
SCHULZ: N. Vorster

5947. Once a week, 1 teaspoon sulphur. Every morning a pinch carbonate of soda in coffee.
Mev. Aletta van den Berg

5948. "Golden Oil" linseed oil, and spirits of turpentine, of each 8 oz: Tinct of iodine and aqua ammonia of each 4 oz. Mix, shake and apply as often and as freely as needed.
Mev. van der Berg

5949. Meng 3 dele swael en een deel kremetart, gebruik elke môre ½ t voor koffie vir 2–3 maande.
Mev. G.S. Bredenkamp

5950. 4 lepels lynolie, 2 lepels terpentyn, 2 lepels asyn, 2 lepels brandspiritus en 1 koekie kamfer.
SCHULZ: S.J. Marais

5951. Meng 1 botteltjie lewensessens, 1 bottel doepa en 1 bottel duiwelsdrek in gelyke hoeveelhede en drink dan 1 e vol van die mengsel elke aand.
F.J.L.

5952. Masjienolie goed ingevryf en 'n warm droë flennielap ombind.
SANL.: Mev. J.P.J. Hugo

5953. Smeer met petrol.
F.J.L.: Lettie Senekal

5954. Gooi 1 lb perdesout in 4 gell. water en maak daarvan 'n warm bad om in te baai.
F.J.L.

5955. Vir rumatiek moet jy paraffien en sout laat trek en dit dan aansmeer.
F.J.L.

5956. Smith's potassium compound.
SANL.: Mev. J.P.J. Hugo

5957. Smeer met sout en paraffien.
F.J.L.

5958. 1 bottel brandspiritus, 1 klein bottel jodiumtinktuur, 2 koekies kamfer. Meng alles en laat kamfer eers smelt voordat dit gebruik word.
SANL.: Mev. A. van der Berg, Outjo

5959. Neem 'n bottel brandspiritus. Gooi daarop 'n klein blikkie Brasso en skud dit goed. Smeer die aangetaste dele goed daarmee.
SANL.: Mev. A. Wilbers

5960. ¾ bottel spiritus, 7 Aspro's, 1 koekie kamfer, 1 dessertlepel vlugsout. Meng alles en skud goed voor gebruik vir rumatiekpyne.
SAUK: Ouma Erasmus

5961. Dra maar koperringe en koperbinnesole in skoene.
Mev. A.J. Bekker

5962. Koperring aan vinger.
F.J.L.: Frikkie Senekal; Mev. A.M. Claassen
SCHULZ

5963. Dra 'n pennie tussen kous en skoen.
SANL.: Mev. D.M. Taljaard
F.J.L.: W. Germishuizen

5964. Smeermiddel: Meng 5 tafellepels asyn met die geel van 'n vars eier en voeg 75 g van die gewone bloekomolie by.
SANL.: Mev. J.P.J. Hugo

5965. Sit 'n staalvyl in 'n bietjie asyn en smeer dit aan; likkewaanvel om been of arm dra.
F.J.L.: L.J. Naudé

5966. Maak 'n rooi baksteen warm en gooi daar asyn op en sit daarby onder 'n kombers sodat die wasem op jou trek.
F.J.L.: L. Botha

5967. Neem 'n 2 pint vrugtebottel en stop dit half met ballerjablare. Gooi verder vol met paraffien. Laat staan totdat dit 'n donkergroen kleur het en smeer die pynlike dele daarmee.
SANL.: Mev. L.C. du Toit

5968. Sit 3 eiers met dop en al in 1 k asyn en 1 k terpentyn. Laat staan dig toe vir 3 dae en smeer aan.
SCHULZ: Britz

5969. ½ bottel warm water, 1 pakkie Engelse sout, ½ bottel suurlemoensap. Meng alles goed. Gebruik soggens vroeg en saans met slapenstyd 'n wynkelkie vol.
SANL.: Mev. E. du Toit

5970. ½ bottel jenewer; ½ bottel water; 1 lepel swael.
SANL.: Mev. J.P.J. Hugo

5971. Smeer met 'n salf gemaak van geelghries, varkreusel en byewas.
F.J.L.: Fanie Venter

5972. 1 bottel portwyn, 1 e bitter aalwyn en 'n klein botteltjie lewensessens – meng. Neem 1 wynkelkie voor bedtyd. (Indien die werking te drasties is, voeg meer wyn by.)
J.A. Kellerman

5973. Gooi 5 druppels jodium in 'n glas warm vars melk (nie kunsmatig verhit nie) laat dit staan vir 10 ure en drink dit dan. Elke dag moet dit herhaal word.
F.J.L.: A.S. van Wyk

5974. Drink die water van gekookte wilgerboomblare, 1 k druiweasyn, 3 lepels terpentyn, 3 lepels lynolie, ½ k kamfer en 1 lepel sout. Skud goed in 'n bottel en smeer die pynplekke daarmee. Draai toe.
A.S. Malan

5975. Smeer garingboomblare óf met petrol óf met spiritus óf met teer.
A.S. Malan

5976. Slangvel en ook koperringe om die arms dra.
SANL.: Mev. J.P.J. Hugo

5977. 1 lb heuning, 1 e swael, 1 t epsomsout, 1 t salpeter. Meng goed en neem saans voor slapenstyd 1 e vol en 2 glase water.
Mev. M.A. Read

5978. Verf die rumatiekplekke een aand met jodium en vryf dit die volgende aand goed met olyfolie. Herhaal op hierdie manier totdat die pyne bedaar.
Mev. M.A. Read

5979. Iemand wat aan rumatiek ly moet nooit vleis en styselkos gelyktydig eet nie, en moet min sout gebruik.
Mev. M.A. Read

5980. Sulphur mixed with lard is useful for rheumatism.
Mev. M.A. Read

5981. Lumbago and sciatica: 2 packets epsom salts, 1 teaspoon fine salt, 1 or 2 tablespoonfuls lemon juice. Put all in a bottle of boiling water, take 1 tea-

spoonful in a cup of boiling water at bed time.
Mev. M.A. Read

5982. Drink the pure juice of 3 or 4 lemons without sugar before breakfast or on rising every morning. A little warm or cold water may be added if preferred. It has a wonderful effect in purifying the system.
Mev. M.A. Read

5983. Mix powdered lump ammonia with olive oil and massage painful parts.
Mev. M.A. Read

5984. Oils of origanum, sassafras, cloves, and gum camphor, each ½ oz, chloroform, ¼ oz. Put all into a 3 oz vial and fill with alcohol. Rub on painful parts freely.
Mev. M.A. Read

5985. 1 oz terpentyn, 1 oz bloekomolie, geel van 3 eiers, 1 oz kryt, 4 oz soetolie. Meng en smeer aan.
SCHULZ: Jacobsz

5986. 1 lepel terpentyn, 1 lepel asyn, die geel van 1 eier. Meng en gebruik as smeergoed.
F.J.L.: J.J. Steenkamp

5987. Neem 1 glas kookwater met 1 pakkie epsomsout, laat koud word, druk dan 12 lemoene se sap elk môre een kelkie.
Mev. Aletta van den Berg

5988. ½ bottel aptekersparaffien, 'n hand vol bloekomblare. Kook totdat dit sterk is, afkoel, haal blare af, gooi ½ bottel petrol op, ¼ bottel spiritus, ½ koekie kamfer. Smeer aan, nie invrywe nie. Drink in die môre op nugter maag 1 t kasterolie.
C.J. Matthews

5989. Harde miershoop goed warm gemaak. Gooi daar dan druiweasyn op en plaas dit oor die pynplekke en dan 'n dik warm doek om dit te bedek.
F.J.L.

5990. Sit 2 lepels soetdoringgom en 1 lepel suiker oornag in dou, neem dan 1 dessertlepel vol elke 3 ure.
SCHULZ: De Klerk

5991. Vryf 'n seilgaring in skoonteer en sit dit om arms en bene.
F.J.L.: Erasmus

5992. ½ bottel soetolie, 12 koekies kamfer (fyngemaak), 1 oz opodeldok, 1 oz hartshoorn. Skud alles deeglik goed en smeer aan pynplekke.
SCHULZ: A.A. du Plessis

5993. Maak smeergoed van die volgende: Neem gelyke dele soetolie, kamfer, brandewyn en terpentyn.
SCHULZ

5994. 'n Boerbok se knieskyfdeel by 'n vreemde persoon se eettafel steel en in jou sak dra.
SCHULZ: (Boek I)

5995. Motorbinnebande om hand bind.
F.J.L.: Frikkie Senekal; Erasmus; F. Potgieter

5996. 'n Blou toutjie word om liggaam gedra. 'n Boer van die omgewing wend hierdie raat aan en vind verligting.
SCHULZ: Mev. A. Hamman (Boek I)

5997. Botterskots met papier eet.
F.J.L.

5998. Dans is baie goed vir rumatiek.
F.J.L.: C. du Preez

5999. Get one or two chamois skins and sew tapes on, then wear over the sciatic nerve. The tapes could tie round the waist so that the skin covers the buttocks where the pain is, then another pair of tapes half way down the leg and another holding the skin in place under the knee. If the sufferer wears this for 6 weeks he will never have a return.
Mev. M.A. Read

6000. Sit 'n dik vaalpapier op die seerplek en stryk daarop met 'n warm yster.
F.J.L.

6001. Neem 7 komberse en pak die persoon

toe met 7 of 'n klomp waterbottels sodat hy sweet. Doen dit twee maal per week en die persoon sal beter word.
SANL.: H.J. Koekemoer

6002. Bind 'n stuk lont om.
F.J.L.

6003. Lamferband om plek bind.
SCHULZ: Mev. A.M. Claassen (Boek I)

6004. Doen oefeninge in die môre vroeg, strek arms regop, buig dan beurtelings vooroor en agteroor.
F.J.L.

6005. Ongebleikte linnebandjies gaan bedel en sit om die pynlike plekke.
SCHULZ: Mnr. C.J. Breytenbach (Boek I)

6006. Dra 'n rooi flennie-onderhempie.
F.J.L.: D.J. Coetzee

6007. Gooi kookwater op gebakte stene en sodra die water koel is, laat die pasiënt daarin bad.
F.J.L.

RUMATIEKKOORS

6008. Maal harpuis fyn en eet smôrens en saans 'n mespunt vol op die nugter maag en eet heuning daarna.
A.S. Malan

6009. Neem een 4 gell. blik half gepluk met bloekomboomblare [*sic*]. Maak vol met water en kook baie goed. Gooi dit in bad en bad daarin net so warm as u kan uithou, met blare en al.
F.J.L.: Swart
SAUK: Mev. E.E. Maritz

6010. Perdepisbos (*Clausena inaequalis**) gebruik vir rumatiekkoors.
Watt & Breyer-Brandwijk

6011. 1 bottel gekookte water, 1 lepel salpeter, 1 lepel Pain Killer, 1 t jamaikagemmer. Drink drie keer per dag 1 dessertlepel vol.
F.J.L.: K. van Deventer
SANL.

6012. Roosmarynolie. Gee 5 druppels op 'n bietjie suiker, drie maal per dag.
A.S. Malan

6013. Smeer die plekke met warm lampolie oor sout. Droog af en draai lyf, bene of hande toe vir 5 min.
A.S. Malan

6014. Dra sakkies met blomswael om bene of lyf.
A.S. Malan

SCABIES (LEKKERKRAP, BRANDSIEKTE)

6015. Aftreksel van skilpadbossie aansmeer.
SCHULZ: Mev. E. Langenhoven

6016. Kook tongblare en sit dit op sere so warm as persoon dit kan uithou.
F.J.L.: A.M.G. Coetzee

SEERPLEKKE

6017. Bloublomsalie: Laat trek en was sere met die water.
Mev. S. Kok

6018. Sewe-dae-genees: Sit blare op seer.
Mev. S. Kok

6019. Om 'n seerplekkie te suiwer en genees, neem 'n stukkie slangvel van dié wat 'n mens soms tussen bossies in die veld kry waar slange vervel het. Neem dan die rugkant met die fyn riffels of skubbe, maak effens klam en sit op die seerplek tot dit oopgetrek het en die vog uitkom. Nadat jy die dan skoon gewas het, plak dan weer van die penskant wat effens klam gemaak is daarop om te genees.
SAUK: Mev. H.F. Smit

6020. Smelt bokvet en smeer aan.
SCHULZ: Beyers

6021. 1 t gaarlynolie, 2 t soetolie, 1 t harmansdrup. Byewas: genoeg om sagte pleister te maak. Smelt deurmekaar en

* *Clausena naisata var. anisata*

laat koud word. Goed vir oop seer, skraap of wond.
SANL.: Mnr. B.C. Groenewald

6022. 1 bottel swaelbalsem, 1 bottel balsemkopiva, 1 bottel haarlemensis, 1 koekie Sunlight-seep, heuningwas so groot as Sunlight-seep, 6d. bottel kasterolie, 6d. bottel soetolie. Braai goed deurmekaar en voeg lynolie stadig by tot dit styf genoeg is vir 'n salf. Dit help vir 'n seerplek en om enige iets uit te trek.
SCHULZ

6023. As jy seerplekke het, was dit met soutwater.
F.J.L.

6024. Gooi terpentyn op.
V.L.V.: Mev. W. Brynard

6025. 1 potjie wit Vaseline, 1 t Lysol, 2 e boorpoeier, meng goed deurmekaar.
C.J. Matthews

6026. 1 lepel bokvet, 1 lepel Sunlight-seep, 1 lepel was, 1 lepel kamferbrandewyn, 1 lepel heuning, 1 lepel kasterolie. Braai alles saam en laat koud word. Voeg by 10 druppels haarlemmerolie en roer goed deurmekaar.
SCHULZ: Conradie

6027. 1 kelkie roulynolie, 1 kelkie terpentyn, 1 kelkie boegoeasyn, 1 kelkie kamferbrandewyn, 1 e mosterd en 13 druppels balsemkopiva. Smeer goed aan seerplekke.
SCHULZ: Mev. Vogel

6028. As jy 'n blou kol van 'n seerplek het, smeer styselwater aan.
F.J.L.

SEESIEKTE

6029. Motorsiek: Vir as iemand motorsiek word: Drink wynruit op kookwater getrek voor die reis en weer later.
SANL.

6030. Witdulsies of boegoeasyn.
F.J.L.

6031. Neem 3 druppels kreosoot in ½ glas water. Herhaal wanneer nodig is.
Helena le Clercque

6032. 'n Stuk vaalpapier op die maag is goed.
F.J.L.: J. Strauss

6033. As jy seesiek in 'n motor word, bind jou linkeroog toe.
F.J.L.

SENUWEES

6034. 1 e olyfolie deeglik gemeng in 1 k warm melk. Drink voor bedtyd.
J.A. Kellerman

6035. Dring soggens en saans getrekte boegoe.
SCHULZ: Mev. J. le Roux

6036. Trek boegoe en roosmaryn op jenewer.
SCHULZ: Mev. A.M. Claassen

6037. Heuning is goed vir swak senuwees.
F.J.L.: J. Strauss

6038. Laat hops op water trek en drink daarvan.
F.J.L.

6039. Kook koljander, verwarm met water en drink.
F.J.L.: A.M.G. Coetzee

6040. Trek klipdagga soos tee en drink.
SCHULZ: Mev. Joubert, Ladybrand
F.J.L.

6041. Vir jou senuwees moet jy kiesieblare of tiemie wat soos tee getrek is drink.
SCHULZ: Calitzdorp
F.J.L.

6042. As jy aardig voel moet jy 'n knippie Otto Landsberg-snuif pruim.
SCHULZ: Mev. A.M. Claassen (Boek II)

6043. Trek stinkblaar en drink.
SCHULZ: Mev. J. le Roux

6044. Perskeblare getrek is ook besonder goed vir swak senuwees.
SAUK: A. van Rensburg

6045. Gedroogde pruime is goed.
F.J.L.

6046. Trek tiemie soos tee en drink dit.
F.J.L.: Fanie Venter
SCHULZ: Calitzdorp

6047. Vir ou mense en kinders wat trekkings kry: Neem 1 oz *peruvian bark* en 3 bottels sjerriewyn. Breek die *bark* in stukkies, gooi in bottel, vul die bottel met 1 bottel sjerriewyn. Laat op 'n warm plek staan om te trek. Skud so nou en dan. Na 12 uur skud, en neem 1 wynglas vol drie maal per dag. Soos eerste bottel leeg is, vul weer met wyn. Laat trek. Hou so aan. 'n Kind moet die helfte neem.
SANL.: Mev. C.E. Grobbelaar

6048. Wildeselery: Make an infusion and strain. Take a wineglass twice a day for the nerves.
Mr. Sarleh Dollie

6049. Tiemie: Gebruik ekstrak om senuwees te versterk.
V.L.V. Stellenbosch: Anna Eksteen, Ria Duckitt, Rene Deetlefs

6050. Meng 2 e aalwyn (fyngemaak) met 1 bottel brandewyn. Sit die mengsel in 'n bruin bottel. Skud dit goed en sit die bottel vir drie dae elke dag vir 8 uur in die son. Neem 1 dessertlepel vol drie maal per dag na ete.
V.L.V. Stellenbosch: Anna Eksteen, Ria Duckitt, Rene Deetlefs

6051. Duiwelsdrek.
V.L.V.: Mev. W. Brynard

6052. 1 e wynruit, getrek op 1 bottel brandewyn, gebruik soggens en saans.
A.S. Malan

6053. Neem 2 hande vol tiemie of nieshoutblare, plaas hulle in 'n teepot, gooi omtrent 2 bottels kookwater daarop. Drink gedurig daarvan.
A.S. Malan

6054. Vat 7 lemoene, gooi in bottel F.C. brandewyn op en laat 8 dae trek en drink na elke maaltyd 1 dessertlepel vol.
A.S. Malan

6055. Tiemie soos tee drink is goed of kiesieblare of neem sonbaaie.
A.S. Malan

6056. Neem 2 k semels en 4 k water, verkook een (3 k) neem 1 k voor elke ete.
Mev. Aletta van den Berg

6057. A remedy for people suffering with nerves and children with St. Vitus dance: One ounce Peruvian bark and three bottles of sherry. Pour some sherry from one bottle, put in the bark broken in small pieces. Fill up the bottle; shake. Leave to stand, giving a shake now and then.

After 12 hours take a wineglassful, after or before meals three times a day. For a child lessen the quantity to half. When a dose has been taken, fill up the bottle again with one of the other bottles of sherry. Always shake the bottle after a dose has been poured out.
Mev. M.A. Read

6058. Trek makals op jenewer.
SCHULZ: Roets, Clanville

6059. Ek had 'n vreeslike brand op die krop van die maag asof my ingewande verbrand was. Niks wou help nie, toe het ek 'n dun kamerdoeksakkie geneem en elke oggend en aand met vars wildeals volgemaak en op die krop van my maag vasgebind totdat alles wat ek geëet en gedrink het bitter gesmaak het. Toe weet ek dat die kwaad na buik getrek is.
SCHULZ: C.P. Joubert (Boek II)

6060. 1 bottel wyn en ¼ lb sarsaparillawortels. Trek dit vir 'n paar dae in die son. Drink 1 e vol drie maal per dag.
SCHULZ: Fouché, Warmbad

6061. Drink 'n paar druppels geel balsemvita op suiker 'n paar maal per dag.
C.J. Matthews

6062. 1 e vol brandewyn op nugter maag elke môre. Dit moet boerebrandewyn

wees. Witblits soos ons sê.
SANL.: Mev. M.M. van Wyk

6063. Neem 15 druppels gees van hartshoorn, 3 of 4 maal op 'n dag in water of wyn.
SANL.: *Die Afrikaanse Almanak*

6064. Kook water, laat koud word. Neem leë bottel. Gooi die volgende daarin: 1 flessie Hoffmansdruppels, 1 rooilaventel, 1 entres, 1 balsemvita, 1 versterkdruppels, 1 e salvolatile. Gooi dan die koue gekookte water by en skud goed. Neem 1 dessertlepel vol elke 4 uur.
SANL.: Mev. C.E. Grobbelaar

6065. 1 bottel invalidport, 1 groot bottel Phospherine, 4 oz bottel Bovril, 2 Parishes Food, 2 rooilaventel, 2 versterkdruppels. Meng goed en neem 1 e drie keer per dag.
Mev. A. van der Berg, Outjo

6066. Drink elke aand 1 t Miltonessens op warm water.
F.J.L.

6067. 1 t vlugsout op 'n kelkie water, 'n verandering is baie goed, maar werk is die beste middel vir swak senuwees.
SCHULZ: M. Conradie

6068. Maal 'n 3d. se salpeter fyn en neem elke dag soveel as wat op 'n 3d. kan gaan. Drink met water elke dag tot alles op is.
SCHULZ: P.H. Pelser

6069. 1 bottel versterkdruppels, 1 bottel entresdruppels, 1 bottel Hoffmansdruppels, 1 bottel balsemvita, 1 t rooipoeier, 1 dessertlepel salvolatile. Kook 1 bottel (groot bruin bottel) reënwater, as koud is, gooi alles deurmekaar en skud goed. Gebruik 1 e vol in die oggend en aand vir volwasse persone.
SCHULZ: Geyer

6070. Kiniensulfaat 24 grein, lemoenstroop 1 oz, verdunde hidrobroomsuur 4 dragmes. Voeg dit op 1 bottel sjerriewyn. Drink 1 e drie keer daags.
Helena le Clercque

6071. Kajepoetolie. Daagliks twee maal daarmee invryf totdat einde kan mens 1 t daarvan vermeng met 'n kelkie kamfer-, boegoe- of enige ander brandewyn.
Dr. C.F. Juritz

6072. Boegoe-essens. Elke 2–3 ure 1 t vol met water geneem.
Dr. C.F. Juritz

6073. Arnikatinktuur (essens).
Dr. C.F. Juritz

6074. 1 dessertlepel salpeter, 1 dessertlepel jamaikagemmer, 1 dessertlepel Pain Killer. Kook een bottel water, sit alles daarin, drink drie keer per dag 1 e vol.
Mev. Aletta van den Berg

6075. Gebruik Ovaltine. Baie goed vir slaaploosheid.
Mev. Aletta van den Berg

6076. Beroerte: Salpeter flou aangemaak, 2 tot 3 keer per dag 'n paar monde vol.
Mev. M.A. Read

6077. Vir inmekaargetrekte senuwees: 2–3 druppels duiwelsdrek in 'n wynkelkie water met 1 t rooilaventel by. Dit is ook goed vir floute of stuipe.
Mev. M.A. Read

6078. 1 botteltjie versterkdruppels, gooi dit in 'n bottel goeie portwyn en drink twee maal per dag 2 e vol daarvan. Hou daarmee aan tot jy heeltemal gesond is, al is dit 2 of 3 bottels.
F.J.L.: Mev. A. Hermann; J.A. Page

6079. 1 bottel wyn, 1 bottel malt, 2 oz bottel Bovril, 6d. bottel versterkdruppels, 6d. bottel rooilaventel, 1 klein bottel Phospherine. Meng deeglik. Klits dit goed deur met eierklitser. Neem hiervan 1 dessertlepelvol drie keer per dag.
SANL.: Mev. F. Duvenhage

6080. Neem 1 bottel ouwyn, 1 bottel bruindulsies, 1 bottel versterkdruppels, 1

bottel groenamara, 1 bottel wonderessens. Neem ½ kelkie voor elke maaltyd en slaaptyd.
SCHULZ

6081. 1 bottel versterkdruppels, 1 bottel witdulsies, 1 bottel rooilaventel, 1 bottel witbalsemvita, 1 bottel bruindulsies, 1 t salpeter, 6 pepermente met die drie XXX. Maak pepermente en salpeter fyn, gooi in groot bottel. Voeg botteltjies medisyne by. Vul verder met koudgemaakte kookwater.

Laat staan vir 24 uur. Neem 1 e vol kookwater. Laat staan vir 24 uur. Neem 1 e vol drie maal daags na ete sonder water. Herhaal resep na goeddunke.
SAUK: Ouma C. Maritz

6082. Gooi wonderessens, versterkdruppels, bruindulsies, wonderkroonessens en rooilaventel op asyn.
SCHULZ

6083. Hoendereiergeel op brandewyn op nugter maag drink.
F.J.L.

6084. Eet growwe brood met halfrou vleis.
F.J.L.

6085. Senuweelyers met trekkings moet dassieboegoe met stengels en al op gekookte water trek soos tee. Sodra dit koud is gooi alles met stengels en al in 'n bottel. Voeg 1 flessie versterkdruppels en 1 flessie balsemvita daarby. Neem ¼ k drie maal per dag na ete.

Laat trek nou wildeals, roosmaryn en karoobossies sterk, syg deur en bottel in 'n groot bottel. Was die hele liggaam, tussen vingers, en tone en veral waar senuwees is. Vryf goed in en laat so droog word. Herhaal weer in die aand.
SANL.: Mev. C.E. Grobbelaar

6086. Drink 1 k kalkwater met 1 e heuning daarin soggens en saans.
SCHULZ: Mev. J. le Roux

6087. Meng 1 e olyfolie deeglik in 1 k warm melk. Drink voor slaaptyd.
SANL.: Hugo; J.A. Kellerman
SCHULZ: N. Conradie

6088. 3 neute fyngemaak, 1 dessertlepel fyn kruienaeltjies, 1 dessertlepel fyn foelie. 1 dessertlepel fyn kaneel, ½ t ginziawortel. Sit dit alles op 'n goeie bottel brandewyn, laat trek 8 dae in die son. Skud goed as dit afgesak is, gooi in 'n ander bottel en voeg die volgende by: 1 bottel rooilaventel, 1 bottel Hoffmansdruppels, 1 bottel bruindulsies, 1 bottel groenamara, 1 bottel jamaikagemmer, 1 bottel wonderessens, 1 bottel pepermentessens.

Kook 'n bottel water. Neem dan drie botteltjies van die astrak en sit dit op die bottel water, dit kan ook op wyn gesit word i.p.v. water. Neem dan ½ kelkie na ete elke dag en gebruik so totdat sterk voel.
F.J.L.
SCHULZ: Conradie

6089. Trek 6 nartjies se skille op 2 pt water. Laat afkoel. Gooi die volgende by: 1 bottel rooilaventel, 1 bottel versterkdruppels, 1 bottel witdulsies, 1 bottel balsemvita (die gele) by. Neem 1 dessertlepel vol met 'n bietjie water drie keer per dag.
SAUK: Ouma M. van Emmenis

6090. 1 bottel versterkdruppels, 1 bottel witdulsies, 1 bottel balsemvita, 1 t rooipoeier, dessertlepel salvolatile, 1/- saffraan, 2 neute, lepel foelie, mespunt pypkaneel, mespunt naeltjies, bottel water kook en laat koud word, gooi alles deurmekaar, drink drie maal per dag.
Mev. Aletta van den Berg

6091. Wildeals, bergsalie en tiemie is baie goed vir senuwees.

Senuwee-aanvalle: 1 t vlugsout in 'n kelkie water. 'n Verandering is baie goed, maar werk is die beste middel

teen senuwees, veral in die buitelug.
SCHULZ: Conradie

6092. Rus en sonskyn. Eet voedsame kos. Slaap veel. Voel gelukkig.
Helena le Clercque

6093. 'n Sagte elektriese stroom deur die liggaam laat gaan.
F.J.L.: F. Potgieter

6094. Sit kouewaterlappe op maag.
F.J.L.
SCHULZ: Mev. J. le Roux

6095. Rus baie.
F.J.L.

6096. Reis baie rond.
F.J.L.

6097. Baai jou nek met warm water.
F.J.L.

SENUWEEHOOFPYN

6098. 1 bottel lewensessens, 1 bottel bruindulsies, 1 bottel groenamara en 1 bottel versterkdruppels. Neem 1 t drie maal per dag.
SCHULZ

6099. Laat iemand wat sterk is albei hande nat maak met brandspiritus waarin daar kamfer is. Vat nek onderkant kop goed vas en smeer af. Hou aan totdat die pyn bedaar. Deur vier tot vyf maal per dag te masseer verdwyn die pyn.
SANL.

SENUWEEMAAGPYN

6100. Een wynglas gemmerbrandewyn te neem.
SANL.

6101. Weinig kamferbrandewyn met water te drink.
SANL.

6102. Neem salpetersuur, suurdeeg, 2 grein kalk, kwartgrein opium, 15 grein suiker. Een poeier daags.
SANL.

6103. Neem 'n ¼ lb anyssaad, ¼ lb kruisement. Dit met een bottel soetmelk. Kook tot op ½ bottel met weinig suiker.
SANL.

SENUWEEPYN

6104. Skil en sny 'n aartappel in skyfies. Sit op die aangetaste deel. Die aartappel word kliphard en die pyn is weg.
SANL.: Mev. C. Buckle

6105. Vir swaar senuweepyn agter die nek wat oor die kop trek. Neem brandspiritus en kamfer, skud goed. Laat iemand wat krag het albei hande in die mengsel natmaak. Vat die nek onderkant die kop goed vas en smeer af, nie op nie. Hou aan totdat die pyn bedaar. Sodra dit weer begin, masseer dadelik. Somtyds 4 tot 5 maal per dag.
SANL.: Mev. C.E. Grobbelaar

6106. 40 grein ammoniumkarbonaat, ½ oz sinkonatinktuur, 3 dragmes chloroformspiritus, 2 dragmes lemoenstroop, water tot 8 oz, neem een agste deel drie keer daags.
Helena le Clercque

6107. 2 dragmes broomkali, 1 grein kiniensulfaat, 2 dragmes verdunde hidrobroomsuur, ½ oz lemoenstroop, water tot 8 oz, 1–2 lepels vol drie tot vier keer daags halfuur na die ete, is uitstekende middel.
Helena le Clercque

6108. Vryf die plek met kamferolie, 2 lepels kamfer op 1/- bottel soetolie.
Helena le Clercque

SENUWEETREKKINGS

6109. Duiwelsdrek.
F.J.L.

6110. Sny 'n hond se oor en gee van die bloed in.
F.J.L.: L.J. Naudé

6111. Smeer pasiënt in met luislangvet.
SCHULZ: MacDonald

6112. Staaldruppels drink.
F.J.L.: J.C. Pieterse

SERE

6113. Wildekopiva.
F.J.L.: C. du Preez

6114. Maak perskepitte fyn, meng met bokvet en sit op sere.
SCHULZ

6115. Sit gekookte pampoen so warm moontlik op.
SCHULZ: Nel

6116. Kneus olieboomblare en sit op seerplekke.
SCHULZ: Senekal

6117. Om enige seer te genees: Neem drie hande vol blou muf van 'n ou kafmied, 3 k lou water (hitte wat die hand kan verdra, dan word die kiem dood). Laat so staan vir 'n halfuur. Syg deur flennielap. Voeg 3 e heuning by. Skud goed en gebruik om seer te reinig.

Lê dan lappe wat in die mengsel gesteek is daarop. Hernu dit twee maal per dag. Die mengsel sal een week goed bly as dit op 'n baie koue plek gesit word.
SANL.

6118. Muishondblaar of stinkblaar eers bokant en dan onderkant opsit.
SCHULZ: Mev. Vogel

6119. Sit wildemalvablaar se klewerige kant op sere, maar kneus eers die blaar.
SCHULZ: P.M.J. Lategan

6120. Was dit in die sap van gekookte perske, wilger, viooltjieblare.
F.J.L.

6121. Vir sere kan 'n mens stinkblare opsit en dit sal gesond word.
SCHULZ
F.J.L.

6122. Kneus wildesalie goed, roer daarby fyn broodkrummels, maak nat met melk tot 'n pappie en sit warm op.
SCHULZ: Nel

6123. Seeroogblom (*Boophone disticha*) wat giftig is se droë blare effens natgemaak vir bogenoemde. Alleenlik uitwendig.
Watt & Breyer-Brandwijk

6124. 'n Pappie van rosyntjies sal ook die sweer ooptrek.
F.J.L.: Van Rooyen, Alexandria

6125. Tabak.
F.J.L.: Fanie Venter

6126. As iemand 'n seer het wat nie wil genees nie en roosagtig is, kook jong perskeblare en wildesalieblare. Hou die seer drie maal per dag daarin so warm as die persoon dit kan uithou en daardie seer sal binne 'n week gesond wees.
SANL.: I.S. Buys

6127. Neem 1 turksvyeblad, sny dit oop en haal die binneste uit. Sit dit in 'n bakkie en kook dit sonder water. Roer dan daarby 'n lepel vol lynsaad, meel of 'n stukkie witbrood. Kook dit goed gaar en sit op die seer of sweer.
SANL.: Van der Merwe, Sasolburg
Watt & Breyer-Brandwijk
SCHULZ

6128. Varkblom, varkblaar (*Zantedeschia aethiopica*). Vars blaar word warm gemaak op warm as, gebruik vir sere en bloedvint. Ook vir insekbyte, ook gebruik deur eerste nedersetters vir rumatiek.
Watt & Breyer-Brandwijk

6129. Weeblaar (*Plantago lanceolata*): blare gebruik vir sere en wonde.
Watt & Breyer-Brandwijk

6130. Aambeibos (*Chironia baccifera*) gebraai in botter vir sere.
Watt & Breyer-Brandwijk

6131. Neem die groot soort appelliefies met die wollerige blare, stamp die blare fyn

en meng met mieliemeel. Maak warm in pan tot 'n pap. Sit op as pleister.
SCHULZ: Erasmus, Amersfoort

6132. Bobbejaanoorknol rasper en pleister maak.
SCHULZ: Mej. K. Albertyn

6133. 1 lepel boegoeasyn, 1 lepel soetolie, 1 lepel kamferbrandewyn en 1 stuk duiwelsdrek: smeer baie goed aan seerplekke.
SCHULZ: Mev. Vogel

6134. Neem 2 k baardgars op 4 k water en kook dit tot dat die korrels bars. Neem net die water en drink dit gedurende die dag soos water of tee.
SAUK: Mev. J. de B. Jordaan

6135. Doringboomgom word soos harpuis tot salf verwerk vir etterige sere.
SCHULZ: Fourie, Winterton

6136. Neem 'n druiweblaar en sit dit op die plek met die blink kant op die seer. Draai toe. As die blaar droog word, sit weer 'n vars een op.
SAUK: Mev. M. Nel

6137. Braai gifbol in askole en sit op sere.
SCHULZ: Senekal

6138. Kook 2 geelwortels, braai 2 wituie onder as. Maak tesame fyn, roer wit boontjiemeel of lynsaad in. Sit warm op.
SCHULZ: Nel
SANL.

6139. Gebruik hottentotsvyesap om sere te ontsmet.
SCHULZ: Prof. Abel Coetzee

6140. Om sere te genees neem die are van droë hawer. Laat trek en hou seerplekke daarin.
SANL.: Mev. M.J. Kriek

6141. Vir oop sere wat kwaad in het en nie wil genees nie: Die regte hondepisbossie. Vat 'n klomp blare en stamp dit. Druk dit soos 'n pap aan mekaar en sit op die seer. Draai toe. Herhaal dikwels as dit droog is.
SANL.: Mev. J.S. Boshoff; Mev. L.C. du Toit

6142. Kruidjie-roer-my-nie (*Melianthus major*) in vloeistof vir sere. Wortels is baie giftig, gebruik vir slangbyt. Afkooksel van blare vir gorrelmiddel vir seerkeel.
Watt & Breyer-Brandwijk
F.J.L.

6143. Kaffertee* (*Athrixia phylicoides*): aftreksel as bloedsuiweringsmiddel vir sere en bloedvint.
Watt & Breyer-Brandwijk

6144. Uie: Rasper in en meng met 'n bietjie kasterolie, pak op bloedvint of steenpuisie. Maak baie gou ryp.
M. Werner

6145. Hottentotsvy of vyebossies: Vir seertjies in mond (*thrush*), stamp blare, syg deur lappie en was die mond. As baba groot genoeg is om te kan kou kan hy 'n stukkie gegee word om te kou. Dit is uitstekend vir mangels.
M. Werner

6146. Gifbol: Trek 'n blaartjie en sit op seer.
M. Werner

6147. Maermanbol: Braai onder as en pak op sere.
M. Werner

6148. Strooi droë olieboomblare op sere.
V.L.V. Stellenbosch: Anna Eksteen, Ria Duckitt, Rene Deetlefs

6149. Blare van olieboom is goed vir sere.
V.L.V. Stellenbosch: Anna Eksteen, Ria Duckitt, Rene Deetlefs

6150. Was sere met kruidjie-roer-my-nie.
V.L.V. Stellenbosch: Anna Eksteen, Ria Duckitt, Rene Deetlefs

6151. Kook kiesieblaar met brood tot 'n pap en gebruik om sere oop te trek.
V.L.V. Stellenbosch: Anna Eksteen, Ria Duckitt, Rene Deetlefs

* Alternatiewe naam is "boesmanstee". Minder bekende name is "veldtee" of "wildetee".

6152. Maak afkooksel van geneesbossie en was aangetaste deel hiermee.
Mnr. Gunter

6153. Brand perskepitte net soos koffie. Maak aan met kasterolie en smeer aan.
A.S. Malan

6154. Gerasperde geelwortels, droog uitgedruk en warmgemaak en opgesit.
A.S. Malan

6155. 'n Doring in die voet wat sweer. 'n Sny aan die vinger, 'n afgestampte toonnael. Dit word gewoonlik lastig in die nag. Neem 'n stukkie brood. Maak 'n pappie met warm water, sit op die wond.

Dit kan ook by bloedvergiftiging aangewend word nadat die wond uit die aswater kom.
D.J. Rossouw

6156. Pietersielietee drink vir sere.
Mev. Aletta van den Berg

6157. Vir sere wat sweer, sit die kim van appelkooskonfyt daarop.
SANL.: Mnr. M.E. Visser

6158. Kiesieblaar: Pap vir sere.
Mev. S. Kok

6159 Kanniedoodblare warm opsit as pleister.
SCHULZ

6160. 'n Witui gebraai en die blare opgesit trek gou 'n seer ryp.
SCHULZ

6161. Die kim wat bo-op konfyt is kan gebruik word om op sere te sit.
SCHULZ: Prof. van Rooyen

6162. Nugter spoeg en menswater aansmeer.
SANL.
SCHULZ: (Boek I)

6163. Sit maaiers in. Raat van swart mense afkomstig.
SCHULZ

6164. Braai niervet sag en sit op sere.
SCHULZ

6165. Sit kort-kort 'n stukkie skaapvet op.
SCHULZ

6166. Druk 7 vlieë of 1 brommer fyn.
SCHULZ: Sakrivier

6167. 'n Stukkie rou skaapvet. Elke maal weer vars opsit.
SCHULZ
SANL.: *Die Afrikaanse Almanak*

6168. Afgang van mens warm opsit.
SCHULZ

6169. Eselwater met swart koeimis gemeng tot pleister vir smetterige sere en verswerings.
SCHULZ

6170. Eierwit sit op die seerplek.
F.J.L.: C. du Preez

6171. Laat 'n hond dit lek.
F.J.L.: C. du Preez
SCHULZ: (Boek I)

6172. Hoenderoor (herb): Put the hoenderoor on warm ash. When warm, open the oor and apply to festering sore [*sic*].
Mr. Sarleh Dollie

6173. Rou bokvet: Ook uitstekend as 'n trekpleister.
M. Werner

6174. Sit 'n stukkie rou skaapvet op. Elke keer 'n vars stukkie.
A.S. Malan

6175. Maak nat met nugter spoeg en menswater.
A.S. Malan

6176. Laat 'n hond aan die seer lek.
A.S. Malan

6177. Vaseline, Turlington en blom van swael.
SCHULZ: Mev. J.J. Kotze

6178. Vir geswelde sere is Vaseline en fyn Engelse sout goed om op te pap.
SANL.: Mev. D.M. Taljaard

6179. Vir sere wat uitkom: Blomswael en gouestroop.
F.J.L.: J.J. Steenkamp

6180. Neem 1 deel Franse brandewyn en 3 dele Liverpool-sout. Was daarmee.
F.J.L.

6181. Vir kinders wat altyd vol sere is: Kremetart, ½ t vir 1 t Engelse sout op ½ k kookwater. Neem koud 1 t vol drie keer per dag voor ete. Hou aan vir 8 dae. Dit neem brand uit bloed. Groot kinders van 3–4 jaar kan 1 dessertlepel vol neem elke môre.
SANL.: Mev. C.E. Grobbelaar

6182. Maak "extra strong" fyn en sit op sere.
SCHULZ: De Klerk

6183. Neem belghries, vat twee lappies, smeer nou ghries aan die lappies wat nou 'n pleister is. Plak dit op die seer of sweer en draai goed toe. Dit sal nou ryp getrek word.
SAUK: Mev. C. Coetzee

6184. Pap maak en warm opsit, 1 lepel boorpoeier en 1 lepel sinkstysel, maak die pap vir enige soort seer, veral as daar inflammasie in is.
Mev. Aletta van den Berg

6185. Maak terpentyn, seep en geelsuiker aan met 'n bietjie koue water. Sit die pleister op 'n lap en sit dit op die seer om dit oop te trek.
SCHULZ

6186. Smelt 1 lepel kasterolie, 1 lepel paraffien, 1 t balsemsulfuris, 1 t arnika, 1 t jamaikagemmer en 'n stukkie bokvet saam. Meng alles goed en smeer aan.
SCHULZ: Grobbelaar

6187. Braai roosmaryn uit met vars botter.
SCHULZ: Mev. J.J. Kotze

6188. Soetolie, skoon brandewyn en uitgedrukte geelwortels wat fyngestamp is, sit op die seer.
F.J.L.: Fanie Venter
SANL.

6189. Neem 'n hand vol niergras, 'n hand vol sydissels, 'n hand vol nagskaal, 'n hand vol kruisement, fyngemaak en droog met vars botter of vet uitgebraai. Dan deur 'n dun doek gedruk en die sap met 'n bietjie brandewynolie en boerseep deurmekaar gemaak.
SANL.: *Die Afrikaanse Almanak*
SCHULZ

6190. 1 lepel lynolie, 1 lepel soetolie, 1 lepel kasterolie, 1 lepel aluin, 1 lepel teesuiker (die suiker en aluin moet goed gebrand word) 1 lepel was, 'n stukkie vitrioel, 'n bietjie balsemsulfuris, 'n baie goeie pleister vir wonde en swere.
SANL.: *Die Afrikaanse Almanak*
SCHULZ

6191. 1 bottel kasterolie, 1 stukkie was, 1 lepel fyngemaalde karmedik, 1 lepel fyngemaakte boegoe. Smelt alles deurmekaar en roer aanhoudend totdat dit koud is.
SCHULZ: Mev. Vogel

6192. Vir 'n seerplek wat kwaad in het en aanhoudend sweer of wat 'n rooi streep maak, bind 'n lyntjie of bandjie wat in skoonteer natgemaak is net bokant die rooi streep vas, nie styf nie, en maak 'n pap van kasterolie en 'n lepel fyn boermeel. Sit elke 2 ure 'n vars pleister op.
SAUK: Mev. J. Hendriks

6193. Suring fyngesny en 'n stukkie bokvet in 'n varkblaar toegesteek en onder die as gebraai. Gebruik as 'n pap. Witbrood met melk en stinkkruid daarin is ook goed.
SCHULZ
SANL.: *Die Afrikaanse Almanak*

6194. Neem seep, was en terpentyn, bokvet, heuning en kliphoutgom. Van alles 1 e vol. Smelt dit met soetolie, soveel as nodig om dit sag te maak. As dit gesmelt is, dan 'n bietjie kamferbrandewyn en 'n paar druppels haarlemmerolie daarby. Roer totdat dit koud is.
SANL.: *Die Afrikaanse Almanak*
SCHULZ

6195. 6d. se soetolie, ½ k heuningwas, ½ k bokvet, 1 koekie kamfer (fyngemaak), 3 neute (fyngemaak), 3 bottels harmansdruppels. Smelt die was en vet en meng saam; voeg nou die soetolie by, daarna die kamfer en neute en heel laaste die harmansdruppels.

Moenie smelt nie, roer dit net goed saam.

SCHULZ

6196. 1 t vol gebrande volstruiseierdoppe of vere, 1 t uitgebrande aluin en 1 t suiker. Meng en smeer in mond.

SCHULZ: MacDonald

6197. As 'n plek stukkend is, sit dan vloeistof en vet op.

F.J.L.: Fanie Venter

SCHULZ

6198. Kook 2 knoffelhuisies in 1 k melk – drink die helfte en maak van die res met meel 'n warm pap en sit op die seerplek.

SCHULZ: Mej. van der Leeuw

6199. Braai outydse bloekom uit met vars botter.

SCHULZ: Mev. J.J. Kotze

6200. 1 e bywas, 1 e skoonteer, 1 lepel bokvet, 1 e roulynolie, 1 e harpuis en geel van 1 eier. Smelt alles saam en as dit koud is, voeg die geel van die eier by.

SCHULZ: J.J. van Dyk

6201. 'n Stukkie bywerk, 1 dessertlepel harpuis, 1 dessertlepel ou botter. 1 lepel was en 1 t harmansdrup. Braai alles saam tot salf.

SCHULZ: Nel

6202. Harpuispleiser vir sere: 1 lepel byewas, 1 lepel swart suiker, 1 lepel harpuis, 1 lepel boerseep, 1 lepel vars botter sonder sout, 1 lepel kamferbrandewyn. Smelt alles saam en roer deeglik.

SANL.

6203. 2 e vars botter, 1 e gestampte olienhout, 1 e gestampte kattekruie, 1 e gestampte kiesieblare. Braai uit en syg deur.

SCHULZ: Mev. Joubert, Ladybrand

6204. 1 lepel ongesoute botter, 1 eiergeel, 1 lepel suiker, 1 lepel boerseep, 1 lepel harpuis. Smelt alles saam en voeg dan 1 lepel kamferbrandewyn by.

SANL.

SCHULZ: Mev. J.J. Kotze

6205. Braamwortels, 'n stuk boertabak in 2 flesse water tot op die helfte verkook en dan met boerseep en bokvet uitgebraai. Baie goed vir ou sere.

SANL.: *Die Afrikaanse Almanak*

SCHULZ

6206. Meng bokvet met fyngemaakte perskepitte en sit op sere.

SCHULZ

6207. Sit pappe van brood en wyn koud op sere.

F.J.L.: Fanie Venter

SCHULZ: Mev. J. le Roux; Mev. J.J. Kotze

6208. Pap van brood en wyn is goed. Sit koud op. Broodpap met karringmelk en stinkkruid is ook goed. Sit warm op.

SANL.

SCHULZ: Mev. J. le Roux

6209. Neem 'n eierwit en 'n bietjie skoorsteenroet, meng goed en gebruik as salf.

SCHULZ: Nel

6210. Maak die geel van 'n hardgekookte eier fyn, smelt was en soetolie en meng by eier. Gooi 'n bietjie haarlemmerolie by.

SCHULZ

6211. Neem geel van 'n eier en klits baie goed, voeg dan 1 lepel heuning en 1 lepel kasterolie daarby. Sit tussen lappe en sit op die plek waar seer is.

F.J.L.: Van Rooyen, Alexandria

6212. Braai agdaegenesie uit met vars botter.

SCHULZ: Mev. J.J. Kotze

6213. Braai geelbossie met hondevet uit.

SCHULZ

6214. Maak salf van hoendermis (wit), braai dit met lynolie en bywas tot salf.

SCHULZ

6215. 1 lepel heuning, 1 lepel geelwas, 1 lepel terpentyn, 1 lepel harpuis, 1 lepel

bokvet, 1 lepel skoonteer en die geel van 'n hardgekookte eier, fyngemaak en deurmekaar gesmelt.
SANL.: *Die Afrikaanse Almanak*
F.J.L.: C. du Preez

6216. Stamp kiesieblare, gooi 'n bietjie brandewyn en melk daarop. Roer lynsaad of broodkrummels in. Sit warm op.
F.J.L.
SCHULZ: Nel
Watt & Breyer-Brandwijk

6217. Gebruik 1 t visolie met 5–10 druppels terleton of harmansdrup.
Helena le Clercque

6218. 1 lb vars botter sonder sout, ½ blikkie kamfer (fyn) 25 naeltjies, 15 druppels haarlemensis, 15 druppels balsemkopiva, suurlemoenblare. Metode: Braai botter, kamfer, naeltjies en blare totdat die botter drooggebraai is.

Gooi deur dun lappie en voeg druppels by.
V.L.V.: Mev. W. Brynard

6219. Braai op kole tot 'n sagte pleister, wit was, soetolie en skoon brandewyn.
A.S. Malan

6220. Suring fyngesny met 'n stukkie bokvet in 'n varkblaar toegesteek onder die as gebraai en opgesit.
A.S. Malan

6221. Pappe van brood en wyn: Dit word koud opgesit.
A.S. Malan

6222. Pappe van brood en melk. Dit word warm opgesit.
A.S. Malan

6223. Sit eierwit op die seer of drup warm kerswas op.
A.S. Malan

6224. 2 lepels soetolie, 1 lepel bywas, ½ lepel loog of Sunlight-seep, ½ lepel harpuis, smelt alles tesame. As dit lou is, voeg ½ t kopiva in, ½ lepeltjie harmansdrup, ½ t terpentyn, ½ t skoonteer.
Helena le Clercque

6225. Varklelieblare, haarlemmerolie oor smeer en opsit.
Mev. Aletta van den Berg

6226. 1 groot witui (kook sag en druk fyn), 3 e heuning, 1 e gerasperde boerseep of Sunlight-seep, laat braai tot dit bruin is, sit op die sweer of pynplek.
Mev. Aletta van den Berg

6227. Healing ointment: Melt some beeswax and Vaseline and add a few drops of Jeyes Fluid. Stir while cooling. Excellent ointment for sores and boils.
Mr. Sarleh Dollie

6228. Lard 10 oz, white wax 5 oz; balsam of fir and carbolic acid each 1 oz. Melt lard and wax together, then add fir, when it begins to thicken by cooling, stir in carbolic acid, cover tightly in thin boxes.
Mev. Aletta van den Berg

6229. Hou die sere in warm aswater.
F.J.L.: J.J. Steenkamp

SERE: GEKNEUSDE

6230. 1 lepel bokvet, 1 lepel Sunlight-seep, 1 lepel was, 1 lepel kamferbrandewyn, 1 lepel heuning, 1 lepel kasterolie. Braai alles saam uit en laat koud word en voeg 10 druppels haarlemolie by. Roer goed deurmekaar.
SCHULZ: M. Conradie

SERE: MONDSERE

6231. Neem klipsweet en meng met droë, gemaalde granaatskille. Smeer aan.
V.L.V.: Mev. L. Nieuwoudt

6232. 1 e heuning, 1 t borrie deurmekaar gemeng en drie maal op 'n dag in die mond te smeer.
SCHULZ
F.J.L.: Mev. M. Leonard

6233. Tee-astrak neem en met 'n lamferlappie die mond uitwas.

F.J.L.: A.M.G. Coetzee; J.C. Pieterse

6234. Skraap slonspampoen en pak die mond daarvan vol, hou aan tot die pampoen nie meer gaar word nie.
SCHULZ: MacDonald

6235. Wildeals is baie goed vir sere in mond, pruim die wildeals en spoeg dit kort-kort uit.
SCHULZ: Olivier

6236. Trek doringbas, die wit pendorings en was kind se mond daarmee uit. Dit genees dadelik.
SAUK: Mnr. P.J. Neethling

6237. Kook braamtoppe, dagga, salie, roosmaryn en kruisement met asyn.
SCHULZ

6238. Kou die blare van hottentotsvye.
V.L.V. Stellenbosch: Anna Eksteen, Ria Duckitt, Rene Deetlefs

6239. Ghwarrieblare: Laat trek en spoel mond.
Mev. S. Kok

6240. Skroei volstruiseierdoppe, maal fyn en smeer op die sere.
A.S. Malan

6241. Bietjie suiker, rooipoeier, wonderessens, haarlemmerolie, volstruisdop, pepermenl, gebrande aluin, teesuiker, 'n bietjie boraks. Maak alles goed fyn en laat die kind daarvan eet.
F.J.L.

6242. Gooi paregorie in water en was die mond daarmee.
F.J.L.

6243. Gorrel met salpeterwater.
SCHULZ

6244. Blaas soda en blomswael in.
SCHULZ

6245. Gooi fyn aluin met suiker en boraks in die mond.
F.J.L.: A.S. van Wyk; Fanie Venter
SANL.

6246. Heuning en boraks meng en aansmeer.
F.J.L.: A.M.G. Coetzee

6247. 'n Lepel heuning, die geel van 'n eier, 2 druppels haarlemmerolie, 'n mespunt aluin, 'n mespunt boraks.
SCHULZ: Conradie

6248. Eet koeksoda op aalwyn.
F.J.L.

6249. Kook 'n grypie koejawelblare met 1 k water, giet deur en sit 'n klein stukkie aluin daarin. Was die mond daarmee uit.
SCHULZ

6250. Kook salie in soetmelk.
SCHULZ

6251. 1 t gebrande of geskroeide volstruiseierdop, 1 t uitgebraaide aluin, 1 t suiker, maak alles deurmekaar en smeer kort-kort in mond.
SCHULZ: MacDonald

6252. Heuning eet of aluin gebrand drink.
F.J.L.: H. Vermaas

6253. Hottentotsvye opsit of aluin in mond hou of baie lemoene eet.
F.J.L.: L.J. Naudé; A.S. van Wyk
SAUK: Mev. N. van den Berg

6254. 1 lepel heuning, 'n kelkie asyn en 'n kelkie water.
SCHULZ

6255. Fyngemaakte volstruiseierdop gemeng met 'n stukkie granaatskil en 'n bietjie aluin.
Mej. L. Vos

6256. 1 lepel heuning, ½ t boraks, ½ t aluin. Neem 'n bietjie nou en dan.
Helena le Clercque

SERE: ROU

6257. Verf met die sap van wildekopivablare.
SCHULZ

6258. Vlierboomblare gekneus en opsit.
SCHULZ: Shadrack

6259. Balsemkopiva aansmeer.
F.J.L.: J.J. Steenkamp

6260. Sit ghriespleisters op die sere.
F.J.L.: J.C. Pieterse; D.J. Coetzee

6261. Vir rou sere wat nie wil genees nie, meng fyn aluin met die ongeklitse wit van 'n eier, totdat dit soos 'n salf is. Sit op die seer. Dit is ook goed vir bloedvergiftiging.
SANL.

SERE, SNYE EN SWERE

6262. Sit fyngestampte wag-'n-bitjie-blare op vars skrape.
SCHULZ: S.J. Marais
6263. Sit gekneusde kankerbos op.
M.A. Read
6264. Brand die binneste van perskepitte bruin soos koffie, maal dit fyn en lê dit op die wond of seer.
M.A. Read
6265. Tumours: Roasted onions applied hot, hasten suppuration.
Mev. M.A. Read
6266. Brand skoongemaakte perskepitte bruin soos koffie, maak fyn en meng met klapperolie tot salf.
SCHULZ: Labuschagne
6267. Neem 'n paar ostongblare – word gevind aan die oewers of walle van 'n dam. Trek die blare op kookwater en plaas op die seerplek of wond. Draai met 'n lap of verband toe.

Na gelang die krag van die blaar trek of verswak kan weer 'n blaar opgesit word. Dit trek al die inflammasie uit en genees die wond binne 'n kort tydperk van 'n paar dae.
SANL.: Mnr. J. Spamer
6268. Rasper geelwortels en sit dit op die plek.
Mev. M.A. Read
6269. Drup bloekomolie in 'n diep wond.
Mev. M.A. Read
6270. Was die seer of wond met baie suur karring- of dikmelk.
Mev. M.A. Read
6271. Was die seer met menswater.
Mev. M.A. Read
6272. Varkspek of -reusel trek 'n sweer ook gou ryp.
Mev. M.A. Read
6273. Neem 'n lappie, doop dit in dip en sit op kwaadaardige plek.
SCHULZ: Fouché, Kimberley
6274. Brei 'n stukkie Sunlight-seep met suiker totdat dit 'n wit sagte pasta is. Sit op sweer. Trek ook dorings uit.
SANL.: Mev. H. Badenhorst

SERE: OM VINGERNAEL

6275. Kopiva is ook goed vir sere.
Mev. M.A. Read
6276. Gebruik gentse blou: verkrygbaar by apteke. Dit word gou droog.
Mev. M.A. Read
6277. Gooi ¼ t aluinpoeier op 1 k vol kookwater. Week 'n linnelap daarin en druk aan die sere of wonde. Dit kan 3 tot 4 keer per dag gedoen word.
Mev. M.A. Read
6278. Sprinkel gepoeierde aluin oor die seer of los die aluin op in water en smeer aan die wond.
Mev. M.A. Read
6279. Om 'n sny of wond skoon te maak, drup bietjie terpentyn in en ook aan die lappie waarmee die plek toegemaak word.
Mev. M.A. Read
6280. Gebruik Traxa-salf vir sere of snye.
Mev. M.A. Read
6281. Om die bloed van 'n sny of seer te stop: Doop watte in staaldruppels en lê dit op die wond.

Strooi ook witsuiker op – dit stop die bloed gou.

Gepoeierde aluin het dieselfde uitwerking.
Mev. M.A. Read

6282. Die wondersalf is uitstekend om 'n sweer of bloedvint ryp of uit te trek.
Mev. M.A. Read

6283. Meng seep en suiker en sit dit op die swere.
Mev. M.A. Read

6284. Traxa-salf, by aptekers verkrygbaar, trek en genees.
Mev. M.A. Read

6285. Meng gliserien met epsomsout en lê dit op die sweer.
Mev. M.A. Read

6286. Meng die wit van eiers met sout en lê dit op die kneusplek. Rou vleis is ook doeltreffend.
Mev. M.A. Read

6287. Meng bloekomolie met Vaseline tot dit 'n dik salf is. Smeer dit aan die seer of wond nadat die seer eers met flou Dettol-water gewas is.
Mev. M.A. Read

6288. Lê warm beesmis en asyn op 'n sweer om dit gou ryp te trek.
Mev. M.A. Read

6289. Healing ointment for cuts, burns, etc: 2d. worth of eucalyptus oil; 3d. worth of oil of swallows, 3d. worth of beeswax and 2d. worth of Vaseline. Melt down the wax and mix in the oils and Vaseline, pour into little glass jars and cover; it will be ready to use when cold.
Mev. M.A. Read

6290. Sny die binneste van 'n turksvyblaar uit, laat dit op die kole kook tot sag, roer dan 1 t kamferbrandewyn daarby en krummels van witbrood totdat dit 'n pap is. Sit warm op.
SCHULZ: Nel

6291. Indien iemand sere of wonde het, moet hy geen sterk drank, agurkies, chutney, mosterd, peper, ens. gebruik nie.
Mev. M.A. Read

6292. Gooi 'n bietjie sterk brandewyn in klein glasie en hou die vinger gedurig daarin, binne 'n paar dae sal die vinger gesond wees.
SCHULZ: Mev. ds. Pienaar

SIEKEKAMER-SUIWERING

6293. Om 'n siekekamer te suiwer, plaas stukkies salpeter op 'n kool vuur.
SCHULZ: M. Conradie
SANL.: *Die Afrikaanse Almanak*

SIEKTES: AANSTEEKLIK

6294. Om 'n vertrek te berook waarin 'n sieke lê as die siekte aansteeklik is:
Neem 4 lood growwe sout en giet daarby 3 lood goeie vitrioelolie. Roer die mengsel van tyd tot tyd en sit dit dan hier en dan daar in die vertrek. Begin die damp ietwat te hinder, plaas dan die kommetjie onder die skoorsteen of op 'n ander plaas. As die werking nie voldoende is nie, roer dan die mengsel met 'n pypsteel om en maak dit warm.
SANL.: *Die Afrikaanse Almanak*

6295. Dra gedurig knoffel om die nek.
F.J.L.
SCHULZ: Mej. Greeff (Boek II)

SIEKTES: VOORBEHOEDMIDDELS EN VERSTERKMIDDELS

6296. a) Neem gelyke dele duiwelsdrek, kamfer en knoffel gestamp. Gooi in klein sakkie end dra om die nek, dag en nag tot daar nie meer aansteeklike siektes in die nabyheid is nie. b) Neem 1 groot lepel doepa en brand op 'n piering rooikole in elke kamer. Dit verwyder kieme, goëlery en spoke.
Baie in die 1918-griep gebruik.
SCHULZ: Fourie, Odendaalsrus (Boek II)

6297. Voorbehoedmiddel vir kinders teen alle aansteeklike siektes om 'n string knoflok om die nek te dra.
SCHULZ: Greyling, Aliwal-Noord (Boek II)

6298. Kamfer, duiwelsdrek en knoffel in 'n sakkie om die nek dra. Knoffel in die skoen dra.
SCHULZ: Malan, Makwassie (Boek II)

6299. 'n Styselpap word gemaak deur stysel met koue water aan te maak, gooi kookwater by en kook tot dit mooi dik is. Laat dit dan koud word en sit dit op as dit koud is. Die pap is baie goed vir die oë, vir inflammasie en kan ook gebruik word vir ekseem in die gesig.

Dit is verder ook 'n kostelike raat vir bloedvergif of enige seerplek.
SCHULZ

6300. Maak 'n kuiken of jong hoender mooi skoon. Sny dit klein. Sit in 'n pot met 'n bottel water, bietjie peper, sout en 'n blaartjie foelie. Dit is kragtig vir siek mense. Kook dit stadig, as dit gaar is giet deur.
SANL.

6301. Urine neem, inent op enige lewendige ding. Mol is baie goed, want word weer in grond gesit en gaan dood waar 'n mens nie weet nie. Soos hy vergaan, vergaan die siekte. "Die aarde is die moeder van al wat leef."

As 'n mens te jammerhartig is om 'n dier te neem, kan dit op die aarde ingeënt word, bv. molshoop wat vars is en grond weer terugstoot.
SCHULZ: (Boek II)

6302. Brandewyn is goed om siekte te voorkom.
F.J.L.

6303. 1 bottel versterkdruppels, 1 bottel Hoffmansdruppels, 1 bottel rooilaventel, 1 bottel witdulsies, 3d. pypkaneel, 3d. neut, 3d. naeltjies, 3d. gemengde kruie, 3d. foelie, 1 bottel goeie brandewyn. Kry een groot apteekfles, anders gaan al die goed nie in die bottel. Stamp neut, foelie, gemengde kruie, fyn. Naeltjies en kaneel nie nodig. As die fles begin leeg word, vul ek weer op met goeie brandewyn.
SCHULZ: Mev. Uys

6304. Egte rooiflennie vir benoude bors, rumatiek, rugpyn en swak bors. Dit moet gedra word sonder om dit te was. Sodra dit gewas is, help dit nie meer nie.
SCHULZ: Fourie, Winterton (Boek II)

SINKINGS

6305. Lukwartblare laat trek soos tee en drink twee maal per dag en maak 'n bad, laat trek die blare en bad elke aand.
Mev. Aletta van den Berg

6306. Endreskruide: Mens voeg 1 opgehoopte e vol op 'n trekpotje kokende water, laat dit 'n uur lank oor 'n koolvuur trek, roer meermale om en druk deur flennie. Gebruik soggens 'n paar kelkies of as 'n sagte laksering en bloedsuiwerende middel ½ kelkie elke 3 ure sodat mens omtrent 3 of 4 male stoelgang het.
Dr. C.F. Juritz

6307. Neem 'n aartappel, halfgebraai, sny 'n skyfie daarvan af. Sit dit in 'n dun linnelap en dan daarmee op die plek waar die pyn is. Hou dit op totdat die aartappel koud is. Vernu dit as dit nog nodig is.
SANL.: *Die Afrikaanse Almanak*
SCHULZ: Robertson

6308. Stoom jou gesig oor goedgetrekte bloekomblare as jy sink het.
F.J.L.

6309. Laat trek bloekomblare en drink ½ k drie maal 'n dag en sit mosterdpleisters op pynplekke.
F.J.L.

6310. Neem bloublomsalie, kook 'n goeie pot vol. Dan so warm geneem en in 'n kamer gesit en die sieke onder 'n groot tjalie of kombers vir omtrent 'n halfuur daaroor laat baai om goed uit te sweet. Dan met kombers en al na bed te gaan om verder te sweet.

Die sieke moet dan vir die hele dag in die kamer bly.
SCHULZ
SANL.: *Die Afrikaanse Almanak*

6311. Warm daggabrandewyn opsit.
F.J.L.: Fanie Venter

6312. Sit weeblare om die pynplekke en weewortels in die ore.
SCHULZ: De Klerk

6313. Kerf stinkblaar en sit warm op met meelpap.
SCHULZ: De Kock, Botrivier

6314. Otto Landsberg-snuif.
F.J.L.

6315. Rook naeltjies in 'n pyp.
F.J.L.

6316. Steek malvapluisies in ore en bind dit om die kop vas. Dit verlig die pyn. Sny aartappelstukkies, ryg dit in 'n draadgaring en sit om die nek. Sit ook aartappelskyfies op die slaap van hoof.
F.J.L.: Erasmus

6317. 1 t hele mosterd drie maal per dag.
SANL.: *Die Afrikaanse Almanak*

6318. Eet baie seldery. Sny fyn en kook sag; druk die water soos 'n drankie. Neem dieselfde spul nou en meng met melk en weinig fynmeel en neut. Sit in kastrol en kook, eet dan met snytjie brood en aartappels.
SCHULZ
SANL.

6319. Neem blouklitse se wortels en ryg stukkies so groot soos krale in, maak 'n string en dra dit om die nek tot dit verloor.
SCHULZ: Van Rensburg (Boek II)

6320. As 'n mens 'n sink het, sny 'n hoender keelaf en sit die warm hoendervleis op 'n mens se sink.
F.J.L.

6321. Jong perd se oogtand om nek hang.
F.J.L.

6322. Opoleldoc. Is versterkend, kramp en smartstillend, byzonder by hevige zinkingspynen aanswellingen van het vleesh de gewrichten, heuppyn en andere soortgelyke uiterlyke en rheumatische kwalen. De grootte van een boon wordt met een flanellen doek of de vlakke hand daags eenige keer koud ingedewreven, deze balsem overtreft by verre Dr. Steer's Opodeldoc in heilkrachten. [*sic*]
Dr. C.F. Juritz

6323. Hartshoorngeest, 10 tot 20 druppels in brood of gietwater, enkele male daags.
Dr. C.F. Juritz

6324. Lewertraan. Die dosis is vir volwassenes 1 e vol en vir kinders 1 t tot 1 dessertlepel drie maal daags, met warm koffie, tee of melk.
Dr. C.F. Juritz

6325. Neem 1 t of dessertlepel vol sodahiposulfiet en 1 k warm water.
Mev. Aletta van den Berg

6326. 'n Bottel water gekook, 12 "extra strong", 1 lepel epsomsalt, 1 t kremetart, bottel jamaikagemmer.
Mev. Aletta van den Berg

6327. Neem 1 dragme kiniensitraat en ystersitraat. Sit dit op 'n bottel water. Neem hiervan 1 e drie maal daags. Hou die plek warm met flennie.
SANL.

6328. Jenewerpille drink.
F.J.L.

6329. Pontak en sout.
SANL.: *Die Afrikaanse Almanak*

6330. Sit bruin Nugget-pleisters op die slaap van die hoof. Haal af as dit te veel trek, anders veroorsaak dit 'n seer.
F.J.L.: Erasmus

6331. 1 lepel terpentyn, 2 lepels klapperolie, 1 stukkie kamfer. Goed op die plek ingevryf.
SANL.: *Die Afrikaanse Almanak*
F.J.L.

6332. 1 e terpentyn, 1 e boegoebrandewyn, 1 e bontseep (by die apteek te kry) 1 t soetolie. 1 e hartshoorn kan ook bygevoeg word. Smeer die pynlike dele daarmee.
SANL.: *Die Afrikaanse Almanak*
SCHULZ: Mev. J. le Roux

6333. 1 botteltjie soetolie, 1 flessie hartshoorn, 1 flessie balsemvita.
SANL.: *Die Afrikaanse Almanak*

6334. 1 e Pain Killer, 1 e jamaikagemmer, 1 e salpeter. Drink 1 e drie keer per dag.
SANL.: Mev. J.P.J. Hugo

6335. 1 pakkie Engelse sout, 1 pakkie kremetart, 1 e swael. Meng met gouestroop. Neem drie maal per dag 1 t vol.
Mev. Aletta van den Berg

6336. Vir sink deur jou lyf Spalex-sout te kry.
Mev. Aletta van den Berg

6337. 1 bottel staaldruppels, 1 bottel kookwater, laat koud word, 6 lepels suiker, drink 1 t vol drie maal daags of elke drie ure.
Mev. Aletta van den Berg

6338. Sloan's Liniment neem, watte maak goed nat, sit op pynplek.
Mev. Aletta van den Berg

6339. As die litte baie geswel is en baie pynlik is, neem ½ lb epsomsout vir 2 gell. water, dit moet kookwater wees, sit dan kompresse op hou aan vir een uur. As u klaar is spons met koel water af, droog goed af en maak warm toe, draai flennie om, as u die dele vryf, altyd af.
Mev. Aletta van den Berg

6340. Een maal per week 4 gell. water baie warm, 1 lb epsomsout, bly in die bad tot die water koud is, spons af met koue water solank u in die water is, sit 'n nat handdoek op die kop, drink baie koue water, pas op vir koue vat.
Mev. Aletta van den Berg

6341. 1 pakkie kremetart, 1 lepel swael, 1 lepel Engelse sout, 4 "extra strong" peperment, baie fyn maak, 1 t op die nugter maag.
Mev. Aletta van den Berg

6342. 4 oz Engelse sout, 4 oz swael, 4 oz teesuiker, 4 oz kremetart. Drink elke aand as u na bed gaan 1 t in glas water.
Mev. Aletta van den Berg

6343. Neem Dubbin, meng met Little's Dip en smeer daarmee.
Mev. Aletta van den Berg

6344. 1 e kalk op een bottel kookwater. Sodra dit getrek is, gooi die water af, en voeg 1 dessertlepel salpeter dan daarin. Neem 1 e drie keer per dag voor ete.
Mev. Aletta van den Berg

6345. ½ bottel pepermentessens, 1 dessertlepel Engelse sout, 1 dessertlepel gemmer, ½ pakkie kremetart, 3 rabarberpoeiers, 'n paar "extra strong" pepermente, op 'n bottel reënwater, elke môre vroeg op nugter maag.
Mev. Aletta van den Berg

6346. 6d. stuk kamfer, 1 e terpentyn op ½ bottel brandewyn, skud goed deurmekaar, smeer altyd op, nie af.
Mev. Aletta van den Berg

6347. 1 bottel water gekook, 12 "extra strong" pepermente, 1 e Engelse sout, 1 e kremetart, bottel jamaikagemmer, drink elke aand 1 e vol.
Mev. Aletta van den Berg

6348. 4 oz Engelse sout, 4 oz swael, 4 oz teesuiker, 4 oz kremetart. Drink elke aand as u na bed gaan 1 t vol in een glas water.
Mev. Aletta van den Berg

6349. 1 bottel staaldruppels, 1 wynbottel kookwater, laat koud word, 6 lepels suiker, 1 t vol drink, drie keer per dag, as nodig elke drie uur.
Mev. Aletta van den Berg

6350. 1 e kalk op bottel kookwater, gooi dit af en sit 1 dessertlepel salpeter dan in. Neem 1 e vol drie maal per dag.
Mev. Aletta van den Berg

6351. 1 e aptekerskalk op 1 bottel kookwater, gooi dit af van die kalk, voeg 2 dessertlepels salpeter in. Drink 1 e vol drie maal per dag.
Mev. Aletta van den Berg

6352. Stuk kamfer, 1 e terpentyn, ½ bottel brandewyn, skud goed, smeer altyd op, nie af.
Mev. Aletta van den Berg

6353. 1 dessertlepel balsemvita, 1 balsemkopiva, 1 balsemsulfuris, 1 kajepoetolie, 1 Pain Killer, 1 pepermentdruppels en 1 e was en 1 e soetolie.
SANL.: Mev. J.P.J. Hugo

6354. 1 e salpeter, ditto Pain Killer, 1 dessertlepel jamaikagemmer in 1 bottel water 3 of 4 maal daags, 1 e.
Mev. Aletta van den Berg

6355. ½ bottel pepermentessens, 1 dessertlepel Engelse sout, 1 dessertlepel gemmer, ½ pakkie kremetart, 3 rabarberpoeiers, 1 paar "extra strong" peperment op reënwater.
Mev. Aletta van den Berg

6356. 2 lepels klapperolie, 2 lepels droë kamfer, 2 lepels brandewyn, 1 lepel sout. Goed deurmekaar skud, die kamfer en brandewyn laat smelt, en dan alles goed deurmekaar skud.
Mev. Aletta van den Berg

6357. 1 e aalwyn op 1 bottel jenewer. Neem elke aand 1 e vol, as dit te veel werk, 1 dessertlepel, nie een aand oorslaan, dan twee maal per week 1 t swael drink.
Mev. Aletta van den Berg

6358. ½ bottel spiritus, 1 bottel kajepoetolie, 6d. wit jodium, 1 bottel bloekomolie, 6d. kamfer.
Mev. Aletta van den Berg

6359. 6d. duiwelsdrek, 6d. wynspiritus, die helfte duiwelsdrek op die wynspiritus. 1 t met 'n kelkie water, drie keer per dag vir alleenlik twee dae.
Mev. Aletta van den Berg

6360. 1 deel asynekstrak, twee dele soetolie, een deel fyngemaakte pitswael, een deel fyngemaakte duiwelsdrek. Smeer die dele daarmee. Dra ook bande met pitswael en duiwelsdrek om die dele waar die pyne is.
Mev. Aletta van den Berg

6361. Die sap van 6 suurlemoene op 1 bottel kookwater, laat eers die water koud word, en 2 pakkies Engelse sout, kelkie vol op nugter maag, as dit te veel werk drink minder.
Mev. Aletta van den Berg

6362. 4 pakkies Engelse sout, 1 pakkie kremetart, 1 dessertlepel gemmer op 1 bottel kookwater. Elke twee ure 2 e vol drink tot dit werk, dan drie keer per dag.
Mev. Aletta van den Berg

6363. Die sap van 6 suurlemoene op 1 bottel water, en 2 pakkies Engelse sout.
Mev. Aletta van den Berg

6364. 1 t hele mosterd drie maal per dag of laat bobbejaanmis trek en drink.
A.S. Malan

6365. Neem 2 hande vol wildeals, stamp dit en meng met botter. Maak warm in 'n pan en syg deur 'n dun doek. Sit daarby 2 e swael, meng goed en vryf die seerplek smôrens en saans.
A.S. Malan

6366. Gooi 1 e asynekstrak op 3 e soetolie, voeg 'n bietjie duiwelsdrek by en 'n groot mespunt swael. Smeer aan.
SCHULZ: Mev. Maré

6367. 3d. kamfer, 3 e spiritus, 2 Aspro's deurmekaar maak en aansmeer.
Mev. Aletta van den Berg

6368. 8 pakkies Engelse sout, 2 pakkies kremetart, 1 dessertlepel gemmer op 1 bottel gekookte water, elke 2 ure, 2 e

tot dit werk, dan drie maal daags.
Mev. Aletta van den Berg

6369. Sit varkblare op en drink bruin bottel se water.
SCHULZ: Mev. J. le Roux

6370. Warm pekelbad 1 keer per dag te neem en rooiflennie op die lyf te dra.
SANL.: *Die Afrikaanse Almanak*
SCHULZ

6371. Purgasie van sennablare en Engelse sout.
F.J.L.: A.M.G. Coetzee

6372. 2 lepels elk van kamferbrandewyn, terpentyn, boegoeasyn, 3 goed geklitste eiers, ½ lepel *pain paint*, ½ lepel katjepoetolie. Meng alles goed saam.
SCHULZ: S.J. Marais

6373. Neem 'n dubbele hand vol als, fyngestamp met 1 k vars botter. Dit deurmekaar gebraai en deur 'n doek gedruk. Dan 2 lepels fyn swael by. Deurmekaar gemaak tot 'n salf en vir drie dae elke môre en aand daarmee te smeer. Dan vir vier oggende elke oggend ½ k suurlemoen met 2 lepels kasterolie te gebruik.
SANL.: *Die Afrikaanse Almanak*
SCHULZ

6374. 1 bottel Franse brandewyn, 1 flessie Pain Killer, 1 flessie opodeldok, 1 lepel droë kamfer, 1 lepel ruikende bruin seep, ½ bottel soetolie.
F.J.L.
SANL.: *Die Afrikaanse Almanak*
SCHULZ

6375. Was die gesig, maar laat vanself droog word.
F.J.L.

SINKKOORS

6376. Eet soveel knoffel moontlik vir sinkingskoors.
SCHULZ: Snyman, Saltlake

6377. Neem 'n groot klomp aartappels, rasper hulle op. Kook met skil en al en druk fyn. Gee die persoon 'n warm bad, of as hy nie 'n bad neem nie, sit pappe op van die aartappels.
A.S. Malan

6378. Steek gekerfde boeretabak in water en lê dan op plekke.
SCHULZ
F.J.L.

6379. Trek gars en drink dit.
F.J.L.: Erasmus

6380. Pak gifbolblare op die pynlike plekke, probeer eers die nattes, as dit te skerp trek, probeer droës.
SANL.: Erasmus, Amersfoort

6381. Wilgerboombas trek en drink.
F.J.L.: E. de Villiers

6382. Gekerfde boertabak in water te steek en dan op die plek waar die pyn is te lê.
SANL.: *Die Afrikaanse Almanak*
F.J.L.

6383. Sit litjiesgras in pasiënt se bad.
SCHULZ: Mev. E. Langenhoven

6384. Gooi 2 lepels peper op 'n botteltjie soetolie, sit dit vir 8 dae in die son of in 'n louoond en skud dit kort-kort. Laat pasiënt 'n warm bad neem waarin 'n goeie hand vol sout en 1 t mosterd gegooi is. Droog nou goed af en smeer dan met die peperolie in en maak warm toe. Is goed as reeds inmekaargetrek is van sinkingskoors.
SCHULZ: S.J. Marais

6385. Bobbejaanmispappe op pynplekke.
SCHULZ: Zandberg, Sakrivier

6386. Bobejaanmis drink vir sinkkoors.
F.J.L.: C. du Preez

6387. Trek 'n goed uitgebakte miershoop met water en stoom 'n persoon daaroor wat sinkingskoors het.
F.J.L.

6388. Strooi blomswael op flennie en sit om pynplekke.
SCHULZ

6389. Maak linnelappe nat met 1 pakkie koeksoda op 'n bottel water. Slaan om pynlike litte en hou nat en goed toe.
SCHULZ: Bester

6390. Kappel [*sic*] bloedsuiers met 'n bottel, sny dit kerfies en 'n warm kalbas op.
F.J.L.

6391. Ballerja op paraffien getrek en smeer daarmee en water getrek en drink, 4 of 5 maal op 'n dag ½ k.
Mev. Aletta van den Berg

6392. Druk 'n fles vol ballerja en gooi dit tot bo toe vol met paraffien. Steek in 'n louoond vir 'n paar uur. Haal uit en laat dit vir 'n paar dae in die son lê. Smeer op pynlike plekke.
Mej. L. Vos

6393. Een deel asynekstrak, twee dele soetolie, fyngemaakte pitswael, fyngemaakte duiwelsdrek, smeer dele daarmee, dra bande met pitswael en duiwelsdrek om die deel waar die pyn is.
Mev. Aletta van den Berg

6394. 'n Hand vol ballerja op 'n bottel paraffien laat trek, om mee te smeer, laat trek met water en drink twee, drie keer per dag ½ k. Sit ook bloekomblare op 'n bottel paraffien. Laat trek en smeer daarmee.
Mev. Aletta van den Berg

6395. Maak 1 lepel heuning, 1 lepel kasterolie, ½ lepel terpentyn, ½ lepel kremetart, 1 t blomswael, deurmekaar. Neem dit elke 3 of 4 dae, dit laat die maag werk.
Helena le Clercque

6396. Neem 2 lepels kamferbrandewyn, 2 lepels soetolie, 1 lepel terpentyn, 1 lepel sout, 1 lepel terpentynseep. Skud goed deurmekaar en vryf saggies maar goed in.
Helena le Clercque

6397. Warm pappe van kiesieblaar met meel en melk aangemaak.
F.J.L.: Frikkie Senekal

6398. Kawelgare in skoonteer natgemaak en styf bokant seer ombind.
F.J.L.: Frikkie Senekal

6399. 6d. soetolie, net soveel kamferbrandewyn as soetolie, 6d. kajepoet. Meng alles goed deurmekaar en drink drie maal per dag.
SANL.: Mev. G. van der Merwe

6400. Warm lynsaadpappe met melk aangemaak.
F.J.L.: Frikkie Senekal

6401. 1 lepel kasterolie, 1 lepel terpentyn, 1 lepel heuning, gee dit in.
F.J.L.: Fanie Venter
SCHULZ: N. du Plessis; Mev. J.J. Kotze
SANL.

6402. Braai klapperolie en witvomitief saam uit, as dit vroegtydig gebruik word gaan dit nie tot koors oor nie. (Smeergoed)
SCHULZ: Zandberg, Sakrivier

6403. Warm perdemisbad en die pynplekke met flennie toedraai en pynstillende druppels te drink.
F.J.L.: D.J. Coetzee
SCHULZ: Zandberg, Sakrivier; N. du Plessis
SANL.: *Die Afrikaanse Almanak*

6404. 1 blikkie doepa, 1 blikkie duiwelsdrek: Laat dit in 'n bottel kookwater trek en as dit koud is, voeg die volgende by: 1 botteltjie versterkdruppels. Gebruik nou 1 e drie maal per dag na ete met water.
SCHULZ: Mev. Gous

6405. Neem 1 lepel kasterolie, 1 lepel terpentyn en 1 lepel heuning. Eers maak dit benoud en sal die pasiënt sweet en dan begin dit werk.
J.A. Kellerman

6406. Bad in baie koue water.
F.J.L.

6407. Koue baddens neem.
F.J.L.

6408. In lopende water bad.
F.J.L.

6409. Neem 'n wit wolkombers, gooi oor 'n veerbed, sit 'n laken bo-oor wat met koue water natgemaak is. Lê dan die pasiënt nakend daarin en draai toe met die nat laken. Sit 'n aparte koue handdoek oor die bors, pak dan goed toe met wolkomberse en selfs kussings, sit 'n warm wolding oor die kop en nek, net die oë moet uitkom.

Die pasiënt moet 1½ uur so lê en dan elke halfuur 'n glas koue water drink tot die derde glas water en nog so 'n halfuur lê. Dan uit die komberse en laken, dadelik in 'n koue bad water, wat klaar moet staan. Gou afwas, droogvryf en aantrek.

Die pasiënt moet dan uitstap na die buitelug al is dit koud. Herhaal dit elke dag tot die pyn bedaar. Die pasiënt sweet gewoonlik nadat die laaste glas water in is. Die deur en venster moet toegehou word so lank die pasiënt in die sweetbad is.
SCHULZ: Conradie

SINUS

6410. 8 oz fyn tafelsout, 8 oz koeksoda, 4 oz glukose en 4 oz boraks. Meng 1 t in 'n glas lou water. Trek in neus op twee keer per dag.
SANL.: J.A. Kellerman; Mev. A.C. Pienaar

SISTEEM: IN ORDE TE HOU

6411. Neem die sap en dun skil van een suurlemoen. 1 dessertlepel Engelse sout, 1 dessertlepel kremetart, 1 pt kookwater, suiker na smaak, roer tot alles gesmelt is, bottel dit, kurk goed toe. Neem 1 wynkelkie elke môre op die nugter maag.
Mev. Aletta van den Berg

SKAAFPLEKKE

6412. Vir skaafplekke aan die voete waar soms kwaad inkom deur nuwe kouse. Sit vars populierblare of stinkolieblare op. As die blare droogword, sit vars blare op.
D.J. Rossouw

SKARLAKENKOORS (ROOIVINK)

6413. Drink bokmis.
F.J.L.: D. Opperman

6414. Wildeals gekook en gedrink te word.
F.J.L.

6415. Gomwater is goed vir skarlakenkoors.
F.J.L.

6416. Trek akkerbos en laat drink.
SCHULZ: Le Roux

6417. Invrywe met spek die hele liggaam met uitsondering van die hoof en aangesig, in die oggend en aand. Die siekekamer moet koel gehou word en geneeskundige hulp so spoedig moontlik ingeroep word.
SANL.

6418. Drink 'n mespunt kremetart en 'n mespunt swael en hou die pasiënt weg van koue en nattigheid.
F.J.L.

6419. Vir skarlakenkoors is ipekakuanhawyn goed.
F.J.L.

6420. Slaan flenelette-lappe met terpentyn natgespat en warm gemaak om.
F.J.L.

6421. Wyn en blomswael is baie goed.
F.J.L.

6422. Gomwater is goed of kook bloekomblare, gemmer en naeltjies deurmekaar, gooi deur en drink of eet blomswael en suiker of drink wyn en wonderessens.
A.S. Malan

6423. 1 t swael, 1 t heuning, 1 t botter, 1 t bruinsuiker, maak 'n pil daarvan en

gee dit vir uitslaan, en as dit goed uitgedryf is, dan gee mens getrekte slanghoutjies om te drink.
Mev. H. Olwagen

6424. 1 t swael, 1 t heuning, 1 t botter, 1 t bruinsuiker. Maak 'n pil daarvan en gee dit vir uitslaan, en as dit goed uitgedryf is, dan gee mens getrekte slanghoutjies om te drink.
Mev. H. Olwagen

6425. Kookwater op bokmis gooi. Die water dan afgooi en dit dan laat drink. Die pasiënt sover moontlik in 'n warm vel toedraai.
F.J.L.

6426. Sit dungesmeerde skoon lappie met skoonteer om die keel om dit oop te trek en gee dan om te drink: gerasperde swartolienhout en saffraanblom op gekookte water getrek, telkens bietjie drink vir die koors.

Gee ook drie maal per dag 1 t soetolie in. As die keel seer is, blaas met 'n dun pypie in die keel: ½ vitalespoeier, ½ salarispoeier, 'n klein mespunt besoarpoeier en net soveel poeier teen die skerpte, 'n weinig salpeter, aluin, borrie, gemeng met 1 lepel fyn teesuiker, 1 lepel poeiersuiker, blaas nou en dan 'n bietjie in die keel.
SCHULZ

6427. Bloed aftap en ysbaddens op die hoof.
SANL.

6428. Gee kamer goed lug en hou pasiënt baie warm.
F.J.L.: Fanie Venter

SKEURBUIK

6429. Haarlemmerolie is goed, ook vir los tande.
A.S. Malan

6430. ½ t in 'n glas water drie keer per dag die mond daarmee uit te spoel.
F.J.L.: Fanie Venter
SANL.: *Die Afrikaanse Almanak*

6431. Vir skeurbuik of losheid van die tande is haarlemmerolie goed.
SANL.: *Die Afrikaanse Almanak*

SKILFERS

6432. Mix as much sulphur as will cover a threepence into 3 tablespoonfuls of olive oil. Stand the jar containing this mixture in a pan of hot water until the oil is quite warm. Now massage the mixture thoroughly into the scalp for about 5 min. – in the sunshine, if possible.

Two or three hours later, wash your head in a lather of pure soap. Repeat this treatment three times, with a lapse of five days between each application. Thereafter, repeat the treatment once a month, in addition to the usual shampoo.
Mev. M.A. Read

6433. Take 1¼ of wood ashes and 3½ pt of water and boil for 20 min. Allow time for setting, strain through a cloth. When cold, wash the hair thoroughly; use no soap, then rinse the hair with plenty of clean water.
Mev. M.A. Read

6434. Gekookte kareeboswortels in water is baie goed vir skilfers.
F.J.L.

6435. Was met loogaswater.
F.J.L.

6436. Gooi stronke en as in water.
F.J.L.

6437. Behandel met klapperolie of was kop elke oggend in vars lopende water.
F.J.L.: L.J. Naudé

6438. Was die kop in bloekomblare se water.
F.J.L.

6439. Was hare met wildeals in water aangemaak.
F.J.L.: J.C. Pieterse

6440. Was met suurlemoensap of maak op kop so min moontlik nat.
F.J.L.: J.C. Pieterse

6441. Smeer suiwer varkvet goed in die vel.
V.L.V. TAK: Mev. J. de Lange

6442. Suiwer varkvet goed invryf.
F.J.L.
SANL.
SCHULZ

6443. Was die kopvel met skaapgal.
F.J.L.: D. Opperman

6444. Was met urine van koei.
SCHULZ

6445. Vryf warm water en varkvet in jou kopvel in.
F.J.L.: Bredenkamp

6446. Gebruik roosmarynekstrak om hare mee te was.
V.L.V. Stellenbosch: Anna Eksteen, Ria Duckitt, Rene Deetlefs

6447. Hareborsels moet nie gebruik word, was die hare twee keer in een week in borakswater.
Helena le Clercque

6448. Was die hare met 1 t vol boraks in 1 k water.
Mev. M.A. Read

6449. Was die hare met water waarin daar 1 t vol Little's Dip gegooi is. Dit sal die hare in meer as een opsig verbeter.
Mev. M.A. Read

6450. A remedy for dandruff is to add one ounce of sulphur to a quart of boiled water, and allow the mixture to stand for several days, stirring it occasionally. After the sulpher has settled to the bottom of the vessel pour off the clear liquid, and then apply to the scalp every morning.

In a few weeks dandruff will have disappeared.
Mev. M.A. Read

6451. 2 Tablespoonfuls of brandy, 2 tablespoonfuls of paraffin, 2 tablespoonfuls of glycerine and 1 dessertspoon lavender. Shake all together and apply to the roots of the hair.
Mev. M.A. Read

6452. If your hair is falling out, put 2 tablespoonfuls of salt in the final rinsing water with your weekly shampoo. It has made marvellous improvements in two or three treatments.

If you don't want to wash your hair so often, make several partings, and take a tablespoon of salt and rub it well into the scalp as dry shampoo. When it begins to tingle and glow, brush the salt out.
Mev. M.A. Read

6453. Greasy hair: When washing the hair add a little washing soda to the water.

Rub into the roots of the hair night and morning the following hair lotion (afterwards brush the hair well): Acetum cantharides, ½ oz; eau de cologne, 2 oz: bay rum, 2 oz; rose water, 3 oz. Mix.
Mev. M.A. Read

6454. 1 t vol boraks in 'n skottel met water. Was die hare daarmee sonder die gebruik van seep. Dit neem die oortollige olie weg en voorkom ook skilfers.
Mev. M.A. Read

6455. Put one heaped teaspoonful of bicarbonate of soda in a cupful of cold water. Rub the hair thoroughly before washing the head.
Mev. M.A. Read

6456. Apply bicarbonate of soda to affected parts in this way: Sprinkle on ringworm (dry); then bandage up. This needs to be done twice daily. This remedy has never failed.
Mev. M.A. Read

6457. To restore grey hair: Mix 1 drachm sugar of lead and 4 oz rose water. Pour all into a bottle and shake well to blend the ingredients thoroughly.
Mev. M.A. Read

6458. Neem 'n bietjie Vaseline en gooi 'n bietjie lampolie by. Meng dit goed deurmekaar en smeer dit goed op die baba se koppie 'n uur voordat die kind bad.
F.J.L.
SAUK: Ouma A. Breedt

6459. Neem 1 lepel blomswael en 'n pakkie boraks en gooi dit in 1 k lou water – roer tot dit opgelos is en gooi dit op die kop en vryf goed in; dit skuim net soos seep. Doen dit twee of drie keer en die skilfers sal weg wees.
F.J.L.
SAUK: Mev. B. Muller

6460. Was in Cooper's Dip-water.
F.J.L.

6461. Was jou kop met geelpoeierwater.
F.J.L.

6462. Was kop in koeksodawater.
SCHULZ

6463. 1 bottel water, ongebluste kalk, (so groot soos 'n neut), laat staan een nag en voeg ¾ bottel asyn by. Was die hare daarin.
SCHULZ: Jacobsz

6464. Was met boorpoeier.
F.J.L.

6465. Smeer jou kop met paraffien.
F.J.L.

6466. Was jou kop gereeld een maal per maand met boerseep. Moenie die hare met ander seep afspoel nadat dit met die boerseep gewas is nie.
F.J.L.: Mev. A. Hermann; J.A. Page; J. Viljoen

6467. Was met 'n mespuntjie seepsoda op 1 gell. water.
F.J.L.

6468. Roosmarynwater is goed vir skilfers.
F.J.L.: Aletta Erasmus
SCHULZ: Vorster

6469. Blomswael op kopvel invryf.
F.J.L.: J.C. Pieterse
SCHULZ: G. van Niekerk

6470. 1 lepel boraks in waswater.
SCHULZ: Mev. J.J. Kotze

6471. Was hare in water van gekookte kweperblare of smeer die geel van eier aan of smeer skoon vloeistof aan die kopvel 'n uur voor die hare gewas word of was die hare in aswater.
A.S. Malan

6472. Klits 1–2 eiers in reënwater, was die hare daarin. Meng en vryf goed in, 2 lepels brandewyn en 1 t kasterolie.
Helena le Clercque

6473. Mix equal parts of coconut oil and paraffin oil. Rub a little into the roots of the hair with a small bit of sponge or flannel, say, once weekly for a while. Don't wash it off, it will disappear of its own accord and leave the hair soft and clean. It stops hair falling and removes dandruff.
Mev. M.A. Read

6474. Falling hair: Make a mixture consisting of 1 tablespoon olive oil, 1 tablespoon castor oil, 1 tablespoon ordinary paraffin, 1 tablespoon lavender perfume. Pour into a bottel. Shake well until the mixture turns white. Rub the mixture well into the scalp the night before washing the hair. Use only once or twice each month.
Mev. M.A. Read

6475. For falling hair: Take equal parts of castor oil and paraffin and mix well. Rub well with finger tips into the roots.
Mev. M.A. Read

6476. Smeer in die aand balsemsulfuris aan en sit in die dag van die spikkelaalwyn wat in die helfte deurgesny is op die seerplekke.
SANL.

6477. Was hare in blouselwater of suurlemoensap.
F.J.L.
SAUK: Mev. A. Slabbert

6478. Vryf hoendereier se geel gemeng met asyn in en was met reënwater.
F.J.L.: A.M.G. Coetzee
SCHULZ: Mev. A. Hamman

6479. Lampolie en kasterolie in gelyke dele vir skilfers op die hoof.
F.J.L.: A.M. Otto

6480. Was met koeksoda of suurlemoensap of kloudiamonia in water.
F.J.L.: J.C. Pieterse

6481. Roosmarynwater of aswater.
F.J.L.
SCHULZ: Robertson

SKOK

6482. Gee suikerwater ná skok.
V.L.V. Stellenbosch: Anna Eksteen, Ria Duckitt, Rene Deetlefs

6483. Sit koue asynlappe op die plek, en maak die gesig nat, hou eau de cologne voor die neus, laat die hoof laer lê as die voete.
Helena le Clercque

6484. Gooi rooilaventel en witdulsies in.
F.J.L.

6485. Gee 'n mespunt rooipoeier of drink 1 k koue water.
A.S. Malan

6486. Drink suikerwater of drink 1 t witdulsies in water en gee water dadelik na die skrik.
A.S. Malan

6487. Suikerwater: Skrik of skok.
V.L.V.: Mev. W. Brynard

6488. Drink rooipoeier en bruindulsies.
F.J.L.

6489. Drink rooipoeier en entresdruppels.
F.J.L.

6490. Gee suikerwater aan kinders as hulle skrik.
F.J.L.: J.C. Pieterse; E. de Villiers
SANL.: J.A. Kellerman
SCHULZ: M. Conradie
SAUK: Mnr. R.M. Lindeque

6491. Drink 'n bietjie koue asynwater.
F.J.L.

6492. Drink water of laat die persoon self water.
F.J.L.: J.C. Pieterse; F. Potgieter

6493. As 'n kind geskrik het, laat hom dadelik water afslaan.
D.J. Rossouw

6494. Trek die pasiënt uit, rol hom goed toe in 'n warm kombers. Sit warmwaterbottels onder sy voete. So gou as die pasiënt opgooi, gee hom 'n koppie tee of melk en maak die kamer donker dat hy kan rus.
F.J.L.: Mev. A. Hermann; J.A. Page

SKOUERPYN

6495. Neem 'n bietjie mosterd. Maak aan met eier se geel en smeer op lap. Sit op vir 10 min. – nie langer – dit trek stukkend.
SANL.: Mev. H. Steenkamp

SKURFHEID

6496. Smeer suurlemoensap aan.
F.J.L.: Erasmus

6497. Smeer soutvleissop aan.
F.J.L.: Erasmus

6498. Meng rooikruispoeier met Vaseline en smeer aan.
F.J.L.: Erasmus

6499. Waskers en paraffien smelt en smeer aan vir skurfheid.
F.J.L.: C. du Preez; Erasmus

SLAPELOOSHEID

6500. Sprei wildealsblare onder die kopkussing.
A.S. Malan

6501. Stamp perskepitte fyn en sit pap daarvan op die slape of sit als onder die hoof.

A.S. Malan

6502. Eet een of twee slaaiblare net voor slapenstyd.
Mev. M.A. Read

6503. Drink 'n koppie swart koffie waarin ½ t mosterd geroer is. Baie goed.
Mev. M.A. Read

6504. Chew carrots.
Mev. M.A. Read

6505. If you find you do not sleep well at night, try the effect of making yourself a pillow of vegetable down, scented with oil of lavender, or better still, having some springs of lavender mixed in with the down. Such a pillow will quickly induce sleep.
Mev. M.A. Read

6506. Gebruik ekstrak van hondebossie vir kinders wat sleg slaap.
V.L.V. Stellenbosch: Anna Eksteen, Ria Duckitt, Rene Deetlefs

6507. Neem hops en maak 'n kussing daarvan en laat die pasiënt hierdie kussing gebruik in plaas van die gewone verekussing.
F.J.L.: Mev. A. Hermann; J.A. Page

6508. Mak vinkel.
SCHULZ: Robertson
F.J.L.: J. Strauss

6509. Gebruik groen kool.
F.J.L.: J.C. Pieterse

6510. Eet baie ryp appels en swem laat in die middag.
F.J.L.

6511. Kneus wildeals, sit tussen twee lappe, sit onder die kop met slaaptyd.
SANL.: Mev. C.E. Grobbelaar
SCHULZ: Mev. J.J. Kotze
F.J.L.: E. de Villiers

6512. Maak 'n pappie van fyngestampte perskepitte en sit dit op die slape.
SANL.
SCHULZ
F.J.L.: L.J. Naudé; J. Strauss; Mej. J. Wolhuter

6513. 20 druppels koraaltinktuur met bedtyd.
F.J.L.: Fanie Venter

6514. Neem 60 entresdruppels met wyn of water voor bedtyd.
J.A. Kellerman

6515. Take a bottle of stout to bed and drink it from the bottle.
Mev. M.A. Read

6516. Boil a bottle of stout and drink it.
Mev. M.A. Read

6517. Gebruik lewensessens. Drink drie keer per dag na ete.
SAUK: Ouma H. Evans

6518. 'n Klein bietjie koeksoda in 1 k warm water is 'n hulp om te slaap.
F.J.L.

6519. Neem 1 k water en gooi suiker in na u smaak en drink met slaaptyd 1 k vol.
SANL.
SAUK: S.E. de Koker

6520. Neem 1 k kookwater en 1 t vol molasses in. Klits goed op en drink net so warm as kan. Gaan slaap dan – u sal regdeur slaap.
SANL.: Mev. M.J. Venter

6521. Neem 'n swart pil al om die ander aan en gaan tot drie pille.
F.J.L.

6522. 60 entresdruppels met wyn of 20 gr. [*sic*] chloraal in suikerwater meng.
SANL.
SCHULZ: Mev. J. Visagie

6523. 1 bottel soetwyn, 1 bottel witdulsies, 1 bottel versterkdruppels, 1 bottel rooilaventel, 1 bottel bruindulsies. Meng al die klein botteltjies se inhoud met die soetwyn en drink elke aand een kelkie vol. Dit laat 'n mens lekker slaap en maak jou sterk wanneer jy baie swak is.
SAUK: Mev. F. Snyman

6524. Eet voor slaaptyd uie wat in melk gekook is.
Mev. M.A. Read

6525. Eet rou uie met suiker en sout.
Mev. M.A. Read

6526. Drink warm melk met sout.
Mev. M.A. Read

6527. Drink warm melk met heuning.
Mev. M.A. Read

6528. Neem ½ koekie "Yeast" en suur in die oggend in met 'n glas warm water en 1 t suiker. As jy die aand gaan slaap, roer jy weer 1 t suiker in en drink dit.
SAUK: Mev. S.M. Jurling

6529. 1. Drink getrekte wynruit (soos tee getrek) sommer so nou en dan een of twee mondjies vol. Dit is ook uitstekend vir swak hart en senuwees – sommige beweer dat dit selfs vir beroerte help.
2. Sit 'n koue kompres om jou maag as jy gaan slaap. Dit is net 'n koue nat lap so driedubbeld gevou en uitgedroog oor die maag met 'n dubbele lap bo-oor om koue vat te verhoed. Dit laat jou ontspan en heerlik slaap.
SAUK: Mev. S. du Plessis, Hartebeesfontein

6530. Neem 1 glas kookmelk met 2 t heuning sodra u na bed gaan elke aand vir twee weke. U sal rustig slaap daarna.
F.J.L.: J. Strauss
SAUK: Ouma J. Louw

6531. Eet baie uie rou of gaar en 'n glas warm melk saans net voor slapenstyd te drink.
F.J.L.
SCHULZ: Van Rooyen
SAUK: Ouma H. Schoombee; Mev. A. Slabbert

6532. Moet nooit saans na ete weer tee of koffie drink nie. Neem liewers 'n glas warm melk of Milo of so iets en eet baie rou uie.
SAUK: De Waal, Parys; Ouma L. le Roux; Mev. M. Smith

6533. As u nie kan slaap nie sodat u moeg word van omdraai en rondrol, staan op en sit en lees 'n lang kapittel in die Bybel – lees dit stadig en bid die Onse Vader ook stadig en met aandag en sing sag Gesang 180 se derde versie. U sal sommer vaak kry en aan die slaap raak.
SAUK: Mev. J. Wolfaardt

6534. By ou mense: Loop 2 ure stadig en dit net na aandete genuttig is. Sesuur eet hy en as hy terugkom, vat hy 'n groot glas melk net onder kookpunt.
SAUK: Ouma C.A. Viljoen

6535. Sit 'n beker water voor jou bed en drink 'n paar monde vol voor jy jou lig afsit. As jy in die nag wakker word, drink weer 'n paar monde vol.
SAUK: Mev. C.C. Coetzee

6536. As u snags nie kan slaap nie, staan dan maar gerus op en neem iets om te eet. Net 'n ligte iets soos 'n stukkie brood of beskuit.
SAUK: Ouma C. de Jager

6537. Tel tot aan slaap is.
F.J.L.

6538. 'n Warm bad voor jy bed toe gaan.
F.J.L.

6539. Sit 'n koue nat lap agter jou nek as jy aan slapeloosheid ly.
F.J.L.: D. de Bruin
SCHULZ: Mev. J.J. Kotze
SANL.

SLANGBYT: SIEN BYTE

SMEERGOED VIR PYN

6540. Neem 1 bottel half met roosmaryn en maak dit verder vol met brandewyn, voeg 2 lepels geskraapte terpentynseep by en laat 3 dae in 'n warm plek trek. Druk dit deur 'n nuwe lap en smeer drie maal per dag op pynplekke.
SCHULZ
SANL.

6541. 3 oz Spaanse seep, 1 pt spiritus, 1½ oz kamfergom, 3 dragmes roosmarynolie, ¾ oz laudanum. Sny die seep fyn en gooi by die spiritus. Skud goed sodat die seep smelt. Gooi dan die ander bestanddele by. Smeer 'n pynlike plek altyd af.
SANL.

6542. ¼ bottel brandewyn, 1½ t fyn kamfer, 1½ bottels kajepoetolie. Meng alles en nadat die kamfer gesmelt is, kan dit gebruik word.
SANL.: Mev. A. van den Berg, Outjo

6543. 2 lepels kamferbrandewyn, 2 lepels asyn, 2 lepels terpentyn, 2 lepels soetolie, 1 lepel sout in 'n fles gegooi en goed geskud. Vryf goed in op die pynlike plekke.
SANL.

6544. Neem 1 oz kamfer. Gooi dit in 'n bottel wynspiritus. Neem dan 4 oz wit Spaanse (Castile) seep, krap dit dun en smelt dit in 4 oz roosmarynolie. Meng alles goed. Dan 1 lepel opium. Skud alles goed deurmekaar. Smeer die plek altyd af, nooit op nie. Dit maak 'n groot bottel vol – so net die helfte kan aangemaak word.
SANL.

6545. 1 lepel terpentyn, 1 lepel droë kamfer, 1 flessie kopiva, 1 flessie balsemsulfuris, ½ t kajepoetolie. Gooi dit saam in 'n halfbottel klapperolie en braai uit tot die kamfer gesmelt is.
SANL.: *Die Afrikaanse Almanak*

6546. 1 e soetolie, 1 e terpentyn, 1 e paraffien, 1 e balsemsulfuris. Bietjie kamfer en 'n bietjie vloeistof.
F.J.L.
SANL.

6547. 1 k asyn, 1 k terpentyn, 1 k paraffien, 1 k brandspiritus, 1 klein bottel soetolie, 1 koekie kamfer met 'n bietjie soetolie gesmelt, 1 e fyn sout, 1 e Little's Dip. Skud baie goed voor gebruik.
SANL.: Mev. C.E. Grobbelaar

6548. Twee dore van eiers, 2 lepels asyn, 1 stukkie kamfer, 'n bietjie terpentyn.
Mev. H. Olwagen

6549. 1 e kamferbrandewyn, ditto asyn, ditto terpentyn, 2 ditto soetolie, die geel van een eier.
Mev. Aletta van den Berg

6550. ½ bottel roulynolie, 1 e terpentyn, die geel van 2 eiers. Meng goed en gebruik as smeermiddel vir pynplekke.
SANL.: J.H. van Heerden

6551. Stamp ballerja fyn en gooi lampolie op en smeer aan seerplekke.
SCHULZ: Olivier

6552. 3 lepels brandewyn, 3 lepels asyn, 3 lepels terpentyn, 1 lepel mosterd, 1 eier. Skud goed deurmekaar en smeer.
SANL.: Mev. G.L. Pienaar

6553. 1 bottel asyn, 6 hoendereiers en 2/- bottels terpentyn. Verdeel asyn in 2 bottels. Voeg by in elke bottel 3 eiers (wit en geel) en 1/- terpentyn. Skud totdat dit heeltemal wit is en smeer pynplekke daarmee.
SANL.: Mev. M.E. Turnbull

6554. 1 e spiritus van terpentyn, 1 e spiritus van kamfer, 1 e asyn, 1 e soetolie, 1 geel van 'n eier. Skommel goed.
SANL.

6555. 1 lepel terpentyn, 1 e paraffien, 1 e boegoeasyn, 1 lepel kamferbrandewyn, 1 lepel roulynolie, 'n mespunt mosterd, 1 eiergeel. Skud goed en smeer aan.
SANL.

6556. Geel van 1 eier (goed geklits), 1 e boegoeasyn, 1 e terpentyn, 1 e soetolie, 1 e kamferbrandewyn of kamferspiritus. Skud goed deurmekaar voor dit gebruik word.
SCHULZ: Erasmus, Amersfoort; J.A. Kellerman; Olwagen
SANL.: J.A. Kellerman; H.S. de Lange

SNOR TE GROEI

6557. Vir jong mans wat hulle snor wil laat groei, smeer hoendermis aan.
A.S. Malan

SNORK

6558. Bind 'n tolletjie op die rug van die persoon vas. Net soos hy omdraai, maak die tolletjie hom seer.
A.S. Malan

SNYE (DIEP)

6559. Vat kruidjie-roer-my-nie, kook dit in ½ k water vir 3 of 4 min. en was die wonde daarmee. Die mengsel is ook goed vir omlope op die kop.
F.J.L.: Mev. A. Hermann; J.A. Page

6560. Vat hottentotsvye, stamp dit fyn en was dan die wond daarmee.
F.J.L.: Mev. A. Hermann; J.A. Page

6561. Was die wond met lou water en sit droë twakblare op. Of vryf droë gifpol fyn en sit op, dit laat die bloed gou stop. Wanneer dit afgehaal moet word, maak nat met lou water of olie.
SANL.: D.J. Coetzee
SCHULZ: Nel

6562. Vir 'n groot sny wat baie bloei, gooi terpentyn op die sny en druk die sny toe. Bind die sny met 'n skoon wit verband styf vas en as dit nog deur die verband bloei, gooi nog terpentyn op die verband, reg op die sny en hou die sny stil dat dit eers kan toetrek. Moenie water gebruik nie. Dit genees verbasend gou. Moenie die verband verwyder voordat die sny nie eers lekker voel nie. Baie mense is bang vir terpentyn, maar glo my dit brand glad nie in 'n rou seer nie.
SAUK: Mev. J. Venter

6563. Die raat lui as volg: "As jy jou gesny het en jy sit dadelik balsemkopiva aan en druk die sny toe, dan het jy jou nie gesny nie". Ek kan wonde toon van oor die 2 dm lank sonder lelike merke. Die litteken kan alleenlik deur noukeurige ondersoek gevind word.
SANL.: M.S. van Staden

6564. Twakblaar stol bloed. Ook blousel. Balsemsulfuris trek die wond toe.
V.L.V.: Mev. W. Brynard

SONBRAND

6565. Om sonbrand uit te trek, hou in warm semelwater.
F.J.L.: Fanie Venter

6566. Sit kanniedoodblare op.
F.J.L.: K. van Deventer

6567. Melkroom aansmeer.
F.J.L.: A.M.G. Coetzee; J.C. Pieterse

6568. Smeer teer aan.
F.J.L.: G. van Niekerk

6569. As gaan slaap met nat koeksoda smeer.
F.J.L.

6570. 1 lepel kalk, 1 k op kookwater. Gooi dit skoon af, meng dit met lynolie of soetolie.
F.J.L.: Fanie Venter

6571. Skil 'n vars komkommer af. Druk of kap dit fyn. Druk die sap uit en meng dit met dieselfde hoeveelheid gliserien en rooswater. As jy in die son gaan, smeer die gesig met Vaseline en poeier daar dik oor. Dit beskerm die vel goed.
Helena le Clercque

SONSTEEK

6572. Sit boegoeasynlappe agter op die nek.
SCHULZ: Grobbelaar

6573. Helmontskruie op brandewyn drink en aansmeer.
F.J.L.

6574. Gooi wildealsblare in 'n bad en gooi dan kookwater daarop. Laat staan dit

sodat dit koud word. Sit die persoon in die bad sodat net die persoon se gesig uit die water steek. Haal die persoon na 'n tydjie weer uit.
F.J.L.: S.F. Haasbroek

6575. As 'n persoon sonstraal gekry het, neem skoon linne of flennielappe. Maak dit goed nat met kasterolie. Sit bo-op die kop en agter nek.
SAUK: Mev. E. Grobbelaar

6576. Pis van mens op lappe op kop sit.
F.J.L.

6577. Gee dadelik koue water met Engelse sout. Drink weer 'n glas koue water.
F.J.L.: J.C. Pieterse

6578. Neem die gladde papier wat om Sunlight-seep is, maak in lou water nat en sit agter die nek op groot are en sening.
SCHULZ: Grobbelaar

6579. Laat bloed reg op die kop by die kroontjie, neem van die bloed en ent dit in 'n aartappelbol of enige blombol soos bv. dahlia of van die bloed kan geënt word in 'n vyeboom. Na die derde of vierde dag sal die persoon reg wees en die plant sal sommer woes groei.
SCHULZ: MacDonald (Boek II)

6580. Sit koue fonteinmodder op die kop.
F.J.L.

6581. Gee die pasiënt koue water om te drink. Bring hom in die skaduwee en laat hom op sy rug lê met sy kop baie hoër as sy onderlyf. Sprinkel hom dan met koue water en lê yskoue lappe op sy kop en op sy nek. As die pasiënt bewusteloos is, moet hy nie koue water gegee word nie. As hy bykom, moenie laat hy loop nie, maar dra hom na 'n donker kamer en laat hom stil lê. Laat niemand met die pasiënt praat nie.
F.J.L.: Mev. A. Hermann; J.A. Page; Mej. J. Wolhuter

6582. As iemand sonstraal kry, moet hy na 'n koelteplek gebring word, waar jy dan sy bene en arms op en af moet beweeg totdat hy weer bykom.
F.J.L.

SOOIBRAND

6583. Laat karmedik op wyn of brandewyn trek en drink 'n wynkelkie.
J.A. Kellerman

6584. Drink die water waarin kool of aartappels gekook is. Veral aartappelwater is uitstekend.
SAUK: Mev. S. du Plessis, Hartebeesfontein

6585. Mespunt doringboombas se as kortkort eet.
F.J.L.

6586. Eet suurdeeg.
SCHULZ: Malan, Makwassie (Boek II)

6587. Eet 7 blomme van rooisalie.
SCHULZ: Mev. M.C. Steyn (Boek II)

6588. Eet vars lemoenskil.
F.J.L.: Erasmus

6589. Peperbossie: kou die wortel vir sooibrand.
Mev. S. Kok

6590. 1 t houtskool op 'n glas water. Goed omroer, laat afsak en drink water.
Mnr. H.P. Odendaal

6591. Kou rou patats.
SCHULZ

6592. Amandels: Eet 4 tot 5 amandels elke halfuur.
V.L.V.: Mev. K.W.H. Voight

6593. Kou droë koljander.
F.J.L.

6594. 1 t soetolie na ete.
F.J.L.

6595. Eet 'n paar pampoenpitte.
F.J.L.

6596. 'n Stukkie doringboomlym, of stukkie kalmoes of bietjie gebrande koffie in mond.
SANL.

6597. Laat karmedik op wyn of brandewyn trek en drink 'n wynkelkie.
SANL.

6598. Kou ballerja en sluk sap in.
SCHULZ: Oliver, Bloemfontein

6599. Neem vleibiesies se uintjies en kou kort-kort.
SCHULZ: K. van Deventer

6600. Kou wilgerblare en sluk sap in.
SCHULZ: Froneman

6601. Drink komassieboombas op stoof getrek.
SCHULZ: Roux, Christiana

6602. Eet pypkaneel
SANL.: Mev. J.M. van der Merwe

6603. Swart koffie sonder suiker en sonder melk – net soveel as moontlik per dag. Eet elke oggend op die nugter maag 1 lepel van die vorige aand se koffiemoer. Doen dit vir 2 maande en die sooibrand sal verdwyn.
SANL.: M.S. van Staden
F.J.L.: Van Rooyen, Alexandria; L. Botha; F. Venter; Erasmus; Mej. J. Wolhuter; A.M.G. Coetzee; D. de Bruin; J. Grobler
SCHULZ: Robertson

6604. Eet 3 tot 5 amandels per dag.
SANL.
SCHULZ: Mev. Griesel, Reitzburg
F.J.L.

6605. Kou peperwortels.
SCHULZ: Mev. E. Langenhoven

6606. Braai 'n stukkie vleis in as en eet dit met as.
F.J.L.: Erasmus

6607. Skiet rooi korhaan en maak die pensie in die koelte droog. Maak tot poeier en eet.
F.J.L.

6608. 1 lepel botter.
F.J.L.: Fanie Venter

6609. Drink soetmelk.
F.J.L.: Erasmus

6610. Gooi 'n pak rabarberpoeier in 'n enemmelbeker en 2 k kookwater daaroor. Laat trek en afkoel, gooi in 'n groot waterbottel. Maak 'n pakkie koeksoda met water aan, gooi by en ook 1 bottel groenpepermentessens. Gebruik elke aand of gedurende die dag na die persoon voel, 'n groot mond vol.
SAUK: Ouma Burger

6611. Drink 1 t gliserien na elke ete.
F.J.L.: Mev. A. Hermann; J.A. Page

6612. 1 of 2 pille sodament.
F.J.L.: Fanie Venter

6613. Krap krytpoeier op tong, bietjie water insluk.
Mev. Aletta van den Berg

6614. Medikament (a) en (b). As dit te veel werk, drink minder.
Mev. Aletta van den Berg

6615. ½ t jamaikagemmer en 1 t koeksoda op 'n glas water, drink nou en dan daarvan.
SANL.
SCHULZ: Mev. J.J. Kotze

6616. Neem na elke ete ¼ t Engelse sout droog op die tong. Sluk weg met water. Gebruik die raat gereeld na elke ete vir 'n maand lank en u sal ontslae wees van sooibrand.
SANL.: Mnr. C.J. Breytenbach
F.J.L.: Erasmus

6617. Milk of magnesia.
SANL.: J.C. Pieterse
SANL.

6618. 'n Mespunt koeksoda eet.
F.J.L.: Fanie Venter; Erasmus; E. de Villiers

6619. Roer in wynglas asynwater, 1 mespunt gemmer en 1 t koeksoda.
Helena le Clercque

6620. 'n Mespunt magnees in ½ kelkie water drie maal per dag of 4–5 amandels eet per dag of droë koffie of grond eet.
A.S. Malan

6621. Drink koeksoda of soetmelk of gemaalde koffie.
A.S. Malan

6622. Kryt, koeksoda, gemaalde koffie, flou asyn of as van gebrande gras in water te drink.
F.J.L.: Mej. J. Wolhuter

6623. Vir sooibrand is koeksoda en suurmelk goed.
F.J.L.

6624. Florida- en germistongras en sekere ander fyngrasse gebruik vir drinkgoed. Fyngestamp en met koeksoda gemeng. Ook aangewend vir bloedstolling in wonde.
Watt & Breyer-Brandwijk

6625. Gebruik koeksoda of kalkwater.
F.J.L.: J.C. Pieterse

6626. Bietjie koeksoda in mond sit, ook bietjie koffie of perske of doringboombas kou of sout eet.
F.J.L.: L.J. Naudé

6627. Drink 1 e asyn of koeksoda in koue suurlemoenwater met suiker daarin na elke ete.
F.J.L.: Mev. A. Hermann; J.A. Page

6628. Hou 'n stukkie ouklip in die mond.
F.J.L.: D. Opperman

6629. Drink koue water vir sooibrand.
F.J.L.

6630. Eet grond.
F.J.L.: C. du Preez
SANL.
SCHULZ: Malan, Makwassie

6631. Braai 'n stukkie ballerja met sout in as en eet dit.
F.J.L.

SOOIBRAND: BY VROUE

6632. Neem linkervoorbeentjie van bok se blad. Braai dit in as en eet die vleis af.
SCHULZ: MacDonald

6633. Fyngemaakte aluin en suiker, kort-kort 'n mespunt vol.
SAUK: Potgieter, Leeuwdoornstad
SCHULZ: Mev. Bergh

SOUT: TE VEEL

6634. Vir te veel sout, drink Engelse sout.
F.J.L.

SPATARE (SIEN OOK ARE EN GESWEL EN GROOT ARE)

6635. Neem 'n klompie olieboomblare en kneus dit. Pak die bene goed toe en draai in lepaai om en rus 'n dag en nag in die bed.
SANL.: J.H. van Heerden

6636. 6 oz spiritus (wit), 6d. koekie kamfer en 2 Aspro's.
Mev. G.S. Bredenkamp

6637. Gebruin Unna-pasta. (Adres: Pharmador (Pty.) Ltd., Chiselhurst, East London) (Lucy)
Mev. M.A. Read

6638. 1 e vol *menthol crystals* op 1 k brandewyn. Roer goed. Doop watte daarin en doop die spatare daarmee.
Mev. M.A. Read

6639. Neem ½ bottel brandewyn. Voeg daarby 1 e growwe sout. Vryf dit daags in u bene en die spatare sal gou verdwyn.
SAUK: Mev. A.F. Erasmus

6640. 1 bottel spiritus, 25 aspirien, 1 blokkie kamfer. Meng en smeer aan. Skommel goed elke keer voor dit aangesmeer word.
SANL.: J.A. Kellerman; Mev. J. Voster

SPEEN VAN KINDERS

6641. Aalwyn (Cape Aloes): A little smeared on the nipple or the soother will ween a child.
Mr. Sarleh Dollie

6642. As borste seer word na baba gespeen is, moet die moeder haar borste in 'n bol droë beesmis uitmelk, dan sal die melk gou wegdroog.
SCHULZ: Hopefield (Boek II)

6643. Melk borste uit op 'n warm baksteen en sit growwe boermeelpap op onge-

blykte linne op borste.
SCHULZ: Mev. E. Langenhoven (Boek I)

6644. Om melk te laat wegdroog: Melk die borste uit teen 'n wit muur met die opgaande son, sprinkel dan ongebleikte linne met meel en bind styf om borste.
SCHULZ: Mev. S. Orton (Boek I)

SPELD INSLUK

6645. Eet soveel moontlik aartappels, geen purgeermiddels, dit pak om die speld en dan kom dit mooi uit.
SCHULZ: Mev. J.J. van Dyk

6646. As iemand 'n speld insluk, neem swart kouswol, knip fyn, neem op brood, smeer botter op, die speld sal dan uitwerk.
F.J.L.

SPIERPYN

6647. Braai likkewaanvet in son uit. Dis uitstekend vir alle spierpyne.
SCHULZ: Malan, Makwassie (Boek II)

SPLINTERS

6648. Sit ou suurdeeg op, ook goed om splinters uit te trek.
SCHULZ
F.J.L.

6649. Hou 'n stukkie varkreusel in die medisynetrommel en sit op om dorings en splinte uit te trek.
V.L.V.: Mev. W. Brynard

6650. Maak 5–7 vlieë tot pleister en sit op.
SCHULZ

6651. Sit varkspek op.
SCHULZ

6652. Sit gedroogde anus van bok op.
SCHULZ: Mev. A.J. Klopper

6653. Vaseline trek splinters uit.
SCHULZ

6654. Neem 'n pakkie Engelse sout, maak dit fyn. Maak dit nat met gliserien. Sit dit op 'n lappie op die seerplek. Sodra die pleister droog word, gooi weer gliserien by.
SAUK: D. Swanepoel

6655. 1 lb harpuis, 1 lb geel heuningwas, 2 lb boknierve t. Smelt alles goed saam en roer dan Spaansgroen in tot dit donker groen van kleur is.
SCHULZ: M. Conradie

SPROETE

6656. Wingerdbloeisels en dou op wingerdblare, smeer aan gesig.
SCHULZ

6657. Smeer room aan.
F.J.L.: Viljoen

6658. Smeer botter sonder sout aan.
F.J.L.: A.S. van Wyk

6659. Smeer duiwebloed aan sproete.
SCHULZ

6660. Smeer urine van 'n baba aan.
SCHULZ

6661. Drink donkiemelk.
SCHULZ: Ellis; A. Coetzer
F.J.L.: C. du Preez; A.S. van Wyk; Mej. J. Wolhuter

6662. Drink en was gesig in eselmelk.
A.S. Malan

6663. Meng 2 e suurlemoensap, 1 e gliserien en 1 e boraks. Smeer saans aan die vel en sproete verdwyn.
V.L.V. Stellenbosch: Anna Eksteen, Ria Duckitt, Rene Deetlefs

6664. Meng 2 e suurlemoensap, 2 e water, 1 e gliserien, 1 e boraks. Smeer dit drie maal per dag aan die gesig en laat dit vir 20 min. aanbly.
V.L.V.: Mev. J. de Lange

6665. Peperwortels en melk is goed vir (steek in die oor) sproete.
F.J.L.

6666. 1 lepel lemoensap, ½ t boraks en ¼ t suiker. Laat staan paar dae in 'n bottel. Smeer dan soggens en saans aan.
V.L.V.: Jacobsz

6667. Meng 2 e suurlemoensap, 2 e water, 1 e gliserien, 1 e boraks. Smeer drie maal per dag aan die gesig. Laat vir 20 min. aanbly.
SANL.: J.J. v. Dyk, Tvl.
F.J.L.: L. Botha
SAUK: Mev. E.H. van der Merwe

6668. Smeer dou aan sproete.
F.J.L.: J.C. Pieterse; F. Potgieter; Mev. A. Hermann; J.A. Page; Swart; L.J. Naudé; C. du Preez

SPROEI (SEERTJIES IN DIE MOND)

6669. Gorrel die volgende: 'n mespunt mosterd in 'n glas warm water.
SCHULZ: Grobbelaar

6670. Borriepoeier in mond strooi.
F.J.L.

6671. Was die mond met bitter tee.
F.J.L.: L.J. Naudé

6672. Druk die ryp bessies van nastergal fyn en smeer kort-kort in kind se mond.
SCHULZ: Slabbert

6673. Trek klipblom of roosmaryn en was mond daarmee uit.
SCHULZ: Roets, Clanville

6674. Was die mond met hottentotsvyesap uit of kliphoutbas getrek in kookwater.
SCHULZ: Mev. J.J. Kotze

6675. Kook 'n stroop van wilde-appelliefies en drink dit.
F.J.L.: J.C. Pieterse

6676. Hou ghoenavyesap in mond en spoel die mond daarmee uit, stamp die vye om die sap te verkry.
SCHULZ: Calitzdorp

6677. Perdekloutjies: Laat trek en was mond daarmee.
Mev. S. Kok

6678. Granaatdop: Laat trek en gebruik vir 'n mond was.
Mev. S. Kok

6679. Trek olienhoutblare (wildeolyf) soos tee en was die mondjie binne-in deeglik.
D.J. Rossouw

6680. Neem vars beesmis, gooi 'n bietjie water op en druk dit deur 'n doek, neem 1 lepel van die sop en gooi 1 lepel vyewortelsap by, 1 t asyn en 1 t heuning tot matig soet is. Was die mond dan dikwels hiermee uit met 'n kwassie.
SANL.
SCHULZ

6681. Smeer rou bloed aan.
F.J.L.: J.C. Pieterse

6682. 1 t gliserien, 'n mespunt boraks, 'n knippie fyn aluin, maak deurmekaar en smeer drie maal per dag met 'n veertjie in die mondjie.
A.S. Malan

6683. Smeer balsemsulfuris in mond.
F.J.L.
SCHULZ: Mev. Gous

6684. Neem 2 stukkies aluin, kook een stuk tot dit droog is, maal albei fyn en meng. Gooi 2 e suiker by drie keer per dag met mespunt in mond.
F.J.L.: J. Grobler
SANL.

6685. Aluin, boraks en suiker word aangemaak in gelyke dele nadat hulle almal fyngemaak is en 'n knippie daarvan word op baba se tong gesit. In plaas van suiker word heuning gebruik met die aluin en boraks en dan word dit met 'n hoenderveer deur die mondjie getrek.
SCHULZ: Mev. Taute

6686. 1 t gliserien, 1 penmespunt boraks, 1 penmespunt aluin. Maak fyn en meng deeglik, smeer drie maal per dag in die mond met 'n veertjie.
J.A. Kellerman

6687. 1 dessertlepel gliserien en ½ t boraks word deeglik gemeng. Smeer die mond drie maal per dag daarmee.
J.A. Kellerman

6688. Was die mond goed met flou wonderkroonessens en smeer met roossalf (kloktoringmerk). Dit is ook goed vir tandvliesontsteking.
SANL.

6689. Vitales en salaris met suiker in die mond smeer.
SANL.: Mev. M.J. van Ons

6690. 1 deel teesuiker, 1 deel gebraaide aluin, 1 deel boraks. Maak met room aan en smeer in mond en was die mond met tee uit.
SCHULZ: S.J. Marais

6691. Suiker en blousel.
F.J.L.

6692. Sout en boraks.
F.J.L.

6693. 'n Paar druppels paregorie op water en die mond daarmee was.
F.J.L.

6694. Neem watte dun om u vinger en maak liggies nat met lampolie en maak die mond skoon en smeer dan swaelbalsem in die mond.
SAUK: Mev. F. Snyman

6695. Was met koeksodawater.
F.J.L.: J.C. Pieterse; Fanie Venter

6696. 1 lepel gliserien, 1 mespunt koeksoda, 1 mespunt blousel. Maak alles deurmekaar en eet.
SCHULZ: Grobbelaar

6697. Sproei moet gewas word met gliserien en boraks.
F.J.L.

6698. Groenamara of bruindulsies. Smeer skoon in die mond.
SANL.: Mev. M.J. van Ons

6699. Neem 2 dik "extra strong" pepermente, 'n groot mespunt salpeter, 'n kleiner mespunt aluin, weer 'n groot mespunt koeksoda. Maak die goed fyn tot poeier en meng met gliserien of heuning, eet kort-kort daarvan.
SCHULZ: Grobbelaar

6700. Blousel in die mond smeer.
F.J.L.
SCHULZ: Roets, Clanville

6701. Meng 'n mespunt boraks en aluin met 1 vitalespoeier en ewe veel rooipoeier en salpeter as wat in vitaalpoeier is. Sit dan 'n bietjie in die mond.
F.J.L.: L.J. Naudé

6702. 1 flessie rooipoeier, 1 flessie poeier teen skerpte, 1 flessie besoarpoeier, 1 pakkie kremetart, 1 pakkie epsomsout. Maak goed deurmekaar en gooi net soveel suiker by as bogemelde saam. Maak deurmekaar en gee 'n knippie in die mond. Dit is 'n beproefde raad en uitstekend.
C.J. Swarts

6703. As klaar gewas is, smeer van die mengsel 'n bietjie in die mond: 1 lepel boraks, 1 lepel water, 2 lepels gliserien. Skud goed.
Helena le Clercque

6704. 1 t gliserien, 1 pennemespuntjie boraks, 1 pennemespuntjie aluin. Maak fyn en meng deeglik. Smeer drie maal per dag in mond met veertjie.
SANL.
F.J.L.: E. de Villiers

6705. Trek 'n bossie met kookwater. Was mond daarmee of braai 'n slakskulp onder as en maak fyn soos poeier. Meng met uitgebraaide aluin en teesuiker. Strooi die poeier in die mond.
F.J.L.: Van Rooyen, Alexandria

6706. Braai 1 k botter tot al die water uit is, voeg dan 1 t borrie, 'n klein stukkie fyn aluin, 1 klont witsuiker by, smelt dit en giet deur.
SCHULZ: Mev. Griesel, Reitzburg

6707. Maak poeier van gebrande aluin, granaatskil, kersbos, rooipoeier. Smeer in mond en was die mond met kersbos-

water uit.
SCHULZ: Sandberg, Sakrivier

6708. Eet heuning met 'n mespunt boraks en koeksoda.
F.J.L.: Fanie Venter
SCHULZ: Mev. J. le Roux

6709. 1 e heuning, 1 e borsdruppels, 1 mespunt vitalespoeier, 1 mespunt boraks. Meng goed en smeer dikwels in kindjie se mond.
SAUK: Mev. C de Bruin

6710. Maak granaatskil, buskruit, aluin en suiker deurmekaar en smeer in mond.
SANL.: Ouma B. Crous
SCHULZ: Van Eck

6711. Sterk tee en blousel die mond uitwas met kamferlappie.
Mev. Aletta van den Berg

6712. Neem fyngemaalde teesuiker en tee, sif deur lamfer en sit dan kort-kort in baba se mond.
SCHULZ: Du Plessis, Petrusville

6713. 'n Stukkie lanfer om die vinger gedraai en 'n bietjie heuningwater is goed om melksproei reg te maak.
F.J.L.

6714. 1 e hottentotsvyesap met 15 druppels haarlemmerolie, dikwels insmeer in die seer mond van die kind.
Mev. Aletta van den Berg

6715. 2 lepels heuning, 1 lepel swael, 1 lepel asyn, in uitgebrande aluin, goed deurmekaar maak, smeer dikwels in die mond, gee elke dag 1 t kasterolie.
Mev. Aletta van den Berg

6716. Boraks, lampolie, heuning, is goed vir sproei by kinders.
F.J.L.: J.C. Pieterse

6717. Meng hottentotsvyesap met boraks en heuning en smeer in mond.
SANL.: Mev. N. van der Berg
SCHULZ: M. Conradie; Mev. J. le Roux

6718. Gliserlen en die [?] van 'n hoendereier is baie goed vir sproei.
F.J.L.

6719. Trek koejawelblare in kookwater, gooi aluin by en smeer in mond.
SCHULZ

6720. 1 deel fyngemaakte droë klipblom, 1 deel gebrande aluin en 1 deel teesuiker, fyngemaak. Meng alles saam en smeer van die poeier in die mond.
SCHULZ: S.J. Marais; Mev. J.J. Kotze

SPYSVERTERING: SLEGTE

6721. Sit in die aand 7 droë perskes of pruime in 'n glas water. Eet in die môre die vrugte en drink die water.
SAUK: Mev. J. Voster, Bloemfontein; Mev. A. Slabbert

6722. 1 e soetolie, 4 of 5 dadels op jou nugter maag elke môre.
Mev. Aletta van den Berg

6723. Eet 'n stukkie suurdeeg vir slegte spysvertering.
F.J.L.: D. de Bruin

6724. Drink houtskoolwater vir slegte spysvertering.
F.J.L.: D. de Bruin

6725. Laat klipdagga trek soos tee en drink drie maal per dag 1 kelkie vol na ete.
SCHULZ: Louw, Wellington
SAUK: Mev. E.H. van der Merwe

6726. Trek kankerbossie.
SCHULZ: Beyleveld

6727. Trek karmedik en drink.
SCHULZ: Mnr. Erasmus, Maizefield

6728. Neem 2 bottels water, ½ lb doringboombas, verkook tot op 1 bottel. Gebruik 1 kelkie vol na ieder maaltyd.
Helena le Clercque

6729. Skilpadbossie: Laat trek en drink wanneer nodig.
Mev. S. Kok

6730. Kersbos, eet bessies vir opelyf.
V.L.V. Stellenbosch: Anna Eksteen, Ria Duckitt, Rene Deetlefs

6731. Neem 'n vars koolkop en kook dit vir 10 min., gooi dan die water af en drink

sonder sout so drie keer per dag 'n kelkie vol.
SAUK: Mev. C. Griessel

6732. Renostertoppe (*Elytropappus rhinocerotis**): aftreksel gemeng met wyn of brandewyn vir slegte spysvertering.
Watt & Breyer-Brandwijk

6733. Kook heuning, water, wynruit en als saam en drink wanneer nodig.
SCHULZ: *The Leech Book*

6734. Trek wildekeurtjie as dit nog groen is. As dit droog is, neem net die blaartjies en vryf fyn en drink dit soos poeier met water.
SCHULZ: Nel

6735. Vat twee of een groot aartappels per dag. Was dit skoon af, sit dit deur die vleismeul en drink eers 1 e tot ½ k van die aartappelwater, twee maal per dag.
SAUK: Mev. L.A. Joubert

6736. Wortels van rabarber word fyngemaak na dit gedroog is. Mespunt vol in die môre vroeg.
F.J.L.

6737. Medicated paraffin, teaspoon three times a day after meals.
Mev. Aletta van den Berg

6738. 2 t koeksoda, 1 e rabarberpoeier, 1½ groen peperment. Meng soda en rabarberpoeier in 1 pt kookwater. Sodra dit koud is, voeg peperment by. Drink ½ kelkie drie keer per dag.
A.S. Malan

6739. Neem 'n glas water. Los 1 t koeksoda so 'n bietjie opgehoop daarin en drink dit so bietjie-bietjie uit, so een keer op 'n dag.
SAUK: Ouma C. Liebenberg

6740. Kalkwater drink vir slegte spysvertering.
F.J.L.

* *Dicerothamnus rhinocerotis*

6741. 6 rabarberpoeiers, 1 bottel pepermentessens op 'n bottel reënwater gekook. 1 dessertlepel vol t.d.s. p.c.
SCHULZ: De Aar

6742. 1 poeier rabarbar, 1 poeier jalap, 1/- magnesia. Meng dit goed deurmekaar. Neem 1 t vol van die mengsel en meng dit met 1 e heuning en eet dit twee maal per dag. Ook goed vir windkoliek.
F.J.L.: Mev. A. Hermann; J.A. Page

6743. Gebruik lewensessens. Gebruik drie keer per dag na ete.
SAUK: Ouma H. Evans

6744. Gebruik bitterolie, verkrygbaar by alle apteke.
SAUK: Ouma M. Alexander

6745. Drink molasse. Die heel grofste soort wat vir beeste gegee word. Dit is ook vir baie ander dinge uitstekend. Jy kan van 2 t tot 4 groot lepels per dag drink. Toets dit uit aan jouself hoe dit gaan en dit jou maag affekteer.
Moenie skoon drink nie. Maak dit aan omtrent 1 glas water (lou of warm) per teelepel. Drink saans en smôrens. Laat dit eers 'n ruk op die water staan voor jy dit drink.
SAUK: Mev. S. du Plessis, Hartebeesfontein

6746. Drink 'n glas kookwater met bietjie koeksoda daarin op nugter maag.
F.J.L.: L.J. Naudé

6747. 2 e suiker, 1 e gedroogde, fyngestampte kamille, 1 e fyn anyssaad. Meng alles goed saam en neem ½ t na ete.
SCHULZ: Mev. S. Rautenbach
SAUK: Mev. B.J. Strydom; Mev. W.G. van der Merwe

6748. Laat wildebergdagga trek en drink drie maal op 'n dag 'n kelkie na ete.
SCHULZ: Mev. S. Rautenbach
SAUK: Mev. B.J. Strydom; Mev. W.G. van der Merwe

6749. 1 bottel droë pontak, 1 bottel lewens-

essens, 25 bitteramandels; drie maal per dag 1 e voor ete.
Mev. Aletta van den Berg

6750. Neem 'n bottel kookwater, afgekoel, 1 pakkie Engelse sout, die sap van 2 suurlemoene, 2 e heuning, 1 e salpeter. Meng alles goed en laat die persoon drie keer per dag 'n wynkelkie daarvan drink. 'n Baie doeltreffende raat. Dit lewer wonderlike resultate. Mense wat niks meer kon eet nie, het net na die eerste bottel vol alles geëet met geen nagevolge nie.
SANL.: Mev. G Thomas
SCHULZ: Holl
F.J.L.: C. du Preez

6751. Volstruiseierdop moet fyngemaal word en met melk of brandewyn gedrink word, dit sal waarskynlik die spysverteringapparaat bevorder.
F.J.L.

6752. 1 lb bruinsuiker, 4d. se sennapoeier, ½ lb pruime tot pap gekook. Voeg suiker by pruime en haal die pitte uit, as dit koud is voeg die sennapoeier by.
SCHULZ

6753. 20 druppels balsemkopiva met ½ glas melk in die aand drink, die môre op jou nugter maag 25 versterkdruppels in ½ k swart tee, goed vir die maag.
Mev. Aletta van den Berg

6754. Neem ½ lb pruimedante, ½ lb rosyne, 8 e swart stroop, ½ lb dadels, 4 e sennapoeier, ½ lb gedroogde vye. Sit al die vrugte deur die masjien, roer dan die stroop en poeier in, roer goed, sit in bottel, kurk goed toe, neem 1 t in die aand en in die môre.
Mev. Aletta van den Berg

6755. Sit koue nat lap op die krop van die maag, sit oliekleedjie oor en maak dig toe, sodra dit warm word, sit 'n ander op. Hou aan totdat dit nie meer warm word.
Helena le Clercque

6756. Kookwater en drink dit so warm as moontlik.
C.J. Matthews

6757. Goed gekookte water 1 k op nugter maag; gebruik vir 15 dae, hou op vir 7 dae en gebruik weer vir 8 dae.
SCHULZ: (Boek II)

6758. 1 k vol grond, vars opstootsel van 'n mol is die beste; gooi kookwater op, laat afsak en drink.
F.J.L.
SCHULZ: Van Vuuren, Vredefort (Boek II)

6759. Drink elke oggend vroeg 'n glas warm water. Net so warm as wat u kan.
SAUK: Mev. J. de Waal

SPYSVERTERING EN KOLIEK

6760. 1 groot lepel suurlemoensap in ½ k warm water, halfuur voor ete.
Mev. M.A. Read

6761. ½ bottel kopiva en 1 t salpeter op 1 bottel water. Neem 1 kelkie vol drie keer per dag.
Mev. M.A. Read

6762. 1 lb raisins, 2 oz ground ginger, 1 oz epsom salt, 2 oz senna leaves. Boil all well together; put in salts. Dose: a wineglass every morning.
Mev. M.A. Read

STEEK

6763. Ysterhouttoppe trek en drink.
SCHULZ: Mev. J. le Roux

6764. Renosterbostoppe getrek en laat drink.
SCHULZ: Oosthuizen, Brits

6765. 1 t roulynolie met 1 lepel asyn.
A.S. Malan

6766. 1 t entresdruppels met 10 druppels kopiva en wyn.
Mev. H. Olwagen

6767. Neem 'n mespunt blousel op 1 e lynolie en drink dit.
F.J.L.: Erasmus

6768. Drink blousel en asyn. Neem 'n mespunt blousel op 'n lepel asyn.
F.J.L.: Erasmus

6769. Neem warm kamferbrandewyn, kajepoetolie, terpentyn en balsemvita.
Mev. H. Olwagen

6770. Warm asyn met lynolie.
Mev. H. Olwagen
SANL.

6771. 1 t endresdruppels en 10 druppels kopiva met lou water.
Mev. H. Olwagen
SCHULZ

6772. Neem faraoplant en braai dit in 'n lepel kasterolie, 'n lepel soetolie, 'n lepel klapperolie, 'n stukkie kamfer, eau de cologne, 12 amandels, 'n halwe huisie knoffel en 15 druppels balsemvita.
Mev. H. Olwagen

6773. 'n Bak bokbloed tot 'n koek gemaak met 10 druppels terpentyn daarby en dan warm op die steek lê.
A.S. Malan

6774. Sit warm kiesieblaar op of smeer met terpentyn en sit dan 'n pap op van perdemis en asyn. Hou so warm as moontlik. Sit ander op as koud word.
A.S. Malan

6775. 1 lepel meel, 1 lepel mosterd, dra dit op die plek waar die steek is. Maak met asyn nat.
Mev. H. Olwagen

6776. Neem 20–30 druppels komyn (in die apteek te kry) met water 3 of 4 maal per dag. Neem al minder tot 7 druppels solank as die steek duur. Uitwendig sit kiesieblaar warm op.
SANL.

6777. Bokbloed laat kook, 10 druppels terpentyn bygooi en op steek sit.
SANL.
SCHULZ: Mev. J. le Roux

6778. Neem blousel, skraap bietjie af. Gooi in bietjie melk en drink. Drink so drie maal per dag. Dit breek inflammasie.
F.J.L.
SAUK: Mev. A.S. de Clercq

6779. 1 lepel meelblom, 1 lepel mosterd: Dra dit op plek, maak met asyn nat.
F.J.L.: Erasmus
Olwagen
SCHULZ

6780. 2 lepels fynmeel, die geel van 'n eier, 1 t peper natgemaak met brandewyn totdat dit 'n pleister is. Sit warm op.
SANL.

6781. Smeer die plek waar die pyn is goed met terpentyn. Maak 'n pap van vars perdemis en goeie asyn. Sit dit op so warm as moontlik. Hou aan met opsit. Moenie laat koud word nie. Neem dan ½ kelkie brandewyn met 'n bietjie borrie in, asook 15 druppels terpentyn elke uur of halfuur totdat dit beter gaan.
SANL.
SCHULZ

6782. 1 e borrie, 1 e asyn, 1 lepel kookwater.
Mev. Aletta van den Berg

6783. Gee 'n lepel kasterolie met 2 druppels terpentyn in.
F.J.L.

6784. Gaan lê op rug en laat hulle 'n kort endjie kers aan brand steek en op jou nawel sit, dan 'n gladde glas bo-oor die kers op jou maag druk. Glas suig vas en kers gaan dood, hou so tot pyn oor is.
SCHULZ

6785. Sit 'n bierglas of 'n stuk ruit op die nawel. Maak dit eers met water warm.
SANL.

6786. Maak 'n stuk ruit nat met warm water en sit dan op die naeltjie.
A.S. Malan

STEEK: BYSTEKE

6787: Smeer met soetolie op oopgesnyde ui.
F.J.L.
SCHULZ: Jacobsz

6788. Sit stukkie rou uie op (kneus dit eers effentjies), as 'n angel per ongeluk ingesluk is, eet rou uie.
Helena le Clercque

6789. Kneus die blare van 'n papawer en sit op.
Helena le Clercque

6790. Maak snuif of twak nat en sit op.
Helena le Clercque

6791. Smeer warm heuning aan.
SANL.: A.S. van Wyk; A.M.G. Coetzee
SCHULZ

6792. 'n Geliefde broer van my was baie lief vir heuning. Op 'n dag plaas hy 'n mooi stukkie wit heuningkoekie op sy tong. Daar was, helaas, 'n by onder die koekie. Hy het gewurg en was seer seker baie na aan sy einde toe van my ander broers met die raat en voorraad knoffel opdaag. Die knoffel word fyngestamp en die sap op die tong gedrup. Glo my die swelsel het blitssnel gesak.
SANL.: Mev. H. Verheyen

6793. Kneus knoffel en sit op bytplek. Uitstekend.
Mev. M.A. Read

6794. Kneus papawerblare en sit op.
SCHULZ: Nel

6795. Maak snuif of twak nat en sit op.
SCHULZ: Nel

6796. Sodra 'n persoon gesteek word, moet hy dadelik vars beesmis op die plek smeer, of so nie van sy eie urine aan die plek deeglik insmeer sodat die swelsel kan sak.
SCHULZ: Lombard

6797. Smeer dadelik vars beesmis op die plek of van persoon se eie water goed in plek insmeer.
SCHULZ: Lombard

6798. Smeer eie water aan.
F.J.L.
SCHULZ: Mev. D. de Beer

6799. Soutwater aansmeer.
F.J.L.: J.C. Pieterse; J. Grobler

6800. Smeer asyn aan.
F.J.L.: Swart; Potgieters

6801. Drink 'n bietjie brandewyn vir die steek van bye en smeer 'n bietjie Sloan's Liniment aan.
SANL.: Mev. M.A. Barnard
F.J.L.: A.S. de Beer

6802. Maak vlugsout of koeksoda nat en sit op, sodra dit droog word, sit varse op.
Helena le Clercque

6803. Neem 'n nuwe koekie blousel. Meng met koue water, so dik as dun room en smeer dit aan die steekplekke nadat die angel verwyder is.
SCHULZ: Nel
F.J.L.: E. de Villiers; K. van Deventer; A.M. Otto
SAUK: Mev. J. van Jaarsveld

6804. Kamferasyn aansmeer.
F.J.L.

6805. Lampolie aansmeer.
F.J.L.: Mev. M. Leonard

6806. Paraffien is baie goed vir insekbytplekke.
Mev. M.A. Read

6807. The best thing to do after one has been stung by a bee is to squeeze the poison out of the wound and encourage it to bleed. Then apply a thin paste of washing blue or a new onion. It can afterwards be bathed in warm water and tincture of iodine should be painted on the wound. This prevents the wound from swelling.

Never rub any insect sting, as it only increases irritation. To ward off insect bites eucalyptus oil has been proved to be very successful.
Mev. M.A. Read

6808. Maak epsomsout nat en sit op bytplek.
Mev. M.A. Read

6809. Neem 'n stuk watte wat in petrol gedoop is en smeer aan bysteek.
SAUK: Mev. A.E. Nickel

6810. ½ t kremetart oplos in ½ glas water. Drink dit so gou moontlik ná die bysteek. Vryf dan spiritus aan die steekplek.
J.A. Kellerman

6811. Gebruik peper of water van mens.
F.J.L.: J.C. Pieterse

6812. Smeer die plekke met lou paraffien en ook rou ui.
F.J.L.: Mev. A. Hermann; J.A. Page

6813. Smeer pypolie aan.
F.J.L.: A.S. van Wyk

6814. Sit gou koue modder op, hou aan vir 'n uur of wat. Gooi paraffien op, dit is uitstekend vir mens en enige soort dier om die swelsel te laat sak.
Helena le Clercque

6815. Draai kouewaterlappe om.
F.J.L.

6816. Sit koue modder op.
F.J.L.
SCHULZ: Nel

STEEK: DORINGSTEEK

6817. As 'n pendoring jou steek en afbreek, sit 'n bok se gal op. Dit sal die stukkies doring uittrek.
SCHULZ: Mev. J. Visagie (Boek II)

6818. Dieselfde as doring diep in vleis gesteek het, strooi fyn sout op.
F.J.L.: Erasmus
SCHULZ: Fouché, Kimberley (Boek II)

STEEK: PERDEBYSTEEK

6819. Sodra 'n persoon gesteek word, moet hy dadelik vars beesmis op die plek smeer, of so nie van sy eie urine aan die plek deeglik insmeer sodat die swelsel kan sak.
SCHULZ: Mev. D. de Beer; Lombard

STEEK: SKERPIOENSTEEK

6820. Knoffel opsit.
F.J.L.

6821. As 'n skerpioen u steek aan u vinger, kap 'n eier se kop af. Druk die vinger daarin. U sal merk dat die wit dik word, hou aan tot dit nie meer dik word.
Mev. J. Theron

6822. Rou eier: Kap rou eier se kop af en steek vinger in eier.
V.L.V.: Mev. K.W.H. Voight

6823. Kerf slanggif in en gee die pasiënt 'n klein mespuntjie daarvan in.
F.J.L.

6824. Onmiddellik wanneer die skerpioen gesteek het, sit die plek in lampolie en drink ook 'n bietjie lampolie. As die skerpioen stukkend gekap kan word, sal dit die gif weer self uittrek.
SCHULZ: Piet Nel (Boek II)

6825. Drink 1 kelkie skoon asyn en later weer 'n bietjie.
C.J. Matthews

6826. As 'n skerpioen jou byt, dan is rooipoeiers en terpentyn goed.
F.J.L.

6827. Brand die plek met warm yster.
F.J.L.

6828. Kalk met menswater of uie fyngestamp met sout daarop sit.
SCHULZ: Brynard

6829. Kanferbrandewynlap of pypolie aansmeer.
F.J.L.: J.C. Pieterse

STEEN IN BLAAS

6830. 1 t salpeter, 1 pakkie koeksoda laat trek op 1 k kookwater. Neem drie maal per dag 'n kelkie vol tot die stene verdwyn.
A.S. Malan

6831. Smelt 'n stuk aluin in water en drink met heuning.
SCHULZ: Mev. J.J. Kotze

6832. Neem Japannese porselein, maak dit so fyn soos meel en gebruik daarvan 1 t vol op 'n dag in water of tee; dit laat die steen verdwyn.
SANL.

STEENPUISIES

6833. Smeer aan.
F.J.L.: J. Grobler

6834. Hou die gesig oor wasem van kookwater, of sit warm flennielappe op die gesig. Druk daarna die sweetgate oop. Moet nie poeier of salf gebruik. Meng, en sit dit in die aand en môre aan: 1 dragme *plumbi subacetatis* met 2 lepels vars melk.
Helena le Clercque

STEM: VERLOOR

6835. Neem 1 e asyn, 5 druppels harmansdrup en 1 e suiker. Meng en neem 1 t af en toe.
C.J. Matthews

6836. Neem 'n dessertlepel asyn met kookwater. Plaas handdoek oor kop en asem in.
C.J. Matthews

STEM: GOEIE EN HELDER

6837. As jy 'n helder stem wil hê moet jy 'n eier drink.
F.J.L.

6838. Brandewyn en rou eier is goed vir 'n goeie stem.
F.J.L.

STORTINGS: SIEN BLOEDSTORTING

STUIPE

6839. Wynruit met duiwelsdrek gemeng en op die pols en holte van die voete gesit.
SANL.: Mev. J.P.J. Hugo

6840. Wynruit, pietersieliewortels en 'n klein stukkie duiwelsdrek op brandewyn getrek.
F.J.L.: Van Rooyen, Alexandria

6841. Wynruit, tiemie, stukkie duiwelsdrek, 1 t anys, trek op brandewyn. Gee 5–15 druppels in met bietjie water.
SCHULZ: Britz
F.J.L.

6842. Ook kan mens wynruit stamp en met water ingee.
SCHULZ: (Boek I. Ou boek rate van grootjie van Mev. Joubert, Pk. Sabie); Beyleveld; C. Hoffman
F.J.L.: A.S. van Wyk; C. du Preez; Bredenkamp; J.J. Steenkamp; D.J. Coetzee; L. Botha

6843. Van 'n kind van een jaar, 1 knippie mosterd met water ingee, vir ouer kinders 'n weinig meer.
SCHULZ: Goosen
F.J.L.: S.F. Haasbroek; W. Germishuizen; Frikkie Senekal; A.M.G. Coetzee

6844. Nastergal (*Solanum nigrum*) vir stuipe.
Watt & Breyer-Brandwijk

6845. Sit pleister van ou suurdeeg onder voet.
SCHULZ

6846. Trek die blom van saffraan en koue water en drink.
F.J.L.: Erasmus

6847. Stuipebos (*Nymeria capensis*) vir stuipe.
Watt & Breyer-Brandwijk

6848. Stinkkruid as kamille te laat trek en ingee. Dit breek dadelik die stuipe.
SANL.
SCHULZ: M. Conradie

6849. Sit spaansvlieg op die maag, soos dit in blaas trek, breek die stuipe.
SCHULZ: Mev. Griesel, Reitzburg (Boek I)
F.J.L.
SANL.

6850. Tiemiewortels gekook ingee.
F.J.L.: K. van Deventer

6851. Sit in 'n warm mosterdbad met koue kompres op die kop en gee kasterolie in.
F.J.L.: Van Rooyen, Alexandria

6852. Miskruie (*Matricaria globifera**) vir stuipe.
Watt & Breyer-Brandwijk

6853. Litgras en stinkkruid gestamp en sap uitgedruk, gee met melk.
SCHULZ: Mev. J.J. Kotze

6854. Litjiesgras en misbredie gekneus, met meel tot pap, onder voetsole.
SCHULZ: Mev. S. Orton

6855. Klipsweet 'n stukkie gegee so groot as 'n speld se kop, elke vier uur.
F.J.L.: A.S. van Wyk; Mev. A. Hermann; J.A. Page; W.G. van der Schyff

6856. Bind knoffelhuisies om die nek.
F.J.L.: Frikkie Senekal

6857. Drie van die geel kopivawortels in 'n bietjie water laat trek. Dit is bitter om te drink.
SANL.: Mev. J.P.J. Hugo

6858. Geelblommetjies (*Sutera atropurpurea*†) se blomme vir behandeling van stuipe by kinders.
Watt & Breyer-Brandwijk

6859. Litjiesgras.
Mev. S. Kok

6860. Laat wynruit trek en drink of sit in 'n warm mosterdbad of 1 t lewensessens in bietjie water of laat die persoon 'n huisie knoffel om die nek dra. Smeer duiwelsdrek aan die polse.
A.S. Malan

6861. Maak duiwelsdrek fyn, meng met moedersmelk en gee aan babatjie.
A.S. Malan

6862. Tiemie: Trek op water en gee vir die pasiënt in so gou moontlik.
V.L.V. Stellenbosch: Anna Eksteen, Ria Duckitt, Rene Deetlefs

6863. Meng mosterd (1 deel mosterd, 2 dele meel) met kasterolie, plaas tussen twee lappe as pleisters op maag, onder voetsole en onder polse.
V.L.V.: Mev. L. Nieuwoudt

6864. Neem 'n stukkie versteende daswater en los dit op in sterk ouwater. Gee hiervan elke aand 3 druppels op 'n bietjie melk.
F.J.L.: Swart
SCHULZ: Van Staden

6865. Sit die kind in 'n warm bad. Gooi koue water op sy hoof terwyl hy in die warm bad is. Sodra hy uit die bad uitkom, draai hom toe in 'n handdoek sonder om af te droog. As die kind dit weer kry, herhaal die warm bad en koue water. Bind 'n stukkie duiwelsdrek om die kind se pols as hy uit die bad kom, en 'n klein stukkie duiwelsdrek op te los in lou water en ingee.

Gee kasterolie in as u nie duiwelsdrek het nie, of spuit hom in met duiwelsdrekwater ('n stukkie duiwelsdrek wat in koue water opgelos is).
F.J.L.: Mev. A. Hermann; J.A. Page

6866. 3 druppels duiwelsdrek met water of met melk.
F.J.L.: Frikkie Senekal

* *Oncosiphon piluliferum*
† *Jamesbrittenia atropurpurea*

6867. Neem 'n klein stukkie duiwelsdrek, trek 'n toutjie deur en hang om die nek en middeltjie.

As 'n kind stuipe het, sit hom in 'n mosterdbad. 1 t mosterd vir 'n bad water. Die water moet sterk lou wees. Haal uit en droog goed af en smeer die lyfie met duiwelsdrek wat in olie gesmelt is.
F.J.L.
SANL.

6868. As kind tekens het, om te verhoed dat hy stuipe kry, los 'n stukkie duiwelsdrek in 'n bottel soetolie op, deur dit 3 dae te laat staan. Smeer die kind elke dag ná sy bad, maar net in een rigting – van bo na onder.
SCHULZ: Goosen

6869. Hondekakbossie: Trek en gee. Stamp fyn en gee kort-kort omtrent 1 t sap met moedersmelk.
M. Werner

6870. Duiwelsdrek onder die voete en op die polse.
Mev. M.A. Read

6871. Die sap van andyvie, slaai of stinkkruid soos kamille laat trek en ingee.
SANL.

6872. Kook aalwyn.
F.J.L.

6873. Duiwelsdrek en kaatjiepoet.
F.J.L.: J.J. Steenkamp

6874. Sit die pasiënt in 'n sterk perdemisbad tot aan sy nek, net soos hy regkom draai hom toe, moenie aantrek nie. Sit ook 'n koue lap op die hoof.
A.S. Malan

6875. Gee 'n paar druppels fyngestampte krapwater in of sit pasiënt in perdemisbad, maak warm toe.
Mev. M. Kloppers

6876. 1 bol perdemis, gooi kookwater op, gee 1 t vol in.
Mev. H. Olwagen

6877. Wolwemis getrek, 10 druppels met moedersmelk.
SCHULZ: Brynard

6878. Neem vars varkmis, laat trek soos tee en gee gedurig in.
SCHULZ: Mev. ds. Pienaar
F.J.L.: Pieterse

6879. Sit die kind in 'n warm perdemisbad.
F.J.L.: J. Viljoen
SCHULZ: Pelser; Joubert; Mev. ds. Pienaar
F.J.L.: J.J. Steenkamp; D. de Bruin; Pieterse; Swart

6880. Neem vuis van 'n perd, braai uit onder warm as, skraap en gee elke halfuur 'n pennemespunt vol in melk tot beter.
SCHULZ: S.J. Marais

6881. Kap 'n hoender se kop af en dop hom om, druk die hoender se vollemint teen dié van die kind – sal vassuig, hou so totdat die hoender heeltemal dood is, dan sal die stuipe gebreek wees.
SAUK: Mev. W. Pretorius

6882. Brand 'n ystervark se maanhare op stoofplaat tot dit houtskool is. Maak fyn tot poeier. Elke halfuur 'n mespunt vol met 1 t water.
SCHULZ: Greyling, Alkmaar

6883. 'n Knippiepunt vol slanggif is ook goed om in te gee vir stuipe.
SCHULZ: (Boek I: Ou boek rate van grootjie van Mev. Joubert, Pk. Sabie)

6884. Neem die binnevlies van 'n wildepou se maag (sonder om dit eers te was) en maak dit droog. Maal dan fyn en gebruik met water.
F.J.L.: Mev. Swart

6885. Swart miernes (wat in klowe sit) getrek in water en deurgesyfer is goed vir stuipe.
F.J.L.
SCHULZ: Prinsloo

6886. Vars en nog warm menswater ingee.
F.J.L.
SCHULZ: Fourie

6887. As kind stuipe kry moet 'n paar luise geneem word en saam met lou water vir die kind gegee word. (Hoekom het die ou mense nie dit liewer self gedrink nie as om dit elke keer vir die kinders te gee.)
F.J.L.: J.M. Minnie

6888. Skroei hare van klipbok, trek met water en gee in.
SCHULZ: Beesholz; Van Zyl, SWA

6889. Stamp 'n krap goed fyn en gee sop in vir kind.
F.J.L.
SCHULZ: Labuschagne

6890. Neem 3 korhaanmagies se voerings, gooi kookwater op en trek. Elke uur 1 t vol.
SCHULZ: Mev. M.C. Steyn

6891. 'n Mespunt van geskroeide en gestampte hondehaar.
SANL.
SCHULZ: Conradie

6892. Swart hoendervere brand tot poeier. Drink.
F.J.L.

6893. Gee 3 druppels hondebloed in.
A.S. Malan

6894. Neem 'n stukkie bobbejaanvel met hare en skroei dit. Terwyl dit geskroei word, laat die rook oor kind trek, maak dan geskroeide vel en hare fyn en meng met varkvet. Smeer aan kuiltjie, handpalms, voetsole en polse.
SCHULZ: MacDonald

6895. Stinkkloutjie net bokant knie van perd afhaal, fynmaak en vir pasiënt ingee.
SCHULZ: Prinsloo

6896. 1 t vol skaapmelk.
SCHULZ: Mev. A. Hamman

6897. Gee kind 'n bietjie perdemelk om te drink.
F.J.L.: Swart; Mev. M. Leonard

6898. Neem fyn tafelsout en smeer die tandvleise goed daarmee.
SANL.

6899. 1 t suiker op 'n glas warm water, gee soos nodig is.
SANL.: J.A. Kellerman

6900. 10 druppels miltessens en 'n mespunt rooipoeier.
SANL.

6901. 'n Groot mespunt jalap met magnesia ingee tot dit werk. 'n Spaansvliegpleister op krop van die maag. Pleister vir ouer kinders so groot soos 'n stuiwer. Vir babas so groot as 'n 3d.
SCHULZ: Ludick, De Aar
F.J.L.
SANL.

6902. Vir stuipe by kinders gebruik mens Hoffmansdruppels en witdulsies.
F.J.L.

6903. 1 flessie Hoffmansdruppels, ditto witdulsies, ditto rooilaventel, 1 t rooipoeier, 3 maal daagliks 1 t met koue water.
Mev. Aletta van den Berg

6904. 'n Halfsteentjie terpentynseep, 'n blikkie kamfer, 'n flessie opodeldok, tesame gesmelt.
Mev. H. Olwagen

6905. Gooi 2 of 3 druppels asyn agter in die keel.
Mev. M.A. Read

6906. 1 t suiker op 'n glas warm water, gee soos nodig is.
J.A. Kellerman

6907. Paregorie is goed vir 'n kind wat stuipe het.
F.J.L.

6908. Een 2/- stuk afvyl en 'n knipmespunt ingee met Hoffmansdruppels.
SCHULZ: (Boek I. Ou boek rate van grootjie van Mev. Joubert, Pk. Sabie)

6909. 'n Mespunt gefylde staal met 1 t hondemelk.
F.J.L.: J. Viljoen

6910. Skilpadbloed gemeng met rooilaventel.
F.J.L.: J.C. Pieterse; K. van Deventer; S.F.

Haasbroek
SCHULZ: Mev. E. Langenhoven; Mev. A.M. Claassen

6911. 2 druppels stuipdruppels, 4 druppels balsemvita, halfdruppels hondebloed, dit moet 'n gesonde hond se bloed wees. Na die stuipe gebreek is moet die kind jalappoeier in kry.
SANL.: Mnr. B.C. Groenewald

6912. Rooimiere droog en fyngemaak met 'n bietjie duiwelsdrek daarby.
SCHULZ: Swanson

6913. Gee die kind 1 t koue water in en maak ook die kroontjie nat met koue water. Vat dan bietjie soetolie en gooi 10 druppels Hoffmansdruppels en 10 druppels soetolie en entres. Maak deurmekaar, gee in en melk die kind se vingers en tone – stuipe sal breek.
SCHULZ: MacDonald (Boek I)

6914. Maak spekboomblare fyn en gooi asyn op, maak warm en sit op rug.
SCHULZ: Mej. Greeff

6915. Slanghoutjies en teesuiker tot 'n stroop gekook. Gee elke kwartier in.
SANL.: Mev. J.P.J. Hugo

6916. Spinnerak en 'n stukkie duiwelsdrek op 1 t soetolie vir stuipe.
F.J.L.

6917. Sop van wituie en rooilaventel.
F.J.L.

6918. Maak warm mosterdbad aan en sit die kind daarin, gee lewensessens om te drink.
F.J.L.

6919. Little's Dip 1 druppel in, 1 t moedersmelk, elke uur.
SCHULZ: Mev. M.C. Steyn

6920. 'n Warm kamferbad en lawemente van ½ t entresdruppels, 1 t soetolie, 3 e lou water.
SANL.
SCHULZ

6921. Katbloed, Hoffmansdruppels en duiwelsdrek ingee. Sit pleisters van deeg en duiwelsdrek op die polse en onder die voete.
F.J.L.

6922. Mespunt klipalbaster met water of melk, 3 druppels hondebloed by. Skilpadbloed is ook goed. 1 mespunt met melk of kookwater.
SCHULZ

6923. Gooi 'n paar druppels entresdruppels op 'n bietjie duiwelsdrek en gee dit in.
F.J.L.

6924. Hondebloed en sterk tiemiewater is goed vir stuipe.
F.J.L.

6925. Hondepisbossie en jakkalslewer.
SCHULZ: Oberholzer

6926. Hondepisbossie en rooilaventel, sit in 'n louwaterbad.
F.J.L.: Fanie Venter

6927. 1 t hondemelk met mespunt gevylde staal.
SCHULZ: Du Plessis, Strand (Boek I)

6928. Gee hondemelk met kamferbrandewyn in.
SCHULZ

6929. Neem wit hoendermis. Maak dit poeier. Vat 'n mespunt daarvan en gooi 2 of 3 druppels rooilaventel by. Gooi dit in 1 t water en gee dit vir die kind in.
F.J.L.: Erasmus

6930. Om stuipe te breek, geel van 'n eier, 1 lepel suiker, 1 lepel water, 1 lepel kasterolie goed deurmekaar geklits. Gee vir 'n groot kind 1 dessertlepel in en 1 t vir 'n klein kind. Stinkkruid getrek en ingee breek ook dadelik die stuipe.
SCHULZ: Conradie

6931. Hondepisbossie en jakkalslewer. Nog vir stuipe: 1 lepel brandewyn, 1 stukkie duiwelsdrek, voeg 1 druppel in 1 e water en gee die helfte daarvan. Die water moet wit word, anders voeg nog duiwelsdrek by.
Mev. H. Olwagen

6932. Hondemelk en kamferbrandewyn.
Mev. H. Olwagen

6933. Mix one teaspoonful each of duiwelsdrekdruppels and rooilaventel with about 2 oz klapperolie. Stir well untill thoroughly mixed. Used with success for convulsions in children. Rub the child out with this mixture.
Mr. Sarleh Dollie

6934. 'n Knippie sout met moedersmelk aanmaak.
Mev. Aletta van den Berg

6935. Wit hoendermis met anys gemeng.
Mev. Aletta van den Berg

6936. 'n Groot mespunt jalap met magesia ingee, of 'n spaansvliegpleister so groot as 'n stuiwer op die naeltjie, of stinkkruid laat trek en dit ingee of 'n mespunt geskroeide en gestampte hondehaar ingee, of 'n mespunt gevylde staal met 1 t hondemelk.
A.S. Malan

6937. Meng gelyke dele soetolie, lampolie, spiritus, bloekomolie, smeer op die plek.
A.S. Malan

6938. 1 lepel brandewyn, 1 stukkie duiwelsdrek, 1 druppel in 1 e water en gee helfte daarvan. Water moet wit word, so nie, gooi nog duiwelsdrek by.
SCHULZ

6939. By kinders: 3 korrels buskruit in 1 t moedersmelk. Smeer die kind se lyfie met entresdruppels en draai toe.
SCHULZ: Brynard

6940. 1 t menswater met 1 t witdulsies, gee 15 min. na mekaar.
Mev. M.A. Read

6941. Rasper tambotiehout fyn en drink dit met melk.
F.J.L.: A.S. de Beer

6942. Smeer 'n paar druppels terpentyn en soetolie onder die voete en op die polse.
F.J.L.

6943. Gee 'n mespunt vol jalap in, en sit 'n spaansvlieg op die kuiltjie van die maag.
Mev. H. Olwagen

6944. Rooipoeier drink. Drink op perdeafwerpsel en water. Sit pasiënt in geswete perde-afwerpselbad.
F.J.L.: A. Heystek

6945. Maak in 5 tiekies gaatjies en dra om die nek.
F.J.L.

6946. Sit koue op die kop, maar plaas die kind in 'n warm bad en gee kasterolie in sodra die kake los. Gee omtrent 7 druppels warm hondebloed in.
F.J.L.: L.J. Naudé

6947. Trek 7 rou koffiepitte op 1 k kookwater en gee daarvan 1 e vol vir stuipe.
SCHULZ: Robertson, Rondebosch

6948. 7 druppels hondebloed. Sny sommer hond se oor, en gee so skoon in.
SAUK: Mev. L. Lindeque
F.J.L.
SCHULZ: Mev. D. de Beer; Prinsloo; Mev. M.C. Steyn

6949. Neem 7 k van hondewaterbossie en gooi kookwater op. Gee daarvan vir baba in. Dis ook goed om die kind daarin te bad.
SCHULZ: Oberhozer (Boek I)

6950. Neem 'n spitse stukkie borrie vir 'n meisie en 'n ronde stukkie vir 'n seun fyngestamp en elke halfuur 'n klein poeiertjie met soetolie ingegee tot bedaar.
SCHULZ: (Boek I)
SANL.

6951. Lanfer gebrand en fyngemaak help vir stuipe.
F.J.L.

6952. As iemand stuipe het moet jy sy voete in die lug hou.
F.J.L.

6953. Draai lappe wat natgemaak is om.
F.J.L.: Mej. J. Wolhuter

6954. Sit 'n kind in 'n warm bad wat stuipe het.
F.J.L.

6955. Jakkalsuiertjie.
SCHULZ: Rossouw, Winterton

6956. As 'n kind stuipe kry moet jy hom in 'n koue bad water sit, of jy moet hom Luck gee om te eet.
F.J.L.

STUITING: SIEN VERSTUITING

ST. VITUSDANS

6957. Meng 10 druppels groenamara, 10 druppels versterkdruppels en 'n mespunt salpeter en gooi op 'n glas koue water. Drink dit drie maal op 'n dag voor ete.
F.J.L.: L.J. Naudé

6958. Gebruik tiemie met Senatogen.
SCHULZ: Conradie

STYWE NEK

6959. Sit 'n skoon heuningpleister daarop totdat dit trek.
C.J. Matthews

STYWE SIEKTE

6960. Ysterhouttoppe getrek op water en laat drink soveel as 'n mens wil.
SANL.: *Die Afrikaanse Almanak*

6961. Trek kraalbos en wildedagga soos tee en drink en hou die voete in dieselfde kruiebad.
SCHULZ: Mev. J.J. Kotze

6962. Trek koorsbos en drink soos tee.
SCHULZ: Mev. J.J. Kotze

6963. Trek kattekruie en drink, hou ook die voete in die water.
SCHULZ: Mev. J.J. Kotze

6964. Trek ysterhouttoppe op water en drink soveel as wil.
F.J.L.

SUIKERSIEKTE (DIABETES)

6965. Maak 'n tee van klipdagga en van tiemie – laat trek afsonderlik. Meng 2 k getrekte klipdagga en 1 k tiemie. Drink 1 k drie maal per dag voor ete.
J.A. Kellerman

6966. Gebruik lukwartblare. Kneus 2 lukwartblare en sit dit in 'n konfytfles, vul die fles met kookwater en laat staan vir 24 uur. Drink elke dag so 'n fles water uit.
J.A. Kellerman

6967. Neem 'n stukkie turksvyblaar, ongeveer 4 dm vierkant, gooi 2 bottels koue water daarop en verkook dit tot een bottel. Neem drie keer per dag 1 wynkelkie vol.
Mev. M.A. Read

6968. Gebruik bitterolie of selfs aalwyn.
Mev. M.A. Read

6969. Laat wildeals soos tee trek en gebruik 'n wynkelkie vol, drie keer per dag.
Mev. M.A. Read

6970. Neem 'n goeie hand vol perskeblare. Kook dit op in 2 bottels water tot op 1 bottel. Gebruik ¼ k daarvan na etes.
Mev. M.A. Read

6971. Gebruik klipdagga.
Mev. M.A. Read

6972. 2 knippies aalwynpoeier gemeng met 1 t heuning.
Mev. M.A. Read

6973. Neem 'n dubbele hand vol lukwartblare en sit dit in 'n kastrol met taamlik baie koue water. Laat dit kook en skuif dan weg van die vuur sodat dit vir 3 of 4 uur stadig kan kook. Syg dit deur en bottel. Neem ongeveer ¾ k vol drie keer per dag.
Mev. M.A. Read

6974. Let blue gum (broad leaf) dry in shade, let draw like tea and take a little three times a day.
Tant Annie Simonie

6975. Let garden celery draw like tea and take one wineglassful 3 times a day for diabetes.
Mev. M.A. Read

6976. A pinch of aloe in a cup of water.
Mev. M.A. Read

6977. Die kool moet gekook word sonder vet. Daar kan 'n klein bietjie sout gebruik word, maar nie veel nie. Die eerste dag 1 skeppie. Die tweede dag 2 skeppies. Die derde dag 3 skeppies en so aan tot op die 9de dag, dan 9 skeppies, maar dit moet alles gelyk geëet word, nie twee maal 'n dag nie.

Daar moet dan elke dag vars kool gekook word en dit moet net in die môre of net in die aand geëet word. Geen ander kos mag geëet word nie, want dan sal die kool nie werk nie.
SANL.

6978. Drink getrekte wildedagga.
SCHULZ: Mej. K. Albertyn

6979. Peperwortel laat trek en drink.
Mev. S. Kok

6980. Maandrosies: Laat trek en drink.
Mev. S. Kok

6981. Wildedagga: Take a small quantity of the herb, infuse with 3 cups of hot water, strain. Take a cup of the liquid twice a day.
Mr. Sarleh Dollie

6982. Neem omtrent 8–10 jong groen lukwartblare en kook dit in 1½ k kookwater in 'n enemmelkastrol. Neem van die stoof af, laat koud word en drink dit.
Mev. A.S.J. Pretorius

6983. Begin met 1 suurlemoen se sap die oggend, die volgende oggend 2. So hou mens aan tot jy 20 suurlemoene se sap drink, kom dan weer af van 19, 18, 17 en so aan tot by 1.
Mev. M.W. Bronkhorst

6984. Gebruik lukwartblare. Kneus 2 blare en sit in konfytfles. Vul fles met kookwater en laat staan 24 uur. Drink elke dag 1 bottel water uit.
Mev. G.S. Bredenkamp

6985. Meet die persoon se lengte, neem turksvyblare wat of [op?] hulle lengte gepak dieselfde lengte uitmaak. Kap dit fyn en kook vir 10 min. Syg deur en gee pasiënt 2 e vol van vloeistof, drie keer per dag.
Mnr. H.P. Odendaal

6986. Neem 8 blare van die winkaplant en 3½ k water, kook dit tot net 3 k oor is, drink drie maal per dag 1 k vol.
A.S. Malan

6987. Trek wildeals op water en drink vir suikersiektes.
V.L.V. Stellenbosch: Anna Eksteen, Ria Duckitt, Rene Deetlefs

6988. Pietersielie: Maak droog en laat trek, gebruik vir suikersiekte.
V.L.V. Stellenbosch: Anna Eksteen, Ria Duckitt, Rene Deetlefs

6989. Suurbos (*Brachylaena elliptica*): blare vir suikersiekte.
Watt & Breyer-Brandwijk

6990. Gebruik sabetablare. Verkrygbaar by apteke.
SANL.

6991. Soldatenbloem (*Lochnera rosea**) vir suikersiekte.
Watt & Breyer-Brandwijk

6992. Pomelo (*Citrus grandis asbeck*†) verwyder suiker uit die urine.
Watt & Breyer-Brandwijk

6993. Gooi 2 e fyn pypkaneel op 'n bottel kookwater. Laat dit koud word en drink drie keer per dag 'n kelkie vol.
SAUK: Mev. K. Botha, Naboomspruit

* *Catharanthus roseus*
† *Citrus maxima*

6994. Trek perskeblare soos tee en drink.
SCHULZ: Mev. H.W. Botha

6995. Laat trek 2 e nieshout op 'n bottel water en drink dikwels.
SANL.: Mev. D.M. Taljaard

6996. Trek marabossie op kookwater en drink.
SCHULZ: Shadrack

6997. Maagdepalm (*Vinca major*): afkooksel van blare vir suikersiekte.
Watt & Breyer-Brandwijk
F.J.L.

6998. Gebruik lukwartblare. Kneus 2 lukwartblare en sit dit in 'n konfytfles, vul die fles met kookwater en laat staan vir 24 uur. Drink elke dag so 'n fles water uit.
SANL.: J.A. Kellerman

6999. Maak gewone kafferbier van uitgeloopte kafferkoring. Drink hiervan drie keer per dag elke slag 1 k vol. Hou aan tot suiker uit jou bloed is.
SAUK: Mev. H.C. Pieterse
SCHULZ: Mev. A. Hamman
SANL.: Mev. M.J. Kriek

7000. Eet drie maal per dag 1 knoffelhuisie met brood of vleis tot die suiker uit is.
SANL.: Mev. M.A. Barnard

7001. 1 bossie wildekopiva met water trek en drink.
F.J.L.

7002. Trek kiesieblare en drink.
SCHULZ

7003. Trek krismisbos en drink soos tee.
SCHULZ: Albertinia

7004. Trek klipdagga en drink.
SCHULZ: Mev. S. Orton

7005. As u 'n boompie van groenamara het, trek dit en neem 1 k per dag na ete oor 15 dae lank en met slapenstyd. Die klein flessies is ook goed. Neem 1 dessertlepel op 1 k water (gekook).
F.J.L.: Van der Schyff
SANL.: J.H. van Heerden

7006. Trek die blom van die bethlehemster en drink vier keer per dag tot die suiker uit is.
SANL.: J.H. van Heerden
SCHULZ

7007. Beukesbossie getrek soos tee. Drink drie maal per dag ½ k of 1 k.
SANL.: Mev. L.C. du Toit

7008. Koop bitterblaar by 'n apteek. Kook 1 k bitterblaar in 4 k water vir 3 min. Laat trek en koud word. Drink 1 k vroeg in die môre en 1 k na elke ete.

Laat toets die suiker en as suiker normaal is, dan net 1 k in die môre om suiker normaal te hou.
SANL.: Mev. C.E. Grobbelaar
Watt & Breyer-Brandwijk
SCHULZ: Mev. H.W. Botha; Mev. S. Rautenbach; Mej. K. Albertyn

7009. 1 e varkvet voor ete drie keer per dag.
SANL.: J.H. van Heerden

7010. Warm skaapbloed te drink is baie goed.
F.J.L.

7011. Drink net soveel karringmelk as kan. Neem soutvis wat in vatjies is droog en ook soutvark, maar dit moet sonder vet wees. Koolwater is ook goed.
SANL.: Mev. M.J. Venter

7012. Jakkalslewer drooggemaak en poeier gemaak, drink 1 t drie maal per dag.
SCHULZ: Fouché, Kimberley

7013. Koop 'n bottel aangemaakte kalkwater by die apteek en neem 'n pakkie koeksoda en 'n pakkie kremetart en gooi dit in die bottel kalkwater. Skud dit goed en drink 1 kelkie in die môre en 1 in die aand.
SAUK: Mev. D. Nieuwoudt

7014. 2 botteltjies balsemsulfuris of swaelbalsem, balsemvita of gewone balsem, haarlemmer – 2 bottels van elkeen. Gooi dit in 'n groot bottel en skud dit. Drink drie maal per dag 15 druppels op 'n bietjie water.
SAUK: Mev. D. Nieuwoudt

7015. Drink drie maal per dag na ete 1 e versterkdruppels met 'n bietjie water.
SCHULZ: Mev. Vogel

7016. Meng 1 oz sout, 1 oz Engelse sout, 1 oz kremetart, 1 oz blomswael goed deurmekaar. Neem daarvan 1 t in 'n glas koue water 'n halfuur voor koffie in die oggend.
Mev. A.S.J. Pretorius

7017. Drink 1 Synthalin-pil drie maal per dag voor ete en net na ete 1 k koue water met 1 t suiker in.
SCHULZ: Mev. Vogel

7018. 1 oz kremetart, 1 oz swael, 1 oz tafelsout op 1 bottel kookwater. Skud goed en drink elke oggend op nugter maag 'n kelkie vol.
SCHULZ: Mej. Roux, Christiana

7019. 1 bottel haarlemensis, 1 bottel balsemvita of lewensbalsem, 1 bottel swaelbalsem. Neem die drie bottels en gooi dit in 'n groter bottel. Skud dit goed en vat 15 druppels in 'n lepel water en drink dit na elke ete.
SAUK: Mev. D. Nieuwoudt

7020. 1 bottel goeie gin, daarin word opgelos 2 pakkies Wilson XXX pepermente. Neem 'n sopie drie keer per dag. Namate die suiker minder word twee of een maal per dag.
SANL.: Mev. G. Hattingh

7021. Neem gelyke dele Franse brandewyn, portwyn en bitters en drink drie maal per dag ½ kelkie.
SCHULZ

7022. 'n Hand vol kwassiehoutkruie op 3 bottels water. Kook tot dit een bottel is. Voeg by 1 bottel versterkdruppels, 1 bottel staaldruppels. Neem drie maal per dag voor ete 'n wynkelkie vol.
SANL.: Mev. G. Hattingh

7023. ½ bottel jenewer, 1 dessertlepel vol fyn aalwyn. Laat trek. 'n Kelkie vol 2–3 maal per dag.
SCHULZ: Badenhorst, Vredefort

7024. Brand die doring van die turksvyblad (1 vt lank af), maal fyn, kook 4 k water, kook dit alles saam vir 15 min., gooi deur, laat afkoel, gooi 'n pakkie koeksoda in en drink 2 e vol drie maal per dag voor ete.
C.J. Matthews

7025. Iemand wat aan suikersiekte ly mag niks eet wat ondergronds groei nie, ook niks wat suiker, stysel of vet bevat nie. Eet vir oggendete 'n groot bord blaarslaai, met baie tamaties met suurlemoensap oor, 2 gekookte eiers, 1 k melk of koffie sonder suiker en vrugte.

Middagete: groenboontjies, ertjies, kool, net met water gekook en weinig sout in – moet ook nie heeltemal droog kook nie, 'n stukkie maer vleis of vis, slaai en vrugte, en droë vrugte wat egter nie gekook is nie.

Aandete min of meer dieselfde as in die oggend. Koffie met melk sonder suiker kan gebruik word, maar geen tee of sterk drank nie.
Mev. M.A. Read

7026. Bak water in 'n bruin bottel in die son en gee kort-kort vir persoon om te drink.
SCHULZ: Beyers (Boek I)

7027. Neem 7 blomme van 'n graf, droog, trek op 'n bottel goeie drank. ½ kelkie drie maal op 'n dag. Drie bottels vol moet uitgedrink word dan is pasiënt gesond.
SCHULZ: (Boek I)

7028. Die sap van 7 suurlemoene. Voeg daarby 'n botteltjie kopiva en gebruik 3 lepels op 'n dag.
SCHULZ: Conradie

7029. *Vinca*-blare (star of bethlehem)*: Take seven leaves of the white variety flower and pour a cup of boiling wa-

* Moontlik *Catharanthus roseus*.

ter over them. Allow to stand for several hours. Strain. Take the whole cup in one time once a day.
Mr. Sarleh Dollie

SUIKERSIEKTESERE

7030. Braai 'n groot stuk aluin in 'n piering op die stoof totdat dit nie meer borrels maak nie. Laat koud word. Maal fyn. Baai nou die sere. Droog effens af en strooi die aluinpoeier oor. Met die begin eers 'n bietjie – dit brand. Later meer. Maak gou gesond. Vir my moeder gehelp. Dokter kon niks doen nie.
Vir "lekker jeuk" (*jolly itch*): was die plek. Doop 'n stuk aluin in water en smeer oor die plek. Smeer aan elke keer as dit jeuk. Dit genees binne 'n paar dae.
SANL.: Mev. C.E. Grobbelaar

SUG

7031. Luise ingee.
F.J.L.

SUUR

7032. Stamp hondepisbossieblare fyn en druk sap uit. Gee elke aand 'n paar druppels met soetolie.
SCHULZ: Mev. Joubert, Wellington

7033. Klipdagga het ek besonder goed gevind vir oortollige suur vir myself en toe het ek dit toegepas op kuikentjies wat ook suur magies ontwikkel. Hulle gaan gewoonlik daaraan dood, maar as daar betyds begin word met klipdagga, word hulle deurgehaal. Selfs groot hoenders ook.
SCHULZ: Oosthuizen, Reitz

7034. Braai kalmoes en maak fyn tot poeier, maak aan met olyfolie en gebruik.
SCHULZ: Mej. K.A. Cardouw

7035. Plaas litjiesgras of wynruit in die badwater.
SCHULZ: Mev. E. Langenhoven

7036. Trek renosterbostoppe en gee in met suiker.
SCHULZ: De Jager

7037. Stinkkruid fynstamp, sif en trek. Gee baba druppelsgewys.
SCHULZ: Hopefield

7038. Laat wynruit trek op kookwater. Gee 1 t in.
A.S. Malan

7039. Groenamara. Twee maal daags van 20–30 of meer druppels in 'n kelkie wyn te neem. Aan kinders gee mens 2 druppels en daarbo volgens ouderdom.
Dr. C.F. Juritz

7040. Braai 'n stukkie biltong onder die as, stamp dit fyn en gee die kind 'n mespunt vol twee keer per dag in met 'n bietjie lou water.
F.J.L.: L.J. Naudé
SANL.
SCHULZ

7041. Braai 'n stukkie soutbiltong onder as. Kap dit fyn, gee 'n mespunt vol twee keer per dag in 1 k water.
A.S. Malan

7042. 1 lepel anys en kook tot stroop, gooi 1 rabarberpoeier by en 1 vitales- en salarispoeier, 1 lepel wonderkroonessens, 1 t souttinktuur, 1 t witdulsies en 1 t bruindulsies.
SCHULZ

7043. Neem 1 lepel anys en kook 'n stroop daarvan, voeg 1 rabarberpoeier by en 1 vitales- en salarispoeier, 1 t wonderkroonessens, 1 t souttinktuur, 1 t witdulsies en 1 t bruindulsies.
Mev. H. Olwagen

7044. 2 lepels maizena, 2 rabarberpoeiers, 1 e witpoeier, 12 druppels soetolie, gee elke aand 1 mespunt vol vir suur.
Mev. H. Olwagen

7045. 2 lepels maizena, 2 lepels suiker, 2 rabarberpoeiers, 1 e witpoeier, 12 druppels soetolie; gee elke aand 1 mespunt vol vir suur.
Mev. H. Olwagen

7046. Geel van 1 eier, bietjie teesuiker en bietjie soetolie.
SCHULZ: Mev. Vogel

7047. Kindersuur: Vir 'n swak kind 1 druppel vleispekel. Suur: Neem 1 lepel anys en kook 'n stroop daarvan. Voeg 1 rabarberpoeier by en 1 vitales- en salarispoeier, 1 t wonderkroonessens, 1 t souttinktuur, 1 t witdulsies en 1 t bruindulsies.
Mev. H. Olwagen

7048. Gee skaapmelk met 'n paar druppels terpentyn in, of rooipoeier en soetolie.
Mev. M. Kloppers

SUUR: BY KINDERS

7049. Suur by babas: Bitterhout en soetolie.
F.J.L.

7050. 1 e bloedsuiwerkruie op 2 k kookwater, syg deur en voeg by 1 k suiker. Kook tot stroop.
F.J.L.

7051. 'n Stokkie gemmer en 'n grypie sennablare opgekook en deurgegiet, dan 1 lepel heuning en 1 lepel kasterolie daarin (1 t drie maal per dag).
F.J.L.: J. Viljoen
SANL.

7052. Trek kougoed en neem inwendig. Laat rustig slaap.
SCHULZ: Van Eck

7053. Neem 'n paar druppels wynruitsap en gee in met moedersmelk.
SANL.: Mev. L.C. du Toit
SCHULZ: Mev. J.J. Kotze
F.J.L.: L. Naudé

7054. Neem suring (in die veld) en was goed af. Stamp dit. Melk daarop of maak nat met die kunsmelk wat die baba kry. Voeg bietjie suiker by en gee dit vir baba. Druk die suring uit in 'n skoon wit lappie.
SCHULZ: Ferreira

7055. 'n Grypie sennablare, 'n stukkie gemmer, kurk op en giet deur. Voeg by: 1 lepel heuning, 1 lepel kasterolie en neem 1 t drie maal per dag.
SCHULZ: Mev. Griesel, Reitzburg
SANL.

7056. Misbredie: Druk fyn en druk deur 'n skoon doek. Gee om te drink, meng met soetolie.
Mev. S. Kok

7057. Maak jakkalslewer droog en gee 'n mespunt vol elke 4 uur om te drink.
SCHULZ: Mev. S. Rautenbach
F.J.L.: J. Strauss

7058. Room eet.
F.J.L.: H. Vermaas

7059. Voorpootjies se rou murg.
F.J.L.: J.C. Pieterse

7060. 2 jalappoeiers, 2 lepels suiker, 1 k water. Kurk. Gee 1 t elke môre en groenamara saans, 5 druppels groenamara.
F.J.L.: Fanie Venter

7061. Neem 1 pakkie jalappoeier en 1 rabarberpoeier. Skroei dit op die stoof en maak dit mooi fyn deurmekaar. Gee die kind elke môre 'n mespunt vol hiervan gemeng met moedersmelk.
F.J.L.: Mev. A. Hermann; J.A. Page

7062. Bietjie skoon kremetart met moedersmelk.
SCHULZ: Mev. J.J. Kotze

7063. 2 e magnesia, 1 e rabarberpoeier, 8 druppels anysolie, 1 of 2 druppels entresdruppels, wonderessens, paregorie of rooilaventel. Meng die poeiers goed met suikerwater en gooi 'n bietjie soetolie by.
SANL.: Mev. J.P.J. Hugo

7064. Wonderessens met olyfolie ingee.
F.J.L.

7065. Vir 'n baba van een maand kan die volgende teen suur gebruik word: 1 t rabarber, 1 t besoar, 1 t poeier teen die skerpte en 3 t magnesia. Elke aand 'n mespunt.
SANL.: *Die Afrikaanse Almanak*

7066. 1 rabarberpoeier, 1 anyspoeier, 1 dessertlepel suiker met ½ k water. Kook stroop en gee vir kind drie maal per dag ½ t.
SCHULZ: MacDonald

7067. 2 e suiker, 1 e rabarberpoeier, 1 e fyngemaalde anys, 1 k water. Kook alles deurmekaar totdat dit 'n stroop is. Laat koud word en roer dan 1 t magnesia by. Gooi in 'n bottel.

Gebruik vir klein babas ½ t drie maal per dag en vir groter babas 1 t drie maal per dag.
SANL.

7068. Van 1–3 maande oud. 1½ lepel magnesia, ½ t rabarber, ½ t koeksoda, ½ t beestswart, ½ t kremetart, alles goed deurmekaar, gee 1 mespunt ieder aand in.
Helena le Clercque

7069. 'n Hand vol als, ditto wynruit, laat kook. Giet deur, voeg dan 1 stukkie teesuiker en ½ rabarberpoeier daarby. Kook saam tot stroop; 1 t een of twee maal per dag.
SCHULZ: Mev. Griesel, Reitzburg
SANL.
F.J.L.

7070. Pietersieliewortels te stamp, gooi melk daarop, syg deur en gee vir kind in. Gee 1 t skaapmelk elke môre in.
F.J.L.: J.C. Pieterse

7071. Stertpuntvet met kougoed of kruisement of wynruit.
SCHULZ: (Boek II)

7072. Gee ½ t skoon stertvet, soggens en saans of 'n bietjie kremetart, soveel as wat op 'n trippens kan lê, aangemaak met moedersmelk.
SCHULZ: Combrinck; Greyling, Aliwal-Noord; Mev. J.J. Kotze

7073. Neem 'n vars door van 'n eier met net soveel stroop vermeng. Gee daarvan 1 t gedurende die dag twee keer. Gee die kind ook soggens en saans 'n weinig magnesia met water.

Om iets voedsamer vir kinders te maak neem 'n bietjie sago, kook dit en giet deur en gebruik dit dan.
SANL.

7074. Gee ½ t skoon stertvet in soggens en saans, of 'n bietjie skoon kremetart – soveel as op 'n 3 s. sal gaan – aangemaak met die moedersmelk.
SANL.

7075. 1 mespunt rabarberpoeier, maak fyn met 1 t soetolie, gooi dan by 1 mespunt Engelse sout, 1 t kasterolie, 1 e fyn teesuiker, 1 e heuning, geel van 1 hoendereier. Klits goed deurmekaar. Gooi in glas of potjie en gebruik drie maal per dag 1 t. Werk dit te veel, gee dan minder. As uitslag kry, smeer dan met mengsel van 2 e soetolie en 1 t balsemsulfuris.
SCHULZ: Mev. Vogel

7076. Gee ½ t skoon stertvet, soggens en saans of 'n bietjie skoon kremetart.
C.J. Matthews

7077. Wynruit en rabarberpoeier, anys en suiker tot stroop maak.
F.J.L.

SWAKHEID

7078. Neem klompie kruienaeltjies, 'n stukkie neut en maal fyn. Meng met broodkrummels en brandewyn. Sit op lap en sit op magie. Dit maak die kind sterk.
SCHULZ: Jacobsz

7079. Slanghoutjies trek en drink.
SCHULZ: Mev. S. Orton

7080. Skraap 'n neut in koffie vroeg in die oggend.
SCHULZ: B.L. Prinsloo

7081. Neem die pensmis van 'n skaap of bok wat geslag is, gooi in 'n diep bad. Gooi warm water oor en roer goed om. Giet deur en sit die kind daarin, tot oor die heupe. Die kind sal wonderlik gou sterker word.
SCHULZ: S.J. Marais

7082. As 'n 7 maande baba wat nog nie volwasse is nie elke dag in vleiswater gebad word groei dit vinnig en word gou vet. Kook groot stukke vleis goed en was elke dag die baba onder die vleis.
SCHULZ: (Boek I)

7083. Cod liver oil and Vaseline: Melt some Vaseline and add cod liver oil to form a semi-solid liquid. Rub on body of children who are losing weight and getting thin.
Mr. Sarleh Dollie

7084. Bad swak kinders in water waarin afval gekrap is.
SCHULZ

7085. Laat swak kinders donkiemelk drink.
SCHULZ

7086. Vir 'n swak kind 1 druppel vleispekel.
Mev. H. Olwagen

7087. 3 witkinapoeiers, sit op 1 bottel wyn en 1 flessie souttinktuur, 1 flessie versterkdruppels, 1 flessie balsemvita, voeg dit alles in die bottel, gebruik drie maal daags 1 e vol.
Mev. H. Olwagen

7088. Om swak mense voedsel in te kry, neem 10 oz water, 3 t vrugtesuiker, (glukose) 1 t fyn sout, en spuit deur een (doech can) [*sic*].
Mev. Aletta van den Berg. Dr. Naudé se resep

7089. 3 witkinapoeiers, sit op 1 bottel wyn en 1 flessie souttinktuur, 1 flessie versterkdruppels, 1 flessie balsemvita. Gooi dit alles in die bottel, gebruik drie maal per dag 1 e.
Mev. H. Olwagen

7090. 1 bottel ou portwyn, 1 bottel wonderessens, 1 bottel bruindulsies, 1 bottel versterkdruppels, 1 bottel rooilaventel, 1 stukkie duiwelsdrek so groot soos 'n ertjiekorrel. Een kelkie vol drie maal per dag.
SCHULZ: Erasmus, Amersfoort

7091. 12 huisies karmonk, 12 kruienaeltjies, 1 neut, 1 lepel saffraan, 1 lepel suiker, 1 flessie versterkdruppels, 1 flessie balsemvita, 1 flessie Hoffmansdruppels, 1 bottel brandewyn drie keer per dag.
F.J.L.: Fanie Venter

7092. Amber (ambergris): Take a small piece of ambergris and melt inside a teaspoon by means of a candle light. Stir your tea or coffee with this spoon instead of an ordinary spoon. This is said to do the trick. Brought by the Cape Malays from Arabia after pilgrimage.
Mr. Sarleh Dollie

SWANGERSKAP

7093. Gooi 5 kruisementblare onder in die pot. Gooi kookwater op en laat vrou daarop sit. Die swelsel verdwyn dadelik.
SCHULZ: Goosen

7094. Gee haar getrekte tiemie en selery.
SCHULZ: Mev. Botha, Nigel

7095. Moer te versterk en pyne te verlig:
Drink die laaste 3–4 weke voor geboorte Blou kahesli [*sic*] se stam getrek. In baie gevalle het dit die geboortepyne heeltemal weggevat.
SCHULZ: Kruger

7096. Vir klont in bors: Gee die baba kasterolie in en net sodra hy die doek vuil gemaak het, slaan die warm shut [*sic*] doek op die bors. Laat staan tot dit droog is. Was af met warm water en sit nog een op, dit verdwyn ook die

klont.
SCHULZ: Jordaan (Boek I)

7097. Na geboorte van kinders, om swelsel te laat sak en te kan water, neem 4 blare kruisement en kookwater in die pan en sit daarop. Dit sal dadelik die swelsel laat sak.
SCHULZ: Goosen

7098. 5 sennapeule saans op 'n glas warm water, drink volgende oggend op nugter maag.
SCHULZ

7099. 5 gedroogde perskes in water sit saans, drink soggens die water en eet die perskes op nugter maag.
SCHULZ

7100. ½ t soetolie met 5 of 6 druppels groenamara. Hou aan tot nie meer opgooi nie.
SCHULZ

7101. Trek foelie en drink dit en sit gelyktydig warm pappe op maag.
SCHULZ

7102. Neem van elk soort 1 mespunt vol: Staalpoeier, rooipoeier, beestswart, aluin, 1 t bruindulsies in 1 lepel water.
Helena le Clercque

7103. As vrou swak voel gedurende die tyd: 3 druppels wonderessens, 16 druppels bruindulsies en 'n mespunt rooipoeier.
SCHULZ: Haasbroek

7104. 3 rabarberpoeiers, 3 jalappe, 1 grouvomitief, maak met heuning aan en rol met wit poeier.
SCHULZ

7105. 3 rabarberpoeiers, 3 jalappe, 1 grouvomitief, maak met heuning aan en rol dit met wit poeier.
Mev. H. Olwagen

7106. Droog balderjan, maak fyn en gooi in skoene.
SCHULZ: Olivier

7107. Stoom met 7 skaaprolletjies in water. (Hou skaap dop om dit dadelik te kry.)
SCHULZ: MacDonald

SWANGERSKAP: VERHOEDING

7108. Neem bergselery, wildedagga en kruisement; gooi 2 bottels water op en verkook tot 1 bottel. Drie maal per dag 1 k.
SCHULZ: Mev. J.J. Kotze

7109. Platdoring op 2 bottels water tot 1 verkook en drink.
SCHULZ: Mev. J.J. Kotze

7110. Trek rou koffie met kookwater.
SCHULZ: Mev. J.J. Kotze

7111. 1 lepel skoorsteenroet gemeng met ½ k warm asyn soggens en saans vir 2 dae.
SCHULZ: Mev. du Toit, Bredasdorp

7112. Gooi kookwater op horingstoppels en drink.
SCHULZ

7113. Maak 'n deeg van boraks en boorpoeier. Maak daarvan pille en sit in mond van uterus of so diep moontlik in voor koïtus.
SCHULZ: Fourie, Bloemhof

7114. Sit 'n tampon van watte en gaas in gliserien geweek in tien min. voor omgang. Hou in tot volgende oggend.
SCHULZ: Mev. S. Rautenbach

7115. Spuit met aluinwater uit onmiddellik ná gemeenskap, of neem 'n groot dosis Engelse sout, of 'n baie warm bad
SCHULZ: Mev. E. Greyling

7116. Drink gereeld voor jy jou maandstonde verwag 1 t lewensessens en ½ t wonderkroonessens met warm water.
SCHULZ: Mev. Jordaan, Borden

7117. Neem 1 koekie Lux-seep, ½ bottel gliserien, ½ bottel Vaseline en smelt op en voeg in 'n pan omtrent ¼" dik en sny klein blokkies omtrent die getekende grootte en sit 1 stukkie platgedruk in voor koïtus.
SCHULZ: MacDonald

7118. 1 pakkie Engelse sout met lepeltjie harmansduppels. Hou voet in warm

water of neem 'n mosterdbad.
SCHULZ: Fourie, Bloemhof

7119. 2 eiers se wit drooggeklop met lepel brandewyn.
SCHULZ: Mev. J.J. Kotze

7120. Neem 6' klapperolie en 1/- kaneelpoeier. Smelt oor kookwater. Laat koud word en maak pille om in te sit voor gemeenskap; of sit Zambuk-salf in ná gemeenskap en spoel skoon met gomlastiekspuit; of drink baie getrekte roosmaryn.
SCHULZ: Momburg

7121. Stamp stysel tot poeier, gooi asyn by, maak 'n yster rooiwarm en steek dit daarin. Drink dan.
SCHULZ: Mev. J.J. Kotze

7122. ½ k asyn, skoorsteenroet en blousel drink.
SCHULZ: Mev. J.J. Kotze

7123. Neem 7 wildedruiwewortels van 3" lank en ¼" in deursnee en 7 brandboontjiewortels van ¼" in deursnee en kook op 1 bottel water. Laat koel af sodra dit gekook het, gooi deur en drink elke aand 1 t.

Doen dit elke aand anders help dit nie.
SCHULZ: MacDonald

7124. Drink elke tweede week sterk getrekte swart stoun [*sic*].
SCHULZ: Mev. S. Rautenbach

SWARTKOPPIES: SIEN PUISIES

SWARTWATERKOORS

7125. Wildewingerdwortel op water trek.
SCHULZ: Griesel, Pietersburg
F.J.L.

7126. Neem kerspeulboom se wortel, kap dit fyn, kook dit met water en laat die water gedrink word.
SCHULZ: Weideman

7127. Kook bergdruiwe se wortels en drink die sap.
F.J.L.

7128. 'n Mespunt aluin in ½ k jenewer.
F.J.L.: L.J. Naudé

7129. 2 pakkies koeksoda. Gooi dit in 6 bottels kookwater. Steek 'n handdoek daarin. Sit dan die warm handdoek in 'n ander een en droog uit. Sit die warm handdoek om die niere, so warm as die pasiënt dit kan staan. Eers aan die een kant en dan aan die ander kant. Hou die persoon so stil as moontlik. Dit is 'n baie seker en veilige raat. Moet nie 'n mens met swartwaterkoors kina gee nie.
F.J.L.: Mev. A. Hermann; J.A. Page

7130. Laat die pasiënt geen water, koffie of tee op nugter maag gebruik nie. Ook nie rook of enigiets eet nie.

Gee hom 6 uur die oggend 1 poeiertjie Lennon se grouvomitief met lou water in. Gee elke keer 1 k sterk lou water totdat hy opbring. Onder geen omstandighede mag hy rook of drink of eet nie. Alleenlik lou water gebruik. Omtrent 10 uur die oggend sal hy nie meer opbring nie. Gee die pasiënt dan 1 poeier Lennon se jalap, ook met lou water. Na die maag een maal gegaan het kan die pasiënt 'n bietjie gortsop met baie min sout en vetterigheid kry om te drink. Die aandete kan hy dan kry en dan kan hy ook weer enigiets drink en eet.
SANL.: Mev. A. Wilber

7131. 1 k sterk koffie sonder suiker of melk en drink kort-kort en neem 1 t koeksoda in 1 glas water en gee kort-kort tot die swartwater gebreek is. Drink soveel van albei soorte as moontlik.
SCHULZ: MacDonald

7132. Drink soveel swartkoffie kort-kort as moontlik en koeksodawater tussenin.
SCHULZ: MacDonald (Boek II)

SWEETMIDDEL

7133. Laat trek bakbossies (ook pypsteelbossies en oondbesembossie genoem), ystertopbossies, hottentotskooigoed, wynruit, bloekomblare en kattekruie.
SCHULZ: Van Mollendorff

7134. Neem 'n klompie bloekomblare, wildeals, wynruit, druiwetoppe en gemmer, 1 t witdulsies of Hoffmansdruppels en brandewyn. Laat trek blare ens. met warm water en voeg dan ander bestanddele by. Drink ½ k daarvan en as jy begin sweet drink nog ½ k.
SCHULZ: Froneman

7135. Sif vrothout (bloekom) en gebruik as poeier of gebruik duiwelskos as poeier.
SCHULZ: Prof. Abel Coetzee

7136. Brand 'n bokhoring, skraap en trek soos tee. Laat pasiënt 'n groot koppie vol drink. Hy sal baie sweet.
SCHULZ: S.J. Marais

7137. Meng gelyke dele koeksoda, fyn aluin en fyn sout. Maak hande nat en gooi 'n bietjie van mengsel in hand. Vyf hande teen mekaar en dan onder arms.
J.A. Kellerman

7138. 1 t rooilaventel, ½ t jamaikagemmer in taamlike warm suikerwater. Laat die persoon dan in die bad klim en maak hom goed toe. Sorg dat die persoon hom nie oopgooi sodra hy begin sweet nie.
F.J.L.: Mev. A. Hermann; J.A. Page

7139. Salpeter en rooipoeier word gedrink om 'n mens te laat sweet.
F.J.L.: D.J. Coetzee

7140. Kaneel in warm melk of koorsbos getrek op warm melk vir sweetmiddel.
SCHULZ: Gersbach

7141. Suurlemoen, gemmer, brandewyn, suiker en kookwater is 'n uitstekende sweetmiddel.
F.J.L.

7142. Drink 'n glas kookmelk met kamfer so groot soos 'n ertjie daarin opgelos.
A.S. Malan

7143. Neem ½ k tee (warm) sonder melk en 'n weinig suiker en 2 e brandewyn.
C.J. Matthews

SWELSELS

7144. Neem 'n druiweblaar en sit dit op die plek met die blink kant op die seer. Draai toe. As die blaar droog word, sit weer 'n vars een op.
SAUK: Mev. M. Nel

7145. Blinkblaar-wag-'n-bietjie (*Ziziphus mucronata*): afkooksel van wortels en pappe van blare vir swelsels.
Watt & Breyer-Brandwijk

7146. Bestryk swelsels en blare met bokhoring.
SCHULZ

7147. Vir 'n swelplek is beesmis en asyn goed.
F.J.L.

7148. Brandnetels met vet uitgebraai en deurgedruk is 'n goeie pleister om geswel weg te neem.
F.J.L.
SCHULZ

7149. Rooi swelsel te laat sak moet jy kesieblaar met meel en melk se pappe opsit.
SCHULZ
F.J.L.: Frikkie Senekal

7150. Leliebol met bietjie botter onder as gebraai en opgesit laat swelsel verdwyn.
SCHULZ: Hayes, Augrabies

7151. Olieboom: Pluk blare en sit op swelsel.
V.L.V.: Mev. F. Buck

7152. Stinkolieblaarpappe opsit.
F.J.L.

7153. Maak 'n pap van varkblaarwortels en sit op geswelde dele.
SCHULZ: Mev. Griesel, Reitzburg

7154. Sit lappe op wat in brandewyn natgemaak is.
F.J.L.

7155. Kamfer is goed om swel te laat verdwyn.
F.J.L.

7156. Gooi warm pekelwater op.
F.J.L.

7157. Smeergoed: 1 lepel terpentynseep, 2 lepels soetolie, 2 lepels kamfer, ½ bottel jenewer. Drie maal per dag.
SANL.

7158. Vryf goed met hartshoorn en soetolie, of met kamfer- of mosterdolie, draai 'n warm droë flennie om die nek.
Helena le Clercque

7159. Wit van eier met aluin gemeng en aansmeer laat swelsel verdwyn.
SCHULZ

7160. Om swelsel te laat verdwyn, maak 'n pap van rogmeel en geel van eier en plaas die pap op die geswelde dele.
SCHULZ

7161. Maak 'n pap van gelyke dele droë vye, kamfer en aluin.
SCHULZ: Mev. Griesel, Reitzburg; Mev. Uys; Mev. S. Rautenbach
F.J.L.

7162. Om swelsel van 'n spinnekopbyt te laat sak, blaas daar pyprook op.
F.J.L.

7163. Kouewaterlappe opsit.
F.J.L.

SWELSELS OOP TE TREK

7164. Sit garsmeel en asynpappe op.
SCHULZ: *The Leech Book*

7165. Kook wit bone sonder sout tot pap en sit op.
SCHULZ: *The Leech Book*

7166. Stamp hardevet en knoffel saam fyn en sit op (verdwynpleister).
SCHULZ: *The Leech Book*

7167. Braai kerwel met vet uit en sit op.
SCHULZ: *The Leech Book*

SWERE

7168. Geneesblare (*Solanum giganteum*): pappe van vrugte se sap of die blare vir swere.
Watt & Breyer-Brandwijk

7169. Warm gansmis op sere en swere sit.
F.J.L.: C. du Preez

7170. Gifpol word gebruik om swere te genees.
F.J.L.: D.J. Coetzee

7171. Braai die wit punte van hoender- of spreeumis in lynolie en geelwas en sit op sere.
SCHULZ

7172. Stamp hottentotsvyeranke en sydissels deurmekaar, maak dit met brandewyn deeglik nat en sit op. As dit droog is, sit ander op.
SCHULZ: M. Conradie; Strauss, Keetmanshoop

7173. Kruidjie-roer-my-nie: pappe gemaak te word.
F.J.L.

7174. Kesieblaar-en-mieliemeelpappe opsit.
F.J.L.

7175. Sit warm mieliepappe op.
F.J.L.

7176. Die sap van okkerneutolie word vir enige sweer gebruik.
F.J.L.: D.J. Coetzee

7177. Maak 'n trekpleister van bol van pynappelplant en sit dit op.
F.J.L.

7178. Populierblare fynstamp en maak daarvan 'n pap met meel.
F.J.L.: J.C. Pieterse

7179. Sit rosyntjies op die sweer en bind toe.
F.J.L.: C. du Preez

7180. Sit 'n pap op van rooi-opslag en kiesieblaar.
SCHULZ: Labuschagne

7181. Gebruik rooi-opslag of gifbol vir swere.
SCHULZ: Beyleveld

7182. Warm wildeals moet gebruik word om

'n sweer oop te trek.
F.J.L.

7183. Wilgerblarepap maak en opsit.
F.J.L.: J.C. Pieterse

7184. Om gou 'n sweer deur te trek, rasper 'n witui in genoeg kookwater. Maak dik pap met semels, smeer op lap, gooi kasterolie oor en sit kort-kort pap op.
SANL.: Mev. H. Steenkamp

7185. Neem mieliestronke na die pitte afgemaak is. Steek dit aan die brand op 'n skoon plaatjie. Na dit uitgebrand is, neem 2 e vol en gooi dit in 'n skottel kokende water, laat die pasiënt die aangetaste dele daarin hou sodra hy dit kan uithou (hou in so lank as moontlik).
A.S. Malan

7186. Hou die oop sweer in lou gekookte saliewater.
Helena le Clercque

7187. Kneus rooi-opslagblare. Maak 'n pappie daarvan met fyn broodkrummels en vars melk. Sit warm op oop sweer.
Helena le Clercque

7188. Neem vyerank en sydissels, stamp deurmekaar, maak nat met brandewyn en sit die pleister op.
SANL.
F.J.L.: Fanie Venter; J. Viljoen

7189. Eers die plek smeer met warm soetolie en dan warm malvablaar opsit.
F.J.L.

7190. Neem 'n turksvyblad. Braai dit. Sny oop en sit op die sweer.
SANL.: Mev. J. Potgieter
F.J.L.

7191. Wituie gaargekook en met brood tot 'n pap gemaak.
SCHULZ: Labuschagne
F.J.L.: J.C. Pieterse; C. du Preez

7192. Warm uie opsit of: Braai 'n turksvyblad in warm as en as dit pap is moet dit op die plek gesit word.
F.J.L.

7193. Pleister van wituiepap en as en vet, eet baie rosyntjies.
F.J.L.

7194. Verhit gekneusde stinkolieblaar en sit dit op wonde.
F.J.L.: Mej. J. Wolhuter

7195. Kook aartappels, druk fyn en maak met karringmelk aan en sit op sere.
SCHULZ: Mev. J.J. Kotze

7196. Skep die kim van appelkooskonfyt af. Smeer op 'n lap en plaas op wond en verbind. Laat vir drie of vier dae staan. (Beproefde onfeilbare raat wat deur Voortrekkers en hulle nasate gebruik is. Vandag bekend as penisillien).
SANL.

7197. Maak 'n boermeelpap styf en sit dit so warm as moontlik op die deel vir 'n nag of dag. Hou aan, dit sal gou oopgaan. Kwaadaardige sere sal ook gou genees. Smeer oppervlak van pap met olyfolie. Ek het dit vir my kinders en myself gebruik.
SANL.: A.S. Roux

7198. Warm beesmis met 'n bietjie asyn. Sit warm op die seer.
SANL.: Mev. H. Badenhorst

7199. Beetbossie (*Leontonyx angustifolius**): gebruik as salf vir swere.
Watt & Breyer-Brandwijk

7200. Blougomblare, stamp fyn en kook met melk. Roer dan meel in sodat dit 'n pap is. Sit dit dan tussen twee lappe en sit op die sweer.
F.J.L.

7201. Stamp boegoe en braai dit dan in soetolie en sit op sere.
SCHULZ

7202. Sit bywerkpleister op.
SCHULZ

7203. Broodpap is goed om hom ryp te maak.
F.J.L.: J. Strauss

* *Helichrysum litorale*

SCHULZ: Mev. J.J. Kotze

7204. Vir 'n sweer wat nie wil oopbreek nie, veral vir kliere wat sweer, vat 'n vark se rou reuselvet, smeer dit op 'n lappie, maak dit lou en sit op die sweer.
SAUK: Mev. C. Prinsloo

7205. Slangvel in warm water natgemaak is goed om 'n sweer oop te trek.
A.S. Malan

7206. Smeer uitgebraaide ouvolkvet aan.
SCHULZ: Erasmus, Amersfoort

7207. Bobbejaankliere rou eet.
F.J.L.

7208. Sit 'n ghrieslappie op die wond.
F.J.L.

7209. Neem ½ oz geelwas, 2 t balsemkopiva, 1 e soetolie en 1 e haarlemmerolie. Smelt saam in 'n potlepel.
F.J.L.: J. Viljoen

7210. Laat warm kerswas op die sweer drup.
F.J.L.

7211. In die apteek kry mens wat die oumense Stafie-salf genoem het. So 'n pleister is baie goed. (Dit word ook "Pompie" genoem).
F.J.L.

7212. Neem 1 lepel kamferbrandewyn, 1 lepel harpuis, 1 lepel byewas, 1 lepel soetolie. Smelt tesame, gooi dan 15 druppels balsemsulfuris in, 15 druppels balsemkopiva, 15 druppels harmansdrup. Maak 'n pleister. Onthou! Moet nooit lyn- of soetolie laat gaar word (smelt net).
Helena le Clercque

7213. Meng en smeer saggies, 3 lepels asyn, 3 lepels terpentyn, 3 lepels soetolie, 1 lepel paraffien, 1 lepel kamferbrandewyn. Sit dan warm flennie, nat kompresse op.
Helena le Clercque

7214. Hou warm water in die mond. Smeer met kamferbrandewyn die sweer in. Sit warmte op die wang (kompresse of pappe). Hou stukkie aluin in die mond.
Helena le Clercque

7215. Neem ½ oz geelwas, 2 t balsemkopiva, 1 e soetolie, 1 e haarlemmerolie. Smelt dit alles saam.
SANL.

7216. 1 lepel lynolie, 1 lepel soetolie, 1 lepel kasterolie, 1 lepel fyn, gebrande aluin, 1 lepel fyn, gebrande teesuiker, 1 lepel was, 'n klein stukkie vitrioel, 1 t balsemsulfuris. Maak alles goed deurmekaar. Dit is 'n ekstra pleister vir wonde en swere wat nie kan genees nie.
SCHULZ
SANL.

7217. Sit 'n pap van Sunlight-seep en suiker op sweer.
SCHULZ
F.J.L.

7218. Maak styselpappe met boorpoeier en sit op.
SCHULZ

7219. Grapo-bakpoeier vir 'n keel wat aan hou sweer.
F.J.L.

7220. Vir inwendige sweer, drink balsemsulfuris.
F.J.L.

7221. Die geel van 'n eier gemeng met heuning help.
F.J.L.

7222. 2 lepels heuningwas, 2 lepels harpuis, 2 lepels terpentyn, 2 lepels soetolie, 2 lepels roulynolie. Maak salf en sit op.
F.J.L.: J.C. Pieterse

7223. Kesieblare opgesit met seep en suiker.
F.J.L.

7224. Meng 1 lepel meel, heuning en geel van 'n eier.
F.J.L.

7225. Sit 'n peperpleister op: 2 t meel met 1 t peper, wit van 'n eier aangemaak met brandewyn. Maak dit effens warm en sit tussen twee lappe.
SCHULZ

7226. 2 lepels was, 2 lepels soetolie, 2 lepels kasterolie, 2 lepels lynolie, 2 lepels boegoebrandewyn, 1 lepel kamferbrandewyn, 2 lepels boerseep. Kook dit droog, laat dit afkoel en voeg 1 t balsemsulfuris by.
F.J.L.: Frikkie Senekal
SCHULZ
SANL.

7227. Heuning, growwe meel, eier, roulynolie: Maak 'n pleister van 1 e heuning, 1 geel van eier, 1–2 e growwe meel en 1 t roulynolie. Sit op elke 6 uur.
V.L.V.: Mev. K.W.H. Voight

7228. Maak 'n pap van die volgende: 1 e lynolie, soetolie en kasterolie, gebrande aluin, teesuiker, byewas en 1 t swaelbalsem.
A.S. Malan

7229. Maak 'n pleister van rooi-opslag en sit dit op of sit bywerk op die sweer of 'n rosyntjie of warm gansmis of wituie.
A.S. Malan

7230. Maak gedroogde rooisprinkane tot poeier, strooi gedurig op en was tussenin met hottentotsvyesap.
A.S. Malan

7231. Skoonteer en bokvet opsit. Trek gou ryp.
Mev. Aletta van den Berg

7232. Om 'n sweer gou ryp te trek die geel van 1 eier, tafelsout goed opklits en opsit.
Mev. Aletta van den Berg

7233. Maak 'n kelkie brandewyn warm, smelt 'n groot lepel vol geelseep daarin, gooi 1 lepel bruinsuiker in. Gooi gesifte rogmeel by en meng tot 'n dik pap.
SCHULZ: Hayes

7234. Sit vrot modder op.
F.J.L.: Fanie Venter

SWERE: DIVERSE

7235. Sit geelwortelsap op, dan 2 gebraaide uie tot pap en in die middel van die pap fyngestampte heerboontjies met bietjie sout op.
SCHULZ: Mev. J.J. Kotze

7236. Maak geelwortelspap gaar, braai 2 wituie onder die as, meng dit by die wortels, stamp heerboontjies en sif dit, smeer eers die pap op 'n lappie en strooi die heerboontjies op die pap en 'n bietjie sout bo-op die boontjies.
C.J. Matthews

7237. Sit ertjiemeel en heuningpleisters drie maal daags op.
SCHULZ

7238. 'n Flennielap in kamfer gedoop, draai keel toe.
Mev. A. Bester

7239. As sweer al oop is, sit wituie op tot dit uitval, dan slangvel opsit tot dit genees. As dit nog net 'n puisie is, maak 'n pap van beskuit en asyn. Sit pleister op en die puisie sal verdwyn.
SCHULZ: Hayes

SWERE OOP TE TREK

7240. Om swere oop te trek, sit lynsaadpappe op.
SCHULZ

7241. Laat dagga kook in 'n bietjie water, neem genoeg meel om 'n pap te maak, kook in daggawater en sit op plek.
SCHULZ: Rupping

7242. Stamp haak-en-steek-blare fyn en sit op sweer.
SCHULZ: Rupping

7243. Maak 'n pleister van kersbos en pleisterbos deurmekaar gestamp.
SCHULZ

7244. Stamp kiesieblare, meng met melk en sit op sweer.
SCHULZ

7245. 1 Neuremburg-pleister, 1 Palm-pleister, 1 verdwynpleister. Brei elke stukkie pleister apart met Vaseline en as dit sag is word dit in een gebrei saam met 'n fyngemaakte koekie kamfer. Smeer dun op 'n lappie om die vuilgoed uit te trek. Sit die pleister in 'n digte blikkie.
SANL.

7246. Neem 1 pakkie Engelse sout, maak dit fyn. Maak dit nat met gliserien. Sit dit op 'n lappie op die seerplek. Sodra die pleister droogword, gooi weer gliserien by.
SAUK: D. Swanepoel

7247. 2 lepels meel, 1 lepel heuning, 1 t terpentyn, die geel van een eier, kamferbrandewyn.
Mev. Aletta van den Berg

7248. Rou bokvet met vuurherdas as pleister opsit.
SCHULZ: Snyman, Saltlake

7249. Vuurherdas en bokvet.
SCHULZ: Rupping

7250. Geel van 1 eier, 1 t Pain Killer en gerasperde Sunlight-seep. Maak 'n pap van alles en sit op sweer.
SCHULZ: Fouché, Kimberley

7251. Neem 7 vlieë of 1 brommer, druk fyn en maak pleister.
SCHULZ: D'Assonville
F.J.L.

TANDE: ALGEMEEN

7252. Sit warm gansmis op.
SCHULZ

7253. Om wurms uit tand te trek, kook steekpalm, varing en salie en laat pasiënt met oop mond wasem inadem, dan val die wurms uit.
SCHULZ

7254. Kou die bessies van 'n sekere bossie: "mo khlatsa meno". Dit reinig mondorgane. Spoel jou mond daarmee uit.
F.J.L.: Erasmus

7255. Smeer wolwemis aan die tandvleis van onderkaak, dan kom onderste tande eerste.
SCHULZ: MacDonald (Boek I)

7256. Byt 'n pampoengogga styf op die tand vas.
SCHULZ: Barkhuizen, Britten (Boek I)

7257. Smeer haarlemmerolie aan.
F.J.L.: Fanie Venter

7258. Maak 'n tandekraal fyn en gee vir die kind in.
SCHULZ: MacDonald (Boek I)

TAND: GETREKTE TAND

7259. Steek die uitgetrekte tand in olie of in gliserien en sit op die plek wat so bloei (die gat).
Helena le Clercque

7260. Brand 'n stukkie aluin bruin en steek dit in die gat, sit watte daaroor en byt dit styf vas.
Helena le Clercque

7261. Steek 'n stukkie watte in staaldruppels of as daar niks anders is in suurlemoensap, sterk tee, of gliserien, en stop die watte dan styf in die gat.
Helena le Clercque

7262. Hou wyn, verkieslike droë wyn, in mond nadat tand getrek is en verseker dat die wyn in die wond kom. Herhaal dit nog vier keer na elke 3 uur. Dit genees die wond en laat die gat dadelik toetrek.
J.A. Kellerman

7263. As 'n getrekte tand te veel bloei, vat fyngemaakte aluin en sit dit in die gat met watte bo-op sodat die aluin nie kan uitval nie.
F.J.L.: Mev. A. Hermann; J.A. Page

7264. Hou rou uieskywe op kakebeen, polse en voetsole.
SCHULZ

7265. Spoel mond uit met sterk epsomsout-

water wanneer tande getrek is. Dit sal die bloeding stop.
SANL.

7266. As 'n getrekte tand te veel bloei, spoel die mond dikwels uit met sterk lou soutwater.
F.J.L.: Mev. A. Hermann; J.A. Page

7267. 'n Pap van asyn en suurdeeg op kuite te sit.
SANL.

7268. Dragme kloorwater, ½ oz Alva-stroop elke 2 ure. Dit moet in 'n swart bottel gegooi word en nie in die sonlig kom nie.
SANL.

7269. Besoarpoeier en groenamara elke 4 ure. Is nie goed as die koors hoog is nie. Hou die hoof koel met asyn op die slape.
SANL.

TANDEKRY

7270. Kry 1 t geskroeide brandewyn, 1 t geskroeide kasterolie, weinig neut daarin gevoeg. Baie goed om in te neem.
Mev. Aletta van den Berg

7271. Skroei 'n bietjie rabarber, neem dan 'n mespunt vol, maak aan met ½ t kasterolie, en ¼ t soetolie. Gee 3 maal op 'n dag in, hou die maag en longe warm toe, vir koorsigheid sit droë als in 'n flennielap op die maag.
C.J. Matthews

7272. Die maag werk, so gee 1 t kakao in koue water aangemaak en met 'n bietjie suiker soet gemaak.
SANL.

7273. Hang geelwortel om baba se nek sodat hy daaraan kan byt. Die stukke wat hy insluk is baie gesond.
SCHULZ

7274. Seeboon (*Entada scandens**) se saad vir kinders om aan te byt gedurende tande kry.
Watt & Breyer-Brandwijk

7275. Bak suurlemoen in as en smeer aan kieste.
SCHULZ: Porterville

7276. Skroei 'n bietjie rabarber. Neem dan 'n mespunt vol. Maak aan met ¼ t kasterolie en ½ t soetolie. Gee drie keer per dag in. Hou die maag en buik warm toe. Vir koorsigheid sit droë als in 'n flennielap op die maag.
SANL.
SCHULZ

7277. Klipsweet is goed.
F.J.L.: J. Strauss

7278. Smeer hottentotsvyesap aan of kook elandsboontjies en smeer die water in die mond.
SCHULZ: Barkhuizen, Britten

7279. Neem die maag van 'n korhaan, trek die binneste velletjie uit, maak droog en fyn soos 'n poeier en gee vir die kind.
V.L.V.: Mev. W. Brynard

7280. Gee kort-kort 'n mespunt fyn jakkalslewer in.
SCHULZ: Van Eck

7281. As baba se tande baie geswel is, sit weeluise op plek.
SCHULZ: Mev. Breytenbach, Tvl.; Momsen (Boek I)

7282. 'n Mespunt vol fyngemaakte korhaanmaag.
SCHULZ: Van Eck

7283. As kinders tande kry en hulle vomeer en lakseer daarby, dan is niks so goed soos 'n stuk miershoop waar nog miere in is nie. Bak die miershoop in die vuur totdat dit rooi is, sit dan in 'n kom water en laat trek. Gee dan die kind soveel van die water as wat hy

* *Entada rheedii*

wil drink. Dit neem die inwendige vuur by die kind weg.
SANL.: *Die Afrikaanse Almanak*
SCHULZ: Mev. Griesel, Reitzburg

7284. Bestryk baba se kieste met gebraaide haasvleis.
SCHULZ

7285. Die moeder van die kind moet 'n muis se kop eet.
SCHULZ: Breytenbach, Breyten

7286. Sny die tandjies van 'n haan se kam af en smeer die bloed aan tandvleis.
SCHULZ: Mnr. C.J. Breytenbach (Boek I)

7287. Neem rooipoeier, vitalespoeier, salarispoeier, besoarpoeder, 10 swartpille, maak dit alles deurmekaar fyn tot 'n salf en gebruik 'n mespunt daarvan.
Mev. Aletta van den Berg

7288. Witdulsies, rooipoeier en ½ Aspro: ¼ tot ½ t drie of vier keer per dag.
SANL.: Mev. J. Voster

7289. Smeer 'n bietjie paregorie aan die tandvleis. Gee 3 tot 5 druppels met 'n bietjie suiker in 1 t water opgelos om te drink in die aand. Dit laat die kind goed slaap.
SANL.: Mev. J.P.J. Hugo

7290. As kind swaar tande kry, 'n paar gebedelde tiekies om kind se nek hang.
SCHULZ: Mev. Roux, Dunswart (Boek I)

7291. Gee 'n mespunt rooipoeier, mespunt korhaanmaag, 3 druppels witdulsies, 3 Hoffmansdruppels en 3 rooilaventeldruppels.
Mev. Aletta van den Berg

7292. Hondetande fyngestamp en met heuning gemeng en dan aan die tandvleise gesmeer, laat babas maklik tande kry.
SCHULZ

7293. Neem van die tandekrale, ryg hulle in en laat die kind dit om sy nek dra. Hou die kind se maag goed skoon.
F.J.L.: Mev. A. Hermann; J.A. Page; L. Botha; L.J. Naudé

7294. Hang 'n string joppies om die nek.
F.J.L.: Zandberg, Sakrivier (Boek I)

TANDESPROEI

7295. Vyeranksop gemeng met klein stukkie droë aluin. Baie goed vir tandesproei.
V.L.V.: Mev. L. Nieuwoudt

7296. Granaat: Maak skil droog, kap fyn. Maak aan met water en smeer kind se mond.
V.L.V.: Mev. F. Buck

7297. Neem vars beesmis, gooi daar 'n weinig water op en druk dit deur 'n doek. Neem dan 'n lepel van die miswater, gooi daar 1 lepel vyewortelsop by, 1 t asyn en soveel heuning tot dit matig soet is. Was dan die mond dikwels daarmee met 'n veerkwassie.
SANL.: *Die Afrikaanse Almanak*

7298. Was die kind se mond met groenamara. 'n Lappie om die vinger draai en dit nat maak met groenamara en net die mond uitvee. Na die tweede behandeling sal die mond gesond wees. Net een keer op 'n dag, want dit smaak tog nie lekker nie.
SAUK: Mev. E. Grobbelaar

7299. 'n Doeltreffende middel vir melksproei by kinders. Was die mond elke halfuur uit met die sap van die hottentotsvyblare. Dit moet herhaal word totdat al die wit seertjies verdwyn en die mond begin bloei.
SANL.: G. du Plessis

7300. 1 e heuning, 1 t borrie deurmekaar gemaak en drie maal per dag 'n bietjie in die mond te smeer.
SANL.: *Die Afrikaanse Almanak*

7301. 'n Bietjie kerrie op die tong.
SANL.: Mev. J.P.J. Hugo

7302. 'n Grypie koejawelblare. Kook dit met 1 k water. Giet dit deur en sit 'n klein stukkie aluin daarin. Was die mond of gorrel drie keer per dag.

SANL.: *Die Afrikaanse Almanak*

7303. Brand hare uit die "pronk" van 'n springbok swart, op 'n stoof of 'n stuk yster. Maak fyn en meng met 'n knypie boraks. Smeer in die kind se mond.
SCHULZ: Jacobsz

7304. Swart balsemkopiva. Smeer aan tandvleis.
SANL.: Mev. F. Duvenhage

7305. 1 t gliserien, 1 pennemespuntjie boraks, 1 pennemespuntjie aluin. Alles fyn en deurmekaar gewerk. Smeer die mond drie keer per dag met 'n veertjie.
SCHULZ
SANL.: Mev. H. Steenkamp

7306. Was die mond met suiwer lampolie en smeer balsemkopiva aan.
SANL.: Mev. M.J. Kriek

7307. 1 t koeksoda, 1 t Engelse sout, 1 t fyn aluin, 1 t suiker. Maal alles saam fyn en smeer elke maal 'n bietjie in die mond.
SANL.
F.J.L.: Aletta Erasmus

7308. Was die mond goed met verfloude wonderkroonessens en smeer 'n bietjie roosssalf in die mond.
SANL.: Mev. M.E. Turnbull

7309. Smeer die tandvleis met boraks en asyn en heuning.
F.J.L.

7310. Neem 1 dessertlepel borrie, 1 dessertlepel boraks, 1½ dessertlepel teesuiker (fyngemaak) of ander gewone suiker, 1 e botter sonder sout. Meng alles deurmekaar en smeer dit met u vinger (ontsmet dit eers) in die kind se mond twee of drie keer per nag.
SCHULZ: Mev. J. le Roux
SAUK: Mev. M.J.M. Bonnet

7311. Heuning en koeksoda.
SANL.: Mev. J.P.J. Hugo

7312. Was die mond met lou water en smeer die tandvleis met heuning en boraks.
F.J.L.

7313. Granaatskil met haarlemensis op die vuur gebraai en dan fyngemaak met 'n bietjie rooipoeier, beesswart poeier, 'n bietjie aluin, 'n knypie teesuiker. Alles goed deurmekaar gemaak. Smeer dan in die mondjie 'n bietjie.
SANL.: Mev. G.L. Pienaar

7314. Was met lou swart tee en smeer balsemkopiva aan.
SANL.: Mev. H. Steenkamp

7315. Kliphoutbas fyngemaak en gesif met suiker gemeng. Die derde keer wat dit aangesmeer word, sal die kind drink en spoedig gesond word.
SANL.: Mev. M.M. van Wyk

TANDPYN

7316. Sit 'n stukkie aalwyn op of in die tand.
F.J.L.

7317. Druk die pitjies van 'n dorrelappel uit en hou jou mond daaroor.
F.J.L.

7318. Behalwe uittrek, kan die volgende aangewend word vir tydelike verligting. Droë bitterappel word aan die brand gesteek en die kop word daaroor gehou met 'n handdoek oor die kop. Klein wurmpies val daaruit.
F.J.L.
SCHULZ: Robertson; Schoeman

7319. Byt die kop van 'n naeltjie vas in die tand of trek naeltjies op brandewyn en sit 'n pluisie met die brandewyn in die tand.
V.L.V. Stellenbosch: Anna Eksteen, Ria Duckitt, Rene Deetlefs

7320. As die tand sweer: Hou droë vyeblare op die plek.
A.S. Malan

7321. Neem die worteltjies van die groot soort dortelappeltjies, stamp fyn en bind in klein lappies. Kook vir 10 min., neem een en byt dit vas op die tand so warm moontlik, herhaal dit tot die

tandpyn oorgaan. Dit is baie goed, al is dit ook nie hol tande.
Helena le Clercque

7322. Knoffel is goed vir tandpyn.
Mev. M.A. Read

7323. Die hoof en wang met blougomblare toepak, of die hoof, die slaap, oor 'n kom warm water of warm getrekte kruie en 'n doek oor die hoof. Drink vooraf kamfer.
SANL.

7324. Warm broodpap op die wang of die wang in warm water te hou of warm water in die mond.
SANL.

7325. Kook braamwortel en hou so warm as moontlik in mond.
SCHULZ

7326. Rook bobbejaantou wat fyngekerf is.
F.J.L.

7327. Karbolsuur soveel as 'n naald se punt op 'n stukkie watte in steek.
SANL.: Mev. J.P.J. Hugo

7328. Skraap elandsboontjiewortel en sit dit binne-in op, terwyl 'n pap van boersemelsmeel buite op is.
F.J.L.: A.M.G. Coetzee

7329. Kruienaeltjies rook vir tandpyn.
F.J.L.: Mev. A. Hermann; J.A. Page; C. du Preez

7330. Meng heuning, kaneel en peper en sit op die tand.
SCHULZ: *The Leech Book*

7331. Sit 'n malvapluisie in oor en trek krambowyster en hou so warm moontlik in die mond.
F.J.L.: Frikkie Senekal; J. Strauss
SCHULZ: V.E., Prins Albert

7332. Mosterdpleister op die elmboog sit.
SANL.: Mev. J.P.J. Hugo
F.J.L.: J.C. Pieterse
SCHULZ: Dykman & Oberholzer

7333. Naeltjies word gebruik vir tandpyn.
F.J.L.: D.J. Coetzee; Frikkie Senekal; D. de Bruin; L. Botha
SCHULZ: I.W. Naudé
SANL.: Mev. J.P.J. Hugo

7334. Rooi olieboompitte.
F.J.L.

7335. Pampoenstengels kerf en saam met kruienaeltjies rook.
F.J.L.: A.M.G. Coetzee

7336. Sit peper in 'n bruinpapier, maak dit nat in asyn en sit dit op die wang.
F.J.L.

7337. Katjiepoetolie in steek.
SANL.: Mev. J.P.J. Hugo

7338. Kougoed (*Mesembryanthemum tortuosum**) se blare gekou vir tandpyn.
Watt & Breyer-Brandwijk

7339. Neem 'n blaar of liewer die stengel van die kiepersolboom. Braai die sap uit en gooi 'n druppel in die hol tand.
SANL.: Mnr. F.E. Mynhardt

7340. Kweperkonfyt of handtertjies is uitstekend.
F.J.L.: J. Strauss

7341. Maak 'n rosyntjie stukkend en sit dit op die seer tand. Dit sal in 'n paar minute al die pyn uittrek.
F.J.L.: Van Rooyen, Alexandria; Aletta Erasmus

7342. Sinkingsbossies rook.
SANL.: Mev. J.P.J. Hugo

7343. Warm semels op jou wang vir tandpyn.
F.J.L.: C. du Preez; Erasmus

7344. Trek 'n tandebossie met wortel en tak in warm water. Hou die warm oplossing in die mond.
F.J.L.: Erasmus

7345. Cloves: Put the centre of the clove into the cavity of the decayed tooth. Allow to remain and toothache will be cured.
Mr. Sarleh Dollie

* *Sceletium tortuosum*

7346. Tandpynwortels (*Sium thunbergii**): die wortel word gekou vir tandpyn.
Watt & Breyer-Brandwijk

7347. Jy moet 'n tabakpluisie in jou tand steek as hy seer is.
F.J.L.

7348. Vingerpol soos 'n pluisie in die oor steek.
SANL.: Mev. J.P.J. Hugo

7349. Sit 'n bietjie vloeistof in en ook 'n stukkie naeltjie.
F.J.L.: L.J. Naudé; J. Grobler

7350. Die wortels van wilde-angelier word drooggemaak en in 'n pyp gerook.
F.J.L.

7351. (*Ruta graveolens*) Wynruit se blare gebruik vir oorpyn en tandpyn.
Watt & Breyer-Brandwijk

7352. Wildeknoffel fyngestamp en op die wang gesit.
SANL.

7353. Weeblaarplant voor sonop uithaal en agter die nek sit.
SCHULZ: *The Leech Book III*

7354. Maak 'n luislangvetpluisie en steek in die tand.
SCHULZ: Prinsloo, SWA

7355. Byt stinkgogga se kop vas vir tandpyn.
SCHULZ: Mev. A. Hamman

7356. Sit 'n stukkie blousteen in die tand.
F.J.L.
SANL.: Hugo

7357. Warm asyn in die mond.
SCHULZ
SANL.

7358. Steek 'n stukkie watte in kokende asyn en vryf die tandvleis daarmee. Laat die asyn so warm wees as kan verdra word. Steek ook 'n pluisie met asyn in die tand. Herhaal totdat dit help.
V.L.V.: Mev. J. de Lange

* *Berula thunbergii*

7359. Turlington-pluisie of byt Aspro in die gaatjie.
V.L.V.: Mev. W. Brynard

7360. Eau de cologne en droë kamfer meng.
V.L.V.: Mev. L. Nieuwoudt

7361. Maak 'n pluisie nat in paraffien en steek in die tand.
Helena le Clercque

7362. Hou warm asyn in die mond.
Helena le Clercque

7363. Spoel die mond uit met lou kalkwater, 1 t kalk op 1 k kokende water getrek.
Helena le Clercque

7364. Steek bytsoda in.
F.J.L.

7365. Skoon brandewyn insteek.
SANL.

7366. Sit belghries op 'n stuk vaalpapier, maak dit warm en sit dit op die wang regoor die seer tand.
F.J.L.

7367. Kook die tand uit met bakpoeier en steek dan 'n pluisie natgemaak in harmansdrup in die gaatjie.
F.J.L.

7368. Neem 'n stukkie watte in die vorm van 'n pluisie, deurweek dit met Friar's Balsam, plaas dit op die tand en onmiddellike verligting sal intree.
SANL.: Veldkornet, D.A. Boshoff

7369. 'n Stukkie blouvitrioel op die tand gesit is goed. Dit laat die tand bars.
F.J.L.: C. du Preez; Mev. A. Hermann; J.A. Page

7370. Kamferbrandewyn in die tand hou.
SANL.: Mev. J.P.J. Hugo

7371. Neem 1 t goeie kalk, gooi daar 1 k kokende water op. Maak dit dan toe en laat staan totdat dit sterk lou is. Spoel dan ieder keer die mond uit met die water.
F.J.L.: L.J. Naudé; J. Viljoen
SANL.

7372. Rol ghries in suiker en sit op.
F.J.L.: J.C. Pieterse

7373. Neem 'n klein stukkie kamfer, doop in paraffien en druk in seer tand. Na verloop van tyd sal die tand uitval.
SCHULZ: Roets, Calvinia

7374. Paraffien in die oor en tand steek en aan die wang vryf.
F.J.L.
SANL.: Mev. J.P.J. Hugo

7375. Sit rooipoeier in die gaaitjie.
SANL.: Mev. H. Badenhorst

7376. Rooilaventel in oor steek.
F.J.L.: Frikkie Senekal

7377. Maak 'n pleister van skoenpolitoer.
SCHULZ: Mev. Robertson
F.J.L.: Erasmus

7378. Sit warm sout op gesig.
F.J.L.: Erasmus

7379. Gewone *bicycle solution* [fietsrubberlym] word ook in die tand gesteek.
F.J.L.

7380. Sit 'n skoonteerpluisie op lampolie op haarlemmerolie in die oor.
F.J.L.

7381. As jou tand seer is, steek 'n klein bietjie seepsoda in.
F.J.L.

7382. Maak 'n pleister van geelseep en 'n paar druppels rooilaventel.
SCHULZ

7383. Salpeter in steek.
SANL.: Mev. J.P.J. Hugo; Mev. du Plessis, Oogies

7384. Terpentyn in die tand, in die oor en op die wang.
SANL.

7385. Smeer Turlington aan.
F.J.L.

7386. Maak 'n els rooiwarm, steek dit in die gat van die tand. Die tand sal spring en uitval.
SCHULZ: Erasmus, Amersfoort (Boek I)

7387. To whiten teeth: Rub with an onion. A little lemon juice and salt together make a wonderful teeth cleaner, removing all yellow stains. This should not be applied more than once a week, and then thoroughly washed off with a little warm water, in which a pinch of carbonate of soda has been dissolved. If this is not done the acid will destroy the enamel and cause decay.
Mev. M.A. Read

7388. Kamfer in die mond of 'n lap met heuning op die wang sit, of the hoof en wang met alsblare toepak.
SANL.: Hugo

7389. Warm asyn in die mond hou, of 'n lap met heuning op die wang sit.
SANL.

7390. Gooi lampolie of asyn in die tand.
F.J.L.

7391. Sit warm semels op of sit stukkie aspirien in of hou bietjie brandewyn in die mond aan die seer tand se kant, of brand naeltjies en hou die mond oop oor die rook.
A.S. Malan

7392. Sit 'n stukkie vitrioel in die tand, of kamfer, of steek gemmer in die seer tand, of maak wildeals warm en sit op die wang, of sit duiwelsdrek in.
A.S. Malan

7393. Neem ½ t kruienaeltjies, 1 lepel peper, maak nat met 2 lepels asyn, laat tesame uitbrand, meng die as dan met 'n bietjie asyn, en steek in die tand. Pas jou tande goed op, moet dit nie gebruik nie om goed mee af te byt of amandels mee te kraak. Was dit na ieder maaltyd.
Helena le Clercque

7394. Drink 'n bietjie kamfer, sit 'n pluisie met paraffienolie in die tand, sit 'n mosterdpleister aangemaak met wit van eier agter die nek, en een op die elmboog op dieselfde kant waar die tand seer is.
C.J. Matthews

7395. Steek 'n pluisie van botter en swael in die tand.
F.J.L.

7396. Wit van 1 eier met mosterd gemeng buite-op die wang sit en een op die elmboog aan dieselfde kant sit.
SANL.: Hugo
F.J.L.: Fanie Venter

7397. Vooraf kamfer drink. Dan die wang in 'n kom sterk lou water hou so warm as 'n mens dit kan uithou en 'n doek oor die kop.
'n Mosterdpleister agter die nek is ook goed, maar moet nie met water aangemaak word nie, maar met die wit van 'n eier, dit trek beter. 'n Mens kan dit so lank laat opbly as wil. Dit trek nooit 'n blaas nie. So 'n pleister kan ook op 'n klein kind gesit word.
SANL.

7398. Hewige tandpyn in die onderkaak is genees deur 'n pleister van meel en die wit van 'n eier, brandewyn en mosterd. Dit word op die hoek van die kaak gelê waar 'n mens die slagaar voel klop.
Deur dieselfde pleister is geweldige hoofpyn ook genees deur dit op die slagaar van die hoof te lê.
SANL.

7399. Neem 'n bietjie kruit en skoorsteenroet met knoflok. Maak dit tot 'n salf en steek dit in die hol tand. Sit 'n spaansvlieg agter die ore.
SANL.: Hugo

7400. Neem 7 kruienaels, 1 lepel gestampte peper, die helfte meer kruit as peper, met asyn aangemaak, 'n sister gemaak. Laat dit uitbrand en die as met asyn aangemaak is baie goed.
SANL.

7401. Skil 'n aartappel en dra dit ingeryg soos krale kort om die nek.
SANL.: Mev. C. Buckle

7402. Druk bye fyn, smeer sap aan die tandvleis en spoeg op die dooie by.
SCHULZ

7403. Horingwortels rook (dit is die wortels van 'n ou horing van 'n bees wat op die grond lê en groei).
SANL.: Mev. J.P.J. Hugo

7404. Sit warmte op as 'n persoon tandpyn het.
F.J.L.

7405. Vat 'n koerant, rol dit op en steek vas sodat dit nie los rol nie. Steek dit dan aan die brand en laat die rook op 'n piering trek. Smeer 'n pluisie met die rook op die piering en sit dit op die seer tand.
F.J.L.: Mev. A. Hermann; J.A. Page

7406. Dit kan dadelik gestop word deur skielik in koue water te spring.
F.J.L.: J.M. Minnie

7407. As jy tandpyn het, dan moet iemand jou bly maak.
F.J.L.

7408. Om tandpyn te laat bedaar moet 'n mens rook.
F.J.L.

7409. Sit vrot modder op die wang.
F.J.L.

7410. Gaan na 'n gifbol, krap die tandvleis waar die tand seer is tot dit bloei, steek 'n gat in gifbol en spoeg die bloed in die gat in gifbol, draai om en moenie weer omkyk nie.
SCHULZ: Froneman
F.J.L.

7411. Spoel mond met koue water uit.
F.J.L.

7412. Maak 'n perdetand aan hempie vas en dra om die nek. Help onmiddellik.
SCHULZ: Mev. Breytenbach, Tvl.; Mev. A.M. Claassen (Boek I)

7413. Hare insteek.
F.J.L.

TANDPYN DEUR SINKINGS (NEURALGIE)

7414. Sit warm nat semelpap op die plek, sprinkel terpentyn daaroor. Hou lou kamferbrandewynwater in die mond.
Helena le Clercque

7415. Maak 'n pleister van 1 lepel heuning, ½ lepel kamfer en 10–15 druppels terpentyn. Sit op die wang.
Helena le Clercque

7416. Sit 'n mosterdpleister op die wang en agter die nek, maak dit met die wit van eier aan, dan trek dit nie blase.
Helena le Clercque

TEPELS: SEER

7417. Neem 'n stukkie was, 'n stukkie kliphoutgom, smelt dit, maak aan met soetolie, so dik as room van melk, smeer aan. Was ook met kattekruie. Als gestamp en aangesmeer is ook goed.
C.J. Matthews

7418. Wildeals tot pap stamp en opsit.
SCHULZ: Mev. J. le Roux

7419. Stukkie was, stukkie kliphoutgom, smelt dit, maak aan met soetolie, so dik soos room. Was ook met kattekruie.
SCHULZ
SANL.

7420. Stamp kliphoutgom en braai uit met niervet en agdaegeneesbossie. Pap.
SCHULZ: Mev. J.J. Kotze

7421. Kasterolie aansmeer.
SCHULZ
SANL.

7422. Kweperpitte op brandewyn gedurig aansmeer.
SCHULZ: Mev. J.J. Kotze
SANL.

7423. Weinig kweperpitte met 1 e brandewyn.
Mev. Aletta van den Berg

7424. Alssap aansmeer.
SCHULZ: Mev. J.J. Kotze

7425. Braai harpuis en kloutjiesolie uit en sit op.
SCHULZ: Mev. J.J. Kotze

7426. Pleister van harpuis, was en soetolie.
SCHULZ: Mev. J. Visagie

7427. Grawe elandsbas, die wortel (looiwortel), stamp fyn en vryf die tepels daarmee. Dan looi dit en word sterk.
SCHULZ: Mev. M.C. Steyn

7428. Meng wit van een eier met ½ t brandewyn. Smeer aan.
SCHULZ: Jacobsz

7429. Smeer ongesoute botter aan.
SCHULZ

7430. Smeer melkroom aan.
Helena le Clercque

7431. Vee af met K.W.V. en smeer Lip Ice aan na voeding.
V.L.V.: Mev. W. Brynard

7432. 1 t gliserien, 1 t soetolie, 1 t spiritus, 1 t eau de cologne goed opgeskud en aangesmeer.
SCHULZ: Mev. A.J. Lombard

7433. Wasgal [nastergal?] stamp, pap maak daarvan en geel van eier en soetolie.
SCHULZ: Mev. J. le Roux

7434. Bokvet en paraffiensalf.
SCHULZ: Honiball

7435. 1 kelkie boegoebrandewyn met 'n stuk swartteesuiker daarin, was drie maal per dag.
SCHULZ: Mev. J. Visagie
SANL.

7436. 2 e Franse brandewyn met teesuiker by aansmeer, ongesoute botter ook aansmeer.
J.A. Kellerman

7437. Smelt 'n stukkie heuningwas, 1 t soetolie, 1 t haarlemmerolie saam en smeer aan, of 2 e Franse brandewyn met bietjie teesuiker aansmeer.
SCHULZ: Momburg

7438. 1 lepel sagtevet, 1 lepel Franse bran-

dewyn, ½ lepel teesuiker, 1 lepel was, smelt alles tesame.
Helena le Clercque

TERING

7439. Witopslag (*Thesium hystrix*): 'n afkooksel van die wortels word in groot dosisse gebruik.
Watt & Breyer-Brandwijk

7440. Neem 40 hottentotsvyeblare, maal fyn en laat staan vir 'n paar uur. Gooi die boonste wit vloeistof af in 'n potjie en voeg by 2 e olyfolie en ½ potjie heuning. Meng deeglik en neem 1 e vol drie maal per dag.
J.A. Kellerman

7441. 'n Heel huisie knoffel op ½ bottel olyfolie. 1 Dessertlepel vol t.d.s. p.c.
SCHULZ: Brynard

7442. 1 bossie katdoringwortels, 1 span lang en die bossie so dik as 'n riet, nie afgewas nie, in 'n enemmelkastrol gekook. 2 bottels water verkook tot een, drie maal per dag 1 e vol te gebruik.
F.J.L.: J. Viljoen
SCHULZ: Van der Westhuizen, Uniondale
SANL.

7443. Neem nastergal met bessies groen en ryp blomme en blare met stengels en al. Kerf alles fyn op en laat in die skaduwee droogword. Maal fyn soos poeier. (Sif dit deur 'n siffie sodat al die growwe stukkies agterbly.) Neem nou 'n pintbottel vol skoon heuning en meng die heuning met 1 (groot) k vol fyn, gesifte nastergal. Meng goed en drink 1 dessertlepel vol drie maal per dag.

Neem die wortels van die nastergal, maak droog en kneus dit. Neem 1 dessertlepel gekneusde wortels op 3 k kookwater. Sit eenkant op die stoof op 'n warm plek en laat trek. Gooi deur in 'n bottel. Drink nou ½ k op die nugter maag, ½ k na middagete, ½ k voor slaaptyd. Drink so warm as moontlik. Droog in skadu.
SCHULZ: Brynard

7444. Droog nastergal net so met bessies en blare, meng met heuning tot groen kleur kry. Neem kort-kort 1 t.
SCHULZ
SANL.

7445. Pretoriabossie (*Sida rhombifolia*): waardevolle medisyne vir tering en rumatiek, ook vir slangbyt.
Watt & Breyer-Brandwijk

7446. Saai 'n stuk grond 3 vt in vierkant onder rog. Wanneer die rog so hoog is dat dit met die hand gepluk kan word, neem van die rog en laat dit opkook in water en drink die water. Herhaal die drank totdat die rog dood is.
SANL.: Mev. J.P.J. Hugo

7447. Stroop van rose met teesuiker gekook.
SCHULZ: Mev. J. le Roux
SANL.

7448. Neem ½ lb teesuiker, 1 k rosyntjies deurgesny, 7 droë vye gesnipper, 7 takkies wynruit, 1 grypie maksalie, 1 grypie droë boegoe, 1 grypie tiemie, dit op 'n fles brandewyn laat trek (nie in die son of bakoond nie). Drink elke aand en oggend 'n sopie daarvan.
SANL.

7449. Skilpadbessie (*Mundia spinosa**): afkooksel van die blare en toppe gebruik vir tering.
Watt & Breyer-Brandwijk

7450. Trek wildedagga soos tee en drink.
SANL.: P.A. Marais

7451. Wasgaltakkies [nastergaltakkies?] met vrug en al gedroog en gepoeier. Meng met heuning tot groen is. Neem kortkort 'n mespunt vol.
SCHULZ: Mev. J.J. Kotze

* *Nylandtia spinosa*

7452. Neem wynruit en laat dit sterk trek. Kook dan 'n stroop van moskonfyt en wynruit en gebruik drie maal per dag. Etlike gevalle al genees.
SCHULZ: Conradie

7453. Twee turksvyblare, 1 bottel heuning, 1 lb vars ongesoute botter, kook alles tesame vir 'n halfuur, gooi af, drie maal per dag 1 dessertlepel vol.
Mev. H. Olwagen
SCHULZ: Mev. J. le Roux

7454. 1 k wildeals, 1 boegoe, 1 bels, 1 lb teesuiker op 'n bottel brandewyn. Drink vyf keer per dag daarvan.
SANL.: Mev. J.P.J. Hugo

7455. Aasvoëlbostee.
SCHULZ

7456. Stroop van boskweek en gars met 'n hand vol rosyne en hand vol vye gekook met teesuiker. Drink kort-kort.
SCHULZ: Mev. J. le Roux

7457. 1 bottel brandewyn, 1 lb heuning, 1 k rosyntjies, 1 e elk: droë karmedik, boegoe en wildeals. Trek 8 dae lang langs loute van vuur.
F.J.L.: Van Rooyen, Alexandria
SCHULZ: De Kock, Touwsrivier

7458. Neem brandewyn, boegoe, bels en karmedik fyngestamp en deurgesif. Dan 1 t gemmer by 1 k van die poeier. Ook nog 'n goeie deel teesuiker fyngestamp en deurmekaar gemaak. Dan by teelepeltjies ingeneem.
SANL.: Hugo
SCHULZ: Strauss, Keetmanshoop; Mev. J.J. Kotze; Van Rooyen

7459. Groenkoring, soetolie en heuning tot stroop verkook.
SANL.
SCHULZ: Mev. J. le Roux

7460. Kook knoffelsap in water. Giet deur. Kook tot stroop met suiker. Neem kortkort as hoes pla.
SCHULZ: Mev. J.J. Kotze

7461. Droëdaskruie (*Pharnaceum lineare*) gebruik vir tering.
Watt & Breyer-Brandwijk

7462. Klipdagga, ghyta, kattekruie, gomdagga.
SCHULZ: Mev. S. Rautenbach
F.J.L.

7463. Neem 5 of 6 teringblare, 1 bottel heuning, 1 bottel asyn en kook totdat dit 1 bottel vol is, voeg 'n bietjie ysterhouttoppe by, 'n bietjie slanghoutjies. Neem 1 t elke vier uur.
Mev. H. Olwagen

7464. Eet baie knoffel. Dit kan saam met brood en botter geëet word. Moet egter nie op die nugter maag knoffel eet nie.
Mev. M.A. Read

7465. Neem 5 of 6 teringblare, 1 bottel heuning, 1 bottel asyn en kook totdat dit 1 bottel vol is, voeg bietjie ysterhouttoppe by, bietjie slanghoutjies, neem 1 t elke vier uur.
Mev. H. Olwagen

7466. Teringtee: Laat trek en drink.
Mev. S. Kok

7467. Mamasbol [maermanbol]: Press out the juice and place the juice in a bottle. Cover bottle completely with dough. Put in an oven and bake. When cool, take one teaspoonful of the prepared juice 3 times a day for consumption. Mama's Bol is found on Signal Hill.
Mr. Sarleh Dollie

7468. Neem 'n klompie klipdaggablare. Gooi water daarop en kook dit vir 'n ruk. Gooi af die water en drink dit. Die klipdaggaplant groei in die Oos-Vrystaat en Natal.
Mev. A.S.J. Pretorius

7469. 'n Suurlemoen kook tot dit pap is en elke dag een opeet.
Mev. Aletta van den Berg

7470. 1 lepel elk: brandnetels, bels, boegoe en teesuiker, trek soos tee en drink.
Mev. A. Bester

7471. 1 lb braamtoppe, ½ lb rosyne, ½ lb droë vye, 9 soet lemoene, 25 koekies wit peperment: "extra strong". 9 bottels water kook tot 3 bottels. Kook alles deurmekaar, voeg die peperment laaste in.
Mev. Aletta van den Berg

7472. Neem 1 k kweekgras, 1 k dassieboegoe, ½ k vaalkaroo, ½ k salie, 2 k bronkors, kook op 4 bottels water tot die helfte. Syg deur, roer dan 1 lepel gemmer, 1 lepel fyn naeltjies, 8 lepels asyn, 8 lepels heuning, 8 lepels soet- of visolie in. Neem 1 lepel vol 3–4 keer daags.
Helena le Clercque

7473. Kook katdoornwortels goed met water. Drink ½–1 kelkie vol, 4–6 keer daags. (Dink klein soort katdorings met dik wortels.)
Helena le Clercque

7474. Skaapbos: Trek soos tee. Maak tering gesond in beginstadium.
V.L.V. Tak: Mev. F. Buck

7475. 'n Bos kweek en gars met 'n hand vol rosyntjies en vye gekook. 'n Bietjie teesuiker by. Nou en dan in die dag gedrink.
SANL.

7476. Hottentotsvye, maksalie, boegoe, suurlemoensap, naeltjies en suiker tot stroop verkook.
SANL.: Mev. J. le Roux

7477. Hottentotskooigoed, bakbossie, renostertoppe, teringtee, ysterhouttoppe, kattekruie saam getrek soos tee en gedrink.
SCHULZ: Conradie

7478. 2 bottels bronkorssap, 1 bottel hottentotsvyesap. Gekook met 'n hele suurlemoen totdat dit skif. Dan 'n weinig maksalie, weinig boegoe. Dan deurgegiet en 1½ lb teesuiker, 6 lepels heuning, 2 lepels soetolie, 6 naeltjies, gekook tot bottel. Neem ½ kelkie vol twee keer per dag.
SANL.
SCHULZ

7479. 1 e kaneel, 1 e borrie, 1 e kruienaels, 1 e foelie, 1 t teesuiker, 1 e peperment, 1 e gemmer. Alles fyngestamp. Neem drie keer per dag 'n mespunt op die tong.
SANL.: Mev. G.L. Pienaar

7480. Skaapbloed drink.
SCHULZ: Mej. K. Albertyn

7481. Neem 'n klein hondjie wat vet is, slag hom en braai sy vet uit. Drink dan die vet.
SCHULZ: J. Loock; Du Plessis, Philipstr.
F.J.L.: D.J. Coetzee

7482. Visolie is goed vir tering.
F.J.L.

7483. Draak jakkalslewer, maak fyn en gebruik soos poeiers [*sic*].
SCHULZ: Bekker

7484. Die lewer van 'n jakkals droogmaak, maal en dan as poeier drink.
F.J.L.: L.J. Naudé
SANL.

7485. Hondebloed drink.
SCHULZ: Mev. J. le Roux

7486. Neem 'n stukkie rou nier, bokvet so groot as 'n okkerneut, laat dit net braai in en pan so lank dit nog nie drooggebraai is, voeg 'n vol koppie melk daarin, laat net kook, gee warm in, gaan dadelik na bed, gebruik dit elke aand.
Mev. Aletta van den Berg

7487. Stockholm tar: Pour one teaspoonful of tar on a winebottle of warm water. Shake well. Allow to stand for a day shaking occasionally. Take a wineglassful twice a day.
Mr. Sarleh Dollie

7488. 'n Lepel skoonteer op 'n bottel koue water. Laat trek in oond vir 'n dag en drink daarvan.
F.J.L.: J.C. Pieterse

7489. 1 k asyn, 1 k ouwyn, 1 k sterk getrekte

boegoebrandewyn, 1 k bruinsuiker. Deurmekaar gekook. Haal af van die vuur, en gooi ½ k kamferbrandewyn daarby. Neem 1 t wanneer nodig.
SANL.
SCHULZ: Mev. S. Rautenbach; Mev. J.J. Kotze
F.J.L.: Fanie Venter

7490. As die keel bloei dat daar vrees is vir keeltering is kopiva heilsaam goed.
SANL.

7491. Gooi 7 of 8 druppels bees-Kerol in 'n glas water, verdeel in 3 dele. Neem een deel drie keer per dag. Snuif Otto Landsberg droë snuif Nr. 3 elke halfuur. Die Kerol en snuif vernietig die kieme.
SAUK: Mev. M.A. Read

7492. 7 druppels Kerol (Little's Dip) in 'n glas water drie keer per dag. Neem elke keer slegs 'n derde van die inhoud. Dit maak die kieme dood.
Mev. M.A. Read

7493. 1 lb heuning, 1 bottel Turlington en 1 bottel pepermentessens. Neem 1 t drie keer per dag. Dit is 'n beproefde raat as dit betyds gebruik word.
Mev. M.A. Read

7494. Gooi 2 e stockholmteer op 1 bottel koue water. Hou dit twee nagte buite en bring dit dan voor sonop in die huis in. Neem op die nugter maag 1 kelkie vol van die water asook 1 in die middag en net voor slapenstyd.
Mev. M.A. Read

7495. Skilder bors en tussen skouers met jodium, doen oefeninge.
C.J. Matthews

7496. Neem 2 k ouwyn, 2 k boegoebrandewyn, 2 k asyn, 2 k teesuiker, 1 k kamferbrandewyn, 1 k bruinsuiker. Kook tot 'n stroop, as dit lou is, roer 1 flessie borsdruppels en 1 flessie Turlington by. Neem ½–1 t vol nou en dan.
Helena le Clercque

7497. 1 groot lepel stockholmteer op 'n bottel kookwater. Laat staan vir drie dae in 'n warm plek. Skud kort-kort. Gooi 'n bietjie dryfsand in die bottel. Dit laat die teer en water meng. Gebruik 1 lepel vol drie maal per dag.
A.S. Malan

7498. 5 druppeltjies lampolie op 1 e melk vyf maal per dag.
SCHULZ: P.H. Pelser

7499. Neem 'n swartmiernes met miere en al en teringtee, kook saam goed op, giet deur en sit dan 1 lb teesuiker by. Kook tot stroop en gee in.
SCHULZ

7500. Neem 2 bottels water, 3 e skoonteer, 1 k heuning, 1 k sterk getrekte boegoeasyn, 12 koekies "extra strong" van die wat gebruik word vir hoes. Maak fyn. Kook die 2 bottels water met die eetlepel skoonteer 20 min. Roer altyd stadig. Gooi deur 'n flennielap. Gooi dan die heuning, "extra strong" en boegoeasyn daarby. Roer goed deurmekaar. Moenie moed opgee nie.
SCHULZ: Mev. Viljoen, Vryburg

7501. In die aand neem 5 druppels terpentyn en 1 e vars melk. In die oggend neem 'n geel van 'n eier, 2 t stroop of heuning, 1 dessertlepel asyn, 1 t borsdruppels. Meng en skud goed. Drink drie maal per dag 1 t vol.
SAUK: Mev. J.S. Smith

7502. Gooi genoeg suurlemoensap oor 12 heel eiers om te bedek in 'n pot wat lugdig gehou kan word. Laat staan vir 36 uur tot die doppe sag is. Skud goed deurmekaar. Gooi deur 'n growwe siffie. Voeg ¼ lb goeie bruinsuiker en 1 bottel goeie rum (verkieslik Red Heart). Drink 'n wynkelkie na middagete en na aandete en voor bedtyd (nie na oggendete nie).
SANL.: Mev. J.P.J. Hugo; J.A. Kellerman
SCHULZ

7503. ½ lb wildeals, ½ lb droë vye, 2 e anyssaad, 10–12 kruienaeltjies, 1 bottel water of bietjie meer. Kook omtrent vir 'n halfuur. Gooi deur 'n dun doek. Neem nou ½ lb bruinsuiker, 1 k goeie brandewyn. Gooi by die deurgesygde water. Kook 'n stroop nes moskonfyt. Neem 1 e drie maal per dag. Eet roukos, pietersielie by elke maaltyd met wortels en blare en al. Eet soveel lewer as moontlik. Nie te doodgaar nie.
SCHULZ: Oosthuizen, Brits; Geyser

7504. Aarbeiblare, akkermonie, hondsrose, brame, bokmelk, as met water opgemaak, word water verkook tot ⅓ en drie maal per dag 1 k drink.
SCHULZ

7505. Neem 3 lb gemaalde beeslonge, 3 lb swartsuiker. Maak dit goed deurmekaar en sit dit in 'n vererde bak met deksel. Sit dan in 'n pot water totdat die koud is. Haal dit uit, verwyder die deksel en roer dit weer deurmekaar, en sit in bottels. Kurk goed toe en laat die pasiënt drie keer per dag dit op sy brood smeer. Drink 3 suurlemoene se sap voor ete.
SCHULZ: Mev. Maré

7506. 1 bottel Franse brandewyn, 1 k fyngekerfde peperwortels, 12 droë vye, teesuiker so veel as vir 6d., 12 klein "extra strong" uit apteek, 2 lepels rou heuning, 1 lepel boegoeblare. Sit alles saam in die bottel brandewyn. Laat trek vir 24 uur. Giet deur. Begin as volg: 1 lepel baie vroeg in oggend, 1 lepel 'n halfuur voor elke ete, 1 lepel slaaptyd.
SCHULZ: Pretorius, Cradock

7507. 'n Lepel kalk op 'n bottel water, laat trek en gooi die water af. Neem 1 lepel van die water en 3 lepels melk drie maal per dag.
Mev. H. Olwagen

7508. 8 eiers met doppe gebreek en 2 k lemoensap daaroor, laat staan totdat doppe verteer is. Voeg dan bietjie teesuiker by en 1 bottel rum. Neem 1 wynglas elke oggend en aand.
SCHULZ: Holl

7509. Laat dassieboegoe trek soos tee. Gooi met stokkies en al in bottel met 'n botteltjie versterkdruppels. Neem drie maal per dag ½ k – koud na ete. Hou aan tot gesond is. Het 'n vrou gesond gemaak wat dokters opgegee het. Die boegoe groei in Murraysburg (Kaap) se berge.
SANL.: Mev. C.E. Grobbelaar

7510. Neem elke oggend op die nugter maag 1 dessertlepel vol paraffien in 1 k warm rou melk (die melk moet nog warm van die kraal af wees). Hierdie raat het 'n persoon gesond gemaak wat alreeds bloed opgebring het.
Mev. M.A. Read

7511. 6 vars eiers, sit dit wyebekbottel, druk suurlemoensap tot die eiers bedek is onder die sap, laat staan tot die dop van eiers verteer is, voeg by ½ teesuiker fyngestamp, laat so staan tot alles gesmelt is, neem dan 'n eierklitser, en klits totdat alles deurmekaar is, klits vir 'n halfuur, neem dan ½ bottel goeie rum, syg deur 'n botterdoek of sif en bottel (een eierkelk vol drie maal per dag).
Mev. M.A. Read

7512. Stroop van rose met teesuiker of lewer van jakkals, gedroog en as poeier gebruik.
A.S. Malan

7513. 'n Lepel kalk op 'n bottel water, laat trek en gooi die water af. Neem 'n lepel van die water en 3 lepels melk drie maal per dag.
Mev. H. Olwagen

7514. 1 bottel heuning, 1 bottel fyngemaalde waterslaaibronkors, ½ lb wit steentjiesuiker. Kook alles tot 1½ bottel.

Neem vyf maal per dag 1 e.
SANL.
SCHULZ: Mev. E. Langenhoven

7515. Kneus 7 knoffelhuisies en gooi 7 lepels roulynolie op. Kook vir 7 min. en drink 1 e vol drie maal op 'n dag.
SCHULZ: Fourie, Odendaalsrus (Boek I)

7516. Lagduiwe of tortelduiwe in die huis trek tering weg van mense af.
SCHULZ

7517. Neem 5 druppels Little's Dip op 'n glas melk elke môre, 4 uur in die môre op nugter maag. Dan is die teringkieme honger en eet van die melk met dip. Neem drie keer per dag lampolie. 1 t op suiker. Sonbaddens van 11:55 vm. tot 12:15 nm. Dit is die enigste tyd wat die sonstrale radium afgee. Dit moet Little's Dip wees en nie Jeyes nie.
SANL.
F.J.L.
SCHULZ: Mev. H.W. Botha

7518. 5 druppels paraffien vyf maal per dag.
SCHULZ: P.H. Pelser (Boek I)

7519. Baie sonbaddens neem.
SCHULZ: Mev. J. le Roux

7520. 5 weeluise op terpentyn.
SCHULZ: Mev. J. le Roux

7521. Die lyer moet in die aand op 'n stuk skaapboudvleis urineer en die volgende oggend word die vleis aan 'n hond gegee wat dit dan sal kry en die persoon sal daarvan verlos wees.
SCHULZ: Mev. E. Langenhoven (Boek I)

TERING: ALGEMEEN

7522. Platvoet (*Plantago major*) se blare vir teringagtige plekke.
Watt & Breyer-Brandwijk

7523. Was eers met koue water af, droog goed af en vryf dan in met Hoffmansdruppels. Drink drie maal per week purgasie.
SCHULZ: MacDonald

7524. 1 k asyn, 1 k ouwyn, 1 k sterk getrekte boegoebrandewyn, 1 k bruinsuiker, deurmekaar gekook, haal af van die vuur en gooi ½ k kamferbrandewyn daarby. Neem daarvan 1 t as jy hoes.
C.J. Matthews

TERING: BORSTERING

7525. 2 bottels bronkhorstsop, 2 bottels hottentotsvyesop, 1 bottel asyn, laat dit kook, giet af en laat dan kook tot op 2 bottels en voeg dan by ½ lb witsuiker, 6 lepels heuning, 6 kruienaeltjies. Gebruik drie maal op 'n dag 1 e vol.
Mev. H. Olwagen

7526. 2 bottels bronkhorstsop, 2 bottels hottentotsyesop, 1 bottel asyn, laat dit kook, giet af en laat dan kook tot op 2 bottels en voeg dan by ½ lb witsuiker, 6 lepels heuning, 6 kruienaeltjies. Gebruik drie maal op 'n dag 1 e vol.
Mev. H. Olwagen
SCHULZ: Mev. J.J. Kotze

7527. Gee skilpadbloed in.
SCHULZ

TERING: TERINGHOES

7528. Eet pietersielie rou.
SCHULZ: Mev. Robertson

7529. Brandnetel: Laat trek en kook 'n stroop met suiker.
Mev. S. Kok

7530. 30 maksalieblare, gooi bottel kookwater op, trek vir 'n halfuur, gooi deur en voeg 1 glas asyn by, 3 lepels heuning. Gorrel dit en drink ook drie maal per dag 'n kelkie vol.
SCHULZ: Mev. J.J. Kotze

7531. 'n Glas melk met hottentotsvyesap.
SCHULZ: Mev. J.J. Kotze
SANL.

7532. 'n Hand vol rosyntjies, 'n hand vol droë vye, 1 groot stuk peperwortel, 1

lb suiker, alles fyngestamp en op 'n bottel brandewyn laat trek en drink 'n bietjie as hoes lastig is.
SCHULZ: Mev. J.J. Kotze

7533. 'n Wynbottel die helfte met geskraapte ramenas en verder vol met brandewyn, laat trek, neem dan 1 hand vol droë vye, 1 vol teesuiker, 1 vol rosyntjies en gooi 2 flesse water daarop. Verkook tot 1 fles en meng met die bottel brandewyn en gebruik bietjiesgewys.
SCHULZ: Mev. J.J. Kotze
SANL.

7534. 1 k vars botter, 1 k fyngesnyde turksvye, 1 k heuning. Kook totdat vye verteer, gooi deur lap en kook tot stroop. Roer stadig tot koud is, drie maal per dag 1 t vol.
SCHULZ: Mev. J.J. Kotze
SANL.

7535. Kook stroop van anysboegoe en suiker, gooi deur, kurk toe in bottel en drink gedurig.
SCHULZ: Mev. J.J. Kotze

7536. 1 bottel heuning, 1 bottel asyn, 3 k fyngestampte watersalie (bronkors), ½ lb suiker, verkook alles tot 1½ bottel. Drink vyf maal per dag 1 e.
SCHULZ: Mev. J.J. Kotze

7537. 1 bottel heuning, 1 bottel witasyn, 1 bottel fyn bronkors, ½ lb wit steentjiessuiker, see-aluin, kook alles tot 1½ bottel. Neem vier maal per dag 1 e vol.
SCHULZ: Mev. J.J. Kotze

TERING: KEELTERING

7538. Drink van die volgende mengsel 1 dessertlepel vol drie keer daags. Van elk 1 k, sterk gekookte water, maksalie, boegoe, tiemie, wynruit, deurgesnyde rosyntjies, ½ k droë vye, 1 k teesuiker, 1 lepel gemmer, 2 k brandewyn. Laat alles tesame goed trek in warm son.
Helena le Clercque

7539. 1 lepel tiemie, 1 lepel maksalie, 1 lepel boegoe, alles droog en fyngemaak. 'n Paar takkies wynruit (gestamp), en stukkie gestampte gemmer, 7 droë vye, ½ k rosyntjies, ½ lb teesuiker. Meng alles goed saam en gooi op 1 bottel brandewyn om te trek. Dosis: Een kelkie drie maal per dag.
SCHULZ: Mev. J. le Roux

7540. Voeg op 1 bottel brandewyn: 2 lepels dassieboegoe, 2 lepels wynruit, 1 lepel wildeals, 8 droë vye, 20 fyngesnyde rosyntjies, en 1 t gemmer.
Helena le Clercque

7541. 'n Knippie tiemie, 'n knippie maksalie, boegoe, 7 takkies wynruit, 1 stukkie gemmer, 7 vye, ½ k gesnyde rosyntjies, ½ lb suiker op fles brandewyn getrek, bietjie drie maal per dag.
SCHULZ: Mev. J.J. Kotze

TERING: LONGTERING

7542. Gansiesblare (*Asclepias fruticosa**) gedroog en gebruik as snuif vir longtering.
Watt & Breyer-Brandwijk

7543. Lewertraan. Die dosis is vir volwassenes 1 e vol en vir kinders 1 t tot dessertlepel drie maal daags, met warm koffie, tee of melk.
Dr. C.F. Juritz

TERING: MAAGTERING

7544. Neem 2 bottels bronkorssop, 2 bottels hottentotsvyesop, 'n suurlemoen, kook en giet deur, laat weer kook tot op 1½ bottel; voeg dan by ½ lb teesuiker, 6 lepels heuning, 'n weinig kruienaeltjies, 'n hand vol salie, 'n hand boegoe. Neem drie maal op 'n

* *Gomphocarpus fruticosus* subsp. *fruticosus*

dag ½ kelkie en as die maag swak is, gee twee maal op 'n dag. Om te probeer of die maag sterk genoeg is vir die goed: Maak aan om te eet 6 lepels rogmeel, maak dit goed fyn, 2 lepels teesuiker, 1 lepel kaneel, en neem dan smôrens vroeg op die nugter maag 'n lepel vol en eet dit droog en van die bottel se goed kort daarna, en na aandete ook ½ kelkie.
Mev. H. Olwagen

TERING: MYNTERING

7545. Asmabossie (*Gnidia* sp.) vir asma en myntering.
Watt & Breyer-Brandwijk

TOON: SEER

7546. As jou toon seer is, gebruik vet en as.
F.J.L.

TONG: KLEINTONGETJIE HANG

7547. Tel op met sout en peper.
F.J.L.

7548. As 'n mens se kleintongetjie hang, vat 1 t fynsout. Los dit op in lou water en gorrel daarmee.
F.J.L.: Mev. A. Hermann; J.A. Page

7549. 'n Mespunt peper in kelkie asyn goed getrek. Gorrel ieder môre en aand.
Helena le Clercque

7550. Trek aan hare op kroontjie.
F.J.L.

TREKKINGS

7551. Mosterdpappe onder die voete.
A.S. Malan

7552. Brahma-lewenselikser: 7 druppels met 'n weinig tee elke dag.
SANL.: Mev. J.P.J. Hugo

7553. 10 druppels miltessens en 'n mespunt rooipoeier.
SANL.: Mev. J.P.J. Hugo

UITDRYWING: OM URINE AF TE DRYF

7554. Misbredie (*Portulaca oleracea*) vir urineafdrywer en ook gee [?] deur Zulu.
Watt & Breyer-Brandwijk

7555. Bokdrolle en wildeals getrek is 'n goeie uitdryfmiddel.
A.S. Malan

7556. Bokdrolle en wildeals trek en drink.
F.J.L.: Mev. M. Nienaber

UITSLAG

7557. Vryf met witboontjiemeel.
F.J.L.: J.C. Pieterse

7558. Smeer met fyn mieliemeel.
F.J.L.: J.C. Pieterse

7559. Smeer met boerseep.
F.J.L.

7560. 6 oz spiritus, 6d. koekie kamfer en 2 Aspro's. Meng en smeer aan.
SANL.: J.A. Kellerman

7561. 2 lepels kremetart, 2 lepels swael, 2 lepels magnesia, maak goed deurmekaar en gee smôrens en saans ½ t in.
F.J.L.
SCHULZ: Le Roux

7562. 2 lepels kremetart, 2 lepels blom van swael, 2 lepels magnesia. Maak goed deurmekaar. Gee daarvan ½ t aangemaak met 1 lepel stroop twee keer per dag. In die oggend en saans.
SANL.
SCHULZ: Combrinck

7563. Kasteroliepurgasie drink.
F.J.L.

7564. 2 lepels kremetart, 2 lepels blom van swael, 2 lepels magnesia, maak goed deurmekaar geroer, van smôrens en saans ½ t met 1 lepel stroop aangemaak.

C.J. Matthews

7565. Neem eau de cologne 6 oz, gliserien 2 oz, skud goed. Maak die uitslag daarmee nat.
Helena le Clercque

7566. Smeer die boutjies met gesmelte hardevet wat met gebrande volstruiseierdop tot salf gemeng is.
SCHULZ: S.J. Marais

7567. Sit pleister van warm gansmis op.
SCHULZ

7568. Meng swael en heuning en eet vir gesonde bloed en vel.
V.L.V. Stellenbosch: Anna Eksteen, Ria Duckitt, Rene Deetlefs

7569. Uitslag op enige deel van die liggaam, wat erg jeuk. Neem 1 lepel kasterolie, 1 lepel gliserien, 2 lepels rooswater, 1 lepel blomswael, ½ lepel fyn kamfer. Maak 'n salf en smeer aan.
Helena le Clercque

7570. Blomswael en heuning eet en aansmeer.
F.J.L.

7571. Bad vroeg in skoon fonteinwater.
F.J.L.

UITSLAG: BRANDNETEL

7572. Neem 3 lepels stroop of heuning, 1 lepel kremetart en 1 lepel kasterolie, 1 lepel blomswael. Neem ½ lepel voor na bed gaan.
Helena le Clercque

7573. Maak die plekke nat met die mengsel: 2 t koeksoda, 2 lepels gliserien in 12 lepels rooswater. Neem 'n purgasie.
Helena le Clercque

UITTERENDE SIEKTE

7574. Eet drie maal per dag 1 t heuning.
SCHULZ

7575. Voer met kafferkoringpap of meelbol.
F.J.L.: Fanie Venter

7576. Kook voëlent in water en gebruik vier tot vyf maal per dag daarvan.
SCHULZ
SANL.

7577. Bad in vleiswater.
SCHULZ

7578. Maak eierdoppe droog, sif deur kous en gee by alle soorte kosse by.
SCHULZ: Labuschagne

7579. Bad kinders in water wat afval en geskrap is. Veral goed om bene te versterk.
SCHULZ

7580. Kook rivierkrappe en laat die water gedrink word.
SCHULZ: Mev. J.J. Kotze

7581. Smeer lyf in met lewertraan en gee 2 druppels in twee maal per dag en bring kind elke oggend in perdestal.
SCHULZ
F.J.L.
SANL.

7582. Erdwurms in 'n pan drooggebraai en tot 'n poeier gemaak. 'n Mespunt daarvan in 'n glas water drie maal op 'n dag.
F.J.L.: J. Viljoen
SCHULZ
SANL.

7583. Gebruik drooggemaakte skilpadbloed vir kinders.
SCHULZ: Mev. Joubert, Wellington; Mev. J. le Roux; Mej. Malan, La Motte

7584. Balsemkopiva. Die dosis is van 5, 10, 25 tot 30 druppels, twee of drie maal per dag met melk of suikerwater.
Dr. C.F. Juritz

7585. 1 lepel fyn anyssaad, 7 vitalespoeiers, 3 t vinkelsaad, 1 flessie rooidulsies en 1 oz sinkonatinktuur. Voeg alles op 1 bottel kalkwater, (2 lepels kalk op bottel kookwater, goed getrek en dan deurgesyg). Gee ½ tot 1 t in drie keer daags.

Dit kan ook met poeiers ingegee

word: ½ tot 1 mespunt met 5 tot 15 druppels rooidulsies. Gee elke môre ½ tot 1 t vol visolie. Laat veel melk, room en eier en sop eet.
Helena le Clercque

7586. 'n Pennemespunt kina op 'n bottel pontakwyn. Drink drie maal op 'n dag 1 t vol met 1 t visolie.
SCHULZ: S.J. Marais

7587. 1 vitalespoeier, 1 salarispoeier, 'n bietjie rooipoeier, 'n bietjie beesswartpoeier, bietjie boegoe, bietjie jakkalslewer, bietjie korhaanmaag. Meng alles goed deurmekaar. Drink 'n mespunt drie maal per dag.
SANL.: Mev. G.L. Pienaar
SCHULZ

7588. 6 vitalespoeiers, 1 t gestampte korhaanmaag, 1 t water, skilpadbloed, 1 t gestampte vinkelsaad, 1 t gestampte gifhoutjies, 1 t besoarpoeier, goed deurmekaar gemaak. Gee drie maal op 'n dag 'n mespunt daarvan in. Aangemaak met 5–10 druppels rooidulsies na die ouderdom van die kind.
C.J. Matthews

VALLENDE SIEKTE

7589. Laat 'n rou koffiepit trek en drink.
C.J. Matthews

7590. 'n Lepel as op ½ bottel water getrek en gedrink.
SCHULZ: Conradie

7591. Wynruit (*Ruta graveolens*) se blare se sap vir vallende siekte.
Watt & Breyer-Brandwijk

7592. Laat trek vuuras met kookwater en drink.
Mev. H. Olwagen
SCHULZ

7593. Trek varkmis met warm water en drink dit.
SCHULZ: Mev. A. Hamman

7594. 1 k soetdoringboomgom. Kook met 1 bottel water tot gesmelt. Gooi in 'n bottel en maak vol met kookwater. Drink drie maal per dag 2 e.
SANL.: Mev. M.S. Hattingh

7595. Trek roosmaryn of stinkkruid en drink.
SCHULZ: Mev. S. Orton

7596. 'n Mespunt peper op tong wegsluk elke oggend.
F.J.L.

7597. Plakkie (*Cotyledon orbiculata*) se vars blaarsap vir vallende siekte, vleisdeel op liddorings.
Watt & Breyer-Brandwijk

7598. 'n Hand vol in die koelte gedroogde okkerneutblare getrek op 'n bottel kokende water en 1 e te neem elke oggend en aand, is ook 'n goeie raat vir vallende siekte.
F.J.L.: M. Gutter

7599. Kalwerboswortels op kookwater getrek.
SCHULZ: Van Vuuren, Vredefort; Van Reenen, Harrismith

7600. Afkooksel van blare van hondebos (*Exomis axyrioides**).
Watt & Breyer-Brandwijk

7601. Braamwortels met asyn en heuning gekook en gedrink is baie goed.
SCHULZ: Mev. Griesel, Reitzburg; N. du Plessis; M. Conradie
F.J.L.: J. Viljoen
SANL.: Hugo

7602. Fyngemaakte lemoenblare, mosterd en suiker. Meng alles en eet dit droog.
SCHULZ: Mev. E. Langenhoven
SANL.: Mev. M.J. van Ons

7603. Balderjan (*Valeriana capensis*): die wortels gebruik vir vallende siekte of vir senuwee-aandoenings.
Watt & Breyer-Brandwijk

* *Exomis microphylla var. axrioides*

7604. Stamp dahliabolle fyn, trek met kookwater. Kelkie vol.
SCHULZ

7605. Volstruiseierdoppe word fyngemaal.
F.J.L.

7606. 'n Skoensool gebrand, fyngemaal en ingegee met water.
F.J.L.

7607. Skilpadbloed in water vir vallende siekte.
SCHULZ: Mej. K. Albertyn

7608. Menswater van gesonde persoon drink.
F.J.L.

7609. Drink bokgal.
F.J.L.: Frikkie Senekal
SCHULZ

7610. Gee skilpadbloed en skilpadwater in.
SCHULZ: Prinsloo, Bloemfontein
F.J.L.

7611. 1 glas brandewyn, brand dit eers uit, witdulsies, wonderkroonessens, rooipoeier, endresdruppels, Hoffmansdruppels, groenamara, rooilaventel; voeg in die glas brandewyn van elke flessie 1 t vol en as gemeng is, drink drie maal per dag 1 t vol.
Mev. H. Olwagen

7612. 'n Mespunt kruit (buskruit) in 'n bietjie water wanneer die pyn begin.
Mev. Aletta van den Berg

7613. ½ t witdulsies, ½ t Hoffmansdruppels, 'n mespunt koeksoda, 2 e water. Voeg water, dulsies en Hoffmansdruppels in 'n glas, voeg dan die soda daarin, neem drie maal op 'n dag en na die bottel leeg is, neem twee maal per dag, dan een maal per dag.
Mev. Aletta van den Berg

7614. Beproefde raad wat mense gesond gemaak het wat meer as 20 jaar die siekte gekry het tot 30 maal party dae. Sumunal-pille koop. 1½ grein pille, neem smôrens op nugter maag 1½ pil en saans na ete ook 1½ pil, dit kan vermeerder word tot 2 pille op 'n slag.
Tesame daarmee drie keer op een dag 'n dessertlepel vol lewensessens (Lennon).
Mev. Aletta van den Berg

7615. 1 e boorpoeier op 1 bottel water, dan drie maal per dag 1 e voor ete.
Mev. Aletta van den Berg

7616. As iemand vergiftig is, drink ½–1 t fyn aluin met water elke halfuur.
Helena le Clercque

7617. Wanneer daar 'n aanval is, laat die persoon stil lê met die hoof en skouers omhoog, hou vlugsout voor die neus, sit iets tussen die tande sodat die tong nie vasgebyt word. Vryf die bloed van die nekare af na die bene. Al die klere moet los wees; moet nie persoon vashou nie. Sodra hy of sy kan sluk gee 'n purgasie in, moet glad nie brandewyn of wyn gebruik, ook nie sterk koffie en tee.
Helena le Clercque

7618. Dit is goeie raad, elkeen wat aan vallende siekte ly kan dit gerus probeer. Voeg op 'n bottel goeie brandewyn 1 flessie versterkdruppels, 1 flessie rooilaventel, 1 flessie witdulsies, 1 flessie bruindulsies, 1 flessie pepermentdruppels, 1 lepel fyn kaneel, 3 gemaalde neute, 1 t foelie, drie keer per dag 1–2 t vol in bietjie water, halfuur voor die ete.
Helena le Clercque

7619. Smelt vitrioel in water tot dit ligblou is en was die sere van spanjool [*sic*].
SCHULZ: Erasmus, Amersfoort

7620. 1 bottel rooilaventel met 'n mespunt fyngemaalde griffie (die wat ons op leie mee geskryf het) drie maal per dag daarvan laat drink.
SANL.: Mev. J.P.J. Hugo

7621. Jamaikagemmer gereeld neem.
SCHULZ: Fouché, Kimberley

7622. Net voor hulle begin reg word en voor hulle heeltemal reg is maar darem goed kan sluk: 9 druppels hartshoorn met 'n bietjie melk of water.
SANL.: Mev. J.P.J. Hugo

7623. 1 glas brandewyn, brand dit eers uit, witdulsies, wonderkroonessens, rooipoeier, endresdruppels, Hoffmansdruppels, groenamara, rooilaventel. Voeg in die glas brandewyn van elke flessie 1 t. Meng en drink drie maal per dag 1 t.
Mev. H. Olwagen
SCHULZ

7624. Maak "extra strong" fyn, meng met gelyke hoeveelheid blomswael. Neem kort-kort 'n bietjie.
SCHULZ: Mev. J. le Roux

7625. 1 k sout op bottel brandewyn en 1 bottel Hoffmansdruppels. Drink 1 lepel drie maal per dag.
F.J.L.

7626. 1 lepel boorpoeier op 1 bottel water drie keer per dag.
F.J.L.: Fanie Venter

7627. 1 e salpeter, 3 k water. Kook in 'n heel erdebak tot dit drooggekook het. Gebruik dan eerste week: 1 mespunt vol met 'n bietjie water drie keer per dag. Tweede week: Vir 1 maand lank. 1 mespunt soggens en saans en dan vir 1 week net saans as die pasiënt na bed gaan 1 mespunt.
SANL.: Mev. G. van der Merwe
F.J.L.
SCHULZ: Van Vuuren, Vredefort

7628. Neem 1 e boorpoeier op 1 bottel gekookte water, laat dit deeglik daarin oplos en die pasiënt soggens op nugter maag en saans met slapenstyd as volg: volwassenes, 2 e (skoon), kinders van 1 dessertlepel tot 1 e. Ek het etlike gevalle gehad wat geheel en al genees is – my eie broer inkluis.
SANL.: H.S. de Lange

7629. Versterkdruppels op brandewyn.
F.J.L.: J. Grobler

7630. Neem 1 blikkie duiwelsdrek, 1 blikkie doepa. Gooi dit in 'n ennemmelkastrol en gooi 5 bottels water op. Laat dit kook totdat daar net 1 bottel water oor is. Gooi dit deur en gooi in 'n bottel. Gee drie keer op 'n dag vir die persoon wat vallende siekte kry 1 e vol voor ete.
SANL.

7631. 3 bottels goeie druiweasyn, 1 bossie tiemie wat 'n mens tussen jou duim en voorvinger kan hou. 1 bossie roosmaryn, 1 huisie knoffel, 1 middelmatige vingerhoed vol duiwelsdrek. Kook alles tesaam in 'n nuwe erdekastrol. Kook die 3 bottels totdat dit 1 bottel is. Sit 'n doek onder die deksel sodat die water nie daar inval nie. Laat staan tot die volgende môre. Gooi dit dan deur 'n doek. Gebruik drie maal per dag 1 e vol.
C.J. Matthews

7632. 2 bottels druiweasyn verkook tot 1 bottel met 'n bossie tiemie, 'n bossie wynruit, 1 knoffelhuisie, 1 stukkie duiwelsdrek so groot as 'n voëleier en sit op die asyn om te trek, neem elke maal 1 e vol met 10 druppels wonderessens drie maal daags.
Mev. Aletta van den Berg

7633. 1 bottel goeie wyn, ½ pakkie bloedsuiwer, 2 e wynruit, 2 e tiemie, 1 bottel versterkdruppels. Gooi helfte wyn uit en sit die ander goed in wynbottel, maak dan weer die bottel verder vol wyn. Sit dit in 'n pot water na die bottel goed toe gekurk is. Kook dit vir 2 uur en laat die afkoel, dan kan dit gebruik word.

Die dag voor dit gebruik word, neem eers 1 e lewensessens en na 8 dae weer. Neem die medisyne drie maal per dag 1 e vol.

Vleis, drank en rook mag nie gebruik word nie. Behandel die persoon stil.
Mev. J.P. Meyer

7634. Kook 2 k braamwortels in 1 bottel asyn, syg deur en roer 4 lepels heuning daarin, ½ tot 1 lepel te drink vier tot agt keer daags.
Helena le Clercque

7635. Drink waterskilpadbloed. Kook dagga en laat die persoon dit drink of brand volstruiseierdop soos koffie, meng mespunt op 'n lepel asyn en drink drie maal per dag.
A.S. Malan

7636. Meng 1 bottel asyn, 2 lepels peper, 1 k houtskool. Gooi dit deur en drink drie keer per dag.
F.J.L.: A.M.G. Coetzee

7637. Asyn en gebrande doringhout.
F.J.L.

7638. Platdoring (*Arctopus echinatus*) saam met salpeter vir vallende siekte.
Watt & Breyer-Brandwijk

7639. 1 e wit hoendermis op bottel wyn. Een kelkie vol elke oggend op nugter maag.
SCHULZ: Brynard

7640. 'n Mespunt droë hoendermis op ½ bottel asyn. Drink drie maal per dag 1 t op 'n kelkie water.
SCHULZ: Mev. Breytenbach

7641. Neem 'n pakkie helmontskruie en gooi dit in 'n bottel ou portwyn, maar gooi eers van die wyn 'n bietjie uit sodat die hele pakkie kan ingaan, saam met die swartstroop wat in die pakkie is en laat dit trek in die oond of son en drink drie maal per dag 'n kelkie.
SAUK: Mev. B. Muller

7642. Vir vallende siekte is heuning en asyn goed.
F.J.L.

7643. Verkook 2 bottels druiweasyn tot 1 bottel. Neem 'n bossie tiemie, 'n bossie wynruit, 1 knoffelhuisie, 1 stukkie duiwelsdrek so groot as 'n voëleier, sit op die asyn om te trek. Drie maal per dag 3 lepels vol. Gooi in elke 3 lepels 10 druppels wonderliksens.
F.J.L.

7644. Chlorodien 'n druppel in die môre. Stoom persoon met 'n stukkie duiwelsdrek.
F.J.L.

7645. 'n Stukkie duiwelsdrek, 'n stukkie klipsweet, 'n weinig swartstroop, 1 lepel kamfer, ½ e salpeter, 1 lepel gemmer op brandewyn. Laat trek.
Mev. H. Olwagen
SCHULZ: Mev. A. Hamman; Mev. M.C. Steyn

7646. Wit hoendermis gemeng met 'n paar druppels rooilaventel.
F.J.L.: J.C. Pieterse

7647. Los 'n mespunt wit hoenderskaal in bietjie water op en meng met 'n kelkie jenewer. Gee teelepelgewys in tot beter is.
SCHULZ: MacDonald

7648. Sprei 'n mespunt mosterd op 'n halwe sny brood en smeer botter of konfyt bo-oor en gee dan vir die persoon wat vallende siekte kry, elke oggend op sy nugter maag.
SCHULZ: Beyers

7649. Meng 'n bietjie loogas met asyn en drink 'n paar keer per dag daarvan of maak skilpadbloed droog en drink dit as 'n poeier.
F.J.L.: L.J. Naudé

7650. 1 lb swartsuiker in 'n dun sakkie op die kop help. Die suiker moet nat wees.
Mev. M.A. Read

7651. Neem 'n geelwortel en sny die kant af waar die blare uitkom. Hol dan die punt uit en laat die pasiënt in die holte

urineer, sit weer die koppie op en plant dit weer net so.
SCHULZ: Mev. Maré (Boek II)

7652. 7 weeluise: Hulle moet uit 'n huis kom waarin daar nog mense woon. Vang elke dag een, sit in 'n broodpil, die pil moet eers gemaak word, dan oopgesny word en uitgehol word; sit die lewendige weeluis in die pil en maak sorgvuldig toe. Die pasiënt moet dit elke aand met slaaptyd sorgvuldig insluk sodat die pil nie breek nie. As die 7de luis in die broodpil lewendig uitkom, sal pasiënt gesond word.

Die raat werk nie as die luise enige ander bloed buiten mensbloed in hulle het nie. Begin die behandeling kort voor die tyd wat die pasiënt 'n aanval verwag. (Die oumense het gemeen vallende siekte het met die maangety te doen.) Die pasiënt moet weet wat hy gebruik en dat dit 'n seker genesing is. Al die mense om hom moet hom vertel dat hy gesond sal word.
SCHULZ: Raath

7653. Iemand wat daaraan ly, moet nie bang wees nie of kwaad word nie ook nie treurig of kommer, 'n stil en aangename lewe en goeie opelyf elke dag sal veel doen om die kwaal te genees. Eet sagte voedsame kos.
Helena le Clercque

7654. Viooltjieblare trek in kookwater, drie maal drink. (Sterk)
SCHULZ: De Lange, Krugersdorp-Wes

7655. Drink sop van swartkraai.
F.J.L.

7656. Drie maal per dag 'n koue bad neem.
SCHULZ: Mev. J. le Roux
F.J.L.

7657. Kook 'n swart kraai onmiddellik nadat dit doodgemaak is op 3 bottels water en nadat tot 'n halfbottel verminder is, drink dan dikwels van die sous.
F.J.L.: L.J. Naudé

7658. Neem elf rou koffieboontjies en trek dit op 'n bottel koue gekookte water. Elke oggend en aand 1 e vol te neem.
F.J.L.: M. Gutter

7659. Gee 1 t bloed van swart kat.
F.J.L.

7660. Neem 1 swart hoender, sny sy kop af en gooi met vere en al in 'n pot kookwater, kook tot sterk sop. Haal die vere uit en gee die sop aan die sieke om te drink. Kook die hoender verder baie sag en gee vir die persoon om te eet. As dit 'n klein kind is, moet 'n jong hoender geneem word.
F.J.L.

7661. 7 haelkorrels uit haelpatroon op nugter maag sluk.
SCHULZ: Brynard (Boek I)

7662. Spinnerak met melk drink – dit moet in 5 slukke gesluk word.
SANL.
SCHULZ: Schickerling

7663. 7 bosluise op brood en botter vir vallende siekte.
SCHULZ: Mev. A. Hamman

7664. Vat 7 bye. Gooi hulle in 1 k en gooi vol kookwater. Natuurlik moet die bye eers doodgemaak word. Drink dan kort-kort van die water tot dit klaar is. Die raat word glo gewaarborg.
SAUK: Mev. G.C. van Rooyen
F.J.L.: S.F. Haasbroek

7665. Trek 7 toppe dagga op 2 k water en gee drie maal per dag 1 e vol na ete.
SCHULZ: MacDonald
F.J.L.: C. du Preez; J.C. Pieterse

7666. Suig 7 gansvere se murg uit.
F.J.L.

VEL: DIVERSE

7667. Laat trek wildedagga en gebruik die water vir roos, uitslag en velsiektes.
V.L.V. Stellenbosch: Anna Eksteen, Ria Duckitt, Rene Deetlefs

7668. Gooi 'n bietjie hawermeel in jou waswater.
Helena le Clercque

7669. Meng 1 lepel fyn kamfer en 2 lepels boraks. Roer 1 t in jou waswater.
Helena le Clercque

7670. 1 e heuningwas, 1 e kasterolie, 1 e soetolie, ½ blikkie kamfer, 1 t swart balsem, 1 t balsemkopiva, 1 t haarlemensis. Smelt was en meng ander bestanddele goed en meng dan met was.
V.L.V.: Mev. W. Brynard

7671. Ruitersalf maak 'n mens se vel mooi wit, was die gesig in dou met mooi te wees, was in eselmelk.
A.S. Malan

VELDSERE

7672. Was met gekookte mopanieblare.
F.J.L.

7673. Groendagga trek soos tee en drink.
F.J.L.

7674. Was die sere met menswater.
SCHULZ: Jacobsz

7675. ½ bottel wit Vaseline, 'n groot mespunt boorpoeier, 'n mespunt jodoform. Meng tot 'n salf en smeer aan.
SCHULZ: Conradie

7676. Smeer swael met seep aan.
F.J.L.

7677. Neem 'n stukkie Sunlight-seep. Sny dit mooi fyn. Gooi 'n bietjie suiker in. Smeer op 'n lappie en sit dit op die sere.
F.J.L.: Mev. A. Hermann; J.A. Page

7678. Maak 'n ghriespleister. Sit dit op die sere. Dit sal die sere ryp laat word.
F.J.L.: Mev. A. Hermann; J.A. Page

7679. ½ bottel wit Vaseline, 'n groot mespunt boorpoeier en 'n mespunt jodoform. Meng tot 'n salf en smeer aan.
SCHULZ: M. Conradie

7680. Skottelgoedwater, swael en klapperolie, wildeals en kopiva, drink en smeer kruit en room aan.
F.J.L.

7681. Maak 'n pappie van hoendereiergeel en boer- of mieliemeel en sit op. Dit trek die kwaad gou uit.
SANL.: Mev. L.C. du Toit

7682. Laat dit deur 'n hond lek of sit belghries op.
F.J.L.: L.J. Naudé

VELKANKER: SIEN KANKER

VERBRAND

7683. Maak 'n dun styselpappie aan en smeer aan die boudjies. Herhaal af en toe.
D.J. Rossouw

7684. Strooi koeksoda op seer en smeer sinksalf bo-oor en draai toe. Flou teewater trek brand uit, ook kasterolie.
V.L.V.: Mev. W. Brynard

VERGIFTIGING

7685. As mens seepsoda gedrink het moet mens suurlemoensap drink.
F.J.L.

7686. Drink kort-kort 'n mespunt mosterd in 'n paar lepels melk.
F.J.L.: A.M.G. Coetzee

7687. Gee wynruitsap en asyn in. 1 lepel asyn, ½ lepel wynruitsap. As dit lyk of die persoon wil verwurg, steek 'n dik flennielap in kookwater, draai uit en sit op die keel ('n spons is die beste).
Helena le Clercque

7688. Gee suurlemoensap of asyn en water.
Helena le Clercque

7689. Laat garswater drink, sien hoe om garswater te maak.
Helena le Clercque

7690. As daar vlekke en waterblare is om die mond, dan wys dit dat dit 'n vretende gif is, soos seep, soda ens. Gee nie braakmiddels in nie, maar soetolie of roulynolie nou en dan ½–1 lepel vol.
Helena le Clercque

7691. Roer 1 dessertlepel mosterd in 'n glas warm water; drink dit. Hou aan om lou water te drink totdat jy goed opgebring het.
Helena le Clercque

7692. Kook wildedagga sterk en laat drink ½–1 k nou en dan.
Helena le Clercque

7693. Als, vinkel en rape was gebruik. Raapsap is 'n voorbehoedmiddel teen vergiftiging.
SCHULZ: *The Leech Book I*

7694. Akkermonie is ook baie goed vir vergiftiging. Blare op bytplek vasgemaak en wyn om te drink.
SCHULZ: *The Leech Book I*

7695. Dikwels gebeur dit dat iemand met blikkieskos of iets ander vergifting kry. Neem dan boegoe, sit in 'n louoond dat dit baie goed droogword. Maak fyn tot 'n poeier. Vir 'n klein kind 'n mespunt vol boegoepoeier met 'n bietjie witsuiker gemeng. Sit droog op die tongetjie. Vir volwassenes ½ t.
SCHULZ: Conradie

7696. Kruisement baie sterk trek en drink.
SCHULZ: Mev. J. le Roux

7697. Van die gifwortels sterk getrek en ingegee.
SANL.: *Die Afrikaanse Almanak*
SCHULZ

7698. Gifhoutjie trek en ingee.
SCHULZ: Mev. J. le Roux

7699. Melkbos (*Xysmalobium undulatum*) vir vergiftiging.
Watt & Breyer-Brandwijk

7700. Tulpvergiftiging: Gee eers 'n paar maal baie sterk tee (*stewed tea*) en dan baie sterk koffie. Gee soveel in as wat pasiënt kan neem.
SCHULZ: Mej. V. Ehlers

7701. Vyfvingerblaar ook met wyn gebruik. Deur die bank met 3 bakke wyn of ander vloeistof.
SCHULZ: *The Leech Book I*

7702. Wildedagga sterk gekook en gedrink.
SANL.: *Die Afrikaanse Almanak*
F.J.L.

7703. Weeblare in wyn. Weeblare die gewig van 3 pennies en 3 bakke wyn.
SCHULZ: *The Leech Book I*

7704. Drink sterk, swart koffie.
Mev. M.A. Read

7705. Soetmelk met hoendereier drink en goeie purgasie daarna.
F.J.L.: Pieterse

7706. Gee die wit van eiers in (rou).
Helena le Clercque

7707. Laat vars melk drink.
Helena le Clercque

7708. Gee rou eiers opgeklits in melk in.
Helena le Clercque

7709. Drink die wit van 'n eier in water opgeklits.
Helena le Clercque

7710. Drink vars warm melk totdat die nie meer dik uitkom nie.
Helena le Clercque

7711. Slegte melk: Braai 'n jakkalslewer onder die as en gee vir die kind om te eet.
SCHULZ: Labuschagne

7712. Gee hondebloed in.
SCHULZ

7713. Vir Cooper's Dip vergiftiging: wit van eier heel insluk.
SCHULZ: Fourie, Winterton

7714. Gee soetmelk in.
F.J.L.: Mev. A. Hermann; J.A. Page
SANL.
SCHULZ

7715. 'n Mespunt vol waterskilpadbloed (droog) op 'n bietjie water kort-kort ingee tot pasiënt beter voel.
SCHULZ: Grobbelaar

7716. Blousel en asyn gemeng.
F.J.L.: L.C. Pieterse

7717. As iemand gif gedrink het, gee hom dan net aluin.
F.J.L.

7718. Gee nie olie nie maar magnesia en water.
Helena le Clercque

7719. Gee kalkwater in. 2 lepels kalk op 1 bottel water. 1 lepel vol nou en dan.
Helena le Clercque

7720. Roer 1 lepel tafelsout in glas warm water, hou daarna aan om lou water te drink.
Helena le Clercque

7721. Neem 1 mespunt stockholmteer soos 'n pil in.
Helena le Clercque

7722. Aluinwater drink.
SCHULZ: Grobbelaar

7723. As iemand seepsoda ingekry het, drink onmiddellik asyn, net so skoon. Dit sal die gif laat uitkom met goeie gevolge.
F.J.L.: Mev. A. Hermann; J.A. Page
SCHULZ: Mev. J. le Roux; Mev. J.J. Kotze
SANL.: Mev. M.J. Henning; Mej. J. Voster

7724. Drink 'n kelkie brandewyn met 'n mespunt peper.
SCHULZ: Mev. J. le Roux
F.J.L.

7725. Bind 'n band styf bokant die bytplek, sny die plek stukkend en gooi Condy's Crystals [kaliumpermanganaat] daarin.
F.J.L.

7726. As 'n persoon gif gedrink het, vat 1 e fynsout, los dit op in warm water. Laat die persoon dan die lou soutwater drink. Dit sal hom die gif laat opbring.
F.J.L.: Mev. A. Hermann; J.A. Page

7727. Weinig stockholmteer, so groot as loper inneem.
SCHULZ
SANL.

7728. Drink witvomitief.
SCHULZ

7729. In alle gevalle van vergiftiging is ½–1 t vol fyn aluin baie goed.
Helena le Clercque

7730. As iemand slegte water gedrink het, of onsuiwer, neem dan 1 e goeie brandewyn, 15 druppels lewensliksens; drie maal daags.
Mev. Aletta van den Berg

7731. Cocaine poisoning: – Stimulants: (Nitrate of amyl, brandy, aromatic spirits of ammonia (60 drops in a tumbler of water). Stir well before giving. Energetic friction of body. Black coffee as above.
Mev. M.A. Read

7732. A warm infusion of flowers of camomile acts in milder cases. Ipecacuanha, antimony and zinc are others which may be given in all safety.
Mev. M.A. Read

7733. Bind silwer geld op die bytplek.
F.J.L.

7734. Seepwater of meelwater, ook rou eiers kan so gebruik word, hou aan om daarna lou water te drink.
Helena le Clercque

7735. Gee 'n braakmiddel in: 2 lepels skoon ipekakuanhawyn. Vir 'n kind ½–1 lepel vol elke halfuur totdat genoeg opgebring word of 1 e mosterd in 'n glas warm water.
Helena le Clercque

7736. Mushroom poisoning: Crushed charcoal. It is a valuable preservative. It can be administered in urgent cases and prepared everywhere in a few moments.

It is, however, to be noted that there is a yet surer remedy in bone black,

which is in reach of all owing to its cheapness. This is a heroic medicine for first aid in cases of poisoning by the various alkaloids strychnine, belladonna, opium, hemlock metalloids, active and prompt in action according to the greater rapidity in administering the bone black. A few spoonfuls of bone black diluted in water, swallowed or injected into the stomach, can save many human lives. Charcoal is innocuous in any dose, and the strongest is the best, and should always be given as a first aid remedy.
Mev. M.A. Read

7737. Goudpoeier, wynruit en asyn.
SCHULZ
SANL.

7738. Giftige mossels: As persoon duiselig is, maagpyn het en mislik is, neem dan grouvormitief. Drink dan sterk asyn en suurlemoensap.
SCHULZ

7739. Veral in die somer is die mossels dikwels giftig. Baie mense het al daarvan gesterf. As 'n persoon dit geëet het en hy voel pyn op die maag, duiseligheid en mislikheid dan is die eerste raad 'n vomitief om die mossels uit te kry. Dan kan die persoon sterk asyn en suurlemoensap kry, daarna kruisement om te drink.
SANL.: *Die Afrikaanse Almanak*

7740. Kamfer met amandelmelk gedurig ingee. Die lyer kan ook in 'n kamferbad gesit word.
SANL.: *Die Afrikaanse Almanak*

7741. Kook 'n hen met vere en al saam met malvablare. Syg deur. Laat drink met botter, so warm as moontlik.
SCHULZ: *The Leech Book III*

7742. Gee in menswater met asyn.
SCHULZ: Mev. J. le Roux

7743. Drink soveel melk as kan, 10–15 druppels Croft-tinktuur met ½ kelkie water is ook goed, of drink wildedagga sterk gekook.
SANL.

7744. Gee in olie, wildedagga gekook, wyn en rou eiers deurmekaar geklits.
SCHULZ

7745. Drink paraffien of vars melk.
F.J.L.

7746. Drink soveel melk as jy kan, nog iets, 10–15 druppels Croft-tinktuur met ½ kelkie water ingee. Of drink wildedagga sterk gekook.
C.J. Matthews

7747. Acetic, hydrochloric (muriatic), nitric, sulphuric acid: – Give flour and water, lime water, baking soda, washing soda or soapy water, sweet oil or olive oil or eggs and milk. Oxalic acid. Give milk, chalk, lime water, and emetic. Carbolic acid, give sweet oil, milk and raw eggs, alcohol, and emetic. Prussic acid. Give milk, flour and water, oil emetic.
Mev. M.A. Read

7748. Iodine poisoning: First, starch, 1 tablespoonful in large glass of water (½ pt); 20 min. later 1 tablespoonful of mustard in a glass of warm water.
Mev. M.A. Read

7749. Chloral or chloroform poisoning: Apply heat to body generally. Keep head low, give one tablespoon mustard and salt in warm water; friction to body. After vomiting, give repeated doses of strong black coffee. (A small cup every hour for six hours.)
Mev. M.A. Read

7750. Carbolic acid poisoning: Give 1 tablespoonful flour in a tumbler of water. Afterwards one ounce (1 packet) of epsom salts in a tumbler of water. In 1 hour 4 tablespoonfuls whisky with a little water (about half and a half). Apply heat to the body.
Mev. M.A. Read

7751. Belladonna or atropine poisoning: Give a tablespoonful of mustard and salt in warm water. After vomiting, ¼ grain of morphine sulphate. Stimulate in cases of excessive weakness.
Mev. M.A. Read

7752. In case of poisoning by bichloride of mercury, give a teaspoonful of mustard and salt (half and half) in a glass of warm water, or 30 grams sulphate of zinc. Afterwards, in about an hour, give milk and egg.
Mev. M.A. Read

7753. Indien persoon per ongeluk gif gedrink het, is die volgende goed om die persoon te laat opbring: 1 t mosterd in warm water. Ook 1 groot t botter met baie sout in.
Mev. M.A. Read

7754. Gee eiers en suiker (rou). As die gif stuipe veroorsaak, skiet koue water in die gesig en maak die hoof nat met koue water.
Helena le Clercque

7755. Bytplek: Oorwas opsmeer en drie maal die "Prayer of St. Jon" [*sic*] opsê.
SCHULZ: *The Leech Book I*

7756. Ou deurgerookte pypkop fyngemaak.
SCHULZ

7757. Suig die gif uit.
F.J.L.

7758. Gee vomeermiddel in, neem vuil skottelgoedwater.
SCHULZ: Grobbelaar

7759. Gee braakmiddels in, moenie die persoon laat slaap, hy of sy sal nooit weer wakker word nie. Skiet koue water in die gesig, draai koue nat handdoeke om die lyf, gee sterk koffie om te drink, laat die persoon loop, ens.
Helena le Clercque

VERKLUIM

7760. Vryf die liggaam goed met growwe handdoek. Gee warm melk in, ook wyn of brandewyn, enigiets warm. Sit dan die persoon in warm bad.
Helena le Clercque

VERKOUE

7761. 1 glas kookwater, 1 lepel brandewyn, laat effe afkoel, drink en gaan dadelik na bed.
F.J.L.: Fanie Venter

7762. Boegoe, wildeals en bels saam trek op brandewyn.
SCHULZ: Mev. J. le Roux

7763. Bloublomsalie getrek met kookwater en suiker. Drink soveel moontlik vir verkoue.
SCHULZ: Ouma Erasmus

7764. Bytbos (*Helichrysum* sp.): aftreksel vir verkoue.
Watt & Breyer-Brandwijk

7765. Dassieboegoe (*Pelargonium ramosissimum*) gebruik vir verkoues.
Watt & Breyer-Brandwijk

7766. Bakbossie en kruisement saam getrek en warm gedrink net voor slaaptyd, want dit laat baie sweet.
SCHULZ: M. Conradie; Mev. J. le Roux

7767. Roosmaryn soos tee getrek. Dan vir uitwaseming 'n kommetjie vol drink.
SANL.: *Die Afrikaanse Almanak*
F.J.L.: J. Viljoen
SCHULZ

7768. Vir verkoue is gekookte naeltjies goed.
F.J.L.

7769. ½ t mosterd op 'n glas water. Dit laat baie sweet en drywe die koors uit.
F.J.L.: Van Rooyen, Alexandria

7770. Kamferbos ook vir verkoues aanbeveel.
Watt & Breyer-Brandwijk

7771. Suurlemoene met suiker word gebruik vir verkoue.
SCHULZ: D.J. Coetzee
SAUK: Mev. H.F. Smit

7772. Kattekruie (*Ballota africana*) vir verkoues en griep.
Watt & Breyer-Brandwijk

7773. Kruisement (*Leucas martinicensis*) warm gemaak vir verkoues.
Watt & Breyer-Brandwijk

7774. Wildeknoffel trek.
SCHULZ: Mej. K. Albertyn

7775. Laat trek wildeals en drink vir verkoues en hoofpyn.
V.L.V. Stellenbosch: Anna Eksteen, Ria Duckitt, Rene Deetlefs

7776. Trek roosmaryn soos tee en drink vir verkoue.
V.L.V. Stellenbosch: Anna Eksteen, Ria Duckitt, Rene Deetlefs

7777. Neem 'n hand vol bloekomblare. Gooi warm water daarop en laat trek. Drink die ekstrak warm.
V.L.V. Stellenbosch: Anna Eksteen, Ria Duckitt, Rene Deetlefs

7778. Trek 'n hand vol bloekomblare soos tee. Drink voor slapenstyd.
V.L.V.: Mev. W. Brynard

7779. Perdepisbossies: Infuse with hot water and strain. Take half a cup of the warm liquid on going to bed. Be well covered with blankets.
Mr. Sarleh Dollie

7780. Neem 'n hand vol bloekomblare. Laat trek soos tee en drink.
A.S. Malan

7781. Kou bloekomblare of drink 'n sweetmiddel soos suurlemoen uitgedruk in warm water en 1 t jamaikagemmer daarby, of toonnaels gebrand is goed as jy dit met water insluk. Kook wildeals en gemmer, gooi deur en drink.
A.S. Malan

7782. 1 k sterk getrekte roosmarynwater.
Helena le Clercque

7783. Laat bloegomblare goed trek op kookwater. Drink 1 k vol terwyl dit nog warm is.
Helena le Clercque

7784. Drink 1 k tee met 1–2 lepels brandewyn daarin.
Helena le Clercque

7785. Wildeals is getrek en gedrink teen swaar verkoues en koors. Vir hoofpyn is dit teen die slape met 'n doek vasgemaak, tot dit droog was, herhaal tot die pyn bedaar het. (Ook vir steek in die ore).
Mev. M. Kloppers

7786. Doepabrandewyn, stropie kook van kaneel, naeltjies, vye in wyn.
Mev. Aletta van den Berg

7787. Maak 'n pleister van roulynolie, smeer op 'n lap en sit op die bors. As die bors toegetrek is, baai met warm asyn en sit dan 'n warm kasterolielap op.
Mev. M.A. Read

7788. Trek water op bloekomblare. Stoom met blare.
F.J.L.: C. du Preez; L. Botha
SCHULZ: Mej. K. Albertyn

7789. Heuning en asyn help vir verkoue.
F.J.L.: Petrus Fourie

7790. Kameelblomme en gemmer deurmekaargetrek is goed vir verkoues, met wildeals.
F.J.L.

7791. Vir verkoue is gemmer en naeltjies goed.
F.J.L.

7792. Bloekom en wildealstee drink.
F.J.L.

7793. Bloekomolie op sigaret gooi en rook.
F.J.L.

7794. Neem vir 'n St. Casson en vir 12 duite arabiese gom. Laat trek soos tee. Drink 4–5 k per dag.
SCHULZ

7795. Stamp bloegomblare, kook met water, gooi deur, heuning, 1 mespunt rooipoeier. Gebruik kort-kort 'n bietjie.
F.J.L.: Fanie Venter

7796. Blougomblare en wildeals word gekook en dan word gemmer en suurlemoensap bygevoeg om 'n persoon te laat sweet. Dit word pons genoem.
SANL.
F.J.L.: W. Germishuizen

7797. Sit 'n borriepleister op die bors en hou dit 'n paar dae daarop. Om te drink: Neem wildeals en wynruit, slanghoutjies, salpeter, kook en giet deur, voeg gemmer by, fyn kruienaeltjies, suiker en 'n bietjie droë vye. Laat alles tot stroop kook en gee 1 t vol as die hoes pla. Voeg 1 lepel soetolie by.
Mev. H. Olwagen

7798. Tamboekiesgras en bloekomblare op warm water getrek en gedrink. (Nie kookwater nie.)
SCHULZ: Mnr. van Rooyen

7799. Trek wildeals of knopdagga of kamilleblomme op wynruit en water en drink 'n sopie daarvan.
F.J.L.

7800. Wildeals, gemmer, naeltjies, tiemie, wynruit, roosmaryn word gemeng en soos tee getrek, ingegee as persoon gaan slaap.
F.J.L.

7801. Wildeals, wynruit, slanghoutjies. Kook en gooi deur. Gooi gemmer, fyn kruienaeltjies, suiker en bietjie droë vye by. Laat kook tot stroop en gee 1 t as hoes pla. Gooi 1 e soetolie by.
SCHULZ

7802. Wildeals en bloekomblare getrek soos tee met suiker daarin.
SCHULZ: J.J. Steenkamp
SAUK: Mev. C. Hamman

7803. Trek wildeals en drink.
SCHULZ: Mev. A.M. Claassen
F.J.L.

7804. 'n Paar takkies wildeals, 1 lepel gemmer, suurlemoensap, suiker, 1 t fyn naeltjies. Laat trek soos tee en gee 1 k net so warm as die persoon dit kan drink.
F.J.L.: D. de Bruin; L.J. Naudé

7805. Drink 1 k kookmelk en gaan dadelik na bed.
F.J.L.: Fanie Venter

7806. Brand hoendervere onder die neus.
F.J.L.

7807. Gaan vroeg in die môre na die perdestal.
A.S. Malan

7808. Stroop: Kook 'n bottel asyn in 'n vererde kastrol met 3 k suiker vir 10 min. Tel af en laat afkoel. Neem nou 'n grouvomitief, gooi dit in 'n groot lepel. Neem 'n bietjie van die stroop (as dit koud is) en maak dit nat met die vinger totdat alles gemeng het. Gooi in 'n droë bottel al die aangemaakte poeiers en dan 'n bottel pepermentessens, ½ bottel soetolie en dan die gekookte stroop van die asyn. Skud goed voor gedrink word. Vier tot vyf maal per dag 1 t en ook in die nag.
SCHULZ: W.A. Basson

7809. Suiker en blougomolie vir verkoue.
F.J.L.

7810. Stockholmteer in kookwater vir verkoue. Die wasem moet ingeasem word.
F.J.L.: A.M. Otto

7811. As jy verkoue het moet jy pekelwater in jou neus optrek.
F.J.L.

7812. 'n Paar druppels Little's Dip in 'n groot lepel water.
F.J.L.

7813. Maak kamfer fyn en snuiwe dit.
SCHULZ: Dykman; Mev. J. le Roux
SANL.: Die Afrikaanse Almanak

7814. As jy verkoue is, dan moet jy droë kamfer kerf, gooi dit droog in jou keel,

en neem 'n slukkie koue water.
F.J.L.

7815. Gooi in 'n glas koue water 2 lepels suiker en 20 druppels witdulsies en drink dit.
F.J.L.

7816. 1 t paregorie, 1 t suiker en 'n bietjie warm water. Drink drie maal per dag.
SAUK: Ouma M. van Nierkerk

7817. Gemmerbrandewyn vir verkoue.
F.J.L.: L. Botha

7818. Kamfer snuiwe as dit in die hoof is en rook as dit in die bors is.
A.S. Malan

7819. Moenie agterlosig wees nie, dit sit naderhand in ernstige siekes oor, soos inflammasie en selfs tering. Bly in bed vir 1–2 dae, maak dit dig toe om te sweet. Drink 1 k warm tee met mespunt gemmer of 15–20 druppels jamaikagemmer daarin of van die volgende middels.
Helena le Clercque

7820. Antimoniumwyn.
Dr. C.F. Juritz

7821. Neem 1 t jamaikagemmer, 1 t lewensessens, suiker om dit soet te maak, ½ glas water.
Mev. M.A. Read

7822. Voeg 1 t koeksoda by 'n glas koue water en drink 'n glas vol drie keer per dag.
Mev. M.A. Read

7823. Neem dadelik 'n groot dosis epsomsout.
SANL.: Tannie Hanekom

7824. Gooi 7 of 8 druppels bees-Kerol in 'n glas water, verdeel in drie dele. Neem een deel drie keer per dag. Snuif Otto Landsberg droë snuif Nr. 3 elke halfuur. Die Kerol en snuif vernietig die kieme.
SAUK: Mev. M.A. Read

7825. 'n Deel karbolsuur met vier dele swaeleter (in elke apteek te kry). Gooi dit op 'n flessie water, soveel as die water gemaklik opneem. Dan maar enkele male die flessie onder die neus te hou. Verder moet dit goed dig gehou word en veral oppas vir die swaeleter, dit kan lig ontbrand.
SANL.: *Die Afrikaanse Almanak*
SCHULZ

7826. Neem 'n glas koue water. Los daarin op 3 t suiker en dan gooi jy 2 dessertlepels brandewyn daarop en drink dan die helfte daarvan as jy gaan lê en die ander as jy weer hoes.
SAUK: Ouma. C. Liebenberg

7827. Bietjie als, ½ lb suiker, saam tot stroop gekook. Nou en dan 1 t vol.
SCHULZ
SANL.

7828. Smeergoed: 1 lepel asyn, 1 lepel terpentyn, 1 eiergeel.
SCHULZ

7829. Neem droë pypkaneel en suiker en laat kinders dit eet vir verkoue.
SANL.: J.H. van Heerden

7830. Vir kroep: 1 e warm olyfolie met 'n mespunt fyngemaakte kamfer. Drink. Neem 'n warm voetbad, en 'n teerpleister tussen skouers en onder voetholtes.
Mev. M.A. Read

7831. Rokerskamfer met tabak saam rook vir verkoue op die bors, hoes ens.
SANL.: *Die Afrikaanse Almanak*

7832. ½ t peper op glas warm melk so warm as kan drink.
F.J.L.

7833. Sit 2 e gouestroop in 'n klein kommetjie, byna 'n bottel melk, en gooi dit op die stroop. Roer goed deur. Drink warm en gaan na die bed om te sweet.
SANL.
F.J.L.

7834. Kook gemmer tot dit sterk is, gooi dit dan in kookmelk en drink vir verkoue.
F.J.L.: D. de Bruin

7835. Heuning, 'n paar druppels terpentyn en weinig soetolie en kamfer deurmekaar gemaak en ieder maal 'n weinig daarvan drink.
SANL.: *Die Afrikaanse Almanak*

7836. Drink elke uur ½ glas koeksodawater en eet baie lemoene.
SANL.: Mev. A.C. du Toit

7837. Vir verkoue meng lemoen, kookwater, brandewyn en suiker.
F.J.L.

7838. Breek 'n eier op saam met die dop en voeg die sap van 'n groot suurlemoen by om die eierdop te verteer. Laat dit 'n paar uur staan en voeg dan 'n kelkie brandewyn by. Neem 1 t vier maal per dag.
SCHULZ: Sauerman

7839. Vir die verkoudheid van 'n kind: Die door van 'n eier, 1 t heuning, 3 druppels haarlemmerolie. Ieder maal as die hoes kom 1 t.
SANL.: *Die Afrikaanse Almanak*

7840. Drinkgoed: Neem 1 dessertlepel roulynolie. Voeg daarby 4 of 5 druppels arnika en gee dit vir die pasiënt drie maal per dag en een maal per nag.

Smeergoed: Neem 1 deel arnika en 1 deel kamferolie en 1 t bloekomolie. Meng en skud dit goed. Smeer die pasiënt se hele bolyf goed daarmee in. Drie maal per dag en een maal per nag. Ook arms en bene indien dit pynlik is.
SAUK: Ouma H.W. Sadie

7841. Meng 1 e roulynolie, 1 e soetolie, 1 e asyn, 15 druppels suiwer drinkterpentyn. Skud goed, neem 1 t elke 3 of 4 uur.
SAUK: Mev. F.J. Muller

7842. Sap van 1 suurlemoen, ½ t jamaikagemmer, ½ t koeksoda, 2 t suiker. Roer alles deurmekaar en drink. Rus 'n paar minute en die verkoue is beter.
SAUK: Ouma M. van Emmenis

7843. Fyn tabak, aluin of soutwater opsnuif.
F.J.L.

7844. Sny uie in skyfies, strooi suiker oor en laat oornag buite staan. Drink die stroop.
Mev. H. Badenhorst
SANL.

7845. Gee goeie sweetmiddel in.
F.J.L.

7846. As jy verkoue het, dan moet jy 'n glas vol koue water drink in die oggend voor jou ontbyt.
F.J.L.

7847. Gebrande toonnaels met water.
F.J.L.: Mev. M. Nienaber

7848. Vloeistof is goed vir verkoue.
F.J.L.

VERKOUE: DIVERSE

7849. Huidenig getrek en drink.
SCHULZ: Steyn, Swellendam

7850. Trek anys op brandewyn en vryf baba se koppie daarmee sodra hy uit die bad kom.
SCHULZ: Mev. Taute

7851. 1 glas koue water met 1 t kremetart drink, twee maal voor u gaan slaap.
SCHULZ: Mev. I. le Roux

VERKOUE IN DIE BORS, HOOF EN KEEL

7852. Laat wildebloublommetjiesalie trek soos tee. Gebruik 2 k van die getrekte salie met 1 k suiker. Kook dit saam en drink 1 t van die stroop elke vier uur.
SAUK: Mev. F. Smit

7853. Vryf goed met kapok of met nat, koue lappe. Gee koue brandewyn en water in. Moet nie die persoon in warm kamer of by vuur bring voordat die bloed weer goed aan lope is, sodoende kan die dood veroorsaak word.
Helena le Clercque

7854. 1 lepel heuning, die geel van 1 eier,

15–20 druppels. Die resepte kan vir verkoudheid vir kinders ook gebruik word, maar net minder goed moet ingegee word, na ouderdom.
Helena le Clercque

7855. Neem 1 lepel heuning, 2 t soetolie, 10 druppels terpentyn, 2 mespunte kamfer, meng tesame. Laat smelt in die mond 'n bietjie nou en dan.
Helena le Clercque

7856. Kook van sterk gekookte wildealswater 'n stroop. 2 k wildealswater, ½ k teesuiker, ½ k bruinsuiker, 1 dessertlepel gemmer. Neem 1 t nou en dan.
Helena le Clercque

VERKOUE IN DIE HOOF

7857. Maak pluisies nat in bloegomolie en steek in die neusgate, laat inbly vir 4–5 uur lank; moet dit nie te groot maak nie sodat jy kan asemhaal.
Helena le Clercque

7858. Trek lou soutwater op in die neus, ruik dan aan vlugsout.
Helena le Clercque

7859. Gemengde mentol snuif wat by enige apteker gekry kan word is goed om vuilnis uit die neus te genees.
Helena le Clercque

7860. Snuif fynsout op.
Helena le Clercque

7861. Snuif fyn kamfer op.
Helena le Clercque

7862. Kinientinktuur: Neem 5 druppels op 'n stukkie suiker elke uur.
Helena le Clercque

VERKOUE BY KINDERS

7863. 2 t kloutjiesolie, 2 t koue water, 2 t heuning met eiergeel. Gee elke 2 uur tot magie werk.
SCHULZ: Mev. J.J. Kotze

7864. 1 eiergeel met 1 t heuning.
SCHULZ: Mev. J.J. Kotze

VERKOUDHEID MET KOUEKOORS

7865. Kook wildealsblare sterk met water. Drink 1 k, sit van die groen blare onder die kussings.
Helena le Clercque

7866. Drink 1 k warm garswater. Sien hoe om garswater te maak, met 2–4 lepels brandewyn of wyn daarin.
Helena le Clercque

7867. Antipirien of fenasetien is goed om koors af te bring, maar is gevaarlik vir mense met swak harte, neem 5–15 grein voor na bed gaan. Neem liewers aspirien 5–10 grein.
Helena le Clercque

7868. Kamferspiritus sal koue en ook influensa keer as dit gou geneem word. Dit is die beste middel om te neem na jy natgereën het. Neem 10–20 druppels op suiker of brood elke 2 ure as nodig is.
Helena le Clercque

7869. 1 k suurlemoenwater, 20 druppels jamaikagemmer, ½ t suiker. Drink dit warm.
Helena le Clercque

7870. Hou die voete in warm bad, roer daar 2 lepels sout en 2 lepels mosterd in. Draai die pasiënt dig toe met bad en al, gooi altyd warm water by. As die water afkoel, haal die voete uit, moet nie afdroog nie, maak dig toe om te sweet, gee dan sweetgoed in. Bly die volgende dag in bed; mens vat dan nie lig koue.
Helena le Clercque

7871. Drink warm water met ½ t fyn gemmer, ½ lepel lemoenskil, 2 lepels brandewyn, sprinkel bloegomolie op die kussings.
Helena le Clercque

7872. Neem 2 lepels gouestroop, gooi in 1 bottel kokende melk, laat kook en syg dan deur, maak soet na smaak; 1–2 k vol warm te drink. Onthou in al die drie resepte moet na halfuur weer 1 k vol, warm gedrink word totdat die bottel op is. Die dikmelkwater kan ook gemaak word van suur melk deur dit te kook en dan die kens water deur te syg en daar brandewyn by te voeg, of suiker na smaak.
Helena le Clercque

7873. Voeg 1 t kremetart in 1 bottel kookmelk, kook dit 'n bietjie, syg dan deur en maak soet na smaak. 1–2 k vol warm te drink. Dit help die niere om te werk.
Helena le Clercque

7874. Neem 1 dessertlepel essens van rennet, gooi dit in 1 bottel kookmelk, laat na aan die vuur staan tot dit dik word. Klits dit dan en syg deur 'n dun doek. Roer by die water genoeg suiker na smaak, gooi dan 1–2 lepels brandewyn daarin. Drink ½–1 k vol, warm.
Helena le Clercque

7875. Maak dig toe met wolkombers. Drink ½ k garswater met 1 dessertlepel etielnitriet op 1 bottel garswater.
Helena le Clercque

VERLAMDE BENE (AS JY LAM IS)

7876. Laat wildedagga trek, hou die bene daarin en pak die blare om die been.
C.J. Matthews

VERREKKING

7877. Hou die plek in warm water, neem ½ k asyn of brandewyn en ½ k koue water, maak flennielappe daarin nat en sit dit op. Herhaal 10–12 keer of meer.
Helena le Clercque

7878. Hou die plek in so warm water as moontlik, of sit warm, nat kompresse op.
Helena le Clercque

VERSTERKMIDDELS

7879. 12 huisies karmonk, 12 pitte saffraan, 12 kruienaeltjies, ½ neut, 1 t suiker; alles moet fyngemaak word en op 'n bottel Franse brandewyn gesit. Laat goed trek. Gebruik drie maal per dag 15 druppels.
SCHULZ: Mev. J.J. Kotze; Mev. H. Olwagen
SANL.

7880. Rasper 3 suikerbeetjies, gooi op 1 bottel wyn, ½ kelkie saans.
SCHULZ: Mev. S. Orton

7881. 2 neute, 2 e vinkelsaad, 1 grypie saffraan, 2 e lemoenskil, 1 stukkie teesuiker. Alles fyngestamp en op 'n bottel brandewyn getrek.
SANL.: Mev. G.L. Pienaar

7882. Neem makroosmaryn, 'n hand vol, laat trek op fles brandewyn. Smeer soggens en saans.
SCHULZ

7883. 12 huisies karmonk, 12 pitjies saffraan, 12 kruienaeltjies, ½ neut, 1 t suiker, alles moet fyngemaak word en op 1 bottel Franse brandewyn gesit. Laat goed trek. Gebruik drie maal daags 15 druppels daarvan.
Mev. H. Olwagen

7884. 1 bottel brandewyn, 1 botteltjie versterkdruppels, 12 ekstra sterk pepermente, 1 botteltjie entresdruppels.
SANL.: *Die Afrikaanse Almanak*

7885. Neem 'n bottel brandewyn en gooi 'n botteltjie versterkdruppels en 'n botteltjie bruindulsies en 9 kruienaeltjies daarin en drink elke aand 'n kelkie vol met bietjie water as dit te sterk is.
SAUK: Mev. C.M.G. Swart

7886. Drie druppels van elk op 1 e olyfolie drie maal per dag: balsemsulfuris, hansenansdruppels, Turlington, balsemkopiva.
SANL.: Mev. M.A. Barnard

7887. 1 bottel portwyn, 2 botteltjies bruindulsies, 2 versterkdruppels, 1 rooilaventel, 1 kamille-essens.
SANL.: Mev. J.P.J. Hugo

7888. Neem 1 bottel portwyn, 2 oz vislym, 3 oz teesuiker, 1 oz arabiese gom, 1 fyn neutmuskaat. Sit dit alles in 'n erdepot en bind toe met 'n blaas. Sit dan die erdepot in 'n kastrol warm water en laat dit saggies kook totdat die vislym gesmelt is. Roer dikwels. Laat koud word. Gee 'n stuk so groot soos 'n neut aan die siek mens, of smelt dit in warm tee of sop. Is baie goed.
SANL.

7889. 1 bottel tankwater, 1 bottel Hoffmansdruppels, 1 bottel rooilaventel, 1 bottel endresdruppels, 1 bottel balsemvita, 1 bottel versterkdruppels, 1 e rooipoeier, 1 e salvolatile. Laat die water eers koud word, voeg dan al bogenoemde in. Neem 1 dessertlepel drie maal daags, goed vir hart en versterking.
Mev. Aletta van den Berg

7890. 1 bottel portwyn, 1 bottel wonderessens, 1 bottel groenamara, 1 bottel krampdruppels, 1 bottel versterkdruppels. Gebruik drie maal daags 1 kelkie.
Mev. Aletta van den Berg

7891. 1 bottel tankwater gekook, 1 bottel Hoffmansdruppels, 1 bottel versterkdruppels, 1 bottel endresdruppels, 1 bottel rooilaventel, 1 bottel balsemvita, 1 t rooipoeier, 1 e salvolatile. Laat die water goed koud word. Voeg dan al die bogenoemde medisyne in. Gebruik 1 dessertlepel vol drie maal per dag voor ete, baie goed vir die hart.
Mev. Aletta van den Berg

7892. 1 bottel portwyn, flessie wonderessens, ditto amara, ditto krampdruppels, kelkie vol drie maal daags.
Mev. Aletta van den Berg

7893. Klits 'n rou eier met bietjie sout, neem om 11 uur. Een bottel portwyn met 'n flessie versterkdruppels drie maal per dag 1 e vol.
SCHULZ

7894. 'n Bottel brandewyn, 1 t foelie, 1 t naeltjies, 1 t neut, 2 t kaneel, 'n knippie saffraan, giet dit as dit goed getrek is en voeg dan 'n flessie Hoffmansdruppels en 'n flessie versterkdruppels by.
Mev. H. Olwagen
SCHULZ

7895. Kook ½ lb droë vye met 3 bottels water tot dit een is en waarby 1 lepel sennablare gevoeg is. Gooi deur en meng met 1 lepel Engelse sout. Drink elke oggend 'n mond vol.
SCHULZ: S.J. Marais

7896. Neem gees van China drie of vier maal per dag; 'n eierlepel vol met water of wyn.
SANL.: *Die Afrikaanse Almanak*
SCHULZ

VERSTOPPING (NIE HARDLYWIGHEID)

7897. Rou uie, fyngesny, en met semels deurmekaar in 'n pan louwarm gemaak en op die buik gesit.
SANL.: *Die Afrikaanse Almanak*
SCHULZ: Kotze, Calitzdorp

7898. Trek kiesieblare drie maal per dag en ook kiesieblarelawement. Sit beesmis-en-asynpappe op buik.
SCHULZ
SANL.

7899. Beesmis-en-asynpappe op die buik te sit.
SANL.: *Die Afrikaanse Almanak*
SCHULZ: Mev. J.J. Kotze

7900. Maak fyngesnyde rou uie en semels warm in 'n pan en dra dit op die maag.
Helena le Clercque

7901. Maak heuningpil en sit in fondament.
SCHULZ: Mev. J. le Roux

7902. Drink kasterolie.
F.J.L.: J. Grobler

7903. 2 e skoontraan drink.
SCHULZ: Mev. J. le Roux
SANL.
F.J.L.: J. Viljoen

7904. Gebruik 1 t visolie ieder môre.
Helena le Clercque

7905. Spuit met seepwater.
F.J.L.: A.M.G. Coetzee

7906. Maak seep rond en smeer met vet voordat dit ingedruk word.
F.J.L.: J.C. Pieterse

7907. Fichardtskruie. Uitmuntende werking in verskillende siektes en veral teen hardnekkige verstopping van die onderlyf.
Dr. C.F. Juritz

7908. Voeg in 1 bottel gekookte water 1 rabarberpoeier, 1 jalap en 1 lepel Engelse sout. Drink 1–2 lepels vol.
Helena le Clercque

7909. Staalwater drink. Rou eier met semels gemeng tot 'n pap gemaak en op die maag gesit so warm as moontlik.
SANL.
F.J.L.: J. Viljoen; F. Venter; L.J. Naudé
SCHULZ: Mev. J. le Roux

7910. Lawement van seepsop of kamillewater.
SCHULZ: Mev. J. le Roux

7911. Neem 'n warm bad en drink staalwater.
F.J.L.
SANL.

7912. Neem 'n purgasie, vryf die maag. Sien slegte spysvertering. Eet growwe brood en veel groente en vrugte. Drink slaaiwater. Neem warm bad.
Helena le Clercque

7913. Staalwater drink of 1 of 2 lepels skoontraan inneem of rou uie fyngesny en met semels deurmekaar gemaak in 'n pan en op die buik gesit.
A.S. Malan

7914. Voeg op 1 bottel gekookte water koud, 2 lepels anys, 1 rabarberpoeier, 1 poeier jalap, 3 lepels gouestroop. Drink 1 lepel vol voor na bed gaan.
Helena le Clercque

7915. Drink melk of wyn.
F.J.L.
SCHULZ

7916. Laat droë vye of pruime in soet kasterolie of visolie lê vir een week, eet dan 2–4 voor na bed gaan.
Helena le Clercque

7917. Spring van hoë krans af.
SCHULZ: Prieska

7918. Tel swaar klippe op.
SCHULZ: Prieska

VERSTUITING

7919. Indien 'n persoon val en seerkry in sy knie, sonder beengebreke, swel die knie gewoonlik baie op en daar is water in. Hierdie raat kan alleenlik maklik op 'n plaas gebruik word. Neem dan warm beesmis en asyn en draai met verbande om die persoon se knie. Die asyn en beesmis trek of verhoed dat die water verder gaan om permanente water te veroorsaak.
SANL.: Mnr. J. Spamer
SCHULZ
F.J.L.

7920. Neem bloekomblare, stamp dit baie fyn, maak nat met asyn en sit op die pynplek.
Mev. Aletta van den Berg

7921. Stinkolieblaar opsit.
F.J.L.

7922. Draai toe met boegoeasynlappe.
SANL.
SCHULZ
F.J.L.: Van Rooyen, Alexandria; L.J. Naudé

7923. Hou verstuite lid in warm menswater; maak lappe in menswater nat en slaan om seerplek.
SCHULZ: A. Coetzee

7924. Smeer kloutjiesolie aan verstuite dele.
SCHULZ: Mev. J.J. Kotze

7925. Sit 'n pap van beesmis en warm asyn op die verstuite deel.
F.J.L.: Erasmus

7926. Draai kamferbrandewynlappe koud om. Smeer met die mengsel goed: ½ lepel terpentyn, ½ lepel paraffien, 1 lepel kamfer, 2 lepels asyn, 1 lepel kasterolie, 1 lepel boegoebrandewyn, 1 lepel soetolie.
Helena le Clercque

7927. Pekellappe opsit.
SCHULZ

7928. Maak pappe van suiker en Sunlightseep en sit dit op.
F.J.L.

7929. Sit warm flou diplappe op.
F.J.L.

7930. Of enige kneusplek van welke aard ook. Lappe natmaak met kamferbrandewyn en bruin- of swartsuiker om die plek slaan, hou dit nat; dit maak die pyn stil.
Mev. Aletta van den Berg

7931. Draai boegoeasynlappe om.
Mev. M. Kloppers

7932. Meng boegoe en asyn. Laat trek. Maak lappe nat in boegoeasyn en sit op seerplekke.
V.L.V. Stellenbosch: Anna Eksteen, Ria Duckitt, Rene Deetlefs

7933. Sit asynlappe op gewrig tot swelsel sak.
V.L.V. Stellenbosch: Anna Eksteen, Ria Duckitt, Rene Deetlefs

7934. Sit boegoeasyn op.
F.J.L.

7935. Sit sout wat natgemaak is met warm asyn op die deel.
F.J.L.: Erasmus

7936. Smeer die verstuite deel met paraffien.
F.J.L.: Erasmus

7937. Sit warm asynlappe op.
F.J.L.: J.J. Steenkamp

7938. Maak aluin fyn of brand 'n stuk so groot soos 'n neut, roer wit van 1 eier daarin tot dit jellierig word. Smeer op lap en sit op verstuiting.
SCHULZ: Jacobsz

7939. Draai koue lappe om verstuite deel, as dit warm word, sit weer koue op en hou so aan; maar warmte is by voorkeur beter. Die sening kom ook baie gouer reg. Neem warm beesmis en asyn, boegoeasyn is nog beter, hou die voet daarin, of dit kan ook warm opgesit word.

As die pyn bedaar en die swelsel gesak het vrywe dan goed in met *embrocation* (dit kan ook tuis gemaak word). Draai dan op met rekbare winsel.
SANL.: M. Conradie
F.J.L.: J.C. Pieterse; Alberts; J. Grobler; A.M.G. Coetzee

7940. Laat lou water op die plek met 'n straal val, maak altyd die water warmer, totdat dit erg warm is, en dan weer terug totdat dit net lou is. Draai warm asynlappe dan om. Smeer die plek met soetolie in.
Helena le Clercque

7941. Stink modder opsit.
F.J.L.

7942. Trek reguit.
F.J.L.

7943. Stuur gou vir 'n dokter, as die plek koud word en swel is dit pynlik en moeilik om dit weer in te kry. As

iemand dit verstaan kan hy of sy dit gou weer die lit intrek.
Helena le Clercque

7944. As jy jou nek verstuit het: dra dan 'n gebreide riempie daarom.
SCHULZ: Mev. Breytenbach, Tvl. (Boek I)

7945. Koop 'n halfjaart swart sy of swart satyn. Draai dit om die voet, en oor 1½ uur sal dit reg wees.
SAUK: Ouma J. Wolfaardt

7946. As jou voet verstuit, draai 'n nat lap om hom.
F.J.L.

7947. Sit nuwe ongebleikte linne natgemaak in koue water op.
F.J.L.: J.C. Pieterse

7948. Gooi met 'n ketel 'n dun straal koue water (hou die ketel hoër met verdrag) op die verstuite plek. Hou aan om water op te gooi tot dit beter gaan.
F.J.L.: Erasmus

7949. Draai 'n strook swart sy of satyn om die arm en oor 1½ uur sal dit reg wees.
SAUK: Ouma J. Wolfaardt

VERSWERING

7950. Sit 'n doringpleister op die plek.
F.J.L.: G. van Niekerk

7951. Sny 'n blaar van die vaalhaarplant oop, braai dit en sit so warm moontlik op plek.
SCHULZ: Mev. Baard

7952. Wituie in skyfies gesny en gebraai; sit op.
SCHULZ: Mev. Baard

7953. Broodpleister
F.J.L.

7954. Was dit goed met gekookte warm wildeals of bloekomblare se water ook met vloeistof.
F.J.L.

7955. Ek is geopereer vir blindederm, toe was ek in ander tyd van 4 maande in die Johannesburg se hospitaal. Ek was daar 32 dae. Slegte behandeling en die gevolg was die operasieplek het bly sweer. Ek is so daar uit, want ek het gesien wat sou gebeur. Ek het by die huis gekom, die kastige "plug" ens. uitgetrek en geelbalsemkopivalappe opgesit. Dit het net 1 of 2 maal geel puntjies gemaak en het pragtig genees en toegegroei. Daarna het ek toe aangehou met die kopiva.
SCHULZ: Jordaan

7956. Neem varingbossie en braai dit in 1 lepel kasterolie, 1 lepel soetolie, 1 lepel klapperolie, 'n stukkie kamfer, eau de cologne, 12 amandels, ½ huisie knoffel, 15 druppels balsemvita.
SCHULZ

7957. Neem varingbossie en braai dit in 1 lepel kasterolie, 1 lepel soetolie, 1 lepel klapperolie, 'n stukkie kamfer, eau de cologne, 12 amandels, 'n halwe huisie knoffel, en 15 druppels balsemvita.
Mev. H. Olwagen

7958. Neem faraoplant en braai dit in 1 lepel kasterolie, 1 lepel soetolie, 1 lepel klapperolie, 'n stukkie kamfer, eau de cologne, 12 amandels, 'n halwe huisie knoffel, en 15 druppels balsemvita.
Mev. H. Olwagen

7959. Om te verdwyn: 1 e heuning, 1 e rogmeel, door van 'n eier, maak 'n pleister en sit op die plek.
Mev. H. Olwagen

7960. 1 lepel meelblom, 1 lepel heuning, 2 lepels soetolie, 1 eiergeel, 1 t sout.
SCHULZ

7961. 1 lepel gerasperde seep, 1 lepel fyngemaakte wituie, 1 lepel heuning. Kook alles saam tot pleister.
SCHULZ

7962. Om te verdwyn: 1 e heuning, 1 e rogmeel, door van 'n eier, maak 'n pleister en sit op die plek
Mev. H. Olwagen
SCHULZ

7963. Rosyntjie in kookmelk gedoop op 'n bloedvint.
SCHULZ

7964. Smelt harpuis, was en kloutjiesolie saam.
SCHULZ

7965. Kliphoutgom, bokvet en kloutjiesolie.
SCHULZ

7966. Pap met Engelse sout en geel van eier.
V.L.V.: Mev. W. Brynard

VERWURGING

7967. Neem 'n klein kindjie aan die voete, laat die hoof afhang (onderstebo) slaan agter die rug, die ding val dan maklik uit die keel.
Helena le Clercque

7968. Steek vinger in die keel en probeer om dit uit te haal, of af te druk, of slaan agter die rug.
Helena le Clercque

VLOED TE STERK:
SIEN MAANDSTONDE

VLEKKE: BLOEDVLEKKE

7969. Was met seep en warm water; strooi dan vlugsout op die plekke, laat paar minute lê; was dan uit met warm water en asyn en seep.
Helena le Clercque

7970. Was die ergste bloed uit, smeer dan in met suurlemoensap. Vryf goed en was na 'n rukkie uit in warm water en seep. Al die raadgewinge vir vlekke moet herhaal word drie tot vier keer.
Helena le Clercque

VLEKKE: GEBOORTEVLEKKE

7971. Rasper neut op soetolie, laat 'n paar dae staan, smeer aan.
C.J. Matthews

VLEKKE: INKVLEKKE

7972. Om inkvlekke uit klere te haal, kan 'n mens suurmelk neem.
F.J.L.

7973. Gooi vars melk op die plek. Hou aan.
Helena le Clercque

7974. Uit tapyt, gooi vars melk op, was dan met warm water.
Helena le Clercque

7975. Drup petrol op of bensien. Vryf dan uit met 'n lap.
Helena le Clercque

7976. Inkvlekke uit te haal: Gooi sout op, druk dan suurlemoensap op. Herhaal dit.
Helena le Clercque

VLEKKE: MARMERVLEKKE

7977. Maak nat met warm Sunlight-seepskuim, strooi boraks daaroor; na 'n rukkie was dit dan met warm water en seep.
Helena le Clercque

VLEKKE: TEERVLEKKE

7978. Drup petrol of bensien daarop, laat staan 'n rukkie, herhaal en vryf die plek dan uit.
Helena le Clercque

7979. Smeer vars botter op, laat staan vir 'n paar uur. Krap dit af en stryk die vetkol uit met lou yster op vloeipapier.
Helena le Clercque

7980. Smeer vars botter op, laat staan vir 'n paar uur. Krap dit af en stryk die vetkol uit met lou yster op vloeipapier.
Helena le Clercque

VLEKKE: VET- OF OLIEVLEKKE

7981. Drup petrol of bensien op die plek, vryf goed, herhaal 'n paar keer, en hang die goed dan in die warm son. Bensien en petrol raak gou aan die brand. Pas op.
Helena le Clercque

VLOOIE

7982. Laventel. Gebruik die blare in beddegoed as teenmiddel vir vlooie.
V.L.V. Stellenbosch: Anna Eksteen, Ria Duckitt, Rene Deetlefs

VOEDING

7983. 2 lb maer beesvleis, 3 bottels water, 1 lepeltjie sout, sny die vleis mooi klein, sit die water daarby in 'n skoon kastrol, maak goed dig, laat dit soetjies kook vir 2 uur, gooi dit deur, laat koud word en haal die laaste vetjie af, dan as nodig is vir die sieke, maak genoeg warm om te drink.
C.J. Matthews

VOEDSELVERGIFTIGING

7984. Een Condy's Crystal [kaliumpermanganaat] en 'n glas warm water, laat smelt, dan 7 glase agtereen uitdrink, solank dit wit opwerk, is daar nog vergif in die maag en as dit die kleur van (Condy's) het, is die vergif uit.
Mev. Aletta van den Berg

VOET-EELTE: SIEN EELTE

VOETE: GESWEL

7985. Sit perdemis in kookwater en hou voete daarin, dit is baie goed vir geswelde en seer voete.
SCHULZ: Grobbelaar

7986. Maak likkewaanvel nat en maak vas om die voete. Laat bly tot dit droog is.
[Bron ontbreek.]

VOETE: KOUE

7987. Doen baie oefeninge sodat bloed oral kan rondloop.
F.J.L.: J. Grobler

7988. Draai toe in papiere.
F.J.L.

7989. Warm vrywe.
F.J.L.

VOETE: MOEË

7990. Warm water met 'n hand vol Engelse sout is baie goed vir moeë voete en is ook goed as 'n mens koue gevat het; dit trek die kwaad van die kliere af.
SCHULZ

7991. Neem ½ pakkie koeksoda en gooi dit in warm water waarin u die voete hou vir 'n paar minute. Hoe langer u dit inhou, hoe beter.
SAUK: Ouma M.S. Swart

VOETE: PYNLIK EN SEER

7992. Gestampte knoffel in jou skoene, dis goed vir pyn onder die voete.
F.J.L.: D. de Bruin

7993. Hou in water sterk warm en smeer met kasterolie.
SANL.
F.J.L.

7994. Maak pap van weeblare en asyn en sit op.
SCHULZ: *The Leech Book*

7995. Hou in sterk warm water en smeer met kasterolie.
SANL.: Mev. A.C. du Toit

7996. Hou die voete in warm mosterdwater.
F.J.L.: J.J. Steenkamp

7997. Vir seer of geswelde voete, was die voete in aartappelwater, of druk suurappelsap uit in warm water en baai die voete soggens en saans daarin.
Mev. M.A. Read

7998. Indien die voete moeg en seer voel, baai dit in sterk pekel- en blouselwater.
Mev. M.A. Read

7999. Baai in warm sout of Engelse soutwater, ook is dit goed vir die hande, wat deurgewerk of deurgeskaaf is.
Mev. M. Kloppers

8000. 6 aspirienes, maak fyn en gooi op 1 k spiritus en smeer die voete daarmee.
Mev. J.P. Meyer

8001. As u gepla is met swak- of pynlike voete, neem ¼ bottel brandewyn, los 'n koekie kamfer daarin op – jy kan die kamfer maal om dit mooi fyn te kry. Maak 'n lap of watte daarin nat en sit op voete.
SANL.
F.J.L.: Mev. M. Leonard
SAUK: Mev. Prinsloo, Benoni

8002. Vir seer voete, baai die voete in pekelwater, of gooi bietjie boraks in die water. Van die borakspoeier kan ook in die kouse gegooi word.
Mev. M.A. Read

8003. Braai 'n hand vol dissels in 'n bottel roulynolie, voeg dan 1 bottel balsemsulfuris by.
SCHULZ: Mej. Roux, Christiana

8004. As iemand ver of veel moet loop. Meng en vryf goed in 2 lepels hardevet, ½ t salisielsuur.
Helena le Clercque

8005. Hou voete in koeksodawater of Engelse sout, wildedagga is ook goed.
C.J. Matthews

VOETE: AAN DIE SLAAP

8006. As iemand se voet of arm slaap, smeer spuug aan die naaste lid.
F.J.L.

VOETE: STEEK IN DIE VOETE (OF RUG)

8007. Skil die garingboom se blaar af, braai dit en sit dit warm op die plek.
F.J.L.: A.S. van Wyk

VOETE: SWEET EN STINK

8008. Stamp wildeals fyn en dra dit vir 'n paar dae in die skoene of maal dit tot poeier en poeier die voete daarmee.
F.J.L.: F. Potgieter
SCHULZ: Olivier

8009. Sit blougomblare in die skoene.
F.J.L.: J. Viljoen

8010. Stamp elandswortels, trek en drink dit.
F.J.L.

8011. Houtas in skoene gooi.
F.J.L.

8012. Semelwater is goed.
F.J.L.: D. de Bruin; D. Opperman

8013. Smeer tabakwater aan voete en trek kous oor nat voete aan.
SCHULZ: Grobbelaar

8014. Sweaty and smelly feet: Wash feet in strong alum water, then dust feet and stockings with boracic powder.
Mev. M.A. Read

8015. Pekelwater is goed vir sweetvoete.
A.S. Malan

8016. Was dit in warm water met karbolseep in die môre en aand. Droog goed af en strooi boorsuurpoeier op. Gooi 2 lepels boorsuurpoeier in 1 bottel kookwater, steek die kouse daarin, laat droog word en gebruik so.
Helena le Clercque

8017. Vir sweterige voete, los 1 tafellepel gepoeierde aluin op in die water waarin die voete gewas word.

Mev. M.A. Read

8018. Powder for foot perspiration: 8 oz talcum powder, 8 oz cornflour and 120 grains salicylic acid. Put these ingredients into a bottle, shake vigorously to mix thoroughly. After bathing and drying the feet well, work the mixture well into your feet, especially between the toes and at the heels. Shake some of the mixture into your socks every morning before putting them on.
Mev. M.A. Read

8019. Maak 'n stukkie aluin fyn en gooi die poeier in die skoene.
SCHULZ: Erasmus, Amersfoort
F.J.L.: Swart; H. Vermaas

8020. Was twee maal in 'n week in lou asynwater, droog af en vrywe koeksoda in voete in.
SCHULZ: Le Roux
F.J.L.

8021. Boorpoeier in die skoene gegooi en op die voete is baie goed. Dit sal die sweetvoete laat verdwyn.
F.J.L.: Mev. A. Hermann; J.A. Page

8022. Vir sweterige voete moet jy boraks of borakspoeier tussen jou tone smeer.
F.J.L.

8023. Sit koolteerlappe in skoene.
F.J.L.: A.M.G. Coetzee

8024. Hou voete in warm soutwater of in Little's Dip. Gooi salpeter of aluin of swael in skoene.
F.J.L.: L.J. Naudé

8025. Sit sout in die skoene vir 'n week lank.
SANL.: Mev. M.J. Venter
SAUK: Mev. S. du Plessis
SCHULZ: MacDonald

8026. Was die voete goed. Maak hulle goed droog. Neem 'n stukkie karbolseep. Smeer die voete onder goed daarmee. Trek dan die kouse aan. Gooi fyn blouvitrioel in die skoene voor aangetrek word.
F.J.L.: Mev. A. Hermann; J.A. Page

8027. Vryf boorsuurpoeier gemeng met 'n bietjie fyn stysel, goed aan die voete na dit gewas is. Dit ontstaan somtyds deur verswakking. Vir die eerste, sien en gebruik versterkmiddels, ook visolie.
Helena le Clercque

8028. Granaatskille fyngemaal met aluin.
F.J.L.: W.G. van der Schyff
SCHULZ: K. van Deventer

8029. Hou die voete in soutwater en wildeals elke aand.
F.J.L.: A.S. van Wyk

VOMEER: SIEN OPBRING

VOOR VERANDERING:
SIEN MAANDSTONDE

VRATJIES

8030. Wildeplumbago (*Plumbago capensis**): wortels tot poeier gemaak en aan vratte gesmeer.
Watt & Breyer-Brandwijk

8031. Neem vyemelk en smeer dit aan die vratjies.
F.J.L.: Fanie Venter; J.H. Alberts; A.M. Otto; J.J. Steenkamp; J.C. Pieterse

8032. Sny die oudste een af en smeer vingerpolmelk aan.
SCHULZ: Prof. Abel Coetzee
F.J.L.

8033. Voëlent (*Viscum rotundifolium*) aan vratjies gesmeer.
Watt & Breyer-Brandwijk

8034. 2 t soetolie, 3 neute, ± 1 t kamfer. Neem 'n stuk vererde kan, druk die neute in die olie en rasper dit fyn sodat dit naderhand 'n salf vorm. Druk ook

* *Plumbago auriculata*

die kamfer fyn en maak deurmekaar.
F.J.L.: Swart

8035. Smeer noorsdoring se melk aan.
SCHULZ: Shadrack

8036. Melkbos (*Euphorbia helioscopia*) suksesvol gebruik vir vratte.
Watt & Breyer-Brandwijk

8037. Maak 'n pleister van bergharpuisgom en sit op vratte en moesies, dit laat hulle afval.
SCHULZ: S.J. Marais

8038. Vryf die vratjies met 'n piesangskil.
D.J. Rossouw

8039. Smeer die melk van 'n vy of blaar aan die vratjie.
Mev. M.A. Read

8040. Dab castor oil on to the wart regularly every night on retiring – a sure cure. It takes 30 days to remove a big rough wart.
Mev. M.A. Read

8041. Melkbos: Smeer van die melk aan.
Mev. S. Kok

8042. Maak die vratjie aan bloei en vryf 'n mieliepit daaroor.
C.J. Matthews

8043. Vryf piesangskil op vratjies.
V.L.V.: Mev. K.W.H. Voight

8044. Smeer kasterolie aan vratte en hulle sal vir seker weggaan.
SAUK: Mev. J. Henrico

8045. Smeer elke oggend nugter spoeg aan.
SCHULZ
SAUK: Ouma M.C. Potgieter

8046. Smeer lewer aan.
SCHULZ: Mev. Moll

8047. Smeer vars skaaplewer daaroor. Na 'n paar behandelings sal vratjies verdwyn.
Mev. M.A. Read

8048. Spoeg met aluin aansmeer of rooilaventel aansmeer.
F.J.L.: L.J. Naudé

8049. Smeer gereeld met *soft soap* waarmee tuie ensovoorts gewas word.
SANL
F.J.L.

8050. Sit 'n plumbi-pleister op die vratjie.
F.J.L.: Fanie Venter

8051. Smeer dikwels lampolie aan.
SCHULZ: Mev. Robertson

8052. Smeer Kerol aan.
F.J.L.: Frikkie Senekal

8053. Neem 1 groot bottel druiweasyn en 1 lb tafelsout. Skud baie goed. Was die hande in die oplossing.
SANL.: Mev. C.E. Grobbelaar
F.J.L.: J. Viljoen
SCHULZ: Fouché, Calitzdorp

8054. Vir vratte en moesies: Balsemsulfuris (swaelbalsem) en terpentyn gemeng.
SANL.: Mev. T. Jordaan

8055. Koop 'n botteltjie eau de cologne Nr. 4711 en 6d. kamfer en gooi dit in 'n bottel en skud dit. Laat dit smelt en smeer elke aand en oggend aan die vrat.
SAUK: Mev. A.M. Scholtz

8056. Vitrioel.
F.J.L.: C. du Preez

8057. Drink 2 t koolsuurmagnesium elke môre en aand vir 'n paar weke.
Helena le Clercque

8058. Smeer gliserien aan.
F.J.L.

8059. Verf die vratjie met naelpolitoer. Sodra die verf afgaan moet dit weer geverf word. Later sal die vratjie verdwyn.
Mev. M.A. Read

8060. A few drops of Friar's Balsam applied several times a day will cure warts.
Mev. M.A. Read

8061. Gebruik kalsiumpille.
Mev. M.A. Read

8062. Warts can be removed by mixing sweet oil and sulphur to form a paste and applying two or three times a day until they drop off.
Mev. M.A. Read

8063. Drink a wineglassful of lime water three times a day.
Mev. M.A. Read

8064. To remove a wart damp it and rub with a piece of common soda. Do this two or three times a day for a month and the wart will drop off, leaving no mark on the skin.
Mev. M.A. Read

8065. Sit 'n stukkie kamfer in brandspiritus en smeer gereeld hiervan aan.
V.L.V. Stellenbosch: Anna Eksteen, Ria Duckitt, Rene Deetlefs

8066. Smeer helsteen aan.
F.J.L.

8067. Smeer kort-kort haarlemmerolie aan.
SCHULZ: Kotze

8068. Drup warm kersvet op.
F.J.L.

8069. Neem droë koeksoda en sit dit op. Herhaal 'n paar keer en die vrat verdwyn.
SAUK: Ouma H. Meyer

8070. Smeer slak aan, of witdulsies.
F.J.L.

8071. Geel van 'n eier en sout word gemeng tot 'n stywe pap en dan op 'n vratjie gesmeer.
F.J.L.: D.J. Coetzee

8072. Neem sterk asyn en smelt daar soveel sout as moontlik by. Smeer vingerpol as melk aan of smeer vitrioel aan of ent aan garingdraad.
A.S. Malan

8073. Meng varkgal met bywerk (nie byewas nie), maak 'n pleister daarvan en sit dit op die vratjies om dit uit te trek.
Mev. M.A. Read

8074. Waterbokvelriempie om die vratjies bind. Sodra riempie afval is vrat gesond.
F.J.L.

8075. Was met 'n aftreksel van porselein.
SCHULZ: Mev. E. Langenhoven

8076. Sit die bloed in 'n mieliepit en sit dit in modder waar dit nie kan groei nie maar vrot. As die mieliepit gevrot is sal die vratjies weg wees.
F.J.L.: E. de Villiers; Mev. M. Leonard; Swart

8077. Blaas hulle na die maan.
SCHULZ: Mev. A.M. Claassen (Boek I)
F.J.L.

8078. Krap vrat, ent bloed op aartappelplant.
SCHULZ Bosman, Vereeniging (Boek I)
F.J.L.: L. Botha; Swart; J.M. Minnie

8079. Tie a piece of sewing cotton as tightly as can be borne, round the "neck" of the wart – i.e. where it grows out from the flesh. As the wart withers, the cotton will become slack and should be tightened. In less than a week the wart will fall off.
Mev. M.A. Read

8080. Ent die vratjie met aartappel wat deurgesny is.
C.J. Matthews

8081. Maak die vratjies toe sodat dit nie lug kry nie (lugdig) en dan sal dit afval.
C.J. Matthews

VROULIKE KWALE

8082. Laat granaatskil trek, gooi deur en spuit daarmee en drink boegoe.
C.J. Matthews

VUIL SIEKTE: VUILVLEIS

8083. Stamp suurlemoenblare; maak nat met lou water en sit pappe op.
Helena le Clercque

8084. Kook kruidjie-roer-my-nie met wortel en al, drink en was daarmee.
SCHULZ: Mev. J.J. Kotze

8085. Gooi 3 bottels water op witleeuhout en verkook tot ½ bottel. Drink drie maal per dag 1 k vol.
SCHULZ: Mev. J.J. Kotze

8086. Populiervoëlent, boegoekweekwortels, hottentotskooigoed, bobbejaanoorbolle, wildewingerd kook met water. Giet deur en drink.
SCHULZ: Mev. J.J. Kotze

8087. Drink aambeiebossie soos tee.
SCHULZ: Mev. J.J. Kotze

8088. Maak wit hoendermis fyn en strooi op sere.
SCHULZ

8089. Brandbossie getrek en gedrink, was ook die sere daarmee.
SCHULZ: H.C. van der Linde
F.J.L.: D.J. Coetzee

8090. Neem 1 gell. water, gooi dit in 'n pot en gooi daar soveel kweekwortels in as wat jy kan inkry. Kook dit totdat jy net 3 bottels water het. Laat dit dan afkoel en laat die sieke kort-kort daarvan drink.
SCHULZ: Fouché, Kimberley
F.J.L.

8091. 1 pakkie koeksoda, 1 e blomswael. Meng dit goed deurmekaar met ½ blikke gouestroop. Eet hiervan 1 t drie keer per dag. Smeergoed: 2 e blomswael, 1 botteltjie Vaseline. Meng goed en smeer op die plekke. Was altyd die plekke goed met Lysol-water.
F.J.L.: Mev. A. Hermann; J.A. Page

8092. 1 e kremetart, 1 e swael, 1 e Engelse sout, 1 e witsuiker, 1 t salpeter. Maak dit goed deurmekaar en gee 1 t vol op leë maag elke oggend.
Mev. Aletta van den Berg

8093. 2 lepels skoonteer, laat kook tot dik word, 1 lepel fyn swael daarby, as lou is, maak pille en gee smôrens en saans 4 pille, as 4de of 5de dag begin uitslaan, was dan met vitrioelwater tot genees is. Vermy iets soets en suurs.
SCHULZ
SANL.

8094. Kraalbos soos tee trek en drink drie maal per dag ½ k daarvan en die sere gewas met blouvitrioelwater.
F.J.L.

8095. Om mee te smeer: Vyl rooikoper en gooi dit in soetolie en sit dit in son tot groen is, smeer met veer aan sere.
SCHULZ

8096. 'n Bottel asyn, 2 lepels skoorsteenroet, 3 rooirissies, 1 lepel blomswael. Drink eers 'n grouvomitief.
Mev. H. Olwagen

8097. Verkook 6 bottels water op baflaanse kweek. Neem eers vir 3 dae Engelse sout, begin dan met medisyne smôrens, middae en saans voor ete 1 k vol en was ook 2 maal per dag daarmee. Hou so aan 2 dae, en elke 3de dag 'n purgasie van Engelse sout. As vel geheel en al skoon is, gee persoon soutvis om te eet en as vel dan skoon bly, dan is hy/sy genees van siekte.
SCHULZ

VUUR (BLOEDVERGIFTIGING)

8098. 'n Doek in karringmelk en so warm as 'n mens kan verdra oplê.
F.J.L.: J. Viljoen
SCHULZ

8099. Steek 'n doek in warm karringmelk so warm as moontlik en sit op.
A.S. Malan

8100. Kook kiesieblaar sterk en drink.
SCHULZ

8101. Sit warm bokmis op en sit karringmelk so warm as moontlik op.
SCHULZ: Mev. J. Visagie

8102. Kook semelwater en gee om te drink sommer kort-kort, dit help baie.
SCHULZ: M. Conradie, Robertson

8103. Vlierbas geskraap met rogmeel of boontjiemeel so warm moontlik opsit, sit dit in 'n sakkie.
SCHULZ

8104. Warm katvel op die plek sit.
F.J.L.

8105. Bokgal in 'n glas water en 1 t drink elke kwartier.
F.J.L.

8106. Neem 2 lepels skoonteer en 2 k warm water.
SCHULZ: Mev. J. Visagie

8107. 1 e roulynolie en 1 lepel swael daarin.
A.S. Malan

8108. Kook 1 kom asyn en 1 kom kalk in 2–4 komme water, maak doeke daarin nat, druk uit en sit so warm op elke halfuur.
SCHULZ

8109. Menswater met als om die helfte gekook sit 'n doek daarin en sit so warm moontlik op die plek.
A.S. Malan

8110. Kalkwater, lynolie, 'n hoendereier saamgeklits en ingegee.
F.J.L.

8111. Vars klei opsit of 1 t hondebloed ingee of 1 e roulynolie en 1 lepel swael daarin.
A.S. Malan

8112. Drink hoenderbloed of 2 e skoonteer op 2 k warm water.
SCHULZ: Mev. J. Visagie; J.J. van Dyk; Fourie

8113. 'n Heel eier met 'n kelkie brandewyn geklits, 1 e soetmelk, 20 druppels kajepoetolie, 1 e kamfer, neem elke halfuur 1 t vol.
Mev. H. Olwagen

8114. Geel van 1 eier, 'n kelkie wyn, kommetjie kookwater. Klits alles deurmekaar en drink nou en dan daarvan.
SCHULZ: Mev. J.J. Kotze

8115. Als in menswater tot helfte verkook en lappe daarin sit, dan die lappe so warm moontlik op die vuur sit.
SCHULZ

8116. Maak 'n pap van broodkrummels, soetmelk, soetolie en 'n bietjie houtskool.
SCHULZ

8117. 2 lepels rou melk, 1 lepel fransbrandewyn, 15 druppels kajepoetolie, geel van 1 eier. Meng alles goed deurmekaar en drink 1 t vol.
SCHULZ

8118. Sit warm beesmis met asyn op die wond.
SCHULZ: Mev. J. Visagie

8119. Maak 'n beslag van swael met melkroom, smeer op doek en lê op seer, as vuur in arm of been is, bind nuwe kabelgaartou met teer daarom, was daarna met skoon seep en brandewyn, sit weer op.
SCHULZ

8120. Sit potklei warm op.
SCHULZ: Mev. J. le Roux

VURIGHEID IN ENIGE DEEL VAN LIGGAAM

8121. Sit geskraapte vlierbaspappe op met rog of boontjiemeel.
Helena le Clercque

8122. Steek lappe in karringmelk en sit op.
Helena le Clercque

8123. Skraap geelwortels fyn en sit pappe op.
Helena le Clercque

8124. Die pens van enige dier warm op te sit, sny ieder keer net 'n stukkie af. Sodra dit koud word, sit 'n ander stukkie op. Dit was een van die ouderwetse raadgewinge. Dit is ewe goed en baie sindeliker en skoner om 'n warm boorsuurkompres op te sit.
Helena le Clercque

8125. Sit 'n boorsuurkompres op (warm).
Helena le Clercque

8126. Neem 1 k kalk, 2 k asyn in 3 bottels water. Kook tesame, steek flennielappe in en sit dit so warm op as moontlik. Herhaal elke halfuur.
Helena le Clercque

8127. Was die plek met kamferbrande-

wynwater of met asynwater of skoon brandewyn.
Helena le Clercque

8128. Neem 2 lepels broodkrummels, 1 lepel houtskool, 1 lepel kasterolie, 2 lepels soetmelk. Maak 'n pap en sit warm op.
Helena le Clercque

8129. Roer 1 lepel blomswael in 1 k vars room, steek ou wit lappe daarin en sit op die plek – koud.
Helena le Clercque

8130. As dit met 'n rooi streep optrek (bv. die arm). Bind dan 'n teerband om die arm 4 vingers bokant die plek. (Kan ook dubbel seilgare of kabeltou met teer gebruik in plaas van 'n band.)
Helena le Clercque

VUUR: INWENDIG

8131. Kook 1 k kesieblaar op 1½ k water. Drink ½ k nou en dan.
Helena le Clercque

8132. Roer 1 lepel skoonteer in 1 k warm water, drink so warm, herhaal elke 4 ure.
Helena le Clercque

8133. Laat drink 1–2 lepels roulynolie met 1–2 t bloemswael daarin.
Helena le Clercque

8134. Klits in 1 k warm water ½–1 t salpeter, 1 kelkie ouwyn en die geel van 1 eier. Drink 'n bietjie nou en dan. Sien *household saline*.
Helena le Clercque

VUUR: KOUE (KOORS)

8135. Hondebloed ingee.
F.J.L.: J. Viljoen; Swart
SCHULZ

8136. Bokpensmis uitgedruk en ingegee.
SCHULZ: Mev. J. Visagie
F.J.L.: J. Viljoen; Swart

8137. Drink 1 e lynolie.
SCHULZ: Mev. J. Visagie
F.J.L.: A.S. van Wyk

8138. 1 lepel soetolie en jenewer daarby drink.
F.J.L.: Mev. M. Leonard

8139. Twee perdekuttels kookwater opgiet en drink een lepel vol van die water met roulynolie elke uur.
SCHULZ: Mev. Joubert, Pk. Sabie

VUUR: UITWENDIG

8140. Neem menswater. Sit als daarin en verkook tot die helfte. Sit 'n doek daarin en sit dit so warm moontlik op die plek.
SCHULZ: Mev. J.J. Kotze
F.J.L.: Swart

WILDE VUUR

8141. Kaas van bokmelk met knoffel of wyn of asyn.
SCHULZ

WATER EN WATERSUG

8142. Droog turksvyblare. Maal dit fyn en drink poeiers.
F.J.L.

8143. Tiemie vir watersug, gebruik soos tee.
SCHULZ: Erasmus

8144. 'n Halfbottel brandewyn. Gooi dessertlepel duiwelsdrek daarin. Laat goed trek. Neem 1 e vol in 'n wynkelkie. Gooi 'n mespunt salpeter daarin. Gooi water by. Gebruik twee of drie maal per dag.
SAUK: Ouma Engelbrecht

8145. Neem 7 droë aalwynblare. Maak dit fyn en gooi op 'n bottel wyn. Laat vir drie dae staan. Drink elke môre 1 e op nugter maag.
SANL.

8146. Neem 'n kom vol groot soort dortelappelwortels en kneus dit, gooi 6 bottels goeie ouwyn by; kook in pot tot op helfte, gebruik twee tot drie maal per dag na sieke kan verdra, want dit laat baie werk. Kan ook 3–4 appels daarby voeg, want dit dryf op water.
SANL.
SCHULZ

8147. Stinkblare fyngemaak tot poeier; gebruik 'n klein mespunt vol elke aand.
SANL.
SCHULZ: Mej. J. Wolhuter
F.J.L.

8148. Karkoer (*Citrullus vulgaris**) vir persoon wat water het.
Watt & Breyer-Brandwijk

8149. Kapokbossie (*Eriocephalus umbellatus*†) gebruik vir persoon wat water het.
Watt & Breyer-Brandwijk

8150. 7 lemoentoppe (soet) trek op 'n bottel water. Syg deur. Drie maal daags ¼ k vol.
SCHULZ: (Boek II)

8151. Mielieblare getrek op warm water – drywend.
SCHULZ: P. Velle

8152. Okkerneutblare drooggemaak en getrek soos tee. Drink drie maal per dag.
SCHULZ: M. Conradie

8153. Piesangs eet of sop drink.
SCHULZ

8154. Pynappelsap gee om te drink.
SCHULZ: Mev. Robertson

8155. Rape skoongewas (ongeskil) gekook, sonder water, die deksel toesmeer, dan die sop uitgedruk en in dag gedrink.
SCHULZ

8156. Ramanas geëet of die sop gedrink.
SANL.

* *Citrullus lanatus*
† *Eriocephalus africanus var. paniculatus*

8157. Kook sydissels, bad in die water en maak toe om te sweet.
F.J.L.

8158. 2 lepels koljander, 1 lepel boegoe, 'n bietjie prei. Laat trek en drink gedurende dag.
S.J. Matthews

8159. Trek wildeselery nes tee en drink ieder maal ½ k.
A.S. Malan

8160. Vlierwortels met wyn gekook dryf die water af.
A.S. Malan

8161. Driedoringblare trek en drink.
SCHULZ: Sakrivier

8162. Besemgoed (bergbesemgoed) getrek soos tee, veral saad is goed.
SCHULZ

8163. Wildebloudissel: 'n hand vol getrek op bottel water.
SCHULZ: Roux

8164. Indien 'n persoon aan water in die liggaam ly en die water al hoe hoër na die hart se kant styg, is die beste om volkome te genees: Neem boetebossietoppe en trek dit op 1 k kookwater. Drink dan die water nadat dit goed getrek het. Die persoon sal na dit 1 maal per dag te gebruik binne drie maande gesond wees. Dit is alleenlik vir gevalle waar die water nog nie te ver ontwikkel het nie.
SANL.: Mnr. J. Spamer

8165. Bitterwortel (*Asclepias crispa*): aftreksel gebruik vir water.
Watt & Breyer-Brandwijk
F.J.L.

8166. Bitterblomteekelkie vol drie maal per dag.
SCHULZ: Fourie, Odendaalsrus

8167. Kook van die groot wit bone en laat koud word. Eet dan kort-kort een daarvan.
SCHULZ: Barkhuizen, Britten

8168. ½ bottel Franse brandewyn, 1 pakkie

witwortelsaad. Kneus die witwortelsaad en gooi dit op die brandewyn. Laat staan vir 8 dae. Gebruik 1 e drie maal per dag en die persoon sal dadelik agterkom dat die water afwerk. Dit is 'n baie snaakse raat, maar tog het ek al van 2 persone gehoor wat dit gebruik het en die water het afgewerk.
SANL.: Mev. M. Schoeman, Sasolburg

8169. Neem 1 t mosterd (gelyk afgeskraap) in 'n glas water. Gebruik in die aand en weer die volgende oggend.
Mev. M.A. Read

8170. Laat 1 e pietersieliesaad 2 of 3 dae in 'n glas water in die son trek soos tee. Neem 'n bottel jenewer, gooi 1 glas vol uit en gooi dan die water by die jenewer in die bottel. Neem soggens op die nugter maag 'n groot lepel vol, asook na middag- en aandete.
Mev. M.A. Read

8171. Laat selery op jenewer vir 'n paar dae in die son trek. Neem 1 wynkelkie vol drie keer per dag.
Mev. M.J. Kriek

8172. Vir 'n man: Voeg wildeselery op brandewyn of jenewer en laat goed trek. Neem saans voor slaap 'n kelkie vol.
Mev. H. Olwagen

8173. 1 k kalmoes fyngesny met 'n hand vol wynruit op 'n fles brandewyn. Laat trek en neem soggens en saans 'n kelkie vol.
Mev. H. Olwagen

8174. Bergselery.
Mev. S. Kok

8175. Bergbesemgoed: Laat trek en drink.
Mev. S. Kok

8176. 1 lb jenewerbessies laat trek soos tee en drink drie maal per dag 'n paar monde vol en die derde dag neem dan Engelse sout om water af te werk.
Mev. J.P. Meyer

8177. Laat boegoe in water kook en drink dan die water.
Mev. M.A. Read

8178. Laat kruisement trek soos tee, en neem ½ wynkelkie of meer drie keer per dag.
Mev. M.A. Read

8179. 3 e heuning, 25 "extra strong" pepermente (groot), 1 dessertlepel peper en 2 bottels water. Kook die water, smelt dan die pepermente daarin en voeg die heuning en peper by. Neem 'n wynkelkie vol drie keer per dag na elke ete, asook 1 op die nugter maag.
Mev. M.A. Read

8180. Laat trek tamaryn op kookwater en drink drie keer per dag.
W.O. Read

8181. Sit prei op jenewer en laat dit in die son trek. Neem 'n kelkie drie keer per dag.
Mev. M.A. Read

8182. 1 lepel heuning gekook met 'n aalwynblaar in 1 pt water. Neem in klein hoeveelhede.
Mev. M.A. Read

8183. Weeblare, kruisement, dagga, brandnetels, sydissels, als, wynruit, kerwelblom op brandewyn, drink smôrens en saans.
SANL.
SCHULZ

8184. Vlierwortels met wyn gekook dryf die water af.
SANL.
F.J.L.: J. Viljoen
SCHULZ

8185. Let rosemary draw like tea – it can also draw on wine. Take small doses.
Mev. M.A. Read

8186. Kruisement en pimpernel gedroog en dan op die helfte verkook met lemoensap of salpeter. Dit deur die dag gedrink.
SCHULZ: Mev. J.J. Kotze
SANL.

8187. Neem 'n bossie pietersielie en 'n bossie roosmaryn. Laat dit trek soos tee en drink 'n wynkelkie vol drie maal per dag.
SAUK: Ouma Soetie Potgieter

8188. 'n Hand vol pimpernel, 2 peperwortels, 2 t rabarber, 2 t salpeter, deurmekaar gestamp op fles brandewyn; drie maal per dag 1 kelkie vol of seldery op jenewer, smôrens en saans.
SANL.
SCHULZ
F.J.L.: Fanie Venter

8189. 'n Fles jenewer, 'n hand vol dortelappelwortels, kneus dit en kook in baie digte iets dat vlam nie naby kan kom nie. Drink drie maal per dag 'n kelkie en neem al om 3de dag warm voetbad en al om 4de dag 'n lepel kasterolie.
SCHULZ
SANL.

8190. 2 lepels heuning, 2 lepels asyn, 1 mespunt gemmer, 1 bottel kookwater, skud goed deurmekaar, drink drie maal per dag 1 kelkie vol.
Mev. H. Olwagen
SCHULZ

8191. Bergselery getrek met boegoe en hottentotskooigoed algemeen in Suidwes-Kaapland.
SCHULZ

8192. 1 k boegoe, 1 k preiwortels op 'n fles jenewer. Drie halwe kelkies per dag.
SCHULZ: Mev. J.J. Kotze
SANL.

8193. Fles asyn, bietjie kruisement, bietjie tiemie, bietjie roosmaryn, 1 poeier rabarber, saamgekook in nuwe ysterketel tot die helfte. Daarvan klein koppie vol twee maal per dag.
F.J.L.
SANL.
SCHULZ

8194. Fyn preiwortels in die son gedroog (nie afgewas nie) en dan die grond afgeskud, op jenewer getrek. Daarvan 2 of 3 ½ kelkie op 'n dag.
F.J.L.
SANL.
SCHULZ

8195. 7 pruime. Droog in koelte. Sit op fles jenewer. Laat in louoond staan vir 1 dag en drink drie maal per dag ½ kelkie.
SANL.: Mev. M.C. Naudé

8196. Neem 7 neutmuskaat (*nutmeg*), 1 bottel jenewer. Stamp neute en meng met jenewer. Laat drie dae trek. Gebruik drie maal per dag.
SANL.: Mev. Willemse

8197. 1 k kalmoes fyngesny met 'n hand vol wynruit op 'n fles brandewyn. Laat trek en neem smôrens en saans 'n kelkie vol.
Mev. H. Olwagen
SCHULZ
SANL.

8198. 1 k selery op 'n fles jenewer. Neem soggens en saans 'n kelkie vol.
J.A. Kellerman

8199. Gooi 2 e salpeter op 'n bottel gekookte water (afgekoel). Neem drie maal per dag 'n lepel vol.
C.J. Matthews

8200. 1 bottel witdulsies, 1 bottel versterkdruppels, 1 bottel Hoffmansdruppels, 1 bottel rooilaventel, 1 bottel groenamara, 1 e saffraan, 1 dessertlepel *mixed spice*. Gooi alles in 'n vrugtebottel. Kook 8 k water, laat dit effens afkoel en gooi dit in die bottel op die bestanddele. Neem 1 e vol daarvan elke 4 uur.
Mev. M.A. Read

8201. Neem twee keer per dag 3 druppels harmansdrup op suiker.
Mev. M.A. Read

8202. Sit 'n koekie kamfer op 'n bottel koue water en drink ½ kelkie of meer drie keer per dag.
Mev. M.A. Read

8203. Hartwater, watersugpille by aptekers.
Mev. M.A. Read

8204. Vir water deur swak hart waar gesig, buik en bene geswel is: Sit 1 pakkie Engelse sout, 1 pakkie kremetart, 1 t eierpoeier, 1 t salpeter op 'n bottel gekookte water. Water moet eers koud word. Gooi dan die goed by. Skommel goed. Neem 1 e drie maal per dag voor ete. Gebruik 2 tot 3 bottels op.
SANL.: Mev. C.E. Grobbelaar

8205. 1 botteltjie balsemsulfuris, 1 botteltjie haarlemensis, 1 botteltjie kopiva. Meng alles saam op 1 blikkie soet kondensmelk. Neem twee tot drie keer per dag 1 t. Drink 'n watersugpil elke aand.
SANL.

8206. Vroeë lyftyd wegreek water veroorsaak. [*sic*] Trek 'n paar makkruisementtoppe taamlik sterk in water en drink dit saam met 1 e warm lewensessens, 2 e van die kruisementwater. Maak persoon dig toe sodat die water kan uitsweet. Gee elke 10 min.
SCHULZ

8207. Trek jenewer en preiwortels en drink dit.
F.J.L.

8208. Drink getrekte knapsekerwel met witdulsies. Dit dryf die water uit die liggaam.
F.J.L.: Erasmus

8209. 1 dessertlepel fyn salpeter op 1 lb heuning. Eet drie maal per dag 1 dessertlepel daarvan.
SANL.

8210. 1 k dikmelkwater, 15 druppels terpentyn. Drink drie maal per dag 1 e vol.
SCHULZ: MacDonald

8211. 2 lepels blom van borrie, 'n bottel asyn, meng in 'n nuwe tinskottel tot dit bind, laat afsak, neem dan weer 2 lepels borrie, 'n bottel brandewyn, meng dit ook in 'n nuwe tinding, laat dan die moer uit en voeg dit deurmekaar en gebruik drie maal op 'n dag 'n kelkie vol voor ete.
SCHULZ
Mev. H. Olwagen

8212. Gebruik as volg: Neem 5 lb bloekomblare. Neem 3 bottels water en kook tot dit net 1½ bottels is. Sif deur. Dan neem u een bottel, neem dan wynglasie van die bloekomwater wat gekook is, gooi 7 druppels daarvan in. Drink drie maal per dag. Los vleis en koffie vir 'n hele tyd uit, as die water baie is kan u tot meer as drie maal daags drink.
SAUK: Ouma H.S. Nel

8213. Neem brandneukel, heuning, Engelse sout, wit peperment, jenewer, 'n mespunt peper. Drie maal per dag 'n kelkie vol.
Mev. H. Olwagen

8214. Neem 7 "extra strong", 2 lepels heuning, 2 lepels Hollandse jenewer indien verkrygbaar. So nie, enige ander jenewer, 2 bottels water. Kook die 2 bottels water tot een bottel en gooi die ander bestanddele daarby. Gebruik drie maal per dag 'n lepel vol daarvan.
F.J.L.: Mev. G.C. van Rooyen

8215. Baksteen, kariemoer, stamp en laat dit werk met jong bye. Drink drie maal per dag 'n mespunt vol met 'n kelkie pontakwyn.
SCHULZ: De Kock, Botrivier
Mev. H. Olwagen

8216. Neem 2 lb gouestroop, maak styf met koringsemels. Brand in 'n pot tot mooi bruin is, laat koud word, maal fyn, gooi kookwater op, 'n klompie elke keer, laat die pasiënt kort-kort daarvan drink. Dit werk die water af.

SCHULZ: Mev. M.A. Barnard

8217. 3 e heuning, 2 e gebrande volstruiseierdop, maak goed fyn, sit op 'n bottel jenewer. Drie maal per dag 1 e vol drink.

Mev. Aletta van den Berg

8218. 2 e heuning, 1 lepel salpeter, 1 lepel aluin afgeskraap, 1 bottel kookwater, drie maal per dag 1 e vol.

Mev. Aletta van den Berg

8219. 1 lb tamaryn, 4 bottels water, kook tot op 2 en giet deur, 1½ lb Engelse sout. Een wynkelkie drink drie maal per dag.

Mev. Aletta van den Berg

8220. Watersug: Neem 1 fles ou Hollandse jenewer, gooi die helfte uit, neem 1 pakkie seneweblare, voeg ½ bottel water daarby, laat kook tot die helfte, voeg dit by die jenewer met 3 lepels rou heuning, 2 t kremetart, 25 "extra strong" fyngestamp, skud goed, drie maal daags 'n kelkie vol.

Mev. Aletta van den Berg

8221. Vir water as die bene swel: Neem 'n koolblaar, maak dit verlep oor die vuur, sit op elke kuit 'n blaar, laat 24 uur opbly, en as dit een sak water getrek het, maak dit dan door en maak 'n pleister van seep en suiker, verskoon dit as nodig is en sit die pleister weer op. [*sic*]

Mev. H. Olwagen

8222. 2 lepels heuning, 2 lepels asyn, 1 mespunt gemmer, 1 bottel kookwater, skud goed deurmekaar, drink drie maal daags 1 kelkie vol.

Mev. H. Olwagen

8223. Baksteen, kariemoer, stamp en laat dit werk met jong bye. Drink drie maal per dag 'n mespunt vol met kelkie pontakwyn.

Mev. H. Olwagen

8224. ½ bottel heuning, ½ bottel asyn, 25 wit pepermentkoekies, 1 e fyn peper, 1 e rabarber. Skommel goed deurmekaar en laat twee dae trek. Drink smôrens en saans 'n kelkie vol voor ete.

Mev. H. Olwagen

8225. Neem brandneukel, heuning, Engelse sout, wit peperment, jenewer, 'n mespunt peper. Drie maal per dag 'n kelkie vol.

Mev. H. Olwagen

8226. Wit pepermente, 2 lepels fyn peper, 2 lepels heuning, sit op 1 bottel water en laat trek vier dae, en drink drie maal daags 1 k vol.

Mev. H. Olwagen

8227. Bronkors, 'n taamlike bossie met wortels en al, ¼ t salpeter, 2 lepels heuning, 7 ekstra sterk pepermente, ½ bottel jenewer. Was bronkors skoon af en kook met 'n bottel water tot dit ½ bottel is, en laat afkoel. Maal salpeter en pepermente fyn en voeg dit by die water (nadat dit van bronkors afgegooi is). Voeg heuning en jenewer by. Skud goed deurmekaar en neem 6 lepels vol per dag, sê 2 lepels drie keer per dag.

Mev. M.A. Read

8228. Mix 1 tablespoon honey and 1 teaspoon cream of tartar with the juice of celery. Take a little now and again during the day.

Mev. M.A. Read

8229. Kook 'n pakkie semelblare en 'n pakkie Engelse sout en 'n bottel water totdat dit net 'n halwe bottel is, filtreer dit, gooi daarby ½ bottel jenewer en 12 koekies peperment. Gee dan 1 e op nugter maag in en een na maaltye. Dan ook sterk kanferwaterlappe op die geswelde plekke.

F.J.L.: L.J. Naudé

8230. 2 oz teesuiker (maal dit fyn), 2 lepels heuning, 2 pakkies kremetart, 12 "ex tra strong", 1 bottel jenewer, 1 pakkie senuweeblare. Kook die senuweeblare

met 1 bottel water tot dit tot die helfte verkook is. Gooi deur 'n doek en laat koud word. Roer alles deurmekaar. Drink drie maal per dag 1 lepel vol voor of na ete.
SANL.: Mev. A.C. van der Merwe

8231. 3 k wildeselery drie maal per dag 1 e, met heuning daarna en in die aand 'n kelkie jenewer met 6 of 8 druppels haarlemensis.
SCHULZ: C. Hoffman

8232. 'n Volstruiseierdop in stukkies gebreek, gebrand en soos koffie gemaal, 3 t poeier met ½ kelkie jenewer.
SCHULZ
SANL.

8233. 'n Bottel wyn, 1½ gemmer, 2 lepels pimpernel, 2 lepels karmonk, 4 lepels heuning, 30 koekies wit peperment, deurmekaar gemaak. Drink twee of drie maal per dag ½ kelkie vol.
Mev. H. Olwagen
SCHULZ

8234. Wilde-olie of stinkolieboom: Droog die blare in skadu, maak 'n fyn poeier. Vir elke dessertlepel vol poeier neem 3–4 "extra strong's". Verpoeier al twee. Neem 1 mespunt vol op nugter maag. As dit nie help nie, neem 2–3 poeiers. Kyk dat die water stadig afkom en die pasiënt moet gedurende die siekte vir 2–3 weke in die bed bly.
SCHULZ: De Jager

8235. Neem 'n fles jenewer (van die Hollandse soort) gooi die helfte uit. Neem 'n pakkie seneweblare, as dit 'n klein pakkie is. Gooi ½ bottel water op, as dit 'n groot pak is, 1 bottel water; laat kook tot op halfbottel. Gooi dit in die flessie jenewer, ook 3 e rou heuning, 2 t kremetart, 25 "extra strong" fyngestamp, gooi alles in die jenewer. Skud goed. Drie maal per dag 'n kelkie vol. Gebruik geen asyn.
SCHULZ

8236. 'n Fles jenewer, gooi glas heuning op, 40 pepermente en van die goeie witpeper; drink drie maal per dag 'n kelkie vol.
SCHULZ: Mev. Gous

8237. 1 bottel Hollandse jenewer, 1 pakkie kremetart, 2 e heuning. Meng alles goed. Neem elke aand 'n eierkelkie vol.
SANL.: Mev. A.C. Pienaar

8238. ½ bottel heuning, 1 lepel borrie, 1 t gemmer, 1 k asyn. Vul die bottel verder met water. Gooi 25 pepermente by. Skud goed deurmekaar. Drink soggens en saans 1 kelkie vol.
SANL.: Mev. G.L. Pienaar
SCHULZ

8239. 1 bottel jenewer, 1 e heuning, 1 t witpeper. Meng goed en drink 1 dessertlepel vol drie maal per dag.
SANL.: J.H. van Heerden

8240. 1 bottel heuning, 1 fles jenewer, ½ lb peperment (van die beste), 1 e peper, 1 e pietersieliesaad, 1 flessie pepermentolie, meng dit met 5 bottels water. Drink drie maal per dag 'n glas vol of minder.
Mev. H. Olwagen
SCHULZ

8241. ½ bottel heuning, ½ bottel asyn, 25 wit pepermentkoekies, 1 e fyn peper, 1 e rabarber. Skommel goed deurmekaar en laat twee dae trek. Drink smôrens en in die aand 'n kelkie vol voor ete.
Mev. H. Olwagen
SCHULZ

8242. 1 lb heuning, 1 e fyn salpeter goed gemeng. Neem elke drie ure 1 e vol. Al om derde dag 1 t Engelse sout as purgasie.
SCHULZ: Smith, Ficksburg

8243. 2 e heuning, 2 e fyn peper, 25 pepermente op bottel water en drie maal per dag 'n kelkie vol. 6 bottels daarvan op te gebruik.

Moet apart en 2 dae in son staan.
F.J.L.
SCHULZ
SANL.

8244. Vat 'n bottel jenewer, 'n bottel rou heuning, 12 wit pepermente en 1 lepel droë selderyblare, laat trek en drink drie maal op 'n dag 1 lepel.
F.J.L.

8245. 1 bottel jenewer, ½ rou heuning, 2 e Engelse sout, 2 e swael, 2 e fyngemaalde volstruiseierdop. Alles saam. 1 kelkie drie maal per dag.
SCHULZ

8246. 'n Fles jenewer, ½ bottel heuning, 1 e peper, 1 t salpeter, 1 k suurlemoensap, 13 pepermente, neem twee maal per dag 'n kelkie vol.
SCHULZ: Mev. Vogel

8247. 1 bottel Franse brandewyn, 1 e kruienaeltjies, 1 e gemengde kruie, 1 e pypkaneel, 1 e neut, 1 e saffraan, ½ flessie versterkdruppels. Gebruik 1 e drie maal per dag.
SCHULZ: Brakhuizen, Britten

8248. 25 wit pepermente, 2 lepels fyn peper, 2 lepels heuning. Gooi op 1 bottel water en laat trek vir vier dae. Drink drie maal per dag 1 k vol.
Mev. H. Olwagen
SCHULZ

8249. Borswater: Kamfer, sopies gebruik: verteer water; haarlemmerolie is ook goed; verdryf water uit.
SCHULZ
SANL.

8250. 2 lb tamaryn, 1 lb Engelse sout, 1 botteltjie pepermentessens. Gooi eers 6 bottels water op tamaryn en verkook tot 3. Giet deur en voeg Engelse sout by; laat dan heeltemal afkoel, voeg dan die pepermentessens, roer, gooi in bottels en kurk styf.

Gebruik die eerste 3 dae 1 kelkie vol drie maal per dag, slaan 1 dag oor, neem dan vir 3 dae 2 kelkies vol. Slaan weer 'n dag oor, neem dan een kelkie per dag vir 3 dae. Slaan dan 3 dae oor en begin weer van vooraf met drie kelkies per dag ens.
F.J.L.: Mev. H. Badenhorst; Mev. D.M. Taljaard
SCHULZ: Meiring; Mev. Vogel

8251. Kook 3 bottels water, as dit kook sit 1 lb tamaryn en kook weer of werk dit goed deurmekaar, giet dit deur, gooi dan by 1 lb epsomsout en twee witkinapoeiers. Neem 2 e drie maal per dag voor ete, druk die tamaryn goed fyn met die hand.
Mev. Aletta van den Berg

8252. Kook eier in pasiënt se urine. Begrawe nadat 'n opening in dop gemaak is in miershoop, soos miere inhoud uitvreet, verdwyn die water.
SCHULZ

8253. Slag twee varke tegelyk, maak die blase leeg; die pasiënt water in die twee blase, draai die twee kroppe van die blase aan mekaar vas, hang hulle hoog bo in 'n koelteboom, net soos die water in die blase opdroog, so neem die water in die pasiënt af.
F.J.L.

8254. 'n Bok of skaap moet geslag word en die afval onder 'n ashoop begrawe word. Die pasiënt behoort dan gereeld te urineer op die plek waar die afval begrawe is. Soos die afval dan verteer en ontbind sal die kwaal geleidelik genees.
SCHULZ: Jooste (Boek II)

8255. Baie rooi baksteen neem en kookwater opgooi en drink.
Mev. Aletta van den Berg

8256. Maal rooi baksteen fyn en gooi kookwater daarop. Drink 'n goeie wynkelkie vol daarvan drie keer per dag.
P.H. Swart

WATER OP KNIE

8257. Smeer linne of liewer flennielap met uitgebraaide bokvet, strooi dik met tafelsout, sit op knie, dit trek die water uit.
Mev. M.R.P. Strydom (Pres. V.L.V.)

WATERMOEILIKHEID

8258. Groot kinders wat bed natmaak: Neem 7 wildealswortels, maak 'n toutjie om hulle vas. Trek op 1 k water, laat die kind elke oggend op sy nugter maag 1 e vol drink.
SCHULZ: MacDonald (Boek I)

8259. As water nie kan ophou nie: Brand die blaas van 'n vark, maak fyn en gooi in wyn, of braai blaas van 'n bok en eet dit.
SCHULZ: *The Leech Book*

8260. Kinders wat bed natmaak: Bak streepmuis met vel en al en gee om te eet.
F.J.L.
SCHULZ: MacDonald (Boek I)

8261. Kinders wat bed natmaak: Laat die kind op huis se dak klim en in 'n blikkie water. Laat hy omdraai en die water oor sy skouer weggooi. Hy moenie omkyk nie.
SCHULZ: MacDonald (Boek I)

8262. Om 'n baba af te leer die bed natmaak, bind 'n tolletjie gare reg agter sy rug vas.
SCHULZ: Mev. Robertson

WATER: AS MENS NIE KAN WATER

8263. Kneus baie pietersielie, sit dit op die blaas.
C.J. Matthews

8264. Kook koring of ander strooi totdat die water erg geel is, laat 1 k drink, voeg die ander in 'n pot en laat die pasiënt daarop sit sodat al die wasem teen hom optrek (hou dit dig). Is goed om daarin 'n sitbad te neem, vir uur of wat.
Helena le Clercque

8265. Stamp vinkel met wortel en al fyn, gooi wyn by, giet deur en drink.
SCHULZ: *The Leech Book*

8266. Kook weeblare met wyn en drink.
SCHULZ: *The Leech Book*

8267. Neem soveel komyn as tussen 3 vingers kan optel, kook met water of wyn en drink.
SCHULZ: *The Leech Book*

8268. 1 bottel elk van koraaltinktuur, souttinktuur en krampdruppels, meng en neem soos nodig 1 t vol.
SCHULZ: Smith, Ficksburg

8269. Kook wituiepap gaar, sit op lappe of flennie op die blaas. Gee vir 'n grootmens 10 druppels balsemkopiva op ½ lepeltjie suiker so droog in of 'n kelkie vol getrekte selerywater drie maal op 'n dag.
C.J. Matthews

8270. Neem pietersieliewortels, laat kook, neem van die water, sit op 16 druppels witdulsies, mespunt rooipoeier.
Mev. Aletta van den Berg

8271. Vir kind: Rasper 'n aartappel fyn, voeg 'n paar druppels witdulsies by en sit die pap op die blasie.
SCHULZ: Aliwal-Noord

8272. Sit warm vuurherdas op of warm water met terpentynkompresse.
SCHULZ: Mev. J. le Roux

8273. Kook wituiepap, sit op 'n lappie op die blaas. Gee 10 druppels balsemkopiva op ½ lepel suiker so droog in, of 'n kelkie getrekte selerywater.
SANL.
SCHULZ

8274. Kneus pietersielie en sit dit op die blaas en gee 10 druppels balsemkopiva in.
SANL.
SCHULZ: Mev. J.J. Kotze
F.J.L.: Fanie Venter

8275. Nie kan water: Sit die arms by die elmboë in yskoue water.
SCHULZ: MacDonald (Boek I)

8276. Sit warm natgemaakte handdoek op blaas.
SCHULZ: Mev. J.J. Kotze

WATERSUG EN MOEITE OM TE WATER

8277. Pimpernel: ('n Vaal bossie wat welig in Dordrecht se wêreld groei.) Neem ongeveer 1 k vol blare, en kook op in 2 k water. Laat afkoel en drink drie keer per dag 'n kelkie vol na ete.
Mev. Paula Groeneveld

8278. Neem 'n groot hand vol bronkors met wortels en al en kook in 'n bottel water totdat die mengsel 'n halfbottel is. Laat afkoel en gooi 1 lepel salpeter by en 'n "extra strong" peperment gemeng met ½ bottel egte Hollandse jenewer. Neem 4 tot 6 e vol per dag. Onthou om mengsel goed deur te syg voor gebruik.
Mev. Paula Groeneveld

WATER, SWELLING VAN BENE

8279. Laat goed trek op 'n bottel brandewyn, ½ k weeblare, ½ k pimpernel, ½ k wynruit, 2 geraspte peperwortels, 1 dessertlepel salpeter, ½ lepel rabarber. Drink ½–1 kelkie in die môre en aand.
Helena le Clercque

8280. Laat trek op 'n fles jenewer, ½ k dagga, ½ k wynruit, ½ k sydissels, ½ k brandnetels, 1 k kruisement, ½ k dortelappelwortels. Drink ½–1 kelkie vol in die môre en aand.
Helena le Clercque

8281. Neem 'n koolblaar, maak verlep oor vuur, sit op elke kuit 'n blaar, laat 24 uur opbly, en as dit 'n sak water getrek het, maak dit dan oop en maak 'n pleister van seep en suiker, verskoon dit as nodig is en sit die pleister weer op.
SANL.
Mev. H. Olwagen
SCHULZ: Bennet

8282. As die bene erg geswel is, maak koolblare warm oor vuur en sit op die kuite, laat opbly vir 24 uur, haal dan af en steek die blare oop. Skraap loogseep omtrent 1 lepel vol en ½ lepel fyn suiker, meng en sit op die plekke. Was die plekke elke 24 uur met flou brandewynwater.
Helena le Clercque

8283. Neem dan koolblare, maak dit verlep oor die vuur en sit op elke kuit een. Laat dit 24 uur op en haal dit af, dan in 'n sak water getrek, steek dit dan oop en sit 'n pleister van seep en suiker op die gat. Verskoon elke 24 uur en sit die pleister weer op.
J.A. Kellerman

8284. Voeg op 2 bottels asyn, 2 rabarberpoeiers, 1 vitalespoeier, ½ k tiemie, ½ k kruisement, ½ k wynruit, ½ k roosmaryn, kook in ysterpot op die helfte. Drink 1 kelkie vol in die môre en aand.
Helena le Clercque

8285. As mens op die been druk, bly die vingermerk daar. Al die resepte moet sonder water gebruik word.
Helena le Clercque

WATERPOKKIES

8286. Smeer meel aan.
F.J.L.: Frikkie Senekal

8287. Wonderlikses en rooipoeier.
F.J.L.: K. van Deventer

8288. 1 t swael met 'n mespunt kremetart.
F.J.L.

8289. Lewensessens.
F.J.L.: J.C. Pieterse

8290. Tekens is: Koorsigheid en wit waterblasies op die lyf en in die gesig, na 3

of 4 dae droog die blasies op, dit jeuk veel. Pas op dat die kind dit nie krap nie, dit maak sere en laat lelike letsels. Smeer 'n bietjie karbololie aan, of kamferolie, ook kamferbrandewyn. Hou die kind in huis en sorg vir goeie opelyf.
Helena le Clercque

8291. Drink wyn om dit laat uitdrywe en smeer maizena aan vir die jeuk.
F.J.L.: E. de Villiers

WEEMOEDIGHEID EN OPWERKINGS

8292. Hoffmansdruppels 1 t vol met koue suikerwater te neem.
Dr. C.F. Juritz

WINDE

8293. Laat trek kougoedblare en drup net 2 druppels in 1 t melk en gee aan baba vir winde.
V.L.V.: Mev. L. Nieuwoudt

8294. Laat trek stinkkruidtoppe in kookwater en gee aan baba met winde gepla.
V.L.V.: Mev. L. Nieuwoudt

8295. Kalmoes (*Acorus calamus*) besit verdampbare olie. Gebruik vir winde en diarree.
Watt & Breyer-Brandwijk
SCHULZ

8296. Santoleno se kruie: Infuse with hot water and decant. Take a wineglassful twice a day for flatulency.
Mr. Sarleh Dollie

8297. For flatulency in pregnancy: Mooibossies: Take some of the herb, infuse with two cups of hot water and decant. Take a glassful twice a day.
Mr. Sarleh Dollie

8298. Anyssaad is goed teen pyn op die maag en om winde te breek.
C.J. Matthews

8299. Skroei volstruiseierdop, maak fyn en gee 1 t in.
SCHULZ: Mev. S. Orton

8300. Drink 1 t Hoffmansdruppels met water.
Helena le Clercque

8301. Roer 1 mespunt koeksoda in ½ glas water en drink.
Helena le Clercque

8302. Kamille-ssens. 5 en meer druppels in melk of suikerwater, teen winde, tot bedaring van pyne en bevordering van rus.
Dr. C.F. Juritz

8303. 1 druppel pepermentessens met moedersmelk of suikerwater. Vir volwassenes: Neem 5 tot 10 druppels met 'n bietjie suikerwater.
F.J.L.: Mev. A. Hermann; J.A. Page

WIND IN MAAG

8304. Eet gebrande korsiebrood.
Helena le Clercque

8305. Vir winde op die maag is vinkelolie goed.
F.J.L.

8306. Pepermentdruppels word gebruik vir winde op die maag.
F.J.L.: D.J. Coetzee

8307. Word veroorsaak deur kos wat nie goed verteer nie. Roer in ½ glas water: 2 t asyn en ½ t koeksoda.
Helena le Clercque

8308. Drink 30 druppels vlugsout in water.
Helena le Clercque

8309. 10–15 druppels kanferspiritus op brood of suiker.
Helena le Clercque

8310. 3–4 druppels kajepoetolie op suiker nou en dan.
Helena le Clercque

WINDE BY BABAS

8311. Hondepisbossie goed fynstamp, trek en deurgiet. Dit is ook goed vir suur by babas.
SCHULZ

8312. Rasper bitterwortel en trek op water.
SCHULZ

8313. Bobbejaanmis op water trek, afgiet en ingee. Die mis moet juis op 'n klip opgetel wees.
SCHULZ: D'Assonville

8314. Smeer 'n bietjie koeksoda in die mondjie.
F.J.L.: J.C. Pieterse

8315. Stamp wynruit fyn, gooi 'n bietjie lou water of moedermelk by en gee in.
SCHULZ: Mej. K. Albertyn

8316. Maak 'n stroop van 1 lepel anyssaad, 1 t rabarberpoeier, 1 lepel teesuiker en ½ k water, gooi deur en gee baba drie maal per dag daarvan in.
SCHULZ: Mev. Vogel

8317. By kindertjies: Gee 5–10 druppels vinkelolie met moedersmelk. Nog 'n raat: Gee 5–10 druppels anysolie met moedersmelk. Vrywe die rug van die kind van bo af, dan om die maag en buik.
C.J. Matthews

8318. Gee 5–10 druppels vinkelolie met moedersmelk of 5–10 druppels anysolie met moedersmelk. Vryf die rug van die kind van bo af, dan om die maag en buik.
SCHULZ: Mev. Griesel, Reitzburg
F.J.L.: Fanie Venter
SANL.

8319. Gee 5–10 druppels anysolie met moedersmelk in. Vrywe die ruggie van bo na onder en om die magie tot die winde verskiet.
F.J.L.: J.C. Pieterse

WIND SLUK

8320. Knoffelstukkie met bietjie water en suiker drink.
F.J.L.

8321. Vryf die maag.
F.J.L.: H. Vermaas

8322. Drink warm goed wat wind oplos.
F.J.L.

WINTERSHANDE

8323. Sny 'n aartappel aan twee stukke; vryf die geswelde dele dan met vleis van die aartappel totdat laasgenoemde skuim.
F.J.L.

8324. Sny die blaar van bontaalwyn oop en smeer die sap aan hande en voete.
F.J.L.: Erasmus

8325. Droog perskeblare in die somer en laat dit sterk trek. Hou die hande of voete so warm as kan daarin.
SANL.: Mev. J.P.J. Hugo

8326. Vryf warm met binnekant van turksvyblad.
F.J.L.: Fanie Venter

8327. Vryf die aangetaste plekke met 'n rou ui in die aand.
F.J.L.: Mev. A. Hermann; J.A. Page
SANL.: Mev. J.P.J. Hugo

8328. Hou in warm beesmis.
A.S. Malan

8329. Kook sterk aluinwater en laat afkoel. Hou hande en voete soggens en saans daarin.
F.J.L.: Fanie Venter

8330. Smeer dit met belghries en hou dit naby die vuur.
F.J.L.

8331. Vryf met blouselwater of terpentyn.
F.J.L.: J.C. Pieterse

8332. Ghries aansmeer en goed oor vuur laat brand.
F.J.L.

8333. Hou die hande gedurig warm en vryf

saans kanferolie aan.
F.J.L.

8334. Gooi 1 e kalkwater oor elke bord kos wat geëet word. Koop die kalkwater by 'n apteek of maak self aan deur 1 e kalk op 1 bottel kookwater vir 24 uur te laat staan voordat dit afgegooi word.
SCHULZ
SANL.: Mev. J.P.J. Hugo; J.A. Kellerman

8335. In warm pekelwater hou.
F.J.L.

8336. Smeer effens paraffien aan aangetaste dele.
F.J.L.: Erasmus

8337. Ewe veel soetolie en chloroform aansmeer.
F.J.L.: J. Viljoen

8338. Gooi spiritus op die seerplekke en steek dit dan aan die brand.
F.J.L.

8339. 1 lb gewone geelseep, 1 lepel kanfer, 1 lepel rooswater, 1 lepel laventelwater, stamp goed deurmekaar. Maak in bolle en was daarmee.
F.J.L.: Fanie Venter

8340. Smeer terpentyn aan of neem skoonteer en vryf daarmee. Smeer sterk kamferbrandewyn aan of was met pekelwater of was met kalkwater.
A.S. Malan

8341. ¼ bottel harmansdruppels, ¼ bottel kamferolie, ½ bottel brandspiritus. Skud goed en smeer aan.
C.J. Matthews

8342. Maak 'n room van die volgende en smeer aan: 1 e gliserien, 1 e brandspiritus, 1 e room. Kook alles goed saam.
SCHULZ: Mev. H.W. Botha

8343. 1 botteltjie kajepoetolie, 1 bloekomolie, 1 lampolie, 1 gliserien, 1 olyfolie, 6d. brandspiritus, 1 kers, 6d. bokniervet, stuk byewas en 6d. Vaseline en 1 bottel paraffien.
SCHULZ: N. Vorster

8344. Maak 'n room van die volgende en smeer aan: Gelyke dele lemoensap, gliserien en peroksied.
SCHULZ

8345. Menswater warm aansmeer, of paraffien aansmeer.
F.J.L.: L.J. Naudé

8346. Hou die hande in baie warm water en vryf daarna in met olie.
F.J.L.

8347. 1 botteltjie soetolie, 3 e terpentyn, ½ k ongesoute varkvet en 2 e byewas. Smelt alles oor 'n stadige vuur. Laat afkoel en smeer aan.
SCHULZ: Jacobsz

8348. Staan vroeg op en smeer ryp aan of was in mosterdbad.
A.S. Malan

8349. Smeer met ryp vroeg in die oggend.
F.J.L.

WINTERSVOETE

8350. Warm tabakwater.
C.J. Matthews

8351. Sny brandnetels af en kook dit, hou dan die voete so lank moontlik in die warm water.
SCHULZ: Lubbe

8352. Sit wintersvoete in warm beesmis.
SCHULZ: Grobbelaar
F.J.L.: Aletta Erasmus; C. du Preez

8353. Braai suring uit met vet en smeer aan as dit jeuk.
SCHULZ: Barnard

8354. Uie se sap word aangesmeer.
F.J.L.: D.J. Coetzee

8355. Bad voete in menswater wat nog warm is.
SCHULZ: Springbok

8356. Soetolie en chloroform in gelyke hoeveelhede meng en smeer aan.
J.A. Kellerman

8357. Smeer goed met paraffienolie.
C.J. Matthews

8358. Smeer met mengsel van helfte gliserien en helfte spiritus.
SCHULZ

8359. Hou in warm bad, maak goed droog en smeer met kamferolie.
F.J.L.

8360. Smeer met lampolie of ewe veel soetolie en chloroform.
SAUK: Mev. M.J. Smit

8361. Vryf paraffien in voete en sit voor die vuur elke aand.
F.J.L.: Fanie Venter; Mej. J. Wolhuter
SCHULZ: Beukes; Fouché, Calitzdorp
SANL.: Mev. D.M. Taljaard

8362. Soetolie en chloroform in gelyke hoeveelhede, meng en smeer aan.
SANL.

8363. Swael is goed vir wintersvoete.
F.J.L.

8364. Neem skoonteer en vrywe voete daarmee, ook sterk kamferbrandewyn.
F.J.L.
SCHULZ
SANL.

8365. Was met pekel of kalkwater.
F.J.L.: Lettie Senekal

8366. Smeer met terpentyn of met baie suur asyn.
SCHULZ: Beukes

8367. Katjiepoet en hoendermis vir wintersvoete.
F.J.L.: L. Botha

8368. Vryf in met vet en sout of paraffien.
SCHULZ: Grobbelaar

8369. As jy wintersvoete het moet jy dit met vet en sout invrywe, of verf dit dun met jodium.
F.J.L.

8370. Hou dit in lopende water.
F.J.L.: W. Germishuizen

8371. Sit ryp op.
F.J.L.

WINTERSVOETE EN -HANDE

8372. Hou in warm water, droog goed af en smeer suurlemoensap aan.
Helena le Clercque

8373. Neem gloeiende kole, gooi 'n hand vol koringmeel daarop en hou die aangetaste plekke daaroor.
Helena le Clercque

8374. Neem 'n droë komkommer, maak die binneste nat met warm water en sit dit op, draai vas met lappe.
Helena le Clercque

8375. Baai die hande of voete in warm water waarin aartappels gekook is.
Mev. M.A. Read

8376. Smeer kajepoetolie aan.
Helena le Clercque

8377. Smeer goed met joodsalf.
Helena le Clercque

8378. Vryf goed in met paraffien.
Helena le Clercque

8379. Smeer paraffien aan en strooi blomswael oor.
Helena le Clercque

8380. Vryf elke oggend en aand goed met brandewyn
Mev. M.A. Read

8381. Smeer Kerol aan.
Mev. M.A. Read

8382. Gebruik sodakarbonaat.
Mev. M.A. Read

8383. Voeg bietjie wassoda by die warm water waarin die hande en voete gewas word.
Mev. M.A. Read

8384. 1 tablespoon of boracic to an ordinary 2 oz pot of Vaseline, and the lotion (a staturated solution) by taking a brandy bottleful of water, bring it to the boil, and while boiling dissolve all the boracic acid powder it will take in it. When cool, put back in bottle and use half a cup to a quart of hot water to bath the chilblains whenever the irritation is bad.

Mev. M.A. Read

8385. Vitrioel was.
F.J.L.

8386. As dit sere gemaak het, meng en smeer aan 1 lepel paraffien, 1 lepel kamferbrandewyn, ½ lepel blomswael, ½ lepel kasterolie, ½ lepel heuning en ½ lepel was.
Helena le Clercque

8387. Meng 1 lepel vet, 2 mespunte fynsout, vryf goed in.
Helena le Clercque

8388. Hou dit in warm water waarin aartappels gekook was. Smeer dan kamferys aan of kamferbrandewyn.
Helena le Clercque

8389. Smelt tesame 1 lepel was, 1 lepel soetolie, 2 lepels paraffien, 1 t kamfer, 1 lepel heuning, pas op die gaar word. Vryf goed in.
Helena le Clercque

8390. Neem wynglas vars melk en 2½ t aluin, meng dit en maak 'n pasta daarvan. Smeer aan. Indien die pasta gou droog word moet meer melk geneem word.
Mev. M.A. Read

8391. 4 oz tail fat, 4 oz eau de cologne, 4 oz glycerine. Render the tail fat; strain. Now add the eau de cologne and glycerine; mix well. Apply at night, using white cotton gloves. If the ointment becomes too hard, it can be warmed.
Mev. M.A. Read

WITBEEN

8392. 1 bottel soetolie, 1 klein botteltjie balsemkopiva, 1 stuk byewas van 1½ x 1½ x ½" grootte. Smelt saam en sit elke aand en oggend 'n pleister op die wond en verbind goed.
SCHULZ: Mev. M. Loubser

WITSEERKEEL

8393. Eet pynappels.
F.J.L.: Frikkie Senekal

8394. Karmedik op water soos flou tee trek. Die water afgooi en vir die smaak heuning daarby voeg. Gedurig ½ t drink.
SANL.

8395. Kou die blare van hottentotsvye, sluk die sap daarvan in. Herhaal 'n paar keer per dag.
F.J.L.: J.C. Pieterse; Mev. A. Hermann; J.A. Page
SCHULZ: Senekal
SAUK: Mev. J. Hendriks

8396. Droë granaatskille tot poeier gemaak en ingeneem.
SCHULZ
SANL.

8397. As 'n mens witseerkeel het dan moet 'n mens bokmis in jou sop kook en eet.
F.J.L.

8398. Roep dadelik 'n dokter in, die kwaad is te gevaarlik om self mee te werk. Neem 'n hand vol hottentotsvye, kook in 1½ k water tot dit 1 k is en laat warm gorrel.
Helena le Clercque

8399. Neem olyven hout bladeren, karee bladeren, in die grootte blader vogelent, in slanghoutjies. Kook dit sterk in was die keel er mee. [*sic*]
Mev. Aletta van den Berg

8400. Gee 'n goeie dosis kasterolie in.
Mev. Aletta van den Berg

8401. Pynappelsap: Druk sap uit en gee om te drink.
Mev. S. Kok

8402. Eet baie pynappels.
Mev. M.A. Read

8403. Vat elandswortel (looistof), stamp fyn, druk sap uit. Laat gorrel of gee nou en dan bietjie in. Vir volwassenes kou hulle die wortel en sluk die sap in. Die sere word dan gesond.
F.J.L.: S.F. Haasbroek

SCHULZ: Bennet

8404. Bak 'n streepmuiskop en laat eet.
SCHULZ: Mev. A. Hamman

8405. Sit slangvel op.
F.J.L.

8406. Neem perdekluitjie, braai bruin, maak fyn en blaas in die keel.
SCHULZ

8407. Geel linnelappe in warm gansvet gedoop en op keel gesit.
F.J.L.

8408. Braai 7 weeluise in kasterolie uit en gee die olie in.
SCHULZ: Mev. A. Hamman

8409. Geskroeide bokhoring en varkreusel vir witseerkeel.
F.J.L.

8410. Rou bokvet fyngekerf of gemaal en as pleister op keel gesit, trek sere uit.
SCHULZ: K. van Deventer

8411. Van brommers (groot groen vleis) en bokvet op 'n pleister gemaak en om die keel gesit word.
SANL.

8412. Wolwemis maal en ingooi.
F.J.L.: L.J. Naudé
SCHULZ: Mev. Griesel, Reitzburg

8413. Rou bokvet gemaal of fyngekerf as pleister, sal sere in die keel na buite trek.
SCHULZ: K. van Deventer (Boek I)

8414. Agterste deel van mond skilder met 2 dragmes tafelsout, swartpeper, nitraat van potas, aluin, 1 dragme van elk, meng goed en maak fyn, gooi in teekoppie, vul helfte met kookwater en maak vol met goeie asyn. Gebruik elke halfuur, elke uur, elke 2–4 uur soos die pasiënt aangaan. Mag ieder keer 'n bietjie daarvan sluk. Vryf 1 oz terpentyn, spiritus, soetolie en akwa-ammonia, wat elke 4 uur gemeng is, op hele keel en bors in. Sit flennielap op.
SCHULZ
SANL.

8315. Gee 4 druppels swaelsuur in 'n glas water. Meng albei goed deurmekaar deur dit uit die een en in die ander glas enkele male te gooi. Gee dit die lyer te drink. Die hoeveelheid sal niemand benadeel nie en is 'n goeie bloedsuiwering. Vir 6d. kan 'n mens genoeg suur vir jou lewe koop.
SANL.

8416. Blouseep en kamfer op 'n rooi flennielap en om die keel geslaan.
F.J.L.

8417. 1 t suiker, 1 t kremetart met mespunt swael.
F.J.L.

8418. Vir besetting van die bors neem 'n bietjie saffraan met teesuiker tot 'n stroop gemaak. Nou en dan daarvan inneem.
SANL.

8419. Was die keel met lampolie.
F.J.L.

8420. Gebruik 'n sagte verfkwassie en verf die keel liggies met Little's Dip.
SANL.: Mev. J. de Villiers

8421. 1 botteltjie groenamara, 1 k lampolie. Meng goed en gorrel gereeld daarmee.
SANL.: Mev. G. van der Merwe

8422. Skilder met groenamara, dit maak die sere los, en gee wit Vaseline om te eet, dit genees die keel.
SCHULZ: M. Conradie

8423. Skilder met groenamara. Dit maak die sere los, en gee wit Vaseline om te eet. Dit genees die keel. Ook baie goed 1 t blom van swael in 'n kelkie water. Meng die swael behoorlik en gorrel daarmee.
SCHULZ: Conradie

8424. Neem ½ t Pain Killer in ½ glas water vir 'n volwasse persoon. Vir kinders van 1 jaar druppel met suikerwater.
SANL.: *Die Afrikaanse Almanak*

8425. 1 pakkie wynsteensuur en 'n glas wa-

ter gee buitelug in. Hierna gee soetolie in.
F.J.L.: J.C. Pieterse

8426. Neem 1 flessie groenamara of essens van amara soos dit genoem word en 1 flessie gliserien. Gee af en toe 'n bietjie op die tong.
SANL.

8427. Gorrel water: Neem 1 k asyn, 'n stukkie vitrioel, 'n stukkie boraks, 'n stukkie teesuiker, 'n stukkie aluin, dit moet alles eers geskroei word en voeg dan 1 lepel skoorsteenroet by. Maak eau de cologne en blomswael aan om die keel mee uit te was.
Mev. H. Olwagen
SCHULZ

8428. Gorrel water: 'n Bottel kookwater, voeg 1 e kalk by. Laat dit aftrek en giet af. Gorrel drie of vier maal per dag en ook in die nag. Laat eers met die kalkwater gorrel en dan met die ander goed.
SCHULZ
Mev. H. Olwagen

8429. Poeier om na die gorrel in die keel te blaas: 'n Stukkie vitrioel, 'n stukkie aluin, skroei eers die aluin en neem dan 1 t en 1 e teesuiker, ook geskroei, 1 t katgemmer, 1 e blomswael, 1 t ligte blousel en 'n lepel granaatskil.
SCHULZ
Mev. H. Olwagen

8430. Swael en suiker – 1 deel swael, 1 deel suiker, eet 3–4 t per dag.
V.L.V.: Mev. K.W.H. Voight

8431. Voeg in ½ glas water 2–25 staaldruppels en laat gorrel.
Helena le Clercque

8432. Roer ½ dessertlepel blomswael in 1 k lou water (dit moet goed gemeng wees), laat die pasiënt daarmee gorrel en daarvan drink. Al die resepte vir witseerkeel is ook goed vir seer keel.
Helena le Clercque

8433. As witseerkeel te toegeswel is (of by kinders wat nie kan gorrel), blaas blomswael in die keel met 'n rietjie. Sien verder (witseerkeel en dieet).
Helena le Clercque

8434. 1 t fyn aluin, 1 t fyn salpeter, 1 k lou water, roer goed en gorrel.
Mev. A. Bester

8435. Neem 'n flennielap en spat dit nat met terpentyn (nie te nat nie) en sit op die keel sodra dit droog is, spat weer nat, dit trek al die kwaad uit na buite toe.
C.J. Swarts

8436. Om in die keel te blaas: Mespunt salpeter, ditto aluin, ditto boraks, 3 vitalespoeiers, goed deurmekaar en droog in die keel blaas.
Mev. Aletta van den Berg

8437. Smeer skoon Jeyes Fluid agter in keel.
C.J. Matthews

8438. Brand 2 e teer en terpentyn.
C.J. Matthews

8439. Hartshoorngeest: 10–20 druppels in brood of gortwater, enkele male daagliks.
Dr. C.F. Juritz

8440. 'n Halfbottel goeie druiweasyn, voeg 1 t boraks in en vul die bottel met skoon water. Gorrel elke 2 ure 1 lepel vol, dan neem mens nog hierby 1 t gebluste kalk. Voeg dit in 'n glas water en gorrel 3 maal per dag en 2 maal snags. Los die kalk sodra die sere los gaan.
Mev. Aletta van den Berg

8441. Die koors: Neem 1 t swaelsuiker, 1 glas water, gee nou en dan 'n bietjie daarvan.
Mev. Aletta van den Berg

8442. Brand in die siekekamer: 1 t terpentyn, ditto skoonteer en brand dit drie maal daags in die kamer en hele huis. 1 t fyngemaalde boraks, ditto fyn salpeter, ½ t fyn aluin, 1 e fyn blom van swael,

1 t teesuiker, ditto poeier of gewone suiker, 1 vitalespoeier, maal alles fyn en meng dit, neem dan van die mengsel elke 15 min. 'n mespunt vol en blaas dit in die keel.
Mev. Aletta van den Berg

8443. Put a teaspoonful of sulphur into a wineglassful of water. Stir well with finger, as sulphur does not readily mix with water. When well mixed, give to patient to gargle.
Dr. Friend

8444. Take 2 tablespoonfuls each of stockholm tar and turpentine. Put in a tin, pan or cup, set fire to the mixture; a dense smoke arises and the patient obtains instant relief. Falls into a slumber and seems to inhale the smoke with pleasure.
Mev. M.A. Read

8445. Diphtheria: 4 drops of sulphuric acid in 3 parts of a tumbler of water of which let the patient sip every few minutes.
Mev. M.A. Read

8446. Neem 1 t blomswael op 'n glas water, roer tot egalig gemeng is. Laat die pasiënt daarvan gorrel en insluk. In 10 min. is die pasiënt buite gevaar.
F.J.L.
SCHULZ: Badenhorst, Vredefort
SAUK: Mev. M.J. Smit

8447. Kremetart opgelos in water en stadig ingeneem is goed vir witseerkeel.
F.J.L.

8448. Gee vitrioel in totdat die persoon braak en gee dan kasterolie in.
F.J.L.

8449. Gorrel nastergalsop met brandewyn en heuning.
SANL.
SCHULZ

8450. 1 dessertlepel moskonfyt, 1 t fyn peper deurmekaar geroer. Drie maal op 'n dag in te neem. 'n Pleister van bokvet en borrie drie maande te dra agter en voor.
SANL.: Die Afrikaanse Almanak

8451. Maak 4 druppels swaelsuur vir grootmense aan op 'n glas water, drink eers 'n halwe glas en 1 uur daarna die ander helfte. Vir 'n kind 3 druppels; om sere te genees, maak heuning en kopiva deurmekaar en gee mespunt op tong.

Die dokters sê in die seer is 'n wurmpie, die goed laat die seer oopbars, en dan gaan die wurmpie dood. As sere beter is, gee purgasie om te drink, grouvomitief kan ook daarby gegee word as persoon koors het.
SCHULZ

8452. 'n Lepel gekookte water, 'n mespunt salpeter daarin gesmelt, 'n lepel suurlemoensap, 'n mespunt blom van swael. Dit deurmekaar gemaak en gegorrel.
F.J.L.
SANL.

8453. Sny wituieskyfies en sit in 'n piering, strooi suiker oor en sit die nag buite. Gee om te eet, en moet die stroop drink vir die nag.
F.J.L.

8454. 'n Mespunt van elk: wolwemis, aluin, rooipoeier, salpeter, 1 t suiker, 2 fyngemaakte "extra strong" pepermente. Blaas in die keel af.
SCHULZ: Rosser

8455. 6 lepels rou heuning, 1 lepel kamferbrandewyn, 1 lepel borrie, 1 lepel fynsuiker, 1 lepel slaaiolie (soetolie), 1 lepel kasterolie, 1 lepel Rugo-asyn, 1 mespunt boraks. Deurmekaar geskud en neem 1 t.
SANL.

8456. Om te eet: 'n Glas heuning, 1 lepel teer, 1 lepel borrie en 'n door van 'n eier, 1 grouvomitief, 1 lepel boraks, 1 lepel teesuiker, 1 lepel aluin. Die lepels moet

goed met 'n eetlepel gemeet word. 1 t salpeter, 1 e kopiva, 1 e harmansdrup, 1 e granaatskil, voeg 'n weinig swaelsuur ook by, maak alles deurmekaar, en gee vyf of ses maal per dag en ook in die nag. Gee dit na die gorrelgoed. Die poeier moet laaste na alles ingeblaas word, en na die jare van die sieke neem mens meer of minder. Vir 'n volwassene gee mens 'n groot tafelmespunt vol.
Mev. H. Olwagen

8457. Neem perdekluitjie, braai bruin, maak fyn en blaas in die keel.
Mev. H. Olwagen

8458. 'n Glas heuning, 1 e borrie, 1 lepel boraks, 1 lepel teesuiker, ½ lepel aluin, ½ lepel blomswael, 1 t balsemsulfuris, 2 lepels soetolie, 1 lepel bitteramandels, 'n mespunt blousel.
Mev. H. Olwagen

8459. Neem 'n stukkie vaalpapier, sit in 'n bord en gooi kasterolie daaroor. Maak warm en sit tussen die blaaie.
SCHULZ: S.J. Marais (Boek II)

8460. 1 k heuning, ½ k asyn, 1 t mosterd en 'n mespunt aluin. Gorrel met genoemde.
F.J.L.: Fanie Venter

8461. 1 e volstruiseierdop, 1 e gebrande aluin, 1 e klipsweet, 2 e teesuiker.
SANL.
F.J.L.: J. Viljoen
SCHULZ

8462. 6 lepels heuning of suiker, 6 kruisementtoppe, 1 lepel grouvomitief, 6 lepels asyn en ½ glas water, kook dit saam vir 4 min. Gooi dan deur doek, dan grouvomitief by, kook weer vir 10 min. Gee elke maal 1 lepel vol in.
SCHULZ
SANL.

8463. 1 glas heuning, 1 e aluin, 1 e boraks, 1 e borrie. Alles fyngemaak en gesif en met die heuning aangemaak. Smeer die keel met 'n veer.
SANL.: Mev. G.L. Pienaar

8464. Laat trek kareebos en doringbos deurmekaar en laat gorrel en blaas donkerblou in die keel. Om te drink, laat kook bossiestee met teesuiker en voeg kopiva in.
Mev. H. Olwagen
SCHULZ

8465. Neem 'n stukkie lamfer (soos in die ou tyd om die arm gedra was vir rou). Week in warm kasterolie. Sit om die keel en op die kuiltjie. Gee die pasiënt 1 t blouselwater elke vier uur. Dit het baie gehelp om nie 'n pypie in die keel te kry nie soos dokters destyds gedoen het.
SANL.: Mev. C. Buckle

8466. Meng tesame 1 k heuning, 1 lepel blomswael, 1 lepel aluin, 1 lepel boraks, laat 'n stukkie altyd in die mond smelt en so in die keel loop, kan ook daarmee die sere verf.
Helena le Clercque

8467. 1–2 t heuning, 1 mespunt boraks, 2–4 druppels kopiva, 2–4 harmansdrup, 1 mespunt aluin, laat in die mond smelt.
Helena le Clercque

8468. Meng ½ k klein [*sic*] 1 lepel kamferbrandewyn, 1 lepel heuning, 1 lepel boegoeasyn, 1 lepel gebrande teesuiker en 1 mespunt aluin. Gorrel daarmee.
Helena le Clercque

8469. Neem ½ k kookwater, ½ k asyn, 1 lepel sout, 1 lepel aluin, 1 lepel salpeter, 1 lepel peper, laat gorrel.
Helena le Clercque

8470. Pleister om die keel. 1 t skoorsteenroet, 'n stukkie byewerk so groot soos 'n amandel, 1 t soetolie, 1 grouvomitief, 1 witvomitief, meng, sit op 'n flennielap en strooi dan kamfer oor.
Mev. Aletta van den Berg

8471. 1 eiergeel, 1 lepel roulynolie, 1 lepel

soetolie of olyfolie, 1 dessertlepel swael, 1 lepel heuning, 1 lepel druiwe-asyn. Volwassenes 1 dessertlepel. Kinders 1 t.
Mev. G.S. Bredenkamp

8472. Meng warm bloed van geslagte dier met geelsuiker en gorrel.
C.J. Matthews

8473. 2 kelkies brandewyn, 1 e peper, 4 e heuning, gorrel daarmee.
C.J. Matthews

8474. Neem 2 t teesuiker, ditto aluin, ditto salpeter, ditto granaatskil, maal dit fyn en meng in met 'n vitalespoeier. Blaas dit in die keel.
Mev. Aletta van den Berg

8475. Om te gorrel: ½ k brandewyn, ½ k asyn, ½ k heuning, 1 e kruid, 1 e kamferbrandewyn. Smeer witvomitief op bok se rou niervet en sit dit buite om die keel tot die sere uitgetrek is, en as dit uit is, smeer dan kasterolie gemeng met balsemsulfuris buite aan die sere en strooi die doek dik met droë blomswael om die sere te genees.
Mev. H. Olwagen

8476. Om mee te gorrel: Neem die wit van 'n hoendereier, klits dit dun, voeg 1 t boraks by.
Mev. H. Olwagen

8477. Cover with best vinegar one egg entire with its shell; leave until the shell is dissolved. Beat all up and add 1 tablespoon honey, 1 tablespoon good brown sugar and ½ teaspoonful borax; make the whole up into a pint of water, shake the mixture and gargle.
Mev. M.A. Read

8478. 'n Mespunt boraks, 2 druppels kopiva, 2 druppels haarlemmerolie en 'n stuk aluin en heuning. Drink.
SANL.

8479. 1 e boegoeasyn, 1 e kamferbrandewyn, 1 e gebrande teesuiker, 1 e heuning, 1 mespunt aluin met 3 lepels warm water. Dit deurmekaar gemeng en daarmee gegorrel.
SANL.

8480. Neem 'n stukkie aluin, sit dit in 'n lepel. Sit dit op 'n kool, braai dit uit en neem bietjie salpeter, sê 1 t vol. Sit dit ook op die vuur, braai ook uit tot dit droog is. Maal in 'n bord tot 'n poeiertjie albei. Neem 'n groot mespunt vol wynsteensuur en maak dit deurmekaar. Neem nou 'n groot lepel heuning. Maak alles deurmekaar. Daar kan bietjie rooipoeier ook bygegooi word.

Sit daarvan in die keel en waar dit weggeslaan het, neem perskestroop en 'n bietjie blousel. Gee daarvan vir die kind in totdat hy opbring.
F.J.L.
SAUK: Mev. P. van Ronge
SCHULZ

8481. 2 bitteramandels, 1 firendeel [*sic*] teesuiker, 2 goeie stukke borrie, alles fyngemaak en ½ bottel soetolie, alles dig toe in nuwe erdepot, halfuur op kole te laat trek, elke 10–20 min. 1 t ingee.
SCHULZ
SANL.

8482. Druif (Vitis): 'n stroop van suiker en die sap van die druif vir witseerkeel.
Watt & Breyer-Brandwijk

8483. Laat trek ½ lb doringboombas op 1 k water. As afgekoel is, gooi dan 1 mespunt fyn aluin daarin en gorrel daarmee.
SANL.: Mev. M.J. Kriek

8484. 'n Duisendpoot droog en fyngemaak, 'n bietjie fyn aluin, teesuiker en rooipoeier meng en klein teelepelgewys ingee of inblaas.
SCHULZ: Du Plessis, Petrusville

8485. Baie maal moet middel in beeshoring of beesklou voorberei word. Bv. eiers en soetolie in beesklou bak vir 'n

inflammasiepleister. Vir seer mond en witseerkeel rou heuning en boraks in beeskloutjie "braai" en laat inneem.
Mev. H. Olwagen
SCHULZ: Mev. Joubert, Pk. Sabie

8486. Neem omtrent ½ lb baie ou varkspek, maal dit fyn en voeg 'n poeier witvomitief daarby – meng dit goed, smeer die helfte van die mengsel op 'n flenniedoek en sit op die keel. Volgende dag herhaal dit weer en u sal verbaas wees om te sien hoe die sere na 'n paar behandelings buite die keel sit soos klein wit vratjies.
SAUK: Mev. D. de Waal; Van Rooyen; Mev. H. Badenhorst
SANL.: Mev. A. Wilbers; Barnard
F.J.L.: J.C. Pieterse; K. van Deventer
SCHULZ: Zandberg; Mev. Joubert, Pk. Sabie

8487. Gebrande volstruiseierdop en heuning ingee.
SCHULZ: Mev. A. Hamman

8488. Die volgende middel teen die vreeslike siekte is van die vermaarde dr. Field: Neem swaelsuur en maak 4 druppels aan vir 'n grootmens met 'n glas water. Neem eers 'n halfglas en 'n halfuur daarna weer die ander helfte by mondewys. Vir 'n kind neem 3 druppels en gee water as hulle vra. Om die sere te genees, maak heuning en kopiva deurmekaar en gee nou en dan 'n mespunt op die tong.

Die dokters sê in die seer is 'n wurmpie. Die goed laat die seer oopbars en dan gaan die wurmpie dood, as dit dan beter word, dan moet 'n purgasie ingegee word om dit te laat uitwerk.

Vir koors is dit ook goed. Gee dadelik 'n grouvomitief in en 'n purgeermiddel en as dit uitgewerk is, begin dan daarmee. Daar die swaelsuur gif is, moet 'n mens versigtig daarmee wees.
SANL.

8489. Kompresse van koue water of nog liewers ys, as dit te kry is, op die keel gelê en gedurig vernu so gou as dit maar enigsins begin lou word.
SANL.

WITVLOED

8490. Maak pampoenpitte skoon en eet dit of drink 'n ekstrak van wildekalbaswortels.
SCHULZ: Mev. E. Langenhoven

8491. Neem ½ bottel ouwyn, 1 k anyssaad, ½ k fyngestampte kaneel, laat kook in erdepot en gebruik.
SCHULZ: Momburg

8492. Neem die wortels van hondepisbossie, kneus dit, sit 2 bottels water daarop. Kook totdat dit een bottel vol is. Gooi mespunt aluin by. As dit koud is, is dit jellieagtig maar sodra dit warm word is dit weer verdun. Kelkie vol drie maal per dag.
SCHULZ: Smith, Krokodilrivier

8493. Was rys, gooi eerste water af, was weer en drink dan die water.
SCHULZ: Mev. J.J. Kotze

8494. Goeboontjiesblare, gooi kookwater en trek, gooi eerste water af en gooi weer op. Drink drie maal per dag.
SCHULZ: Mev. J.J. Kotze

8495. Vinkel getrek soos tee en was jou ook daarmee.
SCHULZ: Mev. J.J. Kotze

8496. Neem 7 bitteramandels. Sit dit op warm water en laat 7 dae staan. Drink elke aand 1 e.
SANL.: Mev. L.C. du Toit

8497. Stamp akkerboombas fyn, trek soos tee, drink drie maal per dag 1 k.
SCHULZ: Mev. J.J. Kotze

8498. Drink elke aand 'n paar druppels eau de cologne in 'n lepel water.
SCHULZ: Mev. Bergh

8499. 10 druppels balsemsulfuris op suiker, soggens en saans.
SCHULZ: Mev. de Vos

8500. Neem 8–10 druppels geelbalsemkopiva op 'n bietjie melk of suiker elke aand.
SCHULZ

8501. 2 t magnesia, 1 t pypkaneel, 1 mespunt vol droog op die tong neem, 'n weinig water om mee te spuit, 'n hand vol doringbas, paar stukkies granaatskil laat trek en dan goed deursif, 'n poeier uitgebrande aluin bysit.
Mev. Aletta van den Berg

8502. Ontstaan deur swakheid, neem veel rus, slaap minstens 8 uur, moet nie kwel, ens. Eet voedsame kos, neem oefening in die sonskyn. Gebruik visolie en kinien, ook ander versterkmiddels.
Helena le Clercque

8503. 1 bottel brandewyn, 1 k wynruit, ½ k bitteramandel, ½ k anys en 'n stuk teesuiker.
SANL.: Mev. J.P.J. Hugo

WONDE

8504. Neem blare van appelliefie (pampelmoertjie), lê dit op 'n kool vuur tot warm is en sit op totdat pyn uit is.
SCHULZ
SANL.

8505. Sit twakblare op.
Helena le Clercque

8506. Sit gifpolblare op, vryf eers fyn.
Helena le Clercque

8507. Was wond in bloublomsalie, wildedagga, kruidjie-roer-my-nie of kattekruiewater.
SCHULZ

8508. Neem twaksboomblare (wilde), gooi kasterolie op en sit op oop wond.
V.L.V.: Mev. L. Nieuwoudt

8509. Neem blare van rol boertabak en plaas op oop wonde.
V.L.V.: Mev. L. Nieuwoudt

8510. Was die wond met getrekte platdoring.
SCHULZ

8511. Was dit in wildeals en bloekomwater.
F.J.L.

8512. Wildeverbena (*Verbena officinalis*) as medisyne vir koors, water, longontsteking en wonde.
Watt & Breyer-Brandwijk

8513. Was dit in warm semelwater.
F.J.L.

8514. Rooi-opslag (*Hermannia* spp.*): afkooksel vir uitslag. Blare tot poeier maak vir wonde.
Watt & Breyer-Brandwijk

8515. Geelwortel gekook, fyngedruk en met broodkrummels deurmeng tot 'n pap gekook en op die wond gesit.
SANL.
F.J.L.: J. Viljoen

8516. Om wonde tot vertering te bring: Kook kruidjie-roer-my-nie in 'n pot, dan die wond in die water hou 2 of 3 maal per dag. Van die gekookte blare op die wond sit.
SANL.

8517. In die Driejarige oorlog het ons koeëlwonde met saliebossies gewas en verpleeg en suksesvolle resultate behaal.
SCHULZ: Mev. M.C. Steyn

8518. Tabak: Maak 'n boeretabakblaar nat met warm water en sit op wond. Hou vir 2–3 dae toe.
V.L.V.: J.A. Engelbrecht

8519. Slangvel op wonde sit.
SCHULZ: Mej. K. Albertyn

8520. 1 k goeie brandewyn, 1 k boegoeasyn, 2 k water, 1 e gewone sout. Maak goed deurmekaar. Maak doek gedurig nat met die mengsel en lê op wonde. Dit

* Onder andere *Hermannia veronicifolia*

sal gou genees. Dit is 'n beproefde middel teen inflammasie in 'n bekome wond en is gebruik deur gewondes in die oorlog.
SCHULZ
SANL.
F.J.L.: Mev. M. Leonard

8521. 1 t stockholm skoonteer, 1 t terpentyn, 1 t balsemsulfuris, smelt en roer tot koud is, voeg dan 1 e kamferbrandewyn by.
SCHULZ: Mev. Vogel

8522. Kamferbrandewyn, boegoeasyn, wyn en suiker.
SANL.

8523. 1 k gekookte water, 1 k wyn, 1 k boegoebrandewyn, 1 k boegoeasyn, 1 k kamferbrandewyn, 1 k poeiersuiker.
Mev. Aletta van den Berg

8524. Was dit mooi skoon met lou water en verbind met 'n boorsuurkompres.
Helena le Clercque

8525. Was die wonde met wondwater. Meng 1 lepel kamferbrandewyn in ½ k water.
Helena le Clercque

8526. Sit asynlappe op.
Helena le Clercque

8527. Gooi pekel op.
Helena le Clercque

8528. Sit terpentynlappe op.
Helena le Clercque

8529. Gooi haarlemmerolie in.
F.J.L.

8530. In Little's Dip was.
F.J.L.

8531. Was met ontsmettingsmiddel.
F.J.L.

8532. Spykersalf of swaelbalsem.
F.J.L.

8533. 1 k poeiersuiker, 1 k wyn of asyn en ½ kelkie brandewyn. Deurmekaar gekook en op die wond gelê.
SANL.

8534. Doop 'n stukkie watte in Friar's Balsam en sit dit op die wond. Laat dit droog word en daarop bly. Na 4 of 5 uur maak u weer die watte nat. Herhaal dit totdat die wond gesond is en die watte self afval.
J.A. Kellerman

8535. Paraffien op 'n sny stop die bloed en help gou om die seer gesond te maak.
F.J.L.

8536. Vir langdurige wonde: Gebruik Turlington, dit neem ook merke van sere weg.
F.J.L.
SCHULZ: Conradie

8537. Ou wonde: balsemsulfuris. 5–10 druppels in warm melk, paar keer daags.
Dr. C.F. Juritz

8538. Vars en ou wonde: balsemkopiva. Verbind met linne en drup 2 maal daarop die balsem, sonder die verband los te maak, tot dit self genees.
Dr. C.F. Juritz

8539. 1 deel kamferbrandewyn, 1 eiergeel, net soveel soetolie, stukkie boerseep in pleister.
SCHULZ

8540. Neem 1 lepel lynolie, ½ lepel kasterolie, 1 lepel was, ½ lepel bokvet, laat smelt. Voeg dan 1 flessie harmansdrup daarin. Sit 'n pleister op.
Helena le Clercque

8541. 2 e gesnyde was, 2 e soetolie of klapperolie, 2 e fyngestampte harpuis.
SCHULZ: Mev. Vogel

8542. 1 e lynolie, 1 lepel stockholmteer, 1 lepel kasterolie, 1 lepel rooitiemie, 1 t haarlemmerolie, 1 t balsemsulfuris, 1 stukkie was, stukkie harpuis (so groot as vingerhoed), kook alles saam tot dit dik word.
SCHULZ: Mev. Vogel

8543. Diep wonde: 1 lepel bywas, 1 lepel varkreusel, 1 mespunt harpuis, 10 druppels vloeistof, 1 mespunt rooiminie, 1 t geelghries, 5 druppels Tur-

lington, smelt goed.
F.J.L.: Fanie Venter

8544. Rook van gebrande wollappe het twee gevalle van wonde genees. Die een wond was veroorsaak deur die naald van 'n naaimasjien en die ander deur die byt van 'n kwaadaardige kat. Die gevaar van klem-in-die-kaak en die ondraaglike pyn in albei gevalle was geheel weggeneem deur die arm en vinger te hou onder die rook van wollappe wat in die vuur gebrand word.
SCHULZ

8545. Brand wollappe en hou die wond daaroor, dit maak die pyn weg.
Helena le Clercque

8546. Om 'n wond tot vertering te bring: 'n Oliebad in warm water laat verlep word en op die wonde sit. [*sic*]
SANL.

WONDE: BLOEIENDE WONDE

8547. As niks wil help nie, het ons 'n ghienie-stuk opgelê en toegebind.
SCHULZ: Lindeque

8548. Wonde wat bloei: Bind 'n silwer muntstuk daarop vas.
SCHULZ: Beyers (Boek II)

8549. Salf vir vars bloeiende wonde: Lê eers tabakblare met wyn natgemaak op en dan die volgende dag 'n pleister gemaak van 1 lepel soetolie, 1 lepel was, 1 lepel bokvet, ½ lepel haarlemmerolie, as alles gesmelt is, roer dan haarlemmerolie in.
SANL.
SCHULZ

8550. Sit 'n spinnerak met boorpoeier op wonde wat sterk bloei.
SCHULZ

8551. Spinnerak opsit of terpentyn of sout. Hierdie middels suiwer en genees. Asynlappe is ook goed.
SANL.

8552. Vars perdemis of spinnerak, of terpentyn of sout. Asynlappe is ook goed.
SCHULZ
SANL.

8553. Oop wonde wat nie wil ophou met bloei nie, moet vars perdemis of sout of asynlappe opgesit word.
F.J.L.

8554. As 'n mens in die veld is en jy is kaalvoet en daar steek 'n glas in jou voet. Neem dadelik 'n lap en steek dit aan die brand en maak dit weer dood sodat die rook daar kan ingaan, dan stop die bloed.
SCHULZ: Geldenhuis

8555. Sit voering van 'n ou hoed daarop.
SCHULZ: Sam Rautenbach

WONDE: OOP

8556. Droë tabakblare met Vaseline daarop gesmeer of geneesblare.
C.J. Matthews

8557. Sit tabakblare met water natgemaak op.
F.J.L.: Fanie Venter
SANL.
SCHULZ

8558. Doop 'n stukkie watte in Friar's Balsam en sit dit op die wond. Laat dit droog word en daarop bly. Na 4 of 6 uur maak u weer die watte nat, herhaal dit totdat die wond gesond is en die watte self afval.
SANL.

8559. Sit terpentynlappie op.
SANL.

8560. Gebruik Arnica montana-pille en smeer gereeld bloekomolie aan.
SANL.: J.A. Kellerman

WONDE EN SERE

8561. Kruidjie-roer-my-nie en stinkblaar: Trek soos tee en was wonde of sit op seerplekke.
V.L.V.: Mev. K.W.H. Voight

8562. Sydissel (*Sonchus oleraceus*) vir genesing van wonde en sere.
Watt & Breyer-Brandwijk

8563. Wildekopiva, kopiva, geelkatstert (*Bulbine asphodeloides* R en S). Sap uitgedruk van blare en stengels.
Watt & Breyer-Brandwijk

8564. Verbrand teer tot as en strooi op.
SCHULZ: K. van Deventer

WONDE: TOE

8565. Laat 2 k bloegomblare op asyn of brandewyn goed trek. Maak lappe daarin nat en sit op die plek.
Helena le Clercque

8566. Sit 'n stukkie vars vleis op die wond.
SANL.

8567. 1 k water, 1 k asyn, 1 k wyn, 1 k brandewyn, 1 k suiker, 1 lepel kamferbrandewyn, 1 lepel suiker, 1 lepel boegoe om mee te was.
SANL.

8568. Blougomasynlappe is baie goed.
SANL.

WONDE: VERSWEERDE, KWAADAARDIGE

8569. Brand grashout se wortel, maak fyn poeier en gooi op wonde. Uitstekend!
SCHULZ: Prinsloo

8570. Lê die wollerige kant van vaalpopulierblaar op.
SCHULZ: Beyleveld

8571. Meng 1 lepel lynolie, 1 lepel kamferbrandewyn, ½ lepel paraffien, 1 mespunt sout in ½ lepel bywerk. Sit pleister op.
Helena le Clercque

8572. Meng 1 lepel paraffien, 1 lepel kamferbrandewyn, 1 lepel boegoebrandewyn, 1 lepel terpentyn, 1 lepel kasterolie, 1 lepel boegoeasyn, 1 mespunt salpeter en 2 lepels heuning. Sit op.
Helena le Clercque

WURGSIEKTE

8573. Stamp heerboontjies en maak dit tot pap met olie.
SCHULZ

8574. Trek doringboombas soos tee en drink telkens daarvan.
F.J.L.: Fanie Venter
SCHULZ: Mev. J.J. Kotze

8575. Stamp geelwortels fyn en gee in.
SCHULZ

8576. Stamp gifwortel tot poeier en gee bietjie vir bietjie in.
SCHULZ

8577. Maak die toppe van renosterbossies fyn en sit op bors.
SCHULZ

8578. Neem 'n halfkom kokende water met 'n lepel gestampte mosterd daarin en sit op stoof; laat die kind dan met 'n kombers oor die kom sit tot die oë van die min [*sic*] begin byt, intussen moet iemand die water neem en die binnekant van die beentjies invrywe en dan die water wegneem. Sit dan nog onder die kombers tot lyf afgekoel is.
SCHULZ

8579. Blaas wolwemis of hondemis in keel.
SCHULZ: Calitzdorp

8580. Stamp 'n skilpad met huidjie en muidjie fyn en druk die sap daarvan uit en gee die kind net soveel in as wat jy wil drink. Kan ook 'n kat of duif oopsny en op keel sit.
SCHULZ

8581. Slag duif, sny oop en sit net so warm op keel.
SCHULZ: Engelbrecht

8582. Neem ewe veel spiritus van ammonia en beste spiritus van wyn, gooi daarin soveel kamfer as wat wil smelt. Doop in die mengsel 'n flennielap en sit op kuiltjie van keel (in erger gevalle kan dit om die keel en op bors ook gesit word). Laat dit 5–10 min. daarop bly. As die kind van pyn begin huil, is dit 'n teken van beterskap. (Op St. Helena is 39 uit 40 gevalle gered van die raad.)
SCHULZ

8583. Maak 'n pleister van "antifrikse grease" en sit voor op kuiltjie en op bors en agter tussen die skouers.
SCHULZ

8584. Neem 10 druppels lampolie op suiker of 3 druppels skoonteer, of gee dadelik grouvomitief in. Sit 'n flennielap op die kuiltjie en hou die kamer warm.
SCHULZ

8585. Maak 'n pleister van skoonteer en geel van 'n eier. Sit tussen skouers en laat kind hottentotsvyesap, heuning en asyn drink.
SCHULZ

8586. 2 bitteramandels, teesuiker, 2 goeie stukke borrie. Maak alles fyn en gooi op ½ botteltjie soetolie, gooi dan in 'n nuwe erdepotjie, maak goed toe en laat trek vir 'n halfuur op die kole. Gee elke 10 of 20 min. 1 t vol in.
SCHULZ: Bekker

8587. Maak 'n pleister van bokvet en borrie en sit op bors.
SCHULZ: Mev. J.J. Kotze

8588. Maak 'n pap van rogmeel en brandewyn en sit op bors.
SCHULZ: Mev. J.J. Kotze

8589. Gee wit van eier met suiker in.
SCHULZ

8590. Gal van 'n bok, 'n bietjie water en twee of drie korrels salpeter. Elke twee uur 1 t vol.
SCHULZ
Mev. H. Olwagen

8591. Neem 'n stukkie lamfer, brand dit en as dit uitgebrand is, sit 'n glas op die lamfer dat dit doodgaan, gee dit dan in met 'n bietjie water.
SCHULZ

8592. Sit kind in 'n balie met loogwater tot by hals, maak dan goed toe vir uitwaseming.
SCHULZ: Fouché, Calitzdorp

WURMS: BUIKWURMS, INGEWANDSWURMS, INWENDIGE SLAKKE

8593. Trek granaatwortels sterk en drink op nugter maag 1 k vol. Daggapille eet is ook goed.
F.J.L.: A.S. van Wyk

8594. Baie pampoenpitte eet.
F.J.L.: E. de Villiers

8595. Drink aalwyn.
F.J.L.

8596. Komkommer (*Cucumis sativus*): middel teen wurms.
Watt & Breyer-Brandwijk

8597. Kook doringboombas, granaatbos en bobbejaanoorbol in water en drink.
SCHULZ

8598. Een môre op die nugter maag rou geelwortels en die volgende môre 'n hand vol droë appelkose – herhaal.
F.J.L.: Fanie Venter
SCHULZ: Coetzee

8599. Kook granaatwortels en drink vroeg in die môre gevolg deur 'n dosis kasterolie.
SCHULZ: Holl

8600. ¼ lb granaatboomwortelbas: Kook dit in 2 bottels water tot dit net 1 bottel water is. Neem ½ k op nugter maag daarna elke halfuur ½ k tot maag werk. Dit mag nie gebruik word tensy daar volkome sekerheid is dat die persoon werklik lintwurms het nie, anders vergif dit 'n mens.

SCHULZ: Mev. J.A. Vosloo

8601. Wildesuring (*Oxalis cernua**): rou bolle gebruik vir middel teen wurms.
Watt & Breyer-Brandwijk

8602. Trek renosterbostoppe en gee 1 e vol elke 3 ure in.
SCHULZ: Jacobsz
SANL.

8603. Eet baie rape.
SCHULZ

8604. Kook perskebas en granaatwortels. Giet deur en drink 'n kelkie vol per dag.
SANL.: Mev. J.P.J. Hugo
SCHULZ
F.J.L.: J. Viljoen

8605. Spuit met knoffelwater soos tee getrek of drink die knoffelwater.
SCHULZ: Mev. J.J. Kotze

8606. Kerf uie op en sit dit oornag in water. Druk die volgende oggend die sap van die uie uit in die water en drink dan die water vir 3 of 4 agtereenvolgende dae.
Mev. M.A. Read

8607. Boil a spoonful of honey in a quart of water; drink it. The worms suck them full of this water. Then give a cupful of wormwood tea (wildeals) which is poison to them.
Mev. M.A. Read

8608. Kook 8–10 knoffels in 1½ k melk.
Helena le Clercque

8609. Kook 'n hand vol pampoenpitte en neem van die water waarin dit gekook is ½ k op die nugter maag.
Helena le Clercque

8610. Vas 24 uur, eet dan 1 k rosyne in brandewyn geweek vir 12 ure. 'n Halfuur daarna 'n goeie purgeermiddel. Geen dronk wurm bly vasbyt nie.
Mnr. H.P. Odendaal

* *Oxalis pes-caprae*

8611. Slangbos (*Elytropappus glandulosus*): afkooksel vir middel teen wurms.
Watt & Breyer-Brandwijk

8612. Stangebosafkooksel vir wurms.
Watt & Breyer-Brandwijk

8613. Kook op 2 bottels water 1 k groen granaatwortels tot op 1 bottel water. Elke uur ½ k vol totdat dit werk.
Helena le Clercque

8614. Kakieboswater wat gekook is, is goed vir haarwurms.
A.S. Malan

8615. Laat wynruit soos tee trek en gebruik.
SCHULZ: Mev. J. le Lange

8616. Kinders wat gepla is met wurms moet pampoenpitte eet.
V.L.V. Stellenbosch: Anna Eksteen, Ria Duckitt, Rene Deetlefs

8617. Knoffel met soetmelk gekook te drink. Perskeblare fyngemaak en op die nawel bind.
F.J.L.

8618. Eet droë rosyntjies.
F.J.L.

8619. Perdemis op kookwater laat trek en ingee as jy gepla is met wurms in die maag.
F.J.L.

8620. Drink 1 lepel roulynolie.
Helena le Clercque

8621. Gebruik elke môre op nugter maag Turlington soos op die botteltjie aangegee. Hou aan drink totdat die slakke afkom.
SANL.

8622. Baie geelwortels eet en spuit met soutwater.
F.J.L.: L.J. Naudé; F. Potgieter

8623. Maal komyn fyn en meng met bok en beesgal en smeer op nawel.
SCHULZ: *The Leech Book*

8624. Gebruik swael met heuning.
SCHULZ: Robertson

8625. Kook 6–8 huisies knoffel in 1 bottel melk, drink 'n wynglas vol drie maal per dag.
SANL.
SCHULZ: Meiring

8626. Een dag vas, niks eet, die ander dag vroeg 10–12 druppels terpentyn, halfuur daarna kasterolie.
Mev. Aletta van den Berg

8627. Drink 1–2 t kousso, neem kasteroliepurgasie 6 uur daarna.
Helena le Clercque

8628. Meng in 1 lepel heuning, ½ lepel blomswael, eet ieder môre ½ lepel vol.
Helena le Clercque

8629. Gee 1 t kamala in, meng dit met heuning. Kasteroliepurgasie 2 uur daarna.
Helena le Clercque

8630. Neem 1 k stinkkruidsaad, 2 eiers, 2 k fynmeel, braai nou alles in 'n pan met botter of vet tot dit kalk gemaak is. Gebruik 2–3 maal per dag.
SANL.
SCHULZ

8631. Kook vars wynruit met botter. Drink 1 k vol in die aand na jy die dag gevas het.
SCHULZ: *The Leech Book*

8632. Brakwater (water wat uit boorgate in die noordwestelike dele, veral tussen Upington en Kuruman kom) is baie goed vir die fyn wit ingewandewurm.
SCHULZ: Lombard

8633. 'n Mens kry die eiers in met groente of slaai wat nie goed afgewas is nie, ook met spek of ham wat halfgekook is. Soms is die eiers ook in stilstaande water.

Daar is drie soorte wat 'n mens pla, lintwurms, rondewurms en draadwurms. Al die medisyne moet op die nugter maag geneem word.
Helena le Clercque

WURM: DOUWURM

8634. 'n Salf van klapperolie en rooiklip maak en aansmeer.
SANL.: Mev. J.P.J. Hugo
F.J.L.: L.J. Naudé; J.C. Pieterse; A.S. de Beer

8635. Trek douwurmbossies en was die plekke daarmee.
SCHULZ: C.K. Albertyn

8636. Laat dagga trek en was daarmee.
F.J.L.

8637. Pak die kop toe met rooi beetblare – hou maar daarmee aan.
SCHULZ: Greyling, Aliwal-Noord

8638. Douwurmsbos (*Lobostemon fruticosus*) gebruik as tee of vir douwurm.
Watt & Breyer-Brandwijk

8639. Populierblare word op water getrek; was met water.
F.J.L.

8640. Was kop met gekookte klipblomwater.
SCHULZ: Mev. Pick

8641. Was met 'n oplossing van kankerbossie in water en drink ook daarvan.
F.J.L.: Swart

8642. Wildekarmedik (*Cnicus lanceolatus**) om aptytwekker en as salf vir douwurms te dien.
Watt & Breyer-Brandwijk

8643. Klipblom.
Mev. S. Kok

8644. Was met brandbossies.
SANL.: Mev. J.P.J. Hugo

8645. Ongesoute vars botter aansmeer.
F.J.L.: A.S. van Wyk
SANL.: Mev. J.P.J. Hugo

8646. Braai 'n eiergeel en neem olie wat uitkom en smeer dit aan.
F.J.L.

8647. Maak steenkool fyn en sprinkel op kopvel.
SCHULZ: Robertson

* *Cirsium vulgare*

8648. Verf met jodium.
F.J.L.: Fanie Venter, J.C. Pieterse
SANL.
8649. 'n Pakkie kremetart en 1 epsomsout drink.
SANL.: Mev. J.P.J. Hugo
8650. Sjerriewyn drink en ook daarmee was.
SANL.: Mev. J.P.J. Hugo
8651. Skilder die douwurm met jodium, sit dan aan met veertjie. Dit sal verdwyn.
C.J. Matthews
8652. 2 lepels soetolie, 1 lepel balsemsulfuris, 1 lepel harmansdrup, helfte kopiva, 1 stukkie was die grootte van 1 eier, 1 klein stukkie kamfer.
Mev. H. Olwagen
8653. 2 e skoonteer, 2 e swael en 2 e ongesoute botter aansmeer.
SANL.: Mev. J.P.J. Hugo
F.J.L.
SAUK: Mev. H. Vermaak
8654. Vat pennie en sit in asyn en sit op plek.
F.J.L.
8655. 1 t kamferbrandewyn, 1 lepel teer, 1 lepel bokvet, 1 bottel hartshoorn.
Mev. Aletta van den Berg
8656. 1 bottel haarlemmerolie, klein botteltjie klapperolie, 1 lepel teer, 1 lepel kamferbrandewyn; weinig was.
Mev. Aletta van den Berg
8657. Smeer 'n mengsel van swael en vet aan vel.
V.L.V. Stellenbosch: Anna Eksteen, Ria Duckitt, Rene Deetlefs
8658. Neem 1 lepel klapperolie, ½ lepel paraffien en ½ lepel kasterolie. Smeer aan.
Helena le Clercque
8659. 2 lepels soetolie, 1 lepel balsemsulfuris, 1 lepel harmansdrup, helfte kopiva, 1 stukkie was so groot as 'n eier, 1 klein stukkie kamfer.
Mev. H. Olwagen
SCHULZ

WURM: DRAADWURM

8660. Perskeblare fyngemaak en op die nael gebind, dra dit dag en nag.
Helena le Clercque
8661. Draadwurm in die onderste dele van die derms. Kan weggeneem word deur water en sout in die fondament te spuit.
Helena le Clercque
8662. 2 k stinkkruidsaad, 2 k fynmeel en 2 hoendereiers, maak dan net koekies daarvan, eet een koekie twee of drie maal op die dag.
Helena le Clercque

WURM: HAARWURM

8663. Meng suring met sout en botter en gee in.
SCHULZ: *The Leech Book*
8664. Vir behandeling van springwurm: 12–13 sitroenpitte met ½ lb koeimelk en 'n bietjie suiker wat gekook moet word. Pers dit uit en moet vir 8 dae lank elke môre op nugter maag gedrink word.
SANL.

WURM: HUIDWURM

8665. Trek bloedsuiers naby die aangesteekte plekke.
SANL.
8666. Sandworm: Carefully remove the worm with a needle and apply blue soap.
Mev. M.A. Read
8667. Was met boraks of kalkwater.
SANL.

WURM: LINTWURM

8668. Laat vars perdemis trek op kookwater en drink.
F.J.L.

SCHULZ
SANL.

8669. Eet vir 3 dae lank elke oggend op nugter maag die kos van 7 pampoenpitte. Eet dan vir 3 dae nie saans nie en neem die 3de dag na die pitte 'n kasteroliepurgasie.
F.J.L.
SCHULZ: MacDonald

8670. Threadworms: The eating of ginger in some form is often successful in keeping the intestines free of threadworms.
Mev. M.A. Read

8671. Tape worm: Place pumpkin seeds (bruising) in water. It may be drunk freely. It is known to kill and expell the tape worm. This water may be drunk for several days, followed by a dose of epsom salt.
Mev. M.A. Read

8672. Quassia wood: For thread worms: Make an infusion of a tablespoonful of the wood with 2 cups of water. Allow to cool. Apply to the anus and allow a little to penetrate by means of a clean rag.
Mr. Sarleh Dollie

8673. Pomegranate bark: Take handful of the bark (bruised) and add 4 cups of boiling water. Allow to stand for a day. Strain. Take a cup of the cold liquid early in the morning, another cupful after 2 hours and another cupful in another 3 hours.

A dose of castor oil should have been taken the previous day and little solid food taken on that day.
Mr. Sarleh Dollie

8674. Granaatwortel, laat trek en drink.
Mev. S. Kok

8675. Gooi 1 pakkie helmuskruie op 1 bottel wyn, sit in oond om goed te trek. Neem elke oggend 1 lepel vol op nugter maag vir 8 dae lank. Op die 8ste dag (oggend) neem 2 lepels kasterolie en 'n kelkie brandewyn, 'n driekwartuur later. Eet gedurend die 8 dae sop en baie fyn kos, probeer leef op sop, die wurm kom dan af.
SCHULZ: J.A. Kellerman

8676. Bas van die musana (*Albizia anthelmintica*) vir lintwurms.
Watt & Breyer-Brandwijk

8677. 'n Halwe pakkie helmuskruie op 1 bottel wyn. Sit in oond om goed te trek. Neem elke oggend op nugter maag 1 e vir 8 dae. Op 8ste dag neem 2 lepels kasterolie en 'n kelkie brandewyn 'n driekwartuur later. Eet gedurende 8 dae sop en baie fyn kos, probeer leef op sop. Wurm kom dan af.
SANL.: J.A. Kellerman; Hugo

8678. Vir lintwurm is heuning en gestampte pampoenpitte goed.
F.J.L.

8679. Grawe granaatwortels uit aan die oostekant van die boom, trek dit op water, hou die kind sonder kos vir 'n tyd en gee dit aan hom om te drink.
F.J.L.: Mev. M. Leonard; J.C. Pieterse; J. Viljoen; Mej. J. Wolhuter

8680. Eet baie groente. Kook granaatwortels en drink dit.
F.J.L.: J. Grobler

8681. Drink niks as u opstaan nie. Eet vir ontbyt soveel rou grondbone om u honger te stil. Drink niks vir omtrent 1 uur nadat u geëet het nie. Hou aan met die grondboontjies ontbyt vir 10 dae.
SAUK: Mev. M.E. Muller

8682. Neem 1 lb groen granate, of vars wortels, kook dit in 2 bottels water tot daar net een bottel van die vloeistof is. Drink daarvan ½ kelkie elke halfuur totdat dit 'n uitwerking het.
A.S. Malan

8683. Spesiaal vir lintwurms. Neem 1 lepel deurtrekte oplossing van manlike varing, die apteker sal dit opmaak. Neem

dit op die nugter maag en 3 uur daarna 'n sterk purgasie van Engelse sout.
Helena le Clercque

8684. Bly twee dae sonder kos en drink dan purgasie.
F.J.L.

8685. Paar huises knoffel, kook 1 k soetmelk tot half, een hele dag vas, niks eet, vroeg die môre stukkie heuning eet, kort daarop die melk drink halfuur daarna, 'n goeie dosis kasterolie.
Mev. Aletta van den Berg

8686. Eet vorige aand niks, honger die wurms m.a.w. uit. Neem dan die volgende oggend 'n stukkie brood in die mond om hul te lok, moenie insluk nie, neem dan 'n sopie brandewyn om hulle dronk te maak dan 'n jalappurgasie neem om te laat uitwerk, hou pasiënt goed warm.
SCHULZ
SANL.

8687. Laat die pasiënt vas (nie eens 'n bietjie neem nie) vir 2 dae, gee die volgende dag 'n goeie dosis epsomsout in. Smeer dan 'n bietjie heuning of Virol net agter die tande in die verhemelte. Die wurm is uitgehonger en kom agter die reuk en soetigheid aan. Dan is dit heel maklik om die kop te neem en uit te trek. 'n Paar gevalle van dit probeer doen het, het al gesond geword.
SCHULZ: Conradie

8688. Laat die pasiënt vas vir 2 dae. Gee die volgende dag 'n goeie dosis epsomsout in en smeer 'n bietjie heuning of Virol net agter die tande in die verhemelte. Die wurm is uitgehonger en kom agter die reuk en soetigheid aan. Dan is dit heel maklik om die kop te neem en die wurm uit te trek.
SCHULZ: M. Conradie

8689. 1 dessertlepel kasterolie, 1 t terpentyn met 1 e suiker drink.
F.J.L.

8690. 1 groot e fyngemaakte ontpitte pampoenpitte, gee aan 'n kind 1 e melk, halfuur na die eet van die pitte – dan 'n halfuur daarna 'n groot dosis kasterolie. Dit moet op 'n nugter maag gegee word.
SAUK: Mev. Aletta van den Berg

WURM: RINGWURM

8691. Sny die hare kort af. Vryf die plek met terpentyn totdat dit erg brand. Was dit dan goed met karbolikseep, droog goed af. Verf dan 2–3 maal oor die plekke met jodiumtinktuur. Ten laaste smeer die hare met karbolikolie.
Helena le Clercque

WURM: RONDE WURM

8692. Neem ½–2 t terpentyn in ½–1 lepel kasterolie, is goed vir rondewurms.
Helena le Clercque

YLENDE KOORS: SIEN KOORS

YLHOOFDIGHEID

8693. Sit kruisement op die kop.
F.J.L.

8694. Sit gestampte vinkel op die kop.
F.J.L.

8695. Sit stinkblaar op die hoof.
F.J.L.

8696. Gee ½ t broomkali in, elke 2 of 3 ure hou alles stil.
Helena le Clercque

8697. Drink suikerwater.
F.J.L.

8698. Hoffmansdruppels en pepermentdruppels.
F.J.L.

8699. Sit bloedsuiers aan die slaap van die hoof. Gee purgasie in. Sit mosterd-

pleisters op die kuite en onder om die maag. Hou die hoof koel. Laat pasiënt slaap in lugtige kamer.
Helena le Clercque

8700. Sit nat lappe op die hoof en drink flou duiwelsdrek water.
F.J.L.

8701. Neem vars perdemis, maak nat met asyn, maak warm in 'n pan, bind in 'n sakkie en sit op die hoof.
SANL.

8702. Goed slaap sodat die liggaam kan rus.
F.J.L.

8703. Broodpap en asyn op die hoof sit.
F.J.L.

8704. Mespunt mosterd, 1 lepel meel met flou asyn tussen twee lappe en dan opsit.
F.J.L.

8705. Maak 'n pleister van mosterd en die wit van 'n eier, sit dan die pleister op die slape om die polse en onder die voete.
F.J.L.

AANHANGSEL C

Alfabetiese lys van middels

AANHANGSEL D

Alfabetiese lys van plante, gerangskik volgens volksname

5810, 7235, 7236, 8573; see-, 3877, 7274; wit-, 391, 5696, 5811, 5812, 5821, 6138, 7165, 7557, 8167

bontaalwyn (by aalwyn)

boom: doring-, 566, 2089, 5264; eike-, 4513; garing-, 2959; groenamara-, 7005; kiaat-, 4559; kiepersol-, 7339; kremetart-, 3590; lukwart-, 3023; olie-, 7151; plantain-, 1250; wildeolie-/stinkolie-, 8234; populier-, 1132, 8086; soetdoring-, 3169

boombas (by bas)

borriewortels (by wortels)

bos (ook by bossie): akker-, 6416; as-, 1758; assegaai-, 290; bak- (ook by oond-, padda-), 2714; bekruip-, 3031, 3570; besem-, 3036, 3153, 3165, 4092, 4827, 5719; bitter-, 31, 64, 2590, 4131, 4142; blou-, 709, 4120; byt-, 7764; doring-/doorn-, 8464; granaat-, 8597; heil/huil-, 4389; jantjie-bêrend- (ook by gansie- en kankerbos), 4143, 4624; kakie-, 1449, 1466, 2165, 2908, 3476, 4643, 8614; kamfer-, 4949, 7770; kanker- (ook by wildekeur), 19, 139, 651, 942, 2381, 3024, 3080, 3087, 4257, 4307, 4308, 5116, 6263, 6726, 8641;

karee-/karre-, 8464; kat-, 5180; kiaat-, 4182; klaaslouw-, 13; koos-, 2011; kower-, 1463, 1464, 4310; kraai-, 2097, 4624, 2382; kraal-, 286, 288, 922, 965, 2681, 2709, 3460, 3464, 4833, 5072, 5189, 5724, 6961, 8094; krismis-, 7003; lewer-, 3878; melk-, 3100, 3669, 3923; melkelsie-, 4735; naalde-, 55, 1255; olien-, 2899; oond-, 1447, 1795;

padda- (by oond-); passie-, 366; pleister-, 7243; pok-, 5716; renoster-, 21, 341, 2713, 3759, 4192; sandolien-, 3595; slaai-, 3883; stange/stoebe-, 8612; stuipe-, 6847; suiker-, 656, 3348; suur-, 6989; terpentyn- 3333; tjkoubie- (ook by koorsbos en sandolienhout), 4639; tontel-, 1214; vaal-, 5195; vomeer-, 5089; vuilsiekte-, 5715; yster-, 2883

bossie (ook by bos): aambei-, 35, 334, 648, 5280, 6130, 8087; agdaegenees-, 757, 5635, 5636, 5730, 6048, 6182, 6242, 7420; appel-, 4943; asma-, 7573; bak- (ook by pypsteel, oondbesem-), 2714, 2930, 3599, 4381, 7133, 7477, 7766; beet-, 7199; beukes-, 30, 501, 1450, 2180, 2186, 3313, 4123, 4822, 5002, 5598, 5599, 7007; boete-, 115, 289, 2961, 3881, 4942, 5872, 8164; bok-, 2720; brak-, (by honde-); brand-, 948, 974, 1978, 8089, 8644; buffel-, 1658; douwurm-, 8635, 8638; erdvark-, 5712; gal-, 122, 4937; geel-, 123, 6213; genees-, 1861; ghaba-, 5074; ghyta-, 4720, 7462; graweel, 4716; hoenderspoor- 5312; honde- (ook by brak-), 50, 727, 1826, 2840, 5603, 6506; hondekak-, 6869; hondepis-, 64, 2414, 2440, 6141, 6925, 6926, 6931, 6949, 8311; hottentotskooigoed-, 64, 1670, 1791, 1796, 2177, 2179, 2187, 2190, 2191, 2193, 2344, 2444, 2449, 2450, 2452, 2947, 4070, 4463, 4716, 4927, 4931, 4939, 4961, 4964, 7133, 7477, 8086, 8191;

inflammasie-, 3589; januarie-, 1948; kapok-, 8149; karmedik-, 15; karoo-, 19, 6085; kers-, 17, 6707, 6730, 7243; kina-, 3609; klaaslouw-, 13; klip-, 4083, 4304; knoppiesdoring- (ook by perdepis-), 3718; kooigoed-, by hottentotskooigoed; koors-, 2437, 2709, 3588, 3589, 3591, 4624, 4639, 5019, 5566, 6962, 7140; koors- (*Dicoma speciosa*) [*Macledium speciosum*], 653; koors- (*Marrubium vulgare*), 4080; koors- (*Teucrium capense*) [*Teucrium trifidum*], 4194; kortbeenkaroo-, (ook by skaap), 124; kruis-, 5292; lonokwani-, 713;

maag- (tlontja-), 4398; maagseer-, 4110; malva-, 1658; rooimalva-, 1658; mara-, 6996; melk- (*Xysmalobium undulatum*),

7699; (*Euphorbia helioscopia*) 8036; mooi-, 8297; oondbesem-, (by bak); peper-, 1413, 5701, 5815; perde-, 2007, 4716, 5072; perdekaroo-, (by vaal); perdepis- (ook by knoppiesdoring), 3718, 4557, 6010, 7779; pretoria-, 7445; pypsteel-, (ook by bak-), 4944; rabas-, 4955; ram-, 2951; salie-, 2704, 5690, 8517; sebietie-, 3880; september-, 2950; sinkings-, 7342; skaap-, 4141, 7474; skilpad-, 6015, 6729; slang-, 26, 2179, 8611;
soethout-, 3144; tande-, 7344; tee-, (ook by honger-), 544, 1474, 4145; tefethlo-, 4203; vaal-, 3317, 3340, 4058; vaalbrand-, 923; vaalkaroo-, 4371, 7472; van wyks-, 4197, 4204; varing-, 7956; vye-, 6145; ystertop, 7133

boskweek (by kweek)

bospeper (by peper)

bossiestee (by tee)

botterblom (*Ranunculus pinnatus*) [*Ranunculus multifidus*], 616, 617, 3030

braam, 622, 3999, 7504; -blare (by blare); -toppe, 6237, 7471; -wortels (by wortel)

brakbossie (by bossie)

brandbossie (*Mohria thurifraga*) [*Mohria caffrorum*] (by bossie)

brandblare (*Knowltonia vesicatoria*) (by blare)

brandboontjiewortel (by wortel)

brandnetel (*Urtica dioica*), 279, 1575, 1887, 2105, 2175, 2176, 2300, 2325, 3320, 3325, 3333, 4615, 4632, 4675, 4810, 4826, 7148, 7458, 7440, 7529, 8183, 8213, 8225, 8280, 8351

bronkors, 647, 674, 676, 679, 2183, 2250, 3323, 3393, 7472, 7478, 7514, 7525, 7526, 7536, 7537, 7544, 8227, 8278

buffelbossie (by bossie)

bytbos (*Helichrysum* sp.) (by bos)

chiretta (*Swertia chirata*), 1862

cinchona, 4545

Crassula tetragona, 1335

dadels, 165, 2083, 2144, 4383, 4640, 4674, 6722, 6754

dagga: berg-, 6748; -blare (by blare); gewone, 235, 325, 1546, 1920, 3098, 5692, 6237, 7241, 7635, 7665, 8183, 8280, 8593, 8636; gom-, 7462; groen-, 7673; klip- (*Leonotis leonitis*), 40, 444, 558, 1254, 1487, 1951, 2104, 3035, 3331, 3659, 4307, 4527, 4951, 5705, 5839, 6040, 6725, 6965, 6971, 7004, 7033, 7462, 7468; wildeklip-, 5779; knop-, 39, 7799; -toppe, 7665; wilde- (*Leonotis leonurus*), 65, 191, 236, 247, 1213, 1486, 1489, 1682, 1821, 1910, 1913, 2077, 2085, 2194, 2420, 2426, 2709, 3884, 4282, 4485, 4525, 5604, 5605, 6961, 6978, 6981, 7108, 7450, 7667, 7692, 7702, 7743, 7744, 7746, 7799, 8005, 8507; wildedaggabas (by bas)

dahliabolle, 7604

dassieboegoe (*Pelargonium ramosissimum*) (by boegoe)

dawidswortels (by wortel)

daw(w)etjies (by dawidswortel)

dennepitte, 5882

dille, 1483, 4207, 5019

dissels, 8003; sy-, 471, 3446, 6189, 7172, 7188, 8157, 8183, 8280, 8562; wildeblou-, 8163

dodderappel/dortelappel (by appel)

dodderwortels (by wortel)

dolkruid (by kruid/kruie)

doring: -bas (by bas); -boombas (by bas); -boomblare (by blare); -boomblomme, 5064; -boomgom, 2089, 6135, 6596; -boomtak, 5188; -bos (by bos); -hout (by hout); -houtbas (by bas); noors-, 3922, 8035; pen- 6236; plat-, 4941, 7109, 8510, 7638; soet-, 4001; -tee (*Cliffortia ilicifolia*) (by tee)

douwurmbossie (*Lobostemon fruticosus*) (by bossie)

draum, 454

AANHANGSEL E

Alfabetiese lys van kruieplante
met opgawe van botaniese name

aalwee: sien aalwyn
aalwyn, -blaar, -poeier, bitter-: *Aloe* spp.
aambei(e)bossie: *Chironia baccifera*
Dicoma anomala
Lasiocorys capensis [*Leucas capensis*]
Pulicaria scabra
Vernonia natalesis [*Hilliardiella aristata*]
Teucrium africanum
T. capense [*Teucrium trifidum*]
Aerva leucura
Indigofera hedyantha
Aarbeie, -blare: *Fragaria* sp.
ag(t)daegeneesbossie (sien aambeiebossie):
Chironia baccifera
Hermannia cuneifolia
H. hyssopifolia
H. multiflora
Lobostemon fruticosus
Psoralea decumbens [*Otholobium mundianum* of *Otholobium virgatum*]
akkerbas, -boom, -blare: *Quercus robur*
akkerbos: sien akker
akkermonie: *Agrimonia eupatoria* [Dit kan ook *Agrimonia bracteata* wees.]
al(l)ewee: sien aalwyn
aloe powder: sien aalwyn
alsbos: *Pentzia incana*
droë: *Artemisia afra*
amandelmelk, -pitte, bitter-, -olie, soet-: *Amygdalis communis* [*Prunis dulcis*] of *Prunus amygdalis* var. *dulcis* [*Prunus dulcis*]
amarabossie: *Geranium incanum* var. *purpureum* [*Geranium multisectum*]
ambeiebossie: sien aambeiebossie
andifieslaai (ook andyvie): *Cichorium endivia*
anysolie, -saad: *Pimpinella anisum*
Pteronia succulenta
appelbas
appeltjiebos: *Osteospermum spinescens*
appelkooskonfyt, -pitte, -water: *Prunus armeniaca*
appel, bitter- (sien bitterappel): *Citrullus lanatus*
C. ecirrhosus
appelliefie: *Physalis peruviana*
asafoetida: sien duiwelsdrek
asbos: *Salsola aphylla*
asbosvygie: *Nycteranthus geniculiflorus* [*Aptenia geniculiflora*]
Psilocaulon coriarium
P. absimile [*Psilocaulon coriarium*]
P. articulatum

P. stenopetalum [*Psilocaulon coriarium*]
Cryophytum crystallinum [*Mesembryanthemum crystallinum*]
asmabossie: *Hermannia betonicifolia* [*Harmannia geniculata*]
assegaaibos: *Monsonia biflora* [*Monsonia burkeana*]
Grewia occidentalis
aswater: sien as
avokadopeerblare: *Persea americana*
baardgras: *Andropogon eucomus*
baflaanse kweek
bakbessie: sien bakbos
bakbosbossie, -blare: *Conyza ivifolia* [*Conyza scabrida*]
bakkersbossie: *Passerina filiformis*
balderjanwortels: *Valeriana capensis*
Mentha longifolia
ballerja: sien balderjan
ballinja: sien balderjan
balsamina: *Momordica balsamina*
balterja: sien balderjan
bas van doringboom: *Acacia* spp.
baterja: sien balderjan
beesdubbeltjie: *Harpagophytum procumbens* (forma)
Dicerocaryum eriocarpum
beetblare: *Beta vulgaris*
beetbossie: *Leontonyx angustifolius* [*Helichrysum litorale*]
bekruipbos: *Euphorbia rectirama*
bellarja: sien balderjan
bels, bells, bellis, belsbossie, belskruie: *Osmitopsis asteriscoides*
bergboegoe: *Agathosma bifida*
Agathosma betulina
Agathosma ciliaris
Agathosma crenulata
Myrothamnus flabellifolius
Croton gratissimus
Empleurum serrulatum [*Empleurum unicapsulare*]
bergdagga: sien dagga
bergdruiwe
bergharpuis
bergselery, -seldary, -selary, -seldery: *Peucedanum galbanum* [*Notobubon galbanum*]
bergskulp
berg- of vaaltee: *Borbonia parviflora* [*Aspalathus crenata*]
Cyclopia genistoides
Geranium incanum
bergvaringblare
besembos: *Corchorus serrifolius* [*Corchorus asplenifolius*]
Crotalaria orientalis
Arthrosolen microcephalus [*Gnidia microcephala*]
Arthrosolen polycephalus [*Gnidia polycephala*]
Gomphostigma virgatum
Rhus dregeana [*Searsia dregeana*]
R. erosa [*Searsia erosa*]
R. lucida [*Searsia lucida*]
R. ciliata [*Searsia ciliate*]
Thesium utile
Vellozia retinervis [*Xerophyta retinervis*]
besemgoed, berg-: *Miscanthidium junceum* [*Miscanthus junceus*]
Restio triticeus
Elytropappus rhinocerotis [*Dicerothamnus rhinocerotis*]
Conyza ivifolia [*Conyza scabrida*]
beslyn (pors(e)lein, postelein, fynbeslyn): *Portulaca oleracea*
bethlehemster: *Lochnera rosea* [*Catharanthus roseus*]
betonielelie
beukesbossie: *Lantana* sp.
Lippia scaberrima

biesieblaar

bilsonkruid, bilzenkruid, bilsekruid, dolkruid: *Hyoscyamus niger* (WAT)

bitteramandels (sien amandels): *Brabejum stellatifolium*

Pygeum africanum [*Prunus Africana*]

bitterappel: *Citrullus vulgaris*

C. colocynthis

C. lanatus

C. ecirrhosus

Cucumis africanus

C. leptodermis [*Cucumis myriocarpus* subsp. *leptodermis*]

C. myriocarpus (*Citrullus* en *Cucumis* spp. is verwant.)

Momordica charantia

Solanum acanthoideum [*Solanum macrocarpon*]

S. aculeastrum

S. delagoense

S. panduriforme

S. duplosinuatum [*Solanum macrocarpon*]

S. sodomaeum var. *hermannii* [*Solanum linnaeanum*]

S. rostratum

S. supinum

bitterblaar: *Brachylaena discolor*

B. elliptica

B. ilicifolia

Sutherlandia microphylla

Clerodendrum glabrum

Hermannia gerrardii

bitterblom(tee): *Selago corymbosa*

bitterbos(sie): *Hermannia* sp.

Chrysocoma tenuifolia [*Chrysocoma ciliate*]

Arctotis stoechadifolia

A. grandis [*Arctotis stoechadifolia*]

Centaurea picris [*Rhaponticum repens*]

Chironia baccifera

Conyza ivifolia [*Conyza scabrida*]

Pluchea leubnitziae [*Pechuel-Loeschea leubnitziae*]

Scabiosa columbaria

Schkuhria pinnata

Teucrium africanum

Vernonia oligocephala [*Hilliardiella oligocephala*]

Sutherlandia microphylla

bitterbosblare (groei op Kamiesberge): sien bitterbos

bitterhout: *Xysmalobium undulatum*

bitterwortel: *Arctopus echinatus*

Asclepias crispa

Pachycarpus schinzianus

Chironia palustris

blaarslaai: *Lactuca* sp.

blackwortel = black wattle (?)

blinkblaarpopulier: *Populus xcanescens*

blinkblaar-wag-'n-bietjie: *Ziziphus mucronata*

Z. zeyheriana

bloedsuiwerkruie (bossie): *Chironia baccifera*

blood roots = bloedwortel, behoort tot die geslag *Wachendorfia*

bloekom-, bloegom-, blougom-, -blare, -olie: *Eucalyptus* spp.

blomsalie: sien bloublomsalie

bloublomsalie: *Salvia africana-caerulea*

S. chamelaeagnea

S. sisymbrifolia [*Salvia runcinata*]

bloubos(sie): *Aster muricatus* var. *chrysocomoides* [*Felicia muricata* subsp. *muricata*]

Aster muricatus var. *fascicularis* [*Felicia fascicularis*]

Chenopodium glaucum

C. murale

Helichrysum lanatum [*Helichrysum dasymallum*]

Othonna spp.

Pteronia incana

P. pallens

Euclea lanceolata [*Euclea crispa* subsp. *crispa*]
Royena decidua [*Diospyros lycioides* subsp. *lycioides*]
R. hirsuta [*Diospyros austro-africana*]
R. lucida [*Diospyros whyteana*]
bloudissel(doring): *Argemone subfusiformis* [*Argemone ochroleuca* subsp. *ochroleuca*]
Echium plantagineum
Berkheya purpurea
blougombalsem: sien bloekom
blouklitse: Moontlik *Echium plantagineum* of *Lappula* spp.
blou muf: swam van 'n kafmied
blousalie: sien bloublomsalie
bloustormwortel: 'n karoogewas (WAT)
bloutoutjie
blygras
bobbejaanoorbel (bobbejaanoor): *Eriospermum capense* subsp. *capense*
E. roseum
Haemanthus carneus
bobbejaanoorknol: sien bobbejaanoorbel
bobbejaanoor: sien bobbejaanoorbel
bobbejaantou: klimplante van die families:
Asclepiadaceae
Convolvulaceae
Hippocrateaceae [Word teenswoordig ingesluit in Celastraceae.]
Leguminosae [Word alternatiewelik Fabaceae genoem.]
Rhamnaceae
Rubiaceae
Vitaceae
Cynanchum africanum
Cynanchum ellipticum
Dalbergia obovata
Rhoicissus capensis [*Rhoicissus tomentosa*]
boego, boechu, buchu, -blare, -brandewyn, -ekstrak, -essens, -tee: *Diosma hirsuta*
Agathosma betulina
bosboegoe, regte boegoe:
anysboegoe: *Adenandra fragrans*
Agathosma cerefolium
basterbergboegoe: *Adenandra umbellata* [*Adenandra villosa* subsp. *umbellata*]
basterboegoe: *Agathosma ovata*
bergboegoe: *Agathosma bifida*
A. betulina
A. hirta
Empleurum unicapsularis
bergskaapboegoe: *Adenandra uniflora*
bitterboegoe: *Agathosma clavisepala*
Empleurum unicapsularis
boesmanboegoe: *Pteronia onobromoides*
Ocimum americanum var. *americanum*
bokboegoe: *Agathosma foetidissima*
bosboegoe: *A. crenulata*
A. ovata
bosluisboegoe: *A. florulenta*
A. sedifolia
breëblaarboegoe: *A. odoratissima*
goeieboegoe: *A. venusta*
haasboegoe: *Diosma aspalathoides*
heuningboegoe: *Agathosma lanceolata*
hottentotsboegoe: *A. gonaquensis*
Diosma cupressina [*Diosma dichotoma*]
D. hirsuta
kafferboegoe: *Agatoshma natalensis* [*Agatoshma ovata* (=moontlik *Barosma lancoelata* var. *natalensis*)]
kanferboegoe: *Diosma vulgaris* var. *longifolia* [*Diosma hirsuta*]
D. oppositifolia
karooboegoe: *D. oppositifolia*
klamboegoe: *Agathosma cerefolium*
knoffelboegoe: *A. apiculata*
koranaboegoe: *Croton gratissimus*
langbeenboegoe: *Agathosma namaquensis*
lemoenboegoe: *Diosma bolusii* [*D. apetala*]

Osteospermum breviradiatum [*Norlindhia breviradiata*]
muishondboegoe: *Agathosma pulchella*
olifantsboegoe: *Empleurum unicapsularis*
rivierboegoe: *Agatoshma ovata*
A. crenulata (=*Barosma crenulata*)
sandkolboegoe: *Thamnosma africana*
skaapboegoe: *Agathosma virgata*
steekboegoe: *Acmadenia juniperina* [*Acmadenia obtusata*]
steenbokboegoe: *Agathosma ciliata*
stinkboegoe: *A. tabularis*
strandboegoe: *A. cerefolium*
vleiboegoe: *Empleurum unicapsularis*
wildeboegoe: *Agathosma recurvifolia*
A. imbricata
A. ovata
boegoekweekwortels (boegoegras): *Cymbopogon excavatus* [*Cymbopogon caesius*]
boekhoring: bokhorinkie
boertabakblare: *Nicotiana africana*
boetebossie: *Xanthium spinosum* [*Acanthoxanthium spinosum*]
X. pungens [*Xanthium strumarium*]
X. strumarium
bokbossies: sien bokhorinkie (WAT)
bokhorinkie: *Microloma sagittulum*
Dipcadi sp.
Senecio radicans [*Curio radicans*]
Stapelia gigantea
S. flavirostris [*Stapelia grandiflora* var. *grandiflora*]
Cryptolepis decidua
bollerja: sien balderjan
boontjie: boontjie (Caesalpiniaceae) (WAT)
boskweek: bosgras (*Oplismenus hirtellus*) (WAT)
bospeper: *Piper capense*
bospeperbossie: *Lepidium divaricatum* [*Lepidium africanum* subsp. *divaricatum*]
botterblom: *Ranunculus pinnatus* [*Ranunculus multifidus*]
Arctotis spp.
Gazania spp.
Arctotheca calendula
A. nivea [*Arctotheca populifolia*]
Venidium arctotoides [*Arctotis arctotoides*]
Gerbera discolor [*Gerbera ambigua*]
Sparaxis grandiflora
braamblare, -toppe, -wortels: *Rubus* spp.
braambossie: *Knowltonia rigida* [*Knowltonia bracteata*]
K. vesicatoria
Urtica urens
Ranunculus multifidus
Aptosimum depressum [*Aptosimum procumbens*]
brandboontjiewortels: *Mucuna coriacea*
M. pruriens
brandbossie: *Mohria caffrorum* (WAT)
Aptosimum depressum [*Aptosimum procumbens*]
Chrysocoma tenuifolia [*Chrysocoma ciliata*]
Gnidia anthylloides (WAT)
brandnetels, brandnekels: *Urtica dioica*
U. urens
Fleurya alatipes [*Laportea alatipes*]
Urcra tenax [*Obetia tenax*]
brandneukel: sien brandnetel
bromkors: sien bronkors
bronkorskos: *Nasturtium officinale* [*Rorippa nasturtium-aquaticum*]
buffelbossies
cabbage: sien kool
calendulae: *Calendula* spp.
castsalie
celery (sien selery): *Apium graveolens*
copieva-wortels: sien kopieva
cypress: *Cupressus* spp.
dadels, mak-: *Phoenix dactylifera*

dagga: rooi-, wilde-: *Leonotis leonurus*
klip-: *L. leonotis* [*Leonotis ocymifolia*]
mak-: *Cannabis sativa*
dahliabolle: *Dahlia variabilis*
dassieboegoe: *Pelargonium ramosissimum*
davidjes: sien dawidjies
dawetjieswortels, dawwertjies, dawwetjies: sien dawidjies
dawidjies: *Antizoma (Cissampelos) capensis* [*Cissampelos capensis*]
C. torulosa
C. pareira
Cynanchum africanum
Melothria cordata [*Zehneria scabra*]
Kedrostis crassirostrata
Trochomeria wyleyana [*Trochomeria debilis*]
dennepitte: *Pinus* spp.
dissels: spesies van die genera *Berkheya*
Argemone
Picris
Sonchus
Cirsium
Carduus
Cnicus
Centaurea
Silybum marianum
dodder(appel): *Cuscuta* spp. (duiwelsnaaigaring): *Convolvulus arvensis*
doringboombas, -wortel, doornbos, gomhout: *Acacia* spp. en ander doringbome
doringtee: *Cliffortia ilicifolia*
dortelappelwortels: *Solanum sodomaeum* var. *hermannii* [*Solanum linnaeanum*]
S. supinum
douwurmbos: *Lobostemon fruticosus*
droëdaskruie, -berg: *Pharnaceum lineare*
druiweblaar: *Vitis vinifera*
duineboegoe: sien steekboegoe
duinetee: *Helichrysum imbricatum* [*Helichrysum cochleariforme*]
Leyssera gnaphalioides [*Leysera gnaphalodes*]
duiwelsdrek: asafoetida
Ferula asafoetida
duiwelskerwel: *Bidens pilosa*
duiwelskloupitte: *Harpagophytum procumbens*
duiwelskos: *Amanita phalloides*
dulk
eenhoringwortel
eikebas, -saad: *Quercus* sp.
elandsboontjiewortels: *Elephantorrhiza elephantina*
E. burkei
elsiebos: vgl. bokhorings (WAT)
endreskruie: verwant aan endresdruppels (WAT)
ertappel/aartappel: *Solanum tuberosum*
ertjies: *Pisum sativum*
wilde-ertjie: spesies van die genera *Dolichos*
Podylaria
Rhynchosia
Crotalaria
Lessertia
Vigna
Indigofera
Polygala myrtifolia
fallieplant
feverfew: *Tanacetum parthenium*
feverfive: sien koorsbos
fichardtskruie
flagroot: [Moontlik *Acorus calamus*]
fluitjiesrietsaad: *Phragmites communis* [*Phragmites australis*]
P. mauritianus [*Phragmites australis*]
foelie: gedroogde vliese van die muskaatneutvrug (*nutmeg tree*) van *Myristica fragans* (WAT)
fynkaneel: sien kaneel
galbossie: *Pentzia* sp.
gansiebos: *Asclepias fruticosa* [*Gomphocarpus fruticosus*]

Sutherlandia tomentosa
S. frutescens
S. microphylla
Lessertia spp.
Conicosia muirii [*Conicosia pugioniformis* subsp. *muirii*]
gareboom: sien garingboom
garingboomblad, -sap: *Agave americana*
garlic: sien knoffel
gars: *Hordeum vulgare*
geelblommebesembos: sien besembos
geelblommetjie: *Sutera atropurpurea* [*Jamesbrittenia atropurpurea*]
S. brunnea [*Jamesbrittenia huillana*]
S. burkeana [*Jamesbrittenia burkeana*]
geelbossie: *Leucadendron salignum*
L. platyspermum
L. adscendens [*Leucadendron salignum*]
L. strictum [*Leucadendron salicifolium*]
L. eucalyptifolium
L. uliginosum
Galenia africana
Lopholaena coriifolia
Othonna natalensis
Solidago virgaurea
geelhoutboom: *Podocarpus latifolius*
Cassine croceum [*Elaeodendron zeyheri*]
Leucosidea sericea
Combretum erythrophyllum
Tamarix usneoides
Podocarpus falcatus
P. elongatus
P. henkelii
Terminalia sericea
geelwortels: *Daucus carota*
geneesblaar: *Solanum giganteum*
Withania somnifera
geneesbossie (genesies): *Hermannia cuneifolia*
gentiaan: *Gentiana*, veral *G. lutea*
gifhoutjie: *Garuleum bipinnatum*
Garuleum schinzii
gha: sien ghagras
ghababossie, ghabba, ghawwa: *Catophractes alexandri* (WAT)
ghaita, gheitas, ghytabos(sie), naaldbossie: *Monsonia ovata* [*Monsonia emarginata*] of *M. biflora* [*Monsonia burkeana*] (WAT)
ghagras: *Aristida brevifolia* [*Stipagrostis brevifolia*]
ghoenavyesap (hotnotsvy): *Carpobrotus edulis*
ghwarrieson, kwarieson: *Athanasia dentata*
Pegolettia baccaridifolia
gifappel (sien bitterappel): *Solanum panduriforme*
gifbolblare: *Boophone* (*Boophane*) *disticha*
Ammocharis coranica
Haemanthus amarylloides
Nerine laticoma
gifhoutjie: *Garuleum bipinnatum*
Garuleum schinzii
gifpolblare: sien gifbol (WAT)
gifwortel: *Haemanthus magnificus* [*Scadoxus puniceus*]
H. membranaceus [*Scadoxus membranaceus*]
H. natalensis [*Scadoxus puniceus*]
ginziawortel (ginseng?): *Panax quinquefolius*
goeboontjieblare = gho-, ghoeboontjie (vrug) van die wilde-amandel: *Brabejum stellatifolium*
golpetje: [Moontlik goltjeblom: *Calendula* sp.]
gom: sien sandganna
gomdagga (sien dagga): *Lantana* sp.
gom(ma)bos: *Pteronia* spp.
gooseberries (appelliefies): *Physalis angulata*
P. minima
gort: *Hordeum vulgare*
gousblomme: spesies van die genera *Arctotis*
Gazania

Arctotheca
Dimorphotheca
granaat, grenaat, -appel, -bas, -skil, -wortel: *Punica granatum*
granaatbos: *Rhigozum obovatum*
grashout: *Dianthus caespitosus*
D. pectinatus [*Dianthus caespitosus* subsp. *pectinatus*]
D. scaber [*Dianthus thunbergii*]
graweelbossiewortel: *Stobaea/Berkheya carlinifolia*
griekwabosdoring: *Lebeckia cuspidosa* [*Calobota psiloloba*]
groenamarabossie: *Vernonia oligocephala* [*Hilliardiella oligocephala*]
groenpersekroonblare: *Amygdalis persica* [*Prunus persica*]
groen slyk = paddaslyk (*Spirogyra* [die genusnaam van 'n groenalg])
grondbone: *Arachis hypogaea* (WAT)
guassiehout = kwassiehout: *Quassia amara*
gwarrieblare, ghwarrie: *Euclea undulata*
gwarrieson: sien ghwarrieson
gyta: sien ghaita
haak-en-steekblare: *Acacia heteracantha* (WAT)
A. tortillis
A. hereroensis
harnostertoppe (renostertoppe): *Elytropappus rhinocerotis* [*Dicerothamnus rhinocerotis*]
Stoebe cinerea [*Myrovernix gnaphaloides*] (D.F. du T.M.)
hawerstrooi, -meel: *Avena sativa*
heilbos: sien huilbos
hereboontjies (heerboontjies): gewone groot wit of bont boontjie vir slaai en sop;
soms ook goeweneursboontjie (WAT) = *Phaseolus lunatus*
hobs = hop: *Humulus lupulus*
holly leaf (huls): *Ilex aquifolium* (WAT)
hondebossie: *Atriplex albicans*
Euphorbia caput-medusae
E. peplus
Exomis microphylla
Chenopodium album
hondekakbossie: sien hondebossie
hondepisbossie: sien hondebossie
hondewaterbossie: sien hondebossie
hondsrose: *Rosa canina* (WAT)
hongerblom: *Senecio arenarius*
honger(blom)tee: *Leyssera gnaphaloides* [*Leysera gnaphalodes*]
horingstoppels
horingwortels
hotnotsknoffel
hottentotskooigoed: *Helichrysum melanacme*
H. auriculatum [*Helichrysum pandurifolium*]
H. crispum
H. odoratissimum
H. petiolatum [*Helichrysum petiolare*]
H. serpyllifolium [*Plecostachys serpyllifolia*]
Eriocephalus umbellulatus [*Eriocephalus africanus* var. *paniculatus*]
hottentotsvye, -sap: *Carpobrotus edulis*
C. acinaciformis
huidenig
huilbos: *Peltophorum africanum*
inrygplakkies: *Crassula rupestris*
C. perforata
ivyblaar: *Hedera helix*
jantjie-bêrend(se-bos), gansiebos, kankerbos: *Sutherlandia frutescens*
S. tomentosa
S. microphylla
januariebossiewortel: *Arthrosolen microcephalus* [*Gnidia microcephala*]
A. polycephalus [*Gnidia polycephala*]
jeukpampoenwortels: sien wildekalabas
joppies
kaalgaartou (kabelgaringtou): sien bakkersbossie

Agave americana
katjiedrieblaar: *Knowltonia capensis*
K. rigida [*Knowltonia capensis*]
K. vesicatoria
Teucrium capense [*Teucrium trifidum*]
kafferboomwortel: *Erythrina caffra*
E. lysistemon
kafferboontjies: *Vigna sinensis* [*Vigna unguiculata*]
kafferkoring: *Sorghum caffrorum*
S. bicolor
S. roxburghii var. *fulvum* [*S. bicolor*]
S. dochna [*S. bicolor*]
Andropogon sorghum [*S. bicolor*]
kafferwortels: *Dicoma zeyheri*
D. macrocephala
Macropetalum burchellii var. *grandiflora* [*Brachystelma burchellii* var. *burchellii*]
Sansevieria thyrsiflora [*Sansevieria hyacinthoides*]
S. aethiopica
kaffertee: *Athrixia phylicoides*
kakiebos: *Alternanthera pungens*
Salsola kali
Schkuhria pinnata
Tagetes minuta
Bidens bipinnata
Inula graveolens [*Dittrichia graveolens*]
Acanthospermum australe
kalbaswortels, -toppe: *Crescentia cujete*
Lagenaria siceraria
Rothmannia capensis
kalkoenbos (keurtjie): sien kankerbossie
kalkoentjies: *Tritonia crocata*
T. deusta
Gladiolus alatus
G. equitans
Sutherlandia microphylla
kalmoes: *Alepidea capensis*
A. amatymbica
Lichtensteinia lacera
Acorus calamus
kalwerboswortels: *Pelargonium sidoides*
P. transvaalensis
Chironia baccifera
Dicoma anomala
Dissotis princeps
kameelblom: *Arthemis* sp.
kamella, kamille, -blomme: *Matricaria chamomilla*
kaneelblom: *Hesperantha spicata*
H. cinnamomea [*Hesperantha spicata*]
Gladiolus grandis [*Gladiolus liliaceus*]
kaneelwortel(olie): *Cinnamomum zeylanicum*
kankerbos(sie): *Sutherlandia frutescens*
S. tomentosa
S. microphylla
S. humilis
Euphorba ingens
Dodonaea viscosa
Aptosimum spinescens
kannablaar (ganna, kenna): *Salsola* spp.
kanniedood: *Aloe grandidentata*
A. variegata
Gasteria spp.
Haworthia spp.
Tillandsia spp.
-boom: *Celtis africana*
Portulaca quadrifida
Commiphora glandulosa
kapokbossie: *Eriocephalus umbellulatus* [*Eriocephalus africanus* var. *paniculatus*]
E. racemosus
E.eximius
E. ericoides
E. tenuifolius
E. aspalathoides [*Eriocephalus ambiguus*]
E. septulifer [*Eriocephalus africanus* var. *africanus*]
E. punctulatus

E. scariosus
Asclepias fruticosa [*Gomphocarpus fruticosus*]
Lasiocoma petrophiloides [*Euryops multifidus*]
Aster muricatus [*Felicia muricata*]
kareeboomblare: *Rhus lancea* [*Searsia lancea*]
R. vimnalis [*Searsia lancea*]
R. americana
R. mucronata [*Searsia laevigata*]
R. incisa [*Searsia incisa*]
R. engleri [*Searsia engleri*]
R. ciliata [*Searsia ciliata*]
Lycium kraussii [*Lycium horridum*]
L. arenicolum
kareebos: sien kareeboomblare
karkoer: *Citrullus lanatus*
C. ecirrhosus
C. vulgaris [*Citrullus lanatus*]
Cucumis sativus
karmedikblomme, -bossies: *Cirsium vulgare*
Cnicus benedictus
Dicoma capensis
karmetat: sien kremetart (*cream of tartar*)
karmonk
karoobossie: *Pentzia* spp.
Phymaspermum parvifolium
Sutera atropurpurea [*Jamesbrittenia atropurpurea*]
Chrysocoma tenuifolia [*Chrysocoma ciliata*]
Lycium ferocissimum
kassie, ook kassia: *Cassia fistula* (D.F. du T.M.)
katbosstingels: *Lycium hirsutum*
Asparagus spp.
Pelargonium dissectum [*Pelargonium aridum*]
katdoringwortels (-doorn-): *Scutia myrtina*
vir *Asparagus* spp. sien katbos
Acacia caffra
Zizyphus mucronata
Fagara magalismontana [*Zanthoxylum capense*]
Pterolobium exomosum [*Pterolobium stellatum*]
Xerocladia viridiramis
kattekruie: *Ballota africana*
Stachys thunbergii
S. aethiopica
Nepeta cataria
keemelblom
kelkieblomme = kelkies: *Datura knightii*
kennablaar: sien kannablaar
kermonkpitte = karmonk
kersbos(blare): *Euclea polyandra*
E. tomentosa
Sarcocaulon burmannii [Moontlik *S. crassicaule.*]
S. patersonii
S. rigidum [*S. patersonii*]
S. spinosum [Moontlik *S. crassicaule.*]
Royena glabra [*Diospyros glabra*]
Pteronia mucronata
P. unguiculata
kers(peul)boom: *Cassia abbreviata*
kerstanjeboom = kastaiing: *Castanea sativa*
kerwelblom: *Fumaria officinalis*
kesie(s)blaar: *Malva parviflora*
M. rotundifolia [*Malva neglecta*]
Isoglossa densa
keurtjies: *Podalyria buxifolia*
P. calyptrata
P. cuneifolia [*Podalyria argentea*]
P. orbicularis
P. cordata
P. speciosa
P. velutina
Sutherlandia tomentosa
khadi(wortel): *Khadia acutipetala*
Raphionacme hirsuta
Delosperma mahonii
Glottiphyllum linguiforme
khakiebos: sien kakiebos

kiaatboom: *Pterocarpus angolensis*
Peltophorum africanum
Tectona grandis
Strychnos decussata
kiaatbos: sien kiaatboom
kiesieblaar: sien kesie(s)blaar
kiepersol (kipper-): *Cussonia spicata*
C. thyrsiflora
C. puniculata
C. umbellifera [*Schefflera umbellifera*]
C. natalensis
kim: (swam)
klapperboombas: *Strychnos innocua* [*Strychnos madagascariensis*]
S. pungens
S. cocculoides
S. spinosa
klasloubos (-louw-): *Athanasia* spp.
kleinkafferboom: *Erythrina humeana*
klein-wag-'n-bietjie: *Zizyphus zeyheri*
klimop, naam gegee aan rankplante van die families:
Asclepiadaceae
Menispermaceae
Ranunculaceae
Convolvulaceae, ens.
klipblom: *Liparia comantha* [*Liparia splendens* subsp. *comantha*]
Rochea subulata [*Crassula fascicularis*]
R. coccinea [*Crassula coccinea*]
R. versicolor [*Crassula coccinea*]
Crassula rupestris
Parmelia laevigata [*Hypotrachyna laevigata*]
P. proboscidea [*Parmotrema xanthinum*]
Cladonia furcata
Leonotis leonotis [*Leonotis ocymifolia*]
klip(tee)bossie: *Stachys dregeana*
Stachys linearis
Stachys rugosa
kliphoutbas, -gom: *Heeria argentea*
klokkiesgras: *Briza maxima*
B. media
knapsekêrel, knapsakkêrel (-kerwel): *Achyranthes aspera*
Bidens pilosa
B. bipinnata
knikkertjie: *Caesalpinia crista* [*Caesalpinia bonduc*]
C. major
Romulea rosea
knoffel: *Allium sativum*
knopdagga: sien dagga
koejawel(blare): *Psidium guajava*
koekemakranka, koekoe-, kukuma-: *Gethyllis afra*
G. spiralis
G. villosa
G. ciliaris
G. verticillata
G. longistyla
G. undulata [*Gethyllis ciliaris*]
koljander, koliander: *Coriandrum sativum*
komassieboom(bas), kamassie-: *Gonioma kamassi*
komkommer: *Cucumis africanus*
C. sativus
komyn: *Cuminum cyminum*
komynbossie: *Hermannia saccifera*
kooigoed(bossie) (sien hottentotskooigoed):
Cyperus textilis
Helichrysum auriculatum [*Helichrysum panduratum*]
H. hebelepis
kool: *Brassica oleracea*
koorsbos(sie): *Crassula lycopodioides* [*Crassula muscosa* var. *muscosa*]
Teucrium capense [*Teucrium trifidum*]
Lasiosiphon meisnerianus [*Gnidia cuneata*]
L. capitatus [*Gnidia capitata*]
Dicoma anomala

D. capensis
Marrubium vulgare
kopwablare: sien kopieva
kopieva: *Bulbine asphodeloides*
kosmos: *Cosmos bipinnatus*
kougoed: *Mesembryanthemum tortuosum* [*Sceletium tortuosum*]
M. expansum [*Sceletium expansum*]
Sceletium anatomicum [*Sceletium emarcidum*]
S. tortuosum
kowerbos: *Garuleum bipinnatum*
kraaibos: *Diospyros austro-africana*
D. glabra
Heteromorpha trifoliata [*Heteromorpha arborescens* var. *abyssinica*]
H. arborescens var. *arborescens*
Royena hirsuta [*Diospyros austro-africana*]
kraalbos(sie): *Galenia africana*
Ehretia rigida
Aptosimum steingroeveri [*Aptosimum spinescens*]
kreebas: sien karee
kremetart-, krimmetatboom: *Adansonia digitata*
krismisbos: [Moontlik eerder klapperbos: *Nymania capensis*]
krismisblom: *Ipomoea oenotheroides*
kruidjie-roer-my-nie: *Melianthus major*
M. comosus
M. minor [*Melianthus elongatus*]
M. dregeanus
M. pectinatus
Impatiens duthieae [*Impatiens hochstetteri* subsp. *hochstetteri*]
Loranthus namaquensis [*Tapinanthus oleifolius*]
kruisement (watermint): *Mentha aquatica*
M. longifolia subsp. *capensis*
M. longifolia subsp. *polyadena*
M. crispa
Leucas martinicensis
kruiskruie: *Senecio vulgaris*
kwarieson: sien ghwarrieson
kwassahout: sien kwassiehout
kwassiehout: *Quassia amara*
kweekgras, -wortels: *Cynodon dactylon*
C. hirsutus
C. transvaalensis
Stenotaphrum secundatum
Hemarthria altissima
Schmidtia bulbosa [*Schmidtia pappophoroides*]
Cyperus rotundus
Agropyron repens [*Elytrigia repens*]
Paspalum distichum
kweper, kweeper: *Cydonia oblonga*
landra: *Raphanus raphanistrum*
langblaarboegoe: *Agathosma crenulata*
lavender: sien laventelbos
laventelbos(sie): *Lavandula officinalis*
Croton subgratissimus [*Croton gratissimus* var. *subgratissimus*]
Heteropyxis natalensis
Lippia pretoriensis [*Lippia rehmannii*]
L. rehmannii
Smithia thymodora [*Kotschya thymodora*]
Pteronia incana
legister: sien liguster
leliebol: genera van die familie:
Amaryllidaceae
Iridaceae
Liliaceae
lelie, varklelie, -blare: *Zantedeschia aethiopica*
lemoen: *Citrus sinensis*
lensie: *Ervum lens*
liguster (*privet*): *Ligustrum vulgare*
linseed: sien lynsaad
likwart: sien lukwart
liquorice: *Glycyrrhiza glabra*
lit(jies)bossie: *Mesembryanthemum junceum*

[*Psilocaulon junceum*]
Psilocaulon coriarium
litgras (stinkkruid): *Polygonum aviculare*
litjies(rys)gras: *Brachiaria eruciformis*
Equisetum ramosissimum
lonokwanibossie: [Moontlik "longana", Tswana-naam vir *Artemisia afra*.]
lourier: *Laurus nobilis*
luisenkruid(olie): *Pedicularis densiflora*
lukwart: *Eriobotrya japonica*
lupine (wolfsboom): *Lupinus* spp.
lusern: *Medicago sativa*
lynsaad: *Linum usitatissimum*
maagdepalm: *Vinca major*
maandrosies: *Lochnera rosea* [*Catharanthus roseus*]
maermanbol (maar-): *Urginea altissima* [*Drimia altissima*]
U. macrocentra [*Drimia macrocentra*]
Ornithogalum prasinum
malvablaar: *Pelargonium* spp.
malvabossie: sien malvablaar
mamasbol: sien maermanbol
manna: *Fraxinus ornus*
mannagras: *Setaria italica*
Digitaria sanguinalis
marabossie: sien amarabossie en groenamarabossie
maroelaboom: -bos, -toppe, -hout: *Sclerocarya caffra* [*Sclerocarya birrea* subsp. *caffra*]
matjiesgoed: *Cyperus textilis*
C. sexangularis
C. marginatus
C. sphaerospermus
Scirpus corymbosus [*Rhynchospora corymbosa*]
S. spathaceus [*Pseudoschoenus inanis*]
Typha australis [*Typha domingensis*]
T. capensis
matomba, matome: *Diospyros mespiliformis*
melkbos: *Euphorbia helioscopia*
E. mauritanica
E. mundii
E. dregeana
E. burmannii
E. gummifera
E. tirucalli
E. brachiata
E. arceuthobioides
E. aequoris
E. stolonifera
E. bubalina
E. hamata
Asclepias fruticosa [*Gomphocarpus fruticosus*]
A. glaucophylla [*Gomphocarpus glaucophyllus*]
A. rotundifolia [*Gomphocarpus cancellatus*]
Cryptolepis oblongiflia
Sarcostemma viminale
Sideroxylon inerme
Xysmalobium undulatum
meskadelstokke: sien muskadel
mieliebaard: *Zea mays*
mint: *Mentha aquatica*
M. spicata
mirt (mert): -boom: *Myrtus communis*
misbredie: *Amaranthus hybridus*
A. thunbergii
A. spinosus
A. caudatus
A. paniculatus [*Amaranthus hybridus*]
A. retroflexus
Chenopodium murale
C. glancum
Portulaca oleracea
miskruie: *Pentzia globifera* [*Pentzia globosa*]
moederhaarslag (-harslaggie): *Herschelia spathulata* [*Disa spathulata*]
moerbei: *Morus alba* (witmoerbei) *Morus nigra* (swartmoerbei)

mo khlatsa meno
mooibossies
mopanie: *Colophospermum mopane*
muishondblaar: *Plectranthus fruticosus*
Helichrysum foetidum
Mesembryanthemum sp.
musana: musenna, bisenna, musena: *Albizia anthelmintica*
muskadel: *Muscat blanc*
naaldebos: *Azima tetracantha*
Monsonia ovata [*Monsonia emarginata*]
M. biflora [*Monsonia burkeana*]
naboommelk: *Euphorbia* spp.
E. cooperi
E. grandidens
E. ingens
E. tetragona
E. triangularis
nagskaal: sien nastergal
nartjie: *Citrus nobilis*
wilde- *Fagara capensis* [*Zanthoxylum capense*]
nastergal: *Solanum nigrum*
netels: sien brandnetels
niergras: *Triglochin* spp.
Dichondra repens
nieshoutblare, -saagsels: *Ptaeroxylon obliquum*
nieswortel: *Helleborus* spp.
nooi(ens)haar: *Cassytha ciliolata*
C. filiformis
noorsdoring (nors-): *Euphorbia ledienii*
E. virosa
E. coerulans
E. enopla [*E. heptagona*]
E. heptagona
E. stellispina
E. ferox
E. horrida
E. aggregata
E. ingens
E. cooperi
Harpagophytum procumbens
okkerneut: *Juglans* spp.
olieblaar: *Datura metel*
D. stramonium (= malpitte)
olieboom: (ook die kasterolieplant genoem)
Ricinus communis
olienboom: *Olea verrucosa* [*Olea europaea* subsp. *africana*]
olienbos: *Tarchonanthus camphoratus*
olienhout, oliewen-: *Olea africana* [*Olea europaea* subsp. *africana*]
O. verrucosa [*Olea europaea* subsp. *africana*]
olifantsblaar (-oor): *Eriospermum capense*
olyf: *Olea africana* [*Olea europaea* subsp. *africana*]
O. capensis
O. europaea subsp. *europaea*
Buddleia saligna
Dodonaea viscosa var. *angustifolia*
Halleria lucida
oondbos: *Conyza ivifolia* [*Conyza scabrida*]
Chironia baccifera
ostong: os(se)tong(blaar): *Anchusa capensis*
Cynoglossum hispidum
Picris echioides
paddabossie: *Cliffortia polygonifolia*
paddaslyk: spp. van *Spirogyra*
Zygnema = ('n warswateralg)
Microcystis toxica
pampoen: *Cucurbita pepo*
papaja: *Carica papaya*
papawer: algemene naam vir mak en wilde soorte van die aard, ook
Argemone mexicana
Papaver somniferum, ens.
parrabossie: sien paddabossie
passiebos = passieblom: *Passiflora* spp.
patat: *Ipomoea batatas*
pendoring: *Gymnosporia buxifolia*

Maytenus senegalensis [*Gymnosporia senegalensis*]
M. polyacantha [*Gymnosporia polyacanthus*]
Acacia karroo
A. hebeclada
peperboom: *Schinus molle*
peperwortel: *Cochlearia armoracia*
perdebos (pêre-): *Clausena anisata*
Leucadendron salignum
Leucas pechuelii
Paranomus spicatus
Pegolettia retrofracta
Pteronia quinqueflora
Nestlera humilis [*Rosenia humilis*]
N. conferta [*Rosenia humilis*]
Galenia africana
Arthrosolen polycephalus [*Gnidia polycephala*]
perdepis: *Clausena inaequalis* [*C. anisata*]
C. anisata
Hippobromus pauciflorus
Fagara capensis [*Zanthoxylum capense*]
persgras: *Centella glabrata*
perske: *Prunus persica*
piesang: *Musa paradisiaca*
Strelitzia spp.
Plantago dregeana [*Plantago major*]
P. major
wildepiesang: *Ensete davyae* [*Ensete ventricosum*]
pietersielie: *Petroselinum sativum*
pietjielaporte: sien stinkblaar
pincushion: sien speldekussinkie
ook: *Haemanthus coccineus*
Haemanthus puniceus [*Scadoxus puniceus*]
Massonia candida [*Massonia echinata*]
Scabiosa africana
Euphorbia pulvinata
E. eustacei
pimpernel: *Anagallis arvensis*
plaintain, plantain, plan-: sien piesang
plakkie: *Cotyledon* spp.
Crassula portulacea [*Crassula ovata*]
Kalanchoe thyrsiflora [*Kalanchoe tetraphylla*]
Adromischus spp.
plamarablare
platdoring: *Arctopus echinatus*
Euphorbia stellata
platvoet: *Plantago major*
pokbos
pomelo: *Citrus grandis*
pootjiebeen
pootjiekaroo: *Limeum aethiopicum*
populier: *Populus xcanescens*
populier-voëlent: *Viscum* sp.
prei: *Allium porrum*
pretoriabossie: *Sida rhombifolia*
pride of india: *Lagerstroemia indica*
pruim: *Prunus domestica*
pynappel: *Ananas comosus*
pypkaneel: sien kaneel
pypsteelbos: *Cliffortia ferruginea*
C. strobilifera
quince (sien kweper): *Pyrus cydonia*
raap: *Brassica campestris*
B. napus
B. rapa
rabarber: *Rheum rhaponticum*
rabas(bossie): *Pelargonium antidysentericum*
P. reniforme
Monsonia biflora [*Monsonia burkeana*]
M. ovata [*Monsonia emarginata*]
ramanas, ramenas: *Raphanus raphanistrum*
Aloe longistyla
renostervoëlent: *Viscum* sp.
renosterbos: *Elytropappus rhinocerotis* [*Dicerothamnus rhinocerotis*]
renostertoppe: sien renosterbos
rhubarber, roe-, ru-: sien rabarber
ridderspoor: *Delphinium* spp.

rissie: *Capsicum* spp.
riverselery: sien seldery
riviervarings: *Filices* spp.
Salix safsaf [*Salix mucronata* subsp. *subserrata*]
Combretum spp.
rog: *Secale cereale*
roltabak: sien tabak
rooibeet: *Beta vulgaris*
rooibossie: *Striga elegans*
Aspalathus contaminata [*Aspalathus linearis*]
Amaranthus hybridus
rooi(hak)wortels: *Pelargonium antidysentericum*
P. reniforme
Bulbine alooides
rooi-opslag: *Euphorbia inaequilatera*
Hermannia stricta
Hermannia veronicifolia
H. depressa
rooipootjierabas: sien rooirabas
rooirabas: *Pelargonium grossularioides*
P. reniforme
P. fumarioides [*Pelargonium minimum*]
rooisalie: *Salvia coccinea*
S. pseudococcinea [*Salvia coccinea*]
rooistorm: *Rubia petiolaris*
Pelargonium antidysentericum
Bulbine alooides
Cadaba aphylla
roos: *Rosa* spp.
roosmaryn: *Eriocephalus umbellatus* [*Eriocephalus africanus* var. *paniculatus*]
Clematis brachiata
Clematis brachiata var. *burkei* [*Clematis brachiata*]
Rosmarinus officinalis
rys: *Oryza sativa*
saffraan(bossie): *Sutera atropurpurea* [*Jamesbrittenia atropurpurea*]
S. aurantiaca [*Jamesbrittenia aurantiaca*]
S. aspalathoides [*Jamesbrittenia aspalathoides*]
Lyperia crocea [*Jamesbrittenia atropurpurea*]
Lasiosiphon deserticola [*Gnidia deserticola*]
-hout: *Cassine croceum* [*Elaeodendron zeyheri*]
C. papillosa [*Elaeodendron croceum*]
C. capensis [*Cassine peragua*]
sage: sien salie
salie: *Salvia officinalis*
sandboegoe: sien vlooibossie
sandganna: *Lebeckia spinescens*
sandolien, sandolyn, -bos, -toppe: *Dodonaea viscosa* var. *angustifolia*
D. thunbergiana
sandsalie: *Salvia africana-lutea*
sarsaparilla: *Chironia baccifera*
Smilax officinalis
sebetablare, sebietiebossie
seebamboes: *Ecklonia buccinalis* [*Ecklonia maxima*]
seeboon: *Entada scandens* [*Entada gigas*]
E. gigas
E. phaseoloides [*Entada rheedei*]
sefraanfoelie: sien foelie
seidissel: *Sonchus oleraceus*
Tragopogon porrifolius
sel(d)ery: *Apium graveolens*
Peucedanum galbanum [*Notobubon galbanum*]
selonspampoen: = slonspampoen: *Cucurbita pepo*
selonsroos, slons-: *Nerium oleander*
N. indicum [*Nerium oleander*]
N. odorum [*Nerium oleander*]
sena, senna, senu, senuwee, -blare: *Cassia senna* of *Senna alexandrina*
septemberbossie: *Polygala myrtifolia*
seringblare: *Melia azedarach*
Dianthus spp.

Burkea africana
sering, wilde-: *Burkea africana*
sevraan: sien saffraan
sibiba
sinkingsbossies: *Myrothamnus flabellifolius*
Chenopodium ambrosioides
Pelargonium ramosissimum
sissaparella: sien sarsaparilla
skaapbos(sie): *Pentzia incana*
P. virgata [*Pentzia incana*]
Aster muricatus [*Felicia muricata*]
Phymaspermum parvifolium
Pteronia quinqueflora
Lasiocoma petrophiloides [*Euryops multifidus*]
Monechma mollissimum
skilpadbos(sie): *Zygophyllum* spp.
Crassula spp.
Grubbia rosmarinifolia
Pteronia quinqueflora
Mundia spinosa [*Nylandtia spinosa*]
Othonna sp.
Lycium arenicolum
Cotyledon campanulata
skilpadtee: *Leyssera gnaphaloides* [*Leysera gnaphalodes*]
slaai: *Lactuca sativa*
Mesembryanthemum crystallinum
Cryophytum crystallinum [*Mesembryanthemum crystallinum*]
slangbos: *Elytropappus glandulosus* [*Myrovernix glandulosus*]
E. scaber [*Myrovernix scaber*]
Lycium kraussii [*Lycium horridum*]
Stoebe cinerea [*Seriphium cinereum*]
slanghout(jies): *Ornithoglossum viride*
O. calcicola
Urginea burkei [*Drimia sanguinea*]
U. macrocentra [*Drimia macrocentra*]
Dipcadi glaucum
Podaxis pistillaris
Lycoperdon hyemale [*Vascellum pratense*]
Trichodesma physaloides
Pseudogaltonia clavata
slangwortel: *Garuleum bipinnatum*
Polygala serpentaria
Matricaria capensis [*Oncosiphon africanum*]
Polygonum salicifolium [*Persicaria decipiens*]
Alepidea amatymbica
slyk: sien paddaslyk
soetdoring: *Acacia karroo*
A. lasiopetala
A. erubescens
A. capensis [*Acacia karroo*]
soethout, -boom: sien liquorice
soethoutbossie: *Rafnia amplexicaulis*
Argyrolobium speciosum var. *glaberrimum* [*Argyrolobium baptisioides*]
soetmelkbos: *Euphorbia brachiata*
soldatenbloem: *Lochnera rosea* [*Catharanthus roseus*]
sonneblom: *Helianthus annuus*
spanspek: *Cucumis melo*
spekboom(blare): *Portulacaria afra*
speldekussinkie: *Leucospermum nutans* [*Leucospermum cordifolium*]
stangebos
steekgras: algemene naam vir spp. van *Aristida*
steenbokboegoe: *Agathosma ciliata*
A. cerefolium
stekeltee: *Borbonia parviflora* [*Aspalathus crenata*]
B. cordata [*Aspalathus cordata*]
stinkblaar: *Datura ferox*
D. metel
D. stramonuim
stinkblom: *Fockea* sp.
stinkkruid: *Pentzia suffruticosa* [*Oncosiphon suffruticosum*]

P. globifera [*Oncosiphon piluliferum*]
Cotula villosa [*Cotula australis*]
C. heterocarpa
Carpacoce spermacocea
Foveolina dichotoma
stinkolie, -blare, -boom: sien stinkblaar
stinkwortel: *Datura stramonuim*
st. joseph-lelies: *Lilium* sp.
stuipebos: *Nymania capensis*
suikerbeetjies: sien beet
suikerbos: *Protea* spp.
suring: *Oxalis* spp.
Rumex spp.
Anacampseros spp.
Hypertelis salsoloides
Pelargonium peltatum
suurbos: *Brachylaena elliptica*
Pelargonium betulinum
suurlemoen: *Citrus limon*
suurvye: *Carpobrotus acinaciformis*
Ficus capensis [*Ficus sur*]
swartstorm: *Cadaba aphylla*
Cassia spp.
Dicoma anomala
Psoralea spp.
sydissel: sien seidissel
taaibosblare: *Passerina filiformis*
Searsia spp. (=*Rhus* spp.)
tabak: *Nicotiana tabacum*
tamaryn: *Tamarindus indica*
tambotie: *Spirostachys africana*
Cymbopogon validus [*Cymbopogon nardus*]
tamereind: sien tamaryn
tandebossie: *Hermannia trifoliata*
tandpynwortels: *Chironia baccifera*
Berula thunbergii [*Berula erecta* subsp. *thunbergii*]
Sium repandum
teebos(sie): *Stachys rugosa*
Combretum queinzii [*Combretum molle*]
Hertia pallens
Monsonia biflora var. *angustiflora* [*Monsonia burkeana*]
Helichrysum coriaceum [*Helichrysum nudifolium*]
Zygophyllum gilfillan [*Roepera lichtensteiniana*]
teringblare, -bossie: *Thesuim confine*
Asparagus suaveolens
tiemie: *Thymus vulgaris*
T. serpyllum
tjkarrie: *Crassula* sp.
tjkoubiebos: *Dodonae viscosa* var. *angustifolia*
toepetjie
tongblaar: *Rumex* spp.
Plantago major
tontelbos: *Asclepias fruticosa* [*Gomphocarpus fruticosus*]
A. burchellii [*Gomphocarpus tomentosus*]
Hermas gigantea
Senecio haworthii
Helichrysum eriophorum [*Helichrysum acutatum*]
trejakel (ook treacle (stroop)
treurwilger: *Salix babylonica*
turk(s)naels (turksnagels): *Erodium cicutarium*
turskvy: *Opuntia* spp.
twak: sien tabak
twaksboomblare, wilde-: *Nicotiana glauca*
uieblaar: *Allium cepa*
uiebol: *Allium cepa*
vaalbos: *Tarchonanthus camphoratus*
Lopholaena cneorifolia
Buddleia saligna
B. salviifolia
Terminalia sericea
Brachylaena discolor
Hertia pallens
vaalbrandbossie: sien brandbossie

vaalhaarplant
vaalkaroo: *Pentzia incana*
Phymaspermum pubescens
P. parvifolium
vaalpopulier: sien populier
valeriaan: sien balderjan
vanwyksbossie: *Galenia secunda*
varing: *Filices* spp.
vark(ies)blare: *Cotyledon orbiculata*
varkblom: *Zantedeschia aethiopica*
Z. angustiloba [*Zantedeschia albomaculata*]
Z. elliotiana
Z. rehmannii
varoe: sien varing
veldkannie
vermeerbos: *Geigeria aspera*
G. burkei
G. africana
G. pectidea
vieruurblom: *Mirabilis jalapa*
vingablare (sien bethlehemster): *Lochnera rosea* [*Catharanthus roseus*]
vingerpol: *Euphorbia caput-medusae*
E. gorgonis
E. pugniformis
E. clavarioides var. *truncata*
E. mauritanica
vinkel: *Foeniculum vulgare*
violet: *Viola odorata*
viooltjie: *Viola odorata*
Ornithogalum maculatum
O. lacteum [*Ornithogalum conicum*]
O. thyrsoides
O. tenellum [*Ornithogalum pilosum*]
vleibiesie: *Carpha glomerata*
Scirpus nodosus [*Ficinia nodosa*]
Juncus arabicus [*Juncus rigidus*]
J. inflexus
Typha capensis
vleiriet: *Carpha glomerata*
vlierbas, -blomme, -boom, -wortels: *Nuxia floribunda*
vlooibossie: *Thamnosma africana*
voëlent: *Viscum* spp.
voelie: sien foelie
vogelentblare: *Viscum* spp.
vuilsiektebos: *Withania somnifera*
vyblaarmelk: *Ficus carica*
vye: *Ficus carica*
vyerank: *Carpobrotus acinaciformis*
C. edulis
C. muirii
vyfvingerblaar: *Canella lutea*
waboom: *Protea arborea* [*Protea nitida*]
P. caffra
P. grandiflora [*Protea nitida*]
Faurea saligna
wag-'n-bietjie: *Asparagus* spp.
Acacia spp.
Caparis spp.
Fagara capensis [*Zanthoxylum capense*]
Smilax kraussiana [*Smilax anceps*]
Scutia myrtina
Erythrina acanthocarpa
Zizyphus mucronata
Ziziphus zeyheriana
wasgal: [Moontlik die wasbessie *Myrica gale*]
water cress: sien bronkors
waterlemoen: (waatlemoen) *Citrullus lunatus*
watersalie: *Iboza riparia* [*Tetradenia riparia*]
waterslaai – bronkors: sien bronkors
weeblaar: *Plantago lanceolata*
P. major
Rumex crispus
weegblaar: sien weeblaar
wildeals (sien als): *Artemisia afra*
A. absinthium
Lasiocorys capensis [*Leucas capensis*]
wildedagga: *Leonotis* spp.
Psoralea obtusifolia [*Cullen tomentosum*]

wildekalabas: *Radyera urens*
Lagenaria mascarena [*Lagenaria sphaerica*]
Telfairia pedata [*Ampelosycios scandens*]
wildekambroo: *Fockea* sp.
wildekeur: sien keurboom *Virgilia oroboides*
Lessertia argentea
Sutherlandia microphylla
wildeknoffel: *Tulbaghia alliacea*
wildekopieva: *Bulbine caespitosa* [*Bulbine lagopus*]
B. narcissifolia
wildemalva: *Pelargonium* spp.
wildepietersielie: *Peucedanum* spp.
wildesalie: *Salvia* spp.
wildeseldery: *Pituranthos aphyllus* [*Deverra denudata* subsp. *aphylla*]
Peucedanum galbanum [*Notobubon galbanum*]
Rhyticarpus difformis [*Anginon difforme*]
wildesuring: *Oxalis* spp.
wilde-uie: *Trachyandra revoluta*
verskeie spesies van die families:
Asphodelaceae
Hyacinthaceae
Liliaceae
wildeverbena: *Verbena officinalis*
wildevingerpol: sien vingerpol
wildevlier: *Nuxia floribunda*
Buddleia saligna
wildewingerd: *Cliffortia odorata*
Lannea edulis
wilger: *Salix* spp.
wille winhet: sien wildewingerd
wingerd: sien druiwe
witboontjie: sien hereboon
witdoring(bas): *Acacia karroo*
A. erubescens
A. polyacantha
witpopulier: sien populier
witwortel: *Pastinaca sativa*
wormkruie, wurm-: *Tanacetum parthenium*
Matricaria multiflora [*Oncosiphon suffruticosum*]
Pentzia suffruticosa [*Oncosiphon suffruticosum*]
wormwood: sien wildeals
wynruitblare: *Ruta graveolens*
yslandse mos (*Iceland moss*): *Cetraria islandica*
ysterbos: *Zygophyllum incrustatum* [*Roepera incrustata*]
Dodonaea viscosa var. *angustifolia*
ysterhout: *Olea capensis*
Rhus undulata
Dodonaea viscosa var. *angustifolia*
Colophospermum mopane (=mopane)
ystertopbossies: (ysterhouttoppe) *Dodonaea thunbergiana*
zenewe blaaderen: sien senna

AANHANGSEL F

Adreslys van insenders van rate

Ackermann, Paarl
Agenbag, C.J., Modderfontein, Pk. Kamies-kroon, Namakwaland
Alberts, J.H., Messina
Alberts, Muldersdrif
Alberts, Kaapstad
Albertyn, C.K., Porterville
Albertyn, mej. K.
Alexander, ouma M., Pk. Keiskammahoek
Allers, mev. A., Messina
Arnolde, Ermelo
Augusteyn, Witlist
Baard, mev., Hopefield
Badenhorst, mev. H., Pretoria
Badenhorst, Robertson
Badenhorst, Vredefort
Badenhorst, Welverdiend
Barkhuizen, Britten
Barkhuizen, Diewedraai
Barnard, mev. H.F., Germiston
Barnard, mev. J., Pk. Hoopstad
Barnard, J.P., Pretoria
Barnard, mev. M.A., Pretoria
Barnard, Hopefield
Basson, Pretoria
Beesholz, Robertson
Beetge, mev. J.A., Brits
Bekker, mev. A.J.
Bekker, Bloemfontein
Bell, H.C., Vryburg
Benade, mej., Matlapein
Bennet, Delmas
Bergh, mev., Kakamas
Bester, Marquard
Beukes, Bellville
Beyers, wed., Bredasdorp
Beyleveld, Elliot
Bezuidenhout, mev. A.P., Pk. Tygerpoort
Bierman, D.F., Potchefstroom
[Bonnet, mev. M J M., Heidelberg, Transvaal]
Boshoff, veldkornet D.A., Pretoria
Boshoff, mev. J.M.D., Pretoria
Boshoff, mev. J.S., Witbank
Boshoff, Newcastle
Bosman, Vereeniging
Botha, mev. A.D., Pk. Steynsrus
Botha, mnr. F.J., Durban
Botha, mev. H.W., Somerset-Oos
Botha, mev. K., Middelburg, Transvaal
Botha, mev. K., Naboomspruit, Transvaal
Botha, L. Wolmaransstad
Botha, mev., Nigel

Bouwer, J.J., Bloemfontein
Breedt, ouma A., Evaton
Bredenkamp, mev. G.S., Postmasburg
Bredenkamp, Vredefort
Breyer-Brandwijk, Maria Ferdina, Biologiese en Chemiese Navorsingslaboratorium, Transvaal en OVS Kamer van Mynwese
Breytenbach, mnr. C.J., Pk. Wonderfontein, Transvaal
[Breytenbach, mev., Transvaal]
Brits, ouma D., Boshof
Brits, mev. E.G., Pretoria
Brits, mev. M., Pk. Jambila, Transvaal
Britz, Phillipstown
Brodie, mev., Krugersdorp
Bronkhorst, mev. M.W., Witrivier
Bruyns, Vrede
Brynard, mev. W., Middelpos
Brynard, Calvinia
Buck, mev. F. Calvinia
Buckle, mev. C., Lusaka, Noord-Rhodesië
Butler, mev. E.C., Aberfeldy
Burger, ouma, Moorreesburg
Burger, mev., Citrusdal
Burger, Bethal
Burger, Mopanie
Burger, Parys
[Buys, mnr. I.S., Rostrataville]
M.G.H., Carnavon
[Cardow, Mej. K.A.]
Cilliers, mev., Johannesburg
Claassen, mev. A.M., Heilbron
Claassens, A.M.C.
Coetzee, Prof. Abel, Universiteit, Milnerpark, Johannesburg
Coetzee, A.M.G. Potchefstroom
Coetzee, mev. C., Pretoria
Coetzee, mev. C.C., Witbank
Coetzee, D.J.
Coetzer, A. Congella
Combrinck, Vryburg (1886)
Conradie, mev. M.D., Pk. Sonskyn
Conradie, M., Robertson
Conradie, mev. S.
Coussins, Mrs.
Cronje, mev. A.D., Derby, Transvaal
Cronje, mev. A.M., Hartebeesfontein
Cronje, Harrismith
[Crous, ouma B., Heidelberg]
D'Assonville, Humansdorp
De Beer, ouma A., Silverton
De Beer, A.S., Potchefstroom
De Beer, mev. D., Upington
De Beer, ouma, G.P., Pretoria
De Beer, mev. Judy
De Beer, mev. M.L., Pietersburg
De Beer, Port Elizabeth
De Beer, mev., Pretoria-Wes
De Bruin, mev. C., Hennenman
De Bruin, Dorita, Aardenburg, Pk. Vinies Sdg., Oranje-Vrystaat
De Bruyn,, mev. P., Geduld
De Clercq, A.J.
De Clercq, mev. A.S., Pk. Messina
Deetlefs, Rene, V.L.V. Stellenbosch
De Jager, ouma C., Heidelberg, Kaapprovinsie
De Jager, Pretoria
De Klerk, Lydenburg
De Kock, Botrivier
De Kock, Touwsrivier
De Koker, S.E., Pietersburg
De la Harpe, ouma, Oos-Rand
De Lange, H.S., Pretoria
De Lange, mev. J., Calvinia
De Lange, mev., Durban
De Lange, Krugersdorp-Wes
Delport, mev. M., Brakpan
De Villiers, E.
De Villiers, mev. J., Jacobsdal
De Villiers, mev. M., Tzaneen

De Villiers, mev. M.J., Van Dyksdrif
De Villiers, Koffiefontein, Oranje-Vrystaat
De Vos, mev. J.J., Strand
De Vos, Senekal
[De Waal, Frazerburg]
De Waal, mev. J., Parys
De Waal, W., Zululand
De Waal, Ascent
Deyzell, Port Elizabeth
Dippenaar, ouma J.M., Moorreesburg, Kaapprovinsie
Dollie, Mr. Sarleh
Dreyer, Paarl
Duckitt, Ria, V.L.V. Stellenbosch
[Du Plessis, Petrusville]
Du Plessis, mnr. A.A., Vryheid
Du Plessis, G., Pretoria
Du Plessis, mev. Ina
Du Plessis, J.P., Pretoria-Noord
Du Plessis, N., Strand
Du Plessis, S., Delmas
Du Plessis, mev. S., Hartebeesfontein
Du Plessis, mev. S., Kaapmuiden
Du Plessis, mev., Oogies, Transvaal
Du Plessis, Phillipstraat
Du Plessis, mev., Tarkastad
Du Plooy, mev. H., Breyten
Du Plooy, mev., Swartruggens
Du Preez, Cornelia, Oranjeville
Du Preez, Zwartruggens
Du Toit, mev. A.C.
Du Toit, mev. E.
Du Toit, mev. L.C., Bloemfontein
Du Toit, ouma M., Nigel
Du Toit, mev., Bredasdorp
Du Toit, Klipheuwel
Duvenhage, mev. F., Pretoria
Dykman & Oosthuizen [word in die teks aangegee as Oberholzer], Brits
Dykman en Fouché, Calitzdorp
Dykman, Du Pan
Ebersohn, Kroonstad
[Ehlers, mej. V., Transvaal]
Eksteen, Anna, V.L.V. Stellenbosch
Ellis, Johannesburg
Engelbrecht, ouma H.W., Vereeniging
Engelbrecht, J.A., Vredendal
Engelbrecht, ouma, Braamfontein
Engelbrecht, S.S.
Engelbrecht, Pretoria
Enslin, E.B., Christiana
Enslin, T.T., Kaapstad
Enslin, Potgietersrus
Erasmus, Aletta, Bultfontein
Erasmus, C.A.
Erasmus, ouma, Villiersdorp
Erasmus, Amersfoort
Erasmus, Heilbron
Erasmus, mnr. en mev., Maizefield
Esterhuizen, mev. A., Prince Alfred Hamlet
Esterhuizen, M.M., Thabazimbi
Evans, ouma H., Pretoria
Ferreira, mev. A.M., Petrusburg
Ferreira, Heights
Fouché, Calitzdorp
Fouché, Warmbad
Fourie, mev., Breyten
Fourie, mev., Bloemhof
Fourie, mev. J., Nuwerus
Fourie, mev., Prieska
Fourie, ouma S., Johannesburg
Fourie, Odendaalsrus
Fourie, Theunissen, Oranje-Vrystaat
Fourie, Petrus, Viljoenskroon, Oranje-Vrystaat
Fourie, Winterton
Franklyne, Messina
Friend, Dr.
Froneman, Senekal
Geldenhuis, Oudtshoorn

Geldenhuys, ouma B.C., Pk. Marble Hall
Gerber, ouma S., Pk. Vermaas
Germishuizen, W.
Gerryts, H.F.
Gersbach, Vredenburg
Geyer, Colenso
Geyser, Kalkfield
Gilpin, mnr.
Goosen, Pretoria-Noord
Gouws, mev. E.M., Pk. Visgat
Gouws, ouma M., Mollskop
Gous, mev., Parys
Greeff, mej., Somerset-Oos
Green mev.
Greyling, mev. E., Krugersdorp
Greyling, Aliwal-Noord
Greyling, Alkmaar
Griesel, Pietersburg
Griesel, mev., Reitzburg
Griessel, mev. C., Nigel
Grobbelaar, mev. C.E., Braamfontein
Grobbelaar, mev. E., Springs
Grobbelaar, Bethulie
[Grobler, J.P., Heilbron]
Grobler, J.
Groeneveld, mev. Paula, Aliwal-Noord
Groenewald, mev., Pretoria
Groenewald, mnr. B.C., Johannesburg
Groenewald, Caledon
Gunter, mnr., Robertson, K.P.
Gutter, M.
Haasbroek, S.F., Leeudoornstad
Haasbroek, Krugersdorp-Wes
Hamman, mev. C., Marble Hall
Hamman, mev. A. Sannieshof
Hanekom, tannie, Nasionale Toneelorganisasie (NTO), Pretoria
Hattingh, mev. G., Lindley
Hattingh, mev. M.S., Brits
Hattingh, Beaufort-Wes
Havenga, ouma C., Tiervlei, Kaapprovinsie
Hayes, Augrabies
Helberg, mev. H., Rietloop, Noord-Transvaal
Henrico, mev. J., Naboomspruit
Hendriks, mev. J., Leeupoort
Hendriks, Kimberley
Henning, mev. M.J., Vereeniging
Herbst, P.H., La Rochille, Maclear
Herholdt, ouma C.L., Springs
Herholdt, mev., Brakpan
Hermann, mev. A
Heystek, A.
Hoffman, C., Claremont
Holl, Kingwilliamstown
Honeydew, Johannesburg
Honiball, Kaapstad
Hugo, mev. J.P.J., Lindley
Human, mev.
Humans, D.A.
Hyde, mev. I., Pietermaritzburg
[Jacobs, Prieska]
[Jacobs, Senekal]
Jacobs, mev. M., Frankfort
Jacobsz, Rosendal
Johnstone, A., Messina
Jooste, Prieska
Jordaan, mev. J. de B., Pk. Randfontein
Jordaan, mev. T., Wolmaransstad
Jordaan, mev., Borden
[Joubert, mev. L.A., Baviaanspoort]
Joubert, C.P., Oos-Londen
Joubert, mev. Eddie
Joubert, mev., Ladybrand
Joubert, Montagu
Joubert, mev., Pk. Sabie
Joubert, mev., Wellington
Juritz, dr. C.F., Engel Apotheek, Kaapstad
Jurling, mev. S.M., Alberton
Kellerman, J.A., Kaapstad
Klopper, mev. A.J., Stellenbosch

Kloppers, mev. M.
Knoetze, mev. M., Pretoria
Koekemoer, H.J., Okahandja, Suidwes-Afrika
Koen, A., Delmas
Kok, mev. C.M., Potgietersrus
Kok, mev. S.
Kotze, mev. J.J., Morawia
[Kotze, Kalitzdorp]
Kotze, Lichtenburg
Krause, mev. E., Ventersburg
Kriek, mev. M.J., Amanzimtoti
Kruger, mev. E., Shannon
Kruger, J.J., Maclear
Kruger, mnr. en mev. P., Parys
Labuschagne, mev. A.M., Steynsrus
Labuschagne, prof. F.J., Potchefstroom
Labuschagne, Vlakfontein
Lang, mev.
Langenhoven, mev. E., Mosselbaai
[Lanis, Mev. M.C., Johannesburg]
Lategan, P.M.J., Touwsrivier
Le Clercque, Helena, uit "Die Huisdokter" Holl.-Afrik. Uitgewers, Mij. v/H J. Dusseau & Co., Kaapstad (1918)
Le Grange, ouma H.S., Vredefort, Oranje-Vrystaat
Leonard, mev. M.
Le Roux, oupa D., Leslie
Le Roux, J.H., Pk. Lawley
Le Roux, ouma L. Beaufort-Wes
Le Roux, mev. S.A., Pretoria
Le Roux, Elgin
Le Roux, mev. John [J.], "Uitnood", Robertson
Lessing, mev. A., Odendaalsrus
Liebenberg, ouma C., Porterville
Liebenberg, mev. D., Koffiefontein
Lindeque, B., Coligny
Lindeque, mev. L., Springs
Lindeque, mev. L.L., Chrissiemeer
Lindeque, mnr. R.M., Springs
Lindeque, Fochville
Lombard, mev. A.J., Aliwal-Noord
Lombard, mev. E.D., Springbok
Lombard, Johannesburg
Loock, J. De Aar
Lottering, mev. E.C., Rustenburg
Loubser, mev. M., Kaapland
Louis, mev. M.C., Johannesburg
Lourens, mev. B., Sabie
Lourens, mev. H., Swartruggens
Louw, H., Outjo
[Louw, ouma J., Kimberley]
Louw, mev. J.M., Brakpan
[Louw, Wellington]
[Lubbe, mev. J.M., Brakpan]
Lubbe, Steynsburg
Ludick, De Aar
Maartens, mev. A., Harrismith
MacDonald, mev. E.J.J.
MacDonald, Pietersburg
Malan, A.S.
Malan, P.C., Wellington
Malan, mej., La Motte
Malan, Makwassie
Malherbe, mej., Petrus Steyn
Marais, mev. A.C., Sea View
Marais, P.A., Sasolburg
Marais, ouma, S.A., Kimberley
Marais, S.J., Windhoek
Maré, mev. R.C., Amsterdam
Maré, mev. Koppies, Oranje-Vrystaat
Maree, mev. A., Witbank
Maree, mev. P.W., Bethlehem
Maritz, ouma C., Villiersdorp
Maritz, mev. E.E., Kimberley
Massyn, mev. V., Vrede
Matthews, C.J.
Marx, Frank
Meintjies, J.J., Brandfort

Meiring, Matjiesfontein
Merriman, V.U.
Meyer, mev. J.P.
Meyer, ouma H., Johannesburg
Minnie, J., Rustenburg
Moll, mev., Wakkerstroom
Moller
Momburg, Germiston
Mommsen, mev., Lichtenburg
Morkel, Villiersdorp
Mosterd, Humansdorp
Mostert, C., Goodwood
Mouton, mev. A., Citrusdal
Muller, mev. Bettie, Cullinan
Muller, mev. F.J., Vereeniging
Muller, mev. M.E., Pretoria
Myburgh, mev. J.J., Estcourt, Natal
Myburg[h], mev. E., Witbank
Mynhardt, mnr. F.E., Pretoria
Nagel, mev. E.S.J., Pk. Renos
[Naudé, I.W., Burgersdorp]
Naudé, ouma L., Johannesburg
Naudé, L.J., Queenstown
Naudé, mev. M.C., Kimberley
Naudé, Northam
Neethling, mnr. P.J., Montagu
Nel, mev. C.M.
Nel, ouma H.S., Bloemfontein
Nel, mev. M., Durban
Nel, mnr. en mev. Piet, Brandvlei
Nel, Middelburg, Kaapprovinsie
Nickel, mev. A.E., Pk. Rothdene
Nienaber, mev. M., Parys
Nieuwoudt, mev. D., Alicedale
Nieuwoudt, mev. L., Garies
Nortje, ouma, Jan Hofmeyr
Oberholzer, Griekwastad
Odendaal, mnr. H.P.
Olivier, A.E., Pelgrimsrus
Olivier, Bloemfontein
Olwage, mev. M., Parow
Olwagen, mev. H., Victoria-Wes
Oosthuizen, ouma en oupa, Oos-Londen
Oosthuizen, Brits
Oosthuizen, Reitz
Opperman, D.
Orlrich, mev. S., Pretoria
Orton, mev. S., Oudtshoorn
Otto, A.M.
Otto, mev. S., Zeerust
Page, J.A. (oorl. 28.10.1928)
Pelser, mev. L., Pietersburg
Pelser, P.H., Elliot
[Pelser, Aliwal-Noord]
Pheiffer, mev. G.K., Marquard
Pick, mev. Rondebosch
Pienaar, mev. A.C., Zeerust
Pienaar, C., Aberdeen
Pienaar, mev. G.L., Prins Albert, Kaapprovinsie
Pienaar, ouma L., Johannesburg
Pienaar, mev. ds., Gordonsbaai
Pieterse, ouma B., Thabazimbi
Pieterse, mev. H.C., Bloemfontein
Pieterse, J.C., Swartruggens
Pieterse, mej. J.M., Rustenburg
Potgieter, F.
Potgieter, mnr. H.J., Pretoria
Potgieter, mev. J., Pk. Ferreira
Potgieter, mnr. J.H., Parys
Potgieter, ouma M.C., Amsterdam
Potgieter, ouma Soetie, Harrismith
Pretorius, mev. A.G., Pk. Coligny
Pretorius, mev. A.S.J., Natal
Pretorius, ouma S., Pk. Pokwani
Pretorius, mev. W., Ficksburg
Pretorius, ouma, Johannesburg
Prins, Stellenbosch
Prinsloo, B.L., Gobabis, Suidwes-Afrika
[Prinsloo, mev., Benoni]

Prinsloo, mev. C., Witbank
Prinsloo, ouma, Johannesburg
Prinsloo, mev. M.J.M., Oogies
Prinsloo, Bloemfontein
Prinsloo, Vrede
Puich, T., Messina
Quiddi, Ermelo
Quinsy
Raath, Vereeniging
Rademan, mev. A.B., Pretoria
Ras, mev. A.J., Pretoria
Rautenbach, ouma J.R., Kemptonpark
Rautenbach, Sam, Amersfoort
Rautenbach, mev. S., Glenconnor
[Rautenbach mev. D., Standerton]
Read, G.S.
Read, Lily
Read, mev. M.A., Pk. Louwsburg
Read, W.O.
Reynolds, mev. A., Pretoria
Reytenbach, mev., Robertson
Robertson, mev. J.F., Germiston
Robertson, mev., George
[Robertson, Rondebosch]
Roets, Clanville
Roets, mej., Clanwilliam
[Roets, Calvinia]
Rosser, Goodwood
Rossouw, D.J., Potgietersrus
Rossouw, Wellington
Rossouw, Winterton
Roux, A.S., Johannesburg
Roux, mej., Christiana
Roux, mev., Dunswart
Rupping, Grootdrink, Upington
Ruthven, ouma J., Pietersburg
Saayman, Van Wyksdorp
Sadie, ouma H.W., Durban
Sandberg, Agste Rivier
Sandburg, Katrivier
Sauerman, Upington
Scheepers, mev. W.S., Schweizer-Reneke
Scheepers, Thunissen
Schickerling, Delareyville
Schmidt, mev. C.H., Grahamstad
[Schoeman, mev. M., Sasolburg]
Schoeman, Frankfort
Scholtemeyer, H., Erasmus
Scholtz, mev. A.M., Vrededorp
Schoombee, ouma H., Aliwal-Noord
Schreuder, Potchefstroom
Schultz, H.H.
Schutte, mev. J.D., Marquard
Senekal, Frikkie, Oranjeville
Senekal, Lettie, Oranjeville
Senekal, Calitzdorp
Shadrack, Indwe
Simonie, tant Annie, Goudini
Slabbert, Dewetsdorp
Slabbert, mev. A., Despatch
Slabbert, mev. S., Observatory
[Smidt, Paardekop]
Smit, mev. C.J., Alberton
Smit, mev. F., Babanango
Smit, mev. H.F., Wolseley
Smit, mev. L.E., Pk. Qwelo
Smit, mev. M.J., Florida
Smith, mev. J., Walmer, Pretoria-Noord
Smith, mev. J.L., Pk. Welverdiend
Smith, mev. M., Port Elizabeth
Smith, Ficksburg
Smith, Krokodilrivier
Smith, mev. J.S., Uitenhage
Snyman, ouma A., Brakpan
Snyman, mev. E., Lichtenburg
Snyman, mev. F., Pk. Mamagalieskraal
Snyman, Kaapstad
Snyman, Saltlake
Spamer, mnr. J., Welkom
Staden, Potchefstroom

Stapelberg, mev. W.P. Greylingstad
Steenberg, Durban
Steenkamp, mev. B., Brits
Steenkamp, mev. H., Johannesburg
Steenkamp, J.J., Rustenburg
Steinmeyer, mev. A.M., Knysna
Steyn, prof. D.G., Privaatsak 258, Pretoria
Steyn, mev. M.C., Kinross
Stols, dr., Knysna
Strauss, J., Wonderkop
Strauss, mev. S.I.J.
[Strauss, Keetmanshoop]
Strydom, mej. A., Mopane
Strydom, mev. B.J., Boksburg
Strydom, mev. M.R.P. (Pres. V.L.V.)
Suid-Afrikaanse Noodhulpliga
Suid-Afrikaanse Uitsaaikorporasie
Swart, C.M.G., The Brook
Swart, Lucy
Swart, ouma M.S., Bethlehem
Swart, P.H.
Swart, mnr. W., Klerksdorp
Swart, Dist. Oudtshoorn
Swart, M.M., Swellendam
Swarts, C.J.
Swarts, mev., Transvaal
Swanepoel, mev. C.J., Pretoria
Swanepoel, D., Pk. Morgenzon
Swanepoel, Caledon
Swanepoel, Waterberg
Swanson, Straaskloof
Taljaard, mev. D.M., Greenlands, Oranje-Vrystaat
Taljaard, mev. J.M., Wepener
Taute, mev., Herold
Terboek, Vredenburg
Theron, mev. J.
Thomas, mev. G., Benoni
Turnbull, mev. M.E., Viljoenskroon, Oranje-Vrystaat
Underhay, mev. W.J., Villiers
Uys, mnr. B.G., Benoni
Uys, mev. Stellenbosch
Van Aswegen, H.P., Ventersdorp
Van Coller, ouma, Pk. Noord-Rand
Van den Berg, mev. A., Outjo, Suidwes-Afrika
Van den Berg, mev. J., Kimberley
Van den Berg, mev. L., Evaton
Van den Berg, mev. Aletta, oorlede Graaff-Reinet, 1950
mev. N. van den Berg, Standerton
Van der Leeuw, mej., Lobatsi
Van der Linde, H.C., Griekwastad
Van der Merwe, A.C., Westonaria
Van der Merwe, ouma C., Pk. Fochville
Van der Merwe, mev. E.H., Pietermaritzburg
Van der Merwe, mev. G., Pietermaritzburg
[Van der Merwe, mev. J.M., Sasolburg]
Van der Merwe, mev. R.C., Carolina
Van der Merwe, mev. W.G., Pietermaritzburg
Van der Merwe, Die Strand
Van der Merwe, mej., Hanover, Kaapprovinsie
Van der Poll, mev., Springbok
Van der Ryst, mev. E.L., Pk, Boetsap
Van der Schyff, mev. I.A.E., Koster
Van der Schyff, W.G., Ventersdorp
Van der Vyver, J.
Van der Walt, Ermelo
Van der Walt, Plessislaer
Van der Westhuizen, Uniondale, Kaapprovinsie
Van der Westhuizen, Vredendal
Van Deventer, K., Letaba
Van de Werken, mev. M., Sending Pastorie, Suurbraak
Van Dyk, J.J., Steelsdrift
Van Eck, Prins Albert, Kaapprovinsie
Van Emmenis, ouma M., Hercules

Van Heerden, J.H., Benoni
Van Jaarsveld, mev. J., Pk. Cecelia
Van Niekerk, G., Lady Frere
Van Niekerk, ouma M., Potgietersrus
Van Niekerk, ouma S., Rosettenville
Van Niekerk, Merryman
Van Mollendorff, Worcester
Van Ons, mev. M.J., Glen Harmony
[Van Reenen, Harrismith]
Van Rensburg, A., Vryheid
Van Rensburg, mev. B., Pietermaritzburg
Van Rensburg, mev. B., Silverton
Van Rensburg, C.S.J., Pondoland
Van Rensburg, ouma, Balfour
Van Rensburg, Tys
Van Rensburg, Stoffberg
[Van Ronge, mev., P.]
Van Rooyen, mev. G.C., Vryheid
Van Rooyen, mev. M.M., Benoni
Van Rooyen, Prof.
Van Rooyen, Alexandria
Van Rooyen, Belfast
Van Staden, M.S., Doornfontein
Van Staden, Potchefstroom
Van Tonder, mnr. en mev. Willie, Potchefstroom
Van Vuuren, mej. J., Deltha
Van Vuuren, J., Johannesburg
Van Vuuren, mev. J.A., Pietersburg
Van Vuuren, ouma, Primrose-Oos
Van Vuuren, De Aar
Van Wyk, mev. A., Keimoes
Van Wyk, A.S., Johannesburg
Van Wyk, mev. B.J.J., Ladysmith
Van Wyk, ouma G.J., Pretoria
Van Wyk, mev. M.M., Vanrhynsdorp
Van Wyk, mev. W.A., Blaauwkrans
Van Zyl, Chrissiemeer
Van Zyl, Suidwes-Afrika
Veldhuizen, Malmesburg
Veldhuizen, mev., Plumstead, Kaapprovinsie
Venter, mej. E., Mopane
Venter, Fanie, Bloemfontein
[Venter, wed. H.M., Colesberg]
Venter, mev. G.E.S., Ventersdorp
Venter, mev. J., Pk. Florisbad
Venter, mev. M.J., Johannesburg
Venter, mev. M.M., Pk. Witfield
Verheyen, mev. H., Plumstead, Kaap
Vermaak, mev. H., Vereeniging
Vermaas, H., Rustenburg
Vermeulen, mev. M., Malmesbury
Viljoen, ouma C.A., Durban
Viljoen, F.N., Heidelberg
Viljoen, J.
Viljoen, De Aar
Viljoen, mev. J., Calvinia
Ville, P.
Visser, mnr. M.E., De Aar
Viviers, mev. A., Parys
Vogel, Pietersburg
Voight, mev. K.W.H., Vredendal
Von Roge, mev. P., Zastron
Vorster, mev. J.H., Germiston
Vorster, ouma M., Rustenburg
Vorster, N., Standerton
Vorster, Barberton
Vos, mej. L., Vosburg
Vosloo, ouma A., Pk. Maitland
Vosloo, mev. C.H., Marquard
Vosloo, mev. J.A., Heuningspruit
Voster, mev. J., Clewer
Warle, mev. B. Dannhauser
Watt, John Mitchell, South African Institute for Medical Research, Johannesburg
Weber, mev. E., Lichtenburg
Weideman, Pretoria
Werner, M., Elim, Bredasdorp
Wiese

Wilbers, mev. A., Pretoria
Willemse, mev., Winkelspruit, Natal
Williams, mev., Uitenhage
Wolfaardt, ouma J., Johannesburg
Wolfaardt, mev. J., Randfontein
Wolhuter, mej. J., Petrus Steyn
Zandberg, mev., Sakrivier
Zandberg, Calvinia